国家重点学科放射医学系列教材
全国高等院校教材，供特种医学、临床医学类专业用
江苏省优势学科（特种医学）经费资助

肿瘤放射治疗学

（第三版）

主　编　周菊英
副主编　何　侠　秦颂兵　徐晓婷
主　审　许昌韶

中国原子能出版社

图书在版编目（CIP）数据

肿瘤放射治疗学：第3版/周菊英主编．—北京：中国原子能出版社，2014.7（2020.8重印）

ISBN 978-7-5022-6343-0

Ⅰ.①肿…　Ⅱ.①周…　Ⅲ.①肿瘤-放射治疗学　Ⅳ.①R730.55

中国版本图书馆CIP数据核字（2014）第173913号

内容简介

全书共分上、下两篇。上篇为总论，包括绪论（肿瘤放射治疗发展历史和任务、放疗目的、适应证和禁忌证等）、与放疗有关的肿瘤学基本知识、放射物理学基础、临床放射生物学、影像学基础、远距离放射治疗设备及辅助设备、立体定向放射治疗与三维适形及调强适形放射治疗、放射治疗计划的设计和实施、放射治疗的质量保证和质量控制、近距离放疗、热疗、正常组织放射反应和损伤及其处理原则，以及肿瘤综合治疗中放射治疗的作用及应用原则等。下篇为各论，按系统分别叙述各肿瘤病种的临床和放疗方法等。

本教材以基础理论教学为主，并尽可能多地引入国内外成熟的最新成果，适量介绍一些本专业的最新技术和研究新进展，是高等学校放射医学专业、肿瘤学专业、核医学专业、影像医学专业、口腔医学专业五年制本科生及放射医学专业七年制本硕连读生的必修课教材，也可作为临床医学专业的选修课教材，并可供肿瘤放疗科、肿瘤科以及其他临床各科医师肿瘤治疗时参考之用。

肿瘤放射治疗学（第三版）

出版发行　中国原子能出版社（北京市海淀区阜成路43号　100048）
责任编辑　肖　萍
装帧设计　马世玉
责任校对　冯莲凤
责任印制　潘玉玲
印　　刷　保定市中画美凯印刷有限公司
经　　销　全国新华书店
开　　本　787 mm×1092 mm　1/16
印　　张　46
字　　数　1148千字
版　　次　2014年7月第3版　2020年8月第2次印刷
书　　号　ISBN 978-7-5022-6343-0　**定　　价**　**168.00**元

网址：http：//www.aep.com.cn　　**E-mail：atomep123@126.com**
发行电话：010-68452845

《肿瘤放射治疗学》（第三版）
编审委员会

主　编　周菊英　苏州大学附属第一医院放疗科

副主编　何　侠　江苏省肿瘤医院放疗科
秦颂兵　苏州大学附属第一医院放疗科
徐晓婷　苏州大学附属第一医院放疗科

主　审　许昌韶　苏州大学附属第一医院放疗科

编　委　（按姓氏笔画排序）
王利利　苏州大学附属第一医院放疗科
孔　诚　江苏省肿瘤医院放疗科
孙　颖　中山大学附属肿瘤医院放疗科
李　莉　苏州大学附属第一医院放疗科
何　侠　江苏省肿瘤医院放疗科
秦颂兵　苏州大学附属第一医院放疗科
徐晓婷　苏州大学附属第一医院放疗科
张军宁　苏州大学附属第一医院放疗科
张秀萍　广州医科大学附属肿瘤医院放疗科
周菊英　苏州大学附属第一医院放疗科

放射医学专业系列教材出版序言

自 1895 年伦琴（W. C. Röentgen）发现 X 射线以来，人类对核能和核技术的研究和利用已经历了近 120 年的发展历程。诚如一切事物均具有两面性，核能和核技术也不例外，利用它们在为人类带来巨大裨益的同时，其产生的电离辐射也对人类生物机体产生不同程度的健康危害，同时也对人类及其生存环境造成一定的负面影响。为了更好地利用核能和核技术为人类造福，又能保护辐射从业人员和公众免受或少受电离辐射照射的影响，放射医学与防护学科应运而生，并随着人类对电离辐射的认识和应用不断深入和扩展应用，放射医学和防护学科获得相应发展。经历一个多世纪后，放射医学和防护现已形成了系统的学科体系，其主要内涵是研究电离辐射对人体的作用、损伤、修复及其机制；发展放射损伤的诊断、治疗和预防技术；为放射性工作人员的卫生防护、医学监督和保健工作提供科学依据和措施；同时，肿瘤放射治疗和核医学诊疗的基础与应用研究也已构成放射医学的重要研究内容。

我国放射医学与防护学科发展和专业的建立与发展，是与我国核技术利用和核能事业的发展，尤其是 20 世纪中叶的核试验息息相关。起步于 20 世纪 50 年代末，发展于 60 年代中期，因核试验要求，当时放射医学的主要目标是急性放射病诊断和实验治疗研究，到 80 年代，各地放射医学和防护机构及队伍都根据核电发展的需求作了相应调整，主要为临床放射治疗和诊断、放射卫生评价和放射防护监督等方向培养学生和开展相关研究。

苏州大学医学部放射医学与防护学院前身是创建于 1964 年，隶属于原核工业部的苏州医学院放射医学系。虽然由于各种原因，20 世纪 80 至 90 年代我国放射医学和防护学科发展缓慢，但苏州大学仍然坚持进行放射医学和防护本科人才的培养，仍然坚持放射医学的学科建设，并取得了一定的发展，成为国家重点学科，学院已成为我国培养放射医学专业人才和开展放射医学科学研究的主要基地，放射医学专业也已成为国家特色专业建设点、江苏省特色专业和苏州大学品牌专业，为国防、核电、军队、医疗卫生等机构培养了一大批放射医学和防护专业人才。

在放射医学专业 50 年的漫长办学历程中，苏州大学相关教师主编了放射医学领域中大部分全国统编教材，如：《医用核物理》、《放射化学》、《电离辐射剂量学》、《放射卫生学》、《放射毒理学》、《放射医学教程》、《核环境学基础》、《实验核医学》、《核药学教程》、《放射治疗技术学》、《放射治疗物理学》等，多次获得国家和省部级优秀教材奖，相关课程被评为江苏省优秀课程群。但是，近年来，随着物理、化学、核技术、计算机科学、纳米技术、特别是分子生物学等交叉学科的发展，在急性放射病的预防、诊断、治疗，辐射损伤机制研究，辐射防护剂应用，辐射剂量学与生物计量学在医疗诊断上的应用，辐射危害流行病学调查与评价，核事故医学应急处理等方面都取得了迅猛进展。原有的放射医学系列教材已不能反映放射医学学科的最新进展和成果，影响了放射医学专业人才培养的质量。经过各方努力，在放射医学国家特色专业建设项目、江苏高校优势学科建设工程资助项目（PAPD，特种医学）的支持下，苏州大学组织国内高校和其他行业相关教师和专家，在原有教材的基础上，编写一套全新的放射医学专业系列教材，《肿瘤放射治疗学》是系列教材中的一部，其余教材将陆续出版，供国内放射医学及其相关专业本科学生使用。相信这一系列教材的出版，必将促进我国放射医学学科的发展，有利于放射医学专业人才的培养，也必将为我国国家安全、核能建设、人民健康和社会经济的进步发挥积极作用。

此为序。

中国科学院院士

2013. 6. 1

第三版前言

高等教育教材《肿瘤放射治疗学》是放射医学专业学位课程“放射治疗学”的规范化教材，是苏州大学放射医学国家重点学科立项编写的放射医学专业系列教材中的一部。自 1995 年出版第一版、2005 年出版第二版以来，在苏州大学放射医学专业已使用将近 20 年，作为放射医学学科群的主干课程之一，对放射医学本科生和研究生、影像医学本科生的培养起到了一定的作用，曾经培养了大批放疗人才。但 20 年来，随着科技的进步，放射治疗技术与设备的发展十分迅速，在影像学和计算机技术发展的推动下，放射治疗已经从常规进入到精确放疗的时代，显然，只有更新教材才能适应时代的发展和临床教学的需要。

本教材将用于放射医学专业、肿瘤学专业、核医学专业以及影像医学专业、口腔医学五年制或/和七年制学生的教学，也可以作为肿瘤放疗科低年资医师和其他临床科室医师的参考用书。编写仍保留了前两版的框架，在各个章节中增减了一些适应目前临床诊疗规范的较成熟的理论和观点、放疗新技术和新进展，在总论部分中增加了“肿瘤放射治疗的影像诊断及应用基础”、“放射治疗的质量保证和质量控制”、“肿瘤热疗”和“肿瘤综合治疗中放射治疗的作用及应用原则”四章，为了全书的完整性和系统性，内容中难免与放射医学学科群中的一些课程有部分交叉或重复，但本书着重于放射治疗在临床的应用，使学生能够循序渐进地了解和掌握本学科的基本知识，为今后的工作打下坚实的基础。

本教材由我们的老师，本教材第一版和第二版的主编许昌韶教授作为我们的主审，他主编的《肿瘤放射治疗学》第一版和第二版不仅为本版教材的编写奠定了坚实的基础，还对本书的编写提纲和全书的编写都给予了热情的指导和具体的建议，在此表示衷心感谢。另外，还要感谢苏州大学校部、苏州大学放射医学与公共卫生学院、苏州大学附属第一医院的各级领导及一切给予我们帮助的人们。

本书的编写不仅有本院的临床一线医师的积极参与，更得到了何侠、张秀萍和孙颖三位在本专业有相当造诣的专家的支持，他们本着对放疗专业临床和教学的热忱，利用业余时间撰写文稿，并为本教材的编写提供了很多宝贵的建议和意见。

由于时间仓促，并受教学课时数限制等原因，不妥和疏漏之处难免，敬请读者批评指正。

周菊英

2014 年 6 月

第二版前言

高等教育教材《肿瘤放射治疗学》(初版)自1993年编写，至1995年出版以来，在苏州大学放射医学专业已使用将近10年，作为放射医学学科群的主干课程之一，对放射医学本科生的培养起到了一定的作用。但这十年来，在放射治疗的各个领域都得到了空前的发展，与放射治疗有关的外围学科同样得到了长足的进步，同时国内外各著名专家也撰写、出版了不少有关体现当今放射治疗最新进展的专著。显然，原来的教材已不能适应时代的发展和临床教学的需要。同时，从2001年起，苏州大学开始招收七年制的放射医学专业本硕连读生，也需要一本较为适用的教材。

由于本教材将用于放射医学专业、核医学专业以及影像医学专业五年制或/和七年制学生的教学，也可以作为肿瘤放疗科低年资医师和其他临床科医师的参考用书，作为放射治疗的入门教育，故本教材仍以基础理论教学为主要目标，力求做到深入浅出，并尽可能多地引入国内外成熟的最新成果，适量介绍一些本专业的最新技术和新进展及有争议性的学术动态。

编写时仍按初版的框架，在各章节中去除了一些过时的和不适宜的内容，增加了一些较成熟的最新进展和技术，并在总论部分中增加了“三维立体定向放射治疗”和“临床放射生物学研究的主要方法”两章。另外，由于各论部分中的头颈部肿瘤章节内容较多，特将原第一章分为三章撰写。对于不同的学习对象可以取舍使用，根据需要可参阅最新的专业参考书。为了全书的完整性和系统性，内容中难免与放射医学学科群中的一些课程有或多或少的重复，但本书更侧重于临床。

本教材仍由我们的老师，中国医学科学院、协和医科大学肿瘤医院殷蔚伯教授审校，他对本书的编写提纲和全书的编写都给予了热情的指导和具体的帮助，在此表示衷心感谢。本书初版由殷蔚伯教授主审，刘泰福教授等多位专家参加审校，为第二版的编写奠定了基础，因此将初版前言同时付印，以表示再次的感谢。另外，还要感谢苏州大学校部、苏州大学放射医学与公共卫生学院、苏州大学附属第一医院和苏州大学附属第二医院的各级领导及一切给予我们帮助的人们。

本书的编写者都是临床一线的医师，均利用业余时间撰写文稿，由于时间仓促，水平有限，更受教学课时数限制等原因，不妥和疏漏之处难免，敬请读者批评指正。

许昌韶　田　野　周菊英

2004年8月

第一版前言

放射治疗是恶性肿瘤的主要治疗手段之一。肿瘤放射治疗学是研究与放射治疗有关的肿瘤临床、核物理基础和照射区的放射剂量分布、放射生物以及放疗方法学的一门科学，是放射医学的重要组成部分。

本书是根据1991年核工业第二届教材委员会第一次会议通过的选题、1991年11月召开的专家审定会审定的编写提纲编写的，作为高等学校放射医学专业和核医学专业的试用教材。

全书共分上、下两编。上编（总论）共九章，第一章绪论主要介绍肿瘤放射治疗学的发展历史和任务、放疗的目的、适应证和禁忌证等，第二章介绍有关肿瘤的基本知识，第三章为放射治疗核物理基础，第四章介绍与放射治疗有关的剂量单位和临床术语，第五章介绍肿瘤放疗的基本原则、临床放射生物学基础和提高放疗疗效的方法，第六章和第七章分别介绍外照射放射治疗机和近距离放射治疗，第八章为正常组织放射反应和损伤及其处理原则，第九章介绍放射治疗计划的设计和实施方法。下编（各论）中第一章至第十三章按系统分别介绍各肿瘤病种的应用解剖、扩散规律、病理分型、分期和临床表现，并强调放射治疗在该肿瘤病治疗中的地位和适应证以及放疗方法学。以放疗为主要治疗手段的肿瘤病种详细描写，其余的则简略叙述。第十四章扼要介绍非肿瘤性疾患放射治疗的基本原则、作用机制和放疗方法。

本书由苏州医学院许昌韶教授主编，高耀明、俞志英二人参加编写。具体分工为：上编（总论）中第一至第七章及第九章由许昌韶编写，第八章高耀明编写；下编（各论）中第一章的第一、二节以及第五、六、八、九、十三章和第十四章由许昌韶编写，第三、四、十章和第十一章由高耀明编写，第二章由高耀明和许昌韶共同编写，第一章的第三至第十二节、第七章和第十二章由俞志英编写。许昌韶并对全书进行了修改补充、文字修饰和统稿工作，同时绘制或复制了全书的插图。

本书稿经上海医科大学肿瘤医院刘泰福教授、中国医学科学院肿瘤医院殷蔚伯教授、中日友好医院钟毓斌教授、北京市肿瘤研究所申文江教授、原子能出版社崔朝晖编审以及苏州医学院苏燎原、李延义、李士骏教授等专家书面评审，提出了许多宝贵的修改意见。殷蔚伯教授是本书的主审者，对全书的编写更给予了悉心而具体的指导。苏州医学院的院、系和附属第一医院的领导及有关部门也给予了热情的支持和帮助。在此，我们一并表示衷心的感谢。

由于我们的水平有限，错误及不当之处在所难免，敬请读者批评指正。

许昌韶

1993年10月

目　　录

上篇　总　论

下篇 各 论

上篇　总　论

第一章

绪　　论

放射治疗学是利用射线束治疗疾病的一门学科，这些射线可以是放射性核素产生的α、β、γ射线，X射线治疗机和各类加速器产生的不同能量的X射线，也可以是各类加速器产生的电子束、质子束、负π介子束以及其他重粒子束等。放射治疗学研究的对象分为良性疾患和恶性肿瘤两大方面。由于对良性疾患的放疗在学术界曾持有不同的看法，一度在放射治疗中退居次要地位，而将放射治疗的重点放在了恶性肿瘤的治疗上，因此，放射治疗学改称为肿瘤放射治疗学或肿瘤放射学（radiation oncology）。

第一节　肿瘤放射治疗的发展历史和任务

一、肿瘤放射治疗的历史

肿瘤放射治疗是一门较年轻的学科，至今仅有百余年历史。1895年伦琴发现X射线，1896年居里夫妇发现天然放射性元素镭（Ra）之后，很快就分别用于临床治疗恶性肿瘤，开始了用X（γ）射线治疗肿瘤的历史，1899年，公布了第一例用放射治疗治愈的病人。100多年来，肿瘤放射治疗在经历了曲折而艰辛的发展历程后，在技术上取得了较大的进展，在癌症的治疗地位上也发生了质的飞跃。就其发展历程可归纳为三个时代。

1. 初级放疗时代

在20世纪初期，以用浅部X射线和放射性镭治疗癌症掀开了放射治疗作为癌症治疗手段的历史，这是肿瘤放疗的初级时代，经历了近50年的历程。当时的肿瘤放疗设备非常简陋，技术极其落后，采用的X射线治疗机能量低，穿透深度很浅，采用放射性镭治疗时，需人工近距离操作，放射防护条件很差，加上肿瘤诊断设备缺乏，治疗的病人仅限于一些表浅易接近的肿瘤（如皮肤癌、宫颈癌和良性疾病等）。尽管如此，放射线作为杀灭肿瘤细胞的主要手段得到了高度认同，在临床上建立了每天放疗1次，每次

1.8～2.0 Gy，每周5～6次，6～7周内照射60～70 Gy总剂量的时间-剂量分次模型，而且一直沿用至今。

2. 常规放疗时代

进入20世纪50年代后，随着^{60}Co治疗机和直线加速器的问世，放疗设备能量的不断提升，放疗的剂量深度和剂量分布得到了相应的改善，同时，随着X射线诊断技术的进步和X射线模拟定位机的应用，放疗的治疗范围逐渐扩大，从初期的表浅肿瘤扩大到了全身各部位肿瘤的治疗，而且疗效得到相应提高，放射损伤相应减少。但是，当时的放射治疗在医学领域中的认知度和在社会中的被接受度是非常有限的，多数医院没有独立的放疗科室，归属于放射诊断科。直到20世纪70年代前后，世界各国才相继成立了独立的放射治疗学术委员会或放射肿瘤学术委员会。放射治疗逐渐从放射诊断学科中分离出来，成为独立的放射治疗专业学科。此后，放射治疗作为肿瘤治疗的有效手段被接受度逐渐增加。但在这个时代的放疗设备仍然落后，肿瘤的诊断定位技术不高，因此，主要采用的是常规放疗技术和常规剂量分割模式，即：在X射线模拟定位下确定病灶的治疗范围，通过^{60}Co和加速器实施照射，肿瘤的定位精度不高，无法实施多野、多线束的聚焦式照射，使过多的正常组织在照射范围内而无法提高肿瘤的剂量，同时所采用的常规剂量分割模式（每次1.8～2.0 Gy，每周5次，6～7周内照射60～70 Gy）只是一个对正常组织不会造成严重损伤，但难以彻底根除多数肿瘤的时间-剂量分次方法，疗效差，副作用大。因此，这个时代的放射治疗更多用于手术前、手术后的辅助治疗或晚期肿瘤病人的姑息治疗，只有一些少数放射敏感肿瘤可获得根治效果。在常规放疗时代的半个世纪中，给人们留下的深刻印象是放射治疗在肿瘤综合治疗中是一个不可或缺的手段，但它只是一个辅助手段，而且，是一个不被人们重视的辅助手段。

3. 现代放疗时代

一个世纪以前，为治疗癌症而诞生的放射治疗技术，经历了漫长的初级放疗时代、常规放疗时代后，走进了现代放疗新时代。特别是近20年间放射治疗技术发生了巨大变化，头、体部γ刀，X刀，三维适形调强放射治疗等设备和技术以及CT、MRI和PET/CT等影像诊断技术和设备的出现，为肿瘤的诊断和治疗开辟了新途径。令人鼓舞的是自从立体定向放射外科（γ刀）、立体定向放射治疗、三维适形和调强放射治疗用于临床后，放射治疗在肿瘤综合治疗中的地位和作用发生了根本变化，从原来的只能作为多数肿瘤术后的辅助治疗手段，变成为多数患者自愿首选的根治手段。

二、我国放射治疗的发展概况

我国放射治疗同样也经历了上述三个时代，开始于20世纪30年代，始建于1931年的上海镭锭医院（现上海复旦大学附属肿瘤医院）和1932年北京协和医院，开展了我国最早的放射治疗，苏州大学附属第一医院前身博习医院也在1934年开始进行X射线治疗、1948年开展了用镭管腔内和镭针组织间插入的近距离放疗。新中国成立后，在

1953—1959 年，在北京、上海、天津、广州等地重点建立了放疗基地，以及在 1985 年，中国核工业部苏州医学院及其附属第一医院和附属第二医院（现归属苏州大学）放射医学专业在军转民的指导思想下，拓宽了专业方向，与上述各大肿瘤中心一起，在治疗肿瘤病人的同时，培养了大量各个层次的放疗技术骨干，为我国放射肿瘤临床、教学、科研事业的发展作出了重要贡献。

在 20 世纪 50 年代后期，我国引进了第一台高能射线装置——^{60}Co 远距离外照射治疗机，1968 年引进了第一台电子感应加速器，1975 年引进第一台直线加速器，1986 年成立中华医学会放射肿瘤学会，出版了中华放射肿瘤学杂志，使我国的放射肿瘤事业又掀开了新的一页。特别是近 20 年来更得到了空前的发展，开展了包括三维立体定向放射治疗（γ 刀、X 刀）、适形调强放疗、图像引导放疗在内的各种放疗新技术，肿瘤放射物理、放射生物的研究也取了丰硕的成果。到 2011 年底，我国放射治疗单位有 1 162 个，放射治疗工作人员 30 985 位，其中放射肿瘤科医生 9 895 位，技术员 6 103 位，护士 11 689 位，物理师 1 887 位，维修工程技术人员 1 411 位。设备：直线加速器 1 296 台，^{60}Co 远距离 286 台，深部 X 射线机 81 台，常规模拟定位机 376 台，CT 模拟定位机 1 427 台，近距离治疗机 317 台，治疗计划系统 1 427 台，剂量仪 1 041 台。深部 X 射线机和^{60}Co 治疗机逐渐被淘汰，高精端设备逐年增长。治疗：病床 56 847 张，每天治疗病人 58 069 人次，每年收治新病人 569 056 人，开展立体定向放射手术、立体定向放疗、三维适形放疗（three dimensional conformal RT，3D-CRT）、调强放射治疗的单位逐年增加。在全国实行了上岗考试制度（医师、物理师、技术员），放射治疗从业人员的水平得到极大提高。在放疗设备的生产方面：我国能生产高能加速器、远距离^{60}Co 治疗机、近距离遥控后装治疗机、X 刀、γ 刀、剂量仪、模拟定位机和 TPS 等。近几年来，增设放射治疗的医院越来越多，购置的设备也越来越先进。

三、我国放射治疗存在的主要问题

1. 对现代放疗技术在肿瘤治疗中的作用认识不足

现代放疗技术用于临床后，放射治疗的地位和作用已经发生了根本性变化，但由于 50 多年的常规放疗时代过于漫长，给人们留下放射治疗手段不能根治肿瘤的印象根深蒂固，很难改变，使很多患者，甚至有些医务工作者对现代放疗技术在肿瘤治疗中的作用认识不足，进而错失了很多治疗良机。在 2011 年，我国放射治疗的新患者约 180 余万人，但仅收治了 56 万余人。

2. 物理师缺乏

按照国际原子能机构相关文件建议测算，中国现应该拥有的放疗物理师应为 2 400～3 200人（每 400 位患者/年约有 2 名物理师），2011 年统计示：我国物理师仅有 1 887人，特别严重的是，在有些已经明确开展调强放疗的单位，没有 1 位物理师，没有质量控制和质量保证。这不但对放疗计划设计的精度和科室发展的后劲造成不利的影响，而且还存在着医疗上的潜在危险。

3. 放疗设备严重不足

根据癌症发病率、需要放疗患者数和每台加速器能治疗的人数计算，世界卫生组织（WHO）建议每百万人口有加速器2～3台。在英国有3.4台，美国为8.2台，法国4台。2011年我国每百万人口拥有加速器0.97台，即使加上^{60}Co治疗机也仅为1.18台，远低于WHO推荐标准，而且布局不合理，一是过于集中在某几个地区，二是在某一个地区虽集中了太多的机器，却出现你有我也有、你没有我也没有的怪现象。另外从全国来讲，在大城市里的放射治疗单位都有比较先进的放射治疗机及所需要的辅助设备，例如直线加速器、^{60}Co外放疗机、后装近距离放疗机、治疗计划系统等，但是有一些单位只配备了一台^{60}Co治疗机或一台很先进的加速器，而缺少其他基本的辅助设备，如模拟机、TPS等。从而造成设备不能充分利用，而又不能开展技术含量更高的工作。

4. 人才素质发展不平衡

在我国医学院校的教学大纲中，很少安排有放射治疗的正式课程。一些新建的放疗单位，很多从业人员是刚参加工作或从其他临床科室调入的医务人员，经短期培训或进修即从事放疗工作，没有经过系统的放射医学和肿瘤放疗的专业培养，这将可能埋下严重的隐患。迄今为止，放疗科在我国综合性大医院的编制中仍被列为医技科室。

四、当前的任务

根据放射治疗在目前肿瘤治疗中的重要地位，以及上述尚存在的主要问题，我国肿瘤放射治疗依旧是任重而道远，急需解决的主要问题有以下几点。

1. 提高放疗队伍的整体水平

根据笔者曾对普通高等医学院校临近毕业的本科医学生所作的调查，他们对放射治疗及其在肿瘤治疗中的地位几乎是一无所知或知之甚少。因而提出建议：在医学本科教学中将《肿瘤放射治疗学》列为正式课程。同时对在职的放疗专职医师、物理师、技师进行严格的培训，完善并严格执行上岗资格审查和考核制度。

2. 进一步加强行政执法管理和检测制度

严格审核医疗资源的合理布局和从业人员的资质审查，以及定期对每台治疗机进行执法检测。

3. 建立和完善质量保证（QA）和质量控制（QC）制度

根据循证医学的原则，建立和完善行业统一的技术标准；在各科室则应在不断提高业务素质的基础上，严格执行各项规章制度和技术标准；完善和保存好各种医疗文件，在有条件的单位实行计算机网络化管理。

4. 不断总结经验，加强科学研究

在日常的临床工作中，要有意识的、有计划地进行随机的、前瞻性的临床研究，不断总结经验，提高基础理论和临床业务素质；在有条件的科室，开展与肿瘤放疗有关的基础科学研究工作，跟上和超过国内、国际水平。

5. 提高与普及相结合，加强继续教育工作

建议在各种学术会议和继续教育学习班上，不仅要有本专业前沿知识的更新课程，同时要兼顾基础教学，如各种专业基础理论讲座、经验教训交流、回顾性的行业内情况通报等。

第二节　放射治疗在肿瘤治疗中的地位

恶性肿瘤是一种多发病、常见病，严重威胁着人们的生命健康。我国2011年罹患恶性肿瘤约300万人。在手术、放射治疗（简称放疗）和化学药物治疗（简称化疗）三种主要治疗手段中，放射治疗因其适应证宽、疗效较好而有着不可置疑的重要地位，据国内外各大肿瘤防治中心统计，经诊治的肿瘤病人约有65％～75％需用放疗，有的恶性肿瘤可单独放疗治愈，某些则可用手术或（和）化疗＋放疗综合治疗治愈，对一些晚期肿瘤可以用放疗取得较满意的姑息疗效。当前，对于恶性肿瘤的治疗，倾向于多种方法的综合治疗。但据目前的情况，以放疗为主的治疗结果，在各种疗法中还是比较满意的。1999年WHO确认1992年Tubiana的报道：恶性肿瘤约45％可以治愈，其中22％为手术治愈，放射治疗18％，化疗和其他疗法约5％。随着肿瘤诊疗技术的提高，2005年Radithe Oncol报道：55％肿瘤患者可以治愈，手术贡献度为49％，放疗贡献度为40％，化疗贡献度为11％。可以预见随着现代放射治疗技术的应用，早期实质器官肿瘤患者选择放射治疗病例的增加，其治愈的比例还会进一步提高。

第三节　放射治疗的基础

放射肿瘤学科（放射治疗科）是一个临床学科，它是用射线治疗癌症，是和肿瘤内科、肿瘤外科一样的学科。不同的是肿瘤内科是用药物治疗癌症，肿瘤外科是采用手术治疗癌症而放射治疗科用放射线治疗癌症。放射肿瘤医师和肿瘤外科医师及肿瘤内科医师一样，是一位临床医师，只是所使用的手段不一样。Bushcke在1962年指出，放射肿瘤医师全面且独立对病人负责，和外科医师一样的治疗病人，这意味着放射肿瘤医师要亲自询问病史、检查病人，申请所需的X射线检查、化验，复习病理资料，必要时亲自取活体组织送检。放射肿瘤医师通过全面检查，独立作出诊断，确定治疗原则，制订出治疗方案及计划，或请其他科医师会诊，治疗前向病人及家属交代病情、注意事项、可能的反应及其预防和处理、预后等，并取得患者签字的知情同意书。放射治疗过程中亲自观察病人并作出相应的处理，治疗结束时书写总结，对预后作推断，亲自随诊病人，定期总结经验。

一、肿瘤放疗医生应具备的相关知识

作为一名肿瘤放射治疗医师除应具备必需的普通医学基础知识（如生理、解剖、病理、药理等）和一般的临床医学知识（如内科、外科、妇科等）外，还必须具备以下几

个方面的基本知识，并以此来指导临床实践。

（一）肿瘤学知识

放射治疗主要用于治疗恶性肿瘤，所以必须具有一般的肿瘤学知识，如肿瘤流行病学、病因、发病机制以及肿瘤分子生物学等，特别是应熟悉临床肿瘤学，要了解不同肿瘤的生物学行为、转归，每一个肿瘤的分期以及不同期别的治疗，放射治疗在各种肿瘤不同期别治疗中的作用等。

（二）临床放射物理学知识

放射物理学是研究射线与物质相互作用的方式，研究射线在人体内的分布规律以及各种不同的放射源、放射治疗设备的性能、能量、剂量学特点。放射物理学指导临床选择合适的放射源和治疗方式，帮助制定最佳治疗方案，如进行三维适形放疗（3D-CRT）时，三维治疗计划系统（three dimensional to treatment plan system，3D-TPS）可充分显示肿瘤和剂量面在三维立体空间的适形程度，指导临床医生和物理师及时准确地调整照射野的大小和形状、照射野的数量、每一照射野射线剂量的权重、机架角度、机头角度、治疗床角度、是否使用楔形板及其角度的调整、射线能量的大小等，使肿瘤的形状和剂量面达到三维空间的一致，从而最大限度地提高肿瘤照射量，减少周围正常组织和器官的受照体积和受照剂量，最终提高局部控制率，减少并发症。由于近年来现代化医疗设备的问世，如CT模拟定位机、3D-TPS等，为肿瘤放射治疗的快速发展提供了必要条件。放射治疗医生必须具备丰富而扎实的放射物理学知识，以临床应用为目的，全面理解、融会贯通，并与物理师密切配合，共同制订最优放射治疗方案。

（三）肿瘤放射生物学知识

肿瘤放射生物学的最基本目的是解释照射以后所产生的现象并建议改善现在治疗的战略、也就是从三个方面为放射治疗提供了发展，即提供概念，治疗战略以及研究方案。

1. 概念

首先是放射治疗基本知识，照射后正常组织及肿瘤效应的过程及机制，它将有助于我们了解照射后发生的现象，如有关乏氧，再氧合，肿瘤细胞再增殖以及DNA损伤后的修复。

2. 治疗战略

协助我们研究放射治疗的新方法，如乏氧细胞增敏剂，高LET放射治疗，加速分割及超分割放射治疗。

3. 研究方案

可为临床放射治疗研究方案提供意见，如为不同的分次治疗及剂量率提供转换因子，在治疗过程中何时应用增敏剂，将来进一步建议个体化治疗方案。综上所述放射肿瘤医师必须具备肿瘤放射生物知识，最为形象的说法是：肿瘤放射生物学就是肿瘤放射治疗的药理学。

（四）放疗技术学（方法学）

广义的放疗技术学包括了从病情了解、影像采集、计划设计到治疗实施的全过程。而狭义的放疗技术学是研究怎样具体运用各种射线源于不同病种的病人，包括照射野设置、定位技术、体位固定、摆位操作等实际问题。计划设计得再好，但若操作不慎或失误，则将前功尽弃，或者不是肿瘤得不到控制，就是会发生严重的晚期并发症。

（五）医学影像知识

医学成像是完整放射治疗的一个重要部分，并且随着图像技术的不断发展和放射治疗精确度的日益提高，两者的关系越来越密切。医学成像在放疗中主要有如下作用：发现、诊断和随访肿瘤；显示解剖结构以区别肿瘤组织及其蔓延与正常组织；决定照射范围和照射技术；获取照射范围内的组织密度信息，以便精确计算剂量；分析投照剂量的误差和了解肿瘤对剂量的响应。目前与放疗有关的图像模式有：CT、MRI、单光子 CT（SPET）、正电子 CT（PET）、超声、X 射线平片及治疗 X 射线摄片（在治疗条件下以加速器或^{60}Co 的射线源拍摄的片子，由于射线的能量高，这类片子的对比度相对较差。治疗摄片是放疗质量保证的措施之一，它既可以及时发现治疗过程中的误差，又能为计划设计时决定靶区安全边界提供依据）等。影像技术的改进和飞速发展推动了放疗技术的提高，现代放射治疗设备的更新换代，需要放疗医生掌握更高、更新的理论知识来适应形势的发展，数字化模拟定位机、CT 模拟定位机广泛应用于放疗实践，PET/CT 定位设备亦被越来越多的放疗单位使用，迫切要求放疗医生必须具备厚实的影像学基本功。

（六）计算机知识

计算机的发展在很大程度上改变了人们的工作和生活方式。计算机技术在放射治疗中的应用给这个领域带来了革命性的变化。其在放疗中的应用主要有以下几个方面。

1. 治疗计划系统（treatment plan system，TPS）

在放射治疗中最先使用计算机的是 TPS。它利用计算机运算速度快的特点代替手工计算等剂量线分布。随着放疗精度要求的不断提高，计算中需考虑的因素也越来越多，剂量分布计算已无法手工进行而必须采用计算机。“治疗计划”这一概念本身也在发生变化，从过去的“根据病人体表轮廓和射野布置计算等剂量分布”变成“放疗医师及其同事用以决定病人治疗计划的所有步骤”，因此治疗计划的过程包含诊断图像、剂量计算、复合定位和资料归档等等，这当中的每一步几乎都离不开计算机的参与。

2. 加速器上的计算机技术

现代加速器利用计算机来进行内部控制和数据显示，以接口和通信设备与外界计算机连接进行自动设置和检验记录。

计算机内部的运行参数由计算机系统控制，提高了加速器系统的可靠性，降低了机器的故障率。控制计算机通过电话网络与制造商联机，可进行故障的远程诊断，减少了用户的维修压力。

用计算机对加速器进行实时控制，可进行动态治疗，如动态楔形滤片技术、适形治疗和调强治疗。计算机在这类场合中自动根据治疗进程调节机器参数设置。

3. 图像重建与网络系统

利用计算机技术进行图像重建是治疗计划系统的重要功能，随着计算机网络技术的发展，现已有商品化的放疗科计算机局域网络系统，如 Varian 公司的 Varis 系统、Elekta 公司的 MOSAIQ 系统及 Siemens 公司的 Lantis 系统。该系统能将放疗中心的所有设备联在一起，其管理范围涉及病人的入科登记、治疗安排、诊断资料传输、计划结果传输和设置治疗机照射参数、治疗数据归档和模拟定位片、TPS DRR 和治疗机射野摄片的质量控制检验甚至根据比对结果和设置允许误差范围决定是否实施治疗。

肿瘤放射治疗的特点之一就是临床肿瘤学、放射物理学和放射生物学等都要结合在一起。因此从事恶性肿瘤的放疗工作者应当具有这些基础学科的知识。现代的放射治疗要不断地研究如何把这些基础学科应用于临床来提高治疗水平。

第四节 肿瘤放射治疗的目的和适应证

一、根治性放疗

根治性放疗是以放射治疗为主要治疗手段达到治愈肿瘤的目的。但在放疗过程中，若有病情变化（如出现血行转移）、治疗反应过重或与预计的放射敏感性不符时，可改为综合治疗或姑息治疗方案。

根治性放射治疗主要用于皮肤癌、鼻咽癌、声门癌、较早期的食管癌和非小细胞肺癌、子宫颈癌和某些脑肿瘤等。正因为是根治性放疗，在计划的设计和治疗的实施时更应精益求精，以达到最大限度地杀灭肿瘤，又保证生存质量的良好。

二、姑息性放疗

姑息性放疗分高度姑息和低度姑息两种。前者是为延长生命，经治疗后可能带瘤存活多年甚至正常工作。后者主要是为了减轻痛苦，往往达不到延长生命的目的，用于消除或缓解压迫症状（如上腔静脉压迫症、脊髓压迫等）、缓解梗阻（如食管癌）、出血（如宫颈癌出血）、骨转移疼痛以及脑转移的定位症状等。

在放疗过程中根据情况可将姑息方案改为根治方案，如霍奇金氏病的上腔静脉压迫症状经放疗后缓解，可改为根治性放疗达到治愈的目的。但对某些晚期癌症患者，若估计放疗不能减轻症状反而可增加痛苦甚至加速死亡时，则不应勉强照射，如广泛的肺和（或）胸膜癌症转移，大面积照射可导致急性呼吸衰竭而加速死亡。

三、综合治疗

恶性肿瘤为全身性疾病，常伴浸润与转移，除一些早期肿瘤和个别特殊类型的肿瘤以外，绝大多数肿瘤需多学科综合治疗，放疗常常作为综合治疗中的重要手段，与手术、化疗、加热、生物治疗等手段联合应用。详见肿瘤综合治疗章节。

四、急诊放射治疗

在肿瘤病人的病程中，有时出现的一些急性情况必须立即予以处理，在某些情况下放射治疗是最有效的方法之一。用放射治疗来紧急处理临床问题的方法称急诊放射治疗。此时，不能按常规预约登记、择期照射，而应即时予以治疗。

1. 出血

因肿瘤坏死引起的出血，常不能用药物或压迫法有效地止血，只有在肿瘤退缩后才能自然止血。例如宫颈癌、肺癌，在暂时性压迫止血的同时，用外照射或近距离照射大剂量数次后即能止血。

2. 上腔静脉压迫征

肺癌或纵隔淋巴瘤等引起的上腔静脉压迫征，病人就诊时面颈肿胀，颈静脉、胸壁皮下静脉怒张、呼吸困难。对肺癌，可首先给予高剂量冲击放疗 3～4 次，每次肿瘤量 D_T4 Gy，临床表现可明显改善，以后改为常规分割剂量，总量达 50～60 Gy，症状缓解率达 97%，5 a 生存率与无上腔静脉压迫征的肺癌相仿。纵隔淋巴瘤纵隔放疗后的显效时间更快，症状缓解后，甚至可改为根治性放疗方案。

3. 肺不张

因肺癌而致的大范围肺不张，用急诊放疗也可使呼吸困难明显改善，肺不张的复张率高达 87.5%。

4. 颅内或椎管内高压

因原发性或转移性肿瘤所致的颅内高压或脊髓压迫症，有时放疗可立即显效，特别是对放疗敏感的白血病、淋巴瘤或朗罕组织细胞增多症及良性血管瘤，小剂量照射即可见效。但应注意两点：① 当有截瘫发生时，应在 2 周内予以照射，因截瘫时间过长，恢复较为困难；② 当有颅内或椎管内高压时，因放疗初期可引起一时性的脑和脊髓的充血水肿，加重颅内及椎管内高压，严重者可使轻瘫即刻成为全瘫或脑疝形成甚至死亡，故最好先行手术去骨瓣减压。

5. 止痛

因肿瘤直接侵犯或骨转移性癌引起的剧烈疼痛，用大分割照射数次即可使疼痛缓解，缓解率高达 80%以上。

6. 解除肿块压迫或梗阻

如食管癌引起吞咽困难、髓外浆细胞瘤引起的咽喉部阻塞、淋巴瘤或白血病浸润性肿块造成的脏器压迫等均可用放疗缓解。

第五节 放射治疗的禁忌证

放射治疗的绝对禁忌证很少，即使经选择的极晚期病人仍适于行低度姑息治疗（如止痛）。

（一）绝对禁忌证

严重恶液质的濒死病人、伴高热或肿瘤所在脏器有穿孔或合并大量胸水或腹水者。

（二）相对禁忌证

1）放射不敏感性肿瘤。以往认为骨肉瘤、某些软组织肉瘤等对放疗不敏感，主要以手术治疗，放疗相对禁忌。随着放疗技术的提高，这些肿瘤的放疗疗效已明显提高，认为放疗可作为综合治疗的一部分。

2）放射中等敏感的肿瘤经足量放射后，有局部复发者。

3）大面积照射可能严重影响脏器功能者，如肺癌伴肺功能不全时。

4）有其他疾病不能立即放疗者，如伴急性炎症或严重心肺功能或肝肾功能不全时。

5）血象过低者，需待恢复后再行放疗。

第六节　放射治疗注意事项

一、放疗前的注意事项

做好病人思想疏导工作，包括病情、治疗方案、预后、治疗中及治疗后可能发生的反应及晚期反应等都应告知，并取得同意，签订知情同意书。放疗中可能出现的反应和疗后可能发生的并发症，并签署放疗知情书；改善全身情况，纠正贫血；做好必要的物理及实验室检查；治疗伴发病及控制肿瘤区的局部感染；局部保持清洁卫生，头颈部肿瘤预先拔除患牙；对术后放疗者，除特殊情况外，一般须待伤口愈合后进行。

二、放疗中的注意事项

疗程中加强支持疗法；保障病人身心健康；保持照射区的皮肤干燥；避免对照射区的强烈理化刺激；照射野包括口腔者要保持口腔卫生；定期检查血象，严密观察放射反应，并予以对症处理；注意病史的收集和完善，进行疗效观察并妥善记录。

三、放疗后的注意事项

继续予以支持疗法，增强免疫功能和骨髓功能；因受照区皮肤在多年后仍可发生放射性溃疡，故应一直注意放射区皮肤的保护，避免摩擦和强烈理化刺激；口腔受照射后3～4 a内不能拔牙，特别是当出现放射性龋所致牙齿在茎部断裂时，牙根亦不能拔除，平时可用含氟类牙膏预防，出现炎症时予以止痛消炎；加强照射区的功能锻炼，如头颈部肿瘤放疗后练习张口，乳腺癌放疗后进行抬臂锻炼等；脊髓或其他重要脏器受照射后的远期反应观察和处理；需要配合化疗的可择时进行。

应坚持随访制度和疗效总结。一般疗后一月应随诊检查一次，以后每3月一次，一年后无特殊情况可半年一次。放疗结束后一般至少需要给予休息2～3个月。

第七节　放射治疗过程

放射肿瘤医师、放射物理师、放射技师等，在放射治疗过程中各有不同的任务，如

表1.1所述。

表1.1　放射治疗过程

具体任务	相关责任人员
临床检查及诊断 (明确诊断，判定肿瘤范围，做出临床分期，了解病理特征)	放射肿瘤医师
确定治疗目的 根治、姑息、综合治疗(与手术综合，术前，术中或术后放射治疗，与化疗综合)或单一放射治疗	放射肿瘤医师
确定放射源 (体外照射——常规照射、三维适形照射、调强放射治疗等，近距离照射)	放射肿瘤医师
制作病人固定装置与身体轮廓	模拟机技师
模拟机下摄片或CT模拟	模拟机技师
确定靶区体积 确定肿瘤体积及剂量 确定危险器官及剂量	放射肿瘤医师
制订治疗计划 设计照射野并计算选择最佳方案	放射物理师
制作铅挡块	模室技师
确定治疗计划	放射肿瘤医师 放射物理师
验证治疗计划	放射肿瘤医师 模拟机技师
签字	放射肿瘤医师 放射物理师
第一次治疗摆位	放射肿瘤医师 放射物理师 放射治疗技师
摄验证片	放射治疗技师 放射肿瘤医师
每周摄验证片	放射治疗技师 放射肿瘤医师
每周核对治疗单	放射治疗技师 放射物理师
每周检查病人(必要时更改治疗计划)	放射肿瘤医师
治疗结束时进行总结	放射肿瘤医师
随诊	放射肿瘤医师

复习思考题

1. 如何评价放疗在肿瘤治疗中的地位？
2. 肿瘤放射治疗的目的有哪几种？
3. 医学成像在放疗中的主要作用有哪些？
4. 放疗前、中、后的注意事项是什么？

（周菊英）

参考文献

[1] 殷蔚伯，余子豪，徐国镇，等．肿瘤放射治疗学．第4版．北京：中国协和医科大学出版社，2008.

[2] 许昌韶．肿瘤放射治疗学．第2版．苏州：苏州大学出版社，2005.

[3] 殷蔚伯，陈波，张春立，等．2011年中国大陆地区第六次放疗人员及设备调查．中华放射肿瘤学杂志，2011，20（6）：453-457.

[4] 汪楣，谷铣之，黄国俊，等．食管癌术前放射治疗的前瞻性临床研究．中华放射肿瘤学杂志，2001，10（3）：168-172.

[5] 许昌韶，吴万春．肾移植排斥反应的局部放射治疗．中华器官移植杂志，1984，5（2）：72-73.

[6] Tubiana M. The role of local treatment in the cure of cancer. Eur J Cancer，1992，28A：2061-2069.

[7] Horsman MR，Murata R，Overgard J，et al. Improving local tumor control by combining vascular targeting drugs，mild hypethermia and radiation. Acta Oncol，2001，40（4）：497-503.

▪第二章▪

临床肿瘤学简介

随着我国经济的快速发展，疾病种类模式发生明显转变，急性传染病死亡率明显下降，而慢性非传染性疾病已成为头号杀手。卫生部于 2008 年公布了第三次全国死因调查结果：慢性非传染性疾病成为我国城乡居民的主要死亡原因。占据前两位的是心脑血管疾病、恶性肿瘤，分别占死亡总数的 22.45％ 和 22.32％，而在城市居民中恶性肿瘤已成为第一位杀手。最新统计资料显示，中国每年癌症新发病例为 220 万人，因癌症死亡人数为 160 万人。近 20 年来，中国每 4～5 个死亡者中就有一个死于癌症，居死亡原因之首。肺癌、乳腺癌分别位居男、女性恶性肿瘤发病首位。2012 年全国肿瘤登记中心数据显示：全国登记地区恶性肿瘤死亡率为 180.54/10 万，中国人口标化率为 85.06/10 万，累计 0～74 岁的我国居民因癌死亡的概率为 12.94％。

第一节 恶性肿瘤的流行病学与病因学

一、肿瘤流行病学

肿瘤的流行病学研究是肿瘤防治研究工作的重要内容，研究的主要内容包括：各种肿瘤在人群中的分布规律、肿瘤的发病原因、预防肿瘤发生的措施以及考核预防措施的效果等。研究对象为区域的人群总体，需要收集大量的资料。观察对象不但包括临床的肿瘤患者（显性和隐性），还包括癌前状态的高危人群。通过流行病学的观察研究，可以掌握肿瘤发展全过程的特点。

据世界卫生组织（WHO）报告，癌症是全球第一位死因。2007 年，全球有 790 万人死于癌症，占全死因的 13％。其中，主要的癌症类型有：肺癌（每年死亡 130 万人）；胃癌（每年死亡 80.3 万人）；结直肠癌（每年死亡 63.9 万人）；肝癌（每年死亡 61 万人）；乳腺癌（每年死亡 51.9 万人）。70％以上的癌症死亡都发生在中低收入的发展中国家。据 WHO 统计，恶性肿瘤男女发病率比值为 1.15，男女死亡率比值为 1.3，今后 20 a，因癌症死亡的人数将不断增加，到 2015 年将增至 900 万人，到 2030 年将增至 1 200 万人。按照全球死亡的人数，最常见的癌症如下：男性最常见的癌症是肺癌、胃癌、肝癌、结直肠癌、食管癌和前列腺癌；女性最常见的癌症是乳腺癌、肺癌、胃癌、结直肠癌和宫颈癌。

我国第三次死因回顾抽样调查报告显示，恶性肿瘤是我国第二位死亡原因，占死亡总数的 22.32%，处于世界较高水平。我国 1973—1974 年全人口死因回顾调查、1990—1992年和 2004—2005 年抽样人口死因回顾调查资料显示，我国恶性肿瘤死亡率分别为 80.79/10 万、106.76/10 万、128.63/10 万；2000 年城市居民恶性肿瘤死亡率达到 146.61/10 万，农村居民恶性肿瘤死亡率达到 112.57/10 万，均呈现上升趋势。我国不同性别、地区的恶性肿瘤死亡率差异明显，男性的恶性肿瘤死亡率明显高于女性，城市的恶性肿瘤死亡率高于农村。恶性肿瘤是城市首位死因（占城市死亡总数的 25.0%），农村为第二位死因（占 21.0%）。从不同肿瘤来看，肺癌、结直肠癌、胰腺癌、乳腺癌死亡率城市明显高于农村；而肝癌、胃癌、食管癌、宫颈癌农村较高。中国 37 个肿瘤登记处 2004 年的肿瘤登记资料显示，恶性肿瘤发病率为 250.03/10 万，男性（278.93/10 万）高于女性（220.39/10 万）。第 1 位恶性肿瘤为肺癌，其次为胃、肝、食管和乳腺癌；城市点男女合计发病率为 255.48/10 万（男性 274.74/10 万，女性 235.65/10 万），前 5 位恶性肿瘤分别为肺癌、胃癌、乳腺癌、肝癌和结肠癌。

据世界卫生组织国际癌症研究署报告，我国 2008 年恶性肿瘤新发病例数约为 281.72 万，其男性为 162.25 万，女性为 119.47 万；恶性肿瘤世界人口标化发病率为 181.0/10 万，其中男性为 211.0/10 万，女性为 152.4/10 万。发病例数居前列的恶性肿瘤依次为肺癌（52.2 万）、胃癌（46.4 万）、肝癌（40.2 万）、食管癌（25.9 万）、结直肠癌（22.1 万）、乳腺癌（16.9 万）、子宫癌（8.6 万）、宫颈癌（7.5 万）和白血病（7.1 万）。我国 2008 年恶性肿瘤死亡病例数约为 195.8 万，其中男性为 122.2 万，女性为 73.6 万；恶性肿瘤世界人口标化死亡率为 124.6/10 万，其中男性为 158.6/10 万，女性为 91.6/10 万。死亡例数居前列的恶性肿瘤依次为肺癌（45.3 万）、肝癌（37.2 万）、胃癌（35.2 万）、食管癌（21.1 万）、结直肠癌（11.0 万）、白血病（5.5 万）、脑瘤（4.6 万）、乳腺癌（4.5 万）和胰腺癌（4.0 万）。与全球其他国家相比，中国恶性肿瘤世界人口标化发病率（181.0/10 万）接近于世界平均水平（181.8/10 万），但人口标化死亡率（124.6/10 万）却高于世界平均水平（106.2/10 万）说明中国在肿瘤的早诊早治方面有待于做大量工作。因中国人口基数大，所以恶性肿瘤的发病数和死亡数均排在世界前列，需要引起国际机构和中国政府的极大重视。

但随着经济的发展和生活方式的变化，我国的发病趋势也在变化。从 20 世纪 70 年代到 90 年代，宫颈癌从女性恶性肿瘤死亡率中的第 3 位降至第 6 位，而肺癌则呈大幅度增长趋势，20 年间死亡率上升了 1 倍多。在一些经济较发达地区如上海市，从 1972 年至 1974 年到 1993 年至 1994 年间，上升最为明显的肿瘤有大肠癌、肺癌和乳腺癌，而下降最为明显的是食管癌、胃癌、肝癌和宫颈癌，已经与西方发达国家基本相似。

流行病学研究表明，我国恶性肿瘤的上升与吸烟、环境污染、饮食中高脂肪、硝酸盐/亚硝酸盐摄入、黄曲霉毒素和藻类毒素污染以及乙型肝炎病毒感染等有关，另外城市老龄化、营养膳食不当和不良生活方式也有一定关系。

二、病因学

恶性肿瘤的病因尚未完全了解。多年来通过流行病学的调查研究及实验与临床观察，发现环境与行为对人类恶性肿瘤的发生有重要影响。据估计约 80%以上的恶性肿瘤与环境因素有关。环境因素可分为致癌因素与促癌因素。机体的内在因素在肿瘤的发生、发展中也起着重要作用，如遗传、内分泌与免疫机制等。

从发病机制讲，癌症是名副其实的分子病或基因病。如果若干关键基因的变异发生在生殖细胞阶段，此种癌症即为遗传性。大多数癌症呈散发，各种关键基因的变异均发生在体细胞，这些癌症的发生与环境因素及生活方式密切相关，癌症的发生 1/3 与吸烟有关，1/3 与营养因素有关，其余 1/3 则与感染、职业暴露及环境污染等有关。

吸烟、体质指数、心理因素、既往呼吸系统疾病史、家族肿瘤史可以解释我国城市约 78%的肺癌发病的原因 。此外，空气污染与肺癌发病有关，过量摄入油脂、动物脂肪、胆固醇和酒精增加肺癌的发病风险 。乳腺癌和结直肠癌发病率上升主要与经济发展带来生活方式的改变有关，如趋向西方化的生活方式，高脂肪低纤维饮食、运动量降低、并且由此导致的超重肥胖等。大量流行病学研究发现，西方的高脂肪低纤维饮食与肠癌的发生有密切关系；晚婚、晚育、生育数量的减少、甚至不育，也增加乳腺癌的发病风险。肝癌发病率上升，主要是人口老龄化造成的，随着老年人口的增加，即使肝癌年龄别发病率稳定，甚至在低年龄组肝癌发病率有所下降的情况下，肝癌的粗发病率也将继续保持增加的趋势。胃癌和食管癌发病率下降的主要原因是社会、经济、生活水平的提高，卫生条件的改善，教育水平的提高，使得与感染和营养缺乏有关的恶性肿瘤发病率下降。广东鼻咽癌高发主要与 EB 病毒感染有关，遗传、吸烟、厨房与居室未分开是四会市鼻咽癌发病的危险因素，进食含有亚硝酸胺类致癌物的咸鱼与广州市鼻咽癌密切相关，而且在儿童期越年幼进食相对危险性越大。江苏启东肝癌高发的危险因素有 5 个，即乙型肝炎史、直系亲属肝癌史、饮水类型、十年前住房油烟较多及精神压抑。

传统的观念是把肿瘤的病因根据其来源、性质与作用方式的差异分为内源性与外源性两大类。外源性因素来自外界环境，与自然环境和生活条件密切相关，包括化学因素、物理因素、致瘤性病毒、真菌毒素等；内源性因素则包括机体的免疫状态、遗传素质、激素水平以及 DNA 损伤修复能力等。

（一）外源性因素

（1）化学因素

① 烷化剂，如有机农药、硫芥、乙酯杂螨醇等，其生物学作用类似 X 射线，可致肺癌及造血器官肿瘤等。某些抗癌药物如环磷酰胺可诱发膀胱癌。② 多环芳香烃类化合物，主要来源于工业废气、汽车废气及家庭烟道气等。如煤烟垢、煤焦油、沥青等，与该类物质经常接触的工人易患皮肤癌与肺癌。近年来认为内源性胆蒽类物，如胆酸及类固醇激素的化学结构与之很相似，经细菌作用后的脱氧胆酸钠有可能转变为致癌物甲基胆蒽。

芳香胺类化合物在动物体内常在远隔部位诱发癌瘤（肝、膀胱、乳腺或结肠等部位）。③ 氨基偶氮类化合物，偶氮燃料分子结构中含有可致癌的偶氮基（—N＝N—）的化合物。这类化合物的代表物是奶油黄。易诱发膀胱癌、肝癌。其致癌性是由于其在体内产生的代谢产物。④ 亚硝胺类，动物实验证明链式或环式亚硝胺碱类化合物被亚硝化和还原而产生的亚硝胺类化合物，与食管癌、胃癌和肝癌的发生有关。⑤ 真菌毒素和植物毒素，如黄曲霉素易污染粮食，可致肝癌、肾癌、胃与结肠的腺癌；苏铁素、黄樟素及蕨类毒素也可致肝癌。⑥ 其他，如金属（镍、铬、砷）可致肺癌等，氯乙烯能诱发人肝血管肉瘤，二氯二苯基、三氮乙烷（DDT）和苯可致肝癌。马利兰可致肺癌和乳腺癌，氯霉素、环磷酰胺、氨甲喋呤等可诱发白血病，非那西丁诱发肾盂癌等。而农药应用的日益广泛，其致癌性问题已引起了关注。

（2）物理因素

1）电离辐射：电离辐射能使染色体发生断裂、易位和点突变，导致癌基因激活或者抑癌基因的灭活。如由于X射线防护不当所致的皮肤癌、白血病等，一度成为放射工作者的职业病；国际放射防护委员会估计，成年人群全身照射每年1 cGy情况下，在10万人口中可诱发2例白血病和2例其他恶性肿瘤；甲状腺接受0.2 Gy照射可能导致滤泡性腺癌。

2）紫外线：可使DNA中相邻的两个嘧啶形成二聚体，造成DNA的复制错误，从而致癌。紫外线可引起皮肤癌，尤对易感性个体（着色性干皮病病人）作用明显；阳光中的紫外线可引起皮肤鳞状细胞癌、基底细胞癌和恶性黑色素细胞瘤，但只限于270～340 nm波长的光谱范围。

3）其他：如烧伤深瘢痕长期存在易癌变，皮肤慢性溃疡可能致皮肤鳞癌，石棉纤维与肺癌有关，这些可能是局部物理刺激作用所致。

（3）生物因素

主要为病毒。肿瘤病毒与宿主细胞的相互作用引起细胞恶性转化，关键在于有致癌作用的病毒基因与细胞DNA整合，病毒基因就成为细胞DNA的一个组成部分，可干扰宿主细胞分化、分裂和生长的控制，从而导致恶性转化。据估计人类肿瘤的20%与病毒有关，致癌病毒可分为DNA肿瘤病毒与RNA肿瘤病毒两大类。前者如EB病毒与鼻咽癌、伯基特淋巴瘤相关，单纯疱疹病毒反复感染与宫颈癌有关，乙型肝炎病毒与肝癌有关，C型RNA病毒则与白血病、霍奇金氏病有关。

此外，幽门螺杆菌感染与胃癌的发生有关；埃及血吸虫可致膀胱癌，华支睾吸虫与肝癌有关，日本血吸虫病可引起大肠癌。

黄曲霉毒素是一类致癌性极强的化合物，诱发肝、食管、鼻咽等癌瘤。亚硝胺主要通过烷化DNA诱发突变，也能活化许多原癌基因而致癌变。

（二）内源性因素

（1）遗传因素

遗传与人类肿瘤的关系虽无直接证据，但肿瘤有遗传倾向性，即遗传易感性，如结肠息肉病、乳腺癌、胃癌等。BRCAl 基因突变者易患乳腺癌；APC 基因突变者易患肠道息肉病。相当数量的食管癌、肝癌、鼻咽癌病人也有家族史，故遗传易感性不可忽视。

（2）内分泌因素

与肿瘤发生有关的激素，较明确的有雌激素和催乳素与乳腺癌有关；雌激素与子宫内膜癌有关等。生长激素可以刺激癌的发展。

（3）免疫因素

先天或后天免疫缺陷者易发生恶性肿瘤，如丙种球蛋白缺乏症病人易患白血病和淋巴造血系统肿瘤，获得性免疫缺陷综合征（艾滋病）病人易患恶性肿瘤，肾移植后长期使用免疫抑制剂者肿瘤发生率较高。

机体免疫功能与肿瘤发生的关系主要有 Burnet 的免疫监视学说，机体通过免疫活化性细胞（T 淋巴细胞、NK 细胞、K 杀伤细胞和巨噬细胞等）识别肿瘤细胞，其作用是在肿瘤的早期就可杀灭异常细胞，当机体免疫功能低下或受抑制时肿瘤发生率增高。同时肿瘤细胞也有逃脱这种免疫监视的能力，因此它妨碍了机体的免疫监视功能。

第二节 恶性肿瘤的发生与发展

恶性肿瘤的发病是涉及多种因素、多个步骤的病理过程，大多数情况下不是简单地暴露于单一的致癌因素，而是暴露于复杂的混合致癌因素下。另外，恶性肿瘤的种族分布差异、家族积聚现象、遗传性缺陷易致肿瘤形成则提示遗传因素在肿瘤发生中起重要作用，而肿瘤流行病学调查、家系分析、细胞遗传学与分子遗传学研究进展为人们了解肿瘤的遗传机制提供了新的证据，特别是 20 世纪 80 年代以来，癌基因及抑癌基因的相继发现，使肿瘤发生的遗传机制从染色体水平进入到分子水平。无论是在自然还是在实验条件下，绝大多数肿瘤的发生都是一个受多因素作用，表现为多阶段的复杂过程。从致癌因素作用于正常细胞到形成临床上可检测的肿瘤往往需要经过一个很长的潜伏期，从而提示一个正常细胞转化为恶性表型之前必须经历多种变化。目前认为肿瘤的发生与发展过程大致可分为激发、促进、进展和转移等几个阶段，癌变的这种多阶段性在实验性肿瘤以及肿瘤病理演变过程中均已得到证实。

一、恶性肿瘤的发生

由于分子生物学的发展，肿瘤研究已进入分子肿瘤学的时代。在肿瘤病因学研究中有许多新的、重要的概念，其中癌基因、抑癌基因等最为常见。癌基因与抑癌基因的发现在肿瘤研究史上具有划时代的意义，是人们开始从分子水平认识肿瘤病因的重要标志。

癌基因是通过其表达产物可在体外引起正常细胞转化、在体内引起癌瘤的一类基因，也称转化基因。癌基因首先发现于以Rous肉瘤病毒为代表的反转录病毒中，随后人们发现在正常细胞基因组中也存在与病毒癌基因相似的同源基因，这类基因无促癌活性，故称为原癌基因，其表达产物参与细胞增殖、分化等重要生理调节过程。当细胞受到各种生物、理化等因素作用时，原癌基因可通过突变、重组等发生结构或表达水平的异常，成为能促进细胞转化的癌基因，最终引起肿瘤的发生。迄今为止，人们已发现的癌基因有数百种之多，而且不断有新的癌基因被发现。表2.1代表性地列出一些常见癌基因与临床常见肿瘤之间的对应关系。

表2.1 常见癌基因与临床常见肿瘤之间的对应关系

基因名称	临床常见肿瘤	基因变异形式
K-ras	胰腺癌、肺癌、大肠癌、卵巢癌、甲状腺癌	点突变、扩增
N-ras	甲状腺癌、肝癌、精原细胞瘤	点突变、扩增
H-ras	甲状腺癌、肾癌	点突变
C-myc	多种白血病和实体瘤	扩增、染色体易位、病毒基因
N-myc	成神经细胞瘤、肺癌	扩增
erbB2	乳腺癌、胃癌、卵巢癌	扩增
Cyclin D1	乳腺癌等	扩增
Cyclin E	胃癌	扩增
Hdm2	软组织和骨肉瘤以及脑瘤	扩增
bcr/abl	慢性髓细胞性白血病	染色体易位
PML/RAR	急性早幼粒白血病	染色体易位
Bcl-2	滤泡状B细胞淋巴瘤、白血病	染色体易位

抑癌基因也称肿瘤抑制基因，是指一组其编码的蛋白质能限制或抑制细胞增殖的基因，此类基因的失活或丢失能促进肿瘤的形成。抑癌基因的失活与癌基因的激活一样，在肿瘤的形成中起着非常重要的作用。与癌基因明显不同的是：抑癌基因的作用往往是隐性的，而癌基因的作用则是显性的。表2.2是目前已被克隆的人类抑癌基因及其主要功能，其中许多基因的功能机制尚不完全清楚。

表2.2 已被克隆的人类抑癌基因

基因名称	染色体定位	家族性癌症综合征	散发性癌症	蛋白动能
RUNX3	1p36	—	胃癌	转录因子共激活因子
HRPT2	1q25-32	甲状旁腺肿瘤、颌骨骨化性纤维瘤	甲状旁腺肿瘤	染色质蛋白
FH	1q42.3	家族性平滑肌瘤	—	延胡索酸酶
FHIT	3p14.2	—	许多类型	二腺苷三磷酸水解酶
RASSF1A	3p21.3	—	许多类型	多种功能
TGFBR2	3p2.2	遗传性非息肉性大肠癌（HNPCC）	结肠癌、胃癌、胰腺癌	TGF-α受体

续表

基因名称	染色体定位	家族性癌症综合征	散发性癌症	蛋白功能
VHL	3p25	Von Hippel-Lindau 综合征	肾细胞癌	HIF 泛素化
hCDC4	4q32	—	子宫内膜癌	泛素链接酶
APC	5p21	家族性腺瘤性息肉	结直肠、胰腺癌、前列腺癌	α-catenin 降解
$p16^{INK4A}$	9p21	家族性黑色素瘤	许多类型	CDK 抑制因子
$p14^{ARF}$	9p21	—	所有类型	p53 稳定因子
PTC	9q22.3	痣样基底细胞癌综合征	髓母细胞瘤	Hedgehog 生长因子受体
TSC1	9q34	结节性硬化	—	mTOR 抑制因子
BMPR1	10q21-22	幼年性息肉病	—	BMP 受体
PTEN	10q23.3	Cowden 病，乳腺癌、胃肠癌	胶质母细胞瘤、前列腺癌、乳腺癌、甲状腺癌	PIP_3磷酸酶
WT1	11p13	Wilms 肿瘤	Wilms 肿瘤	转录因子
MEN1	11p13	多发性内分泌腺瘤	—	组蛋白修饰、转录阻遏蛋白
BWS/CDKN1C	11p15.5	Beckwith-Wiedemann 综合征	—	$p57^{kip2}$ CDK 抑制因子
SDHD	11q23	家族性副神经结瘤	嗜铬细胞瘤	线粒体蛋白
RB	13q14	视网膜母细胞瘤、骨肉瘤	视网膜母细胞瘤、肉瘤、膀胱癌、乳腺癌、食管癌、肺癌	转录阻遏
TSC2	16p13	结节性硬化	—	mTOR 抑制因子
CYLD	16q12-13	圆柱瘤	—	去泛素化酶
CDH1	16q22.1	家族性胃癌	侵袭性癌症	细胞间黏附
BHD	17p11.2	Birt-Hogg-Dube 综合征	肾错构瘤	未知
TP53	17p13.1	Li-Fraumeni 综合征	许多类型	转录因子
NF1	17q11.2	Ⅰ型神经纤维瘤	结直肠癌、星型细胞瘤	Ras-GAP
BECN1	17q21.3	—	乳腺癌、卵巢癌、前列腺癌	自噬作用
PRKAR1A	17q22-24	多发性内分泌腺瘤	多发性内分泌腺瘤	PKA 亚基
DPC4	18q21.1	幼年性息肉病	胰腺癌、结肠癌	TGF-α 转录因子
LKB1/STK11	19p13.3	Peutz-Jeghers 综合征	错构性结肠息肉	丝氨酸/苏氨酸激酶
RUNX1	21q22.12	家族性血小板紊乱	急性髓样细胞白血病	转录因子
SNF5	22q11.2	横纹肌性综合征	恶性横纹肌样瘤	染色体重建
NF2	22q12.2	神经纤维瘤定位综合征	神经鞘瘤、脑室管膜瘤	细胞骨架与膜连接

20 世纪末，随着人类基因组计划的突破性进展，为人类认识和研究癌症开辟了新的途径。虽然人类在肿瘤的发生与发展的研究已经上升到蛋白与分子水平。但肿瘤的发生和发展是一个非常复杂的多因素相互作用的过程，目前仍然处于逐步摸索与研究阶段。

研究相对较为深入的人类结肠肿瘤的发生及发展过程中所发生的分子事件，为理解癌基因与抑癌基因的协同致癌作用提供了一个很重要的模型。由于结肠肿瘤的演进具有很明确的形态学时相，就有可能确定这种类型的肿瘤中基因突变发生的顺序，Vogelstein 等研究了无癌变和有癌变的腺瘤以及结肠癌标本中抑癌基因与癌基因的变化，发现腺瘤中有 Ras 基因突变和抑癌基因 APC 及 DCC 丢失，在癌中有 Ras 基因突变以及抑癌基因 APC、DCC 与 p53 丢失。结肠肿瘤的发生似乎是由于抑癌基因 APC 的杂合性丢失而开始的，导致逐渐增大的良性腺瘤，在良性腺瘤中常常有其中一个细胞发 Ras 癌基因突变而导致进一步的克隆性发展，随后发生的抑癌基因 DCC 和 p53 缺失促进了从良性到恶性发展过程，图 2.1 显示了结肠癌发生发展过程中一些比较明确的基因变化。从图中我们可以看出肿瘤的发生是一个多基因参与、多阶段演进的复杂过程，是多个癌基因激活和多个抑癌基因失活的最终结果。

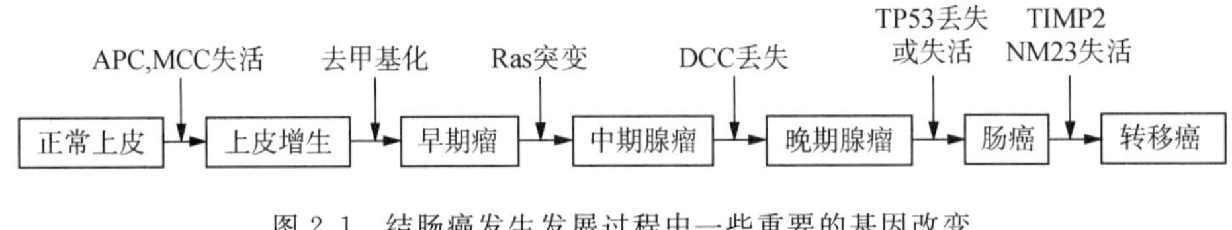

图 2.1 结肠癌发生发展过程中一些重要的基因改变

一个细胞从正常细胞演变为癌细胞到形成肿瘤并发生转移，除细胞自身多基因的复杂变异外，还与其周围的间质细胞、淋巴细胞及相关内皮细胞等的功能密切相关。因此，虽然癌基因与抑癌基因对肿瘤的发生、发展很重要，但要想真正全面认识肿瘤的进展过程，无论是对肿瘤细胞本身而言，还是对肿瘤细胞周围的生长环境而言，仍然有许多问题有待回答，要彻底认识肿瘤发生的分子机制，还有很长的路要走。

二、恶性肿瘤的侵袭与转移

侵袭（或浸润）与转移是恶性肿瘤危及生命的最主要生物学特性。所谓肿瘤侵袭（浸润）是指肿瘤细胞通过各种方式破坏周围正常组织结构，脱离原发肿瘤并异常地分布于周围组织及其间隙的过程。它是恶性肿瘤发生远处转移的前提步骤，但部分良性肿瘤也具有向周围组织及其间隙浸润的特性。没有发生或者侵袭程度较为局限的恶性肿瘤通常可以通过手术等多学科综合治疗手段达到根治的目的。所谓转移是指恶性肿瘤细胞脱离其原发部位，在体内通过各种途径的转运，到达与原发部位不连续的组织继续增殖生长，并形成与原发肿瘤同样病理性质的继发肿瘤的全过程。具有远处转移特性是恶性肿瘤区别于良性肿瘤的最主要的特征之一。局部侵袭通过对局部正常器官的压迫、损毁，抑制影响正常器官组织的功能。而转移的出现，标志着肿瘤发展的关键转折，一旦出现远处转移往往意味着肿瘤进入晚期阶段，单凭局部治疗难以达到治愈目的。

恶性肿瘤转移的主要途径包括血行转移、淋巴道转移和种植转移。有学者认为，对区域淋巴结阳性者，不能简单认为淋巴结内有癌细胞就是曾有癌细胞进入淋巴结，而应看做是播散的癌细胞数目和生物学特性超越了淋巴结破坏瘤细胞的能力，或淋巴结本身的免疫能力降低。反之，淋巴结阴性者，并不说明不曾有过癌细胞的播散，而是因为其有足够的免疫力来消灭扩散的癌细胞，这也就是该病人预后较好的原因。当瘤细胞沿淋巴管扩散到胸导管时，可在左侧颈内静脉和锁骨下静脉汇合处流入血循环，而发生血行转移。左锁骨上淋巴结可收集锁骨以下各器官的淋巴回流。腹腔肿瘤（如肾癌）经腹部淋巴管可直接与下肺韧带淋巴结相通，左肺门下方淋巴结肿大也是肾癌转移的一个指征。

无论是在分子水平或是细胞水平，肿瘤侵袭转移都是一个复杂的多步骤级联反应过程，包含一系列的复杂环节，在这些环节中，处处受到肿瘤细胞本身与宿主环境等多种因素的影响。

经典的转移理论一般按如下步骤阐述转移过程：

1）早期原发癌生长：在原发肿瘤生长早期，肿瘤细胞生长所需的养料是通过邻近组织器官微环境渗透提供，这足以使微小原发肿瘤生长和扩展。

2）肿瘤血管形成：当细胞突变，即产生血管内皮生长因子（VEGF），使肿瘤血管生长，肿瘤直径达到或超过 1～2 mm 时，微环境渗透提供的营养物质已不能保证肿瘤细胞的生长。此时，向肿瘤提供养料的血管迅速形成。这种有宿主组织血循环形成的毛细血管网最终进入肿瘤组织，整个形成过程是在各种血管形成因子和相应的抑制因子相互作用和共同调控下进行的。

3）肿瘤细胞脱落并侵入基质：部分肿瘤能分泌一种物质，抑制黏附因子的表达，增加肿瘤细胞的活动能力，脱离原发病灶成为游离的肿瘤细胞。这些游离的肿瘤细胞可以分泌多种蛋白溶解酶破坏细胞外基质，从而导致肿瘤细胞突破结缔组织形成的屏障。

4）进入脉管系统：肿瘤诱导形成的毛细血管网不仅为原发肿瘤的生长提供了养料，而且也为侵入基质的游离肿瘤细胞进入循环系统提供了基本的条件。新生毛细血管基底膜本身存在缺陷，薄壁小静脉的壁也有缝隙，加上微小淋巴管道等脉管结构都为肿瘤细胞进入循环系统提供了便利条件。

5）癌栓形成：进入血循环的肿瘤细胞在运送过程中大多数都被杀死破坏。只有极少数转移倾向极强的细胞相互聚集形成微小的癌栓并在血循环中存活下来。

6）继发组织器官定位生长：在血循环幸存的肿瘤细胞到达特定的继发组织或器官时，通过黏附作用特异性地锚定在毛细血管壁上，并穿透血管壁进入周围组织。这些肿瘤细胞逃避宿主的非特异性免疫杀伤作用，并在各种生长因子的作用下增殖生长，最终形成肿瘤转移灶。

7）转移癌继续扩散：当转移癌灶直径超过 1～2 mm 时，新生毛细血管形成并于肿瘤连通，肿瘤细胞通过上述机制，可以再形成新的转移病灶。

肿瘤转移的复杂过程至少涉及以下前提条件和步骤。

1）侵袭与运动能力：正常组织需要合适地黏附到基底膜以及邻近细胞，相互间传递信号，维持正常的组织规模和稳态平衡。肿瘤细胞的黏附能力下降，具有较强的运动能力，这是转移细胞的一个基本特点。肿瘤细胞运用它们的迁移和侵袭特性，穿过周围的细胞外基质，进入到血管和淋巴管中。

2）渗入到脉管，并在循环系统中存活：一旦肿瘤细胞进入循环系统，或者叫“渗入”，它们必须承受循环系统中的物理剪力以及免疫细胞的干扰。实体肿瘤一般无法适应单细胞的无联系的生存方式，通常细胞间和与血液成分相互作用而形成肿瘤栓子。

3）停滞和渗出：一旦停滞在远处器官的毛细血管系统，肿瘤细胞必须渗出或穿出循环系统，进入到周围的实质组织中。

4）在远处器官中生长：肿瘤细胞适应了新的微环境之后就能持续生长。在转移的动态过程中，肿瘤细胞能够在远处器官生长的能力对临床的影响最大。这一步是转移过程的限速步骤，其完成情况决定了远处转移是快速产生还是进入潜伏状态。

有关肿瘤转移的基础研究及临床现象给我们提供了建立肿瘤转移模型的依据。最新的肿瘤演进转移模型至少不得忽略以下已知现象：

1）近30％的患者在明确恶性肿瘤诊断之初，就已经发现有远处转移，另有近30％的患者可能已经存在隐匿的转移病灶。

2）肿瘤早期筛查和早期诊断可以降低肿瘤的致死率，早期发现和早期根除原发灶有助于防止转移发生而达到根治，提示转移是肿瘤过程中的一个晚期事件。但这并不意味着原发病灶必须进展到一定规模才发生转移，实际上临床也常见有些癌症只发现了转移灶，却未能检测到原发灶，可能有些肿瘤是否发生远处转移在肿瘤起始阶段就已经被决定了，其是一种系统性疾病。

3）恶性肿瘤患者每天会有超过百万计的肿瘤细胞进入血液循环，其中有接近0.01％的肿瘤细胞可形成转移灶，说明转移过程是一个效率很低的过程。原发肿瘤细胞在转移能力上具有异质性。转移过程需要经历一系列的步骤，可能存在多种遗传改变。其中任何一步失败都可能阻止转移。因此，积累了转移所需的全部改变的肿瘤细胞应该是罕见的。

4）肿瘤血管形成对于恶性肿瘤的远处播散与转移是一必要的带有普遍性规律的早期事件。

5）侵袭与转移通常共有细胞信号传导途径。

6）多数肿瘤的大小、局部淋巴结的累及与肿瘤转移关系密切。提示转移是有序的解剖学扩散，从原发灶到淋巴结，再到远处器官。如果能够尽早根除局部原发灶和局部肿瘤负荷，应该能够中止转移过程。另一方面，肿瘤增大和淋巴结转移并非总是导致远处转移。

7）肿瘤的一些病理特征与转移密切相关，如肿瘤的分化程度、侵袭深度、淋巴管血管癌栓。

8）转移组织趋向性：尽管在临床和组织学特征上具有明显相似性，不同类型的癌细胞在转移器官的选择上却很不相同，提示不同癌症在选择远处转移器官时所体现的组织趋向性取决于种子（癌细胞）对于土壤（远处器官）的依赖（种子土壤假说）。同时，原发肿瘤处的解剖因素和循环模式也会影响组织趋向，如结直肠癌细胞进入肝门静脉系统，是其肝转移趋向的基础；前列腺癌能转移到连接前列腺周围和脊椎静脉的骶前丛血管，是其易于转移到低位脊椎和骨盆的基础。

9）转移过程中发生的潜伏现象，即对原发灶进行治疗后，原发灶得到控制，转移灶先保持非活性状态，潜伏几年甚至几十年而不被发现。

以往提出的传统的转移模型以及替代性的转移模型都不能完善的解释所有的现象，各有其优点和不足。转移领域的新进展已经开始整合更加复杂的模式。从原发肿瘤生长到转移过程的步骤及其受到的选择压力如图 2.2 所示。

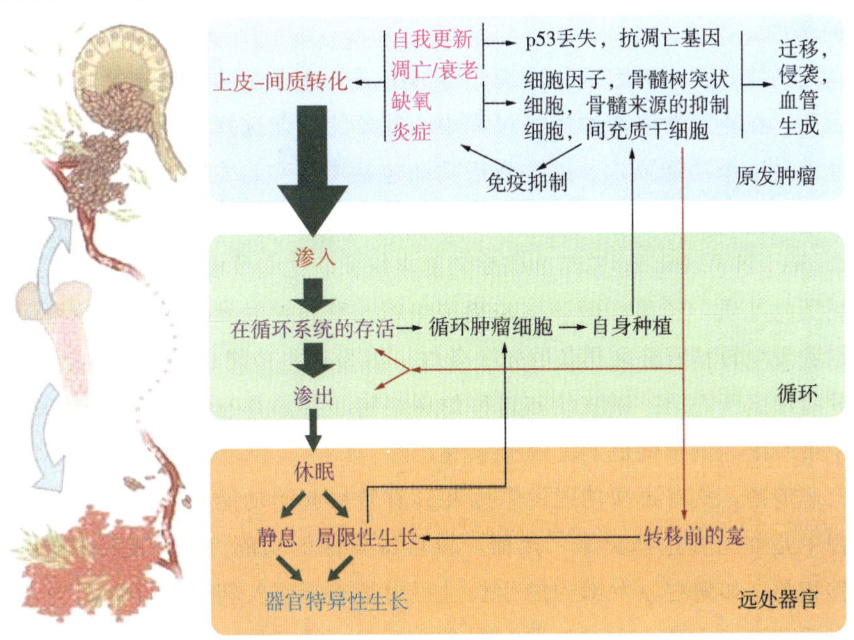

图 2.2 从原发肿瘤生长到转移过程的步骤及其受到的选择压力

原发肿瘤承受的选择性的压力能决定该细胞是否有转移潜能。癌是由癌基因的变化而引起的。与转移潜能相关的特定通路包括自我更新通路和克服凋亡与衰老的通路。缺氧和炎症也起到重要作用，促进肿瘤细胞与骨髓来源的细胞、骨髓来源的抑制细胞、间充质干细胞相互作用。这些细胞以及它们分泌的细胞因子增强肿瘤细胞的迁移、侵入、克服缺氧的能力，维持免疫抑制的环境。原发肿瘤细胞进行上皮-间质转换的能力也受到其所承受的选择性压力的影响。上皮-间质转换导致迁移、侵袭和渗入。这些功能是转移起始功能的例子。尽管有些迁移和侵袭与上皮-间质转换无关，也能导致渗入，但上皮-间质转换仍是生成循环肿瘤细胞的主要途径。进一步的癌转移步骤用箭头显示。箭头的大小代表着在多种肿瘤中（如乳腺癌）这一步骤成功率的高低。在局部微环境碰到的选择性压力通过选择致瘤功能，帮助细胞进入转移过程（转移演进功能），改变了转移的倾向。缺氧和炎症相关的事件通过增强循环肿瘤细胞在循环系统的存活、渗出、形成转移前的龛的能力，促进了转移演进功能。循环肿瘤细胞可以种植到自身原发灶，导致肿瘤体积的增加并进一步选择转移特征，或者是渗出到远处器官。尽管一个转移前的龛促进了肿瘤细胞适应远处器官陌生的微环境，仍需要进一步的选择压力来促进远处定居成功。这就导致了一段潜伏期，此时的小转移灶保持静息，生长由于凋亡以及缺少血管新生而保持平衡。远处器官进一步的体细胞演进能最终导致选择大转移灶定居功能和器官特异性生长。在图的底部列举了一些在转移起始、演进、大转移灶定居过程中发挥作用的特异性的基因。

整合模式的核心是体细胞进化原理。体细胞进化选择是功能性选择而非特异性基因的选择。因此，在原发性肿瘤的生长过程中，首要的功能选择是致瘤功能，一大批的瘤基因突变能满足这个功能要求。这些致瘤功能包括增殖和自主代谢、自我更新能力、抵抗死亡、抵抗生长抑制信号、免疫逃避、运动力、侵袭、血管生成。绝大部分这些特征已经被 Hanahan 和 Weinberg 总结为癌症的基本特征。这些致瘤功能使得发生了转化的细胞能吸引周围的基质，迁移和侵袭突破周围组织，而与原发灶细胞是否驻留无关。致瘤功能是癌细胞发生转移所必须具备的先决条件，因为这些功能也是细胞侵袭、渗入血管、产生循环肿瘤细胞所需的。原发灶和转移的癌细胞所共同具有的功能被定义为转移起始功能。其中最突出的例子就是上皮-间质转化。

现在已经清楚，具有致瘤功能的基因和具有转移起始功能的基因在原发灶肿瘤生长进化的过程中是如何被选择出来。然而，转移特异性的功能（即不是一般的致瘤功能，仅仅和转移相关）如何在原发部位的生长过程中被选择呢？转移特异性的功能包括在循环系统中存活和渗出血管、在远处器官的微环境中存活和器官特异性的定居。最近的研究发现某些基因能介导致瘤功能，并接着介导转移特异性功能（通过常规途径或者是特定的器官选择性）。这种功能叫做转移演进功能，具有这种双重能力的基因叫转移演进基因。当转移演进基因被选择后，表达这些基因的原发灶发生转移的危险增加。这些基因也会将原发灶肿瘤生长的基本特征（如快速生长、侵袭、耐缺氧）与远处播散特征结合起来。获得转移演进基因的癌细胞在脱离了原发部位后继续承受选择压力。功能上，远处器官的选择压力所遴选的基因与转移演进基因应该相似，但是它们与致瘤基因并不必然关联，因此，这些基因不会促进原发灶癌细胞的生长。这些基因在原发灶也很少或者几乎不表达，只在转移灶处表达。这些基因被称为大转移灶定居基因，提供大转移灶定居功能。大转移灶定居基因形成了传统转移进展模式的基础。

以整合的角度将基因分为致瘤、转移起始、转移演进和大转移灶定居基因，在原发灶处存在的致瘤功能的选择为后续的转移提供了必需的先决条件。某些原因导致所选择的致瘤基因也具有特定的转移功能，于是这些原发肿瘤就可能较早地向远处扩散。在渗透到远处器官后，进一步对转移特定功能的选择使得癌细胞获得大转移灶定居基因，能持续修改其转移行为。尽管现有的证据无法清楚描述作用于肿瘤的生成、转移起始或者转移演进的基因，但是目前的分子水平的理解和认知支持这种整合观念。

第三节 肿瘤病理学

近年来，内镜、影像学与肿瘤标记物检测等诊断技术有了突飞猛进的发展，使肿瘤的早期诊断与精确定位提高到一个新的水平。然而，病理学诊断是众多诊断方法中最为可靠的方法，它能明确病变的性质（是否肿瘤）、判断肿瘤的良性和恶性、组织学的分类、恶性程度的分级，是制定肿瘤治疗方案的依据与分析疗效的基础；它还有助于判断肿瘤的预后，确定有无肿瘤的复发、转移，以及进行死因的分析。因此，肿瘤病理诊断技术，在肿瘤诊断中占有十分重要的地位，是其他诊断技术所不能代替的。

一、肿瘤的基本特点

肿瘤是机体细胞在不同致瘤因素作用下，发生过度增生及分化异常而形成的新生物。由正常组织的细胞向肿瘤细胞演变，都要经过一个由量变到质变的过程。肿瘤有以下四个基本特征。

1）肿瘤不是正常的组织块：由机体某种或数种组织过度生长而形成，这种组织块在正常机体是没有的。其与正常组织在形态、生理功能和物质代谢等方面均有所不同。但像白血病、弥漫性的肺泡细胞癌却不形成明显的肿块。

2）呈过度的不协调生长：当作用因素（致癌或诱发因素）停止后，肿瘤仍能继续生长。但某些肿瘤可自行缩小（如子宫肌瘤在停经后缩小）或自行消退（如绒毛膜上皮癌切除后，其转移灶可自行消失）。

3）肿瘤细胞不能达到其起源组织的分化成熟程度。

4）肿瘤细胞能把上述特点传给子代细胞。

二、肿瘤的分类和命名原则

正常细胞由增生发展到癌变有一个从量变到质变的过程，一般的过程是：单纯性增生-不典型增生-原位癌（或称恶性变）。不典型增生，特别是重度不典型增生，已接近于癌。因此，不典型增生也可称为癌前病变。癌前病变主要是病理形态学的改变，临床上一般难以明确癌前病变。有一些疾病，如重度宫颈糜烂、慢性胃溃疡、肠道多发性腺瘤、肝硬化、增生性白斑病等，这些疾病可能发生恶变，但不一定都发生恶变。经适当治疗，形态学改变有可逆性。

1. 单纯性增生和不典型增生的形态特征

1）单纯性增生：表现为细胞数量增多，但细胞形态及排列结构同正常上皮。

2）不典型增生：细胞增生活跃，核分裂象增多，出现组织和细胞的不典型性，且细胞排列紊乱、极性消失，细胞形态不增大，但核增大而浓染。以复层鳞状上皮为例，不典型增生从底层开始，随增生程度加重，而逐渐发展到底层以上的层次，可分为二级。①轻度不典型增生（Ⅰ级，即间变Ⅰ级）：所占厚度不超过上皮全层的1/2。②重度不典型增生（Ⅱ级，即间变Ⅱ级）：厚度超过上皮全层的1/2，达2/3。

2. 原位癌（上皮内癌）

上皮内增生达到了恶性变的早期阶段，癌细胞出现在上皮全层（又称间变Ⅲ级），但厚度不变。细胞增生的性质已属恶性，但癌细胞仅限于上皮层内，尚未破坏基底膜，故无浸润或转移，故又可称浸润前癌。但有时病理切片并不能反映组织全貌，以致诊断为“原位癌”，但已有浸润或转移。

3. 恶性肿瘤的病理分级

病理分级系根据肿瘤的分化程度或组织学生长方式等特点而划分的等级。一般级别低者分化高、恶性度低，但应注意取材不一定代表全貌。病理分级多用于癌，偶用于肉瘤。过去习惯用于癌的分级是根据未分化癌细胞在一个显微镜视野内所占有百分数多少而分为四级（Broder氏分类法）。Ⅰ级：未分化癌细胞占0%～25%；Ⅱ级：未分化癌细胞占25%以上至50%；Ⅲ级：未分化癌细胞占50%以上至75%；Ⅳ级：未分化癌细胞占75%以上至100%。但是上述分级法的界限有时很难划分，因此也有人以三级法代替，即以癌的综合特点分为：Ⅰ、Ⅱ、Ⅲ级或分为高分化、中分化和低分化三级。以鳞状上皮癌为例，Ⅰ级：癌细胞较一致，有许多角化珠，核分裂象极少；Ⅱ级：癌细胞大小不太一致，有中量角化，角化珠少，核分裂较少，偶呈丛状生长；Ⅲ级：癌细胞排列紊乱，无角化现象，核分裂象多见，有不规划或不典型的核分裂现象。

4. 肿瘤的分类

肿瘤的分类和命名原则上根据其组织来源和生物学行为，结合其发生部位和形态学特点（如乳头状、囊性、黏液性等），少数沿用传统习惯。肿瘤的种类繁多，不同的肿瘤具有不同的生物学行为，有些肿瘤生长缓慢，没有侵袭性或侵袭性较弱，不发生远处转移，该类肿瘤称为良性肿瘤。相反，另一些肿瘤生长迅速，侵袭性强，常常发生远处转移，此类肿瘤称为恶性肿瘤。良性肿瘤与恶性肿瘤的主要区别见表2.3。在临床上，除良性肿瘤与恶性肿瘤两大类以外，少数肿瘤形态学上属良性，但常浸润性生长，切除后易复发，多次复发有的可出现转移，从生物学行为上显示良性与恶性之间的类型，故称之为：交界性或临界性肿瘤。表2.3显示了良性肿瘤与恶性肿瘤的区别。

表 2.3　良性肿瘤与恶性肿瘤的区别

	良性肿瘤	恶性肿瘤
分化程度	分化好，异型性小	分化不好，异型性大
核分裂象	无或少，不见病理核分裂象	多，可见病理核分裂象
生长速度	缓慢	较快
生长方式	膨胀性或外生性生长	浸润性或外生性生长
继发改变	少见	常见，如出血、坏死、溃疡等
转移	不转移	可转移
复发	不复发或很少复发	易复发
对机体的影响	较小，主要为局部压迫或阻塞	较大，破坏原发组织和器官；坏死、出血，合并感染；恶液质

5. 肿瘤命名原则

人体肿瘤繁多，命名复杂，但为了便于交流、统计，常根据肿瘤组织/细胞类型和生物学行为来命名，命名方法大致可分为：

1）良性肿瘤：称×××瘤，如脂肪瘤。

2）恶性肿瘤：

① 上皮组织（皮肤、黏膜、腺体）肿瘤：称×××癌，如鳞状细胞癌、腺癌等。

② 间叶组织（结缔组织、肌肉、脉管、淋巴组织、滑膜、胸膜间皮细胞、脑膜等）肿瘤：称×××肉瘤，如脂肪肉瘤。

③ 幼稚组织肿瘤：称××母细胞瘤（对良性者可在前面加良性两字），如肾母细胞瘤，良性骨母细胞瘤。

④ 不宜称癌、肉瘤或母细胞瘤：称恶性××瘤，如恶性神经鞘瘤。

⑤ 良恶性难分的肿瘤：称××瘤，但附加说明，如生长活跃的软骨瘤。

⑥ 神经系统肿瘤：沿用传统名称，如少枝胶质细胞瘤。

⑦ 瘤样病变：称瘤样××组织增生或合适的习用名称，如疤痕疙瘩，假肉瘤性筋膜炎等。

⑧ 其他特殊的命名方法：以“病”的名称命名的如白血病、蕈样霉菌病；以人名命名的如 Hodgkin 病、Brenner 瘤、Kaposis 肉瘤、Paget 病、Wilm' s 瘤、Ewing 瘤等；以特殊染色反应命名的如嗜铬细胞瘤、嗜酸性细胞瘤、嗜银细胞瘤等；以多种成分构成命名的如棘腺癌、癌肉瘤、间叶瘤、恶性中胚叶混合瘤等；按间质多少命名的如乳癌中间质多的称硬癌，癌细胞多的称髓样癌，两者各半的称单纯癌；以瘤细胞分化程度分的如未分化癌、中分化鳞癌等；以瘤细胞形态分的肺燕麦细胞癌、圆形细胞肉瘤、梭形细胞癌等。

三、肿瘤的基本组织学形态

1. 肿瘤的实质

主要为瘤细胞，肿瘤的性质主要由其决定。同型性肿瘤，即瘤细胞的形态、大小、排列与发源组织很相似是良性肿瘤，所谓分化是指瘤细胞形态与功能和正常相似的程度，越相似即越分化，其恶性程度也越低。所谓间变是指瘤细胞形态与功能丧失分化的程度，分化越差，间变越明显，则恶性程度越高。瘤细胞的特点有：恶性肿瘤的细胞大小不一致，核与细胞质的比例较大。核染色质粗糙，核仁明显，核分裂较多，常出现异常核分裂。良性肿瘤与正常组织的细胞类似。瘤细胞的排列，一般在癌组织是呈巢状排列，在上皮团块之间有或多或少的间质。肉瘤组织呈弥漫性排列，与间质相互掺杂在一起。当癌组织分化极差时，亦可呈弥漫性排列，此时需结合细胞形态与特殊染色来区别。

2. *肿瘤的间质*

有血管、纤维组织、炎症细胞、淋巴细胞等，另外还可有网织纤维、弹力纤维、神经组织等。它们对肿瘤起着支持与营养作用，同时也可能反映机体对肿瘤的局部免疫反应。肿瘤的间质也影响到肿瘤对放射的敏感性和预后。

3. *放疗后肿瘤的形态学变化*

在早期表现为不同程度的变性，包括混浊肿胀、空泡样变等，进一步的变化为瘤细胞的坏死，放疗后的瘤细胞还常常出现奇特的形态。放疗还可促进瘤细胞的成熟，如鳞状上皮癌的过度角化。放疗后，间质也出现放射反应，在早期可见充血、水肿、血管内皮细胞肿胀和少量中性粒细胞浸润，以后出现散在的巨噬细胞、嗜酸粒细胞、淋巴细胞、浆细胞等。同时弹力纤维发生肿胀，胶质纤维分散并见断裂现象，小血管壁变性、纤维化以致管腔变狭或闭塞，最后出现广泛的纤维化，或可见纤维组织包绕坏死或残存的瘤细胞。以食管癌术前放疗后的病理变化为例，放疗后改变可分三级。

Ⅰ级：瘤体轻度缩小。镜下可见明显的癌组织，癌细胞结构完整，核分裂常见，同时癌组织伴有不同程度的变性和坏死。

Ⅱ级：瘤体缩小呈低平状。镜下见大部分癌组织坏死消失，被炎性纤维结缔组织所代替，其间残存少量稀落癌巢，癌细胞有不同程度变性，只有少量癌细胞结构完整，并有生存能力。

Ⅲ级：瘤体消失。镜下经多次切片检查，几乎看不见残存癌，瘤体为增生纤维组织，伴有不同程度的慢性炎细胞浸润，即使有极少量残存癌，细胞亦显著变性、残缺或被巨噬细胞吞噬。

四、肿瘤病理诊断方法

（一）组织病理诊断

1. *石蜡切片*

方法是将标本组织经脱水后包埋于石蜡中，然后切片、染色（苏木素-伊红/HE染色），显微镜观察并作出诊断。标本的种类有活检标本和大体标本。术前切取活检因取材局限不易诊断，甚至有误，最后诊断必须根据大体标本的全面检查而定。大体标本送检可明确肿瘤的性质、分类及分级，明确肿瘤的侵犯范围，了解有无转移，判断手术切除范围是否足够，这些对肿瘤的诊断、分期及决定进一步治疗方案具有重要意义。

2. 冷冻切片（即术中会诊）

冷冻切片方法是取新鲜组织一小块，不必固定，送病理科快速冷冻成形，切片染色诊断。一般过程需 30 min。冰冻切片一般用于术中的快速定性诊断，以根据结果做手术方式或手术范围的进一步变更。冰冻切片的诊断准确率低于石蜡切片。

尽管目前病理诊断的方法很多，但最古老的石蜡切片诊断，仍然是最主要的病理诊断方法，是下述其他诊断方法所不能取代的。

（二）细胞学诊断

细胞学诊断是取肿瘤组织中的细胞，进行涂片，经染色（巴氏或 HE 染色）后观察细胞形态，进行诊断的方法。根据取材方法的不同，可分为以下两种。

1. 脱落细胞学

对体表、体腔或与体表相通的管道内的肿瘤，取其自然脱落或分泌排出物，或用特殊器具，刮取/吸取表面的细胞进行涂片的方法，亦可在冲洗后取冲洗液离心沉淀涂片。例如，痰液、尿液、乳头分泌物涂片；子宫颈刮片；胸水腹水涂片；支气管肺泡灌洗液涂片等。

2. 穿刺细胞学

用细针刺入肿瘤实体内吸取细胞涂片的方法。对体表可扪及的肿瘤可直接穿刺，深部脏器的肿瘤，可在影像学协助下穿刺。取材后，应将穿刺物立即均匀涂于玻片上，湿片固定后染色观察。细胞学因取材较少，往往缺乏组织结构，要达到较高的诊断准确率较为不易。

（三）组织化学技术

组织化学技术是利用各种细胞及其产物与不同化学染料的亲和力，用化学反应方法，显示细胞内的特殊成分或化学产物，以帮助对病变进行诊断及分类的方法。组织化学染色的方法超过 100 种，应用较多的有网状纤维染色、纤维素染色、横纹肌染色、糖原染色等。

（四）免疫组织化学技术

免疫组化技术在病理诊断尤其是肿瘤的诊断上有重大作用，是近百年来病理技术上的重大突破。其原理是抗原-抗体反应，即利用已知抗体试剂与待测组织中的靶抗原结合，形成抗原-抗体复合物，通过对这些复合物的显色，从而证明靶抗原的存在。常用的免疫组化染色方法有 ABC 法、LSAB 多步法与 EnVision 两步法。

免疫组化在肿瘤诊断上的用途主要有：肿瘤的诊断与鉴别诊断，确定转移性恶性肿瘤的原发部位，恶性淋巴瘤的诊断和分类，估计肿瘤的生物学行为并为临床提供治疗方案选择的依据。

由于免疫组化方法简便，可使用的试剂种类越来越多，无需昂贵的设备，可用于石蜡切片及细胞涂片的标本，因而使用广泛，已成为临床病理诊断必不可少的技术。

（五）电子显微镜诊断

电子显微镜的问世使组织形态学观察进入亚细胞水平。在肿瘤病理诊断上，对小部分在常规组织切片检查未能诊断的病例，可通过电镜检查达到诊断和鉴别诊断的目的。但因设备昂贵，要求较高的切片染色技术，以及超微结构改变对恶性肿瘤缺乏特异性，故临床病理诊断上应用较局限。

（六）分子生物学技术

近 30 年来，分子生物学技术（DNA 重组的基因克隆技术、核酸杂交技术与 PCR 技术、DNA 测序技术以及在这些技术基础上发展起来的 DNA/RNA 芯片与组织芯片技术，流式细胞技术等）的发展，掀起了一场生命科学的革命，其意义极为深远。

分子生物学技术用于肿瘤细胞与分子遗传学的研究，对人类染色体和基因的变异进行检测，为研究肿瘤的发生、发展、分类、预后、疗效的相关因素等提供有用的信息。随着研究的深入，已有越来越多的肿瘤被发现有特异的染色体基因变异。在一些疑难病例，可使用分子生物学技术协助诊断和分类。分子生物学技术用于基因的检测，也可为临床分子靶向药物的选用提供相关作用靶点的信息以及预测其治疗效果。

第四节　恶性肿瘤的诊断

恶性肿瘤的诊断从总体上来说是一个多学科的综合诊断，临床医师通过病史、体格检查得出一个初步的印象，然后根据病情的需要进行各种必要的检查，如 X 射线、超声、CT、MRI 等影像学、内腔镜、生化、核医学（SPECT、PET 和放射免疫分析等）、免疫学、流式细胞、脱落细胞乃至细胞病理学检查，通过对各种检查结果的综合分析，然后才能得出一个正确的诊断。为此临床医师必须熟悉各种检查方法的意义、指征和局限性。

肿瘤的诊断包括 3 个方面，一是定性，即确定疾病的性质是肿瘤还是非肿瘤，或是非肿瘤有关的疾病如癌前期病变、某些增生性疾病等，如果是肿瘤，要确定为良性肿瘤或是恶性肿瘤或是介于良恶性之间的交界性肿瘤，对于恶性肿瘤还需要确定其组织来源、分化程度（恶性程度）、浸润与转移情况等，这就是病理诊断工作的内容，它是所有肿瘤临床工作的第一步；二是定位，即确定肿瘤的原发部位，特别是早期病例和某些原发部位不明的转移性肿瘤。早期病例一般原发灶很小，病灶隐匿不易发现，其诊断较困难，随着诊断技术的发展和改进，临床上已有可能发现直径 0.5 cm 甚至更小的癌。但是也有一些癌瘤早期就发生远处转移，且转移灶生长快，患者常因转移灶的出现才就诊，临床上常发现如原发病灶不明的淋巴结转移癌、骨转移、肺转移和肝转移性肿瘤等，常需寻找原发灶；三是定量，即确定肿瘤的大小、浸润程度和范围，以及区域淋巴结转移和远处转移的情况。为此国际上对肿瘤的发生、发展和转移制定了统一的 TNM 分期系统，对肿瘤进行评估，为肿瘤的治疗、疗效分析等制定客观的科学依据。以下主要讨论在恶性肿瘤诊断中有重要作用的两个方面。

一、影像学诊断

一个世纪尤其是近二十多年来，随着计算机技术的日新月异，影像医学发生了革命性的变化。从单一的X射线诊断发展为包括CT、超声、MRI、MRS（MR频谱）、SPECT、PET和血管造影（如DSA）、淋巴道造影等先进手段，形成了形态与功能兼顾的综合影像科学。对于临床肿瘤学工作而言，影像诊断的目的包括：恶性肿瘤的定性、肿瘤的分期、疗效的评价、治疗后的随访以发现肿瘤的复发与转移，以及治疗毒副作用的诊断等多个方面，掌握扎实的影像学知识是做好肿瘤临床工作的基本功。

虽然临床上为我们提供了多种影像检查手段，但每一种检查方法都有其各自的优越性和局限性。因此，临床肿瘤医师必须根据肿瘤的原发部位、起源组织、生物学特征选择更安全、更简便、更准确的检查方法，减轻病人检查时的痛苦，尽可能减少病人的放射线受量，提高费用-效益比，取消不必要的重复检查，用最少的步骤，得到最满意的检查结果。美国著名肿瘤学家Philip Rubin根据他们的经验将目前临床上常用的几种影像学检查手段的局限性和优越性进行了比较，并且对不同部位肿瘤所选择影像学检查的应用价值进行了分级，相关内容见表2.4与表2.5。影像学在肿瘤诊断及治疗中的应用详见第九章影像学在肿瘤放疗中的应用。

表2.4 各种影像学检查方法局限性和优越性的比较

检查方法	敏感性	特异性	小结
X射线平片	多样	高	对骨、软组织、肺具有较高的敏感性和特异性，但对原发灶和淋巴结分期不如CT
CT			
大脑	高	中	对可疑病灶需增强扫描
肺	高	中	是肺部肿块最敏感的检查
腹部	高	中	假阳性高
MRI	高	高	在CNS、软组织和头颈部肿瘤优于CT，对胃肠道、泌尿生殖系统和妇科肿瘤比CT更有效，但CT更有利于肿瘤分期
超声（腹部）	高	中	无辐射、经济、安全，对操作人员依赖性强，多用于儿童肿瘤的早期诊断
核素扫描			
骨骼	高	低	特异性低，发现病灶后还需X射线平片或MRI来确诊
大脑	中	低	已被MRI、CT取代
肝脏	中	低	已被CT、超声取代
消化道造影	高	高	可用于高危人群的普查，尚需CT来判断肿瘤的浸润深度和淋巴结转移情况
动脉造影	高	中	应用受经济、创伤和时间的限制
淋巴道造影	高	中	仅用于CT检查后，对盆腔和腹膜后淋巴结可疑患者的补充诊断

表 2.5 影像学检查对不同部位肿瘤诊断和分期的应用价值

部 位	CT（增强）	MRI（增强）	超 声
中枢神经系统	＋＋	＋＋＋	0
头颈部	＋＋＋	＋＋＋	＋
肺	＋＋＋	＋＋	0
乳腺	＋	＋＋＋	＋＋
消化系统			
食道	＋＋＋	＋＋	＋＋
胃	＋	＋	＋＋
结肠	＋	＋	0
直肠	＋	＋＋	＋＋
胰腺	＋＋＋	＋＋	＋＋
肝	＋＋＋	＋＋＋	＋＋
泌尿生殖系统			
肾	＋＋＋	＋＋＋	＋＋
膀胱	＋＋	＋＋＋	＋＋
前列腺	＋＋	＋＋＋	＋＋＋
肌肉骨骼系统			
骨	＋＋＋	＋＋＋	0
软组织	＋＋	＋＋＋	＋
淋巴系统	＋＋＋	＋＋	＋

二、肿瘤标记物的监测

肿瘤标记物是指在肿瘤发生和增殖的过程中，由肿瘤细胞合成、释放，或者是宿主对肿瘤反应而产生的一类物质，这种物质在血液、体液及组织中可以定量或定性检测到，以此作为辨别和追踪肿瘤存在和发展的标志。注意有些标记物不进入循环体液，虽然其肿瘤细胞的细胞膜、细胞质以及细胞核同样具有强烈表现肿瘤的特性，但不到血液循环中，因此不能从外周血、体液中检测到，只能通过组织块做免疫组织化学、细胞病理学、放射免疫自显影，放射配体及聚合酶链反应（PCR）等技术应用才能识别。

1. 肿瘤标记物的分类

1）胚胎性抗原：甲胎蛋白（AFP）、癌胚抗原（CEA）。

2）蛋白质抗原：细胞角蛋白 19 片段（CYFRA21-1）、组织多肽抗原（TPA）、鳞癌细胞相关抗原（SCCA）、β_2-微球蛋白（β_2-MG）、血清 M 蛋白、铁蛋白、HER-2/neu（c-erb B2）肿瘤蛋白、核基质蛋白 22（NMP22）。

3）酶和同工酶：前列腺特异抗原（PSA）、神经元特异烯醇化酶（NSE）、胃蛋白酶原Ⅰ、Ⅱ（PGⅠ、PGⅡ）。

4）糖蛋白抗原：CA199、CA125、CA153、CA27.29（BR27.29）、CA724、CA242、CA50。

5）激素：人绒毛膜促性腺激素-α亚基（α-HCG）、降钙素（CT）、儿茶酚胺类物质（CA）、激素受体（如黄体酮受体、雌二醇受体等）。

6）癌基因、抑癌基因及其产物：染色体易位、Ras 癌基因、myc 癌基因、erbB-2 癌基因、p53 抑癌基因、BRCA1、BRCA2 等。

7）与肿瘤病毒相关 TM：抗 EB 病毒相关抗原的抗体、血浆 EBV-DNA、高危 HPV 亚型（宫颈癌）。

2. 常用肿瘤标记物及其临床意义

1）甲胎蛋白（AFP）：原发性肝癌、卵巢内胚窦癌、恶性畸胎瘤、睾丸非精原细胞瘤均可增高，在我国用于肝癌普查，效果良好。

2）癌胚抗原（CEA）：在结肠癌、胃癌、肺癌、乳腺癌均可增高，CEA 作为大肠癌术后监测，对预测复发与否有较好的作用。

3）前列腺特异抗原（PSA）：临床上作为前列腺癌的筛查和早期诊断，也是检测复发的重要指标。

4）血浆 EBV-DNA：90%～100%的鼻咽癌患者血浆中可检测到 EB 病毒 DNA，而健康人群中血浆 EBV-DNA 的检出率仅为 0～7%。EBV-DNA 血浆拷贝数定量与治疗的疗效及复发转移存在显著的相关性，故可用来评价疗效及检测复发转移情况。

第五节 恶性肿瘤的分期与病人的状况

一、肿瘤的分期原则

恶性肿瘤的分期是指导治疗方针、评价治疗效果和预测预后的重要指标。为了准确地估计病情，详细记录病变范围，制订合理的治疗方案，客观地评价治疗效果，判断预后，以利于肿瘤临床科学研究和国际交往，国际抗癌联盟（UICC）自 1958 年起组织各国肿瘤专家制订各种恶性肿瘤的 TNM 分期法，以后多次修订、定期发表。不同类型的恶性肿瘤，其生长规律、生物学行为、转移规律不同，其 TNM 分期标准也不一样。

1. TNM 分期法

恶性肿瘤的 TNM 分期方法是肿瘤以 T（tumor）表示，按肿瘤的不同情况又分为 T_{is}：原位癌；T_0：未发现原发肿瘤；T_1～T_4：按肿瘤的大小和或局部侵犯的范围分类；T_x：不能估计的任何肿瘤。N（node）表示区域性转移淋巴结，N_0：未发现区域性转移淋巴结；N_1～N_3：根据淋巴结的不同大小和受累范围而确定；N_x：指区域淋巴结转移与否未能作估计。M（metastasis）表示远处转移，M_0：未发现远处转移；M_1：远处转移；M_x：不能评估有无远处转移。按照 TNM 的不同情况，就可以就某一恶性肿瘤的分期确定下来。

2. 其他分期方法

根据肿瘤及区域分期如霍奇金病（非霍奇金淋巴瘤也参照使用）；根据肿瘤播散与否分期：如将小细胞肺癌分为局限期和广泛期；根据肿瘤局部浸润范围分期：如美国将前列腺癌分为A、B、C三期，直肠癌的Dukes分期（分为A、B、C期）等。

二、病人的全身状况评价

在对患者的肿瘤进行诊断的同时，亦需对患者的全身情况进行评估，因为全身状况对肿瘤病人治疗方案的制订、预后的判断有十分重要的作用。卡诺夫斯基（Karnofsky）健康状况评分经过多年的临床应用，被认为是评价肿瘤病人全身状况较简便、可靠、易于操作的系统而被广泛采纳，而在WHO、美国的ECOG组织等也使用Zubrod系统，Karnofsky与Zubrod评分标准的详细内容见表2.6。

表2.6 Karnofsky与Zubrod-ECOG全身状况评分标准

Karnofsky评分	分　值	Zubrod-ECOG评分	分　值
能进行正常活动，无症状与体征	100	能正常活动	0
能进行正常活动，有轻微症状与体征	90	有症状，能正常活动	1
勉强进行正常活动，有一些症状与体征	80		
生活可自理，不能维持正常生活与工作	70	有时卧床，但白天卧床时间不超过50%	2
有时需人辅助，大多数时间可自理	60		
常需人照料	50	需要卧床，白天卧床时间超过50%	3
生活不能自理，常特殊照料	40		
生活严重不能自理	30		
病重，需住院治疗	20	卧床不起	4
病危，临近死亡	10		
死亡	0	死亡	5

第六节　恶性肿瘤的治疗与疗效

一、恶性肿瘤治疗的历史回顾

1809年，McDowell成功切除了一例巨大卵巢肿瘤，并生存了30年，开创了现代外科手术切除肿瘤的先河。而麻醉方法的使用始于1846年，Warren在美国麻省总医院首次施行乙醚麻醉切除颌下腺。Billroth在1860—1890年间施行了胃切除术、喉切除术和食管切除术，奠定了肿瘤根治性切除术的基础。美国约翰霍普金斯医院Halsted于1882年创立了乳腺癌根治术原则，即局部广泛整块切除加区域性淋巴结清扫术，从此开始了规范化肿瘤手术的探索，使当时乳腺癌术后复发率由58%～85%下降到6%，5年生存率达

30%。根据这一原则，在 20 世纪上半叶，各部位肿瘤的根治手术日渐成熟，如颈淋巴结根治性切除术、直肠癌腹会阴联合根治术、支气管肺癌的全肺切除术和胰腺癌根治术等，给肿瘤患者提供了根治的希望。尽管现在治疗肿瘤的手段越来越多，但仍有 60%以上的肿瘤以手术治疗为主。外科手术不断完善，并重视外科的生物学概念，注重手术方式，提倡保存组织器官功能，提高病人的生活质量。肿瘤外科对于肿瘤的预防、诊断、分期、治疗、功能的重建与康复都起着十分重要的、无法取代的作用。

放射治疗是恶性肿瘤治疗的第二个主要手段，至今已有 100 多年的历史。1895 年伦琴发现 X 射线，为放射治疗学奠定了基础，随后 X 射线用于治疗皮肤癌、白血病和淋巴瘤等。1898 年居里夫妇发现放射性核素镭，1905 年美国 Abbe 首次用镭插植在肿瘤中进行治疗，开拓了组织间插植疗法。1948 年第一台^{60}Co 治疗机，1953 年第一台直线加速器先后问世。这样，深部 X 射线、^{60}Co、直线加速器形成了现代肿瘤放疗的基本格局。近年来，放射治疗技术不断更新，三维治疗计划系统、立体定向放射治疗技术、适形调强放射治疗，加上近年中子治疗、质子治疗的发展，使放射治疗发展迅速，放疗的适应证增加、疗效提高而对正常组织的损伤减少。

化学治疗从 20 世纪 40 年代开始。1942 年耶鲁大学首次进行氮芥治疗淋巴瘤的临床试验，从此，化学疗法成为治疗肿瘤的重要手段之一。随后一些抗癌新药相继问世。特别是 20 世纪 50 年代末，5-Fu 和环磷酰胺的合成，使化学治疗的应用更为广泛，迄今它们还是化疗的基础药物。化学药物治疗是肿瘤治疗中发展最快的一个领域，大量的针对不同靶点的新药开始应用于临床，对药物作用机制及药代动力学研究的进展，也使临床给药途径与方式更加适合于杀伤肿瘤细胞、保护正常组织。1968 年 Karnofsky 正式提出肿瘤内科学的概念，这标志着肿瘤化疗从过去单一寻找新药发展到包括药物治疗、细胞增殖动力学的应用、肿瘤病理学和免疫学在内的一个新学科。近十余年，分子靶向药物伊马替尼（imatinib）治疗胃肠间质瘤和慢性粒细胞白血病取得奇效，其非细胞毒性的抗肿瘤机制完全不同于传统化疗的药物，现在分子靶向药物治疗已经成为肿瘤学者最关注的热点。许多靶向药物如利妥昔单抗（美罗华）、厄罗替尼（特罗凯）、西妥昔单抗（爱必妥）、曲妥珠单抗（赫赛汀）等已在临床广泛应用。

除了上述传统的三大疗法之外，近三十年崛起一些新的治疗方法，如生物治疗、基因治疗、介入治疗、物理治疗（激光、微波、冷冻、热疗等），还有我国特色的中医中药治疗，改变了肿瘤治疗的一些概念，取得了有希望的新进展，肿瘤多学科综合治疗的模式得到了众多专家的认可。

二、肿瘤的外科治疗

近五十年来，在 Halsted 肿瘤根治术原则的基础上，肿瘤外科同样经历了巨大的变化，最主要的体现是确立了器官功能保全性根治术的概念并逐步得到推广。如：乳腺癌局部区段切除加放射治疗、喉癌的部分喉切除术、肺癌的肺叶或段切除术、肝癌的肝段切除术、直肠癌的保肛术、四肢肉瘤的保留肢体的根治术加辅助性放、化疗等。外科根治手术时，应遵循的主要原则有：① 要重视恶性肿瘤的生物学特性和扩散转移规律。对低分化癌、炎性乳癌或近期生长迅速的肿瘤不宜立即手术。② 选择合适的手术方法，能提供最好的治愈率、最少的手术创伤和功能障碍。③ 无瘤操作：手术时动作轻柔，尽可能不接触肿瘤。如肿瘤暴露在手术野时，应先用纱布覆盖。原则上应先结扎静脉，以防瘤栓进入血循环。④ 切缘干净：应根据肿瘤周围组织的受侵情况，尽可能切尽肿瘤组织。

三、肿瘤的内科治疗

自 1968 年肿瘤内科治疗学这一名词出现以后，发展十分迅速，是当前临床研究中最活跃的一个领域。内科治疗的内容包括化学药物治疗、内分泌治疗、免疫治疗与中医中药治疗等。化学药物治疗即化疗，是通过用细胞毒药物杀灭癌细胞的疗法。新药不断涌现及合理有效的联合化疗方案的应用，是内科治疗的主要内容。而内分泌治疗是指改变体内内分泌环境以导致某些肿瘤消退，因为有些肿瘤如乳腺癌、前列腺癌、子宫内膜癌、甲状腺癌等对内分泌激素有依赖性，运用相对抗的激素治疗后肿瘤细胞会消退，但内分泌治疗常需与其他治疗手段综合使用，否则不能达到根治的目的。肿瘤的免疫治疗，其基本理论依据是肿瘤发生、发展中机体防御系统与肿瘤细胞之间失去平衡，而目前所应用的生物反应调节剂正是通过调动机体固有能力去抵御肿瘤，主要是指生物体自身的一些分子和细胞。基因工程技术的发展，已能取得各种细胞因子用于免疫抑制或缺损的患者，通过调理机体的免疫功能，不但可以消灭在手术、放疗或化疗后难于解决的体内残存的少量癌细胞以提高治愈率，而且对某些晚期肿瘤也取得了一定疗效，它也是目前基础与临床研究最活路的领域之一，发展十分迅速。

随着化疗新药的不断涌现和临床经验的逐步积累，内科治疗在肿瘤综合治疗中的地位日益增强，其作用主要表现在以下几个方面：① 有些肿瘤通过全身化疗就可以治愈，如绒毛膜上皮癌、恶性淋巴瘤、急性白血病等。② 术后化疗又称辅助化疗，消灭可能存在的微小转移灶，提高外科治疗的治愈率。③ 术前化疗又称新辅助化疗，可降低肿瘤负荷，使原来不宜手术的病人，经化疗后变得可以手术，及早控制远处转移灶。④ 病期晚如已有广泛转移的病人或治疗后复发的病人，治疗应以内科化疗为主，延长患者的生存期，提高其生活质量。⑤ 与放疗同期应用，除了对肿瘤细胞的直接杀伤作用外，还有放射增敏作用。

当前通过化疗可以治愈的肿瘤有：绒毛膜上皮癌、睾丸精原细胞瘤、恶性淋巴瘤、儿童急性白血病、横纹肌肉瘤、神经母细胞瘤、肾母细胞瘤，这些肿瘤对化疗药物敏感，治愈率在 30%以上，如病变尚早，治愈率可达 90%。通过化疗可延长生存期的肿瘤有：急性粒细胞白血病、成人急性淋巴细胞白血病、小细胞肺癌、骨肉瘤，它们的治愈率在 5%～30%。有些肿瘤虽然不能被化疗根治，但可使病人症状得到缓解，生活质量得到提高，如乳腺癌晚期、膀胱癌、前列腺癌、多发性骨髓瘤、子宫内膜癌、肾癌、黑色素瘤，头颈部癌及慢性粒细胞或慢性淋巴细胞白血病等。

四、介入治疗

自 1971 年 Ansfield 报道了经肝动脉灌注 5-Fu 治疗肝癌后，1972 年 Rosch 用选择性动脉栓塞进行永久性止血获得成功，到 20 世纪 70 年代后期就有肝、肾等器官肿瘤栓塞化疗的报道。1979 年日本 Nakakuma 等将碘油与化疗药物混合后注入肝癌供血动脉后，再用明胶海绵栓塞该动脉，使得肝癌的介入治疗取得了突破性的进展。目前已被公认为不能切除肝癌和肝癌术后复发的首选治疗方法。局部骨水泥介入治疗在治疗骨肿瘤的同时，还能起到支撑作用，避免病理性骨折的发生。

五、癌症疼痛的治疗

在肿瘤的治疗中，癌症疼痛的控制是治疗过程中需要优先解决的问题。癌症疼痛是癌症病人尤其是中晚期病人的一个主要且重要的症状，据 WHO 统计，目前全世界肿瘤患者中 30%～50%都伴有不同程度的疼痛。因此，控制癌痛显得尤为重要。在临床实践中有以下问题需要注意。

1. 疼痛的评估

疼痛的评估是满意控制癌痛的最关键的一步，主要包括以下几个步骤：① 相信病人的疼痛主诉；② 收集疼痛的详细病史，如疼痛的强度、时间、性质和疼痛加重或减轻的因素；③ 评价影响疼痛的心理与社会因素；④ 评价伴随疾病；⑤ 进行详细的医学检查；⑥ 审请并评价相应的诊断试验；⑦ 初次评价后止痛方法因人而异；⑧ 疼痛处理后的再评价。

2. WHO 三阶梯镇痛法

根据疼痛的不同程度和性质，单独和/或联合应用以阿司匹林为代表的非甾体类消炎药、以可待因为代表的弱阿片类药物、以吗啡为代表的强阿片类药物，配合其他必要的辅助药物，能使绝大多数的疼痛病人（80%～90%）获得满意的疗效。应用这些药物的五大原则是：① 尽量口服：口服给药最方便，无创伤；② 按时给药：维持有效血药浓度，使止痛效果持续稳定；③ 按梯度给药：按梯度从低到高，第一梯度：非甾体类消炎药＋辅助药物；第二梯度：弱阿片类药物＋辅助药物；第三梯度：强阿片类药物＋辅助药物；④ 按个体给药：因个体差异，各人的镇痛药物的耐受量不同，应从小剂量开始，逐步增加剂量一直到获得满意的疼痛缓解。因此，进行初始的剂量滴定是成功控制癌痛的关键；⑤ 注意细节及实际效果：对使用止痛药物的患者可能出现的副作用应予以积极的预防和处理，如胃肠道反应和便秘的预防和处理。

六、多学科综合治疗

自从 20 世纪 80 年代开始，随着医学模式从生物医学模式向生物-心理-社会模式转变，临床肿瘤学也发生了深刻的变化，国内外学者都意识到单一治疗手段如手术或化疗，或放疗，对恶性肿瘤治疗均显得不足，效果不够理想，必须合理地综合应用多种手段才能更好地控制或消除肿瘤，因而产生了所谓多学科综合治疗这一概念。长期的临床实践已经使得越来越多的临床医生接受了综合治疗的观点，关于多学科综合治疗的定义我们采用中国医学科学院肿瘤医院孙燕院士的描述，“根据病人的机体状况、肿瘤的病理类型、侵犯范围（临床分期）和发展趋向，结合细胞分子生物学的改变，有计划地、合理地综合应用现有的各种治疗手段（包括手术、放疗、化疗和生物治疗），以期较大幅度地提高治愈率，提高病人的生活质量”。

这一概念强调了患者机体状况（生理和心理两方面）和肿瘤情况（部位、类型、进展情况和生物学特性），也强调了有计划和合理应用不同学科所有有效治疗手段，同时强调了成本效益的社会医学观点以及卫生资源的合理应用。治疗上，不强求消灭肿瘤作为唯一目的，可以是控制肿瘤，使其与机体处于相对稳定状态，从而谋求患者有更好的生活质量，不致因强烈的治疗手段使机体功能严重受损甚至或丧失。

在肿瘤治疗的诸多方法中，临床上仍以手术、放疗、化疗为主，因其各有特点，互为补充。迄今，有60％的肿瘤主要靠外科手术治疗，尤其是实体肿瘤，但有些肿瘤由于解剖位置特殊，如鼻咽癌，不宜进行手术，则以放射治疗为主。对于非实体肿瘤如恶性淋巴瘤、白血病，放疗手术皆不能治愈，药物化疗是最重要的治疗手段。从治疗效应来看，外科手术和放射治疗都属于局部治疗方法，它们的任务主要是消除或杀灭局部肿瘤，阻止其发展和扩散。化疗则属于全身效应的方法，它除了能控制局部肿瘤发展之外，更多着重于抑制肿瘤发展和扩散。可见，在肿瘤治疗中，三种治疗手段各有千秋，都有无法代替的地位。在当代肿瘤治疗中需三者有机结合，以求良好效果。据世界卫生组织（WHO）对目前可治愈的45％的肿瘤患者治疗手段分析，其中22％的患者通过手术获得根治，而放射治疗治愈了18％的患者，内科治疗（主要是抗肿瘤药物治疗）获得疗5％的治愈率。

肿瘤多学科综合治疗在具体制订方案时应遵循以下基本原则：① 局部处理与全身治疗并重的原则；② 分期治疗的原则；③ 个体化治疗的原则；④ 生存率与生存质量并重的原则；⑤ 不断求证更新的原则；⑥ 中西医并重的原则；⑦ 成本与效果并重的原则。

多学科综合治疗的模式是多种多样的，根据不同肿瘤、不同分期、不同个体状况采取不同的模式。模式的建立必须通过严格的临床试验，在循证医学基础上不断改进。以下列举了一些常见的综合治疗模式。

1）对于能手术的实体恶性肿瘤：① 手术＋化疗，±生物治疗，中医中药治疗；② 手术＋放疗或放化疗，±生物治疗，中医中药治疗；③ 新辅助治疗＋手术＋辅助治疗，±生物治疗，中医中药治疗。

2）对于不能手术的恶性肿瘤：① 放疗或同步放化疗±辅助化疗±生物治疗，中医中药治疗；② 诱导化疗＋放疗或放化疗±辅助化疗±生物治疗，中医中药治疗。

很显然，在目前条件下一个理想的综合治疗组需要很多学科的介入，包括诊断、病理、临床医生和护士以及康复部门等，具体地组成人员为：① 临床肿瘤学医生包括外科医生、肿瘤内科（儿科）医生、放射肿瘤医生等；② 非肿瘤学医生包括病理科医生、内科医生（社区医生）、精神科医生、放射科医生、医学物理学人员、麻醉科医生等；③ 其他专业人员包括护士（肿瘤学专业与一般）、社会工作者、营养师、心理学人员、药学人员、物理治疗人员、语言治疗人员等。

关于肿瘤治疗的疗效，早在20世纪90年代初美国癌症协会主席威利斯·泰勒在一次讲话中就向世界宣布：在美国已有50%，如果包括皮肤癌和宫颈癌在内的话，那么有75%的癌症患者可获得治愈，至少有14种不同类型的癌症被认为可获得根治；在10种常见恶性肿瘤中有7种疗后的生存率与生存质量有了明显的改善。世界卫生组织（WHO）也曾宣布在世界主要国家统计了几十种主要的恶性肿瘤，其总体治疗后5 a生存率已超过50%。许多常见肿瘤（如乳腺癌、肺癌）在过去几十年来从治疗理念到治疗方案及技术都有了巨大的变化，疗效也得到较大的提高，这些成绩的取得与整体科技的进步、临床（循证）医学的发展、分子肿瘤学研究的逐渐深入是分不开的。

第七节　肿瘤的预防

恶性肿瘤的预防和控制，并不像传染病一样可以通过免疫而根除，而是指对肿瘤的病因和结果进行预防和控制。大量研究证据表明：1/3恶性肿瘤可以预防，1/3恶性肿瘤如能及早诊治，则可能治愈，剩下1/3恶性肿瘤患者经过合理有效的综合治疗，生存质量可以改善。癌症的预防是一项系统工程，它涉及公共卫生、预防医学、临床医学、肿瘤学等多方面的知识。

癌症的预防常被分为三级：

一级预防：指病因预防，即针对恶性肿瘤的病因、致病因素、发病危险因素采取的预防措施。通过防癌公共卫生宣传和健康教育，提高人群对肿瘤的认识，自觉采取健康的生活方式和卫生习惯，消除肿瘤发病危险因素对人体的作用，提高机体防癌能力，防止肿瘤的发生。常用的一级预防方法有：① 纠正不良卫生习惯，保持健康生活方式。② 合理安排营养膳食结构。③ 分析、鉴定环境中致癌物、促癌物，并加以避免。④ 建立健全疫苗接种和化学预防方法。

二级预防：指肿瘤的早期发现、早期诊断和早期治疗。肿瘤筛查是恶性肿瘤二级预防的有效方法。通过筛查特别是高发区流行病学现场筛查，在自然人群中发现无自觉症状的早期恶性肿瘤患者和易患肿瘤的高危人群、癌前病变，进行干预以阻断疾病进程。

三级预防：指提高恶性肿瘤的治愈率、生存率和生存质量。强调康复、姑息和止痛治疗。要求对患者提供规范化诊治方案和康复指导；并要进行生理、心理、营养和锻炼指导；对晚期患者实施姑息和止痛疗法，提高晚期患者的生存质量，做好临终关怀。

癌症预防与控制的总体目标是降低癌症发病率和死亡率，提高癌症患者的5 a生存率，改善其生存质量。针对我国肿瘤流行病学特点，加强对一级预防和二级预防中重点环节的干预和控制，如禁烟、改变不良饮食习惯、预防病毒感染、高危人群的定期检查等，对许多肿瘤的发生会起到避免发病或早期诊断甚至治愈的作用，这是目前我国控制肿瘤最节省卫生资源、最有效的方法，也是最需要努力的方向。

在癌症预防与控制方面，美国癌症控制的策略值得借鉴：从预防和治疗两个方面着手，抓住一级预防（控制吸烟、合理饮食）、普查（乳腺癌和宫颈癌）和治疗（及时推广研究成果）三个关键环节，以控制吸烟作为重点，较成功地遏制了癌症特别是肺癌发病率和死亡率的上升的趋势。对于女性乳腺癌随着治疗技术的提高和乳房钼靶摄片的广泛应用，使女性乳腺癌死亡率明显下降；而在早期诊断方面，常规每年检查一次大便隐血和治疗的改善，使结肠癌、直肠癌死亡率平均以每年1%的速度下降。

目前肿瘤的预防措施主要包括：开展了恶性肿瘤登记报告；应用地理信息系统（GIS）技术对恶性肿瘤重点地区进行了研究；分析监控恶性肿瘤的流行趋势；筛选高发肿瘤的主要危险因素；积极开展针对性的。预防和监测措施。

（孔　诚，何　侠）

复习思考题

1. 目前我国恶性肿瘤的流行状况有什么变化和特点？
2. 举例说明恶性肿瘤的病因。
3. 良恶性肿瘤的鉴别要点有哪些？
4. 正常细胞发生癌变的主要过程有哪些？原位癌的特征有哪些？
5. 肿瘤的生长方式和侵袭蔓延的途径有哪些？
6. 试述影像学检查在恶性肿瘤诊断中的价值。
7. 请举例说明什么是肿瘤标记物。
8. 肿瘤临床TNM分期的含义是什么？
9. 癌症综合治疗的含义是什么？
10. 什么是癌症的三级预防？

参考文献

[1] 陈竺．全国第三次死因回顾抽样调查报告．北京：中国协和医科大学出版社，2008：24.

[2] 王宁，袁延楠，郑荣寿，等．中国恶性肿瘤的城乡发病差异分析．中国肿瘤临床年鉴，2013.

[3] 贺宇彤，郑荣寿，孙喜斌，等．中国恶性肿瘤性别发病差异分析．中国肿瘤临床年鉴，2013.

[4] Ferlay J，Shin HR，Bray F，et al. Estimates of worldwide burden of cancer in 2008：GLOBOCAN 2008. Int J Cancer，2010，127（12）：2893-2917.

[5] 张伟东，苗树军．我国恶性肿瘤死亡率流行病学特征分析．中国健康教育，2009，25（4）：

246-248.

[6] 张思维，陈万青，雷正龙，等．中国肿瘤登记处 2004 年恶性肿瘤发病资料分析．中国肿瘤，2008，17（11）：909-912.

[7] Ferlay J，Shin HR，Bray F，et al. GLOBOCAN 2008 v1. 2，cancer inci-dence and mortality worldwide：IARC CancerBase No. 10 [DB/OL] . http：//globo-can. iarc. fr，accessed on 30/10/2011.

[8] 杨俊蜂，冯子健 . 2001 年中国居民主要死亡原因分析．中国卫生统计，2003，20（4）：241-243.

[9] 董志伟，乔友林，李连弟，等．中国癌症控制策略研究报告．中国医学科学院学报，2002，24（3）：334.

[10] 赵秀伶，赵军 . 2002—2006 年天津蓟县恶性肿瘤发病监测报告．中国公共卫生管理，2008，24（6）：650-652.

[11] 陈万青，张思维，邹小农．中国肺癌发病死亡的估计和流行趋势研究．中国肺癌杂志，2010，13（5）：488-493.

[12] Chen JG，Zhu J，Parkin DM，et al. Trends in the incidence of cancer in Qidong，China，1978—2002. Int J Cancer，2006，119（6）：1447-1454.

[13] Yee YK，Gu Q，Hung I，et al. Trend of colorectal cancer in Hong Kong：1983 —2006 . J Gastroenterol Hepatol，2010，25（5）：923-927.

[14] Yang L. Incidence and mortality of gastric cancer in China. World J Gastroenterol，2006，12（1）：17-20.

[15] 朱健，陈建国，张永辉．启东市 2001—2005 年恶性肿瘤发病率分析．中国肿瘤，2006，1（10）：646-649.

[16] 陈斌，殷善开．鼻咽癌的病因和流行病学状况．中国全科医学，2002，5(4)：262-264.

[17] 黄腾波，Yu Mimi C，朱锦柳．食物与鼻咽癌——广州市居民鼻咽癌病例对照研究．癌症，1993，12（1）：7-10.

[18] 赫捷，陈万青 . 2012 中国肿瘤登记年报．北京：军事医学科学出版社，2012.

[19] Rebecca Siegel. Cancer statistics 2013. CA CANCER J CLIN，2013，63：11-30.

[20] P. Guo. Trends in cancer mortality in China：an update. Annals of Oncology，2012，23：2755-2762.

[21] 万德森．临床肿瘤学．第 3 版．北京：科学出版社，2010.

[22] 许昌韶．肿瘤放射治疗学．第 2 版．苏州：苏州大学出版社，2005.

[23] 郝希山．肿瘤学．北京：人民卫生出版社，2010.

[24] Rubin P. Clinical oncology：A multidisciplinary approach for physicians and students. 8th ed. Philadelphia：W B Saunders Co. 2002.

[25] Vcncent T DeVita，Jr. Theodore S. Lawrence，Steven A. Rosen berg，et al. Cancer：Principles and Practice of Oncology，9th ed. Lippincott Williams & Wilkins，2011.

第三章

放射治疗物理学基础

放射治疗物理是研究放射治疗设备、技术、剂量测量及剂量学、治疗计划设计、质量保证和质量控制、模室技术、特殊放射治疗方法学及学科前沿的新技术、新业务的分支学科。它必须直接为放射治疗临床服务。放射物理和放射生物是临床放射治疗的左右手。无论从放射治疗临床的形成、发展历史或从国内外的现状来看，放射物理学对推动放疗专业的发展都起着举足轻重的作用。一个医院的放疗科，如果没有一个强有力的放射物理人才和设备技术的合理配置，要走在本专业学科发展的前沿是不可能的。放射治疗设备、质量保证和质量控制、模室技术等内容将有专门的章节进行介绍，本章就核物理基础知识、放射治疗的剂量单位和有关术语等作一介绍。

第一节　原子结构和核衰变

一、原子结构

自然界中的所有物质都由分子和原子构成。分子保持着物质的基本属性和化学性质：分子由原子组成。目前已知的原子（也称元素）有 109 种。原子又有着它自己的结构。了解原子的结构对于我们认识放射线的产生及其与物质的相互作用是十分必要的，因为这些过程都发生在原子的范围内。

原子由原子核和核外电子组成。原子的中心是带正电荷的原子核，核外是带有等量负电荷的电子，这些电子沿着一定的轨道绕着原子核高速旋转。早在 1913 年英国物理学家卢瑟福用散射实验证实原子的结构类似太阳系。带负电的电子围绕带正电的原子核转动，正像行星绕着太阳旋转一样（图 3.1）。原子是很小的结构，其直径约为 10^{-8} cm。

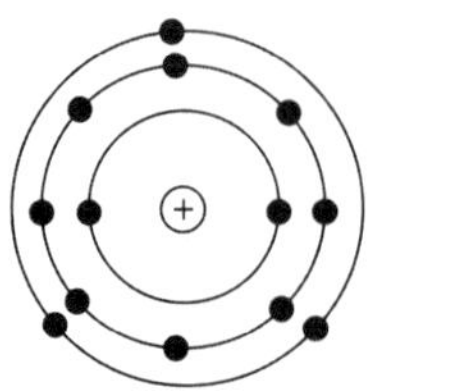

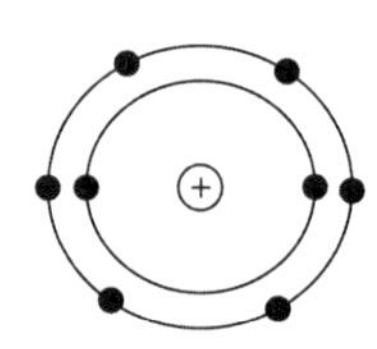

图 3.1　原子模型

原子核由质子和中子组成，都是基本粒子，统称核子。它们数目的总和就是相对原子质量。原子核小而紧密，其直径约为 10^{-14} cm，但集中了几乎整个原子的质量。1961年后，国际上统一用^{12}C 原子量的 1/12 作为原子质量单位，其符号为 amu。原子质量和原子质量数是不同的概念，前者是指原子的实际质量，后者则是指原子核中核子的总数。原子核内的电荷与周围电子的总电荷相等（核内质子数等于核外的电子数），故整个原子显中性。电子或质子的数目，即门捷列夫元素周期表中所列的顺序数，称为原子序数。标记方法：^A_ZX，X 代表元素符号；A 为原子的质量数，即核内质子和中子总数；Z 为原子序数，即核内质子数，显然，核内中子数应等于 $A-Z$。通常书写时 Z 可省略。例如：$^{60}_{27}$Co，说明^{60}Co 有 27 个质子，27 个电子，（60－27＝33）33 个中子，它的相对原子质量是 60。

核外电子受库伦力的作用沿着一定的轨道围绕着原子核旋转，这些电子分布在不同壳层上，若干轨道组成一个壳层，距核最近的是 K 层，从内向外依次为 L、M、N、O、P、Q、……层。核外壳层所能容纳的电子数有一定的限度，每层电子数按 $2n^2$ 规律排列（n 代表层数），这样 K、L、M、N、……各层所包含的电子数分别为 2，8，18，32，……。

二、原子、原子核能级

电子填充壳层时按照从低能级到高能级的顺序，保证原子处于最低能量状态，这种状态称为基态。当一个自由电子填充壳层时，会以发射一个光子的形式释放能量，能量值的大小等于壳层能级能量的绝对值，这些能量称为相应壳层的结合能。由于高原子序数的能级能量更低，并且是负值，因而对于同一个能级，结合能将随原子序数增大而增加。

当电子获得能量，从低能级跃迁到高能级而使低能级出现空位时，称原子处于激发态。处于激发态的原子很不稳定，高能级电子会自发跃迁到低能级空位上而使原子回到基态。两能级能量的差值一种可能是以电磁辐射的形式发出，这种电磁辐射称为特征辐射，当特征辐射的能量足够高，进入 X 射线能量范围时，又称为特征 X 射线；另一种可能是传递给外层电子，获得能量的外层电子脱离原子束缚而成为自由电子，这种电子称为俄歇电子，它的能量等于相应跃迁的 X 射线的能量减去该电子的结合能。

不同元素的原子，其轨道电子的能级不同，因而它们都有自己的特征辐射。通过探测物质所发射的特征辐射，可以确定物质的成分及各成分的含量。

原子核内部也存在类似原子的壳层结构和能级。每个壳层只能容纳一定数量的质子和中子。核子填充壳层的顺序也遵循从低能级到高能级的顺序。当核子获得能量，可以从基态跃迁到某个激发态。当它再跃迁回基态时，以 γ 射线形式辐射能量，能量值等于跃迁能级值之差。跃迁回基态的过程可以一步完成，也可首先跃迁到其他较低的能级，再经数步回到基态。一个微观粒子的能量很小，通常采用电子伏（eV）或千电子伏（keV）或兆电子伏（MeV）作单位。1 eV 是一个电子在真空中通过 1 V 电位差所获得的动能，它与其他三个单位的转换关系是：

$$1\ \mathrm{eV}=1.0\times10^{-3}\ \mathrm{keV}=10^{-6}\ \mathrm{MeV}=1.602\ 192\times10^{-19}\ \mathrm{J} \tag{3.1}$$

三、核素、元素、同位素和同质异能素

核素和元素是不同的概念。凡质子数相同的原子称为一种元素，它们的原子序数相同，具有相同的化学特性，但原子核中的中子数可以不同，因而物理特性可以有某些差异。换言之，即每种元素可以包括若干种核素。

核素和同位素也是不同的概念。凡属于同一种元素的核素，在元素周期表中处于相同的位置，称为该元素的同位素，或彼此是同位素。所以核素是表示某种原子具有一定特征的名称，同位素是表示核素之间相互关系的名称。例如^{1}H、^{2}H、^{12}C、^{14}C是四种不同的核素，^{1}H和^{2}H相互间是同位素，^{12}C和^{14}C相互间是同位素，^{1}H和^{12}C则不是同位素。

1）核素：凡核内质子数、中子数和能量状态完全相同的原子的集合都称为核素。核素分为放射性核素和稳定核素。放射性核素是指原子会自发地发生核变化而转变成另一种原子；稳定核素则是不会自发地发生核变化的原子。

2）同位素：是指核内质子数相同而中子数不同的核素，彼此称为同位素。以氢为例，在元素周期表中占同一位置的氢，有三种质量不同的原子。它们的质子数相同，但中子数不同，所以氘、氚是氢的同位素。同位素可为两大类：① 稳定同位素，这类同位素原子核不会自发衰变，能够稳定地存在；② 放射性同位素，这类同位素的原子核自发地衰变而转变为另一种元素的原子核，同时放出射线。

3）同质异能素：凡核内质子数和中子数都相同而原子核处于不同能量的核素，彼此称为同质异能素。例如$^{99m}_{43}$Tc和$^{99}_{43}$Tc的质子数和中子数均相同，但$^{99m}_{43}$Tc处于亚稳态，m代表它处于较高的能量状态。

四、核衰变类型

不稳定核素自发地放出射线，转变为另一种核素，这种现象称为放射性，这个过程称为放射性衰变，这种核素称为放射性核素。发出的射线种类可能有α射线、β射线、γ射线，还可能有正电子、质子、中子等其他粒子。发生衰变前的核称为母核，发生衰变后的核称为子核，衰变过程中释放的能量称为衰变能。放射性核素转变为稳定核素时往往需要多次衰变才能完成，这种衰变称递次衰变，衰变过程中形成的核素系列称衰变系列。核衰变不依外界条件变化而改变。在整个衰变过程中，完全遵守电荷守恒、质量守恒、能量守恒定律。不同类型放射性核素的衰变方式不尽相同。

（一）α衰变

不稳定的原子核自发地从核内放射出α粒子即氦原子核（$^{4}_{2}$He）而变成另一个核的过程称为α衰变，衰变后的质量数减少4，电荷数减少2。其反应式可表示为：

$$^{A}_{Z}X\rightarrow{}^{A-4}_{Z-2}Y+\alpha+Q \tag{3.2}$$

如$^{238}_{92}U \rightarrow ^{234}_{90}Th + ^{4}_{2}He + 4.897\ MeV$

式中X是母核，Y是子核，α是α粒子，Q是衰变过程中放出的能量，大部分成为α粒子的能量。重核易发生α衰变，发生衰变后原子核的质子数和中子数都将减少2。镭($^{226}_{88}Ra$)是典型的α衰变核素。

（二）β衰变

放射性核素的原子核释放β粒子转变为原子序数增加1，但质量数不变的子体核素过程称为β衰变。β衰变包括三种类型：β^-衰变、β^+衰变、电子俘获。

β^-衰变：由母核中放出负电子e^-的衰变过程即β^-衰变。其反应式如下：

$$^{A}_{Z}X \rightarrow {}_{Z+1}^{A}Y + \beta^- + \nu + Q \tag{3.3}$$

如$^{32}_{15}P \rightarrow ^{32}_{16}S + \beta^- + \nu + Q$。

式中ν是一种质量ν_1的中微子，其质量至今尚未测出，β^-粒子即为电子。

β^+衰变：由母核中放出正电子e^+的衰变过程即β^+衰变。其反应式如下：

$$^{A}_{Z}X \rightarrow {}_{Z-1}^{A}Y + \beta^+ + \nu + Q \tag{3.4}$$

如$^{18}_{9}F \rightarrow ^{18}_{8}Y + \beta^+ + \nu + Q$。

β^+是正电子，质量和电子相同，带一个单位的正电荷。

3. 电子俘获：母核俘获了核外的一个电子的过程即电子俘获。其反应式如下：

$$^{A}_{Z}X + e^- \rightarrow {}_{Z-1}^{A}Y + \nu + Q \tag{3.5}$$

如$^{125}_{53}I + e^- \rightarrow ^{125}_{52}Te + \nu + Q$。

（三）γ衰变和内转换

α和β衰变后的核很可能处于激发态（原子核处在能量较高的状态称为激发态），这种状态往往是不稳定的，它通过放出γ光子从激发态回到较低的能态或基态，这种变化过程称为γ衰变或γ跃迁。在γ衰变过程中，原子的质量和原子序数均没有发生改变，而只是原子核的能量状态发生了改变，故又称为同质异能跃迁。其反应式如下：

$$^{A}_{Z^m}X \rightarrow ^{A}_{Z}X + \gamma + Q \tag{3.6}$$

放疗中常用的^{60}Co源、^{137}Cs源和^{192}Ir源均既具有β放射性，同时也具有γ放射性。原子核能级的间隔一般在10^{-3} MeV以上，故γ射线能量低限是10^{-3} MeV，高端可达到MeV能量级。

处于激发态的原子核还有另外一种释放能量的方式，即将跃迁的能量直接转移给一个轨道电子而将后者发射出原子，这种现象称为内转换，发射出的电子称为内转换电子。根据能量守恒定律，内转换电子的动能等于跃迁的能量减去轨道电子的结合能。由于K层电子最靠近原子核，因此只要能量足够，K层内转换的概率最大。

无论是电子俘获过程还是内转换过程，由于原子的内壳层缺少了电子而出现空位，外层电子将会来填充这个空位，因此两个过程都会伴随着特征X射线和俄歇电子的发射。

（四）裂变

由一个重核分裂成两个轻核而改变原子核不稳定状态的过程即裂变。其反应式为：

$$^{A}_{Z}X \rightarrow ^{A_1}_{Z_1}Y_1 + ^{A_2}_{Z_2}Y_2 + N + Q \quad (3.7)$$

五、核衰变规律

所有放射性核素的核衰变方式和速度虽然各不相同，但通过实验证实，核衰变的发生却完全遵循自身的规律进行，物理学上称之为核衰变规律。放射性物质会自发衰变，度量这种衰变快慢的量即衰变率，表示放射性强度（活度），单位是贝可（Bq），1 Bq=1次核衰变/s。另一个单位是居里（Ci），1 Ci=3.7×10^{10} Bq。放射性物质的放射性强度随时间的延长而逐渐减小，呈指数规律，表达式为：

$$N = N_0 e^{-\lambda t} \quad (3.8)$$

式中 N_0：衰变前的原子数；N：衰变到 t 时刻的原子数；t：由 N_0 到 N 的时间；λ：衰变常数，与元素放射性有关；e：自然对数的底，其值为 2.718。

元素衰变到一半的时间称为半衰期，用 T_h 表示。半衰期 T_h 与衰变常数有下列关系：

$$\lambda \cdot T_h = 0.693 \quad (3.9)$$

在实际应用中常用 T_h 来表示各种核素强度减少的快慢。半衰期是表示放射性特征的一个重要物理参数。放射性核素进入生物体内，由于生物代谢过程从体内排出，当排出至原来的一半所需要的时间，称之为生物半衰期（T_b）。

如果将原子数 N_0 及 N 换成放射性强度 I_0 及 I，上式仍然成立：

$$I = I_0 e^{-\lambda t} \quad (3.10)$$

再引入平均寿命 T_a 概念：以开始衰变时的速率衰变下去，至全部都衰变完所需的时间，可算得：

$$T_a = 1.44 T_h \quad (3.11)$$

上述公式对计算同位素的蜕变是很有用的。例如有一台^{60}Co 治疗机，刚到时源强 5 000 Ci，T_h 为 5.3 a，三年后还有多少居里？平均寿命是多少？

解： I_0=5 000 Ci，T_h=5.3 a，t=3 a，代入上述公式得：

$I = 5\,000 \times e^{-3 \times 0.693/5.3} = 5\,000 \times 0.675\,4 = 3\,377$ Ci

三年后还剩 3 377 Ci

平均寿命为：$T_a = 1.44 T_h = 1.44 \times 5.3 = 7.6$ a

六、人工放射性核素

人工放射性核素在医学中有着广泛的应用，如^{125}I、^{60}Co、^{127}Cs 等。利用核反应堆生产是人工放射性核素的主要来源，制备途径有两种：① 利用反应堆中强中子束照射靶核，靶核俘获中子而生成放射性核；② 利用中子引起重核裂变，从裂变碎片中提取放射性核素。这样制备出来的核素是丰中子核素，通常具有 β^- 衰变。高能加速器也能用来生产放射性核素，这样制备出来的核素是缺中子核素，通常具有 β^+ 衰变，但多数是短寿命的。

在制备放射性核素时，如果中子束的注量率保持不变，那么人工放射性核素的数目一方面以固定的产生率增加，另一方面生成的放射性核素也在衰变。当靶核照射时间延长，放射性活度的增长不是线性的，而是趋向饱和值，因此无限地延长靶核照射时间不能提高放射性活度，一般应选择照射时间小于 5 个半衰期。

第二节　射线与物质的相互作用及其与放射治疗的关系

一、电子与物质的相互作用及 X 射线的产生

（一）电子与物质的作用方式

入射电子和靶物质原子的作用主要有以下两种方式。

1. 弹性散射

不改变原子本身的状态，仅改变入射电子的方向，发生电子散射，将入射电子的一部分能量转化为热能。电子散射的方向决定于入射电子的能量，高能电子所产生的散射主要向前，角分布尖锐。相反，低能电子的角分布比较钝。

2. 非弹性散射

在入射电子的作用下，靶原子本身的状态发生一定变化；同时入射电子的能量和方向也发生变化。可出现三种情况（图 3.2）。

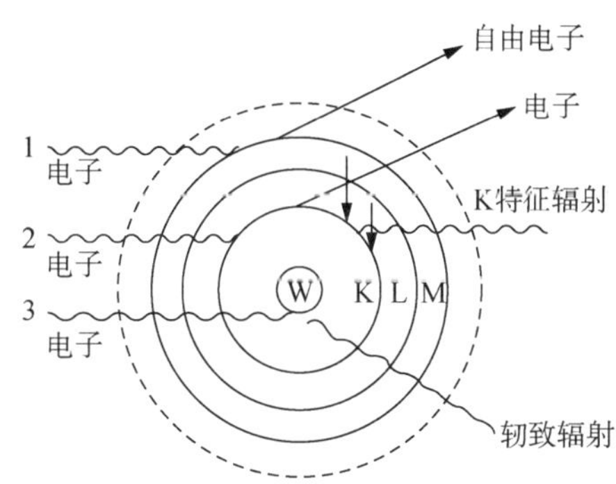

图 3.2　电子非弹性散射示意图

（1）作用在靶原子的外层电子上

使物质的原子或分子激发和电离，将部分能量转化为激发能和电离能。

1）使原子的外层轨道电子从低能态跃迁到高能态，但未脱离原子，这个过程称为激发（excitation），处于激发态的原子不稳定，跃迁到高能轨道上的电子会退激发到原来的基态轨道，并以光和热的方式释放能量。

2）把外层电子击离原子，形成自由电子，原来中性的原子变为带正电的离子，这种过程称为电离（ionization）。如果被电离的电子携带的动能足够大，次级电子本身还能电

离、激发其他电子，则这种次级电子称为δ电子。上述两种情况均不产生X射线。

(2) 作用在靶原子的内层电子上

把内层电子击离轨道，其外层轨道上的电子会立即填补其空穴（跃迁），从而释放光子（X射线），称为特征辐射。这种辐射的光子能量取决于靶物质的原子序数和两层相邻轨道电子结合能的差，而与入射电子的能量无关。而各层结合能的大小是取决于靶物质的，是恒定的，因此，特征X射线的能量可代表靶物质，故又称“标识X射线”。光子能量的表达式为：

$$E_\gamma = E_1 - E_2 (|E_1| > |E_2|) \tag{3.12}$$

(3) 作用于原子核

高速的入射电子经过靶物质原子的原子核附近时，使原子核受激，原子核在返回稳态时放出光子（γ射线）。入射电子本身由于核库伦场的作用发生偏转，改变速度，把部分能量转变为一种连续谱分布的电磁辐射，称为轫致辐射（bremsstralung）。损失的能量等于γ光子的能量之值。伦琴射线所形成的连续谱X射线，就是轫致辐射的一个例子。

入射电子的能量大于靶原子核的结合能时，入射电子尚可射入原子核内，击出中子。产生此种反应的最低能量称为原子核β反应的阈值，如：

铜-63（β，n）铜-62　10.9 MeV

氧-16（β，2n）氧-14　28.8 MeV

钽-181（β，n）钜-180　7.6 MeV

（二）碰撞损失、辐射损失

高速运动的电子经上述三种非弹性碰撞作用之后，不断损失自己的能量。从能量损失观点看，电子损失能量主要以碰撞、辐射两种形式出现。

1. 碰撞损失

由于激发、电离作用后，入射电子的能量受到损失，称为碰撞损失，一般以单位长度 L 的能量损失来表示，如：

$-(dE/dX)$ 碰撞

2. 辐射损失

由于辐射作用后，入射电子的能量损失称为辐射损失，如：

$-(dE/dX)$ 辐射

碰撞损失一般发生在低能范围，辐射损失一般发生在高能范围。前者产生热，后者产生X射线，两者之比近似为：

$$碰撞损失/辐射损失 \approx 816\ \text{MeV}/(T \cdot Z)$$

式中 T 为高速运动的电子的动能（MeV）；Z 为靶物质的原子序数。由此可见．对250 kV普通X射线治疗机，假定为钨靶（$Z=74$），由于电了动能 $T=250$ keV$=0.25$ MeV很小，辐射损失只占电子能量损失的2%，绝大部分的电子能量（98%）以热量形式出现，所以一般X射线治疗机要有靶的冷却装置，以移去大量热量。相反对高能加速器的

X射线，由于电子动能很高。电子能量大部分用于产生X射线，一小部分产生热量，故一般不需要冷却装置。

（三）平均电离功、电子射程

射线在气体中电离出一对正负离子所消耗的功，称为平均电离功，以 ε 表示。它与气体性质有关，与射线能量关系不太大。对空气，一般 ε＝33～35 eV。

入射电子在经过激发、电离、辐射以及核反应作用后，不断损失其能量、最后终止于介质的深度，称为电子射程。它与电子在介质内的实际路径是不同的。电子射程 R 与射线能量有关，在临床应用的电子能量范围内，R 与 E 的关系为：

$$R=0.52E-0.38 \qquad 5\ \text{MeV}<E<50\ \text{MeV} \tag{3.13}$$

式中 R 以 g/cm^2 表示，即质量厚度单位，为介质密度和厚度之积。

（四）X射线的产生

伦琴（Röentgen）1895年发现X射线。当他用阴板射线管做物理实验时，偶然发现，当阴板射线管加上高压后，距射线管一定距离处的发光晶体变亮。伦琴发现的就是前述的高能电子与物质相互作用后的结果，称之为X射线。X射线具有下列基本性质：X射线没有质量，不受重力的影响；没有电荷，不受电场的影响；和光线一样，直线传播；穿过物质时，强度按指数衰减；不能被聚焦。如图3.3所示，由入射电子与核外电子碰撞留下空位后，由最外层电子填充此空位，产生特征辐射。它与靶物质的原子结构的能级有关，反映靶物质的特征；由入射电子与原子核相互作用后产生韧致辐射，它是X射线的主要成分，其能量是连续的，最高X射线的能量等于入射电子的打靶能量（图3.3）。图中的虚线表示电子打靶后直接产生的能谱分布；实线表示经过X射线球管的窗口和油层滤过后的离开X射线球管的X射线能谱。这种能谱仍不能直接用于临床治疗，必须加类似滤过板的材料，使其滤去较低能量段的能量而相对保留高能量段的能量，使其减低皮肤剂量而增加深部组织的剂量。

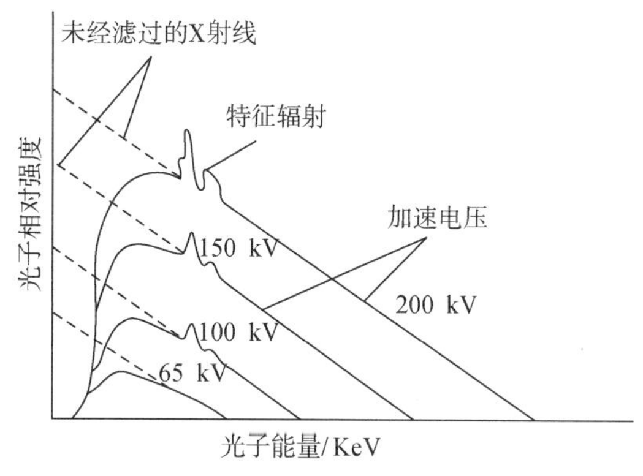

图3.3　X射线能谱

(五) 连续 X 射线的能谱分布

韧致辐射形成的谱线是连续的。原因主要有两个：① 电子进入原子核附近前要经过无数次碰撞，损失的能量不同，故达到原子核附近的入射电子能量也不同；② X 射线管电压在整流时，从零到最高电压之间在不断波动，电子在绕过原子核时所受的核电场作用不相同。因此，不同能量的入射电子，在不同核电场的作用下，能量损失也不同。不同的能量损失则产生不同波长。

连续 X 射线的波长和强度分布与下列因素有关：

1. 电流

以毫安（mA）表示。电流改变，各波长强度分布的形式不变，但每个波长强度按比例增加或减少。也即当电流改变时，X 射线的量发生变化，而质不变。

2. 电压

以千伏（kV）表示。波长的分布随电压而变化，即 X 射线的质发生变化，而量不变。电压增加，界限波长和射线谱中具最大强度的波长均向更短波长的方向移动。治疗深部肿瘤时，应增高电压，使 X 射线的穿透力加强。

界限波长（λ_0）与电压的关系以下列公式表达：

$$\lambda_0 = \frac{12.345}{V} \tag{3.14}$$

式中，λ_0的单位为纳米（nm），V 为 X 射线机的管电压，以 kV 为单位。

从式中可看出，电压越高，则产生的 X 射线波长愈短，穿透力越强。

最大强度的 X 射线波长：

$$\lambda_{max} = \frac{3}{2}\lambda_0 \tag{3.15}$$

3. 阳极靶物质的原子序数

原子序数增加，X 射线强度增加（量增大），但波长强度分布的形式不变，故质不变。

二、光子与物质的相互作用

光子（X 射线、γ射线）穿过物质时，使物质发生电离，同时本身的能量部分或全部消耗。光子与物质相遇时，主要发生以下几种情况。

1）光子不与被照射物质原子的轨道电子相遇。

2）光子与被照射物质原子的内层电子相遇。并把能量全部传递给该电子，电子从轨道上飞出，外层电子向内补充，产生特征辐射，这种现象称为“光电效应”，飞出的电子称为“光电子”，而该原子本身变为正离子（图 3.4）。

3）光子将其部分能量转移给外层电子，电子被击出，击出的电子称反冲电子或康普顿电子，光子本身以其残余能量向另一方向运动（此时的光子称为“散射线”，同样能使靶物质的轨道电子发生光电效应和康普顿效应），这种现象称康普顿效应（图 3.5）。

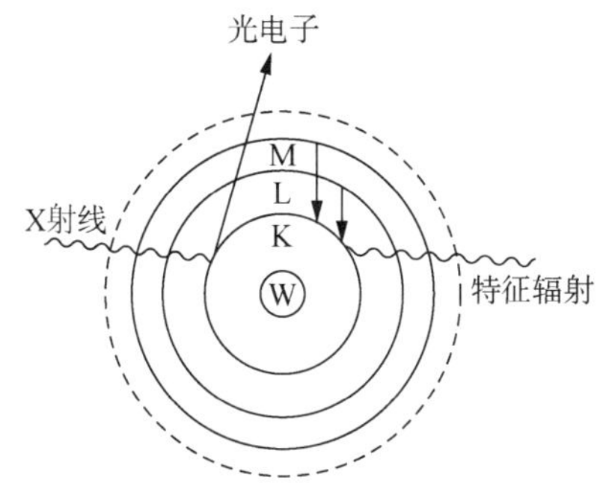

图 3.4　光电效应示意图

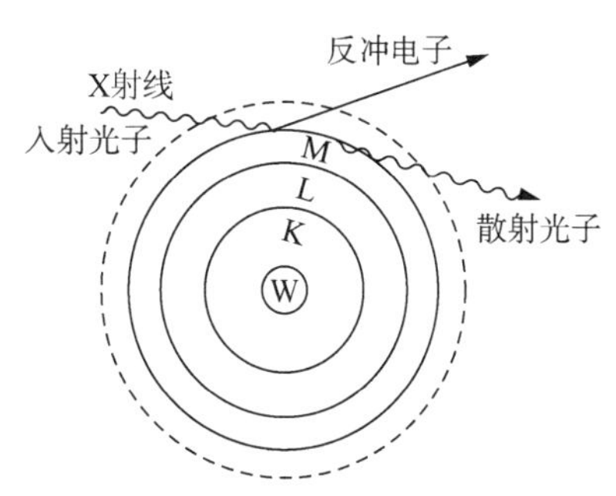

图 3.5　康普顿效应示意图

当光子能量大于 1.02 MeV，在其通过原子核附近时，受到原子核电场影响，突然消失而变成一个负电子和正电子组成的电子对，这种现象称为电子对效应（图 3.6）。正、负电子有动能时可产生电离作用。形成的正电子能量耗尽而慢化时，最终与负电子结合转变为能量各为 0.51 MeV 的 2 个光子，故新出现的 2 个光子代替了原来消失的γ光子，称湮没辐射（或称光化辐射）。电子从被照射组织的原子轨道上脱落，则原子本身变为带正电而呈不稳定状态。外层电子向内补充，释放光子，称“二次射线”（为特征 X 射线），它亦能产生光电子、反冲电子等，并依次可产生“三次射线”“四次射线”等；光子在康普顿吸收时产生反冲电子，本身消耗部分能量而改变方向，形成“散射光子”（散射线）；丢失电子的原子带正电（正离子），脱离轨道的电子带负电，这些次级射线、散射线、正离子及光电子、反冲电子等均可直接产生电离作用，并能重复发生击落其他原子轨道电子的作用，此过程重复多次，可产生大量的正负离子，它们在肿瘤治疗中起到电离作用。在一定时间内产生的离子数量，可用仪器测出。

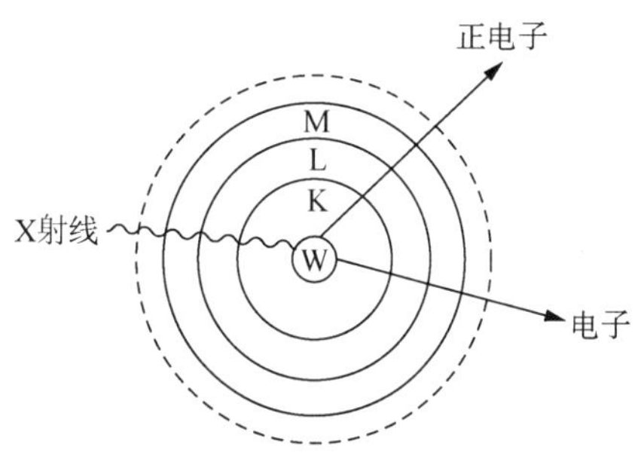

图 3.6　电子对效应示意图

三、中子与物质的相互作用

中子是质量为 1.009 的不带电荷的中性粒子，它属高 LET 射线，以其优良的生物学特性在放射治疗中显示了优越性。快中子能量在 10 keV～10 MeV，国外应用快中子治疗肿瘤已有多年。在国内，北京市中子放疗协作组经一系列基础实验研究后，已在临床中实际使用，取得了较好效果。

中子与γ光子一样，都是通过产生带电的次级粒子引起电离，但γ光子是与核外电子发生作用，而中子只与原子核发生作用。中子与物质的相互作用过程分两种类型，即散射和吸收。

1. 散射

中子与被照射物质原子核的性质不变。此过程有三种方式：

1）弹性散射：中子一部分能量转变为介质原子核的动能，该原子核即称为反冲核，中子本身改变运动方向，弹性散射前后，中子与原子核两者的总动能保持不变。原子核越轻，中子转移给它的能量越多，故反冲质子（氢核）得到的能量最多。

2）非弹性散射：中子一部分能量用于激发原子核，而后它离开相互作用点，被激活的原子核放出光子后又回到基态，因此，中子的部分能量变成了γ辐射能。

3）去弹性散射：中子与原子核作用后，可出现多个中子，如氮核受中子轰击时能放出两个中子，而原子核的性质仍保持不变。

2. 吸收

此过程发生后，使中子与介质原子核的性质都发生了变化。

1）俘获：中子被原子核俘获，该原子核随即释放出多余的能量，即发出带电粒子或γ光子，如氮原子核俘获一个中子后，放出一个质子，其本身变成了碳原子核；氢原子核俘获中子后变成氘核，同时放出一个光子。特别把放出γ光子的俘获过程称作辐射俘获。

2）散裂：能量极高的中子能引起原子核的散裂，吸收了高能中子的原子核会释放出带电粒子或核碎片，如碳原子核散裂成一个中子和 3 个α粒子，氧原子核散裂成 4 个α粒子。

以上这些反应发生的概率取决于中子的能量和靶核的质量。弹性散射和中子俘获是最常见的反应。对于快中子和 1 keV 以上的中能中子来说，弹性散射是主要的；但 1 keV 以下的中能中子，只是轻核才以弹性散射为主，重核则以中子俘获主为。对于热中子，则以中子俘获为主。

四、射线与物质相互作用的临床意义

1. 电子

高能电子束照射到人体组织，除电子本身的电离能力外，尚可与肿瘤和正常组织发生作用后引起弹性散射和非弹性散射。后者可产生特征辐射和轫致辐射，一方面有利于肿瘤治疗，另一方面对正常组织也增加了辐射损伤。另外，相对于 X 射线而言，电子束在介质中能进入的距离较短，电子束的这个特性决定了它适合于治疗浅表肿瘤。

2. 光子

当几千电子伏到几兆电子伏能量的光子与人体组织相互作用，能发生光电效应、康普顿效应和电子对效应，不同能量的光子，三种效应的重要性不同，在临床上应加以注意。光子与被照射物质发生上述三种相互作用时，都有一定的概率。概率大小用原子截面来衡量。所谓原子截面即是表示一个入射光子与单位面积上一个靶原子发生作用的概率，用 σ 代表截面，截面单位为靶恩（b）。$1\ b=10^{-28}\ m^2$。光电效应、康普顿效应和电子对效应分别有三种独立的作用截面，分别以 σ_{ph}，σ_e 和 σ_p，表示。光子与物质相互作用的总截面 σ 应是这三部分截面之和，截面的大小与光子的能量和靶物质性质有关。在光子能量较低时，光电效应起主导作用；当光子能量达到 1 MeV 时，则康普顿效应占优势；光子能量超过 1.02 MeV 时，开始出现电子对效应，能量越大，该效应越显著。

1）光电效应时，截面大小（发生概率）与射线能量及物质原子序数的关系如下式。以 σ_{ph} 表示光电效应的原子截面，Z 代表物质原子序数，$h\nu$ 代表光子能量：

$$\sigma_{ph} \propto \frac{Z^4}{h\nu^3} \tag{3.16}$$

从式中可见，光电效应的截面大小（作用概率）与被照射组织的原子序数和光子能量关系十分密切。在能量很大时，这种效应几乎不发生；低能光子在高 Z 值的介质中时，光电效应出现的概率大，并以此为主要吸收方式；低能光子在低 Z 值物质中光电效应并不重要。被照射物质的原子序数越大，吸收射线的能力越大，在放射治疗时，骨吸收明显增加，影响了骨组织后面的肿瘤剂量，而骨损伤加重。故照射深部肿瘤，特别当肿瘤前有骨骼遮挡时，不宜采用低能光子照射。

2）康普顿效应时，电子截面大小与射线能量及原子序数的关系为：

$$\sigma_e \propto \frac{Z}{h\nu} \tag{3.17}$$

σ_e（电子截面）与 Z 成正比，近似地与光子能量成反比。在中等能量（≥1 MeV）光子的情况下，Z 值影响不大，以康普顿效应为主。与光电效应相比，康普顿效应截面随光子能量增加而下降的速率显然要慢得多。因康普顿过程主要是光子与照射物质的外层电子相互作用，而各种物质单位质量所含电子数几乎相同，因此在放射治疗时，用以康普顿吸收为主的光子能量范围，则骨、软组织对光子能量的吸收情况大致相仿，在设计治疗计划时，不用过多考虑不同组织的吸收差异，这在临床上就十分方便了。

3）电子对效应时，人体组织原子的电子对效应截面（σ_p）随光子能量和组织的原子序数而变化：

$$\sigma_p \propto Z^2(h\nu - 1.02) \tag{3.18}$$

当光子能量超过 1.02 MeV 后，σ_p 大小随光子能量的增加而增加，并与原子序数 Z 的二次方成正比。也就是说，高能光子（≥1.02 MeV）在高 Z 值物质中时，电子对形成是主要的。而在低 Z 介质中，只有在光子能量极高时，电子对形成才比较明显。在放射治疗时，骨组织对光子能量的吸收又开始增加，但吸收程度不像光电效应时严重（图 3.7）。

根据上述，当光子能量在几千电子伏到几兆电子伏范围内，按能量不同，三种吸收过程的重要性不同，图 3.8 是说明各种能量光子在人体组织（骨、肌肉、软组织）相对吸收的示意图。

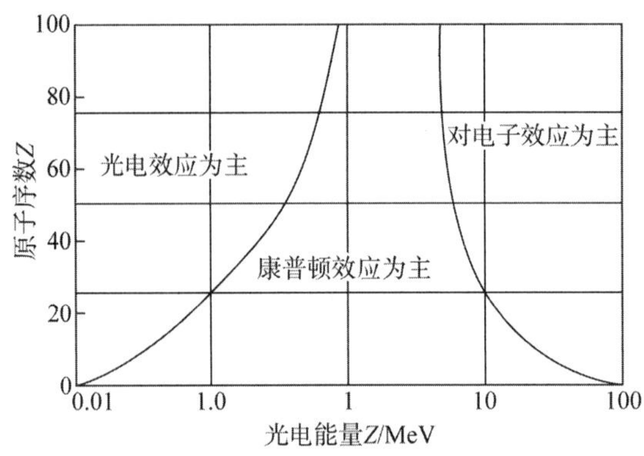

图 3.7 不同能量的光子与人体组织相互作用时，其发生光电效应、康普顿效应和电子对效应的不同重要性及其与原子序数的关系

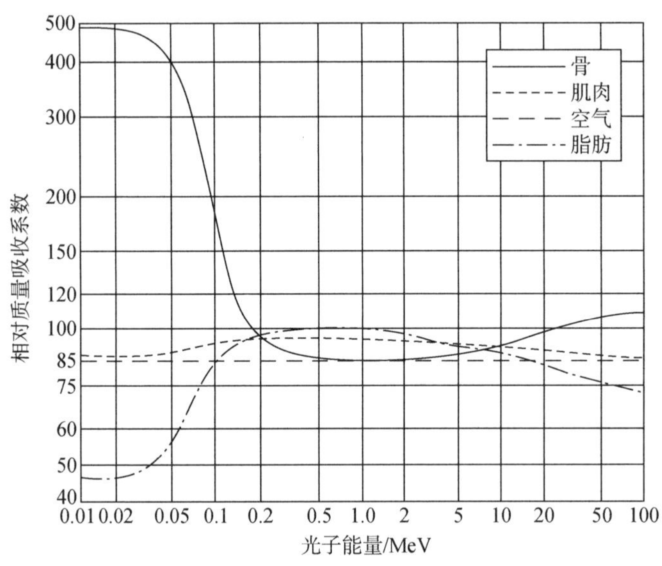

图 3.8 各种能量 X 射线在骨骼、肌肉、脂肪中的相对吸收

从图 3.8 可归纳成以下几点：

1）低能时（单能 50 kV 以下——相当于 X 射线管电压峰值 150 keV）以光电效应为主，在单能 10 kV 时，骨吸收比肌肉吸收多 6 倍能量。光子能量升高时，逐渐出现康普顿效应，在单能达 60～90 kV（即管电压 180～300 keV）时光电效应和康普顿效应同等重要。

2）中能时（单能 2 MV X 射线，^{60}Co，^{137}Cs 等）以康普顿效应为主，大于 2 MeV 的 X 射线几乎全部为康普顿效应，骨与软组织吸收相近。

3）高能时（单能 5 MeV 以上）逐步出现电子对效应，骨吸收又有增高。单能 50 MeV以上时主要为电子对吸收，骨比软组织吸收多 2 倍。

由此可见，放疗中比较合适的 X 射线能量为 200 keV～7 MeV 范围。因为 X 射线能谱为连续谱，最高能量等于X射线管的管电压值，俗称峰值能量；如200 kV峰值X射线，表示管电压为200 kV的X射线。对于放射治疗来讲，通常在X射线机和加速器等治疗机上所标称的能量为峰值能量，且X射线平均能量约等于峰值能量的1/4～1/3。因此上述放疗较合适的能量对应于1～22 MV的峰值X射线。

五、指数吸收定律

无论何种形式的吸收，均使放射线的强度不断减低。射线强度的减低除与射线能量和吸收物质有关外，主要取决于吸收物质的厚度。物质对射线的吸收遵从指数吸收定律：

$$I = I_0 e^{-\mu X} \tag{3.19}$$

式中：I_0入射光子强度；I穿过介质后的光子强度；X介质厚度（cm）；μ介质的吸收系数（cm^{-1}）。

使射线强度衰减至一半所需的吸收体的厚度称为半价层（HVT），半价层与吸收系数的关系为：

$$\mathrm{HVT}=\frac{0.693}{\mu} \tag{3.20}$$

例：某^{60}Co治疗机的射线强度为80 R/（min・m），用铅屏蔽至安全量2 mR/（h・m）$\mathrm{HVT}_{\text{钴-60}}$＝1.27 cm铅，求铅屏厚度。

解：I＝2 mR/（h・m），I_0＝80×10^3 mR/（h・m）

代入上式得：X＝26.8 cm铅。

第三节　放射治疗的剂量单位和有关术语

一、放射治疗的剂量单位

（一）照射量单位

照射量是度量辐射场的一种物理量，反映光子辐射本身的性质，即在某点空气中产生电离的能力。照射量的定义为：X射线或γ射线在单位质量空气中释放出的所有次级电子，当它们完全被阻止在空气中时，在空气中产生的同一种符号的离子的总电荷量。

照射量的单位以库仑/千克（C/kg）表示。1 C/kg表示X射线或γ射线照射1 kg质量空气后产生的同一种符号的离子的总电荷量为1库仑的照射量。1库仑＝6.25×10^{18}个电子所带的电荷量。

1986年以前，照射量以伦琴（R）为单位，现虽规定废弃不用，但为方便起见，有时仍沿袭使用。它与C/kg的关系是：

1 C/kg＝3.877×10^3 R

1 R＝2.58×10^{-4} C/kg

照射量一般用于说明放射源的输出量，原则上不能作为临床剂量使用。

（二）吸收剂量

吸收剂量是度量射线能量在介质中被吸收的物理量。它不仅反映射线的性质（能量、线质种类），也反映了射线与物质的相互作用的程度。所谓吸收剂量就是单位质量受照物质所吸收的辐射能量。其大小取决于吸收介质的性质，不同种类的物质吸收辐射的能力不同，用相同的照射量照射不同的物质，其吸收剂量不同。

吸收剂量单位为焦耳/千克（J/kg），其专用名称为戈瑞（Gy），1 Gy 表示射线传递给 1 kg 介质的辐射能量为 1 J。实际工作中，因以往用拉德（rad）单位时常用千位数来说明放射量，为方便起见，现常用 cGy（Gy 的百分单位）表示。

1986 年前，吸收剂量单位以拉德（rad）表示，现已废弃不用，但在以往文献中常可见到。1 rad 表示致电离辐射传递给每克质量介质的能量为 100 erg。

1 Gy＝100 cGy＝100 rad

（三）照射量与吸收剂量的相互转换

若在文献中沿用照射量单位“R”的，可根据射线能量和需求知吸收剂量的组织，按 R-cGy 转换公式算出。以下是在照射量定义适用的能量范围内的 X，γ 射线的转换公式：

$$D_m = 0.873 \cdot \frac{(\mu_{en}/\rho)_m}{(\mu_{en}/\rho)_a} \cdot X \tag{3.21}$$

式中，D_m为吸收剂量，以 cGy 为单位；$(\mu_{en}/\rho)_m$ 为某种组织（m）中 ρ 点的质能吸收系数；$(\mu_{en}/\rho)_a$ 为在空气（a）中 ρ 点的质能吸收系数；X 为照射量（R）。

以空气为介质时，则 $\frac{(\mu_{en}/\rho)_m}{(\mu_{en}/\rho)_a} = 1$ 。

因此 D_m＝0.873 R。

组织作为介质时，则令 $f_m = 0.873 \cdot \frac{(\mu_{en}/\rho)_m}{(\mu_{en}/\rho)_a}$ ，则转换公式可改写为：

$$D_m = f_m \cdot X \tag{3.22}$$

f_m代表 R-cGy 的转换系数，因临床上被照射介质是人体组织，主要有软组织（包括肿瘤）、肌肉、骨和水，这些介质根据不同能量射线照射时的测定可知其吸收系数，并按空气的吸收系数，得出各种不同的介质在不同能量照射时的 f_m值（表 3.1），经查表，可将组织中某一深度处的 R 值转换为吸收剂量（cGy）。

表 3.1 对于不同光子能量，水和不同组织的 f_m值

光子能量/MeV	f_m/（cGy・R^{-1}）			
	水	软组织	肌 肉	骨
0.01	0.911	0.840	0.921	3.46
0.015	0.900	0.829	0.921	3.85
0.02	0.892	0.821	0.919	4.07
0.03	0.884	0.817	0.918	4.24

续表

光子能量/MeV	f_m/（cGy·R^{-1}）			
	水	软组织	肌　肉	骨
0.04	0.887	0.827	0.922	4.03
0.05	0.900	0.849	0.929	3.52
0.06	0.916	0.877	0.937	2.90
0.08	0.942	0.918	0.949	1.94
0.1	0.956	0.940	0.956	1.45
0.15	0.967	0.956	0.960	1.06
0.2	0.969	0.959	0.961	0.978
0.3	0.970	0.961	0.962	0.941
0.4	0.971	0.961	0.962	0.933
0.5	0.971	0.962	0.962	0.930
0.6	0.971	0.961	0.962	0.928
0.8	0.971	0.962	0.962	0.927
1	0.971	0.962	0.962	0.927
1.5	0.971	0.962	0.962	0.962
2	0.971	0.961	0.962	0.927
3	0.968	0.958	0.959	0.931
4	0.965	0.955	0.956	0.937
5	0.966	0.951	0.952	0.942
6	0.958	0.947	0.948	0.947
8	0.951	0.940	0.941	0.957
10	0.945	0.933	0.935	0.965

注：引自李士骏编．电离辐射剂量学．原子能出版社，1986。

（四）“生物剂量”的概念

根据国际原子能委员会第30号报告定义，“生物剂量”是指对生物体辐射响应程度的测量。“生物剂量”与“物理剂量”是两个不同的概念，这是由于随每次剂量的大小，生物效应也发生变化。从理论上讲，开展一个新的治疗模式或改变原有治疗方案应与常规治疗方案进行“生物剂量”等效换算，以获得最好的治疗效益并使病人的利益得到保护（即应确保新方案的疗效不低于常规方案）。因此正确理解和运用“生物剂量”的概念及相关数学换算模型是非常必要的。

（五）放射治疗中生物剂量等效换算模型

详见第五章临床放射生物学。

二、放射治疗的有关术语

（一）照射方式

1. 体外照射

用各种放射源在体外进行照射，最为常用。又可分为近距离治疗和远距离治疗两种方式。近距离治疗表面剂量高，对深度组织损伤小，适用于表浅肿瘤。远距离治疗剂量分布均匀，深度量高，适用于深部肿瘤。

2. 体腔内照射

体腔内照射也属于近距离放疗，与体外照射的区别是，将体腔管或放射源置于体腔内进行照射。也可将放射性核素（^{32}P，^{198}Au 等）注入胸、腹腔内进行照射。

3. 组织间照射

将含有放射源的管道或针插入肿瘤组织内照射，现多用后装治疗机进行治疗，也属于近距离放疗的一种。

4. 内照射

口服或静脉注射放射性核素进行治疗。

（二）外照射治疗中射线质的划分

1. 千伏级 X 射线治疗

1）接触治疗：30～60 kV；

2）浅层治疗：60～140 kV；

3）中层治疗：140～180 kV；

4）深层治疗：180～400 kV。

2. 超高压治疗（兆伏射线）

1）医用直线加速器：高能 X 射线、高能电子束；

2）远距离放射性核素：^{60}Co（1.25 MV），^{137}Cs（0.66 MV）。

3. 高 LET 射线

有快中子、质子、负 π 介子、重离子治疗等。

（三）放射治疗中的物理条件

1. 电压

在 X 射线治疗时，加于 X 射线管二级间的高峰电压（kV），电压越高，连续 X 射线波长越向短波方向移动，其穿透力越大，可得到较高的深度量。

2. 电流

以 mA 表示，电流增强，则单位时间内的 X 射线量增加，影响到剂量率，与穿透力无关。

3. 过滤板

因电压不能无限提高，为了改善 X 射线的质，可用一定厚度及原子序数的物质将不需要的低能 X 射线（软线）滤掉。一般在高原子序数的过滤板下另加一薄层铝，以便把上面过滤板的特征 X 射线滤掉，可减轻皮肤反应。

4. 距离

放射源（或靶面）到皮肤的距离，称源皮距或靶皮距（SSD 或 FSD）。照射率与距离平方成反比。加大 SSD，可加大深度量，减少旁向散射，并可扩大照射面积。无限加大 SSD，剂量率明显下降，在时间上不经济。因近年来放疗技术的应用趋向是采用同中心治疗，因此，距离的概念应相应改为放射源到旋转中心的距离（SAD）。

5. 剂量率

即单位时间内的放射量。一定距离上的 X 射线照射量与电流成正比，与过滤板的厚度及其原子序数成反比。剂量率与距离的平方成反比。

第四节　临床剂量学

一、X（γ）射线射野剂量学

（一）射野剂量学中的基本概念

1. 模体

当 X 射线、γ 射线以及高能电子束入射到人体时，发生散射和吸收，能量和强度逐渐损失。研究这些变化，最好在实际人体中进行，但实际上是做不到的，往往用一种模型代替人体，简称模体。模体的材料要求使其对射线的吸收和散射与人体组织的相同。由于放射治疗所用的 X（γ）射线的能量远远高于放射诊断的常用能量，在此能域内主要是康普顿效应和电子对效应的作用，所以模体材料只要有与人体相近的有效原子序数、相近的每克电子数、相近的质量密度和足够大的散射体积，就可获得相近的测量结果。目前，世界各地自动扫描测量应用最广泛的模体是三维水箱。实验表明，人体肌肉和其他软组织对治疗射线的吸收与散射几乎与水相同，心、肝、脾、肾、肠、胃等组织器官的散射与吸收也与水很相近。而世界各地的水都一样，价廉易得，性能稳定，便于扫描测量，所以各种水箱是放射治疗剂量学测量的理想模体。但水模也有缺点，如用电离室等做探头时，必须加防水措施，使测量免受影响。近年来发展了干水和其他组织替代材料，如聚苯乙烯、有机玻璃、石蜡和聚乙烯等。

一般情况下，适合 X（γ）射线的组织替代材料一定是电子束的替代材料。对中子束，因其主要与组织中的元素的原子核发生作用，替代材料的元素构成必须与被替代组织对中子的吸收与散射相等。对重离子，因其与组织的相互作用主要是电子碰撞，所以线性碰撞本领是选择组织替代材料的首要条件。但对负 π 介子，除考虑线性碰撞本领外，还应考虑被替代组织及组织替代材料的分子结构。

ICRU 第 23 号、第 24 号、第 30 号报告中对各种模体作了如下的分类和定义：

标准模体（standard phantom）：长宽高分别为 30 cm 的立方体水模，用于 X（γ）射线、电子束、中子束吸收剂量的测定与比对。低能电子束，水模体的高度可以薄一些，但其最低高度不能低于 5 cm。

均匀模体（homogeneous phantom）：用固态或干水组织替代材料加工成的片形方块，构成边长为 30 cm 或 25 cm 的立方体，代替标准水模体做吸收剂量和能量的常规检查。

人体模体：人体模体分均匀型和不均匀型两种，前者用均匀的固态组织替代材料加工成类似标准人体外形和组织器官外形的模体；后者用人体各种组织（包括骨、肺、气腔等）的相应的组织替代材料加工而成类似标准人体外形和组织器官外形的模体。人体模型主要用于治疗过程中的剂量学研究，包括新技术的开发与验证、治疗方案的验证与测量等，不主张用它作剂量的常规校对与检查。自 1985 年以来，我国四川联合大学（原成都科技大学）研制生产的“中国人辐射等效仿真人体模型”（简称“成都剂量体模”）不仅辐射等效性能好，而且适合中国人的身高、体重、解剖特性等要求，已获得国际 ICRU 组织替代委员会及 ICRU46 号和 ICRU48 号报告的认可和推荐。

2. 几何学概念

1）放射源（source）：是指放射源前表面的中心或产生辐射的靶面中心。

2）照射野（field）：是指射线束经准直器后垂直照射模体或患者的范围，其大小用模体内 50%同等剂量曲线的延长线交于模体表面的区域来衡量。如果照射野是关于准直器轴线对称的，则称为对称照射野。否则，称为不对称照射野。

3）射野中心轴：是指射线束的中心对称轴线，即放射源与照射野中心的连线。如果照射野是对称的，则射野中心轴与准直器旋转轴线是一致的。否则射野中心轴偏离准直器轴线。

4）机械等中心（isocenter）：是指治疗机的机架旋转轴、准直器旋转轴和治疗床旋转轴的交点。

5）源皮距（SSD）：表示射线源到模体表面照射野中心的距离。

6）源轴距（SAD）：表示射线源到机架旋转轴或机器等中心的距离。

7）参考点（reference point）是指模体中沿射线束中心轴深度剂量确定为 100%的位置。对于势能低于 400 kV 的 X 射线，该点定义为模体表面，高能 X（γ）射线和电子束，定义为最大剂量点位置。

8）校准点（calibration point）：在照射野中心轴上指定的测量点。体模表面到校准点的深度为校准深度（dc）。国际辐射与测量委员会建议：150 kV 以下 X 射线，该点位于射线中心轴与被照体模的前表面的交点上，对 150 kV～10 MV X 射线，dc＝5 cm；11 MV～25 MV X 射线，dc＝7 cm；26～50 MV X 射线，dc＝10 cm；电子束：1～5 MeV，dc＝0.5 cm；5～10 MeV，dc＝1.0 cm；10～20 MeV，dc＝2.0 cm；20～50 MeV，dc＝3.0 cm。

9）入射点：射线中心轴与人体（或体模）表面的交点，位于射线进入人体（或体模）的那一点。

10）出射点：射线中心轴与人体（或体模）表面的交点，位于射线离开人体（或体模）的那一点。

11）平方反比定律（inverse square law）：是指放射源发出的射线（粒子束）在空气中任意位置产生的粒子注量与距源的距离平方成反比。该定律成立的前提条件是放射源是点源，并且射线粒子束与空气的相互作用可以忽略。对于X（γ）射线束而言，放射源大小相对于临床感兴趣的距离范围可视为点源，并且空气对X（γ）射线束的衰减可以忽略，因此距离平方反比定律可以成立。对于电子束，由于散射箔和空气的衰减、散射作用，以及限束系统的散射作用，相对于放射源位置（即电子束引出窗），平方反比定律不能成立。但如果将电子束视为从一个有效源位置发出的，该定律在较短的距离变化范围内仍然成立。

（二）剂量学概念

1. 百分深度剂量

百分深度（剂）量（percentage depth dose，PDD）定义为照射野垂直照射水模体时，射野中心轴上某一深度 d 处的吸收剂量（率）D_d 与参考点深度 d_0 处剂量 D_{d_0}（率）的百分比（图3.9）：

$$\text{PDD}(E, f, A, d) = (D_d / D_{d_0}) \times 100\% \tag{3.23}$$

式中，E 表示射线质；f 表示源皮距；A 表示照射野大小；d 表示深度。上式表明PDD是射线质、源皮距离、照射野大小和深度的函数。PDD随深度的变化可以用PDD曲线和PDD表描述。

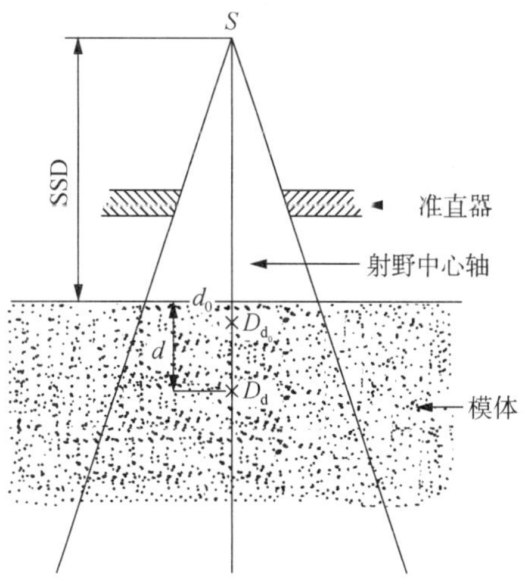

图3.9　百分深度量定义示意图

（1）能量和深度对PDD的影响

在影响X（γ）射线PDD的4个因素中（即能量、深度、照射野大小和源皮距离），能量是最重要的因素。如图3.10所示，能量影响表现为3个方面：

1）能量决定 PDD 曲线的形状：当 X 射线能量为 kV 级时，PDD 曲线只有指数衰减区，没有剂量建成区，或者有建成区也非常窄；当 X 射线能量为 MV 级和^{60}Coγ 射线时，PDD 曲线同时有剂量建成区和指数衰减区。剂量建成区随能量增加而变宽，如^{60}Co γ 射线、6 MV X 射线和 18 MV X 射线的建成区宽度大约分别是 0.5 cm、1.5 cm 和 3.2 cm。

所谓剂量建成效应是指高能放射线进入人体后，在一定的初始深度范围内，其深度剂量逐渐增大的效应；由此效应形成的最大剂量处的深度常被作为剂量参考点；从照射野表面到最大剂量处的深度区域称为剂量建成区域（dose build up region）。建成区的深度随射线能量的增大而增加。有 3 种物理原因致成上述剂量建成区：① 当高能 X（γ）线射入到人体或体模时，从体表或皮下组织产生高能次级电子；② 这些高能次级电子要穿过一定的组织深度耗尽能量后才停止；③ 由于①、② 两个原因，造成在最大电子射程范围内，由高能次级电子产生的吸收剂量随组织深度增加而增加，并约在电子最大射程附近达到最大。但是由于高能 X（γ）射线的强度随组织深度增加而按指数和反平方定律减少，造成产生的高能次级电子数随深度增加而减少，其总效果在一定深度（建成区深度）以内，总吸收剂量随深度而增加。

2）能量越高，射线穿透能力越强：当深度位于指数衰减区时，能量越高，PDD 值越大。例如，当 SSD100 cm，射野 10 cm×10 cm，深度 10 cm 时，^{60}Co γ 射线、6 MV X 射线相 18 MV X 射线的 PDD 分别大约是 58.7%、67.5%和 79.0%。

3）能量越高，表面剂量越低，皮肤保护效果越好：对 kV 级 X 射线，最大剂量点位于表面，没有皮肤保护效果；对 MV X 射线和^{60}Coγ 射线，表面剂量远低于最大剂量点剂量，例如，当射野是 10 cm×10 cm 时，^{60}Coγ 射线、6 MV X 射线和 18 MV X 射线的表面剂量分别大约是 30%、15%和 10%。

4）深度对 PDD 的影响表现：对于 kV 级 X 射线，PDD 随深度增加而近似指数衰减；对于 MV X 射线和 γ 射线，从模体表面开始，PDD 首先随深度增加而迅速增加，达到最大剂量深度以后随深度增加而近似指数衰减。

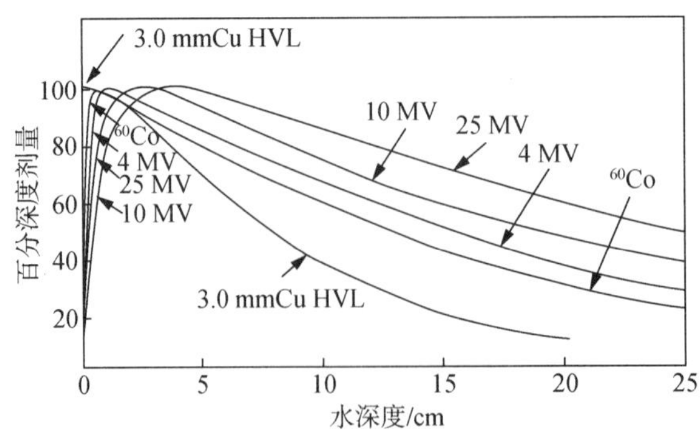

图 3.10 不同能量 X（γ）射线的 PDD 曲线

(2) 照射野大小对 PDD 的影响

模体内任意一点的剂量是原射线贡献和散射线贡献之和。当照射野很小时，主要是原射线的贡献，而散射线贡献很小。随着照射野变大，散射线对吸收剂量的贡献增加。由于散射体积随深度增加，模体中较深处的散射线贡献增加值大于 dm 处的散射线贡献增加值，结果表现为 PDD 随射野增大而增加。PDD 增加速度与能量有关。低能时（如 220 kV X 射线），由于向各方向的散射线几乎同等，PDD 随射野面积变化较大；高能时，由于散射线主要向前，PDD 随射野面积改变较小。对 22 MV、32 MV 高能 X 射线，PDD 几乎不随射野面积的变化而变化（图 3.11）。

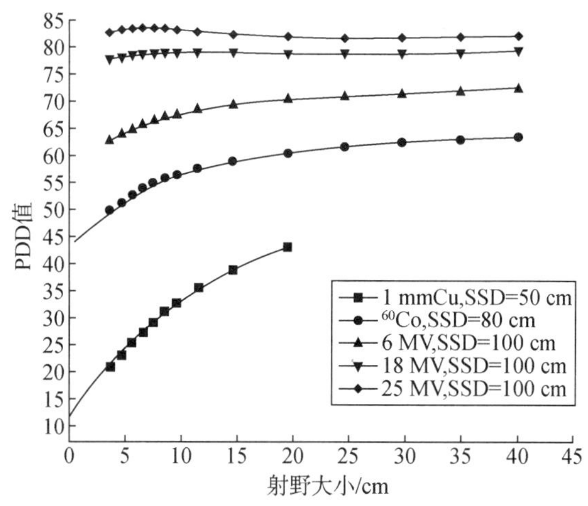

图 3.11 百分深度量随照射野大小的变化情况

放疗中用列表的方法，表示各种大小方形野的百分深度剂量随组织深度的变化。但因临床上经常使用矩形野和不规则形野，对这些野的百分深度剂量又不能列表，需要进行对方形野的等效变换。射野等效的物理意义是：如果使用的矩形或不规则射野在其射野中心轴上的百分深度剂量与某一方形野相同时，该方形野叫做所使用的矩形或不规则射野的等效射野。临床上经常使用简便的面积/周长比法计算。如果使用的矩形野和某一方形野的面积/周长比值相同，则认为这两种射野等效。设矩形野的长、宽分别为 a、b；方形野的边长为 S，根据面积/周长比值相同的方法可有：

$$A/P = [ab/2(a+b)]_{\text{矩形}} = [S/4]_{\text{方形}}$$

$$S = 2ab/(a+b) \tag{3.24}$$

如果射野中有挡块，则应先把挡块野等效成一个无挡块的矩形野，再将矩形野等效成正方形野（图 3.12）。

(3) 源皮距对 PDD 的影响

百分深度剂量随源皮距离（SSD）的变化规律，是由于平方反比定律的影响，随距放射源距离的改变，按照平方反比定律，任一点实际剂量随距放射源距离增加而减小。但任意两点剂量减小的速率，近源处要大于远源处。根据这一规律，不难得出百分深度剂

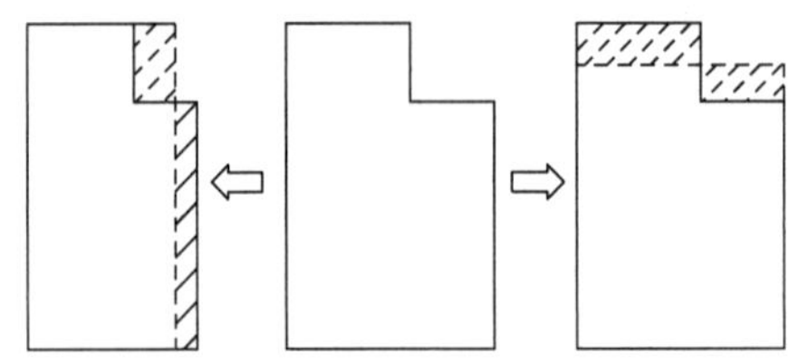

图 3.12　等效方野

量随源皮距离变化的一般特点，即近源处百分深度剂量下降要比远源处快得多。换言之，百分深度剂量随源皮距离增加而增加。

在放射治疗临床实践中，源皮距离是一个很重要的参数，从剂量学角度考虑，选择该参数要综合权衡输出剂量和百分深度剂量，选择较小的源皮距离，虽然可以得到较高的输出剂量，但百分深度剂量会较小。应用高能量的 X（γ）射线治疗较深部的病变，最小源皮距离一般为 80 cm。为临床应用，百分深度剂量一般在标准源皮距离条件下测量。当源皮距离变化时，可应用平方反比定律进行换算。

2. 组织空气比（TAR）

在固定野治疗中，照射野的面积和源皮距固定，照射野中心任何一点的剂量可以通过 PDD 法求得。旋转治疗中的问题比较复杂，此时只有放射肿瘤中心（旋转中心）的距离即源瘤距 STD 以及在肿瘤中心水平的面积 A_0 是固定的（图 3.13）。随着机器的转动，源皮距、入射野面积 A 及皮肤剂量不断改变，很难用计算固定野肿瘤剂量的办法来计算旋转治疗的剂量。然而，利用组织空气比概念可很容易地计算出旋转中轴的剂量。组织空气比（TAR）的定义为：TAR$=D_t/D_{ta}$，其中 D_t 为肿瘤中心处小体积软组织中的吸收剂量，D_{ta} 为同一空间位置空气中一小体积软组织内的吸收剂量。

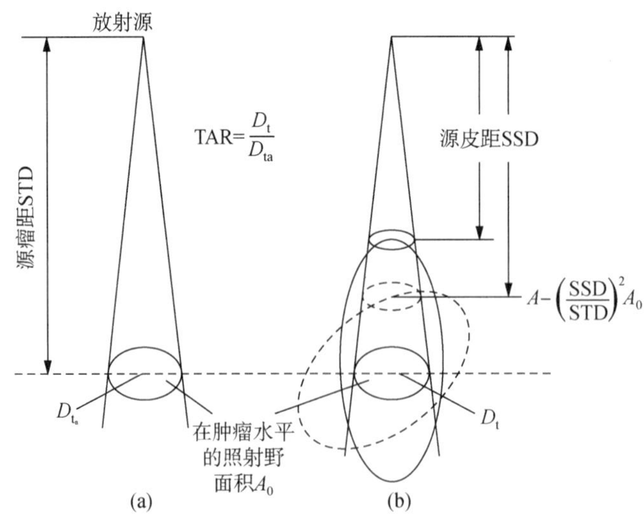

图 3.13　组织空气比定义示意

上述定义的组织空气比，在实际测量中会遇到困难。^{60}Coγ 射线能量以下的低能 X 射线，如深、中、浅层 X 射线等，因电子平衡可以建立，D_{ta}可以测量；^{60}Coγ 射线能量以上的高能 X 射线因电子平衡不能建立，D_{ta}无法测量。实际临床使用中因产生低能 X 射线的治疗机已逐步被加速器的高能电子线和 X 射线所代替，所以目前 TAR 的应用已较少，也逐渐被 TMR 和 PDD 代替。但在做各种修正计算时，如反散射修正、不规则野计算、人体曲面和不均匀组织密度等修正时，仍将 TAR 法作为计算方法之一供选择和比较。

反散射因素（BSF）定义为射野中心轴上最大剂量深度处的组织空气比：

$$BSF = TAR(d_m, A_m) = D_m / D_{m,a} \tag{3.25}$$

式中，A_m 为最大剂量深度处的射野面积大小；D_m为射野中心轴上最大剂量深度处的组织最大剂量；$D_{m,a}$为自由空间与 D_m同一点的空气中的吸收剂量。影响 BSF 的主要因素是：① 人体厚度：BSF 随人体厚度增加而增大，但在 10 cm 左右达到最大值。一般病人体厚皆大于此值，所以可不考虑体厚的影响。② 射线能量的影响：对低能 X 射线，向前和向后散射基本相等，且为侧向直角散射的 2 倍，但因散射光子的能量很低，虽散射强度大，射程和散射体积都很小，所以只有较小的百分反向散射；当能量增至 70 kV 左右（约 0.7 mmCu 半值层）时，虽向后散射强度减少，但穿透力增加，BSF 达到最大；能量更高时，散射光子主要向前，到^{60}Co γ 射线（能量 1.25 MeV），百分反向散射仅 1%～5%，到 8 MV 以上的高能 X 射线，反向散射基本上等于零，即 BSF＝1。③ 射野大小的影响：BSF 随射野及散射体积增大而增大。反散射百分率多用圆形野测量，对矩形野应换算为等效散射半径的圆形野。

3. 组织模体比（TPR）和组织最大剂量比（TMR）

（1）散射因子

X（γ）射线在模体中任意一点的吸收剂量来自原射线和散射线的贡献。原射线是指从放射源射出的原始 X（γ）光子，在空间或模体中任意一点的粒子注量遵守距离平方反比定律和指数衰减规律。散射线包括机头散射线和模体散射线。机头散射线是指上述原射线与治疗机头（包括初级准百器、均整器、二级准直器等部件）相互作用产生的散射线光子。模体散射线是指原射线和机头散射线以及穿过治疗准直器和射野挡块后的漏射线与模体相互作用后产生的散射线。

当照射野大小改变时，原射线保持不变，而散射线会改变。这种改变引起的剂量变化可以用散射因子描述。机头散射因子（也称准直器散射因子，S_c）描述机头散射线引起的剂量变化，定义为任意射野在空气中参考点的输出剂量（率）与参考射野在同一点的输出剂量（率）D_a（FSZ_0）之比：

$$S_c(FSZ) = D_a(FSZ) / D_a(FSZ_0) \tag{3.26}$$

式中（FSZ）是射野大小，用准直器在等中心平面所形成的射野来衡量；（FSZ_0）是参考射野大小；D_a 是空气中的输出剂量［图 3.14（a）］。

模体散射因子（S_p）描述模体散射线引起的剂量变化，定义为射野在模体内参考点的剂量（率）与准直器开口不变时参考射野在同一点的剂量（率）之比。由于直接测量困难，S_p一般由下式计算得到：

$$S_p\ (FSZ) = S_{c,p}\ (FSZ)\ /S_c\ (FSZ) \tag{3.27}$$

式中 $S_{c,p}$为准直器和模体的散射线造成的总散射校正因子，定义为射野在模体中的输出剂量率与参考射野在模体中的输出剂量率之比［图 3.14（b）］。

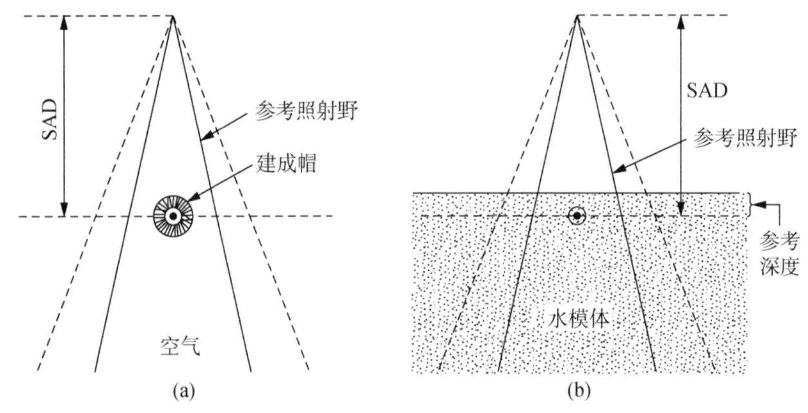

图 3.14　机头散射因子（a）和总散射因子（b）的定义

在上述散射因子的定义中，参考射野取 10 cm×10 cm，参考点是等中心，参考深度（建成厚度）可以取 d_m深度或 10 cm 深。由于电子污染会影响 d_m深度的测量结果，新的报告建议在 10 cm 深。ESTRO 推荐用小模体（minphantom）测量 S_c。该模体材料为聚苯乙烯或其他组织等效材料，形状主体为圆柱形，顶端为球冠面，直径 4 cm，长 24 cm，测量深度 10 cm。射线能量 E、组织深度 d 和射野大小 A 对 TAR 的影响类似于 PDD，但 TAR 的值在临床常用范围内几乎不受源皮距 SSD 的影响，因此，除了 TAR 的剂量学特性与后面将要分析的组织最大量比（TMR）更加接近。

（2）散射空气比（SAR）

定义为体模内某一点的散射剂量与该点空气中吸收剂量之比。与组织空气比的性质类似，散射空气比与源皮距无关，只受射线能量、组织深度和射野大小影响。因为体模内某一点的散射剂量等于该点的总吸收剂量与原射线剂量之差，因此某射野在深度 d 处散射空气比在数值上等于该野在同一深度处的组织空气比减去零射野的组织空气比。零射野的物理意义是没有散射线。即：

$$SAR\ (d,\ A_d) = TAR\ (d,\ A_d) - TAR\ (0) \tag{3.28}$$

式中 A_d为射野中心轴上深度 d 处的射野大小。

SAR 主要用于不规则野的剂量计算。临床上将不同散射半径的 SAR 值列成表，利用矩-方野和方-圆野转换的等效公式或查表计算。现代各种类型的适形放疗大多是用多叶准直器（MLC）或加挡块形成各种不规则野，著名的 Clarkson 方法就是不规则射野内任一点的剂量分成原射线和散射线两部分，再利用平均散射空气比 SAR 算出平均组织空气比 TAR。

（3）组织模体比（TPR）和组织最大剂量比（TMR）

体模中射野中心轴上某一深度的吸收剂量，与空间同一位置模体中参考深度处同一射野的吸收剂量的比值称作组织体模剂量比（tissue phantom ratio，TPR）：

$$TPR = D_d / D_{t0} \tag{3.29}$$

D_d为体模中射野中心轴上 d 深度的吸收剂量；D_{t0}为空间同一位置模体中参考深度处的吸收剂量。

如在 TPR 中的参考深度的吸收剂量，用最大剂量深度的吸收剂量代替，作为组织模体比的特例，定义该参数为组织最大剂量比（TMR）。

TMR 的概念是以如下的假设为基础的“某点的深度剂量中的散射贡献份额与射线束的发散程度无关，它仅与该点的射野大小和组织深度有关”，这已被 Johns 等学者证明，同时也适用于 TAR 和 TPR，所以它们都与源皮距无关。这样，仅仅一张 TMR 表就能适用于一种能量射线的所有源皮距值，在临床上常用。

4. 射野离轴比与等剂量曲线

前面所述的只限于射野中心轴上的深度剂量，实际治疗中还需了解模体中射野中心轴以外诸点的剂量。

（1）离轴比（off-axis ratio，OAR）

定义为照射野垂直照射水模体时，射野中任意一点处的剂量与在模体同一深度处中心轴上的剂量之比。OAR 一般沿照射野的长和宽的方向测量，也可能沿射野对角线测量。OAR 曲线可分为三个区域，分别是野内高剂量区、半影区和野外低剂量区。半影区的宽度说明射野边缘剂量下降的快慢，一般用 OAR80％和 20％的两个点之间的距离表示，也可以用 OAR90％和 10％两点之间的距离表示。

离轴比反映与射野中心轴垂直的射野截面内的剂量分布情况，其影响因素有能量、放射源的大小、准直器设计、加速器束流均整器的设计、照射野大小、源皮距离和源到准直器距离。不论是^{60}Co射线束还是加速器 X 射线束，在较大深度处的离轴比值均小于或等于 1，并随离轴距离增加而减少。由于^{60}Co放射源具有一定的尺寸，一般直径约 2 cm，而加速器产生的高能 X 射线，靶的焦点尺寸一般要小于 2 mm，使得^{60}Co治疗机 γ 射线束的半影比高能 X 射线大。

X（γ）射线野的平坦度定义为采用 SAD 照射技术或标称 SSD 照射技术时模体中 10 cm深度处，照射野 80％宽度内，最大或最小剂量与中心轴剂量的偏差值，要求应不超出±3％的范围。照射野对称性定义为与平坦度同样条件下，在照射野 80％宽度内，相对于中心轴对称的任意两点离轴比的最大差值，要求不超过±3％。

（2）等剂量曲线

将体模中深度量相同的点连接起来，即成等剂量曲线。等剂量分布受射线束的能量、源尺寸、准直器设计、照射野大小、源皮距离和源到准直器距等诸多因素的影响，其中能量是最重要的因素。

1）能量对等剂量分布的影响：图 3.15 给出 3 种不同能量放射线的等剂量曲线。由图中可以看出；① 三组曲线在线束边缘很不同。200 kV X 射线的曲线，在线束边缘突然中断。^{60}Co γ 射线及高能 X 射线穿透力比较强，单一个限光筒无法吸收全部射线，总有一部分穿过限光筒边缘。低能 X 射线恰恰相反，造成边缘剂量不连续现象；② 200 kV X 射线的边缘散射多，并随射野增大，但对 γ 射线和高能 X 射线，旁向散射少，边缘散射增加不大；③ 随着能量升高，等剂量曲线由弯曲（200 kV X 射线）逐渐平直（如高能 X 射线）。这主要由于高能 X 射线的散射线主要向前，而低能 X 射线的散射线各方向都有的缘故。

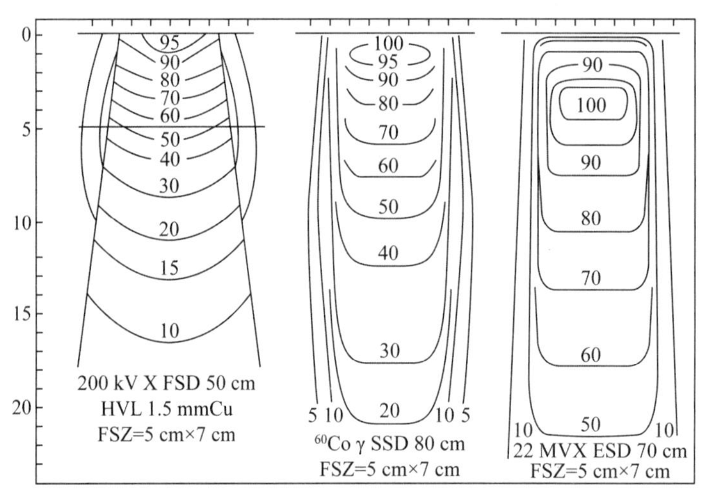

图 3.15 不同能量时 10 cm×10 cm 射野主平面的等剂量分布

2）源皮距离和放射源大小对^{60}Co γ 射线剂量分布的影响：图 3.16 给出 4 种不同类型^{60}Co 治疗机的剂量分布，说明各种源皮距离、皮肤至限光筒间距离以及放射源大小的配合对半影的影响作用。由图可见，半影越大，线束边缘等剂量曲线的弯曲越明显，对 31 mm 半影的^{60}Co 治疗机，外侧的剂量降落区很宽，所以线束边缘非常不清晰，失去了^{60}Co原有的优点。

3）射野斜入射对等剂量曲线的影响：图 3.17 表示三种高能放射线与线束中心轴呈 25°和 30°角照射皮肤表面。前已叙述，对这类放射线，不能使用填充物，否则最高剂量水平升到皮肤表面。当皮肤表面有斜度时，如图 3.17 所示，皮下发生分布不均匀现象，剂量的建成过程使等剂量曲线出现在最接近放射源的皮下区域。皮肤表面的弯曲对剂量分布的影响的校正方法将在后面讨论。

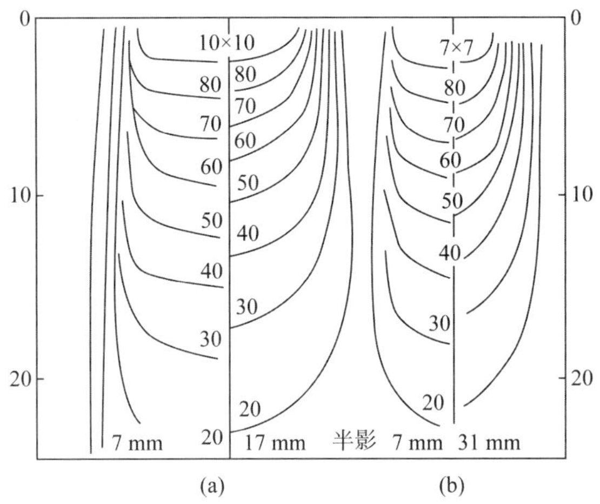

图 3.16 具有不同半影的^{60}Co 治疗机的等剂量线

(a) 照射野 10 cm×10 cm SSD 75 cm 半影 7～17 mm；

(b) 7 cm×7 cm 75 cm 7～31 mm

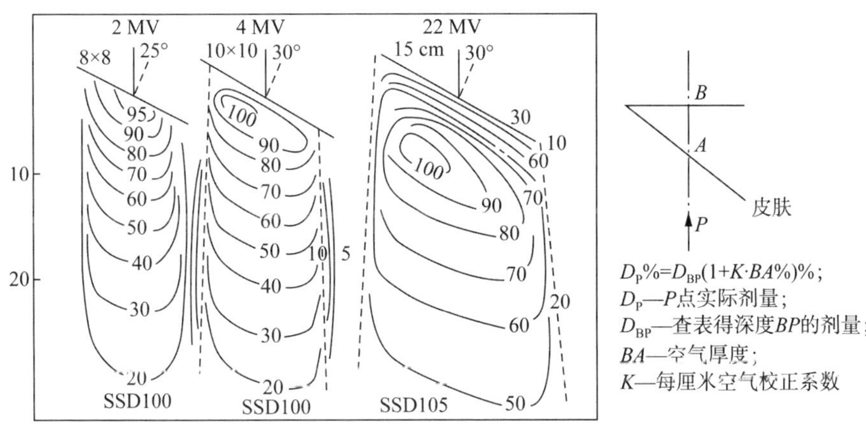

图 3.17 三种不同能量射线斜角入射时剂量分布

5. 处方剂量计算

(1) 治疗机输出量校准

在外照射治疗机中，^{60}Co 治疗机是用计时器控制射线照射时间，加速器是用监测电离室的跳数（monitor unit，Mu）控制射线照射量的多少。治疗机输出量校准就是指在参考条件下，用经过校准的电离室测量^{60}Co 治疗机每单位照射时间的最大剂量点剂量 D_m，或者加速器每单位跳数的最大剂量点剂量 D_m。对于加速器，还可以调整监测电离室的增益，使每个 Mu 的 D_m 正好是 1 cGy。校准的参考条件是标称 SSD 或 SAD 技术，参考射野 10 cm×10 cm，参考深度 5 cm（射线束的射线质≤0.70）或 10 cm（射线束的射线质≥0.70）。校准时首先测量参考条件时的剂量，然后针对标称 SSD 技术查 PDD 表，或针对 SAD 技术查 TMR 表，计算得到 D_m。

治疗机经过校准后，就可以根据所采用的照射技术，利用相应的公式计算给予一定靶区剂量时，射野应照射的^{60}Co 治疗机时间或加速器 Mu。

（2）SSD 照射技术

采用 SSD 照射技术，加速器的跳数计算公式为：

$$\mathrm{Mu}=D_T/\mathrm{PDD}\ (f,\ \mathrm{FSZ},\ d)\ \times S_p\ (\mathrm{FSZ})\ \times S_c\ (\mathrm{FSZ}_0)\ \times F_{SSD}\times F_W\ (\mathrm{FSZ}) \tag{3.30}$$

式中，D_T是射野拟给予靶区的剂量（FSZ）是模体表面（或患者体表）的射野大小，（FSZ_0）是等中心平面的射野大小，它与（FSZ）的关系可表示为：

$$\mathrm{FSZ}_0=\ (\mathrm{FSZ})\ \times\ (\mathrm{SAD/SSD}) \tag{3.31}$$

F_{SSD}是距离平方反比修正因子；其他符号含义同上。F_{SSD}修正治疗时距离和机器输出量校准时距离的差别。

与加速器比较，^{60}Co 治疗机的输出量校准方法有所不同，并且要考虑放射源的衰变，因此其照射时间计算公式有差别。^{60}Co 照射时间计算公式可表示为：

$$\mathrm{Min}=D_T/\mathrm{PDD}\ (f,\ \mathrm{FSZ},\ d)\ \times S_p\ (\mathrm{FSZ})\ \times S_c\ (\mathrm{FSZ}_0)\ \times F_{SSD}\times F_W\ (\mathrm{FSZ})\ \times D_R\times F_{decay} \tag{3.32}$$

式中，D_R为^{60}Co 治疗机的校准剂量率，F_{decay}为放射源衰变修正因子。

（3）SAD 照射技术

采用 SAD 照射技术，加速器 MU 根据 TMR 计算，计算公式为：

$$\mathrm{Mu}=D_T/\mathrm{TMR}\ (\mathrm{FSZ}_d,\ d)\ \times S_p\ (\mathrm{FSZ}_d)\ \times S_c\ (\mathrm{FSZ}_0)\ \times F_{SAD}\times F_W\ (\mathrm{FSZ}_d) \tag{3.33}$$

式中，（FSZ_d）是靶区剂量参考点深度的照射野大小；（FSZ_0）是等中心平面的射野大小；F_{SAD}是距离平方反比修正因子；其他符号含义同上。

^{60}Co 治疗机照射时间计算方法与加速器 Mu 计算方法类似，只需要在上式的分母中增加乘积项 DR 和 F_{decay}。

二、高 LET 射线剂量学

（一）线性能量转换

线性能量转换，（linear energy transfer，LET）是指次级粒子径迹单位长度上的能量转换，表明物质对具有一定电荷和一定速度的带电粒子的阻止本领，也即带电粒子传给其径迹上的能量，用千电子伏特/微米（keV/μm）表示。原则上不适用于光子（X 射线和 γ 射线），但可以衡量它们的次级电子（光电子、康普顿电子及电子对电子）。LET 实际上是一个平均值，快中子、负 π 介子、重离子在沿次级粒子径迹上能量沉积高，多大于 100 keV/μm，统称为高 LET 射线。低 LET 射线的能量沉积一般小于 10 keV/μm，质子的 LET 值<20 keV/μm，从本质上来说属低 LET 射线，但因其具 Bragg 峰，在肿瘤区

可达极高剂量，同样可达到高 LET 射线的治疗效果，故将它纳入高 LET 射线之列。

（二）高 LET 射线的物理学特性

高 LET 射线除快中子不带电外，都为带电粒子。带电粒子在组织中具有一定射程，当粒子束射入组织时，在表面能量损失较慢，随着深度增加，粒子运动速度逐渐减慢，粒子能量损失率增加，接近射程最后一段距离时，粒子能量很小而运动速度很慢，能量损失率突然增加，形成电离吸收峰，即布拉格（Bragg）峰（图 3.18）。Bragg 峰区一般较窄，如质子，其峰区半宽度约为射程的 1/10，为保证肿瘤在峰区内，需加宽峰区范围，有两种方法：① 调节能量，即在一次照射中，使粒子能量在一定范围内连续变化，能量范围大小根据肿瘤大小而定，但这种方法在实用上不易办到；② 固定粒子能量，在线束前加一种“山”形过滤器，加宽 Bragg 峰区范围，根据肿瘤大小选择不同的过滤器。

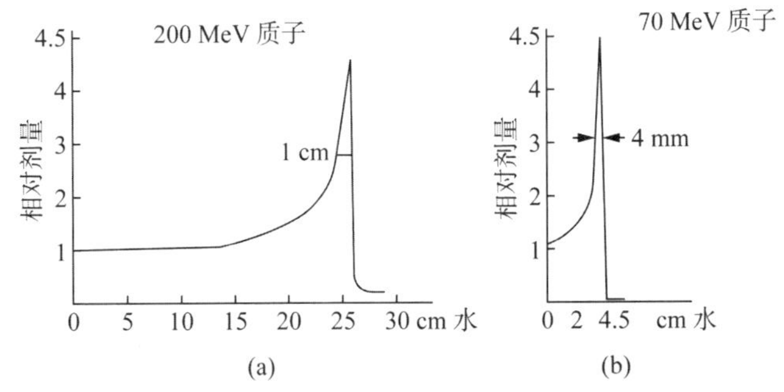

图 3.18　不同能量质子的 Bragg 峰

（a）能量为 200 MeV 的质子的 Bragg 峰；（b）能量为 70 MeV 的质子的 Bragg 峰

质子、负 π 介子、重离子进入组织后，达到 Bragg 峰之前的剂量较低，且处于较为平坦的剂量分布，称为坪区，坪区剂量与峰区剂量之比称为“坪峰比”。负 π 介子的坪峰比较为理想，190 MeV 的负 π 介子坪峰比为 1∶3，其坪区部分相当于 0.4 keV/μm 的低 LET 成分，而峰区约 12%属 50 keV/μm 以上的高 LET 成分，因此若通过调节，形成较宽的峰区时，远位部位的高 LET 成分比近位部位多，会造成肿瘤区的生物学效应不均匀。从峰区后剂量值骤降来看，则质子和重离子较为理想。

中子本身不带电，而是通过与介质原子核相互作用的两种形式——散射（弹性散射、非弹性散射、去弹性散射）和吸收（俘获、散裂）产生的大量电离粒子使组织电离。快中子的深度量曲线无 Bragg 峰形成，14 MeV 快中子的深度量曲线和^{60}Coγ 射线相似，在回旋加速器中用 16 MeV 的氘核轰击铍靶产生的快中子，其建成效应相似于^{137}Cs 的 γ 射线，中子在组织中有沉积作用，这是与组织中氢原子核相互作用的结果，组织含氢量以脂肪为较多，故脂肪组织吸收快中子最多，而骨组织吸收的快中子能量比肌肉组织还少。

用快中子射线作为放射源时，必须具备三个条件：① 有足够的强度，最大出射率，每分钟应大于 20 cGy；② 有较好的皮肤保护作用，D_m剂量点至少≥0.5 cm；③ 深部剂量特性至少和^{60}Co 的 γ 射线一样，50%的深度量衰减应在 11.0 cm 处。氘-氚发生器和回旋加速器产生的中子射线可适用于放射治疗。

将质子或电子加速，轰击某种物质的靶原子核，即可产生负 π 介子、正 π 介子和中性 π 介子。中性 π 介子以 2.6×10^{-8} s 的半衰期蜕变成中性 μ 介子和中微子，中性 μ 介子进而蜕变为正电子和负电子。正 π 介子属低 LET 射线。混合的粒子束可用电磁铁使负 π 介子分离出来用于放射治疗。

负 π 介子在组织中的射程末可形成 Bragg 峰的高剂量区，又可形成高电离场的“星区”，并叠加在 Bragg 峰处。“星区”的形成是由于负 π 介子在射程末被组织中的炭、氧、氮核俘获并发生核裂解，释放出 γ 粒子、中子及质子的结果，这样不仅该区的剂量可达到很高，而且电离能力也特别强。

重离子指质量大于质子的带电原子核，如碳、氖、氩等元素的原子核。这些高能粒子具有与负 π 介子类似的物理学特性。氦离子则与质子相似，剂量分布良好。

第五节　射线的测量

射线与物质相互作用时会产生一系列生物、化学、物理等效应。利用这些效应，可以用不同的方法对射线进行测量和记录。在放射治疗中，射线测量的主要任务是：① 射线能量即射线质的测定；② 确切了解射线在介质中（被照射病人身体所有相关部位）的分布情况；③ 精确测定射线在介质中被吸收的量，即吸收剂量。为此目的而建立了相应的测量手段，主要包括电离辐射剂量测量和放射性活度测量。根据射线种类不同，可分为 X、γ 射线测量和电子束测量；根据测量的用途和对象不同又可分为辐射加工、放射治疗、辐射防护和环境监测 4 个级别。就放射治疗而言，最经常使用的是电离室剂量计、胶片黑度计、热释光剂量计。因此本节将其工作原理、使用方法及其在射线质、吸收剂量测量中的应用作一介绍。

一、常用的几种剂量测量方法

1. 电离法

电离法是利用射线对物质电离作用所产生的电离电荷而进行测量的一种方法。射线通过空气使空气电离，在其通过的径迹上产生大量的正负电荷离子对，在外电场的作用下，电荷发生取极定向运动，在外侧电路上形成一种可测量的电讯号，其大小与剂量成比例。根据此原理设计测定照射量的仪器。其主要部分电离室的基本结构是由两个处于不同电位的电极组成。常用的有平板形电离室，主要用于测量电子束；圆柱形（指形）电离室主要用于测量光子，球形电离室主要用于辐射场的测量。其基本结构均为两电极之间用绝缘体隔开，其中充以气体，当射线穿过两电极之间的气体时，经与空气介质相互作用，形成次级电子。气体电离产生的正负离子，在电场作用下，正负离子分别被两个电极所收集，在电路中形成电离电流。其中一个与记录仪器（如静电计）相连的电极为收集电极，通常位于电离室中心，它通过负载电阻接地，另一个电极一般加上数百伏电压，叫高压电极，即电离室的室壁。两电极之间的充气空间为空腔，它的大小决定了电离室的灵敏度，空腔越大，灵敏度越高。在收集电极和高压电极之间设有一个保护电极，其电位与收集电极相同，它与两个电极之间也由绝缘体隔开。保护电极的作用是防止高电压极到地的漏电，通过收集电极，并使收集电极边缘的电场不发生畸变。

2. 感光法

感光法是最早应用于辐射探测中的一种方法，其基本原理是：在致电离辐射作用下，照相乳胶中银离子受到作用，形成潜像，经显影、定影等化学方法处理后，其光学黑度会发生变化，其变化程度依赖于所吸收的辐射能量。用光密度计（黑度计）对成像的黑度进行测量，从黑度与剂量关系曲线可精确测出剂量来。一般胶片的光学黑度与剂量的关系即感光曲线，不是线性变化。但经特殊处理后，感光曲线在一定的剂量范围内是一条直线。

采用此种胶片，根据实验结果绘制感光曲线，即可用光学黑度曲线来表示相对的剂量曲线（必须控制剂量水平在感光曲线的线性区）。

该方法的特点是能很方便而迅速地获得复杂照射的等剂量曲线，尤其是对照射场剂量分布的测量，故在放射治疗中被广泛应用。但该方法除受剂量影响外，还受其他因素的影响，如冲洗条件、测量条件、辐射质等。因此，在实际应用中应注意。

3. 半导体测量法

半导体探测器的工作原理是根据半导体理论，在N型材料和P型材料之间的P-N结，形成一个空间电荷区，其作用犹如两个导电电极之间的绝缘层，也类似于气体电离室气腔中的空气，即所谓的“固体电离室”，可直接用于电离辐射测定。在外加电场作用下，被射线形成的电子和空穴，分别向两极运动被电极收集后，在外测电路上产生脉冲讯号被记录，此时产生的电压脉冲 V 正比于在P-N结区入射的射线能量损失 E。常用半导体探测器有二类：一类是硅单晶做的金硅面垒型，主要用于测量带电粒子，因硅与水的质量阻止本领比，对电子束能量影响不大，故适用于放疗中所用电子束的剂量测量。另一类是硅、锗单晶做的锂漂移探测器，对 β 射线有较好的能量分辨率，而锗做的锂漂移探测器对 γ 射线能量分辨率特别好。半导体剂量仪具有灵敏度高和探测器元件小等的特点，相同体积的半导体探头要比空腔电离室的灵敏度高18 000倍左右。但由于半导体探头的灵敏度易受温度、能量大小以及剂量率的影响，因此在使用中应对每一个探头进行各种因素的修正，并定期校验。另外半导体探头方向性效应较大，易老化，探头易受高能辐射影而灵敏度下降。

4. 发光法

早在1895年就利用发光现象进行辐射探测。直到20世纪50年代热释光技术才得到迅速发展，现成为一种重要的辐射测量方法。热释光剂量仪的基本原理如图3.19所示。根据固体能带理论，具有晶体结构的固体，因含有杂质，造成晶格缺陷，称为“陷阱”。

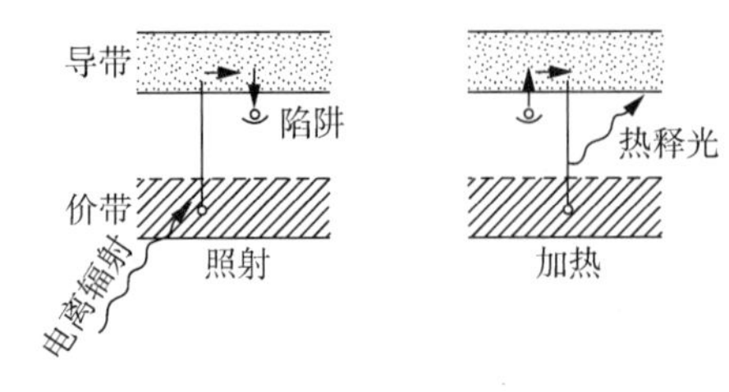

图 3.19 热释光原理

当价带上的电子获得电离辐射的能量迁跃到导带，不稳定而掉入“陷阱”，如对该物质加热会使电子重新回到价带上并将电离辐射给予的能量，以可见光的形式辐射出去。发光强度与“陷阱”所释放的电子数成正比，而电子数又与物质吸收能量有关。人们利用某些特殊发光体如氟化锂（LiF）等，经过标定后测量辐射剂量。实际应用中，热释光材料的剂量响应与其受辐射和加热的历史有关，在使用前必须退火。如LiF在照射前要经过1 h 400 ℃高温和 24 h 80 ℃低温退火。同时它的剂量响应一般在 10 Gy 以前呈线性变化，大于 10 Gy 则出现超线性现象。其灵敏度基本不依赖于光子的能量，但对于低于 10 MeV 的电子束，灵敏度下降 5%～10%。热释光材料的剂量响应依赖于许多条件，因此要求在相同条件下进行校准。如同一读出器，近似相同的辐射质和剂量水平等，经过严格校准感光曲线和对热释光材料的精心筛选，测量精度可达到 3%～5%。在放射防护、放射治疗中得到广泛应用，尤其是超薄型测量元件的研制，便于作剂量建成区、近距离放射源周围剂量的分布及特殊条件测量的需要。

二、射线质的测定

放射治疗常用的电离辐射是 X（γ）射线和高能电子束，在确定吸收剂量时，所用的许多参数都依赖于辐射能量，即射线的质。描述射线品质的理想方式是详细说明它的光谱分布，但临床部门的有限设备难以测定光谱分布且没有必要，因为射线作用于人体的生物学效应对射线的品质不是十分敏感，在放射治疗中，人们更感兴趣的是射线穿透病人的能力。因此，射线质定义为射线穿射物质的本领。下面分别介绍 X（γ）射线和高能电子束射线质的测定方法。

（一）X（γ）射线质的测定

放射治疗中所用的 X（γ）射线分为中低能和高能 X 射线。以及某些放射性核素发射的 γ 射线，其射线质的测定方法不尽相同。

1. 中低能 X 射线

对中低能 X 射线，其射线质通常用半值层来表示，定义为使射线强度衰减到它初始值的一半所需某种材料吸收体的厚度。临床剂量学中，半值层通常按 X 射线机管电压的大小和使用的滤过板，分别用铝或铜材料的厚度来表示，如 2 mmAl，0.5 mmCu 等。半值层值需要在窄束条件下通过实验测量，为避免散射线对测量精度的影响，电离室至少距吸收体 50 cm 以上，并使用小照射野（即窄束条件）进行测量。对于单能射线束其衰减为指数性，而 X 射线机产生的 X 射线的能谱都是连续谱，这时射线束的衰减不再遵循指数规律，射线衰减的速率随吸收体的厚度的增大而减小，这是因为吸收体首先滤除低能光子，第一半值层先使射线束初始强度减小了一半，这时射线束变得更硬，导致第二半值层即将射线束的强度减小到它从第一半值层透射后的强度的一半所需的材料厚度要增加；同理，第三半值层的厚度大于前两个半值层。对半值层相同的射线质，其 X 射线的能谱也会不同，百分深度剂量分布也可能不同，因为 X 射线机产生的 X 射线的能谱都是连续谱，该能谱分布取决于峰值加速电压、靶材料和线束滤过等因素，所以通常要用半值层和峰值加速电压或同质性系数（定义为第一和第二半值层的比值）对中低能 X 射线的质做综合描述。表 3.2 给出了中低能 X 射线质有关参数表。

表 3.2　中低能 X 射线质有关参数

有效半值层		管电压/kV	同质性系数	
mmAl	mmCu		Al	Cu
1.0	0.030	50	0.63	0.64
1.5	0.045	—	—	—
2.0	0.062	75	0.65	0.59
3.0	0.10	—	—	—
4.0	0.15	100	0.67	0.52
5.0	0.20	105	0.69-	0.53
6.0	0.25	—	—	—
7.0	0.32	—	—	—
8.0	0.42	140	0.77	0.53
9.0	0.50	135	0.82	0.58
10.0	0.60	—	—	—
11.3	0.80	—	—	—
12.3	1.0	180	0.90	0.61
14.5	1.5	—	—	—
16	2.0	220	0.96	0.70
18	3.0	—	—	—
20	4.0	280	0.98	0.90
21	5.0	—	—	—
23	6.0	—	—	—
27	8.0	—	—	—
32	10.0	—	—	—
39	12.0	2 MV	—	—

2. 放射性核素产生的 γ 射线

放射性核素 γ 射线的质通常用平均能量和核素名来描述。例如 ^{60}Co 在其衰变过程中释放两种不同能量的 γ 射线，1.17 MeV 和 1.33 MeV。因它们的衰变概率相同，所以它们的平均能量为 1.25 MeV。因此，放射治疗中放射性核素的 γ 射线质，一般用其核素名和辐射类型表示。如 ^{60}Co γ 射线、^{137}Cs γ 射线等。

3. 高能 X 射线

对加速器产生高能 X 射线，其射线质大多用峰值能量来说明，很少采用半值层。原因是高能 X 射线通过透射型靶和均整过滤器时已被强制硬化，致使任何外部附加滤板都不能明显改变其束流品质或其半值层值，束流的平均能量约为峰值能量的三分之一。然而相同的峰值加速电压下，不同厂家加速器的 X 射线能谱可能会有很大不同，原因是加速器中产生的轫致辐射 X 射线能谱，并不完全依赖于加速电子的能量，它还与加速方式、射束的偏转、准直系统设计，特别是所选择的 X 射线靶和均整器的材料、厚度等因素直接相关。正是由于这些因素的影响，X 射线质只能直接用反映其穿透能力的因素来表示。

从剂量学角度考虑，对高能 X 射线质的测定，通常的做法是用辐射质指数 I 来表示。辐射质指数的定义方法一般有两种，如图 3.20 所示，一是保持靶到探测器距离不变，分别以水模体中 20 cm 处与 10 cm 处的组织模体比 TPR 的比值表示；二是保持靶到模体表面的距离不变，以水模体中 20 cm 和 10 cm 处的百分深度剂量 PDD 之比表示。表 3.3 给出高能 X 射线质上述几种表示方法的数值以及相对应的关系。

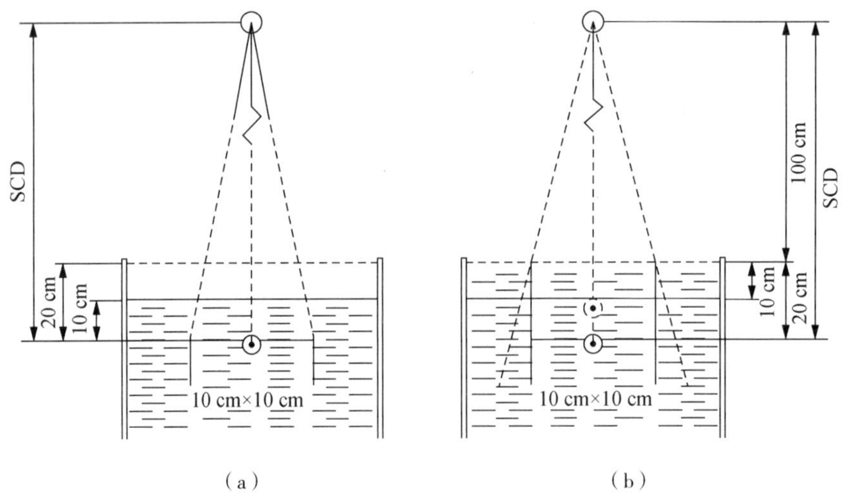

图 3.20 测定 X（γ）射线辐射质指数测量方法示意图

（a）源到电离室距离（SCD）保持不变，测量 TPR_{20}/TPR_{10}；

（b）源到模体表面距离（SSD）保持不变，测量 PDD_{20}/PDD_{10}

表 3.3 高能 X 射线质几种表示方法的相应关系

TPR_{20}/TPR_{10}	标称加速电位/MV	PDD_{20}/PDD_{10}
0.60	3.5	0.520
0.62	3.9	0.535
0.64	4.4	0.550
0.66	5.0	0.570

续表

TPR_{20}/TPR_{10}	标称加速电位/MV	PDD_{20}/PDD_{10}
0.68	5.8	0.585
0.70	7	0.300
0.72	8	0.615
0.74	9.5	0.630
0.75	10.5	0.640
0.76	12	0.645
0.77	14	0.655
0.78	20	0.660
0.79	25	0.675
0.57	^{60}Co γ射线	0.500

（二）高能电子束射线质的测定

加速器产生的高能电子束，在电子引出窗以前，能谱相对较窄，基本可认为是单能。电子束引出后，经过散射箔、监测电离室、空气等介质，并经准直器限束到达模体（或患者）表面和进入模体后，能谱逐渐变宽。电子束的能量在不同位置其数值有很大差别，从临床使用和水中吸收剂量测量考虑，对于高能电子束，首要关心模体表面和水中特定深度处的能量的定义和表示方法。

1. 模体表面的平均能量

高能电子束在模体表面的平均能量$\overline{E}_0$，是表示电子束穿射介质的能力和确定模体中不同深度处电子束平均能量的一个重要参数。确定 E_0 的方法是通过测量高能电子束在水中的百分深度剂量曲线，如图 3.21 所示，找出它的半峰值剂量深度 R_{50}（cm），其关系为：

$$E_0 = 2.33 \cdot R_{50} \tag{3.34}$$

式（3.34）中，系数 2.33 的单位是 MeV/cm，它是利用蒙特卡罗方法模拟高能电子束百分深度剂量而得来的。需要特别指出，在确定 R_{50}时，要求固定源（即靶位置）到电离室的距离，然后测量其百分深度剂量。如果采用固定源到模体表面距离（固定 SSD）方法，式（3.34）应改写为多项式形式：

$$\overline{E}_0 = 0.656 + 2.059R_{50} + 0.022\ (R_{50})^2 \tag{3.35}$$

2. 模体表面的最大可几能量

在分析高能电子束的百分深度剂量分布时。模体表面的最大可几能量 $E_{p,0}$是一常用的参数，它直接对应于电子射程 R_p。如图 3.21 所示，电子射程 R_p定义为水中百分深度剂量曲线下降部分梯度最大点的切线，与轫致辐射部分外推延长线交点处的深度（cm）。百分深度剂量的测量应注意源（靶位置）到模体表面距离为 100 cm，采用较大射野。$E_{p,0}$与R_p的关系由式（3.36）给出：

$$E_{p,0}=C_1+C_2 \quad R_p+C_3R_P^2 \tag{3.36}$$

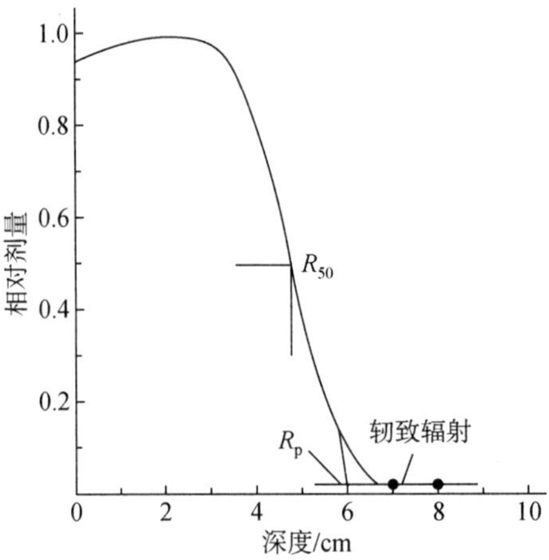

图 3.21 电子束射程 R_p 的定义示意图

式中系数分别为 $C_1=0.22$ MeV，$C_2=1.98$ MeV/cm 和 $C_3=0.002\ 5$ MeV/cm^2。该值根据测量和蒙特卡罗方法计算得出，在 1～50 MeV 能量范围内，误差为 2%。

3. 不同深度处的平均能量

随模体深度的增加，电子束能量发生变化。在深度 z 处的电子束的平均能量，可近似用其表面平均能量 E_0 和射程 R_p来表示：

$$\overline{E}_z=\overline{E}_0(1-z/R_p) \tag{3.37}$$

该式是一近似关系式，仅对较低能量的电子束（$E_0<10$ MeV），或较高的电子能量时较小深度处成立。表 3.4 给出利用蒙特卡罗方法计算出的水中 $\overline{E}_z$ 与 $\overline{E}_0$ 的数值关系。

表 3.4 高能电子束水中深度 z 处平均能量 $\overline{E}_z$ 与表面平均能量 $\overline{E}_0$ 的关系

z/R_p	表面平均能量					
	5 MeV	10 MeV	20 MeV	30 MeV	40 MeV	50 MeV
0.00	1.000	1.000	1.000	1.000	1.000	1.000
0.05	0.943	0.941	0.936	0.929	0.922	0.915
0.10	0.888	0.884	0.875	0.863	0.849	0.835
0.15	0.831	0.826	0.815	0.797	0.779	0.761
0.20	0.772	0.766	0.754	0.732	0.712	0.692
0.25	0.712	0.705	0.692	0.669	0.648	0.627
0.30	0.651	0.645	0.633	0.607	0.584	0.561
0.35	0.587	0.583	0.574	0.547	0.525	0.503
0.40	0.527	0.523	0.514	0.488	0.466	0.444
0.45	0.465	0.462	0.456	0.432	0.411	0.390
0.50	0.411	0.407	0.399	0.379	0.362	0.345

续表

z/R_p	表面平均能量					
	5 MeV	10 MeV	20 MeV	30 MeV	40 MeV	50 MeV
0.55	0.359	0.355	0.348	0.329	0.314	0.299
0.60	0.313	0.309	0.300	0.282	0.269	0.256
0.65	0.270	0.265	0.255	0.239	0.228	0.217
0.70	0.231	0.226	0.216	0.202	0.192	0.182
0.75	0.197	0.191	0.180	0.168	0.159	0.150
0.80	0.164	0.159	0.149	0.138	0.131	0.124
0.85	0.137	0.131	0.120	0.111	0.105	0.099
0.90	0.114	0.108	0.096	0.089	0.084	0.079
0.95	0.091	0.086	0.076	0.069	0.065	0.061
1.00	0.077	0.071	0.059	0.053	0.049	0.045

三、射线吸收剂量的标定

放疗设备的剂量标定是临床剂量学各步骤中的首要环节，其测量精度将直接影响随后的应用，因此将现场电离室直接用于测量各种类型的电离辐射的吸收剂量之前，必须对它进行刻度，并选择和确定与之相适应的相关系数。这一工作应由国家级的计量监督部门，作为一级国家标准实验室来完成，或由具授权并经计量标准传递的地方级计量监督部门，作为次级标准实验室来完成。经过刻度的现场剂量仪和电离室的测量总不确定度对^{60}Co、高能 X 射线及电子线可分别控制在 2.7%、3.4%和 3.8%。

近年来辐射剂量标定规程及理论有了很大的变化和发展，ICRU14 号（1964 年）报告推荐的（C_λ，C_E）方法由于忽略了各种电离室在尺寸、形状、结构和材质方面的差异及当时辐射理论认识的局限性，而存在较大的误差。尽管 20 世纪 80 年代 ICRU23 号和 24 号出版物对数据做了修正，但仍未解决根本问题。随后国际上各权威性剂量学组织意识到这一问题的重要性，纷纷发展各自的系统和规程。其中，美国医院放射物理学家协会（AAPM）基于新理论和物理数据，对各类电离室和多种体模材料做了详尽的测量和归纳形成了吸收剂量测量新规程 AAPM TG21，1987 年又对电子线部分做了补充，形成了 AAPM TG25 号报告。以上两个文件在北美及世界各地得到普遍的应用，对辐射剂量学起了重要的推动作用。同期，国际原子能机构针对 AAPM TG21 在使用中发现的问题和理论推导方面的缺陷做了针对性的改进，建议采用水模体直接测定水中吸收剂量，减少了在不同模体中做剂量转换所产生的误差，而且在参数选用和逻辑表达上更为清晰、简明，1987 年发表了 IAEA 第 277 号技术报告，并于 1997 年发表了它的修订版，它的出现结束了各机构自立体系的局面，成为国际通用的，物理人员应掌握并予实践的权威规程。我国国家技术监督局根据这一技术规程，于 1991 年颁布了国家计量技术规范，并于

1992 年开始实施。下面将主要依据 IAEA 第 277 号技术报告的内容，介绍 X（γ）射线和电子束吸收剂量的标定方法。

为保证测量值的统一及测量结果的准确，国内外的基本做法是，首先建立国家级的剂量基准，并制定相关的吸收剂量测量规程。根据电离室测量吸收剂量的原理，北京中国计量科学院，作为国家一级标准实验室，就建立有以照射量基准的国家级的一级标准。并在有条件的省市建立了次级标准实验室，负责对现场如医院使用的测量仪表（电离室和静电计）进行刻度，给出相关的照射量校准因子 N_X，或空气比释动能校准因子 N_K，并对现场使用给予指导和检查。

（一）中低能 X 射线吸收剂量校准

中低能 X 射线吸收剂量的校准，首先将现场使用的电离室，经国家标准实验室的照射量基准或空气比释动能基准校准后，得到照射量校准因子 N_X：

$$N_X = X_C / M_C \tag{3.38}$$

或空气比释动能校准因子 N_K：

$$N_K = K_{A,C} / M_C \tag{3.39}$$

M 为校准时电离室剂量仪的仪表读数，角标 C 表示校准时使用的辐射质。根据照射量和空气比释动能的定义，在中低能 X 射线能量范围内，两个校准因子的关系近似为：

$$N_K = N_X \frac{W}{e} \tag{3.40}$$

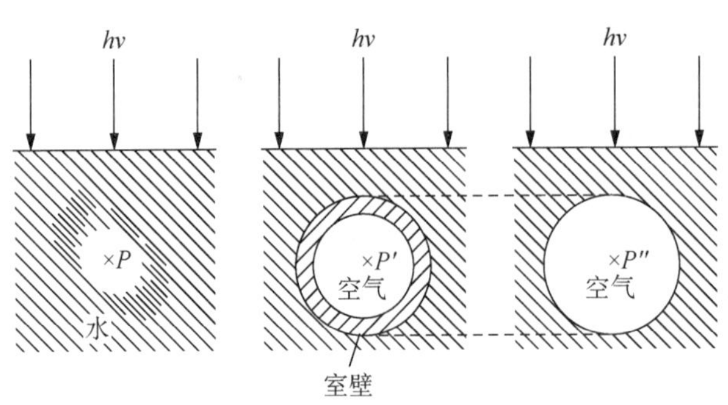

图 3.22 均匀水介质中电离室测量吸收剂量的原理图

如图 3.22 所示，在用户现场如医院，测量均匀水模体中 P 点的吸收剂量，将经过照射量或空气比释动能基准校准的电离室置放在水模体中，电离室的中心 P' 与点 P 相重合。剂量仪仪表读数为 M_u（角标 u 表示用户所用电离辐射的辐射质），则 P'' 点的照射量为：

$$X = M_u N_X K_u \tag{3.41}$$

式（3.41）表示的是以 P'' 点为中心、直径等于电离室外径的一空气腔置换电离室后的照射量。K_u 为辐射质校正因子，表示当用户现场使用的电离辐射质，与电离室作校准时的辐射质不同时，对电离室能响的校准。在中低能 X 射线的能量范围内，电离室壁对射线的吸收校正和室壁材料不完全空气等的校正，均包含在照射量校准因子 N_X 之中。

均匀水模体中 P 点的吸收剂量 D_w 为：

$$D_w = M_u N_X K_u \frac{W}{e} \frac{(\bar{\mu}_{en}/\rho)_w}{(\bar{\mu}_{en}/\rho)_a} P_u \tag{3.42}$$

如用空气比释动能校准因子 N_K，D_w 为：

$$D_w = M_u N_K K_u \frac{(\bar{\mu}_{en}/\rho)_w}{(\bar{\mu}_{en}/\rho)_a} P_u \tag{3.43}$$

式中，$\frac{(\bar{\mu}_{en}/\rho)_w}{(\bar{\mu}_{en}/\rho)_a}$ 为水与空气的质能吸收系数之比，见表 3.5。P_u 为扰动校正因子，修正以空气和电离室室壁材料置换水后，对辐射场的扰动影响，也称为置换校正因子。该值见表 3.6，它与最初的数值和我国颁布规程中的数值差别较大，引用时应给予注意。

表 3.5 不同射线质水与空气的质能吸收系数之比

管电压/kV	HVL		$(\bar{\mu}_{en}/\rho)_w / (\bar{\mu}_{en}/\rho)_a$		
	mmAl	mmCu	$z=0$ cm①	$z=2$ cm	$z=5$ cm
50	2.24	0.072	1.013	1.012	1.012
70	2.94	0.09	1.017	1.017	1.017
100	4.28	0.17	1.027	1.027	1.028
120		0.30	1.036	1.036	1.036
140		0.49	1.047	1.045	1.044
150		0.83	1.061	1.058	1.057
200		1.60	1.080	1.075	1.073
250		2.47	1.092	1.089	1.085
280		3.37	1.100	1.097	1.094

表 3.6 指形电离室在水中 5 cm 深度时的扰动校正因子

管电压/kV	HVL		扰动因子
	mmAl	mmCu	P_u
100	4.28	0.17	1.03
120	6.31	0.30	1.03
140		0.49	1.03
150		0.83	1.02
200		1.70	1.02
250		2.47	1.01
280		3.37	1.01

注：电离室体积 0.3～1 cm³，外径 5～9 mm，壁厚约 0.5 mm。

对于低能X射线（管电压低于100 kV）吸收剂量的校准，一般需使用平行板电离室，并在空气中测量，然后将结果转换成电离室位于水模体表面时的吸收剂量：

$$D_w = M_u N_X \frac{W}{e} B K_u \frac{(\bar{\mu}_{en}/\rho)_w}{(\bar{\mu}_{en}/\rho)_a} P_u \tag{3.44}$$

或

$$D_w = M_u N_K B K_u \frac{(\bar{\mu}_{en}/\rho)_w}{(\bar{\mu}_{en}/\rho)_a} P_u \tag{3.45}$$

式中，B 为反向散射因子，数值列于表3.7，其余符号同式（3.42），其中水与空气的质能吸收系数之比（$\bar{\mu}_{en}/\rho)_w$/（$\bar{\mu}_{en}/\rho)_a$ 列于表3.8，该值不同于表3.5中的数值，仅供空气中测量时引用，故可称为空气中水与空气质能吸收系数之比［（$\bar{\mu}_{en}/\rho)_w$/（$\bar{\mu}_{en}/\rho)_a$］$_a$。

表3.7 反向散射因子表

射线质/HVL（mmAl）	射野直径/cm			
	3	5	10	20
0.1	1.007	1.007	1.007	1.007
0.15	1.012	1.013	1.013	1.013
0.2	1.021	1.023	1.023	1.023
0.3	1.036	1.040	1.041	1.041
0.4	1.048	1.054	1.060	1.061
0.5	1.061	1.071	1.081	1.086
0.6	1.071	1.085	1.100	1.110
0.8	1.088	1.109	1.133	1.148
1.0	1.099	1.126	1.155	1.176
1.5	1.122	1.164	1.204	1.245
2.0	1.138	1.190	1.241	1.296
3.0	1.157	1.219	1.291	1.363
4.0	1.169	1.230	1.330	1.412

表3.8 空气中水与空气质能吸收系数之比

HVL/mmAl	［（$\bar{\mu}_{en}/\rho)_w$/（$\bar{\mu}_{en}/\rho)_a$］$_a$
0.10	1.048
0.15	1.045
0.20	1.041
0.30	1.036
0.40	1.033
0.50	1.030

续表

HVL/mmAl	$[(\overline{\mu}_{en}/\rho)_w/(\overline{\mu}_{en}/\rho)_a]_a$
0.60	1.027
0.80	1.024
1.00	1.021
1.50	1.018
2.00	1.017
3.00	1.023
4.00	1.028

以上介绍的IAEA关于中低能X射线吸收剂量的电离室测量方法，与以往根据ICRU第23号报告介绍的测量方法，实际上是相同的。ICRU第23号报告推荐，用电离室测量水中特定深度处的吸收剂量 D，转换公式为：

$$D = RN_X KF \tag{3.46}$$

式中，R 为测量仪表读数，F 为照射量（单位R）对吸收剂量（单位cGy）的转换因子，其他符号同式（3.53）。F 因子依赖于X射线质，计算公式为：

$$F = \frac{W}{e}\frac{(\overline{\mu}_{en}/\rho)_w}{(\overline{\mu}_{en}/\rho)_a}r \tag{3.47}$$

r 为置换因子。表3.9给出 F 因子的数值。

表3.9 照射量对吸收剂量的转换因子

X射线质 HVL	F 因子/（$cGy \cdot R^{-1}$）
0.5（mmAl）	0.89
1.0（mmAl）	0.88
2.0（mmAl）	0.87
4.0（mmAl）	0.87
6.0（mmAl）	0.88
8.0（mmAl）	0.89
0.5（mmCu）	0.89
1.0（mmCu）	0.91
1.5（mmCu）	0.93
2.0（mmCu）	0.94
3.0（mmCu）	0.95
4.0（mmCu）	0.96

比较式（3.42）和式（3.46），可以看出两式基本是一致的，只是在ICRU方法中，将电子的平均电离能 $\frac{W}{e}$、质能吸收系数 $\frac{\mu_{en}}{\rho}$ 比值和置换因子 r 相乘，以照射量对吸收剂

量的转换因子 F 表示。比较两式在数值上的差别，应注意：① ICRU 方法所取的 $\frac{W}{e}$ 值为 33.7 J/C，而 IAEA 方法取值为 33.97 J/C，两者使最终结果相差 0.8%；② 1987 年 IAEA 出版的技术报告丛书第 277 号第一版介绍的方法，对扰动因子 P_u 的推荐值，在管电压 100～280 kV 范围内，数值为 1.10～1.01 之间，较 ICRU 方法要大得多，与实验数据差别较大。为此，1997 年 IAEA 方法推荐的测量深度为水模体中 5 cm 处，而管电压在 150 kV 左右的 X 射线，5 cm 处的百分深度剂量不足 50%，距离临床关心的表面和浅表处的剂量的深度较远。因此，对中低能 X 射线，在空气中测量，并用反向散射因子将结果转换成水中吸收剂量，无论从理论上还是实践中，更容易被临床所接受。

（二）高能电离辐射吸收剂量标定

按照 IAEA 方法，标定高能电离辐射吸收剂量大致可分为三个步骤：

第一步，在国家标准实验室，将用户电离室置于 ^{60}Co γ 射线空气辐射场中。为满足电子平衡，电离室应戴有标准厚度的电子平衡帽（电子平衡帽质量厚度为 0.45±0.05 g·cm^{-2}），得出空气比释动能校准因子 N_K 或照射量校准因子 N_X。

第二步，定义用户电离室空气吸收剂量校准因子 N_D：

$$N_D = \frac{D_{a,c}}{M_C} \tag{3.48}$$

式中 $D_{a,c}$ 为校准条件下，电离室空腔内的吸收剂量。此条件下的吸收剂量 $D_{a,c}$ 与空气比释动能 $K_{a,c}$ 和照射量 X_C 的关系分别为：

$$D_{a,c} = K_{a,c}\ (1-g)\ K_m K_{att} \tag{3.49}$$

和

$$D_{a,c} = X_C \frac{W}{e} K_m K_{att} \tag{3.50}$$

式中，g 为次级电子在空气中以韧致辐射形式损失的能量份额，对于 ^{60}Co γ 射线，$g=0.003$；K_m 为电离室材料空气不完全等效的校正因子；K_{att} 为电离室材料（包括平衡帽）对射线吸收和散射的校正因子。

将式（3.49）和式（3.40）或式（3.38）和式（3.50）分别代入式（3.48），可以分别得出以空气比释动能校准因子 N_K 或照射量校准因子 N_X 计算得到的空气吸收剂量校准因子 N_D 为：

$$N_D = N_K\ (1\text{-}g)\ K_m K_{att} \tag{3.51}$$

$$N_D = N_X \frac{W}{e} K_m K_{att} \tag{3.52}$$

校正因子 K_m 分两种情况计算：当电离室室壁和电子平衡帽由同种材料 m 制成时：

$$K_m = \frac{S_a}{S_m}\ \frac{(\overline{\mu}_{en}/\rho)_m}{(\overline{\mu}_{en}/\rho)_a} \tag{3.53}$$

当为不同材料制成时，

$$K_m = \alpha \frac{S_a}{S_{wall}} \frac{(\bar{\mu}_{en}/\rho)_{wall}}{(\bar{\mu}_{en}/\rho)_a} + (1-\alpha) \frac{S_a}{S_{cap}} \frac{(\bar{\mu}_{en}/\rho)_{cap}}{(\bar{\mu}_{en}/\rho)_a} \quad (3.54)$$

式中，角标 a，wall，cap 分别表示空气、室壁材料和平衡帽材料，α 表示由电离室室壁中次级电子产生的电离电荷量的份额，它依赖于室壁厚度，由图 3.23 给出。$(1-\alpha)$ 为平衡帽中产生的份额。表 3.10 给出计算 K_m 所需的空气与不同介质质量的阻止本领和质能吸收系数 的比值和计算结果。应该指出这时 K_m 只考虑了电离室室壁和平衡帽的空气不完全等效修正，而对中心收集极材料未给予考虑。

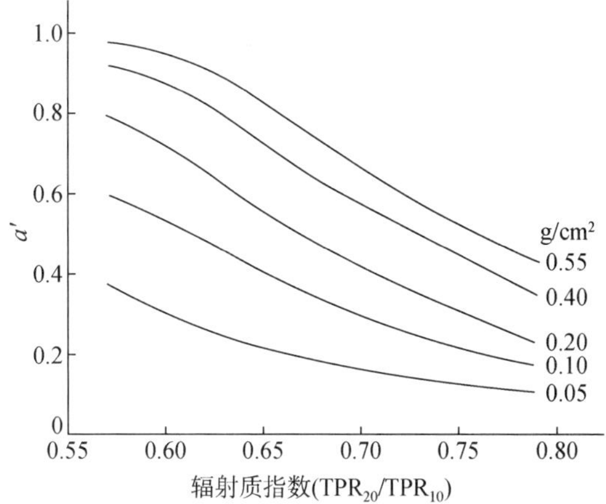

图 3.23 不同电离室壁厚度的 α 值随辐射质指数的变化曲线

表 3.10 不同室壁和平衡帽材料的 K_m 值

材 料	$S_{a,m}$	$(\mu_{en}/\rho)_{m,a}$	K_m
A-150（T. E. 塑料）	0.876	1.101	0.965
C-522（T. E. 塑料）	1.005	1.001	1.006
Delrin $(CH_2O)_n$	0.926	1.068	0.989
石墨（ρ=1.7 g/cm^3）	0.998	1.001	0.999
石墨（ρ=2.265 g/cm^3）	1.000	1.001	1.001
尼龙 66 $(C_6H_{11}ON)_n$	0.875	1.098	0.961
PMMA（有机玻璃）$(C_5H_8O2)_n$	0.908	1.081	0.982
聚苯乙烯 $(C_8H_8)_n$	0.901	1.078	0.971
特弗隆	—	—	0.979

校正因子 K_{att} 对常用的指形电离室，如 NE0.6 cm^3 电离室，当总厚度（室壁与平衡帽厚度之和）为 0.45～0.6 g·cm^{-2} 时，为 0.990±0.005。

考虑应用方便，表 3.11 给出常用电离室的 K_m 和 K_{att} 的数值。

表 3.11 常用电离室的 K_m 和 K_{att} 值

电离室名称及型号	K_m	K_{att}	$K_m \cdot K_{att}$
CAPINTEC 0.07 cm³PR-05P 微型电离室	1.002	0.988	0.990
CAPINTEC 0.14 cm³PR-05 微型电离室	1.002	0.989	0.991
CAPINTEC 0.65 cm³PR-06C Farmer 型（AE 帽）	1.006	0.984	0.990
CAPINTEC 0.65 cm³PR-06C Farmer 型（聚苯乙烯帽）	0.987	0.990	0.977
CAPINTEC 0.65 cm³PR-06C Farmer 型（PMMA 帽）	0.993	0.990	0.983
CAPINTEC 0.60 cm³（AAPM）	0.989	0.989	0.978
EXRADIN 0.5 cm³ Al（2 mm 帽）	1.006	0.985	0.991
EXRADIN 0.5 cm³ Al（4 mm 帽）	1.006	0.976	0.981
EXRADIN 0.5 cm³ T2	0.965	0.985	0.950
EXRADIN 0.5 cm³ T1 小柄型	0.965	0.991	0.957
FAR WEST TECH0.1 cm³ IC-18	0.965	0.991	0.956
FZH，0.4 cm³TK 01 防水型	0.989	0.989	0.978
NE 0.20 cm³2515	0.980	0.988	0.968
NE 0.20 cm³2515/3	0.991	0.987	0.978
NE 0.20 cm³2577	0.994	0.987	0.982
NE 0.60 cm³ Farmer 2505（1954—1959）	0.980	0.992	0.973
NE 0.60 cm³ Farmer 2505（1959—1967）	0.980	0.990	0.971
NE 0.60 cm³ Farmer 2505/A（1967—1974）	0.971	0.991	0.962
NE 0.60 cm³ Farmer 2505/3，3A（1971—1979）	0.991	0.990	0.981
NE 0.60 cm³ Farmer 2505/3，3B（1974—至今）	0.974	0.991	0.965
NE 0.60 cm³ Guarded Farmer 2571	0.994	0.990	0.985
NE 0.60 cm³ Robust Farmer 2581（PMMA 帽）	0.975	0.990	0.966
NE 0.60 cm³ Robust Farmer 2581（聚苯乙烯帽）	0.969	0.990	0.959
NE 0.325 cm³ NPL Sec Std 2561	0.995	0.984	0.979
PTW 0.6 cm³ 23333（3mm 帽）	0.982	0.993	0.975
PTW 0.6 cm³ 23333（4.6mm 帽）	0.982	0.990	0.972
PTW 0.4 cm³ 233331	0.982	0.990	0.971
PTW 0.3 cm³ M233332	0.982	0.993	0.975
PTW 0.1 cm³穿透型 M233331	0.982	0.992	0.974
PTW 0.3 cm³防水型 M2333641	0.982	0.992	0.974
VICTOREEN 0.1 cm³ Radocon Ⅱ 555	0.989	0.990	0.979

续表

电离室名称及型号	K_m	K_{att}	$K_m \cdot K_{att}$
VICTOREEN 0.3 cm^3 Radocon Ⅲ 550	0.974	0.991	0.965
VICTOREEN 0.30 cm^3 30-348	0.982	0.993	0.975
VICTOREEN 0.6 cm^3 30-351	0.982	0.993	0.975
VICTOREEN 1.00 cm^3 30-349	0.982	0.992	0.974
SSI 石墨壁	0.999	0.990	0.989
SSI A-150	0.965	0.990	0.955

从以上论述可以看出，电离室的空气吸收剂量校准因子 N_D可分别由空气比释动能校准因子 N_K，或照射量校准因子 N_X 计算得来，特别是后一种情况，更适合目前国内的应用 。但在应用时，要注意相互单位之间的转换和注意 N_D依赖于具体所使用电离室和平衡帽的材料。

第三步，应用于用户辐射场如医院使用的^{60}Co 治疗机或各种类型的加速器的辐射场中时，按照前面介绍的几何条件，将经标准实验室校准过的电离室置放在标准水模体中进行测量。根据布喇格-格雷理论和关系式，水中特定位置，高能 X（γ）射线和电子束的吸收剂量，即电离室有效测量点处的吸收剂量 D_w 应等于：

$$D_w = M_u N_D \left(\frac{S_w}{S_a}\right)_u P_u P_{cel} \tag{3.55}$$

式中，M_u 为经温度和气压校正后的电离室剂量仪仪表读数。$\left(\frac{S_w}{S_a}\right)_u$ 为水与空气的阻止本领比值。根据 Spencer-Attix 空腔理论，应用限制性阻止本领，截止能量 $\Delta=10$ keV。对于高能 X（γ）射线和电子束，IAEA 方法根据不同的辐射能谱，使用的数值选用不同作者的计算值。对高能 X（γ）射线，$\left(\frac{S_w}{S_a}\right)_u$ 值由表 3.12 给出，其中射线质分别由$\frac{TPR_{20}}{TPR_{10}}$或$\frac{PDD_{20}}{PDD_{10}}$给出；对高能电子束 $\left(\frac{S_w}{S_a}\right)_u$ 值由表 3.13 给出，其中射线质由水模体表面的平均能量 $\overline{E}_0$ 表示。P_u为扰动校正因子。对于不同能量的 X（γ）射线，电离室室壁厚度约为 0.5 mm，相对不同材料的电离室，P_u由图 3.24 给出。该值对于多数惯用材料制作的电离室，接近于 1。水中校准深度处不同平均能量的电子束，电离室空腔长度约 15 mm，不同内半径 r 的 P_u由表 3.14 给出。P_{cel}为电离室中心收集极空气等效不完全的校正因子。K_m 校正因子，只考虑了电离室室壁材料和平衡帽的空气等效不完全校正，而并未考虑中心收集电极的影响。对由石墨、塑料制成的中心收集极，$P_{ccl}=1$，而目前国内常用的 Farmer型电离室，如 NE2571 型电离室，中心收集极为铝材料制成。不同半径铝收集极的电离室的 P_{cel}因子由表 3.15 给出。

表 3.12 不同射线质 X（γ）光子的水与空气的阻止本领比值 $(S_w/S_a)_u$

射线质			校准深度/cm
TPR_{20}/TPR_{10}	PDD_{20}/PDD_{10}	S_w/S_a	
0.50	0.44	1.135	5
0.53	0.47	1.134	5
0.56	0.49	1.132	5
0.59	0.52	1.130	5
0.62	0.54	1.127	5
0.65	0.56	1.123	5
0.68	0.58	1.119	5
0.70	0.60	1.116	5
0.72	0.61	1.111	10
0.74	0.63	1.105	10
0.76	0.65	1.099	10
0.78	0.66	1.090	10
0.80	0.68	1.080	10
0.82	0.69	1.069	10
0.84	0.71	1.059	10
$^{137}Cs\gamma$		1.136	5
$^{60}Co\gamma$		1.133	5

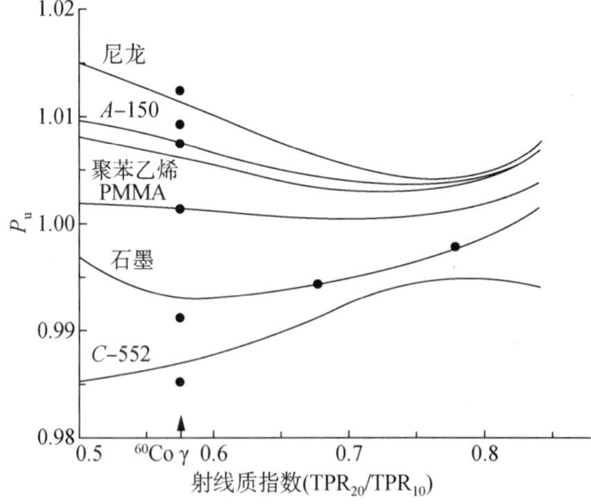

图 3.24 不同材料电离室的扰动因子随射线质指数的变化曲线

表 3.13 各种能量电子束在水中不同深度处的水与空气的阻止本领比值$(S_w/S_a)_u$

电子束能量/MeV	1	2	3	4	5	6	7	8	9	10	12	14	16	18	20	25	30	40	50
R_p/cm / 深 度/cm	0.505	1.01	1.51	2.02	2.52	3.02	3.52	4.02	4.52	5.02	5.91	6.90	7.89	8.88	9.87	12.3	14.8	19.6	24.6
0.0	1.116	1.097	1.078	1.059	1.040	1.029	1.019	1.011	1.003	0.997	0.986	0.977	0.969	0.961	0.955	0.940	0.926	0.912	0.904
0.1	1.024	1.101	1.081	1.061	1.042	1.030	1.020	1.012	1.005	0.998	0.987	0.978	0.969	0.962	0.955	0.941	0.929	0.913	0.905
0.2	1.131	1.106	1.084	1.064	1.044	1.032	1.022	1.013	1.006	0.999	0.988	0.978	0.970	0.963	0.956	0.942	0.930	0.914	0.906
0.3	1.135	1.112	1.089	1.067	1.046	1.034	1.024	1.015	1.007	1.000	0.989	0.979	0.971	0.964	0.957	0.943	0.931	0.915	0.907
0.4	1.136	1.117	1.093	1.071	1.050	1.036	1.026	1.017	1.009	1.002	0.990	0.980	0.972	0.965	0.958	0.944	0.932	0.916	0.908
0.5		1.122	1.098	1.076	1.054	1.039	1.028	1.019	1.010	1.003	0.991	0.982	0.973	0.966	0.959	0.945	0.933	0.917	0.909
0.6		1.126	1.103	1.080	1.058	1.043	1.031	1.021	1.012	1.005	0.993	0.983	0.974	0.967	0.960	0.946	0.934	0.918	0.909
0.8		1.133	1.113	1.090	1.067	1.050	1.037	1.026	1.016	1.009	0.996	0.985	0.976	0.969	0.962	0.948	0.936	0.920	0.911
1.0			1.121	1.099	1.075	1.058	1.043	1.031	1.021	1.013	0.999	0.988	0.979	0.971	0.964	0.950	0.938	0.922	0.913
1.2			1.129	1.108	1.085	1.066	1.050	1.037	1.026	1.017	1.002	0.991	0.981	0.973	0.966	0.952	0.940	0.924	0.914
1.4			1.133	1.117	1.095	1.075	1.058	1.044	1.032	1.022	1.006	0.994	0.984	0.976	0.968	0.954	0.942	0.925	0.916
1.6				1.124	1.104	1.084	1.066	1.050	1.038	1.027	1.010	0.997	0.987	0.978	0.971	0.956	0.944	0.927	0.917
1.8				1.130	1.112	1.093	1.074	1.057	1.044	1.032	1.014	1.001	0.990	0.981	0.973	0.957	0.945	0.929	0.918
2.0				1.133	1.120	1.101	1.082	1.065	1.050	1.038	1.018	1.004	0.993	0.983	0.975	0.959	0.947	0.930	0.920
2.5					1.131	1.120	1.102	1.083	1.067	1.053	1.030	1.013	1.000	0.990	0.981	0.964	0.952	0.934	0.923
3.0						1.129	1.119	1.102	1.084	1.069	1.042	1.023	1.008	0.997	0.987	0.969	0.956	0.938	0.926
3.5							1.128	1.118	1.102	1.085	1.056	1.034	1.017	1.004	0.994	0.974	0.960	0.941	0.929
4.0								1.126	1.116	1.101	1.071	1.046	1.027	1.012	1.001	0.979	0.964	0.944	0.932

表 3.14 水中校准深度处平均能量 $\overline{E}_z$ 的电子束电离室内半径为 *r* 时的 P_u 值

$\overline{E}_z$ /MeV	r=1.5 mm	r=2.5 mm	r=3.5 mm
4	0.981	0.967	0.955
6	0.984	0.974	0.963
8	0.988	0.980	0.971
10	0.991	0.984	0.978
12	0.993	0.988	0.984
15	0.995	0.992	0.989
20	0.997	0.995	0.994

表 3.15 铝收集极电离室的 P_{cel} 值

收集极半径/mm	电 子 束	^{60}Co γ 射线和 X 射线 $(h\nu)_{max}\leqslant 25$ MeV	X 射 线 $(h\nu)_{max}\geqslant 25$ MeV
0.5	1.008	1.000	1.004
1.0	1.015	1.000	1.008
1.5	1.020	1.000	1.010
2.5	1.032	1.000	1.016

（三）高能电子束的吸收剂量标定

根据 1997 年出版的 IAEA 第 381 号技术报告的建议，标定高能电子束的吸收剂量时建议使用平行板电离室。但在我国大部分单位因为条件的限制，未能购买平行板电离室，采用指形电离室对高能电子束的吸收剂量标定的 C_E 方法，其对高能电子束的吸收剂量的测量分为两个步骤：第一步，在国家标准实验室，将用户电离室置于^{60}Co γ 射线或 2 MV X 射线空气辐射场中，为满足电子平衡，电离室戴有标准厚度的电子平衡帽，如 4.6 mm 厚的有机玻璃等，得出其照射量校准因子 N。

第二步，将 X 射线校准后的电离室，放入标准测量水模体中，在用户使用的射线质的辐射场中，测量高能电子束的吸收剂量，根据电离室剂量仪表读数，经^{60}Co γ 射线照射量校准因子 N、水中吸收剂量转换因子 C_E，得出高能电子束在水中吸收剂量计算的标准公式为：

$$D_W = RNC_E \tag{3.56}$$

式中，C_E称高能电子束吸收剂量转换因子，其值为随不同测量深度取不同的值。表 3.16 给出各种能量电子束在水中不同深度处的 C_E 值。

表 3.16　各种能量的电子束在水中不同深度处的 C_E 值

深　度/cm	电子束能量/MeV									
	5	10	15	20	25	30	35	40	45	50
1	0.992	0.877	0.843	0.823	0.808	0.795	0.784	0.775	0.768	0.762
2		0.893	0.858	0.835	0.819	0.806	0.795	0.786	0.778	0.771
3		0.915	0.871	0.848	0.830	0.816	0.804	0.794	0.786	0.778
4		0.947	0.886	0.859	0.840	0.824	0.812	0.801	0.792	0.785
5		0.963	0.901	0.871	0.847	0.831	0.819	0.809	0.799	0.791
6			0.933	0.885	0.856	0.839	0.825	0.815	0.806	0.798
7			0.965	0.902	0.867	0.846	0.832	0.821	0.812	0.803
8				0.941	0.882	0.854	0.839	0.827	0.816	0.808
9				0.959	0.898	0.865	0.847	0.832	0.820	0.814
10				0.926	0.917	0.878	0.856	0.840	0.827	0.819
11					0.946	0.890	0.866	0.848	0.834	0.823
12					0.939	0.903	0.879	0.857	0.841	0.829
13						0.926	0.890	0.867	0.848	0.835
14						0.959	0.907	0.877	0.857	0.842
15						0.933	0.924	0.890	0.866	0.849
16							0.954	0.903	0.876	0.857
17							0.929	0.919	0.887	0.864
18								0.940	0.900	0.874
19								0.936	0.915	0.883
20									0.935	0.895
21									0.943	0.908
22									0.921	0.924
23										0.945
24										0.918

按国际辐射和测量委员会推荐，高能电子束的吸收剂量标定校准深度为表 3.17 所示。

表 3.17　高能电子束的吸收剂量标定校准深度

射线能量/MeV	标准深度/cm
$2 \leqslant E_0 < 5$	0.5
$5 \leqslant E_0 < 10$	1.0
$10 \leqslant E_0 < 20$	2.0
$20 \leqslant E_0 < 50$	3.0

（秦颂兵）

复习思考题

1. 放射源的种类有哪些？产生方式有什么不同？
2. 简述射线与物质相互作用的种类和方式。
3. 什么是吸收剂量？临床实践中如何计算处方剂量？
4. 什么是百分深度剂量？简述其分布特点及影响因素。
5. 简述射线测量的几种方法并比较各自特点。

参考文献

[1] 许昌韶．肿瘤放射治疗学．第2版．苏州：苏州大学出版社，2005.

[2] 殷蔚伯，余子豪，徐国镇，等．肿瘤放射治疗学，第4版．北京：中国协和医科大学出版社，2008.

[3] 张红志，邱学军，史荣．肿瘤放射治疗物理学进展．北京：北京医科大学出版社，2002.

[4] International Commission on Radiation Units and Measurements. Prescribing Recording and Reporting Photons Beam Therapy. ICRU Report No. 50，1992.

[5] Wambersie A，Landberg T. ICRU report draft prescribing，recording external beam radiation therapy. ICRU News 2，1996，16-18.

[6] Shibamoto Y，Otsuka S，Iwata H，et al. Radiobiological evaluation of the radiation dose as used in high-precision radiotherapy：effect of prolonged delivery time and applicability of the linear-quadratic model. J Radiat Res，2012，53（1）：1-9.

[7] Franken NA，Oei AL，Kok HP，et al. Cell survival and radiosensitisation：modulation of the linear and quadratic parameters of the LQ model（Review）. Int J Oncol，2013，42（5）：1501-1515.

[8] Preston RJ. Radiation effects. Ann ICRP，2012，41（3-4）：4-11.

■ 第四章 ■

临床放射生物学概论

“放射生物学”主要研究放射线对生物体的作用，观察不同质的放射线照射后的各种生物效应以及不同内、外因素对生物效应的影响。“临床放射生物学”作为放射生物学的一个分支，具有一整套完整的有别于基础放射生物学的学术思想及原理。临床放射生物学的学科方向是研究和探讨人类肿瘤及正常组织在放射治疗中的生物学问题，根据临床放射生物学理论阐述放射治疗原理，探讨影响肿瘤及正常组织对放射线反应性的生物学因素，寻找减少放射治疗副作用的办法和措施，最终目标是为临床放射治疗医生设计和改进治疗方案提供思路和研究依据，进而达到提高肿瘤放射治疗疗效、减少正常组织损伤，延长病人生命和改善生活质量的目的。因此，临床放射生物学是肿瘤放射治疗的有机组成部分，是放射治疗学家了解放射线治疗肿瘤的生物学机制和从事有关研究的思想库和实验基地，也是放射肿瘤学必不可少的专业基础之一。

放射生物实验性和理论性的探索从最一般的到较特异的，分 3 个层次对放射治疗的发展作出贡献。对放射生物实验性和理论性的探索为放射治疗的发展作出了贡献。从最一般到较特异的，可分为 3 个层次。

（一）概念

为放射治疗提供理论基础，确认放射线对肿瘤和正常组织的作用机制及其受照射后生物体构成反应的过程（如 DNA 损伤及修复，肿瘤乏氧细胞、再氧合及肿瘤干细胞再群体化等生物效应的发生、发展过程和机制等）。

（二）治疗策略的实证研究

配合临床研究发展新的、特异性的放射治疗方法（如加速治疗、超分割、大分割放射治疗模式、乏氧细胞增敏剂、IMRT 以及高 LET 放射治疗中的生物学问题等），并对其临床有效性及注意事项进行细胞、动物以及人癌裸小鼠移植瘤水平生物效应的实测和验证。

（三）个体化放射治疗方案的研究和设计

鉴于对个体肿瘤放射敏感性的预测在提高恶性肿瘤的放射可治愈性方面的重要性，放射肿瘤学家和放射生物学家在这方面已进行了 60 多年的研究，虽然取得了一些有限的成功，但目前仍然不能完全准确、可靠地预测个体肿瘤的治疗反应性。因此，有人把预测个体肿瘤的放射敏感性的艰巨性比作放射治疗中的“圣杯”（holy grail），说明这是一个长期追求的目标。预测个案肿瘤放射敏感性的意义就在于为制订个体化放疗方案提供基础，使临床医师可根据个体肿瘤的具体情况采取与之相适合的治疗方案。

第一节　肿瘤放射治疗的生物学基础

一、机体受放射后的变化过程

电离辐射的治疗作用是电离辐射作用于人体后发生一系列物理、化学和生物反应的结果。

1. 物理学过程

电离粒子与生物体组织中的细胞核相互作用，高速运转的电子以 10^{-18} s 的速度通过 DNA 生物大分子及以 10^{-14} s 的速度穿过生物体细胞，从而产生了一系列的电离和激发的过程。光子（X 射线、γ 射线）与被照射介质（组织）相遇时可发生光电效应、康普顿效应和电子对效应。在发生上述现象时，除了产生的光电子、反冲电子及电子对效应的正、负电子和失去电子后的原子成为的正离子均直接有电离作用外，这些电子还可作用于介质的其他原子，重复发生上述 3 种效应，此过程重复多次，可产生大量正负离子，它们在肿瘤治疗中起到电离作用。

2. 化学过程

受到损伤的细胞核和分子与细胞中的其他结构起快速的化学反应，形成自由基，自由基反应一般在照射后千分之一秒内完成。

3. 生物反应过程

电离作用产生生物学效应不能依据机体吸收的能量来衡量，例如 5 Gy 剂量全身照射后 1 个月，可引起骨髓衰退性死亡，而全身吸收的能量不及饮用一杯咖啡。从分子水平来解释，这是射线使关键生物分子的特殊电离而产生的破坏。3 Gy 剂量照射使每个被照射细胞发生成千上万次电离，每个细胞出现几千个 DNA 单链断裂，大约有 100 个双链断裂。在此期间，大部分的损伤（如 DNA）能被修复，而不能被修复的损伤则最终导致细胞死亡。也有可能发生放射致瘤，这个时期可以延长到许多年后。

二、放射治疗的基本机制

电离辐射照射生物体后，通过上述物理过程，直接、间接地和细胞的关键靶（主要是 DNA）中的原子作用。DNA 是由 4 个核苷酸组成的双螺旋链的脱氧核糖核酸，经电离辐射照射后可出现单链断裂或双链断裂。

1. 直接作用

DNA 的单链或双链中的某一个或多个原子被电离辐射照射后直接发生电离或激发，导致单链或双链断裂，启动一系列事件和生物改变，这是电离辐射对生物体的“直接作用”。如：

RH（放射线）$\rightarrow RH^{+} + e^{-}$

$RH^+ \rightarrow R^\cdot + H^+$

2. 间接作用

细胞是生物体的基本单元，而细胞中80%是水，电离辐射作用于水，水分子被电离，以后又发生一系列反应。如：

H_2O（放射线）$\rightarrow H_2O^+ + e^-$

$H_2O^+ \rightarrow H^+ + OH^\cdot$

$H_2O^+ + H_2O \rightarrow H_3O^+ + OH^\cdot$

$H_2O + e^- \rightarrow H_2O^-$

$H_2O^- \rightarrow OH^- + H^\cdot$

在这些反应中产生的自由基$OH^\cdot$和$H^\cdot$高度活跃并能弥散一个短距离，到达DNA的某个分子或几个分子，引起DNA单链或双链断裂而导致生物改变（估计沿DNA分子距离轴心2 nm的圆柱内产生的自由基能攻击DNA），这就是“间接作用”。估计在哺乳动物细胞内，电离辐射所引起的DNA损伤，有2/3是由$OH^\cdot$、$H^\cdot$自由基间接作用引起的。

在有氧参加的情况下还将发生以下反应：

$H^\cdot + O_2 \rightarrow HO_2^\cdot$

$HO_2^\cdot + H \rightarrow H_2O_2$

生成的$HO_2^\cdot$和H_2O_2会造成更多的DNA单链和双链断裂及细胞损伤。相反，在乏氧情况下，缺少这一些反应，乏氧细胞所受的损伤就会减少。

电离辐射对DNA的“直接作用”和“间接作用”如图4.1所示。

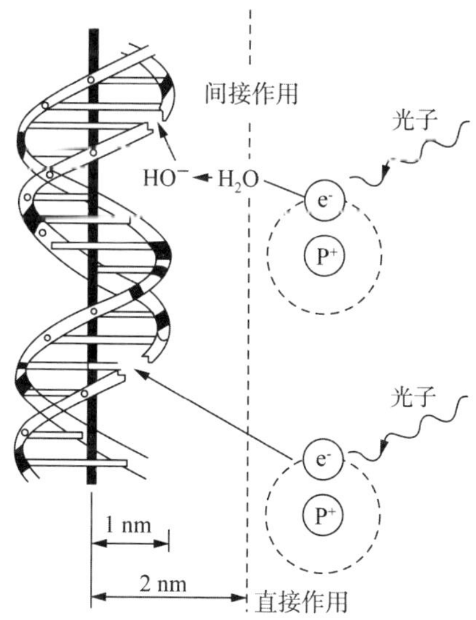

图4.1　DNA损伤的直接作用和间接作用

直接作用—DNA分子和一个吸收一个光子后的运动电子相互作用；间接作用—吸收一个光子后的运动电子和一个水分子相互作用，产生一个自由基$HO^\cdot$并对DNA产生损伤。估计沿DNA分子距离轴心2 nm的一个圆柱内产生的自由基能攻击DNA。对低LET辐射，间接作用占优势细胞核的放射敏感性比细胞质高 100 倍以上，主要是因为细胞杀灭的关键靶 DNA 是在细胞核内。

通常认为，辐射产生的有害效应仅发生在受照细胞中，电离辐射的能量沉积在该细胞的核中，引起 DNA 靶损伤，产生生物效应。近年来的研究结果表明，细胞不完全按此模式产生生物效应还可以引起非靶效应，或非 DNA 靶效应。这样，通过增加受作用细胞的数目可能放大辐射生物效应。非靶效应和延迟效应包括辐射诱发的基因组不稳定性、旁效应、在受照个体中产生的断裂因子及双亲受照后的遗传效应。这些有关细胞反应的研究结果就辐射的细胞遗传效应和遗传突变效应机制以及这些效应在辐射致肿瘤过程中的潜在应用提出了值得思考的问题，对辐射致癌的理解和辐射危险评估提出了挑战。

第二节　射线质与相对生物效应

放射线可分为电磁辐射线和粒子辐射线。电磁辐射线包括 X 射线和 γ 射线，粒子辐射线有电子、中子和质子等。用“线性能量传递（linear energy transfer，LET）”的概念来比较射线的质，用“相对生物效应（relative biologic effectiveness，RBE）”来比较不同 LET 生物效应的差别。

一、传能线密度（LET）

LET 是指单位长度径迹上能量的传递，衡量单位是：每微米单位密度物质的千电子伏（keV/μm），国际辐射单位与测量委员会于 1962 年对其定义如下：

在介质中带电粒子的传能线密度（LET）是 dE/dL 的商。在此 dE 是特定能量的带电粒子在 dL 的传递距离中所给予介质的局部平均能量，即 $LET=dE/dL$。

表 4.1 列出了常用射线的 LET 值。

表 4.1　常用射线的 LET 值

射　线	LET/（keV/μm）
^{60}Co，γ 射线	0.2
250kV X 射线	2.0
10 MeV 质子	4.7
150 MeV 质子	0.5
14 MeV 中子	径迹均值 12；能量均值 100
2.5 MeV α 粒子	166

二、相对生物效应（RBE）

辐射的量以术语“吸收剂量”表示，吸收剂量是一个以“gray”为单位的物理量。剂量是对单位组织质量所吸收能量的测量。不同类型射线的相同剂量产生的生物效应不同，如 1 Gy 中子产生的生物效应比 1 Gy X 射线大，这主要是通过电子显微镜水平所观察到的能量沉积的形式所得出的。

不同射线生物效应的比较，一般以 X 射线为标准，用“相对生物效应”来表示，经典“相对生物效应”的定义是：以 250 kV X 射线为参照，产生相等生物效应所需的 X 射线剂量与被测试射线的剂量之比：

$$\mathrm{RBE}=D_{250}/D_{\gamma} \qquad (4.1)$$

式中，D_{250} 和 D_{γ} 分别是产生相等生物效应的 X 射线的剂量和被测试射线剂量。

测试某种射线的相对生物效应时，首先应选择可以定量计数生物效应的生物系统指标。如测定快中子与 X 射线比较的相对生物效应，以植物幼苗的死亡为测试系统指标：一组植物用不同剂量的 X 射线照射，另一组用不同剂量的中子射线照射，观察结束时分别计算产生一半植物死亡时的 X 射线剂量和中子射线剂量，这种定量标准称为 LD_{50}（半数致死剂量）。如果 X 射线的 LD_{50} 是 6 Gy，中子射线的 LD_{50} 是 4 Gy，则 X 射线与中子射线的生物效应之比为 6∶4＝1.5，即 RBE＝1.5。

当所用实验体系的观察指标简单明确时，RBE 的测定相对简单明了。若选用培养的哺乳动物细胞作为实验体系，情况就会复杂得多，RBE 结果将取决于所设定的生物损伤水平及照射剂量。

三、“LET”与相对生物效应

LET 的相对生物效应，是指产生同等生物效应所需的低 LET 射线参考辐射剂量与高 LET 射线的辐射剂量之比。低 LET 参考射线为 250 kV X 射线。

RBE＝低 LET 射线参考辐射剂量/高 LET 射线的辐射剂量

随 LET 的增高，每“Gy”照射剂量可产生更多的细胞杀灭。图 4.2 和图 4.3 显示人肾癌细胞的存活比与“LET”的关系。对 RBE 的测定，与所设定的生物效应水平及分次照射的剂量有关，因此 RBE 不是固定的而是随损伤水平有所变化。图 4.3 显示：在线性能量传递（LET）为 100 keV/μm 时 RBE 最大。LET 继续增高，RBE 反而下降，这与高 LET 射线存在超杀效应有关。对细胞的杀灭而言，理论上，必须有一定数量的能量沉积在细胞的关键靶上。在低 LET 射线，必须有一个以上的粒子（如光子）通过才行，对细胞的杀灭相对无力；而致密电离的高 LET 射线，由于在细胞关键部位能量的沉积又超过了杀灭细胞所必需的量，从而造成剂量的浪费。

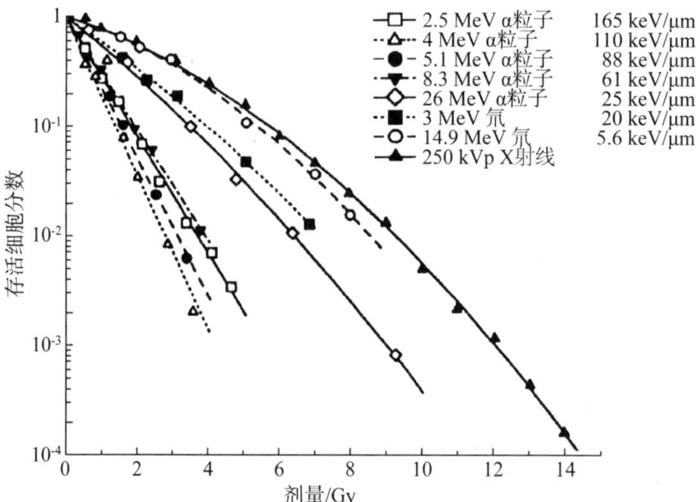

图 4.2 不同 LET 射线照射人肾癌细胞系的存活曲线

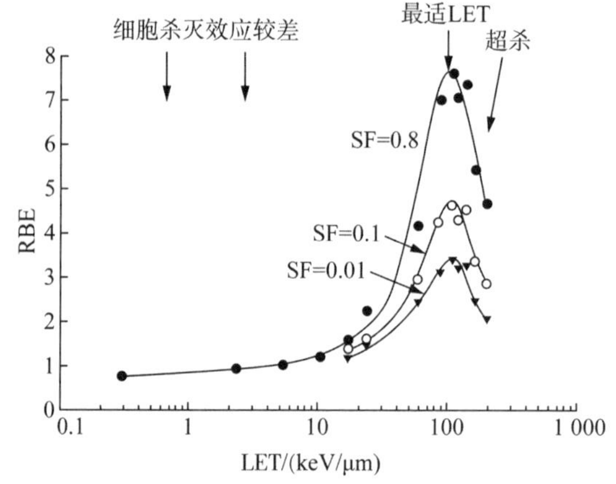

图 4.3 RBE 与 LET 射线的关系及特高 LET 射线的超杀效应

第三节 电离辐射的细胞效应

电离辐射能治疗肿瘤，电离辐射也能损伤正常组织，这些都是通过对细胞的杀伤而实现的。

一、细胞死亡

（一）细胞死亡形式

细胞死亡是生物体被射线照射后正常组织和肿瘤辐射生物学效应的主要形式。有两种形式：1）间期死亡：细胞受大剂量照射时发生的分裂间期死亡（细胞在进行下一次分裂前死亡），它主要发生于射线照射后几小时以内；2）增殖性死亡：又称有丝分裂死亡。

指由于染色体的损伤，细胞在试图进行有丝分裂时死亡。死亡可发生在照射后的第一次或以后的几次分裂。

（二）细胞死亡机制

1. 染色体 DNA 是关键靶

有充分的证据显示：相对于细胞质而言，辐射引起细胞死亡的敏感部位是在细胞核。

2. 凋亡

作为辐射所引起的细胞死亡形式，它与细胞类型呈高度依赖性。淋巴细胞更易于通过凋亡途径发生照射后的快速细胞死亡。而在大多数肿瘤细胞照射后是否丧失了再繁殖完整性则是最重要的。

二、细胞存活曲线

放射线照射后可引起大量细胞的死亡，但放射治疗却对受照后的“存活细胞”更加关注，因为这对放射可治疗性非常重要。

（一）细胞存活概念

肿瘤放射治疗的最终目标是消灭肿瘤，但临床放射治疗的目的是抑制肿瘤继续生长，使肿瘤细胞失去繁殖传代的能力，最终使肿瘤消退。所以在临床上，细胞存活的定义是经照射后，细胞仍具有无限增殖能力。在离体培养细胞实验体系中，细胞群受照射后，一个存活的细胞可以分裂繁殖成一个细胞群体（≥50 个细胞），称为“克隆”（clone）。这种具有生成“克隆”能力的原始存活细胞称为“克隆源性细胞”。当然这个定义是指那些正处于增殖状态的细胞而言的，对于那些不再增殖的已分化的细胞，如神经细胞、肌肉细胞、分泌细胞，只要丧失其特殊功能便是死亡。如果细胞在受照射后，形态完整、表面毫无损伤、有能力制造蛋白质或合成 DNA，甚至还能再经过一次或少数几次有丝分裂，产生一些子细胞，但最后不能继续传代，故依然被认为是死亡细胞。

细胞存活具有重要的临床意义，首先，它反映和推测的是肿瘤控制的效果，是从实验角度评估疗效的良好指标；其次，在这严格定义下，提示临床必须重视这种存活细胞，这种具有无限增殖能力的细胞是在治疗中必须根除的细胞，否则将留下导致复发和转移的隐患。而如何能更有效地消灭这种细胞则是临床放射生物学家和放射治疗学家所需要共同关注和加以研究的。

（二）细胞存活曲线

细胞存活曲线（cell survival curves）描述放射线照射剂量和细胞存活分数（surviving fraction，SF）之间的关系，用以研究和评估电离辐射对哺乳动物细胞增殖能力（即再繁殖完整性，reproductive integrity）的影响，对放射生物学研究和临床放射治疗具有重要意义。

1. 细胞存活曲线的绘制

细胞存活曲线的绘制方法主要依靠细胞培养，以制成的单个细胞接种平皿，用不同剂量（如 0，1，2，4，6，8，10 Gy）的照射，得到的克隆形成的比例数与未经照射的对照组进行比较，得出存活分数。根据不同剂量的不同存活分数绘制成的曲线即为细胞存活曲线，该曲线以照射剂量为横坐标（算术坐标），存活分数为纵坐标（对数坐标），然后根据实验要求用适宜的数学模型进行曲线拟合，即可得到该细胞系在半对数坐标系上的细胞存活曲线，如图 4.4 所示。

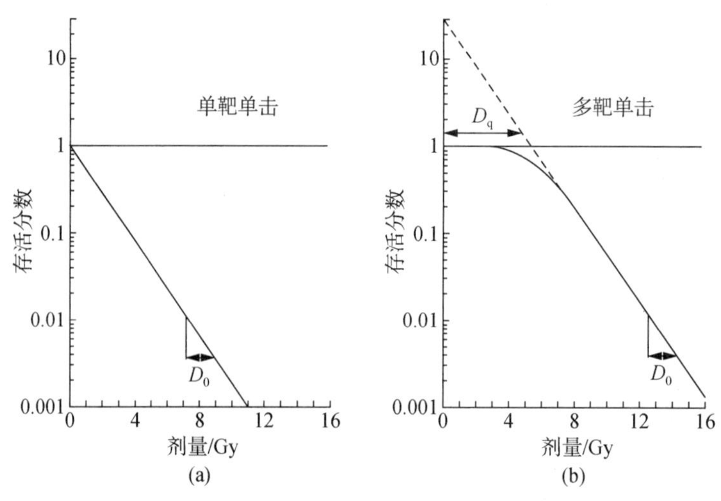

图 4.4　照射后细胞存活曲线

（a）指数性存活曲线；（b）和非指数性存活曲线

2. 细胞存活曲线的形状

细胞存活曲线的形状随研究对象（细菌、酵母、哺乳动物细胞）的不同而改变，曲线还会受多种因素的影响。为更好地拟合哺乳动物细胞的存活曲线，已有不少生物数学研究者提出了数种数学模型，在此介绍在临床放射生物研究中最常用的数学模型。

（1）指数性存活曲线

指数性存活曲线（exponential survival curve）是指细胞存活率与照射剂量呈指数性反比关系，即在细胞的放射敏感性不变时，剂量越大，细胞死亡越多。以同一剂量照射放射敏感与放射抗拒的细胞，其存活率也不同。但根据指数性反比关系，即使照射的剂量达到极大时（临床上一般不可能用这么高的剂量），也会有少数细胞存活。这种关系用公式表达时为：$N/N_0=e^{-KD}$。式中，N_0代表平皿接种的细胞总数；N 为被照射细胞所形成的克隆数，即存活细胞数，故其存活率为 N/N_0；D 为照射剂量；K 是与射线的质及细胞敏感性有关的常数；e 为自然对数底。若将细胞存活率取对数，则上式可改写成：

$$\ln=\frac{N}{N_0}=-KD$$

将纵坐标存活率改为对数坐标，$\ln\frac{N}{N_0}$其与剂量 D 及 K 值便成直线关系［图 4.4（a）］。

按照靶学说，指数性存活曲线是单靶单击的结果。所谓“靶”（target），是指细胞内放射敏感的区域；所谓“击”（hit），是指射线粒子的打击。单靶单击，是假定细胞内只有一个靶，可理解为放射敏感区域大，或靶面积较大，只要打击一次便可造成细胞死亡。小剂量便可造成细胞死亡，随之剂量增加，成活率呈指数性下降。在用密集电离辐射（如中子、α粒子）源时，可有这种放射效应。

（2）非指数性存活曲线

实际上，在治疗性照射时，人类肿瘤细胞的存活曲线形式是非指数性的，称为非指数性存活曲线（non-exponential survival curve）。照射后，细胞不是立即出现指数性死亡，而是在存活曲线上先出现一个“肩段”（shoulder），对辐射表现一定的抗拒。以后随剂量增加，才呈指数性死亡。在用稀疏电离辐射源时，细胞存活曲线可始终没有指数性死亡的直线部分。这种现象可用多靶单击说或单靶多击说解释。前者认为一个细胞内有多个放射敏感区域（多靶），射线打中细胞内一个靶或打中多个靶。但尚剩一个靶未被打中，均不能使细胞死亡，只有所有靶均被打中时才有效；单靶多击说则认为射线击中靶一次，不能造成细胞死亡，只有多次击中后才见效。

以多靶单击说为例，存活曲线中“肩段”的出现便是群体细胞对照射所表现出的效应。假定每一个细胞内有 n 个靶。只有击中 n 个靶时才能造成细胞死亡，但即使 $n-1$ 个靶被击中，也不会造成细胞死亡，剂量加大时，逐渐使 n 个靶均被击中的细胞跟着增多，使存活曲线肩段下降，当每一个未死亡细胞均被击中 $n-1$ 个靶时，“肩段”结束，以后，每击中一个靶，便使一个细胞死亡，存活率即与剂量呈指数性关系，存活曲线肩段之后即为直线状下降［图 4.4（b）］。

迄今为止，已有许多生物物理模式来解释肩区部分，但目前最为大家所接受的是线性-平方模式（L-Q 模式）。L-Q 模式将 DNA 的双链断裂作为辐射引起各种生物效应最基本的损伤，而 DNA 分子双链断裂的辐射沉积方式理论上有两种可能。一是一个辐射粒子在靠近 DNA 双链部位的能量沉积同时造成了两条单链的断裂（单次击中），其断裂数 N 将直接与吸收剂量 D 成正比，即 $N=\alpha \cdot D$，α 为其比例系数，与射线性质及被照射细胞的遗传特性本质相关。另一种可能为两个辐射粒子分别在 DNA 互补链相对不远的两个位置的能量沉积同时造成了两条单链的分别断裂（多次击中），这种方式导致的双链断裂与吸收剂量的平方成正比，即 $N=\beta \cdot D^2$，β 为其比例系数。LQ 模式认为给予剂量 D 与导致 DNA 双链断裂的关系可表达为：

$$N=\alpha D+\beta D^2 \tag{4.2}$$

那么双链断裂数与细胞受照射后的存活比率 S 之间有什么关系呢？大量实验数据的数学模拟提示 $S=e^{-N}$，亦即断裂数与存活比率呈指数性反比关系，因此剂量 D 和存活率的指数关系可表达为：$S=e^{(\alpha \cdot D+\beta \cdot D^2)}$。

式中，α 和 β 为常数，分别代表单击（不能修复）和双击（能修复）的杀灭机制。α/β 的比值表示引起细胞杀伤中单击和双击成分相等时的剂量，以 Gy 为单位。α/β 值可以较好地说明细胞存活曲线的肩区部分。高 α/β 值说明肩区部分曲线具有轻度的弯曲及其斜率较大的特点，而低 α/β 值则意味着细胞存活曲线的初斜率较小及曲线的肩区部分弯曲度较大的特点。α/β 值的高低决定于细胞的类型及在细胞周期中所处时相。线性-平方模式的最大特点是能用来较好地说明辐射生物学效应，由于其简单，容易在临床上应用。

3. 细胞存活曲线有关参数的含义

在临床应用中，细胞存活曲线主要是指非指数性存活曲线即有肩段的存活曲线，在这曲线中可反映出几个参数，各个参数表示不同的生物学含义。非指数性存活曲线（多靶单击型存活曲线）的各参数代号见图 4-4。

（1）D_0（平均致死剂量，mean lethal does）

为存活曲线直线部分斜率 k 的倒数（$D_0=1/k$），表示细胞的放射敏感性，即照射后余下 37％细胞所需的放射量。D_0 值越小，即杀灭 63％细胞所需的剂量就越小，曲线下降迅速（斜率大）。过去曾使用 D_{37} 表示，现已不用，因 D_{37} 受其他参数干扰，在单靶单击的指数性存活曲线中 $D_{37}=D_0$，而在肩段较宽的非指数性存活曲线中，$D_{37}\neq D_0$。

（2）N 值（外推数，extrapolation number）

细胞内所含的放射敏感区域数，即靶数，表示细胞内固有的与放射敏感性相关的参数，是存活曲线直线部分的延长线与纵轴相交处的数值。靶数（即 N 值）一般均在 2～10 的范围内。

（3）D_q 值（准阈剂量，quasithreshold dose）

代表存活曲线的肩段宽度，故也称“浪费的辐射剂量”。肩宽表示从开始照射到细胞呈指数性死亡所浪费的剂量，在此剂量范围内，细胞表现为亚致死损伤的修复（全部细胞进入 $n-1$ 状态之前）。D_q 值越大，说明造成细胞指数性死亡的所需剂量越大。经存活率为 100％的点作与横轴平行的直线，再延长存活曲线直线部分与之相交即可得出 D_q 值：

$$D_q=D_0\times\ln N \tag{4.3}$$

注：$\ln N$ 是以自然对数表示的 N 值。

4. 细胞存活曲线的临床意义

细胞存活曲线主要用于研究以下几方面的放射生物学问题，并指导临床实践。

1）研究各种细胞与放射剂量的定量关系。

2）比较各种因素对放射敏感性的影响。

3）观察有氧与乏氧状态下细胞放射敏感性的变化。

4）比较不同分割照射方案的放射生物学效应，并为其提供理论依据。

5）考查各种放射增敏剂的效果。

6）比较单纯放疗或放疗加化疗或/和加温疗法的作用。

7）比较不同 LET 射线的生物学效应。

8）研究细胞的各种放射损伤（致死损伤、亚致死损伤、潜在致死损伤）以及损伤修复的放射生物学理论问题。

5. 分次剂量照射的细胞存活曲线

在分次照射时，细胞存活曲线的肩区就会在每次照射后重建。这意味着经过第一次照射，相隔一段时间后再做第二次照射，而经第一次照射后存活下来的细胞仿佛从来没有受过照射，而再次显示出细胞存活曲线的肩区。所以，可以简单地理解，每一次相等剂量照射会导致相等的细胞死亡和生物效应。但实际工作中，由于肿瘤细胞是不均质的，存在乏氧细胞、细胞周期时相不一致等情况，所以每次同样剂量照射后产生的生物效应会不一样。而正常组织为均质的，所以每次同样剂量照射后，其生物学效应差别不是很大。

在分次照射中，若分次照射间隔时间之内能使细胞的辐射损伤得到完全的修复，那么最终的细胞存活曲线斜率会随着分次照射次数增多或分割剂量减少而愈来愈小。但是，当分次剂量降到某一剂量，如果再把分次剂量变小及分次照射次数增加，那么细胞存活曲线的斜率不会再发生变化，这时的分次剂量则称为剂量阈值（D_f）。在此时细胞的死亡主要来自单击所产生的 α 型细胞死亡。对于不同的组织，D_f 值一般在 0～2 Gy。一般来讲 α/β 值低，则 D_f 值也较低；α/β 值高，则 D_f 值也较高。

三、细胞周期时相与放射敏感性

多细胞动物细胞繁殖的基本机制是有丝分裂，哺乳动物细胞通过有丝分裂繁殖和传代。两次有效的有丝分裂之间的时间，称为有丝分裂周期时间（mitotic-cycle time），通常称作细胞周期时间（cell-cycle time）。细胞分裂是一周期性现象，重复出现在每一代细胞中。所有增殖的哺乳动物细胞（无论是培养的还是在组织中正常生长的）都有一个有丝分裂期（M），接下来是 G_1、S 和 G_2 期，然后又发生有丝分裂。不同环境中各种哺乳动物细胞的细胞周期时间有所不同。

细胞分裂的不同阶段，对放射线的敏感性不同。图 4.5 显示早、晚 S 期及 G_1 和 G_2、M 期的细胞存活曲线。细胞周期中不同时相细胞放射敏感性（radiosensitivity）变化的主要特征可概括为：① 有丝分裂期细胞或接近有丝分裂期的细胞是放射最敏感的细胞；② 晚S 期细胞通常具有较大的放射抗拒性；③ 若 G_1 期相对较长，G_1 早期细胞表现相对辐射抗拒，其后渐渐敏感，G_1 末期相对更敏感；④ G_2 期细胞通常较敏感，其敏感性与 M 期的细胞相似。

细胞时相效应的机制目前尚未充分了解，已提出了一些看法，主要有：X 射线照射后，分子关卡基因（molecular check point genes）使细胞阻滞在 G_2 期，以便在有丝分裂前启动或完成修复。巯基是天然放射保护剂，趋势是 S 期处于最高水平而在接近有丝分裂时水平最低。

细胞周期时相（cell phase in the mitotic cycle）效应在放射治疗中具有重要意义。对非同步化的细胞群进行单次放射线照射，有丝分裂或接近有丝分裂的细胞会被杀死，小部分处于 DNA 合成期的细胞也会受到损失或被杀死，一次照射后的总效应是倾向于细胞群体的同步化，留下来的细胞主要是处于相对放射耐受时相的细胞。分次照射之间，细胞通过周期进入更敏感时相的再分布，对增加肿瘤周期内细胞群对分次方案中以后照射剂量的敏感性可能是重要因素。

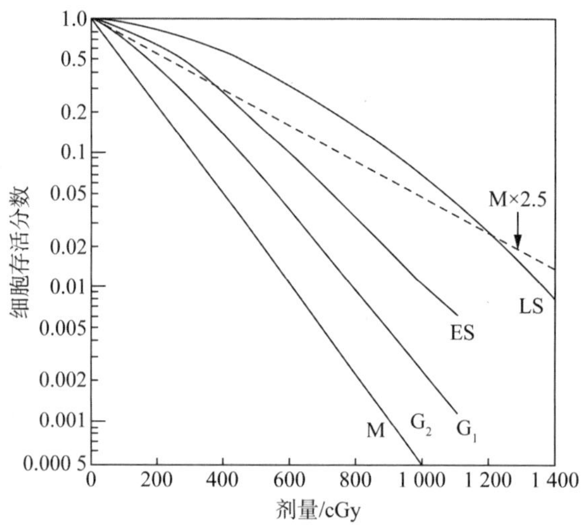

图 4.5 不同周期时相细胞放射敏感性变化

LS：晚 S 期；ES：早 S 期

第四节 正常组织及器官的放射效应

相对于肿瘤组织而言，正常组织细胞的增殖是高度有规律的，细胞的增殖是高度受控的，成人组织在正常状态下，细胞的繁殖严格地被分化成熟细胞的丢失所平衡。身体中细胞更新快的组织（如小肠上皮、皮肤及造血组织）被称为转化组织（turnover tissues）或结构等级制约组织（hieruchical tissue），这些组织的细胞丢失因子等于 1.0。而有丝分裂后组织（如神经组织）细胞丢失因子是 0。正常组织细胞与细胞之间不是孤立存在的，它们形成复杂的结构。在正常情况下，细胞的生、死之间维持着精确的平衡，这是机体调节机制作用的结果。它使机体的组织结构及构成组织的细胞数量保持在稳定状态。细胞损伤时不仅要考虑死亡细胞本身，而且要考虑由死亡细胞带来的连锁反应。

一、正常组织的结构组分

（一）正常组织中的细胞分化层次

正常组织被分为两个主要类型，第一种类型称为结构等级制约组织，在这种组织中，干细胞群（具有无限自我繁殖能力）、扩增细胞群（快速增殖，但只具有限的分裂次数）与功能细胞群之间具有清楚的可以识别的界限。一般来说，这种组织中有 3 种不同分化层次的细胞。

1）干细胞（stem cells）：指可以分裂很多次并形成有一定分化特征的可辨认的干细胞和即将分化的细胞。干细胞具有自我繁殖能力，能避开细胞分裂和分化之间的联系，即其他细胞在每次有丝分裂后就会失去部分分化潜能而最终分化成不分裂的功能性细胞。正常情况下大部分干细胞都处于 G_0 期，但刺激以后可很快进入细胞周期。

2）分化或功能细胞（differentiated or functional cells）：是与干细胞完全不同的另一层次的细胞（如血循环中的粒细胞和小肠黏膜绒毛细胞），这些细胞通常没有分裂能力，最后因衰老而死亡。

3）正在成熟的细胞（maturating cells）：在干细胞和分化的功能细胞之间存在一个由正在成熟的细胞组成的中间层次。在这个层次中，分化的干细胞后代在分化进程中倍增，如骨髓中的幼红细胞（erythroblast）和成粒细胞（granuloblast）就是中间层次的细胞。第二种组织类型称为灵活组织（flexible tissue），特点是细胞层次间没有明显的界限。在这种组织中，功能和增殖细胞可来源于相同细胞。

（二）早反应组织和晚反应组织

根据正常组织的不同生物学特性及对电离辐射的不同反应性，可将正常组织分为早反应组织（early or acute responding tissue）和晚反应组织（slow or late effects tissues）两大类。

早反应组织的特点是细胞更新很快，因此照射以后损伤很快便会表现出来。这类组织的 α/β 比值通常较高，损伤之后是以活跃增殖来维持组织中细胞数量的稳定并进而使组织损伤得到恢复。早反应组织有小肠、皮肤（基底细胞）、黏膜、骨髓、精原细胞等。

晚反应组织的特点是，这些组织中细胞群体的更新很慢，增殖层次的细胞在数周甚至一年或更长时间也不进行自我更新（如神经组织），因此损伤很晚才会表现出来。晚反应组织的 α/β 比值较低，细胞非致死性损伤的修复几乎是其唯一的保护效应。晚反应组织有脑脊髓、肺、肾、骨、肝、皮肤（真皮细胞）、脉管组织等。

1）早反应、晚反应组织与分次剂量：晚反应组织比早反应组织对分次剂量的变化更敏感。加大分次剂量，晚反应组织损伤加重，而早反应组织对分次剂量的变化相对不太敏感。当分次剂量大于 2 Gy 时，晚期并发症明显增加。因此，在临床放射治疗中应充分注意晚反应组织的耐受性。

2）早反应组织、晚反应组织与总治疗时间：由于晚反应组织更新很慢，在放射治疗期间一般不发生代偿性增殖，因此对总治疗时间的变化不敏感。与此相反，早反应组织对总治疗时间的变化很敏感。一般来说，缩短总治疗时间，早反应组织损伤加重。大多数肿瘤组织的放射效应类似早反应正常组织（称早反应肿瘤组织），每次剂量过低或疗程延长对杀灭肿瘤不利。因此在不致引起严重急性反应的情况下，为保证肿瘤控制应尽量缩短总治疗时间。

可见早反应组织和晚反应组织照射以后的反应特点是不同的，在临床放射治疗中应根据生物学特性分别考虑早反应组织和晚反应组织对分次剂量和总治疗时间的不同效应，在提高肿瘤治疗剂量的基础上应同时注意正常组织，特别是晚反应组织的防护。

二、早期放射反应和晚期放射反应的发生机制

一般来说，早期放射反应和晚期放射反应的区别是，早期放射反应发生在照射期间或治疗以后的最初几天或几周；而晚期放射反应则延迟至数月或数年后才表现出来。

（一）早期放射反应的发生机制

正常组织的早期放射反应多发生于更新快的组织，反应的发生是由等级制约细胞系统（hierarchical system）产生的。等级制约细胞系统是由干细胞以及正在分化的子代细胞组成的。早期放射反应的发生时间取决于分化了的功能细胞的寿命，反应的严重程度反映了死亡与存活干细胞再生率之间的平衡。

对放射的早期反应而言，靶细胞的特征通常是清楚的，相反晚期反应的潜伏期很长。值得一提的是，有些组织同时存在早期反应和晚期反应的发生机制。如皮肤，除了早期的上皮反应，还会发生严重的晚期损伤（如纤维化、萎缩和毛细血管扩张）。因此，在同一器官，可以顺序地发生不同类型的损伤，其发生机制和靶细胞均不相同。

放射的早、晚期反应之间的区别具有重要的临床意义。因为早期反应在常规分次放疗期间可被观察到，因此有可能对剂量进行调整，以保持组织修复所需的充足的干细胞，以免发生严重的放射损伤。那些存活的干细胞将通过再群体化恢复快增殖组织的完整性。如果治疗结束时存活干细胞数低于组织有效恢复所需的水平，则早期反应可以作为慢性损伤保持下去，也被称为后果性晚期并发症（consequential late complications）。

（二）晚期放射反应的发生机制——经典及分子机制

细胞损伤后（如照射），正常组织晚期效应表达的病理生理机制是一个整体问题，它包括机体和组织器官成分的相互作用和动力学。

经典概念对晚期放射性损伤的认识主要强调的是特异性靶细胞的存在以及靶细胞的放射损伤修复和再群体化能力。如纤维化与损伤的成纤维细胞有关，脱髓鞘与胶质细胞丢失有关，而肾损伤与肾小管细胞的耗减有关。

随着分子生物学技术的不断引入，对放射所诱发的临床病理过程认识从靶细胞学说扩展到靶细胞间的通讯——主要是细胞间细胞因子的对话。目前认识的重点已从靶细胞本身深入到自分泌（autocrine）、旁分泌（paracrine）、mRNA信息以及贯穿细胞之间的蛋白。靶器官受到照射以后，由于它是多细胞的，因此导致细胞因子级联效应（cascades of cytokine）的产生，这就是那些使存活细胞得以恢复和（或）表达晚期效应信息的扩增载体。

目前对正常组织晚期损伤形成机制的基本认识是：受照射以后，由细胞因子和生长因子所介导的各种细胞群之间的相互作用，最终导致了晚期放射损伤形成。在不同组织中，导致晚期损伤的细胞类型途径差别很大。在许多器官内皮细胞的损伤是基本机制之

一，可以见到血栓形成，血管通透性增大所致的间质水肿。这些变化可以被直接诱发，也可被其他细胞（如巨噬细胞等）产生的炎性细胞因子所诱发。

照射后即刻，由于细胞成分（如膜、胞浆体和DNA等）的损伤，启动了细胞间的对话，从而使基因表达发生了改变。反应的过程时常是立即释放mRNA并立即到达各自相邻细胞的受体，通过信号传导受体细胞被激活，从而导致少量的或一系列细胞因子的表达并最终导致细胞增殖或细胞外基质蛋白的产生，这取决于受体细胞的品系。在特定情况下，受体细胞是成纤维细胞，可以在受损伤后24 h之内看到胶原基因的活化，并能持续数天、数周甚至数月，时间跨度可以持续到病理或临床损伤的出现。

细胞初始损伤以后所激发的细胞因子级联效应是立即发生的，并通过细胞信号引发一系列的继发事件。与经典的靶细胞理论不同，分子理论认为没有潜伏期的存在，而是照射后前炎性和前纤维化细胞因子即刻同步表达，而且不论是在早期还是晚期都是如此。另外胶原基因的表达也在早期即可看到的。分子理论还认为细胞因子和生长因子的识别是一个即刻事件，同时也是双向的，提示某些细胞因子结合物的抑制或扩增最终将决定临床事件的过程。另外认为，死亡的靶细胞决定临床过程的方向，但存活的细胞通过细胞因子的级联效应决定晚期可观察到的临床表现。

三、正常组织的体积效应

（一）正常组织的结构与放射耐受性

在考虑受照射体积对正常组织耐受性的影响时，重要的是应对结构性组织耐受（structural tissue tolerance）和功能性耐受（functional tolerance）的概念加以区别。结构性组织耐受取决于细胞的放射敏感性以及在限定体积内使成熟细胞群保持在临界水平以上的干细胞活力。功能性耐受取决于作为一个整体的器官是否能继续行使功能。

受照射组织的体积对临床耐受性可能有重要的决定性作用，而对每单位体积组织的敏感性影响不大。皮肤和黏膜的溃疡就是一个例子，如果溃疡发生在一个大的区域内，将会导致疼痛和功能缺失，然后慢慢愈合。相反，一个小区域的溃疡，只会有点不舒服且很快会愈合。在这种情况下，临床耐受性主要取决受照射的体积。

根据临床经验可以假设，在正常组织内存在功能性亚单位（functional subunit，FSU）。也就是说，正常组织或器官由若干功能性亚单位组成，这些功能性亚单位的损伤会直接影响到组织的功能，但在不同组织和器官，这些功能性亚单位的排列顺序是不同的。在一部分组织和器官中，它们呈“并联排列”，如肺组织等。从整体上讲，肺组织属于对射线很敏感的器官，很低照射剂量就能产生肺功能衰竭。但当照射容积很小时，却可耐受较高照射剂量而不至于产生严重的损伤。目前已证实，大约30%的肺组织未受到组织损伤即能基本维持肺的功能。另一类器官和组织的功能性亚单位呈“串联排列”，当一个功能性亚单位受到损伤时，即会引起整个器官功能的丧失，如脊髓。在这一类器官中存在一个剂量阈值，照射剂量低于阈值，器官功能不会受到影响，而照射剂量高于阈值，那么器官功能会丧失。实际上，功能性亚单位单纯串联排列的器官是不存在的，还存在一些因素会影响到器官功能。大脑是一种特殊的类型，它既不属于并联组织，又不属于串联组织。大脑内存在许多功能区，所以大脑的耐受性更多地应考虑到照射的部位，而较少考虑到照射的容积。所以即使一个很小的区域受到严重的放射性损伤，即会产生某一特殊功能的永久性丧失。

此外，影响组织和器官照射容积效应的另一个重要因素是未受照射区域的干细胞向受损伤区域的迁移。所以，若照射容积明显缩小时，如＜2 cm，组织的耐受剂量会明显增加。在脊髓受到射线照射时，便存在这一现象。但在肺组织中尚未看到这种干细胞迁移现象。

正常组织耐受剂量分为最小的损伤剂量（$TD_{5/5}$）和最大的损伤剂量（$TD_{50/5}$），$TD_{5/5}$（$TD_{50/5}$）是指在所有用标准治疗条件的肿瘤患者中，治疗后5年因放射治疗造成严重损伤的患者不超过5%（50%）时的照射剂量。详细内容见正常组织放射反应与损失章节。

（二）剂量-容积直方图在临床中的应用

在目前放疗中，由于三维适形治疗及调强治疗技术的发展，我们常用剂量-容积直方图（DVH）来评估和比较不同的治疗计划。可是在DVH中，缺乏剂量三维分布的图像，因而无法判断放射性组织损伤和组织器官产生并发症的相互关系。在DVH中所看到的高照射剂量区可能代表靶区中单一的热点，也可能由相邻部位若干很小的热点所组成，或由于不同部分的热点所组成，这些不同现象对组织耐受性的意义是不同的。另外，从DVH上无法判断器官功能或解剖部位与照射剂量的相互关系。因此，与DVH相关的一系列生物数学模式仅仅考虑到照射野内的生物效应，而没有反应照射野外的生物效应变化。所以目前DVH仅用来对不同治疗计划的比较和评价，而不能用来预测临床治疗疗效。

第五节　肿瘤的放射生物概念

一、肿瘤的增殖动力学

（一）肿瘤的细胞动力学层次（cell kinetic compartments of a tumor）

肿瘤内的恶性细胞根据其动力学特性可分为4个动力学层次。第一层次，由分裂活跃的细胞组成，所有在这一层次内的细胞都将通过细胞周期并可以用细胞标记技术予以辨认。所有新生的肿瘤细胞都是从这一层次产生的，因此这一层次的细胞是肿瘤体积增长的主要来源。该层次细胞在整个肿瘤细胞群体中所占的比例，称为生长比例（growth fraction，GF），有时将这个层次的细胞称为P细胞（proliferating）或增殖细胞。第二层次，由静止或G_0期细胞组成。G_0细胞时常被称为Q细胞或静止细胞（quiescent），G_0层次的细胞可再进入细胞周期。有些 G_0 细胞可能是克隆源性的（有能力再群体化出一个肿瘤），因此是危险的，必须在治疗中将其消灭。第三层次，由分化的终末细胞组成，终末分化细胞不再具有分裂能力。一般来说，采用细胞动力学技术是不容易把 G_0 细胞和不能再分裂的终末细胞区别开的。那些已分化的细胞在肿瘤中所占比例较大时，可能因其庞大的体积而给病人造成不便或不适，但对病人已没有什么严重的威胁。第四层次，由已死亡及正在死亡的细胞组成。由于血液供应不足而致坏死是肿瘤的特征，各个肿瘤被坏死细胞所占有的体积极不一样，有时可能很广泛。其他参与形成肿瘤包块的主要成分是间质，这包括血细胞和成纤维细胞等正常组织细胞，在某些情况下可能比恶性细胞还要多。

细胞从一个层次向另一个层次的转化在肿瘤内是持续发生的。在一些治疗的进行期间或之后可能出现细胞从 Q 层次向 P 层次移动，称为再补充（recruitment），而从 P 到 Q 的转化也是必然存在的（否则在肿瘤的生长中，由于 P 细胞的倍增，Q 细胞的比例将下降到零）。另外，有些细胞由于营养不足（如乏氧）而不能继续分裂，有些细胞也可能由于自然分化进程而进入分化层次。最后，有些细胞可能会离开原发肿瘤包块（其中有活性的细胞会导致转移，而死亡细胞会被吸收），这些过程导致了肿瘤的细胞丢失现象。

（二）肿瘤的生长速度

1. 描述肿瘤生长速度的参数

肿瘤病人整个疾病的进程很大程度依赖于原发和转移肿瘤的生长速度，对肿瘤生长速度的描述包括以下几个参数。

（1）肿瘤体积倍增时间（tumor volume doubling time，T_d）

是描述肿瘤生长速度的重要参数，由 3 个主要因素所决定：细胞周期时间（the cell cycle time，T_c）、生长比例（the growth fraction，GF）和细胞丢失率（the rate of cell loss）。如果细胞周期时间短，生长比例高，细胞丢失低，则肿瘤生长得就较快。

（2）潜在倍增时间（potential doubling time，T_{pot}）

是用来描述肿瘤生长速度的理论参数，它的定义是：假设在没有细胞丢失的情况下肿瘤细胞群体增加一倍所需要的时间。这取决于细胞周期时间和生长比例。潜在倍增时间（T_{pot}）可以通过测定胸腺嘧啶的标记指数（LI）或 S 期比例（S-phase fraction，T_s）根据以下关系式得到：

$$T_{pot}=\lambda\ (T_s/\mathrm{LI}) \tag{4.4}$$

T_s 是 S 期持续时间，λ 是校正系数，通常在 0.7 和 1.0 之间。T_s 可以通过胸腺嘧啶类似物标记技术进行测算。

（3）细胞丢失因子（cell loss factor）

肿瘤的细胞丢失可通过计算细胞丢失因子表达：

$$\text{细胞丢失因子}=1-(T_{pot}/T_d) \tag{4.5}$$

2. 肿瘤的指数性生长和非指数性生长

指数性生长是指肿瘤体积在相等的时间间隔内以一个恒定的比例增加。一个细胞通过分裂会产生 2 个细胞，在下一个周期后又会生成 4 个，然后是 8 个、16 个，如此等等，这就是指数生长。指数性生长的公式是：$V=\exp\left[0.693\ (T/T_d)\right]$。

式中 0.693 是 $\log_e 2$，T 是时间，肿瘤体积的对数随时间呈线性增长。这是肿瘤生长的最简单模式。在通常条件下，如果允许细胞增殖，且没有细胞丢失，则细胞数量的增加将是指数性的。有两个过程会引起肿瘤生长的倍增时间长于细胞周期时间，即细胞丢失和去周期化（decycling，指增殖细胞移动进入非增殖状态），三个因素中任何两个的组合（如延长细胞周期时间、降低生长比例以及增加细胞丢失率）都会导致肿瘤的非指数性生长。

（三）人体肿瘤的生长速度

图 4.6 是一些经过很仔细测量后得到的人体原发性肺肿瘤的生长曲线。这些曲线基本上都是直的或接近直的，因此它们是代表指数性生长的很好例子。

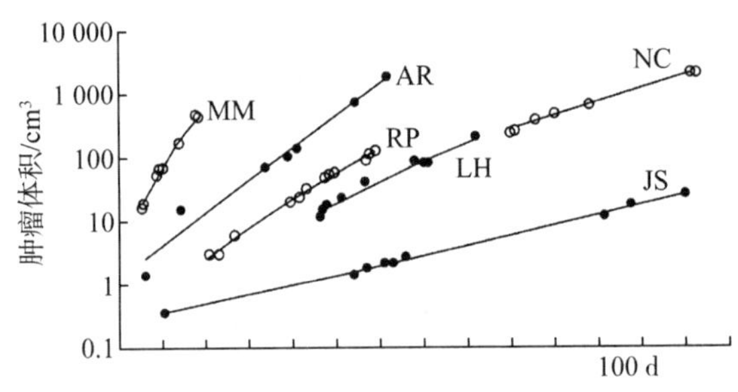

图 4.6　人体原发性肺肿瘤的生长曲线

在任何一个肿瘤类型内都有很宽范围的体积倍增时间。例如，肺转移腺癌的体积倍增时间，有些体积在一周内就增加一倍，而有些则需要一年或更长时间，其中位数则是 90 d 左右。这一中位数在其他人体肿瘤类型中也有代表性。淋巴瘤、畸胎瘤和乳腺癌表浅转移灶比肿瘤平均值生长得快；原发肺腺癌和结肠癌则生长较慢。

二、肿瘤的剂量效应关系

1. 肿瘤控制概率的临床特征

放射治疗对肿瘤的治愈性因肿瘤病理类型以及期别的不同有很大的差别。有些肿瘤有很高的放射可治愈性，而有些则并非如此，只能延长生存期或很难用放射治疗达到长期控制，如淋巴瘤有较好的放射可治愈性，而胶质母细胞瘤和骨肉瘤的放射耐受性则较高。不同类型的肿瘤，其 95% 肿瘤控制概率的处方肿瘤致死剂量不同，如精原细胞瘤、Wilm’s 瘤约 35 Gy，而胶质母细胞瘤、黑色素瘤和骨肉瘤为 80 Gy。

2. 放射治疗中的剂量-效应关系

临床放射生物学关注的是：既定物理吸收剂量与放射生物效应结果及影响因素之间

的关系。在临床上所看到的是一个很宽的剂量范围，在这个范围特定类型放射反应的风险随照射剂量的增加从 0%增至 100%，这就是剂量效应关系图（图 4.7）。所谓终点指标（end point）是指一个特定的事件（即照射以后在一个既定时间段，这个事件发生或不发生）。我们期望：0 剂量以后，这个现象不或极少被见到，随着照射剂量的增加，放射反应在严重程度和/或发生频率上也可能会增加，而在非常高剂量照射以后，几乎所有的病例都会见到。

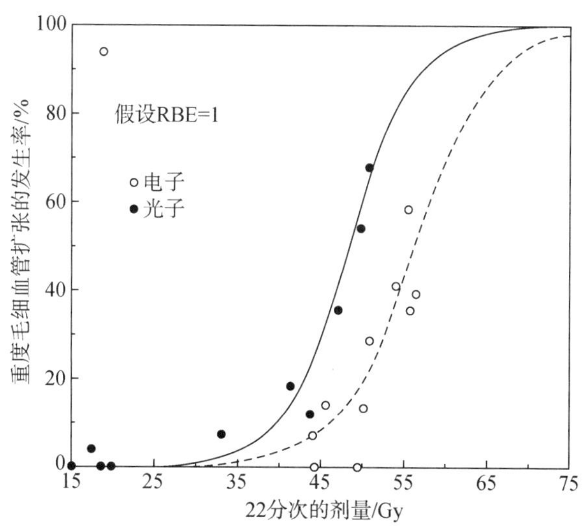

图 4.7　分次照射后重度毛细血管扩张的发生率

电离辐射的剂量-效应曲线呈 S 形。随着剂量趋于“0”，辐射效应的发生率也趋于“0”；在高剂量时辐射效应趋于“100%”。有几种方法被用于描述在放射剂量坐标上剂量-效应曲线的位置，它们是以放射剂量（Gy）为单位，特指产生既定水平肿瘤控制或正常组织并发症所需的放射剂量。对肿瘤而言，最常用的定位参数是 TCD_{50}（radiation dose for 50% tumor control，TCD_{50}），即产生 50%肿瘤控制所需的放射剂量。在正常组织，相似的参数是 ED_{50}，指 50%效应所需的放射剂量。有时也用 ED_5，指产生 5%并发症概率的放射剂量。表示剂量-效应曲线陡度最方便的方式是“γ”值（剂量增加 1%效应所增加的百分数）。γ 值取决于所评价那点上的效应水平，在剂量-效应曲线的顶部或底部剂量增加 1%所产生的效应增加小于在曲线最陡峭的部分，这种局部典型的 γ 值用表示效应水平的指数来描述，如 γ_{50} 是指在 50%效应水平的 γ 值。

和其他医疗方式一样，对放射治疗过程的描述必须体现放射治疗的风险和受益的水平。肿瘤控制剂量-效应曲线的形状、相对位置以及所产生的放疗并发症决定着在可接受的副作用水平所能给予的最大照射剂量。Holthusen 对这点作了很好的说明，他用肿瘤控制和正常组织并发症在同一坐标系内为这两种情况作图，有利的一种情况是这两条曲线之间有一宽的治疗窗［图 4.8（a）］，而另外的情况则没有增益［图 4.8（b）、(c)］。

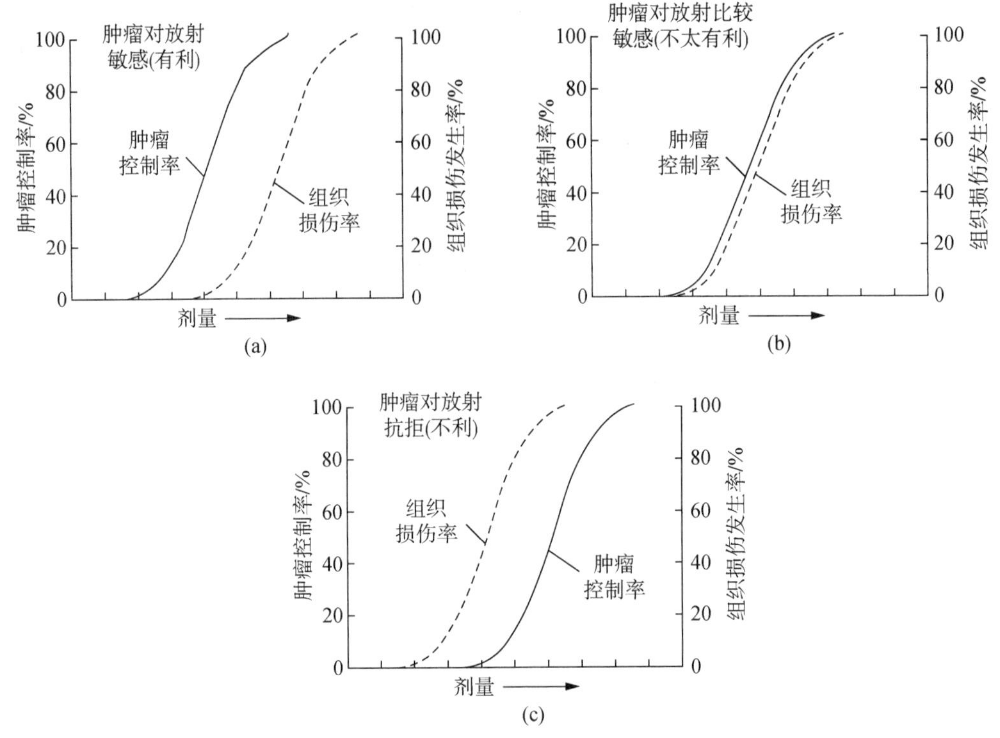

图 4.8 肿瘤控制率与正常组织损伤发生率

三、从在体实验肿瘤的放射生物学研究中得到的一些结论

从 20 世纪 70 年代到 80 年代，大量动物实验肿瘤的放射生物实验研究结果提示了许多重要的概念，主要概括如下。

（一）肿瘤的体积效应

大肿瘤比小肿瘤难治愈，这主要是由于大肿瘤所需要杀灭的克隆源细胞数多。放射治疗一个疗程可能达到的肿瘤干细胞存活比例约为 10^{-9}，可以治愈克隆源细胞小于 10^9 的肿瘤，但对一个含有 10^{12} 克隆源细胞的肿瘤则不能治愈。另有一个更复杂的问题是，除这一明显的效应外，在大肿瘤中的克隆源细胞对治疗的敏感性更小。

（二）再群体化的加速

损伤之后，组织的干细胞在机体调节机制的作用下，增殖、分化、恢复组织原来形态的过程称作再群体化。这一概念早先用于描述正常组织损伤之后的恢复过程，也用于肿瘤，但涵义有所不同。照射或使用细胞毒药物以后，可启动肿瘤内存活的克隆源细胞，使之比照射或用药以前分裂得更快，这称之为加速再群体化。在头颈部肿瘤干细胞的再群体化在开始治疗后的 28 d 左右开始加速（将在本章第六节中详述）。

（三）瘤床效应

研究人员很仔细地测量了接受过放射治疗后复发的实验肿瘤的生长速度，常会发现它比未接受过治疗的同样大小的肿瘤的生长速度为慢。这被称为瘤床效应。如把肿瘤接种于以前受过照射的皮下组织部位，会发现有类似的肿瘤生长速度的减慢。这一效应被认为是由于照射对间质（含血管）组织损伤所致。

（四）乏氧和再氧合

绝大部分肿瘤都含有处于不同氧合水平的肿瘤细胞，这一事实对辐射控制肿瘤以及提高肿瘤控制质量有深刻的影响（将在本章第六节中详述）。

四、肿瘤组织与正常组织对射线反应的差异

肿瘤组织具有自身的放射生物学特点，与正常组织的射线反应有差异，表现为：

1）正常组织照射后细胞增殖周期的恢复较肿瘤组织快，而肿瘤组织由于乏氧，照射后出现亚致死性损伤，肿瘤细胞多停留于 G_2 期，以利于损伤的修复。

2）照射后肿瘤组织可能出现暂时的加速生长，但这种生长速度慢于正常组织为填补损伤而出现的增殖加速。

3）肿瘤细胞群中处于细胞周期的细胞较多，对射线较正常组织敏感，易出现致死性损伤，其他形式的损伤也较正常组织多。

对肿瘤组织与正常组织差异性的了解，将极大地提高临床放射治疗的主观能动性，可以针对性利用正常组织和肿瘤组织的有利与不利因素，采取各种增加正常组织和肿瘤组织对射线反应的差异，提高肿瘤的整体疗效。但目前人们对肿瘤的许多内在的诸因素还没有充分认识，这方面的工作有待更多的学者投入更多的精力与物力进一步深入研究，才有望从根本上治愈肿瘤。

第六节 分次放射治疗的理论基础

100 多年的临床实践证实，分次放射治疗（fractioned radiotherapy）是行之有效的基本放疗原则。现代放射生物学的知识使人们有可能解释时间-剂量因子对生物效应的影响并了解其作用机制。1987 年 Withers 提出了“4 个 R”的概念，即细胞放射损伤的修复（repair of radiation damage）、组织的再群体化（repopulation of the tissue）、乏氧细胞的再氧合（re-oxygenation of hypoxic cells）、细胞分裂周期内的再分布（redistribution within the cell cycle）。“4R”概括了细胞群受照射后的各种改变，也构成分次放射治疗的理论依据。

一、分次放射后的组织反应：“4R”

细胞群受电离辐射照射，既不是一次照射后全部损伤，也不是全部完好不变，因照射剂量不同，细胞敏感性不同，照射后的损伤程度也不同，变化是多样的。

（一）细胞放射损伤的修复

电离辐射照射所引起的细胞损伤可分为三类：亚致死损伤（sub-lethal damage,

SLD)、潜在致死损伤（potential lethal damage，PLD）和致死损伤（lethal damage，LD)。亚致死损伤指受照射后，细胞的部分靶而不是所有的靶受到影响，通常指DNA的单链断裂，这种损伤是可以修复的，对细胞的死亡影响不大，但亚致死损伤的修复会增加细胞存活率。潜在致死损伤是指正常状态下应当在照射后死亡的细胞，若在照射后置于适当条件下由于损伤的修复又可存活的现象。但如果没有适当的环境或条件，这种损伤将是不可逆的，细胞最终丧失分裂能力。致死损伤指细胞受照射后的损伤不可能修复，完全丧失分裂繁殖能力，最终死亡。

1959年，Elkind发现当细胞受照射后产生亚致死损伤而保持修复能力时，细胞能在照射后3 h完成这种修复，故这种修复亦称Elkind修复。当一个剂量被时间的间隔分割为两个分次时，存活的细胞数将比单次照射同样的总剂量多。亚致死损伤的修复受许多因素影响，主要有：① 放射线的性质：低LET射线照射后细胞有亚致死损伤和亚致死损伤的修复，高LET射线照射后没有亚致死损伤，因此也没有亚致死损伤的修复；② 细胞的氧合状态：处于慢性乏氧环境的细胞比氧合状态好的细胞对亚致死损伤的修复能力差；③ 不同细胞的修复动力学不一样，体内和体外实验也不同。组织修复动力学研究表明SLD的修复与照射后的时间呈指数性关系，常用半修复时间 $T_{1/2}$（细胞损伤修复50%所需时间）来表示。不同组织的修复速度不同。以小肠上皮细胞为例，它属于早期反应组织，其 $T_{1/2}$ 为30 min左右，射线照射后3 h即能完成损伤的修复。而脊髓却不一样，属于晚反应组织，其 $T_{1/2}$ 为2.4 h左右，射线照射开始后大约24 h才能完成细胞亚致死损伤的修复。

和亚致死损伤修复一样，潜在致死损伤修复也和许多因素有关。实验证明与PLD修复有关的细胞几乎均为乏氧细胞，并主要存在于 G_0 期及相当不活跃的 G_1 期细胞内。若认为PLD修复是乏氧细胞特有的一种修复，则应重视该修复与肿瘤放疗难治性的关系。低温（20～29 ℃）可促进PLD修复，加温疗法可抑制PLD修复。另外，肿瘤细胞若有较强的PLD修复的能力，丧失了凋亡反应，则肿瘤不易被控制。高LET射线照射时，没有潜在致死损伤的修复。

此外，细胞受射线照射后产生的损伤可简单地分成两大类：一类细胞的损伤与照射剂量呈线性关系，称为α型细胞死亡；另一类细胞的损伤与照射剂量的平方成比例关系，称为β型细胞损伤。这两种类型细胞的损伤就构成单次照射后的细胞存活率，即线性-平方模式（L-Q模式）。一般认为α型细胞损伤是非修复性的，而β型细胞损伤是能修复的。其中的重要参数为 α/β 值，晚反应组织损伤修复能力大，则 α/β 值低；而早反应组织修复能力低，则 α/β 值高。目前，在动物实验中已得到许多不同类型正常组织的 α/β 值。人类组织和肿瘤的 α/β 值还较少。

（二）组织的再群体化

损伤之后，组织的干细胞在机体调节机制的作用下，增殖、分化、恢复组织原来形态的过程称作再群体化。这一概念早先用于描述正常组织损伤之后的恢复过程，例如，皮肤割伤以后出现了一连串的细胞丢失，数天以后，这个缝隙被填满了。伤口边缘部位的细胞快速倍增使皮肤的原来形态得以正确恢复。

再群体化的概念也用于肿瘤，但含义有所不同。照射或使用细胞毒性药物以后，可启动肿瘤内存活的克隆源细胞，使之比照射或用药以前分裂得更快，这称之为加速再群体化。受照组织的再群体化反应的启动时间在不同组织之间有所不同。放射治疗期间存活的克隆源性细胞的再群体化是造成早反应组织、晚反应组织及肿瘤之间效应差别的重要因素之一。在常规分割放疗期间，大部分早反应组织有一定程度的快速再群体化，而晚反应组织由于它的生物学特性一般认为疗程中不发生再群体化，如果疗程太长，疗程后期的分次剂量效应将由于肿瘤内存活干细胞已启动进入快速再群体化而受到损害。研究显示，头颈部肿瘤干细胞的再群体化在开始治疗后的 28 d 左右开始加速，因此每天增加 0.6 Gy 是需要的，以补偿再群体化所损失的效益。

（三）分次照射时乏氧细胞的再氧合

1. 氧的重要性

早期的研究发现，细胞对电离辐射的效应强烈依赖于氧的存在。人们把氧在放射线和生物体相互作用中所起的影响，称为氧效应。氧效应可用氧增强比（oxygen enhancement ratio，OER）来表示，定义为在乏氧与有氧情况下照射时产生相同生物效应所需的照射剂量之比，表达式为：OER＝乏氧细胞辐射致死量/富氧细胞辐射致死量。绝大多数正常组织内氧分压在 5.3 kPa（40 mmHg）左右，处于氧合好的状态，而大多数实体肿瘤内都有相当一部分细胞处于乏氧状态。

氧效应只发生在照射期间或照射后数毫秒内，在照射前或照射后供氧均无明显意义。随着氧水平的增高，放射敏感性有一个梯度性增高，最大变化发生在 0～20 mmHg。氧浓度进一步增高至空气水平（155 mmHg）甚至 100%氧气时（760 mmHg），放射敏感性也只有很小的增加。氧效应的机制尚不完全清楚，比较公认的理论是“氧固定假说”，即当带电粒子穿过生物物质时产生许多电子对，这些电子对寿命极短，约为 10^{-10} s，当生物物质吸收了放射线以后形成自由基。这些自由基是高活度分子，能击断化学键造成靶分子的损伤（通常是 DNA），从而启动一系列事件并最终以损伤的形式表达出来。低 LET 射线（X、γ、电子）在有氧存在的情况下，氧与自由基 $R^{\cdot}$ 作用形成有机过氧基（$RO_2^{\cdot}$），并最终在靶分子上形成 ROOH，它是靶物质的不可逆形式，于是损伤被化学固定下来，因此认为氧对照射的损伤起了“固定”作用，称之为“氧固定假说”（图 4.9）。高 LET 射线照射时，不论在有氧或缺氧情况下，都能产生有机过氧基（$RO_2^{\cdot}$），同时，高 LET 射线形成的电离轨迹极为密集，通过 DNA 分子时可产生大量的能量贮存，因而即使在缺氧情况下亦可产生直接效应，可产生不可修复的双链断裂。

OER 依赖于 LET（图 4.10），低 LET 射线（X 或 γ 射线或高能量电子），OER 值为 2.5～3.0，而用 15 MeV 快中子（属于高 LET 射线）时，其 OER 值为 1.6。说明低 LET 射线对氧的依赖性大，而高 LET 射线对氧的依赖性明显较小。

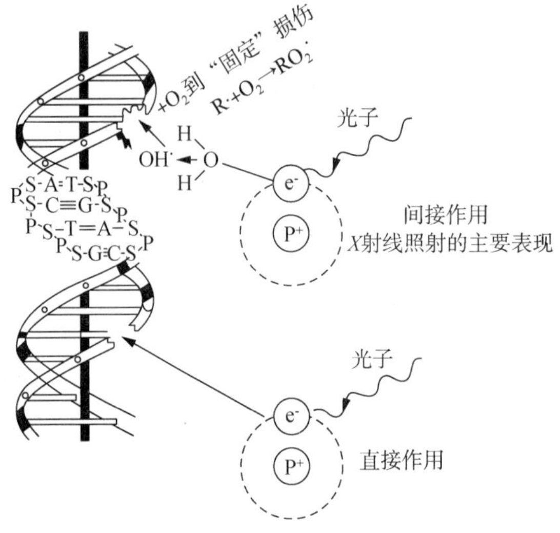

图 4.9 氧固定假说

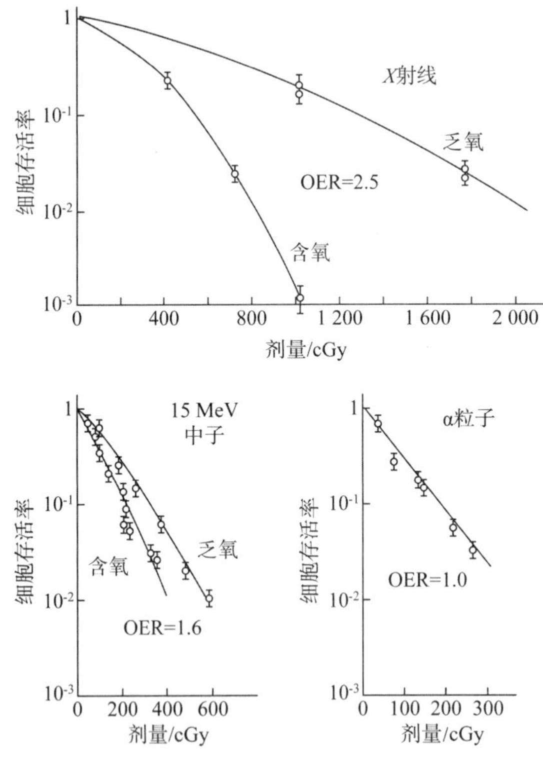

图 4.10 不同类型射线的 OER

2. 肿瘤乏氧和再氧合

实体瘤的生长需要不断地诱导血供，这个过程称之为血管生成。新形成的血供是原始性的，不能满足生长中的肿瘤的需要，因此造成营养不良和供养不足区域，乏氧细胞便存在于这些区域，但这些乏氧细胞仍是有活力的。

首先提出实体瘤内有乏氧细胞存在是在 1955 年，由 Thomlinson 和 Gray 根据他们对人支气管癌组织切片的观察提出。他们观察了有血管间质围绕的有活力的肿瘤部位，从间质中这些肿瘤细胞获得所需的营养和氧。随着肿瘤的生长这个区域膨大，在中心部位出现坏死区域，有活力组织的厚度为 100～180 μm，与计算所得的氧扩散距离相似，提示氧在基质的扩散被细胞所消耗。当肿瘤细胞层的厚度超过氧的有效扩散距离时，细胞将不能存活，那些处于即将坏死边缘部位的细胞即是仍有一定活力的乏氧细胞，通常被称为慢性乏氧细胞（图 4.11）。除此之外，最近的研究提示，肿瘤的血管可以周期性的开放和关闭，导致短暂的一过性或急性乏氧。这种现象的机制还不太清楚，可能是由于血管被血细胞或循环中的肿瘤细胞堵塞，肿瘤内压高部位的血管崩溃，宿主整体血管的自发性舒缩影响下游毛细血管的血流所致。

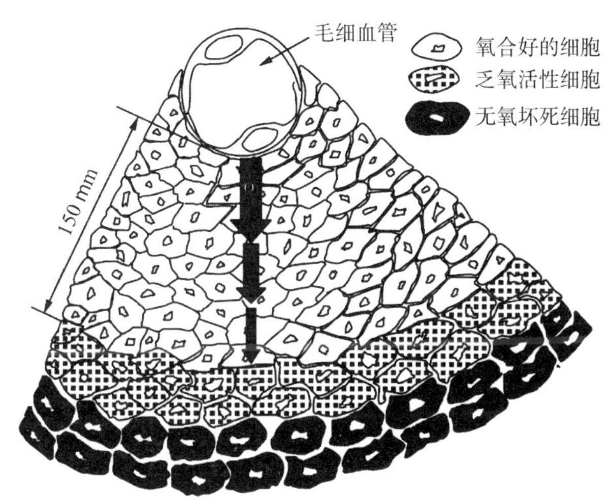

图 4.11　乏氧细胞的形成

研究表明，直径小于 1 mm 的肿瘤是充分氧合的，超过这个大小便会出现乏氧。如果用中等剂量的 X 射线单次照射肿瘤，肿瘤内大多数放射敏感的氧合好的细胞将被杀死，而对乏氧细胞杀死得很少，剩下的那些活细胞是乏氧的。因此，照射后即刻的乏氧分数将会接近 100%，然后逐渐下降并接近初始值，这种现象称为再氧合（图 4.12）。

再氧合对临床放射治疗具有重要意义。假如没有再氧合发生，则每分次剂量照射后只能杀死极小数量的乏氧细胞，在疗程后期，乏氧细胞群体的效应将占重要地位，如果分次间有再氧合发生则放射对初始乏氧细胞的杀灭将会增大，从而使乏氧细胞的负面效应减少，如果再氧合这一过程能重复很多次，那么不论乏氧细胞有多抗拒，肿瘤群体也会被耗竭。换言之，如在分次照射间的再氧合是有效的，则肿瘤内存在乏氧细胞将不会对多分次的治疗方案有太大的影响。目前尚不能直接检测到人肿瘤的再氧合，但临床分次放射治疗所达到的局部控制率的事实间接的支持再氧合现象的存在。因此分次照射有利于乏氧细胞的再氧合，可采用分次放射治疗的方法使其不断氧合并逐步被杀灭。

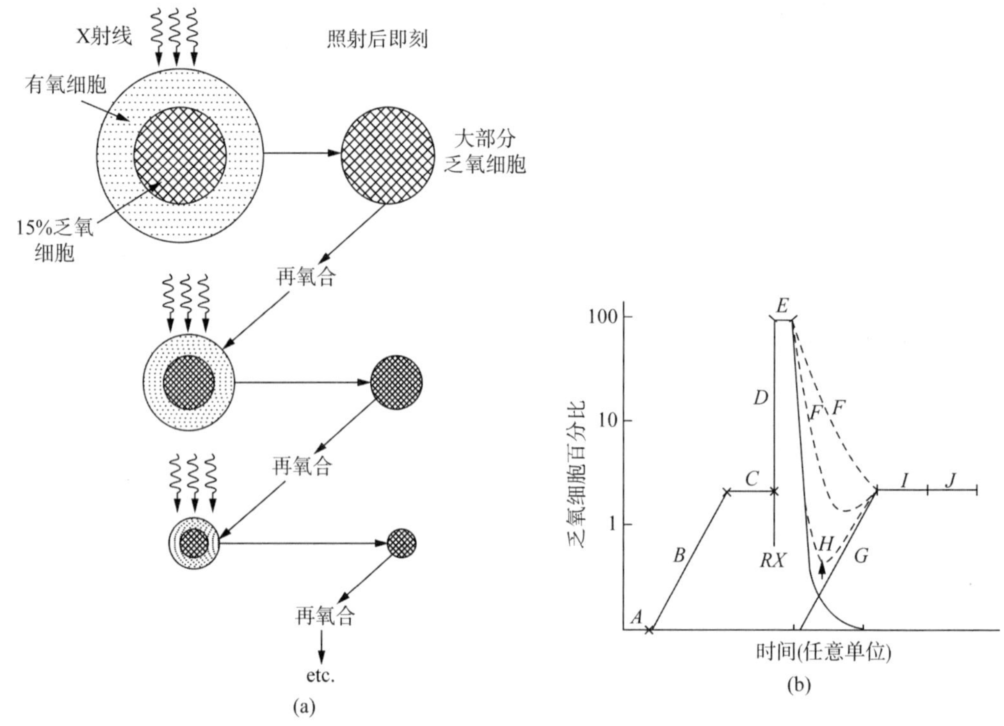

图 4.12 肿瘤内乏氧细胞再氧合示意图

(a) 再氧合的过程，混合有氧和乏氧细胞的肿瘤，一个剂量 X 射线的照射杀死较多放射相对较敏感的有氧细胞，剩下大部分是乏氧细胞。但由于再氧合很可能又回到照前的图像；(b) 肿瘤内乏氧细胞比例的改变示意图。肿瘤较小时，瘤内基本没有乏氧细胞（曲线 A）；当肿瘤生长超过血液供应时出现乏氧细胞（曲线 B）；乏氧细胞比例根据不同肿瘤特点而保持在一个稳定的水平。一般是 10%～20%左右（曲线 C）；一个 R 剂量 X 射线的照射杀死绝大部分的有氧细胞；因此，不同的乏氧细胞比例都增加到接近 100%（曲线 D）。乏氧细胞比例在一段时间保持较高（曲线 E），受辐射损伤的细胞由于企图分裂、代谢停止而死亡，从而其他细胞可得到较多氧，乏氧细胞比例又开始下降（曲线 F），存活细胞使肿瘤再生长（曲线 G），根据肿瘤的类型及其生长速度，在一段时间内乏氧细胞比例处于最低值（曲线 H），虽然这最低值不一定都较照射前为低，但都是第二次照射的最适时间，然后乏氧细胞比例恢复到照前水平

研究表明，再氧合的速度变化范围很大，有些肿瘤发生在几小时以内，而另一些却需几天时间，在少数几个肿瘤中还能看到再氧合的快和慢的部分。这时间的差异反映被逆转的乏氧状态不是同一类型的，即急性或慢性。再氧合时间长的部分中，当细胞为射线所杀死（增殖性死亡）到一定时间崩溃、溶解或被清除后，肿瘤内出现再建或再血管化，血运得到改善。肿瘤的体积缩小，过去氧扩散不到的存活细胞将变得离血液供应较近，从而就能再氧合。这种再氧合慢的部分是在照射后几天（在临床肿瘤中可能要几周）当肿瘤缩小时，才开始进行的，这包括慢性乏氧的细胞。一般再氧合在快速增殖的肿瘤

内较快，而在缓慢生长的肿瘤内较慢。对比之下，在几小时内就完成的再氧合，是那些在照射时处于急性乏氧的细胞，它们是在血管暂时关闭区域，一旦血管再开放，它们很快就再氧合。

再氧合对临床放射治疗具有重要意义，如人体肿瘤的再氧合就像大部分动物肿瘤中所观察到的那样快速而有效。只要用一个较长时间的多分次放射治疗，可能就可以有效地解决人体肿瘤内的任何乏氧细胞。

（四）细胞分裂周期内时相的再分布

一次照射往往只损伤一些正处于 G_2 期、M 期的细胞，而处于 S 期、G_0 期的细胞相对不敏感，不受影响或很少受影响。未受到影响的细胞会继续按细胞的分裂周期向前发展，其中有一些又会进入 G_2 期、M 期。为补充受损伤的细胞，原来处于静止状态的 G_0 期细胞也会参与分裂。另外受到照射的细胞会出现分裂延迟，且延迟时间随细胞周期时相变化而变化，接近分裂的细胞延迟时间较长，特别是 G_2 期，这导致细胞在 G_2 期的堆积。这就是细胞分裂时相的再分布（或同步化，即细胞选择性地分布在一定的周期时相内）。一般认为，分次放射治疗中存在着处于相对抗拒时相的细胞向放射敏感时相移动的再分布现象，这有助于提高放射线对肿瘤细胞的杀伤效果。有利于杀伤不断进入 G_2 期、M 期的细胞。

必须注意，在放射治疗中只有有活性的克隆源性细胞的再分布是重要的，再分布可影响早反应性正常组织、肿瘤组织的放射敏感性，但对晚反应组织，则分割照射时几乎没有细胞周期的再分布，不存在由于再分布导致的自我增敏现象，故在分割放疗中，晚反应组织比早反应组织和肿瘤组织受到更多的保护。

二、分次照射后正常组织和肿瘤组织的恢复与生长

由于正常组织有自动稳定调控系统，每次照射后正常组织和肿瘤组织的恢复与生长情况不同。① 止常组织被照射后，细胞增殖的恢复周期比肿瘤组织的恢复周期短；② 被照射后肿瘤组织可能有暂时的加速生长，但生长速率比不上正常组织；③ 肿瘤细胞群中处于细胞周期活动的细胞比正常组织的多，因此，被照射后的肿瘤细胞群受致死损伤和其他不同程度损伤的也比正常组织的多。

正因如此，分次放射治疗就可以利用正常组织和肿瘤组织的这些差别达到最大限度地杀灭肿瘤细胞而又能保护正常组织的目的。

三、分次照射中的时间-剂量因素

放射治疗通常是分次给予的，照射的次数叫做分次数（fractionation），每分次的剂量叫做分次量（fractionation dose），而第一次和最后一次之间的时间叫总疗程时间（over-all time）。临床工作中放射治疗根据肿瘤的生物学特点和周围正常组织的特点给予不同的时间、剂量分割方式。

在设计和变更肿瘤放疗计划时，必须协调每次剂量的大小、照射的间隔时间及总的治疗时间，这是要考虑的首要条件。

（一）每次剂量

由于晚反应组织具有分次照射敏感性（图 4.13），故降低每次照射剂量就会增加晚反应组织辐射耐受性，增殖较快的肿瘤组织基本上与早反应组织相仿。相反，增大每次照射剂量就会产生严重的后期并发症，这已在临床上得到证实。

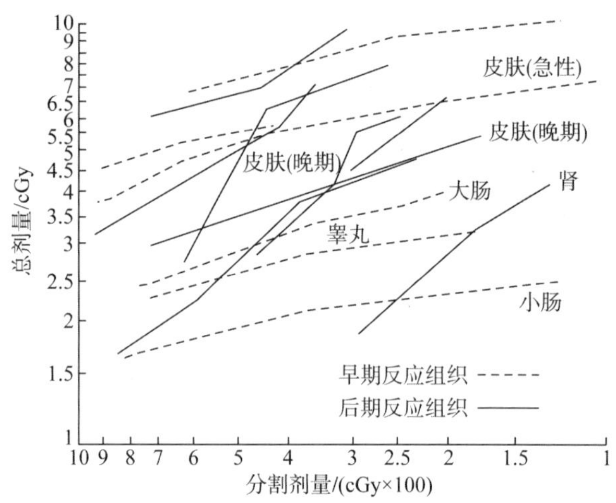

图 4.13 早反应组织和晚反应组织剂量等效曲线

每次照射剂量的变化和总剂量的相互关系可用图 4.14 的方式来表示。在图 4.14（a）中，晚反应组织经单次照射后的细胞存活曲线较早反应组织弯曲；图 4.14（b）显示当每次剂量从 B 降低到 A 时，在早反应组织中，等效总剂量变化很小；而在图 4.14（c）中可看到，晚反应组织中等效总剂量改变却很大。

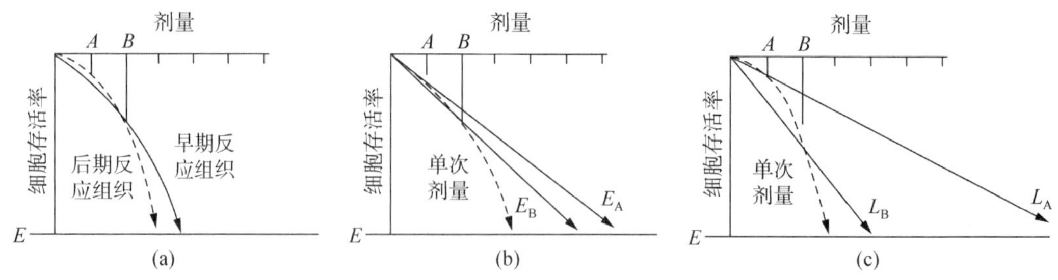

图 4.14 每次照射剂量变化和总剂量的相互关系

（a）单次照射；（b）早期反应组织；（c）后期反应组织

（二）照射间隔时间

两次照射的间隔时间取决于靶区内晚期反应组织需多长时间才能完成亚致死性损伤的修复，否则，会产生严重的并发症。早反应组织如小肠上皮细胞一般在射线照射后3～4 h就已完成细胞的修复，其 $T_{1/2}$ 为 30 min 左右。而晚反应组织完成细胞修复的时间比早反应组织要长得多，如脊髓需要 24 h，$T_{1/2}$为工 4 h 左右。不同类型的晚反应组织，其 $T_{1/2}$是不一样的。若以 $T_{1/2}$＝1.5 h 考虑，如肺组织等，那么，分次照射时必须至少相隔 6 h，这样使 94%的细胞损伤得到修复。若晚反应组织 $T_{1/2}$较长，如中枢神经系统，由于相隔 6 h 尚不能使细胞损伤产生完全性修复，因而在设计治疗计划时必须要作剂量纠正。

（三）总的治疗时间

经典放疗认为，延长治疗疗程及提高总剂量能提高疗效。其主要根据是认为在放疗期间，肿瘤细胞不会产生增殖。但实际上，肿瘤经射线照射后一方面表现为肿块退缩，另一方面，又促使肿瘤内的干细胞加快增殖，这相似于早期反应组织。虽然，增加总的治疗时间能减轻正常组织急性反应，但却能降低大部分肿瘤的控制率。这一现象已在临床头颈部肿瘤治疗中得到了证实。因此，为了克服肿瘤干细胞的增殖，放疗必须在尽可能短的时间内完成。

四、放射治疗时间、剂量分割方式

分次放射治疗即把一次剂量分成数次给予，时间、剂量分割方式可分为常规分割放疗和非常规分割放疗两类。

（一）常规分割放射治疗

由 Coutard 在 1934 年确立此方法。1 次/日，1.8～2.0 Gy/次，5 次/周。在此情况下，一般认为正常组织的非致死损伤，在 24 h 内可得到修复。是目前最基本和最常用的放射治疗方法，但在不同年龄、不同病理类型和分化程度、不同大小和不同倍增时间和不同瘤床的肿瘤都用同一种方法，显然是不合理的。近年，随着精确放疗的开展，常规分割放射治疗的应用有减少的趋势。

（二）非常规分割放射治疗

1. 超分割放射治疗

超分割的基本目的是进一步分开早反应组织和晚反应组织的效应差别。纯粹的超分割定义为：在与常规分割方案相同的总治疗时间内，在保持相同总剂量的情况下每天照射两次。但实践中的超分割往往是不纯粹的，如果降低每分次的剂量可能会增加总剂量，有时也因一天照射 2 次而改变了总治疗时间。通常是减少每次分割剂量，增加每天放射治疗次数，总疗程不变，总剂量增加。常用的方法为：1.1～1.2 Gy/次，2 次/日，10 次/周。日剂量和总剂量较常规剂量增加 10%～20%。

超分割放疗的主要目的是在早反应相同或轻度增加的情况下，进一步减轻晚期反应而肿瘤的控制与常规相同或更好。超分割放射治疗两次照射时间的间隔要超过 6 h，因为晚反应的正常组织亚致死损伤修复至少要用 6 h，早反应组织的修复也要 3.4 h。

2. 加速分割治疗

给予与常规分割相同的总剂量，一天照射 2 次或多次，缩短总的治疗时间。其主要目的是抑制快速增殖肿瘤细胞的在群体化。临床应用中要注意急性反应。

1）连续加速超分割治疗　1.4～1.5 Gy/次，3 次/日，总剂量 50.4～54 Gy。连续照射 12 d，中间不休息。优点是局部控制率明显提高，克服了肿瘤的加速再增殖问题。但是急性反应增多。

2）后程加速超分割治疗　前三周采用常规分割照射，2 Gy/次，1 次/日，5 次/周。后两周采用加速超分割治疗，1.5 Gy/次，2 次/日，间隔 6 h，总剂量 60 Gy/35 次/5 周。优点是总疗程较常规照射缩短一周，提高了局部控制率。或者是前四周采用常规分割放射治疗，后两周用加速超分割治疗，也同样提高了局部控制率。

五、剂量率效应与超敏反应

剂量率是指辐射源在单位时间内的辐射剂量。随着辐射剂量率的改变，其生物效应也发生相应变化的现象，称为剂量率效应。要达到相同生物效应，高、低两种不同剂量率的照射剂量是不同的。剂量率在 1～100 cGy/min 的剂量率范围之间，随着剂量率的变低，离体细胞存活曲线的斜率变小（即存活曲线的直线部分下降的坡度变小），比 1 cGy/min更低或比 100 cGy/min 更高的剂量率改变，对存活曲线斜率的影响较小。

从杀死细胞的角度看，剂量率效应主要是从 1 cGy/min 到 100 cGy/min 之间，这些剂量率效应的差别，主要是在照射期间就有亚致死性损伤细胞的修复。随着剂量率的降低，越来越多的受亚致死性损伤的细胞在照射的过程中在修复。由于累积放射损伤所用的时间较长，因此，用特定剂量杀灭相同细胞的潜力随剂量率的降低而减少。在 1 cGy/min以下的剂量率已基本上不存在剂量率效应，因为绝大多数亚致死性损伤在照射期间已恢复，只剩少量未修复的损伤形成能见的生物效应（图 4.15）。

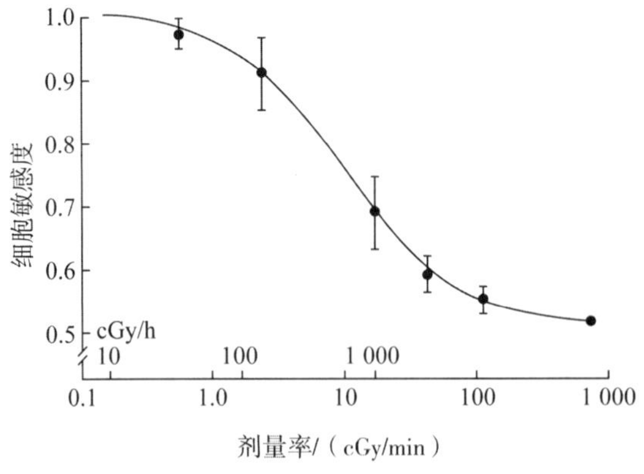

图 4.15　细胞敏感度的变化与剂量率的关系

放射生物研究细胞和组织最常用的剂量率是 1～5 Gy/min，这也是临床外照射常用的剂量率，因此对每次 2 Gy 的照射而言，照射时间不会超过几分钟。剂量率效应在调强放疗中具有重要意义，由于在每次照射时需要较长的时间才能完成，事实上形成了低剂量或低剂量率照射，因而会对肿瘤控制率产生一定的影响。

1993年，Marple和Joine等根据对V70仓鼠成纤维细胞的研究发现，当照射剂量<0.1 Gy时，存在着细胞生物学效应明显增加的现象，称为超敏现象。但当剂量在20～80 cGy时，细胞则逐渐对射线的抵抗性增加。产生超敏效应的机制目前尚不清楚，或许是由于照射剂量太低，不能激发细胞损伤的修复机制，导致辐射敏感性增加。到目前为止，已在70%的体外培养的细胞株中见到超敏现象。若超敏现象在实体肿瘤中存在的话，那么有可能改变对辐射抵抗性肿瘤的照射策略，将每次剂量>2 Gy的照射，通过适当地降低分次剂量，并增加照射次数，可能达到提高这类肿瘤的局部控制率。当前我们在采用调强放疗时，由于每次照射时间的延长，相应地使肿瘤靶区受到低剂量照射（如可能<0.5 Gy），那么就有可能使部分对射线具有抵抗性的肿瘤转为对射线敏感的肿瘤。

六、放射治疗中生物剂量等效换算数学模型

自20世纪30年代开始创立和制定辐射量化标准和剂量单位制以来，物理剂量学系统不断完善，使临床放疗、放射物理和放射生物的研究工作有了统一的标准和依据。但与治疗有关的放射生物学效应不仅与物理量有关，而且与疗程时间、分割次数、每次剂量、照射体积及射线品质等诸因素有关，当两个组织受同样的照射时，分次情况和总疗程时间的不同可能导致不同的效应，这个效应的差异在放射治疗中非常重要。国际原子能委员会第30号报告对“生物剂量”进行了定义，“生物剂量”是指对生物体辐射响应程度的测量。可见“生物剂量”与“物理剂量”是两个不同的概念，生物效应依赖于剂量分布和时间以及分次的关系，选择不同的分次和总疗程时间有可能减少照射对正常组织的影响，提高对肿瘤组织的杀灭效应，因此进行“生物剂量”等效换算有着重要的作用，主要有：① 对临床研究中的不同分割方案进行比较；② 改变原有治疗方案或开展一个新的治疗模式与常规治疗方案进行“生物剂量”等效估算，以获得最好的治疗效益并使病人的利益得到保护（即应确保新方案的疗效不低于常规方案）。因此正确理解和运用“生物剂量”的概念及相关数学换算模型是非常必要的，现在许多正在进行的研究目标是使分次和总疗程时间达到最适的状态。

（一）放射治疗中的生物剂量等效换算模型

通观分次放射治疗历史，曾提出过很多生物剂量换算的模型，但只有极少数的模型具有实用价值。主要有：① 立方根规则（cube root rule）；② 名义标准剂量（nominal standard dose，NSD）；③ LQ模型（linear quadratic model，LQ）。

1. 立方根规则

1944年由Strandqvist提出，是第一个对现代分次放疗发展具有指导意义的时间剂量模型，他证明了皮肤反应（皮肤红斑和皮肤耐受）的等效剂量。1949年Cohen在Strandqvist工作的基础上精心分析了3种不同皮肤损伤的资料（指标分别是轻度红斑、重度红斑和皮肤耐受性），用皮肤耐受剂量和总治疗时间在对数坐标上作图所得到直线的

斜率是 0.33。因此等效剂量 D（rad）与总治疗时间 T（d）的立方根成正比。由于 Strandqvist 曲线上的所有点都是按每周 5 次的照射方式匹配的，T 是分次数 N 的线性函数，因此 D 也是与分次数 N 的立方根成正比。因此也被称为立方根规则。在 NSD 提出以前，立方根规则一直被用来换算总治疗时间和分次数两方面关系。

2. 名义标准剂量

1967 年，Ellis 等提出的不同分割方案的等效应曲线，用公式表达时，则：

$$NSD = D \cdot N^{-0.24} \cdot T^{-0.11}$$

其中，D 为吸收剂量（以 rad 为单位），N 为照射次数，T 为疗程总天数（照射第一天不算）。NSD 指发生某一特定水平皮肤损伤的比例系数，即随着皮肤反应的增加，NSD 增加，NSD 代表生物效应剂量。NSD 的单位为 ret（瑞特），相当于 cGy 的剂量单位。该公式适用于 3～100 d 内的分割治疗，N 必须大于 4。

Ellis 公式是依据两个主要假说：① 对于肿瘤其时间因子是可以忽略的（即在治疗期间细胞增殖很少），当治疗总时间增加时出现的等效剂量的增加是由于分次数的改变；② 对于皮肤和黏膜的 N 值是一样的，这暗示相应的存活曲线的形状是一样的，在肿瘤和正常组织之间在分次方面没有可区别的效应。

NSD 模式的贡献是第一次将时间、剂量、分割各不相同的治疗方法以 NSD 处理后，可比较疗效和放射损伤率，就两个不同方案的比较而言，所需要做的就是比较两方案的 NSD 值。NSD 可被认作是一个生物效应剂量，即是一个与时间和分次数相关的剂量。但 NSD 仅适用于连续的分割治疗方式，若用分程治疗，则不能将各段的 D_{NS} 直接相加，因为 NSD 不是分次数的线性函数，NSD 是以总耐受量为基础的，未考虑到分程治疗时的时间间隔中因组织修复而造成的生物效应衰减。在使用 NSD 公式时，一般先确定 NSD 值，据此设计或调整分割治疗方案。

为解决 NSD 分程不能相加的局限性，1969 年 Winston 等提出了部分耐受量（PT），即 D_{PT} 的概念，其优点是解决了因各种原因造成疗程间歇后的耐受量相加问题。

$$D_{PT} = \frac{N_1}{N_T} NSD + \frac{N_2}{N_T} \cdot NSD + \cdots \tag{4.6}$$

式中，D_{PT} = 部分耐受量，N_1 = 第一阶段照射次数，N_2 = 第二阶段照射次数，N_T = 达到总耐受量的照射次数，NSD = 达到总耐受量的名义标准剂量。

1972 年，Orton 和 Ellis 在部分耐受量的基础上提出了实用简便的时间剂量因子（time dose factor，TDF）概念，用公式表达，则：

$$TDF = n \cdot d^{1.538} \cdot X^{-0.169} \cdot 10^{-3} \tag{4.7}$$

其中，n = 实际治疗次数，X = 总时间（T）/照射总次数（N），d = 每次剂量。

若在疗程中有治疗间隔时（中间停照多天）则可按衰减系数公式得衰减系数：

$$衰减系数 = \left(\frac{T_1}{T_1 + R}\right)^{0.11} \tag{4.8}$$

式中，T_1 为疗程第一段天数，R 为 2 段疗程中的间隔天数：

$$\mathrm{TDF}_{总} = (\mathrm{TDF})_1 \cdot \left(\frac{T_1}{T_1+R}\right)^{0.11} + (\mathrm{TDF})_2 \tag{4.9}$$

根据连续分次照射方案，照射肿瘤量（D_T）6 000 cGy/30 次/6 周，按 TDF 公式计算，则 TDF=100，TDF 值不用单位。

1971 年 Kirm 等在 NSD 基础上提出累积放射效应（CRE）的概念，主要考虑了放射学当量的问题，并考虑了前次放疗造成邻近组织的损伤，它描述了正常相邻组织的亚耐受量，涉及分割方法、在疗程中使用不同品质的放射源、照射面积（或体积）和放射源的半衰期诸因素。其公式为：

$$\mathrm{CRE} = q \cdot \phi \cdot N^{-0.24} \cdot T^{-0.11} = q \cdot \phi \cdot \rho \cdot d \cdot N^{0.65} \text{（用单位 reu 表示）} \tag{4.10}$$

其中，q 为射线的品质系数，以“相对生物效应（RBE）”表示，假定^{60}Co γ 射线的 $q=1$，则 HVL1.0 mmAl 的 X 射线为 1.22，4 MeV X 射线为 0.94，快中子为 2.5～3.0。

D 为吸收剂量 rad（cGy），N 为分割次数，T 为总疗程时间，$\rho = \left(\frac{T}{N}\right)^{0.11}$，$d$ 为每次剂量（$d=\frac{D}{N}$）。

ϕ 为面积或体积校正因子，面积因子 $\phi_a = \left(\frac{A}{100}\right)^{0.24}$，体积因子 $\phi_v = \left(\frac{V}{1\,000}\right)^{0.16}$，式中 A 表示面积（cm^2），V 表示体积（cm^3）。

当发生治疗间断或分程治疗时，前一段的 CRE 值可用衰减公式求得。

衰减系数 $r(G) = \mathrm{e}^{-0.008G}$，式中 G 为间断天数，e 为自然对数底=2.718。求得的衰减系数乘上前一段的 CRE 值（reu），即为第 2 段放疗前的 CRE 值。

在用放射性核素做腔内或组织间连续照射时，还要考虑长寿源或短寿源的半衰期因素，也有公式表达，在此不作赘述。

NSD，PT，TDF，CRE 等的提出，在放射治疗的历史上起到了积极的作用。其临床意义主要有以下几个方面。

1）NSD 公式说明了不同分割照射方式可产生不同的生物效应，在总剂量不变的情况下，增加照射次数或延长总疗程时间均可降低放射效应，导致治疗的失败。故在临床上不能随意令病人停照休息，也不能过分减少每次照射的剂量。但另一方面，利用上述的数学模式，可改变治疗计划，调整因某种原因而导致停照间期的生物效应损失，以达到计划的生物当量剂量。

2）CRE 模式中的 ϕ 因子，说明照射范围可使放射效应发生很大变化，临床上可用缩野技术、调强放疗等技术来提高肿瘤区的总剂量，而减少业临床区或正常组织剂量。

3）用相对平行的双侧野或多野照射时，应进行各野同天照射，因用隔天轮照一野的方法将使肿瘤与外周组织的生物效应不一致，使外周正常组织的损伤加重，特别当外周组织为重要脏器（如脊髓）时更应注意，如肺癌前后野照射时，应每天照射 2 野。若肿瘤较大并偏向一侧时，用每次一野照射法，也将使肿瘤各点的生物效应不均匀性太大。

4）在进行科研和临床疗效、放射并发症的评价时，对同一部位的肿瘤或正常组织用不同分割照射方法，可利用上述数学模式进行比较。

由于临床情况的变化多端，如肿瘤大小、病理形态、分化程度、局部情况或肿瘤内突然发生血栓形成等均可影响肿瘤对放射的敏感性，因而改变放射生物效应，各种正常组织对放射线的反应和修复机制也不同。

NSD，TDF 和 CRE 数学模式也存在缺陷，主要在于：

1）对早期或晚期反应组织未加区别，均采用相同的 N、T 指数显然是不合理的。对于晚期反应组织，决定生物效应的参数更重要的是每次剂量大小，而不是分割次数（N）。

2）用 $T^{0.11}$ 的指数函数（正常皮肤的再增殖因子），对早期反应组织和肿瘤组织在照射过程中的再增殖因素估计过低，而对晚期反应组织则估计过高。而且，组织照射后的重激性再增殖是先慢后快，与 $T^{0.11}$ 的推算结果正好相反。

3. 线性二次模型（linear quadratic model，LQ）

LQ 是 Chadwick 和 Leenhouts 于 1973 年提出的，是将 DNA 双链断裂与细胞存活联系起来的数学模型。模式将 DNA 的双链断裂作为辐射引起各种生物效应最基本的损伤，剂量效应关系可用 LQ 方程表达，单次剂量 D 照射后细胞存活比例 $S=e^{-(\alpha \cdot D+\beta \cdot D^2)}$，当进行 n 次照射，分次剂量为 d 时，LQ 公式可表达为：

$$S=e^{-n(\alpha \cdot d+\beta \cdot d^2)} \text{（简称 } \alpha/\beta \text{ 公式）} \tag{4.11}$$

式中，S 为存活比例，e 为自然对数底，n 为照射次数，d 为分次照射的剂量，α、β 为系数。

公式两边取自然对数得出：

$$-\ln S=n(\alpha \cdot d+\beta \cdot d^2) \tag{4.12}$$

$-\ln S$ 代表放射线的生物效应，用“E”表示，则有：

$$E=n\ (\alpha \cdot d+\beta \cdot d^2)\text{，即 } E=nd(\alpha+\beta \cdot d) \tag{4.13}$$

该式为基本公式，可有下列延伸：

（1）基本公式两边同时除以 β，则有：

$$E/\beta=nd(\alpha/\beta+d) \tag{4.14}$$

式中，E/β 成为总生物效应（total effect，TE），单位为 Gy，当治疗中 d 变更时，则总生物效应等于不同 d 照射产生的生物效应之和。

（2）基本公式两边同时除以 α，则有：

$$E/\alpha=nd[1+d/(\alpha/\beta)] \tag{4.15}$$

Fowler 把 E/α 称作生物效应剂量（biological effective dose，BED），它具有剂量大小和量纲，单位是 Gy，对衡量生物效应很有用，是指分次数无穷多分次剂量无穷小时产生相等生物效应所需的理论总剂量。必须注意它不同于物理剂量，BED 代表了整个分次照射或低剂量连续照射过程中的生物效应，当分次剂量趋于 0 时，BED 就等于 0。在整个照射过程中，每一部分的BED能相加，这样可得到总的生物效应剂量。

式中，α/β的比值表示引起细胞杀伤中单击和双击成分相等时的剂量，以Gy为单位。早反应组织和大多数肿瘤的α/β值大（10 Gy左右），晚反应组织的α/β值小（约3 Gy）。从细胞存活曲线来看，在早反应组织有较长的直线区，而晚反应组织则曲线部分较弯曲（“肩部”宽大），故早反应组织的分割效应相对少于晚反应组织。根据体外培养细胞和动物实验以及临床资料分析，对早反应组织和晚反应组织的α/β值有一些参考数据可利用（表4.2）。

表4.2　正常组织的α/β值

组　织	α/β/Gy*
早反应组织：	
	9.4（6.1～14.3）
皮肤（脱皮）	11.7（9.1～15.4）
	21（16.2～27.8）
毛囊（脱毛）	7.7（7.4～8）
	5.5（5.2～5.8）
唇黏膜（脱皮）	7.9（1.8～25.8）
小肠（克隆）	7.1（6.8～7.5）
结肠（克隆）	8.4（8.3～8.5）
睾丸（克隆）	13.9（13.4～14.3）
脾（克隆）	8.9（7.5～10.9）
晚反应组织：	
脊髓（瘫痪）	2.5（0.7～7.7）
颈段	3.4（2.7～4.3）
颈段	4.1（2.2～6.5）
腰段	5.2（2～10.2）
脑（LD_{50}/10月）	2.1（1.1～14.4）
眼（白内障）	1.2（0.6～2.1）
肾	
兔	1.7～2.0
猪	1.7～2.0
大鼠	0.5～3.8
小鼠	0.9～1.8
小鼠	1.4～4.3
肺	
LD_{50}	4.4～6.3
LD_{50}	2.8～4.8
LD_{50}	2.0～4.0
呼吸率	1.9～3.1
膀胱（排尿频率、容量）	5～10

注：*同一组织有不同α/β值，是引自不同资料来源。

LQ模型比NSD或TDF获得更多认可，因为它可以从细胞存活曲线直接推导而得出，不像NSD是一个纯粹的经验公式，当从它的初始公式外推到剂量和分次方案时会相差较多容易发生错误。LQ是一个数学模型，根据照射与生物系统关系的基本机制，LQ可以拟合比较大的分次范围。但必须注意以下几点：① 表4.2所列的α/β值多数是离体细胞或动物实验中所得出的数据，临床应用时应慎重；② 一般只适合α/β值在2～8 Gy的剂量范围内使用，特别要注意在估计重要组织如脊髓等时，当分次量<2 Gy时，运用这一方程计算有过量危险；③ 在组织的α/β值较低时，与剂量关系较大，如α/β值在2～4 Gy间，其等效曲线差别极大，在10～20 Gy间则差别很小，晚反应组织的α/β值小，应用α/β公式时，等效剂量估量的不正确性危险亦最大；④ 肿瘤内乏氧、坏死等因素也会使α/β值有变异；⑤ 更重要的是α/β模式是基于分次照射期间，假设没有细胞的再增殖，这是它的最主要缺陷。而事实恰恰相反，在整个治疗过程中，肿瘤和早反应组织至少能产生一次再增殖（一般约在放射第2周后开始），肿瘤在放疗后期（约3～4周起）可出现加速再增殖。故应考虑因组织修复和再增殖而“浪费”的剂量，因此提出了外推反应剂量（extrapolated response dose，ERD）概念。

1982年，Barendsen最先将时间-增殖因素引入α/β模式，随后很多国家的学者纷纷对外推反应剂量提出了简便的数学模式，并进行了实验验证，提出了外推反应剂量概念。考虑对组织的有效剂量应包括总剂量，以及因组织修复浪费的剂量，故ERD不是实际所照射的剂量。

ERD＝总剂量×相对效应（与修复有关）－增殖因子。以公式表达为：

$$\mathrm{ERD}=N\cdot d\cdot\left(1+\frac{d}{\alpha/\beta}\right)-KT\ (\text{单位 Gy}) \tag{4.16}$$

式中，d为分次剂量，N为总次数，T为总时间；K（时间系数）＝0.693/（$\alpha\cdot\phi$），ϕ为倍增时间。

对于晚反应组织而言，因增殖不起主要作用，可以略去增殖因子。ERD公式即为上述的BED公式。

低剂量率照射时，另有公式表达。

当然，ERD概念也并不是最完善的，并需要有一定的技术措施，如需测定每个病人肿瘤的倍增时间等。

总之，这些生物剂量等效换算数学模型都是为了更实际地反映放射过程中发生在肿瘤及正常组织内的变化，以数学模式定量化，根据公式获得的各种数据不是实际照射的剂量，在阅读文献时应加以注意，不能作为吸收剂量进行套用。

第七节　放射效应的化学修饰剂

能改变哺乳类动物细胞放射反应的化学物质通称为化学修饰剂（chemical modifiers

of radiation)，这些修饰剂基本上分为两类：一类是放射增敏剂，另一类放射防护剂。放射和化学药物联合应用是治疗恶性肿瘤的常用方法。

一、放射增敏剂

放射增敏剂是一种化学或药物制剂，当与放射治疗同时应用时可以改变肿瘤细胞对放射的反应性，从而增加对肿瘤细胞的杀伤效应。评估使用放射增敏剂的增敏效果可使用增敏比（sensitization enhancement ratio，SER）这一指标。

SER＝单纯照射达到特定生物效应所需照射剂量/照射并用放射增敏剂后达到同样生物效应所需照射剂量。

一个理想的放射增敏剂，应该同时具备以下特点：

1）性质稳定，不易和其他物质起反应；

2）有效剂量没有毒性或毒性很低；

3）易溶于水，便于给药；

4）专对肿瘤细胞，特别是对肿瘤乏氧细胞有较强的放射增敏作用；

5）有较长的生物半排出期，并在体内能保持其药物特性，足以渗入整个肿瘤；

6）在常规分次放疗中，较低的药物剂量即有放射增敏效果。

这些标准虽然较高，但如能全部达到显然是极为理想的。然而这么多年做了大量的放射增敏剂的研究，尚未能找到符合上述所有条件并已能正式用于临床的理想放射增敏剂。所有放射增敏剂的基本战略思想可用图 4.16 说明。目的是通过放射增敏剂使用使肿瘤控制曲线向低剂量方面左移，而对正常组织并发症的曲线没有影响或至少没有太大的改变，最终达到把正常组织并发症保持在能被接受的特定水平上，而又能提高肿瘤的控制率或治愈率。

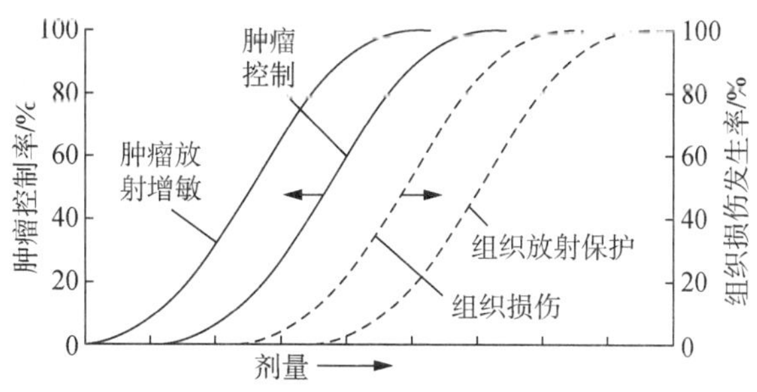

图 4.16　研究放射增敏剂与放射防护剂的基本战略思想

真正意义上的放射增敏剂应只对肿瘤有增敏效应，而对正常组织没有毒性。但在临床上，也应用一些对正常组织有一定副作用而能增加放射对肿瘤杀伤效应的药物。主要有乏氧细胞增敏剂、生物还原性药物、卤化吡啶（HP）类和中药制剂等。此时我们可应用治疗增益因子（therapeutic gain factor，TGF）来评价其在临床的可用性。

治疗增益因子主要反映某一药物对肿瘤组织和正常组织两者间的不同效应。

$$TGF = SER_{tum} / SER_{nor}$$

SER_{tum}指肿瘤的增敏比，SER_{nor}为正常组织的增敏比。只有在 TGF>1 时，才能考虑把该药用于临床试验。

需要强调的是，不论用任何方法（分子、细胞或整体水平）以及何种指标（分子、生化、形态、生理或功能性的）观察某一制剂对正常组织或肿瘤的放射效应的影响，并以上述因子或系数加以表达时，必须以两种情况下达到同样特定效应所需剂量之比来表达，否则其所得结果将因没有可比性而不为国内外同行所认可，更不能反映真实的情况。

降低肿瘤组织内含巯基的天然防护物质，或增强靶分子 DNA 的放射损伤和抑制其修复，或抑制潜在致死性损伤修复等许多途径均可不同程度地提高射线对肿瘤细胞的杀伤作用。随着新的肿瘤形成的分子和细胞机制的发现以及照射和药物作用机制的阐明，增敏的概念已由原来比较简单的早期认识如克服慢性乏氧细胞和卤化吡啶结合进 DNA 以及减少巯基含量等发展成现在包括有细胞微环境、血管形成、照射所致膜和信号传导过程、DNA 损伤和细胞周期紊乱、凋亡、分化等的一个非常复杂的领域。这些新的生物概念将有可能引导出非常优异的具有临床应用前景的治疗方法。因此广义的放射增敏作用是指某些化学物质能使电离辐射的生物效应增强的作用。这些化学物质均可统称为放射增敏剂，研究放射生物和放射修饰剂的新概念（图 4.17）。

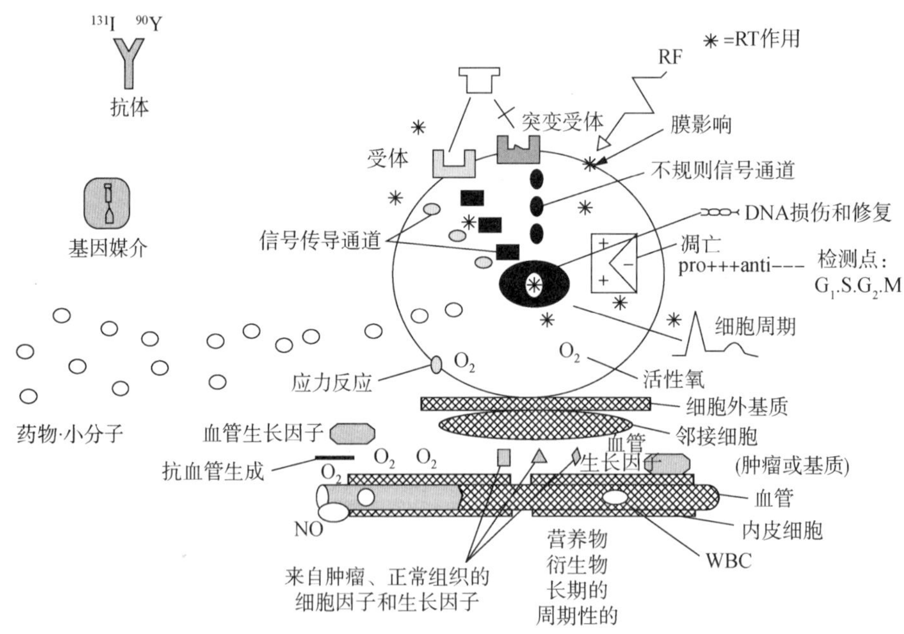

图 4.17 研究放射生物和放射修饰剂的新概念

电离辐射可以和许多细胞过程起作用，细胞的状态可以决定电离辐射的后果。细胞的状态是由下列因素所决定的：表达的基因、突变和微环境，包括生长因子、细胞因子，营养物质、临近的细胞和细胞所附着的基质蛋白。虽然电离辐射最重要的靶是DNA，但电离（以*标出）也能启动细胞核内、细胞膜和细胞质（信号传导）内的过程。在DNA损伤后，修复和重新组合使细胞恢复克隆源性能力。细胞的反应依赖于它能觉察损伤的能力，从而停止生长、修复损伤。然后恢复正常功能。损伤严重的细胞将发生凋亡，然后克隆源性死亡的细胞仍可能是代谢活跃的从而影响它们邻近细胞的转归。放射修饰剂和相关的生物治疗受治疗制剂的约束，必须是在合适的位置、合适的时间、用合适的浓度和合适的治疗次数。癌症的复杂性使之必须选择一个最好的治疗靶；鉴于肿瘤形成中特定的不正常之处已被阐明，将能较好地确认靶而使制剂更有特异性。放射治疗的一个有利条件是，该细胞毒方式、照射是不受给药方式的限制，因此一个相对无毒的而又能增强射线对细胞杀灭的修饰剂将比生产一个能杀死所有癌细胞的制剂要容易得多。

二、放射保护剂

放射保护剂是指能保护正常组织不受或少受射线的影响，但又不降低放射对肿瘤的杀伤效应，从而可增加射线的剂量以达到杀伤更多肿瘤细胞的目的的药物（图4.16）。

照射合并放射防护剂后达到单纯照射下同样生物效应所需的照射剂量与单纯照射产生同样特定生物效应所需的照射剂量的比值叫做防护系数（protection factor，PF）或剂量减少系数（dose reduction factor，DRF）。

DRF或PF＝照射合并放射保护剂后达到单纯照射同样生物效应所需照射剂量/单纯照射产生同样特定生物效应所需照射剂量同放射增敏剂一样，放射防护剂可能对肿瘤组织也有一定的保护作用，此时我们可以用保护治疗的治疗增益因子来表示。只有对正常组织的保护作用大于对肿瘤组织的保护才可以在临床使用。放射保护治疗增益因子（TGF）可用下式来表示：

$$TGF = DRF_{nor} / DRF_{tum} \tag{4.17}$$

DRF_{nor}为对正常组织的防护系数，DRF_{tum}为对肿瘤的防护系数。

放射保护剂的研究主要集中在清除自由基方面。清除了自由基，从而使细胞膜上的脂质不受自由基的损害。如含巯基化合物、超氧化物歧化酶（SOD）和半胱氨酸衍生物等。

第八节　肿瘤放射治疗的基本原则

评价肿瘤治疗的效果一是看治愈情况，二是看治疗后的生存质量。肿瘤放射治疗也应依据这个要求，努力达到既治愈肿瘤又不发生因放疗引起的严重并发症，具体地说，肿瘤放射治疗应遵循以下四个基本原则。

一、照射范围应包括肿瘤

根治性放疗的照射范围应包括原发肿瘤和邻近的潜在扩展区以及淋巴引流区；姑息性放疗若以缓解症状为目的者只需针对引起症状的部位；术前放疗范围可较小，术后放疗需包括瘤床和可能侵犯的部位或加照淋巴引流区。但若照射野遗漏肿瘤，则治疗可能失败，如 5 cm 直径的肿块，若有 1 mm^3 在照射野外，就约有 1.5×10^5 个瘤细胞存活，这可以造成治疗失败。应引起重视的是局部未控还可使远处转移率增加。

二、要达到基本消灭肿瘤的目的

理论上认为，放疗不可能做到杀灭每一个肿瘤细胞，不论从指数性存活曲线还是非指数性存活曲线来看，放射引起的细胞杀灭，最后均呈指数性杀灭，总是有一部分细胞存活，但若这一小部分的存活瘤细胞可被机体的防御能力消灭，则可认为肿瘤已被消灭（治愈）。另外，要说明的是，肿瘤的临床消退与否并不是治愈的先决条件，在很多情况下是不平行的，因为肿瘤的消退情况，不仅仅在于放射杀灭的细胞数，而且还与肿瘤增殖动力学、肿瘤结构、细胞死亡形式及死亡细胞的清除率有关，有的肿瘤在放疗结束后数月才消退，有的即使完全治愈也永不消退（如软骨肉瘤）。

三、保护邻近正常组织和器官

在照射区或靶区内的正常组织和器官，在疗程中也接受了较多剂量的照射，有一些可接受的近期或远期放疗反应是难免的。但对某些重要的组织或器官（如脑脊髓、肾等），则应避免发生严重的不可逆损伤。因此，我们必须熟悉每一种组织及器官的放射耐受量，特别是对晚反应正常组织，更要重视每次分割剂量及照射总剂量不能太大。

四、保护全身情况及精神状态良好

病人在恶性肿瘤造成的机体损害情况下，加上放射线对全身及局部器官、组织的反应和损伤，以及对肿瘤及放射线双重恐惧的精神压力，可使病人精神面貌和全身情况迅速恶化，致使治疗不能继续进行，放射所致免疫功能的下降也可使肿瘤进展。因此，在治疗过程中要加强支持疗法，多做病人的启发引导工作，保证精神状态和体质情况的良好。

第九节　提高肿瘤放射敏感性的措施

为实现肿瘤放射治疗的四大基本原则，就要设法提高肿瘤的放射敏感性并尽可能减少正常组织的辐射剂量以保护正常组织。有不少措施可提高肿瘤放射敏感性，从临床放射生物学角度出发，主要有四个方面。

一、放射源的选择

选择一个理想的放射源，主要要达到既能杀灭肿瘤，又有保护正常组织的剂量分布，并能杀灭对放射抗拒的乏氧细胞和非增殖期（G_0 期）细胞。理想的剂量分布应该是放射线能在肿瘤深度达到高剂量，而在肿瘤前后的正常组织剂量较低，旁向散射较少。常用的 ^{60}Co γ 射线及直线加速器产生的高能 X 射线通过合理射野，虽然可在肿瘤部位形成较好的剂量分布，但会增加受低剂量照射的正常组织体积。高 LET 射线如质子、负 π 介子、重离子因其具 Bragg 峰，在肿瘤区可达极高剂量，具有较好的剂量分布，且 OER 值低，也具有较好的生物学特性，但因高 LET 机器技术复杂、价格昂贵，目前仅在一些发达国家重点医院使用。这在本篇第六章“外照射放射治疗机”中将详细介绍。

二、利用时间-剂量-分割关系

从临床和实验中均可得知，放射对于大多数肿瘤比相应的正常组织要敏感，细胞的非致死损伤修复也慢一些。我们把正常组织耐受量和肿瘤致死量之比称为“治疗比例”(TR)，但这治疗比一般较小，为了提高疗效，可以用时间-剂量-分割关系来扩大治疗比，使肿瘤受到最大限度的破坏，又使正常组织得以很好的修复。图 4.18 是时间-剂量-分割照射对正常细胞群和肿瘤细胞群的动力学改变示意图。

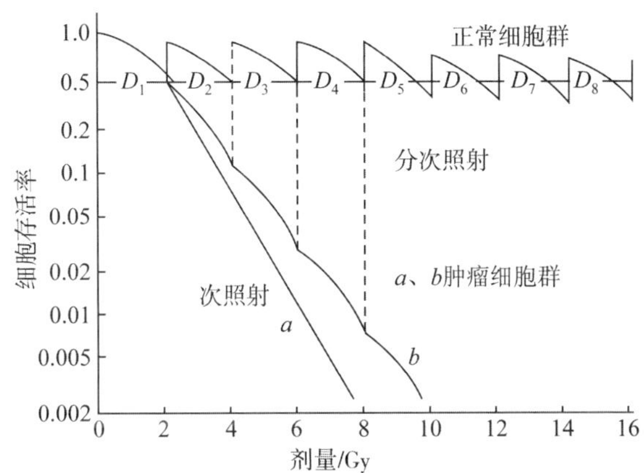

图 4.18　时间-剂量-分割照射对正常细胞群和肿瘤细胞群动力学改变

1. 选择适宜的剂量

若照射量太小（总剂量或分次剂量），则不足以杀灭肿瘤，量太大则又损伤正常组织。在制订放疗计划时，处方剂量的放射生物学依据主要有以下几点。

1）近年来通过临床放射生物学的研究，考虑到不同大小肿瘤的含氧量不同，肿瘤越大则对放射越不敏感，所需的剂量也应越大。因此，计划照射剂量的主要依据是肿瘤大小。此观点修正了多年来的经典式概念：剂量安排重视的是组织的来源和组织学分化程度（即放射敏感性与分化程度成反比，与分裂成正比的 Borgonis - Tribondean 氏定律）。例如，对于鳞癌和腺癌，直径 2 cm 需用 60 Gy/6 周，2～4 cm 需 68 Gy/7 周，4～6 cm 需 75 Gy/7.5 周，7～8 cm 需 78.5 Gy/8 周，>8 cm 者则很难用放射控制。但在临床上应对上述的两个因素全面考虑，以设计最佳的治疗方案。

2）鉴于大块肿瘤周围的卫星小病灶或亚临床病灶血供良好，放射敏感性高，用较低剂量就可杀灭肿瘤细胞，因此可采用不断缩野的技术，即外围剂量可比中心剂量低，从而也改变了过去要求照射野内的剂量自始至终“均匀一致”的经典概念。这种剂量要求也可由调强适形放疗实现。

3）肿瘤控制和正常组织并发症的剂量-效应曲线均有一个陡峭的斜坡，陡峭的斜坡后又有一个较为平坦的“坪区”，呈S状曲线（图4.18），在出现陡坡前，增加很小剂量，肿瘤局部控制的可能性就可由25％升高到75％，但一旦进入坪区，则要增加很大剂量才能使局控率从80％增高到90％，但这要冒正常组织严重损伤的风险，因正常组织也同样有这种S形的剂量曲线，不过其出现陡坡及坪区的剂量阈值较肿瘤组织稍高而已。因此，不能单从其物理含义来考虑剂量问题而应从临床生物学角度来衡量生物意义。例如，应认为1 Gy剂量不完全意味1 Gy，如同样1 Gy，当剂量从4 Gy增至5 Gy时细胞存活分数的减少相当于从1 Gy增至2 Gy时的2倍。临床上，在疗程中间若肿瘤消退不显著时，不能轻易放弃治疗，突破一个剂量点时，可能肿瘤即出现明显效应，而另一方面，一旦用到相当大的剂量，已缩小的肿瘤不再继续缩小时可能已达到“坪区”（当然，还要考虑死亡细胞的清除率因素），此时禁用无限增加剂量来提高局控率。如霍奇金病，30 Gy后即达曲线坪区，继续照射对局控率并无多大益处。

2. 适宜的疗程时间

按治疗计划采用的各种分割方法，产生的生物效应可用生物剂量等效换算模型换算得到的当量剂量来表达，临床上还应注意以下几点。

1）不要在放疗疗程中随意停顿间歇，其理由为：① 根据各种数学模式，其中主要的相关因素为总剂量、分割次数和总疗程时间，在总剂量不变的情况下，增加分割次数和（或）延长总疗程时间将降低放射生物效应；② 在肿瘤控制-剂量效应关系的S形曲线上，一旦在达到陡坡前的剂量点上暂停治疗将直接影响疗效；③ 在疗程开始后的第2～3周后，肿瘤可发生再增殖，3～5周内可发生加速再增殖（主要机制有细胞丢失、细胞亚群和稳态机制等学说），此时更不宜中断疗程。若由于各种原因中断过疗程或延长疗程的，原则上应根据缺失天数每天补偿0.5～1.0 Gy。甚至有人基于加速再增殖的原理，认为即使未延长疗程，也应在治疗开始约4周后，每天再额外增加0.5 Gy左右的剂量，以消除加速再增殖的影响。用分段照射的方法（全疗程中休息一段时间），虽然可减轻急性反应，但从放射生物学的观点来看是不合理的。

2）用对穿平行的双侧野或多野照射时，应双野或多野同天照射，用隔天轮照一野的方法将使肿瘤与外周组织的生物效应不一致，使外周正常组织的损伤加重，特别当有重要组织（如脊髓）时更应注意。如肿瘤较大并偏向一侧时，用隔天轮照的方法还可使肿瘤各点的生物当量剂量不均匀性太大。

3）临床上应强调重视早反应组织和晚反应组织的不同生物学特性。

3. 分割照射方法的选择

分割照射的目的主要是利用Withers提出的著名的“4R”理论：

1）保护正常组织的再增殖能力：细胞的再增殖（repopulation）能力对早反应正常组织是重要的，一般情况下用每周5次，周剂量10 Gy的分割方法，早反应组织的反应程度是可以接受的，即使病人主观反应较重，也不必过虑。早反应组织的再增殖在常规放疗后几天内就开始，最多 2～3 周。但在分割照射时，也应注意到肿瘤组织的再增殖现象。有时在常规分割方案时，仍可见到肿瘤的继续增大，提示克隆源性细胞的倍增时间≤2.5 d。临床上不能根据肿瘤大小的变化来估计克隆源细胞的增殖活动，因在杀灭大量瘤细胞的同时如有瘤细胞的加速再增殖，则肿瘤大小变化甚小，且“死亡”的瘤细胞仍可分裂几代后才死亡，机体清除死亡细胞也需一定的时间，临床上表现为延缓反应。有时肿瘤（如软骨肉瘤）放射治愈后永不缩小。肿瘤细胞的再增殖一般在疗程开始后 2～3 周后，加速再增殖在 4 周左右。晚反应正常组织无明显的再增殖，对放射损伤的保护反应不是依靠细胞的再增殖作用。

2）保护正常组织的非致死性损伤（亚致死损伤、潜在致死损伤等）的修复能力：早反应组织在放疗过程中存活干细胞的再增殖能力强，非致死损伤的修复可以较少考虑，在常规每次分割剂量下不致发生损伤，大多数肿瘤组织的放射效应类似早反应组织，每次剂量过低或疗程延长均对杀灭肿瘤细胞不利。而晚反应组织在常规分割照射时无明显再增殖，细胞损伤的修复几乎是它唯一的保护效应，在放疗过程中一定要注意保护晚反应正常组织，一般每次剂量不得超过 2 Gy。

3）增加乏氧肿瘤细胞再氧合的机会：分次照射使肿瘤逐渐缩小，让出空间恢复血运，使对低 LET 射线抗拒的乏氧细胞变得接近血管，同时失去无限增殖能力的瘤细胞耗氧量降低，出现肿瘤细胞的再氧合，恢复敏感性。缩短总疗程时间不利于再氧合，且在再氧合过程中同时有肿瘤细胞的修复和增殖过程，使乏氧细胞比例再度增加。

4）增加肿瘤细胞再分布的机会：分次放射杀灭肿瘤细胞增殖周期中的敏感期相细胞，加快不敏感期相细胞转入敏感期相，并使抗拒的 G_0 期细胞进入增殖周期，达到细胞群的再分布，产生自我增敏效应，或可同步化于对某种化疗药物或加温治疗有利的期相，以期最大限度地杀灭肿瘤细胞。再分布可影响早反应组织的放射敏感性，但对晚反应正常组织，则分割照射几乎没有细胞周期的再分布，不存在再分布的自我增敏效应，因此，在分割照射中晚反应组织比早反应组织和肿瘤组织受到更多的保护。

在保证总剂量的情况下，应注意每次剂量的大小和间隔时间，权衡得失，既要最大限度地杀灭肿瘤细胞，又要保证正常组织能最大限度地得到增殖和修复，根据肿瘤情况和周围正常组织情况选择较为恰当的时间-剂量-分割方式（常规分割、超分割、加速超分割等）。

三、使肿瘤细胞再分布

细胞再分布（同步化）的目标是将肿瘤细胞处理后使其全处于放射敏感的期相，虽然实际上很难做到这一点，但以下方法可使各阶段细胞尽可能靠近。

1. 分割放射

分次照射使敏感的 M 期等期相细胞杀灭，其他各期细胞向前进程的速度减慢（分裂延迟），其中以 G_2 减慢速度最为显著（G_2 期的阻滞和积累），各期相细胞相对接近，有可能使较多的细胞同时进入敏感期。同时因增殖周期内的细胞数减少，使细胞增殖出现正反馈现象，即增殖加快、生长比例增大（G_0 期参与增殖，G_0 期细胞减少）和丢失减少，也使有相对多的细胞处于敏感期。

2. 药物增敏

用期相特异性细胞毒药物可杀灭某些对放射相对不敏感的细胞或抑制受放射损伤的 DNA 修复以提高放射敏感性（图 4.19～图 4.22）。如羟基脲（Hu）能杀伤对放射较不敏感的S期细胞，同步化于对放射较为敏感 G_1 的后期（用 Hu 后4 h，DNA损伤达高峰，此时放疗最为合适），阿糖胞苷有类似作用。VCR 可使细胞同步化于 M 期。一些嘧啶同类药的放射增敏剂可抑制受放射损伤的 DNA 修复，故用此类药物（溴脱氧尿嘧啶 Bud-R，5-Fu 等）时应在放射后使用。

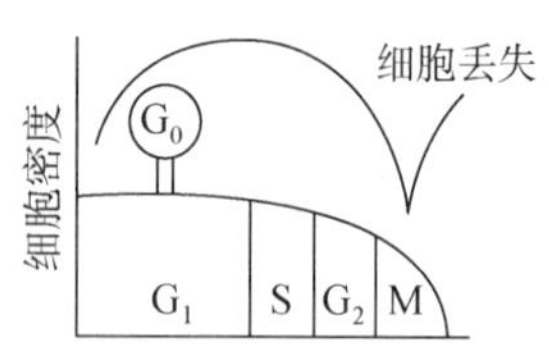

图 4.19　正常增殖周期

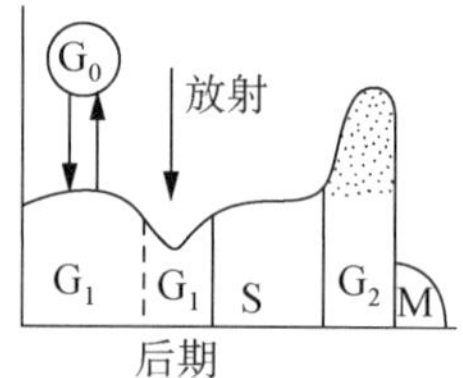

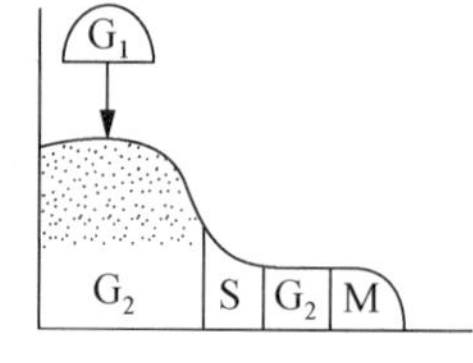

图 4.20　放射使 M 期和 G_1 后期杀死，并使同步化于 G_2 期，同时使 G_0 期进入分裂而补充 G_1 期

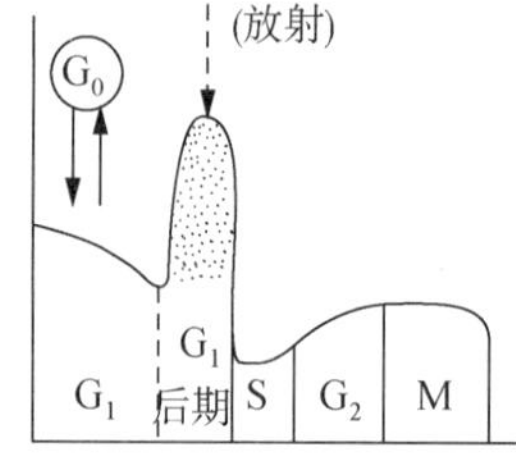

图 4.21　加温治疗、阿糖胞苷、羟基脲杀灭 S 期，并同步于 G_1 后期

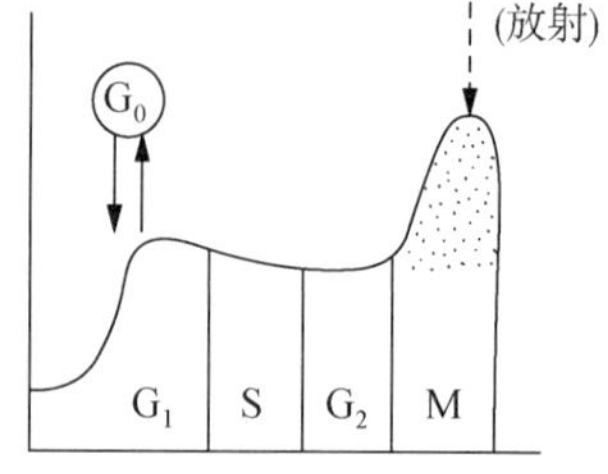

图 4.22　VCR 使细胞同步化于 M 期

3. 加热治疗

加热能杀灭 S 期细胞，作用与羟基脲相似，实验证明，加热能使 S 期细胞的放射敏感性提高 3 倍。同时加热能杀灭乏氧细胞并降低肿瘤细胞对放射的亚致死损伤修复能力。一般肿瘤内温度达 43 ℃左右时疗效较好。因有热耐受现象存在，不宜每天连续加热，而应采用每周 1～2 次的加热方法，一般以先放射、后加热的疗效较好。

四、利用氧效应

前已述及，在用常规射线（低 LET 射线）时，氧增强比（OER）约为 2.5～3.0，即要杀灭乏氧细胞，所用的放射量要比同类富氧细胞高 2.5～3.0 倍。在实际工作中，不可能用 2.5～3.0 倍的剂量进行治疗，只有设法减少肿瘤组织中的乏氧细胞才能达到消除肿瘤目的。为此，进行了不少这方面的研究，主要有下面几种。

1. 采用高 LET 射线

高 LET 射线的优点之一是 OER 小，如 6～30 MeV 快中子的 OER 为 1.2～1.6，比低 LET 射线的 2.5～3.0 明显为小。

2. 采用分割照射方法

分割照射分批杀灭肿瘤细胞，并让出一段时间清除死亡细胞，使肿瘤缩小，改善乏氧环境。

3. 氧气吸入

目前临床探讨较多的是用 CON 方案，即 Carbogen（5%CO_2+95%O_2，简称 CB）和烟酰胺（NAM）联合应用。鉴于肿瘤乏氧有急、慢之分，CB 能提高血液氧合以对付慢性乏氧，NAM 能扩张肿瘤内短暂阻塞的血管而克服急性乏氧。临床研究表明，吸入 CB 后多数肿瘤中氧分压有不同程度的提高，但达最高值时所需的吸气时间各不相同，因此，对不同个体、不同肿瘤照射前的最佳吸气时间不同，应予个体化的治疗方案。

4. 乏氧细胞增敏剂

一些亲电子化合物如 Miso 类药物（甲硝哒唑，Ro-07-0852）的性质和氧一样，能增加自由基的产生，但因其神经毒性太大，临床应用有困难。近年来，开发了新一代的放射增敏剂，如 etanidazole、nimorazole 和甘氨双唑钠（CMNa）等，未发现明显的副反应，而能提高某些肿瘤的放疗疗效。另外如氨甲喋呤（MTX）、甲基苄肼等药物也对乏氧细胞有效。

5. 生物还原性制剂

目前研究较多的是 SR4233，其作用机理是在乏氧时，它被细胞色素 P450 还原酶还原成 SR4233 的基团，该基团在某些特定酶的作用下与瘤细胞中的氢离子结合，导致细胞 DNA 单链或双链断裂。在有氧时，SR4233 基团被氧化成 SR4233，而不引起 DNA 链断裂，故 SR4233 能选择性地杀灭肿瘤内的乏氧细胞。

6. 纠正贫血

临床上对病人贫血状态的纠正，是对付乏氧细胞最为方便而有效的方法。但由于肿瘤病人的转铁蛋白（TF）较健康人明显为低，放疗后可进一步下降，对铁的利用率低，故建议纠正贫血应输血而不宜用铁剂治疗。

7. 低氧放疗

低氧放疗是根据病人吸入含 8%～10%氧气的混合气体（普通空气含氧 21%），正常组织的氧分压迅速下降，而肿瘤组织氧分压下降缓慢的原理进行的。此时，正常组织的放射耐受量提高，肿瘤组织的放射敏感性改变不大，可增加照射剂量以提高肿瘤控制率。

8. 其他方法

可应用氧携带剂、钙离子通道阻滞剂、重组血红蛋白等药物，但临床实际应用较少。

第十节　临床因素与肿瘤放射敏感性的关系

一、肿瘤种类

1. 病理类型

不同的肿瘤，其放射敏感性有很大差异，表 4.3 是在常规分割照射时，达到肿瘤细胞95％以上杀灭（肿瘤局部治愈）所需的剂量参考值。

表 4.3　不同期别的肿瘤致死剂量（常规分割时）

辐射剂量/cGy	肿瘤分类、期别
≤3 500	精原细胞瘤（N_0），肾母细胞瘤（T_0，术后）、神经母细胞瘤（$T_{1\sim3}$）、白血病
4 000	霍奇金病（N_0），NHL（N_0），精原细胞瘤（N＋）
4 500	霍奇金病（N＋），NHI（N_0 和 N＋），皮肤癌（基底细胞癌和鳞癌 T_1）
5 000	淋巴结转移癌（N_0），宫颈和头颈部鳞癌（N_0），胚胎癌（N_0）、乳腺癌、卵巢癌（T_0，术后），NHI，（T_s），星形细胞瘤（$T_{1\sim3}$），视网膜母细胞瘤（$T_{1\text{-}3}$），尤文氏瘤
6 000～6 500	喉癌（小于 1 cm，T_1）、乳腺癌单纯切除术（T_0），皮肤癌（鳞癌，$T_{2\sim3}$）
7 000～7 500	口腔癌（T_1），口、鼻、下咽癌（T_2），膀胱癌（B_2），宫体癌（T_2），卵巢癌（T_2），淋巴结转移癌（$N_{1,2}$），肺癌（T_1）
≥8 000	头颈部肿瘤（$T_{3,4}$或广泛转移）、乳腺癌（$T_{3,4}$或广泛病变）、神经节母细胞瘤、骨肉瘤、黑色素瘤、软组织肉瘤、淋巴结转移癌（N_3 或广泛病变）、甲状腺癌

在临床角度上，肿瘤的放射敏感性应依照肿瘤及其所在部位正常组织对放射的相对效应为标志。这可用治疗比例（TR）来衡量：TR＝正常组织耐受量/肿瘤组织致死量，TR≥1 的肿瘤，放疗有可能治愈，TR＜1，则即使达到肿瘤消退，正常组织也要受到不可接受的损伤。例如，根据表 4.3 所列，恶性淋巴瘤（霍奇金病、NHL）的肿瘤致死剂量为 40～50 Gy，但生长在不同部位，我们可认定它有不同的放射敏感性：在颈部为高度敏感（颈部组织耐受量 60～70 Gy）、腹腔内为中度敏感（小肠耐受量 45 Gy 左右），而在肾门区则为低度敏感的了［全肾照射耐受量 25 Gy/（3～4 周）］。因此，对肿瘤放射敏感性的限定以临床标准划分更为合理。

（1）高度敏感

肿瘤消灭，正常组织损伤很轻。若以结缔组织为邻近正常组织，则恶性淋巴瘤、白血病、精原细胞瘤、肾母细胞瘤、神经母细胞瘤等属此类。肿瘤致死量约 20～35 Gy。

（2）中度敏感

肿瘤消灭，正常组织损伤较重，但可恢复或不严重影响功能，如鳞状上皮癌（约

50～70 Gy）。

（3）低度敏感

对放射无明显效应的，如骨肉瘤、某些软组织肉瘤、大多数神经系肿瘤等。

2. 病理分级（分化程度）

细胞对辐射的敏感性，过去曾普遍遵循 Bergonie-Tribondeau 定律：敏感性与细胞的繁殖力成正比，与分化程度成反比，即越年轻，活力越大、分化越低（病理分级高）的细胞敏感性越高，越年老、成熟、分化越高（病理分级低）的细胞敏感性越低。但这定律也不是绝对的，如淋巴细胞、卵细胞不分裂，也不是未分化，但对放射敏感（因其 cAMP 含量低，放射敏感性高）。从细胞的分裂期相来讲，正在分裂的细胞比静止的细胞敏感性高，因分化差的细胞其增殖周期短，生长比率高，有丝分裂相多，故敏感性就高。所以有些分类为不敏感的，但分化极差者仍有较高敏感性，如未分化腺癌、骨肉瘤中的尤文氏瘤等。

3. 间质情况

对于同一病理类型、同一分级的肿瘤，还要看其间质情况。如同为乳腺髓样癌，间质内含血管多的要比含纤维多的放射敏感性高。

二、病期的早晚及肿瘤大小

1）早期病变的瘤体一般较小，瘤体越小，含乏氧细胞越少，对放射的敏感性也就越高。对肉眼不能见的亚临床病灶，用 50 Gy 的剂量可达到接近 100%的控制率。

2）肿瘤小时，使用的照射野小，正常组织容易修复原来的肿瘤区。

3）早期病变对全身的影响较小，体质状况较好，血管状态和修复机能良好。

4）早期病变的转移机会较小。

三、以往治疗情况

手术、放疗可使瘤床纤维化，乏氧细胞增多，在此基础上的复发性肿瘤放射敏感性差。

四、全身及局部情况

患者的健康情况与放射敏感性有密切关系，晚期肿瘤引起的严重恶液质或并发严重慢性疾病如肝炎、糖尿病、结核等，均可使病人的机体代谢出现紊乱，并造成严重的贫血，使肿瘤的放射敏感性下降。局部炎性水肿和疤痕基础上发生的癌肿敏感性差。但甲状腺功能亢进病人、怀孕妇女因代谢快，可使放射敏感性增高。

五、瘤床情况

瘤床血运好的部位，肿瘤敏感性高，反之，如瘤床为脂肪组织者则敏感性差。另外，瘤床为修复能力差的组织（如肺癌、上颌窦癌）疗效也差，长度较大的食管癌可以说没有瘤床，血运和修复能力均差，故疗效极差。

六、肿瘤外观形态

肿瘤放射敏感性从高到低，按其形态依次为菜花外生型、结节外生型、溃疡型、浸润型和龟裂型，这也与瘤床的供血供氧有关。

第十一节　肿瘤放射治疗的个体化

放射治疗是恶性肿瘤治疗的主要手段之一，随着放射治疗设备和技术的不断发展和改进，肿瘤放疗的疗效有了一定的提高，但是局部控制率和 5 a 生存率仍不尽如人意，局部残存和局部复发约占治疗失败的 2/3，即使是同一病理类型和临床分期的肿瘤在治疗后肿瘤消退率也大不相同，这说明存在着肿瘤放射敏感性的个体差异，即需要解决肿瘤放射治疗个体化的问题，而设计和实施个体化治疗方案的前提是能够在放疗前进行个体肿瘤的放射敏感性预测。

预测个案肿瘤放射敏感性的意义就在于为制定个体化放疗方案提供基础，使临床医师可根据个体肿瘤的具体情况采取与之相适合的治疗方案。例如放射敏感的肿瘤可通过降低分次剂量同时合并应用化疗以预防远地转移，而放射抗拒的肿瘤可通过加大分次剂量、应用放射增敏剂等措施使患者获益。

肿瘤放射敏感性预测的实验室分析主要有 3 个方面：① 细胞内在放射敏感性（intrisic cellular radiosensitivity）；② 氧合状态（oxygen status）；③ 增殖潜能（proliferative potential）以及影响细胞放射敏感性的基因研究。

细胞内在放射敏感性预测分析，主要是研究离体培养的人肿瘤细胞系与临床相应组织学类型肿瘤放射敏感性之间的相关性。英国的 Deacon、Peckham 和 Steel 以及法国的 Malaise 在这方面做了较多的研究，研究的主要结论是：离体细胞存活曲线初斜率的陡度和临床的放射敏感性相关，存活曲线最具特征的部位在 2 Gy，即 SF_2；存活曲线高剂量段终斜率的 D_0 或 LQ 方程中的 β 与临床结果无关。Malaise 及同事将肿瘤从放射最耐受到放射最敏感分成 6 组，依次是胶质母细胞瘤、黑色素瘤、腺癌、鳞癌、淋巴瘤和雀麦细胞癌。最重要的是 Malaise 及其同事证明了在同一组织学类型的组内存在着很大的放射敏感性差异，如最敏感的胶质母细胞瘤的放射敏感性相似于最耐受的淋巴瘤。

近年来，在改变分次放疗方案的研究中最可取的是改变分次形式的方案，尤其是超分割和加速治疗方案。在这两种方案中，每天给予两次或更多次的照射。欧洲放射治疗协作组（The European Cooperative Radiotherapy Group，EORTC）进行了临床实践，比较了采用常规治疗方案（70 Gy/7 周/每天 1 次）和加速超分次方案（72 Gy/5 周/每天 3 次）治疗头颈肿瘤的疗效。如果所有病人在一起分析常规治疗和加速分割的局部控制率并无有意义的差别。在实验组中所有的病人都测定了潜在倍增时间（T_{pot}），$T_{pot}<4$ d 的

肿瘤称为“快速生长的肿瘤”，$T_{pot}>4$ d 的肿瘤称为“生长慢的肿瘤”。研究结果显示，加速分割方案对生长慢的肿瘤没有益处，而对生长快的肿瘤可以改善局部控制率。总之，这种简便的细胞群体动力学参数的测定方法为选择性地制订治疗方案提供了可能性，并为个体化治疗奠定了基础。少数生长快的头颈部肿瘤可以从加速分割方案中获益。

近年来快速增长的癌基因和抑癌基因知识以及有关基因表达和突变的快速检测技术推动了分子预测研究的发展。已知多种因素影响照射后的细胞存活，对放射敏感突变细胞株的研究显示至少存在着 10 种以上相关基因（Jeggo，et al，1994）。随着这方面研究的增多估计相关基因的数目还会增加。细胞放射损伤的发生过程在分子水平包括切除、修复，复制后修复、复制、凋亡和细胞周期的调控点（check point）。毫无疑问，这些环节的任何一环都由许多基因控制着，这些过程的一部分可以调控。但到目前为止，尚未得出一致性的结论。

最近至少有 5 个影响放射敏感性的基因被克隆出来，Ku70、Ku80 和 SCID 基因产物共同形成 DNA 依赖性蛋白激酶复合物（DNA-dependent protein kinase complex，DNA-PKcs），它们在 DNA 链断裂的修复中是重要的。另外，XRCC4 也是双链断裂修复的一个关键基因（Li，et al.，1995）。最近毛细血管扩张共济失调基因也被克隆出来（Savitsky，et al.，1995）。这些基因中任何一个的突变都会导致放射敏感性的增加，这为将来甄别这些基因的突变提供了可能性，与细胞周期调控点和凋亡基因一起有助于放射敏感性的预测。但在目前，距离实用尚有一段距离。

在临床上，生物学图像（biological image）对肿瘤放射治疗个体化有一定的指导意义，生物学图像涵括了代谢、生化、生理及功能等类别，还包括分子型、基因型及表现型图像。就放疗而言，带有影响放射敏感性及治疗结果因子（如肿瘤乏氧、潜在倍增时间 T_{pot}）的图像就被认为是放射生物性图像。生物影像分三类：MRI/MRS，PET 生物影像学、分子影像学/放射生物表现类型。目前临床使用较多的生物影像是 PET。PET 可进行功能性显像，用放射性核素标记物测定激素受体、肿瘤乏氧、肿瘤细胞增殖率、肿瘤血管生成和肿瘤细胞凋亡等情况。

生物学图像的应用能更准确地完善肿瘤的临床分期，进行疗效预测并早期筛选化疗方案（帮助解决治疗过度或治疗不足），指导放疗靶区勾画和剂量研究，开展生物影像引导个体化治疗，鉴别肿瘤早期复发及判断预后，即个体化选择合适病人，个体化选择合适靶区，个体化选择合适剂量。可目前获取生物学图像，尤其是分子显像/基因显像技术复杂、价格昂贵，且肿瘤内的基因异质性也使其当前难以广泛应用。

第十二节　肿瘤分子放射生物学

放射生物学是多学科交叉的生物学分支学科，主要研究放射线对生物体的作用，观察不同质的放射线照射后的各种生物效应及不同内、外因素对生物效应的影响，范围涉及放射线对生物体作用的原初反应及其以后一系列的物理、化学和生物学方面的改变。分子生物学是在分子水平进行研究的生物学，着重于对细胞各系统之间相互作用的认识，包括DNA、RNA和蛋白质合成间的关系以及其相互作用的调节机制等，与生物学和化学的一些领域特别是与遗传学和生物化学相互交叉重叠。从定义上我们不难看出，放射生物学和分子生物学互有交叉，相辅相成，密不可分，“分子放射生物学”是放射生物学在分子生物学水平上的延伸，是更深层次、更基础的放射生物学，是分子生物学与传统放射生物学的结含。

分子放射生物学的研究进展揭示细胞的放射敏感性受控于一系列内部因素，例如细胞周期时相、细胞凋亡启动、DNA损伤修复效率、肿瘤基因和肿瘤抑制基因的突变积累等。同时，氧、营养因素和细胞代谢废物的清除等细胞外部因素也影响细胞的辐射反应。对细胞放射敏感性及其内外影响因素的深入了解，使人们有可能找出特异性的分子靶点，在不增加正常组织毒副作用的前提下，增加放射线对肿瘤细胞杀伤作用。本节仅就临床分子放射生物学的重要研究方向——分子靶向治疗和靶向性增敏放疗，几个具有潜在临床价值的分子靶点作一简要介绍，借此让大家了解分子生物学在放射生物学发展过程中的巨大推动作用。

一、细胞周期及周期调控点

很久以来，人们就发现放射线能够使细胞周期阻滞于特定的时相，而且处于不同时相的肿瘤细胞的放射敏感性各有差异。然而，直到细胞周期进程的分子调控机制和DNA损伤后细胞周期调控点作用被揭示后，人们才对以上现象真正有所理解，利用肿瘤细胞和正常细胞在周期调控上的差异，有可能找出特异的分子靶点进行靶向性放射增敏治疗。

二、细胞凋亡

自从1972年细胞凋亡被发现以来，放射肿瘤学家一直想通过增加细胞凋亡来提高肿瘤放射敏感性。在肿瘤发展初期，癌基因激活导致肿瘤抑制基因p53激活，从而增加了肿瘤细胞对启动凋亡进程的敏感性，但是，随着肿瘤的发展，大部分肿瘤细胞p53基因突变失活，在放射后无法启动p53介导的细胞凋亡进程，导致放射抗拒，以p53信号途径为靶点，通过药物重建p53介导的细胞凋亡途径有可能达到放射增敏的目的。然而，目前放疗联合细胞凋亡调节药物（干扰素和酪氨酸激酶抑制剂等）的临床研究结果多为阴性，而且有一定的毒副作用。出现这些结果的原因之一是这些临床试验大多选择晚期并经过多次治疗的病例，因而这些综合治疗方案的疗效很难与原发治疗方案的疗效相比较。

三、DNA损伤与修复

“放疗后未修复的DNA损伤是导致细胞死亡的主要原因”是传统放射生物学的理论基础之一。尽管很多实体瘤细胞能够逃逸细胞凋亡进程，但其DNA损伤修复机制却很少改变。人们对肿瘤细胞DNA损伤信号传导途径和损伤修复机制的深入了解使其可能成为放射增敏治疗的又一分子靶点。在DNA损伤信号传导和修复机制中最受关注的是共济失调-毛细血管扩张症突变基因（ataxia-telangiectasia mutated，ATM），该疾病早在20世纪初就被报道，患者易发肿瘤并对放射线高度敏感。ATM基因1995年被成功克隆，该基因在DNA损伤后被激活，在DNA损伤信号的传导途径和修复中起关键作用，该基因在A-T患者体内突变，因而导致放射敏感性增加。选择性抑制肿瘤细胞ATM激酶作用将是放射增敏的又一有力途径。

四、乏氧研究

Thomlinson和Gray在20世纪50年代建立的模式认为乏氧发生在远离血管的细胞中。但是在该理论指导下应用高压氧进行放射增敏的研究并不成功，在20世纪90年代开展的乏氧细胞增敏剂的研究也未能取得满意的结果。1979年，Brown提出肿瘤内血管畸形，血流发生改变，会导致血管暂时性开放和关闭，使细胞暂时性缺氧。这一理论促使人们从乏氧细胞增敏剂的研究转向乏氧细胞毒药物的研究。细胞适应乏氧环境并存活的关键性调节分子是乏氧诱导因子1（HIF1），目前针对HIF1及其通路开发的细胞毒药物虽然能够阻碍肿瘤细胞的生长，但部分肿瘤细胞仍能适应缺乏HIF的环境并重新生长，因此，未来药物开发的对策是寻找能够特异性杀死HIF高表达细胞的药物，而不仅仅是抑制HIF通路。近年来乏氧研究的另一重要进展是乏氧分子功能影像技术的建立，该技术采用乏氧特异性荧光探针或磁共振波谱（MRS），能够对有功能的组织和肿瘤微环境进行定量分析。乏氧分子影像可以作为研究血管生成、周期进程中细胞凋亡和能量代谢等乏氧相关问题的技术平台。这些技术如与现行的IMRT及IGRT技术相结合，可望增加乏氧区的放疗剂量，从而提高放疗疗效。

五、表皮生长因子受体（EGFR）通路

近年来肿瘤生物学研究显示：调节细胞生长和死亡的分子及其信号途径在肿瘤细胞中常常出现调节障碍，其中既包括侵袭性强的恶性肿瘤，又包括对放化疗抗拒的肿瘤。因此联合应用相关的分子靶向药物和放疗有可能提高肿瘤疗效，EGFR是有酪氨酸激酶活性的跨膜蛋白，调节细胞的生长、增殖和分化，正常细胞的EGFR信号系统受到严格的调控，但在肿瘤细胞中EGFR或其家族蛋白常常过量表达或发生变异，使肿瘤更具侵袭性并对常规治疗抗拒。针对该靶点研发的抗EGFR抗体（如C225）和酪氨酸激酶抑制剂（如iressa）有显著的抗肿瘤疗效。最近发表的联合放疗和C225治疗晚期头颈部鳞癌的随机分组资料显示，C225使2 a局部控制率提高9%（$P=0.005$），3 a总生存率提高10%（$P=0.03$），同时未增加放疗的毒副作用。

六、肿瘤血管

20世纪70年代Folkman就认识到可以把肿瘤的血管生成作为治疗的靶点，其后的20余年并未出现能有效抑制肿瘤血管生成或破坏肿瘤血管的药物，近年来肿瘤分子生物

学研究发现了血管内皮生长因子（VEGF）和血小板源性生长因子（PDGF）在血管形成中的重要作用，一系列抗 VEGF/PDGF 的药物相继开发并进入临床研究和应用，如 avastin、sunitinib、sorafenib 和 sutent 等。2003 年 Kolesnick 和 Fuks 等的研究首次明确显示，肿瘤对放射线的反应不但取决于不同的细胞类型，还取决于肿瘤微血管的放射敏感性，从而改变了长期以来“只有肿瘤细胞自身才是放射治疗靶区”的传统认识，也使人们意识到联合放疗及抗肿瘤血管药物治疗肿瘤的美好前景。目前在细胞水平和动物模型已经证实联合放疗及抗肿瘤血管药物具有协同作用，相信该类临床试验也将相继开展。

总之，传统放射生物学在结合了分子生物学后，促进了自身的巨大进步，使人们对肿瘤放射治疗和基础研究中所遇到的问题有了更深刻、更科学的认识，同时也能从更为广泛、更加实际的角度预测和引导肿瘤放射治疗的研究方向。分子生物学对细胞信号传导途径的研究以及对人类基因功能认识的不断增加为放射肿瘤学的研究注入了新的活力，放射生物学将继续吸收、融合分子生物学在肿瘤细胞及其微环境领域的研究成果，用以发展更加合理、高效的放射治疗手段。

（周菊英）

复习思考题

1. 简述放射治疗中细胞存活的定义。
2. 简述非指数性存活曲线中“肩段”的意义。
3. 简述 SLD 和 PLD 修复的含义和对正常细胞及肿瘤细胞的意义。
4. 简述氧效应在临床放射治疗中的意义。
5. 简述放疗中的 4“R”因素对正常组织和肿瘤组织的意义。
6. 肿瘤放射治疗的基本原则是什么？
7. 简述临床因素与肿瘤放射敏感性的关系。
8. 临床上提高肿瘤放射敏感性的措施有哪些？
9. 分割放疗的目的有哪些？简述常规分割、超分割、加速分割、后程加速超分割的原理和方法。
10. 简述放射增敏剂和放射防护剂的定义。

参考文献

[1] 殷蔚伯，谷铣之．肿瘤放射治疗学．第 4 版．北京：中国协和医科大学出版社，2008.
[2] 沈瑜，糜福顺．肿瘤放射生物学．北京：中国医药科技出版社，2002.
[3] 许昌韶．高等教育教材：肿瘤放射治疗学．第 2 版．苏州：苏州大学出版社，2005.

[4] 苏燎原，刘芬菊．医学放射生物学基础．北京：中国原子能出版社，2013.

[5] 陆雪官，冯炎．乏氧诱导因子-1和肿瘤放射敏感性．国际肿瘤学杂志，2007，34（8）：589-592.

[6] 陶丹综述，程晶审校．低剂量辐射超敏感性分子机制的研究进展．肿瘤防治研究，2008，35（5）：367-370.

[7] 周菊英，涂彧，俞志英，等．脑胶质瘤细胞SHG-44的热、放射敏感性及Fas/FasL表达．辐射研究与辐射工艺学报，2003，21（3）：90-93.

[8] 周菊英，涂彧，俞志英，等．加温对脑胶质瘤细胞SHG-44的放射增敏效应．中华放射肿瘤学杂志，2003，12（4）：275-276.

[9] Horsman MR，Murata R，Overgaard J，et al. Improving local tumor control by combining vascular targeting drugs，mild hyperthermia and radiation. Acta Oncol，2001，40（4）：497-503.

[10] Cai W，Chen K，Mohamedali KA，et al. PET of vascular endothelial growth factor receptor expression. J Nucl Med，2006，47（12）：2048-2056.

[11] Luo X，Slater JM，Gridlev DS，et al. Radiation and endostatin gene therapy in a lung carcinoma model：pilot data on cells and cytokines that affect angiogenesis and immune status [J]. Techol Cancer Res Treat，2006，5（2）：135-146.

[12] 王金万，孙燕，刘永煜，等．重组人血管内皮抑素联合NP方案治疗晚期NSCLC随机、双盲、对照、多中心Ⅲ期临床研究．中国肺癌杂志，2005，8（4）：283-290.

第五章

正常组织反应和损伤及其处理原则

人体组织经放射线照射后产生变化的现象统称为放射反应，若严格区分则可分为能够修复的放射反应和因受影响较重不能修复的放射损伤。放射治疗所致的正常组织反应和损伤（放射治疗并发症）是指在放射治疗过程中或放射治疗后发生的与放射治疗相关的一系列临床表现。一般来讲，在放疗过程中出现放射反应是允许的，也常常是不可避免的。放射反应对患者的机能影响不大，也不危及患者生命，但放射损伤在大多数情况下是不允许发生的，如放射性脊髓炎所致的截瘫，脑、肺、骨、肠等的坏死，这些并发症不仅给患者带来极大的痛苦，重者甚至危及患者生命。

放射反应从大的方面可分为全身放射反应和局部放射反应，根据时间出现的早晚又可分为急性（早期）放射反应和晚期（后期）放射反应。急性放射反应大部分可以修复，临床易于发现，而晚期损伤却很难早期发现，难以修复，影响器官、组织的结构与功能。放射治疗的目的是最大程度杀灭肿瘤，并最大程度保护正常组织，因此肿瘤放疗医生一直在肿瘤杀灭和正常组织损伤之间寻找平衡，尽量减轻放射反应，避免放射损伤。

第一节　影响正常组织反应和损伤的有关因素

放射反应与放射损伤的严重程度与很多因素有关，概括起来主要有三个方面，即治疗相关的因素、患者因素、与器官有关的因素。

一、治疗相关的因素

（1）总剂量、分次剂量

与每次照射量和总剂量成正比，分次剂量越大，晚发反应越严重，总剂量超出正常组织的耐受量，则可发生组织的损伤及并发症。

（2）照射间隔时间

不同的组织，其修复速度不同。以小肠上皮细胞为例，射线照射后 3 h 即能完成损伤的修复。而脊髓大约需要 24 h 才能完成细胞亚致死性损伤的修复。因此两次照射需要一定的间隔时间，一般间隔时间越短，放射反应越重。

（3）剂量率

通常剂量率越高，放射反应越重。

（4）总疗程

缩短总疗程将使放射反应增加。

（5）射线能量

射线能量大，作用部位深，引起的反应也重。

（6）照射容积

与照射容积成正比，照射容积越大，吸收剂量越大，修复能力也越差。

（7）同期放化疗

化疗不仅能加重放疗反应，还能使一些反应提前出现。

（8）放射防护剂及增敏剂的应用

放射防护剂能保护正常组织，减轻正常组织的放射反应，而放射增敏剂则能增敏肿瘤组织，减少肿瘤组织所需剂量，从而降低周围正常组织的受照剂量，减轻正常组织的放射反应。

二、患者因素

1）伴发疾病，如糖尿病、结缔组织病将使患者的放射耐受量降低。

2）患者对射线的反应：个别患者对射线甚敏感，极少剂量就可引起较重的反应。但也有些人是属于条件反射，对他们施行安慰性治疗时也可引起恶心、呕吐。

3）患者年龄、性别等：通常放射耐受量男＞女，青壮年＞老年及儿童。

三、与器官有关的因素

1）照射前器官的完整性及功能状况：如肺部手术使肺的完整性发生了改变，肺气肿、慢性支气管炎致使肺功能下降，这都将降低肺的放射耐受性；

2）急性反应的严重程度：有些组织急性放射反应较为严重，如严重的放射性口腔黏膜炎，将导致患者的生活质量严重下降，有时患者不得不中止放疗。有些器官严重的急性反应，如放射性肾炎、放射性肝炎甚至可威胁患者生命，因此也会影响患者的放射耐受性；

3）器官放射敏感性的差异：组织对放射线的敏感性（指损伤程度）与其增殖能力成正比，与其分化程度成反比，即繁殖能力越强的组织越敏感，分化程度越低的越敏感，反之亦然。如淋巴组织、骨髓、睾丸、卵巢、小肠上皮等对放射线最敏感，最容易受损害；其次是皮肤上皮、角膜、口鼻腔、晶体、胃和膀胱上皮等；最不敏感的组织是肌肉和神经组织。

4）部分器官的放射损伤是否会引起全部器官的功能变化：如脊髓，组织的功能性亚单位呈“串联排列”，当一个功能性亚单位受到损伤时，即会引起整个器官功能的丧失。在这类器官中存在一个剂量阈值，照射剂量低于阈值，器官功能不会受到影响，而照射剂量高于阈值，那么器官功能会丧失，因此小体积超耐受剂量就会产生功能影响，而大范围低剂量照射对功能影响小；

5）肿瘤侵犯：肿瘤组织如侵犯了周围正常组织，将使正常组织器官的完整性及功能状况发生改变，降低其放射耐受性。另外大体积肿瘤照射时，接受低剂量照射的正常组织范围大，对于并行器官，其功能会有影响。

第二节　正常组织的放射耐受量

正常组织耐受剂量则分为最小的损伤剂量（$TD_{5/5}$）和最大的损伤剂量（$TD_{50/5}$），$TD_{5/5}$（$TD_{50/5}$）是指在所有用标准治疗条件的肿瘤患者中，治疗后 5 a 因放射治疗造成严重损伤的患者不超过 5%（50%）时的照射剂量。不同的分割照射方案，正常组织的耐受剂量不同，常规分割时正常组织的放射耐受量见表 5.1。

表 5.1　常规分割时正常组织的放射耐受量

器　官	损伤表现	1%～5%($TD_{5/5}$)	25%～50%($TD_{50/5}$)	照射野面积或长度
皮肤	溃疡，严重纤维化	55	70	100 cm^2
口腔黏膜	溃疡，黏膜发炎	60	75	50 cm^2
食管	食管炎，溃疡，狭窄	60	75	75 cm^2
胃	溃疡，穿孔，出血	45	55	100 cm^2
小肠	溃疡，穿孔，出血	50	65	100 cm^2
结肠	溃疡，狭窄	45	65	100 cm^2
直肠	溃疡，狭窄	60	80	100 cm^2
唾液腺	口腔干燥	50	70	50 cm^2
肝脏	急慢性肝炎	25	40	全肝
	肝功能衰竭，腹水	35	45	全肝
肾脏	急慢性肾炎	20	25	全肾
膀胱	挛缩	60	80	全膀胱
输尿管	狭窄	75	100	5～10 cm^2
睾丸	永久不育	1	4	全睾丸（5 cGy/天散射）
卵巢	永久不育	2～3	6.25～12	全卵巢
子宫	坏死，穿孔	>100	>200	全子宫
阴道	溃疡，瘘管	90	>100	全阴道
乳腺（儿童）	不发育	10	15	全乳
乳腺（成人）	萎缩，坏死	>50	>100	全乳
肺	急慢性肺炎	30	35	100 cm^2
		15	25	全肺
毛细血管	扩张硬化	50～60	70～100	
心脏	心包炎，全心炎	45	55	60%心区
骨及软骨				
儿童	生长受阻，侏儒	10	30	整块骨或 10 cm^2

续表

器　官	损伤表现	1%～5%($TD_{5/5}$)	25%～50%($TD_{50/5}$)	照射野面积或长度
成人	坏死，骨折，硬化	60	100	整块骨或 10 cm^2
脑	梗阻，坏死	60	70	全脑
脊髓	梗阻，坏死	45	55	10 cm^2
眼	全眼炎	55	100	全眼
视网膜				全眼
角膜	角膜炎	50	>60	全角膜
晶体	白内障	5	12	全部或部分晶体
中耳	严重中耳炎	60	70	全中耳
前庭	美尼尔综合征	60	70	全前庭
甲状腺	功能低下	45	150	全甲状腺
肾上腺	功能低下	>60	—	全肾上腺
垂体	功能低下	45	200～300	全垂体
肌肉（儿童）	萎缩	20～30	40～50	整块肌肉
（成人）	纤维化	60	80	整块肌肉
骨髓	再生不良	2	4.5	全身骨髓
		30	40	局部骨髓
淋巴结	萎缩硬化	50	>70	整个淋巴结
胎儿	死亡	2	4	整个胎儿
外周神经	神经炎	60	100	10 cm^2
大动脉 大静脉	硬化，狭窄	>80	>100	10 cm^2

第三节　正常组织放射损伤评定和分级标准

对放射损伤评定和分级要有统一可行性的标准，1992 年 7 月 RTOG（Radiation Therapy Oncology Group）和 EORTC（European Organisation for Research and Treatment of Cancer）在旧金山举行会议，对正常组织的晚期反应（late effects normal tissues，LENT）制定了统一标准的记分系统。LENT 的毒性记分分为 4 级，包括无毒性反应的 0 级，共 5 级。毒性反应则按轻、中、重、威胁生命及致死分为 4 级。某些较低级的反应，如“口腔干燥”，只分到 3 级，因为这一反应本身不会威胁生命，设计最高值就是 3 级。症状或体征的发生频度，包括偶然＝每月，间断＝每周，持续＝每天，顽固＝持久。疼痛的强度依使用止痛剂的强度而定。对 LENT 还可以用主观（subjective）、客观（objective）、处理（management）、分析（analytic）进行记录，简称 SOMA，其意义为：① 主观，描述症状的程度、频率，一般由患者主诉，例如疼痛。② 客观，即体征，通过体检、影像学检查及实验室检查得到结果，对其程度进行评估，如水肿、体重减轻等。③ 处理，如果症状、体征是可逆的和能治疗的，明显影响的记分较低；如果症状、体征顽固持久，需外科手术处理，分级较高。④ 分析，用影像学及实验室检查可迅速计量，供进行分级记分用。RTOG 评价标准被普遍用于临床的毒性报道，另外 CTCAE3.0（Common Terminology Criteria for Adverse Events）评价标准现在越来越多应用于前瞻性临床试验，与 RTOG 的评价标准相比，对毒性反应的描述更具有特异性。

第四节　各组织器官的放射反应

一、皮肤黏膜反应

1. 皮肤反应和损伤的分类

可分为急性和慢性两类。

（1）急性反应（早期反应）

皮肤的早期放疗反应一般定义为放疗后 2 个月内出现的皮肤反应，由于基底细胞损伤而致。非常严重的急性反应可导致继发性的晚期反应（consequential late complication），分次剂量大小的变化对急性反应的影响较小，而总的治疗时间的变化对急性反应影响较大。当治疗疗程比常规的 6～8 周缩短时，预计皮肤的耐受剂量每周减少 3～4 Gy。在现代高能射线应用时，皮肤的耐受剂量 60～65 Gy 左右。急性皮肤反应可分为三度。

1）Ⅰ度：发生红斑，表现为充血，潮红，有烧灼和刺痒的感觉。最后可逐渐变成暗红，表皮脱屑，称干性皮炎。

2）Ⅱ度：充血、水肿、水疱形成，发生糜烂，有渗出，称湿性皮炎。湿性皮肤反应与大剂量和低能量射线照射有关，发生后绝大多数的湿性反应经过处理可在 2 个月内愈合，对超过 2 个月仍不愈合的湿性皮肤反应则有可能发展为皮肤坏死。

3）Ⅲ度：放射性溃疡，表现为灰白色坏死组织覆盖，边界清楚，底部较光，呈火山口型凹陷或痂下溃疡，有剧痛。放射性溃疡属于损伤范畴，通常不允许出现。

（2）晚期反应

放疗 2 个月后的皮肤异常改变称之为晚期反应，来自于真皮细胞的损伤，其产生机制主要是血管内皮细胞丢失，血管扩张，血流量增加以及周围真皮细胞萎缩而致。可出现：① 花斑样皮肤：放射野内皮肤出现不均匀性色素脱落或沉着，部分毛细血管扩张或萎缩，致使皮肤呈花纹状改变；② 皮肤纤维化：大多发生于放疗后 1 年。放疗后造成的成纤维细胞丢失，胶原产生而重吸收不平衡，发生纤维化改变。有皮下组织纤维化的病人常可合并感染，发生放射性蜂窝组织炎，有高热、局部红肿热痛，用抗生素后多可抑制，但易复发；③ 皮肤水肿：放疗损伤局部淋巴管，导致淋巴闭塞或狭窄，引起淋巴回流障碍。放疗后 3～4 个月水肿最明显，6～8 个月后由于毛细淋巴管的再生及侧支循环的形成，淋巴回流可恢复正常，肿胀可逐步消退；④ 放射性溃疡：放疗后由于皮肤逐渐发生纤维化，局部血液循环差，对细菌、病毒的抵抗力下降，微小的皮肤损伤即可造成感染，继而形成较大溃疡。溃疡可向深部组织发展，甚至累及骨组织，并发坏死性骨髓炎；⑤ 瘢痕形成：放射性溃疡愈合后可形成瘢痕。瘢痕挛缩后发生在头面部可造成畸形，发生在四肢可引起肢体功能障碍；⑥ 脱发：放射致毛囊扩张引起脱发，若剂量不大，大多数脱发可在 2～3 个月内再生。大剂量照射使毛囊萎缩，尤其是局部瘢痕形成，可造成永久性脱发；⑦ 放射性损伤后恶变：发生时间一般为 5～10 年，长者可达 2～30 年，但最短者仅为 2.5 年。病理类型有鳞状上皮细胞癌、基底细胞癌、纤维肉瘤和骨肉瘤等，以前两种常见。

2. 预防及治疗与处理

（1）预防

1）正确掌握时间、剂量因素，选择适当的放射源；

2）避免射线重叠及“热点”，放射范围应适当；

3）肢体放疗不可照射全周，保护肢体淋巴回流功能；

4）再程放疗应格外慎重；

5）注意保护放射野内皮肤，保持皮肤干燥、清洁。避免理化刺激，照射野内的皮肤忌用胶布、酒精、碘酒等刺激性药物，禁用湿敷、热敷、化妆品及有刺激的药膏，避免烈日曝晒和严寒冷冻。避免搔抓或粗糙衣物的摩擦，避免外伤（数年后仍需注意）；

6）合理的饮食：多吃富含维生素 A 的果蔬，多食高蛋白质饮食。

（2）治疗与处理

治疗应视不同皮肤反应而定。皮肤干性反应一般无须特殊处理，干性皮炎伴明显瘙痒者，予 1%冰片滑石粉或炉甘石洗剂涂患处。对湿性皮肤反应，可外用松花六一散或龙胆紫，也可涂氢地油以及各种烧伤用的软膏，并防止感染。目前已上市的基因工程药品（促上皮生长因子）对湿性皮肤反应的疗效较好。对出现皮肤溃疡者，可选用任何湿性皮肤反应的药物，对合并感染者，应合理使用抗生素，对超过 2 个月仍不愈合或出现坏死者，应考虑手术治疗。

3. 口腔黏膜反应和处理原则

（1）急性黏膜反应

正常黏膜的修复系来自于黏膜基底层干细胞的成熟并向黏膜层迁移所致，急性黏膜反应正是由于放疗导致黏膜基底层细胞有丝分裂性死亡而发生的。因为基底层细胞的成熟约需 2 周时间，因此对常规分割放疗出现的黏膜急性反应，一般在放疗的第二至第三周，也就是放疗剂量至 20～30 Gy 时开始出现肉眼的改变，黏膜主要表现为红斑样改变。30～40 Gy 时开始出现斑片状黏膜炎，以后随着放疗的继续进行，斑片状黏膜炎可相互融合。如果放疗的分次剂量增加，则放疗对细胞的致死性效应超过了正常细胞增生的速度，黏膜炎的程度将明显加重。黏膜细胞的更新速度较组成皮肤的细胞快，因此放疗所致的黏膜反应一般较皮肤反应早1～2周。黏膜属早发反应组织，修复快，多不留后遗症。处理：放疗中嘱病人戒烟酒，避免吃过热、过硬及刺激性食物，保持口腔清洁。反应明显时，可服清热解毒药、消炎止痛药、锡类散等局部涂拭及 $VitB_{12}$ 含服。$VitB_{12}$ 含服对口腔黏膜溃疡有较好的疗效，能促进愈合并有镇痛作用。疼痛严重者，进食前可用2%普鲁卡因或1%地卡因含服，以缓解疼痛。

(2) 晚期黏膜反应

黏膜的晚期损伤主要表现为黏膜变薄、颜色苍白、黏膜的柔韧性消失、黏膜下硬化，这些改变对多数患者的日常生活的影响并不十分明显，一般无须特殊处理。少见情况下可表现为黏膜慢性溃疡、坏死，黏膜下的软组织和骨显露，其发生与剂量、时间、照射野的大小有关。当使用间质插植和口腔筒照射技术给予高剂量时更易发生黏膜溃疡或坏死。放疗期间同时使用细胞毒性药物可加重黏膜损伤，并明显降低耐受性的阈值。

二、中枢神经系统

根据经典的放射生物学的观点，中枢神经系统放射性反应分为三期：

1. 急性期（即时反应）

发生于照射后数小时到几天。放疗初的即时反应可导致脑脊髓组织一时性充血水肿，可发生或加重颅内或椎管内高压，严重者可引起死亡。为了避免脑脊髓水肿的发生，对原有颅内或椎管内高压特别是后颅凹或中线肿瘤患者或出现截瘫前驱症状者，放疗前可行减压术，或配合肾上腺皮质激素、利尿剂治疗。一旦发生颅内或椎管内高压时，应减少每天辐射剂量及用激素和脱水疗法。

2. 早发性延迟反应

此反应为放疗后的早期综合征（一般在放疗后的6～12周，常见于4～6周），可出现CNS症状和体征，具有非特征性及定位不明确的特点。临床主要表现为脑部照射后的嗜睡综合征。不经治疗，2～4周后症状可自然消失。应用皮质激素可加速恢复。此反应可能继发于少枝胶质细胞放射损伤引起的暂时性脱髓鞘作用，不要误为肿瘤复发。

3. 晚发性延迟反应

放疗后数月至数年（高峰期为3 a）可发生放射性脑坏死、放射性脊髓炎，通常不可逆，并呈进行性，从而导致患者神经功能丧失，甚至死亡。病理改变主要是脱髓鞘、血管闭塞、血栓形成、最终坏死，可为局灶性，也可为弥漫性，并用化疗易致弥漫性病变。在发生放射性坏死前，通常有前驱症状，如记忆力减退、精神症状等，或脊髓受损后的Lhermitte综合征（当低头曲颈时，出现从颈部沿着背部脊椎向下肢或四肢放射性的触电感，头复位时症状消失；屈颈动作愈迅速而有力，触电感亦愈强烈）和典型或不典型的脊髓半截症。晚发性损伤亦可表现为放射性颅神经损伤及放射所致下丘脑-垂体轴（HPA）损伤引起的神经内分泌异常。

急性反应和早发性延迟反应的临床表现多数较轻，并且是可逆的，能够自愈，因此目前放射性神经损伤的研究重点是后果严重的晚发性延迟反应。目前认为放射性脑坏死的主要机制有：① 中小动脉损伤引起血管闭塞致慢性缺血性坏死；② 胶质细胞损伤引起白质脱髓鞘和白质软化。除了血管损伤之外，放射性脑损伤的典型病理改变主要是脱髓鞘，这意味着形成髓鞘的主要细胞——少突胶质细胞是靶细胞群；③ 自身免疫损伤：放射首先引起神经组织的原发性损伤，脂质及蛋白变性形成抗原，经过一段潜伏期形成抗体，产生严重的变态反应，损伤神经组织；④ 脑细胞成分的多样性与放射损伤：中枢神经系统是多种成分严密构成的完整系统，各种成分互相影响，发挥作用时受到邻近细胞甚至远地细胞的影响，它们不能像肿瘤细胞那样各自独立行事。照射之后不仅仅是血管结构、少突胶质细胞受到照射，星形细胞、小胶质细胞、神经元以及神经干细胞都受到了照射，其中的每一种细胞都可能对放射线产生反应，结果引起细胞死亡、功能受损以及基因异常等；⑤ 氧自由基引起细胞膜脂质损伤。

放射性脑坏死及放射性脊髓炎不会在治疗期间出现，因而治疗中通过考虑症状的严重性来调整剂量是不可能的，重点在于预防。预防措施包括：① 控制照射总剂量及分割剂量：有关脑脊髓的放射耐受量尚不十分明确，在常规分割照射时一般不要超过45～50 Gy。脑脊髓属晚发反应性组织，对每次分割照射量的依赖性较强，而对总疗程天数的依赖性较小，故放疗时每次剂量应严格控制，一般不得大于2.0 Gy；单次SRS最大脑干剂量：12.5 Gy，此时毒性风险＜5％。高剂量（15～20 Gy）可用于生存预后较差的患者（如脑干转移）；② 减少照射容积：已在动物实验中证实，照射容积的增加能降低耐受剂量的阈值；③ 根据年龄调整剂量：儿童CNS耐受量要低于成年人；④ 化疗药物可能降低放射耐受性，特别是某些能穿透血脑屏障的药物能增加CNS的毒性。⑤ 再次照射不仅要考虑治疗剂量，照射容积和区域，还要考虑两次治疗的间隔时间，通常患者在6个月后再接受二次照射。

放射性脊髓炎的治疗同放射性脑坏死，至今尚无良好对策。可试用：① 皮质激素治疗可降低毛细血管渗透性，但疗效有限，有些病例能看出症状短暂改善，可能与减轻脊髓水肿有关；② 神经细胞活化剂：三磷酸腺苷、辅酶A、细胞色素C、维生素B_{12}、B_6等可改善症状；③ 高压氧治疗可能有一定疗效；④ 对于局限性脑坏死可行手术清除坏死灶；⑤ 干细胞移植可能会带来治愈的希望。

三、头颈部器官

（一）眼

放射性眼损伤包括视神经病变、视网膜病变、白内障及干眼综合征等眼部病变。

1. 放射引起的视神经病变

其发病机制尚未完全明确，多数学者认为其损伤的靶细胞为神经胶质细胞及血管内皮细胞。在临床上的初始症状表现为视野缺损、无痛突发的单眼视力丧失，也可继发于短暂的发作性视力模糊，可以合并眼眶周围和眶后疼痛。球后部视神经病的眼底镜检查可无异常发现，最终的结果为视神经萎缩。放射性视神经病的发生与放射总剂量及分割剂量有关，一般认为，常规分割，总剂量≤50 Gy时概率较小；立体定向放疗时，提示单次剂量≥7 Gy的放疗即可导致视神经节段性的脱髓鞘改变而发生眼盲。

目前，对放射性视神经病尚无有效的治疗方法。有人试用高压氧舱和皮质激素治疗，未取得明显的治疗效果。因此，预防最为重要。建议在临床上采用常规分割放疗治疗头颈部肿瘤时，应将视神经受照剂量控制在60 Gy以下。在考虑立体定向放射适应证时，应注意视神经和靶体积之间有至少5 mm的间距，视神经的单次照射剂量应控制在8 Gy以下。在SRS中要避免单次大剂量和短期加强（高剂量分割）的治疗计划。

2. 视网膜

放射性视网膜病变分为急性与晚发性两种，急性损伤是照射后引起的非特异性急性反应，有充血、水肿、渗出等改变；晚发性反应是受照后经过一较长的潜伏期（3个月～1年），出现以血管改变为主的病变，其病理组织学特点与放射诱发的大脑血管疾患及糖尿病视网膜病有许多共同之处。临床上可表现为棉花点状、微小动脉瘤形成、毛细血管扩张、视网膜出血、黄斑水肿和渗出、增殖性新血管形成，玻璃体出血以及色素层的改变。视网膜受照剂量和受照面积是严重并发症的重要危险因素。一般认为视网膜照射剂量<50 Gy是安全的，当剂量≥50 Gy、受照面积大于视网膜面积的60%时，放射性视网膜病变的发生率为62%，而受照面积<60%时发生率仅13%。患有糖尿病、胶原血管病和高血压病史的患者易诱发放射损伤。晚期视网膜并发症目前尚无有效的治疗方法，放射性视网膜病和糖尿病视网膜病之间的相似性，使其治疗原理和治疗原则相仿。

3. 放射性白内障

射线对晶体生殖带上皮细胞DNA的损伤是引起放射性白内障的主要原因，通常首先表现为后囊下混浊，可持续数年，最终发展为成熟白内障。晶体是放射最敏感器官之一，单次给予低至2～3 Gy照射或常规分割下12 Gy时均可引起放射性白内障，全身照射单次剂量在8～10 Gy时生存者放射性白内障的发生率高达80%。放射治疗时，当晶体无法保护时，以保护角膜为主。白内障摘除、人工晶体植入术是治疗放射性白内障的有效方法。

4. 放射性眼表损伤

放射性眼表损伤包括结膜、角膜、泪腺、眼睑等眼表结构的单一或合并损伤，因为射线对其中某一结构造成损伤可能进一步引起其他结构受损，而同一症状也可由不同结构的病变引起。例如泪腺损伤造成的持续性干眼可导致严重的干眼角膜炎、角膜溃疡甚至眼球穿孔；而溢泪可由角膜炎、眼睑外翻或鼻泪管阻塞引起，也可能是干性角膜炎的反射性房水增多的一种表现。

造成泪腺萎缩的$TD_{50/5}$为50～60 Gy，>60 Gy可造成泪腺分泌功能的永久性缺失。30～40 Gy的剂量可引起眼睫毛暂时性脱落、眼睑红肿、结膜炎等，>50 Gy的剂量则可引起眼睫毛的永久性脱落。角膜的耐受剂量相对较高，常规分割可达50 Gy左右，若不注意保护可发生角膜上皮角化、角膜炎甚至溃疡、穿孔。

治疗放射性眼表病变的原则是改善患者症状、保护泪液系统及眼球完整性，预防更严重并发症发生。对于溃疡或有炎症倾向者预防性应用抗生素是必要的，严重的非感染性炎症可使用非甾体类抗炎药。可应用人工泪液、软膏等缓解干眼症状，防止紫外线照射、避免使用刺激性清洗用品也是需要的。对眼睑内外翻、鼻泪管堵塞及角膜溃疡或穿孔者，应行手术治疗。

（二）内耳/中耳

推荐剂量为：常规放射治疗中，为了把感音神经性听觉丧失（SNHL）的风险降至最低，耳蜗的中位放疗剂量必须≤45 Gy（更保守的话，≤35 Gy）；SRS 治疗前庭神经鞘瘤时，处方剂量必须限制在 12～14 Gy 以保护听力；低分割剂量治疗前庭神经鞘瘤时，建议处方剂量 21～30 Gy，3～7 Gy/次，3～10 d。

（三）唾液腺

腮腺的放射敏感性高于颌下腺，在第一次放疗几个小时内，唾液腺即可出现暂时性的触痛（腮腺常见），有时唾液腺可明显肿胀，持续数天可自行缓解。放疗第一周唾液的分泌量约减少 50%或更多，且伴有唾液黏稠性增加、pH 值降低、盐、氯、钙、镁浓度升高；当常规分割放疗至 6～8 周，也即放疗结束时，唾液分泌量几乎不能测出。患者表现出口腔干燥症的明显症状（吞咽和交谈困难、影响睡眠、味觉丧失和口腔真菌感染等）。唾液的分泌量大多数来自腮腺，因此口干的程度主要取决于腮腺受到照射的体积、放疗总剂量、患者的个体耐受性等因素。如 50%以上的腮腺未受到照射，在放疗后 2～3 a 仍有可能恢复部分的功能；如果 75%～100%的腮腺受到 50～70 Gy 的照射，则基本没有恢复功能的可能性。

口腔干燥症在目前尚无有效的治疗方法，关键在于预防。如放疗过程中，一侧腮腺中位剂量<20 Gy，或双侧腮腺接受剂量<25 Gy，可避免严重的口干症状。调强适形放疗时，每侧腮腺的中位剂量必须尽可能低，与期望的临床靶区保持一致。较低的腮腺照射剂量（<10 Gy）可能更好地保护腮腺功能。下颌下腺的中位照射剂量<35 Gy 也可能减少口干症状。药物方面：目前使用较多的是泛细胞保护剂阿米福汀。

（四）牙齿

牙齿受照后可发生放射性龋齿。以往对放射性龋齿的病因研究多集中于两个方面：① 放射治疗对牙齿本身结构的影响；② 放疗所致口腔内环境的改变。但亦有学者认为放疗后内环境的改变在放射龋齿的发生发展过程中起着更为重要的作用，而牙髓中牙髓细胞和造牙本质细胞对放射线敏感，也是造成龋齿的重要原因之一。头颈部放疗后，患者唾液腺损伤，唾液分泌量进行性减少，质地黏稠，对牙齿的冲刷作用大大削弱，且表现为酸性（pH 值降低），利于细菌繁殖，从而为放射性龋齿的形成奠定了基础；另外放射线对齿槽骨及供血血管的直接损伤也促进了放射性龋齿的形成。龋齿进一步发展，可形成牙齿松动、崩解、脱落，常继发感染形成齿槽溢脓、牙龈肿痛、颌下淋巴结炎，甚至继发颌骨骨髓炎。

放射性龋齿典型的临床特点有三点：① 牙颈部环状龋坏，最后导致牙冠折断；② 整个牙冠色素沉着呈棕黑色，同时见切端及颌面磨耗严重；③ 散在分布于牙冠各牙面的点状浅表龋损。

放射性龋齿一旦发生，则进展迅速，治疗困难，严重地破坏了咀嚼器官的完整性，给患者带来巨大的身心痛苦，因此重在预防。减少牙的放射受量，调整时间剂量因子，减少对唾液腺的损害，保护牙髓细胞的增殖能力。在放疗期间控制感染，改善局部微循环，增强全身抵抗力，促进牙髓细胞的修复及增生。定期复查，发现问题及时处理。

（五）甲状腺

甲状腺受到辐射后产生一系列的病理学改变，如滤泡上皮的分泌功能受到抑制、功能性滤泡单位数量减少、血管的异常分布及渗透性的增加、免疫活性的抑制等，从而表现出相应的甲状腺功能异常的改变。

甲状腺受到辐射后最常见的并发症为甲状腺功能低下（甲低）。相当一部分患者无明显的症状，但定期的生化检查可发现血清中 TSH 升高、而游离 T_4（FT_4）水平正常，这些患者表现为亚临床甲状腺功能低下。有症状的患者多表现为体重增加、畏寒、皮肤干燥、头发脱落、便秘、月经不调、体力不支、肌肉抽筋、思维迟缓等，查体可发现眶周水肿，腱反射时相延长、皮肤干燥发凉、周围性水肿、胸腔或心包积液等。此时生化检查伴有 TSH 升高、而且伴有 FT_4 的下降。发生的时间多数在放疗后 5 a 内，但放疗 20 a 后仍有发生甲状腺功能减退的可能性。

甲状腺受到一定剂量照射的患者，应定期检查甲状腺，同时行血液生化检查（TSH、FT_4 等）以了解甲状腺功能的改变。对于甲状腺功能低下者给予甲状腺素治疗，出现甲状腺结节应进一步检查，结合超声、核素扫描、细针穿刺以排除甲状腺癌的可能性。由放疗导致的甲状腺癌多为高分化的滤泡、乳头状腺癌，其预后好，一般对生命不会有太大的影响。

四、骨骼系统

射线对生长中骨骼和成熟骨骼的影响不同，生长中骨骼对射线敏感，经照射后出现生长延迟等放射损伤，成熟骨骼属晚反应组织，放射耐受性较高，下面分别叙述。

（一）放射对生长中骨骼的影响

发育中的骨骼出现放射损伤，主要是损伤了成软骨细胞（骨骺部）。一次剂量 2～20 Gy可抑制软骨细胞的增殖，在生长板内细胞构成降低而且细胞柱杂乱无章，使骨生长发育迟缓，生存细胞合成基质的能力降低，并且基质异常、不能钙化。

放射线对生长骨的作用有三个特点：① 一定剂量照射骨骺会使软骨发育阻滞；② 骨干骺端的骨和软骨吸收失败；③ 骨干在放射后改变了骨膜活性，使骨结构异常，明显影响骨自然发育，以致其后会有严重的畸形。

放射对骨生长的影响，临床表现是骨缩短（如股、胫、肱骨等）或扁平骨发育不良（如髂骨）。放射治疗脊柱躯干时，常发生脊柱侧突或后突（驼背）等并发症，因此照射脊柱时，为避免畸形的发生，应包括全部椎体。影响临床表现的决定性因素是：① 放射总剂量和单次量。生长骨生长抑制的 $TD_{5/5}$ 为 10～15 Gy，$TD_{50/5}$ 为 30 Gy；② 能量、剂量分布和吸收射线的性能；③ 照射的骨和骨骺部位；④ 照射时的年龄；⑤ 其他影响生长发育的因素，如使用化疗药或外源性类固醇；⑥ 患者的遗传体质。

生长骨的放射损伤多在放射后数年才被诊断，所以应该进行全面的长期随访。生长骨的生长抑制几乎没有有效的治疗手段，因此临床治疗中应尽量减少对生长骨骼的照射剂量，减少放射损伤。

（二）放射对成熟骨骼的影响

成熟骨放射后可发生：① 骨质疏松症：形态学特征是成骨细胞数量减少和骨小梁周围纤维化；② 放射后骨坏死：这是被照射的骨细胞直接破坏和血管损伤共同作用的结果。其最主要的并发症是自发性骨折，在坏死骨边缘与正常骨交接处是最易发生骨折的部位。放射性骨坏死的 $TD_{5/5}$ 是 60 Gy，照射剂量低于 40 Gy 时，骨折一般可以愈合，但高于 55 Gy 愈合的可能性极低。放射性骨坏死局部常合并游离死骨形成，这种情况在放射性下颌骨坏死时常有发生。放射性下颌骨坏死合并周围软组织的坏死可导致骨髓炎，放射性骨髓炎不一定导致骨坏死，但可使骨坏死的发生率明显增加。创伤是放射性颌骨坏死的重要原因之一。因此放疗后除非行放射性骨坏死死骨摘除术，须避免其他任何手术，即使处理残存牙根和放疗后牙齿的种种并发症也需在放疗两年或更长时间后进行，否则极易引发骨髓炎的发生。

放射后骨质疏松可以进行内科治疗，口服维生素和钙剂，但几乎无效。如出现自发性骨折，少数患者可保守治疗，绝大部分需行手术治疗。放射性骨坏死的治疗相当复杂，早期可根据患者的症状进行必要的对症和支持治疗，包括止痛、抗感染治疗，高压氧治疗等。如经一段时间治疗后无效，可考虑行病变骨的手术切除治疗。

五、心血管系统

这里仅介绍放射诱发的心脏疾病（radiation-induced heart disease，RIHD）。根据发生时间的早晚可分为：① 早期损伤：在放疗后 6 个月内发生；② 晚期损伤：放疗后数年或数十年发生。

（一）心脏放射损伤的组织结构分类

1. 心包炎

心包的放射损伤在放射性心脏病中最为常见，主要表现为渗出性心包炎。机制为电离辐射作用于心包微血管的内皮细胞，导致血管壁损伤，通透性改变，纤维素渗出。同时心包组织缺血，纤维母细胞增生，胶原纤维形成。有时渗出物的机化及大量纤维组织的形成可引起心包膜明显增厚，导致发生缩窄性心包炎。放疗过程中出现急性心包炎并不常见，迟发型的心包疾病发生在放疗后数月到数年，心包慢性渗出约20%的病例可发展成慢性和/或限制性心包炎。

2. 心肌病

与心包相比，心肌不常受累。其组织学特点为弥散的灶性纤维化，心肌纤维化是心肌毛细血管内皮细胞损伤的结果。

3. 冠状动脉疾病（CAD）

放射诱发的冠状动脉疾病的影像学表现与自发的动脉粥样硬化无差别，同样表现为动脉壁的纤维化、内膜增厚及管腔狭窄，但前者镜下可见特异的泡沫细胞，可资鉴别。放射所致心肌梗死的形态学特点与发生于成人的常见心肌梗死亦无差别，放疗后发生缺血性心脏病的患者，冠状动脉的狭窄多发生在动脉的近端部分或入口处。其他部位的大血管也可发生类似的动脉粥样硬化样病变，如颈动脉、锁骨下动脉、髂动脉等，周围组织纤维化可加重它们的狭窄而引起相应的症状。

4. 放射性心内膜损伤

放射所致心内膜损伤偶尔可见灶性增厚。放射所致的瓣膜损害的组织学表现为瓣膜内散在或弥漫的纤维化，瓣膜增厚，同时由于可能存在的心内膜和心肌纤维化所致的瓣膜结构变形，而出现瓣膜狭窄或关闭不全。

5. 传导异常（心脏节律改变）

放疗过程中出现的心脏节律改变很可能是由于局部缺血所致的心肌纤维化影响了心脏传导系统。

（二）临床表现和诊断

心脏放射损伤的组织结构不同，症状、体征亦不同，有关的症状、体征及辅助检查如表5.2所示。

表5.2 放射性心脏损伤的症状、体征及辅助检查

RIHD类型	症 状	体 征	辅助检查
心包炎	疲劳、劳力性呼吸困难、胸痛、紫绀	腹水、外周水肿、高血压、心包摩擦音、心脏杂音、静脉曲张、脉搏紊乱、Kussmaul’s征	心电图、胸部X射线检查、心脏超声
心肌病变	疲劳、咳嗽、劳力性呼吸困难、外周水肿、晕厥、心悸	高血压、短促呼吸、肺部啰音、心动过速、杂音、额外心音、肝肿大	心电图、心脏超声、放射性核素检查、动脉造影
冠脉病变	胸痛、呼吸困难、出汗、苍白、恶心呕吐	高血压、心律失常	放射性核素检查、紧张实验、心脏超声
瓣膜病变	咳嗽、虚弱、劳力性呼吸困难	外周水肿或其他充血性心力衰竭的体征、新的心脏杂音、肺啰音	心脏超声、心导管检查
传导异常	晕厥、心悸、眩晕	心律失常	心电图、holter

（三）心脏放射损伤的影响因素

1. 放射相关影响因素

1）心脏受照体积：心脏受照体积越大，发生率越高。心脏对放射线的耐受剂量，心脏体积1/3受照射时$TD_{5/5}$为60 Gy，体积2/3受照射时为45 Gy，全心照射时为40Gy。

2）分次剂量：心脏为晚反应组织，分次剂量比总治疗时间更能影响晚期损伤。随分次剂量的增加，心包炎发生的危险性增高。

2. 其他治疗影响

放疗与其他治疗可相互作用，如某些抗肿瘤化疗药物可产生心肌损害，如果合用或序贯使用化疗药，可加重放疗对心脏的损伤，尤其是合用蒽环类如阿霉素、柔红霉素等。阿霉素影响心肌细胞，而放射损伤的靶细胞是内皮细胞，因此放疗与化疗合用，对心脏的损伤是相加作用；目前靶向治疗是肿瘤治疗的一大热点，靶向治疗药物也可引起心血管系统的损伤与放疗联合对心脏的损失可加重，如曲妥珠单抗可导致心力衰竭，内皮抑素可致心肌缺血。

3. 心血管疾病的一般危险因素

年龄、性别、糖尿病（糖化血红蛋白A1c）、吸烟、高血压、总胆固醇、高敏C反应蛋白以及患者父母＜60岁发生心肌梗死病史等 。

（四）预防

近年来放射诱发心脏病所致的严重后果日益引起临床医师的注意，放疗医生在制定治疗计划时应尽力做到：

1）精确定位：精确勾画出肿瘤的大小、部位、范围。

2）剂量分布要均匀，避免心脏受照的高剂量“热点”；尽量不超过心脏的耐受剂量，并适当调整分次剂量，采用合理的分次治疗方案。

3）尽量减少心脏受照体积。

4）放疗与阿霉素等化疗药物同时或序贯使用时，应适当下调剂量。

5）建议接受胸部放疗后定期进行各项心脏检查，密切随访患者，以期早期发现心脏损伤。

（五）治疗

关于放射诱发心脏病的治疗，临床上尚无有效的办法。一旦出现症状，可通过卧床休息、吸氧、高蛋白高维生素饮食等支持治疗以改善患者的一般情况。对心律失常、心绞痛等给予药物对症处理。当发生严重的渗出性心包炎时，可试用大剂量皮质激素治疗，以减少渗出。根据心脏损害的不同情况行心包穿刺术、心包切除术、冠脉搭桥术、瓣膜置换术、心脏移植等。在密切观察这些良性疾患的同时，应尽可能排除更严重的情况：肿瘤残存或转移。

六、呼吸系统

（一）喉

最常见的并发症是喉水肿、喉软骨炎和喉软骨坏死。喉水肿 $TD_{5/5}$：5 000 cGy，$TD_{50/5}$：7 000 cGy，建议接受≥50 Gy 的照射容积＜27%、喉中位照射剂量＜43.5 Gy、EUD＜30～35 Gy，以减少 2～3 度喉水肿的发生。喉水肿出现后可给予超声雾化，必要时加用抗炎、退肿和激素类药物。一般而言，喉水肿多在放疗后 3 个月内消退，对超过半年不退或逐渐加重者应注意有局部肿瘤残留、复发或早期喉软骨坏死的危险。

喉软骨坏死 $TD_{5/5}$：7 000～7 900 cGy，$TD_{50/5}$：8 000～9 000 cGy。由于喉癌常规放射治疗的剂量很少给予 8 000～9 000 cGy，喉软骨坏死的剂量很难判断。喉软骨坏死一旦出现，只有手术切除，目前尚无其他有效的保守治疗方法。

（二）肺

放射性肺损伤（radiation induced lung injury，RILI）主要包括两种：急性期的放射性肺炎（radiation pneumonitis，RIP）和慢性期放射性肺纤维化（radiation fibrosis，RIF）。通常认为，放射性肺炎常发生于放疗后 1～6 个月，放射性肺纤维化常发生在放疗后 6 个月至数年。

肺组织受到一定剂量的照射后，早期表现为肺间质充血水肿、肺泡内渗出增加。结果造成气体交换障碍。随后是炎性细胞浸润，肺泡上皮细胞脱落。晚期的肺放射性损伤则表现为肺毛细血管的阻塞以及纤维化，胶原沉积。

（1）发病机制

其发病机制为：

1）肺泡Ⅱ型上皮细胞受损：肺泡Ⅱ型上皮细胞合成和分泌表面活性物质，维持肺泡张力，照射后最早表现为Ⅱ型细胞的反应，细胞质内 Lamelar 小体减少、畸形或Ⅱ型细胞脱落至肺泡内。导致肺泡张力变化，肺的顺应型降低，肺泡塌陷和不张。

2）辐射启动体内水分子释放˙OH 自由基，过量的自由基导致肺组织脂质过氧化损伤，成纤维细胞增殖，肺泡-毛细血管膜的通透性增加。

3）近年来细胞因子在放射性肺损伤的形成中所起的作用较受关注，比较重要的细胞因子有以下几种：转化生长因子 β_1（TGF-β_1），肿瘤坏死因子 α（TNF-α）、白介素 1（IL-1）、白介素 6（IL-6）、血小板源性生长因子（PDGF）、血浆源激活因子（PLA）等。这些因子可能由肺内的多种细胞分泌，并在放射性肺损伤的不同阶段起着致炎、致纤维化、致血管通透性增加的作用。其中较受重视的因子有 TGF-β_1 因子。

4）肺血管内皮细胞损伤：内皮细胞损伤导致肺血流灌注改变，血管通透性增加。

传统观点认为急性放射性肺炎和放射性肺纤维化是同一个病理过程中发生和发展的两个阶段，两者是一个线性的连续发展过程。但是最近研究中所发现的现象和数据对这一观点提出质疑，认为放射性肺损伤过程是一个网状交织的过程，整个过程十分复杂，放射性肺损伤的发生取决于肺接受射线剂量，存在一个生物阈值，射线剂量在阈值范围内，不会发生病理变化，超过阈值启动细胞因子瀑布效应，一旦发生不可逆转。肺照射后射线引起多种靶细胞的损伤，细胞损伤后立即引起各种细胞因子和炎性因子的表达，并且激活机体的免疫机制（现在的证据多为CD4＋T淋巴细胞），这些细胞因子和免疫细胞会引起照射区同侧或对侧非照射区发生无菌性炎症，同时在放射性肺炎发生的早期，损伤的靶细胞（如纤维母细胞等）就在一些相应的细胞因子的调节下开始分泌Ⅲ型原胶原多肽，照射区肺组织的肺纤维化的进程也开始进行。肺纤维化过程是和炎性过程同时进行的，而并不是传统观点认为的在放射性肺炎之后放射性肺纤维化才开始发生。放射性肺炎和放射性肺纤维化这两者之间既不是两个完全独立的病理改变，也不是一个简单的线性前后关系，而是在各种靶细胞和细胞因子的共同作用下相互影响、相互调节的。

全肺单次照射时耐受剂量为7 Gy，$TD_{5/5}$为8.2 Gy，$TD_{50/5}$为9.3 Gy。全肺分次照射时，4周20次照射的$TD_{5/5}$为26.5 Gy，$TD_{50/5}$为30.5 Gy。年龄越小，晚期损伤越大，可能是由于年龄小，受照射后除肺纤维化外，还有对肺及胸廓发育的影响的综合作用。

部分肺分割照射是临床治疗中最常遇到的，常规分割2 Gy/次成人，肺受照体积为1/3、2/3、3/3时的$TD_{5/5}$为45 Gy、30 Gy、17.5 Gy，$TD_{50/5}$为65 Gy、40 Gy、24.5 Gy。在3D照射中，V_{20}（大于20 Gy的肺体积与总体积的比例）与肺炎发生率和肺炎的严重程度有关。在设计肺的3D治疗计划时，应尽可能使$V_{20}<25\%$。

（2）影响放射性肺损伤发生的因素

影响放射性肺损伤发生的因素主要有以下几个方面：① 照射总剂量；② 受照射肺体积；③ 剂量率；④ 分割方式；⑤ 照射部位；⑥ 在放疗前是否有肺原发疾病以及是否在放疗时合并使用化疗药物，如博来霉素、阿霉素等合并放疗，可提高放射性肺损伤的可能；⑦ 个体因素。其中照射总剂量及照射体积对放射性肺损伤所起的影响较大。

（3）临床表现和诊断

放射性肺炎的发生时间一般在放射治疗后的1～3个月。在化疗后进行放射治疗的病人，放射性肺炎可以发生在放射治疗中或放射治疗即将结束的时候。放疗后进行化疗的患者，可在化疗过程中发生。因为化疗的应用而诱发肺炎的发生，临床上称为“回忆效应”（recall effect）。可以表现为低热，非特异性呼吸道症状，如咳嗽、胸闷等。重者出现呼吸困难，胸痛，持续性干咳，可以有少量白痰或痰带血丝。胸部体征一般不明显，有时可以发现相应部位叩诊浊音，听诊发现胸膜摩擦音。如临床症状严重，出现急性呼吸窘迫，高热，可导致患者死亡。病人急性期过后，临床症状减轻，但组织学改变将继续发展，逐渐进入纤维化期。放射性肺纤维化发生在放射治疗结束后的2～4月以后，一般来自早期的放射性肺炎，但有些患者可以不表现明显的放射性肺炎的临床特征，而在照射后数月直接出现放射性纤维化的临床症状，如进行性呼吸困难，胸闷、刺激性干咳，可以导致慢性呼吸衰竭。

影像学上，一些病人即使没有肺炎明显的临床症状，也常表现有影像学改变。早期胸片显示与放射野一致的弥漫性密度增高影。放射野以外的影像学改变也有描述，但这种情况较少发生。近年的研究认为肺放射性损伤诱发一些细胞因子的过度表达，通过信息传递和放大效应，引发炎性细胞浸润产生照射野以外肺的炎性反应，称为“远地伴随效应”（abscopal effect)，认为这是一种超敏反应。CT 发现放射后改变较胸片敏感性高，能发现较早期和细微的病变。较轻的放射性肺炎可以表现出在照射野内均质的密度增加。

（4）预防

放射性肺炎的预防包括：① 进行放射治疗前了解病人治疗前所存在的情况，如病人的一般状况，肺功能，是否已经用过化疗，化疗药物的种类及剂量，或是否准备同时合并应用化疗；② 设计放射治疗计划时，要清楚地了解正常肺所受照射的体积，照射剂量，肺的体积耐受剂量，确保肺的照射剂量在耐受范围之内；③ 治疗中密切观察。降胆固醇类药如阿米福汀、氟伐他汀在动物实验中表现出了对早期放射性肺损伤的保护作用，但对晚期放射性肺纤维化的作用尚需进一步研究，且其保护机制也未明确。

（5）治疗

对有明显症状的急性放射性肺炎的临床治疗包括：① 吸氧，祛痰和支气管扩张剂的应用，以保持呼吸道通畅。② 肾上腺皮质激素，能够减轻病变部位的炎性反应和间质水肿。可根据病人的症状确定强的松的用药剂量，一般为 30～60 mg/d，连续应用 2～4 周，而后逐渐减量。③ 抗生素的应用，放射性肺炎是一种淋巴细胞性肺泡炎，其病因不是细菌感染，在没有合并感染时，抗生素的应用仅仅是作为预防用药。当合并感染时，可以根据感染的种类和药敏试验结果选择抗生素。

七、消化系统

（一）食管

食管的放射反应临床上一般根据出现时间的早晚划分为急性反应和后期反应。

急性反应指发生于开始放疗后 90 d 内的反应。是由于照射后食管黏膜的基底层细胞有丝分裂障碍，食管上皮发生脱落所致，食管黏膜充血、水肿、渗出及糜烂。患者出现胸骨后烧灼感、进食困难较治疗前加重，伴吞咽疼痛，通常发生于开始放疗后 2 周，剂量相当于 16～20 Gy，继续治疗症状可自行消退。当放疗剂量达到 40 Gy 时，吞咽疼痛等症状可能再次出现，并可持续至治疗结束后的 1～2 周。食管急性反应发生率及其严重程度与放疗的剂量、分割方式、食管受照体积和是否综合应用化疗等因素有关。超分割放疗及加速超分割放疗可增加放射性食管炎的发生率及严重度。某些化疗药物，如 DDP、5-Fu、阿霉素等也可增加食管的急性放射反应。如采用加速超分割放疗加化疗，严重食管炎发生率会更高。

急性食管反应的处理多主张采取保守措施。轻度一般不需要处理或给予含碘喉片含服。中度疼痛者应用止痛、局麻和硫糖铝等药物，必要时暂停放疗。对易发胃液反流的患者应使用 H_2受体阻滞剂、抗酸剂或胃复安等药。静脉输液维持营养，部分患者可给予静滴抗生素，必要时少量应用肾上腺皮质激素。

食管后期反应指在开始放疗的 90 d 后出现的反应。慢性放射损伤与食管肌细胞的病变相关，病理学变化主要涉及肌层，深肌层灶状凝固性坏死，还有黏膜下层的纤维化，导致食管腔的狭窄。临床上表现为吞咽困难，原因是良性狭窄的形成及由于肌肉和（或）神经损伤导致动力学改变。狭窄出现的中位时间为放疗后 6 个月。其他较少出现的并发症有假憩室发生和瘘管形成。

后期反应存在着明显的剂量-效应关系，当剂量≤50 Gy 时，狭窄的发生率为 2%，当剂量达到 60 Gy 时，发生率增加到 15%。食管照射的体积及长度增加，狭窄的发生率也增加，近距离治疗可明显增加溃疡的发生率。

良性狭窄的处理主要采用食管扩张或置入支架，大多数患者经几次扩张后可吞咽半流质食物。目前尚无内、外科方法来重建食管的蠕动功能。食管痉挛可应用硝酸盐、钙通道拮抗剂及胆碱能药等治疗。

（二）胃

胃肠道上皮细胞是典型的急性（早期）反应组织，具有较高的 α/β 值和快速细胞更新能力，因而对放射较敏感。

胃黏膜急性反应的最早变化为主细胞和壁细胞的凝固性坏死，反应最严重时出现腺体结构消失，黏膜变薄和慢性炎性细胞浸润，主细胞较壁细胞更易受到放射损伤。

胃受到 15～20 Gy 照射即可出现胃酸和胃蛋白酶分泌的抑制，并可持续相当长时间。当剂量≥50 Gy，损伤难以完全恢复易发生溃疡，并继而发生出血、穿孔。急性反应的临床症状主要有厌食、恶心、呕吐及体重下降，严重者可出现胃出血、穿孔。

胃后期反应的临床症状有：① 消化不良：发生于照射后 0.5～4 年，胃非特征性症状，无临床和影像学表现；② 胃炎：发生于放疗后 1～12 个月，伴有胃窦部痉挛或狭窄，病理基础为黏膜下组织发生纤维化；③ 慢性溃疡：发生于放疗后 5 个月，与普通溃疡难以鉴别，多数溃疡较大，但易自愈，常可伴有黏膜下组织纤维化。

胃并发症与受照剂量和受照体积相关，40～50 Gy 时胃炎发生率为 20%，≥50 Gy 时溃疡发生率为 15%，穿孔性溃疡发生率在 40～50 Gy 时为 6%，50～60 Gy 为 10%，>60 Gy 为 16%。全胃照射时：$TD_{5/5}$ 为 50 Gy，$TD_{50/5}$ 为 65 Gy。对于体部立体定向放射治疗（SBRT），胃受量>22.5 Gy 的理想体积限制值应<4%的器官体积。既往有溃疡病史或曾行剖腹探查术者易发生胃后期放射性溃疡。

胃为厚壁肌肉器官，在成人容量 1.5～2.0 L。胃体积、位置和壁厚随内容物变化，在模拟和治疗前病人应避免饱餐或碳酸饮料。

急性反应的恶心及呕吐等症状，降低分次剂量可有效地使之缓解，必要时可应用止吐药物。此外，让患者在放疗前稍进饮食有助于减轻症状。一般急性反应的症状消失很快，不需长期处理。

后期反应的处理一般主张应用抗溃疡药物，包括组胺 H_2 受体拮抗剂（如雷尼替丁等）及在局部黏附于溃疡面的胶体复合物（如硫糖铝等）。对于穿孔、严重出血及幽门部阻塞等严重并发症，主张采用外科治疗，对受损部分胃行部分切除术。

（三）小肠和大肠

小肠的黏膜上皮对放疗非常敏感，其细胞周期时间在成人各种组织中最短。单次较大剂量照射后数小时，肠隐窝细胞增殖部分即发生有丝分裂停止、细胞坏死。24 h 后分裂增殖停止，出现细胞丢失，最终导致小肠绒毛剥脱。为补充细胞丢失，几个补偿机制受到激活，如缩短绒毛，收缩隐窝，残存细胞平坦分布覆盖于较大范围的基底层上。此外，绒毛细胞尽管衰老但仍滞留较长时间，激活所有残存干细胞进行增生。如辐射剂量较高，小肠被覆细胞丢失大于补偿，黏膜出现溃疡。中等剂量的照射，小肠即可出现对已消化的营养物质和水的吸收障碍，导致腹泻。大肠急性损伤程度一般较小肠低，常表现为里急后重。

人小肠的晚期效应通常在放疗结束后 12～24 个月之间出现，有时在数年后出现。最常见的症状为大便次数增多和便急。近端肠段损伤主要表现为无里急后重的腹泻、便血或肠黏液过多；远端肠段损伤主要表现为大便次数增多、变软。后期损伤的原因主要为纤维化和血管血流受阻。损伤肠段的小肠壁增厚并因水肿和纤维化而硬化，严重者可致肠梗阻。常见到小肠肠腔狭窄及纤维性结肠炎，浅表性溃疡也很常见，肠系膜增厚变硬。局部照射后，除了被固定的回肠末端，小肠肠管的活动性使活动部分肠管所受的剂量下降，这可能是回肠末端经常被损伤的原因。

直肠晚期反应常发生在放疗后 3～4 a，常常包括狭窄，直肠的顺应性降低，容量减少致肠蠕动小而频。肛门肌受损致便失禁或肠狭窄（影响生活质量）。内窥镜可发现直肠异常（大多因放射引起，建议不要做活检，因为这可能导致慢性感染，不愈或溃疡）。

在临床，病人有腹绞痛、脂肪消化不良、腹泻和便秘交替等症状。并发症有时提示有急性、亚急性肠梗阻、穿孔、瘘管。这些并发症一旦出现，需进行对症处理，应用抗生素并需要外科的介入。

1/3 小肠受照射时：$TD_{5/5}$ 为 50 Gy，$TD_{50/5}$ 为 60 Gy。小肠全器官受照时：$TD_{5/5}$ 和 $TD_{50/5}$ 分别为 40 Gy 和 55 Gy。对于 SBRT，在单次治疗中，小肠接受单次量＞12.5 Gy 的体积应＜30 ml，对于 3～5 次分次治疗的 SBRT，最大剂量点应＜30 Gy。盆腔照射时使用腹板俯卧位能减少小肠受照体积。

分次剂量增加、同期化疗会增加急性毒性反应。放疗前的外科手术亦将使小肠放射损伤的危险度增加，因为对小肠的操作有可能损伤脆弱的血管。

与直肠放射损伤相关的危险因子主要包括，糖尿病、痔疮、肠道炎症性疾病、高龄、雄激素去势治疗、直肠大小、先前行腹部手术、严重的急性直肠中毒。

（四）肝脏

1. 病理特征

放射引起的肝损伤病理上的特征性改变是静脉的非特异性闭塞性损伤，即肝静脉闭塞症（VOD）。在此基础上，最终发生肝纤维化。其病理变化可分为数个不同阶段：

1）急性期：为照射后 1～6 个月，受照的肝区显著充血、肿大。光镜下可观察到 VOD 的特点，即肝小叶中央静脉周围血窦明显充血、扩张，静脉壁有胶原纤维沉着，管壁增厚，管腔变窄，有些肝静脉被增生的胶原纤维阻塞。肝细胞大片变性、坏死。

2）慢性期：为照射后 6 个月至数年。大量增生的纤维结缔组织伴胶原化并分隔肝细胞形成假小叶，肝细胞索皱缩，中央静脉和汇管区形成纤维性桥。

2. 发病机制

发病机制尚未完全明了，目前认为有以下几种可能：

1）肝细胞受损坏死后释放大量的转化生长因子 β_1（TGF-β_1），可刺激纤维结缔组织及纤维细胞的增生并可抑制胶原降解，这在肝纤维化的发生中起了关键作用。

2）放射线导致中央静脉和/或血窦内皮细胞的损伤，激活了凝血机制，同时对机体的纤维蛋白溶解机制有所抑制，最终引起纤维蛋白局部沉积，血管腔狭窄、闭塞，形成 VOD。

3）放射线导致的肝损伤，可激活自身的免疫反应，造成更广泛的损伤，刺激纤维细胞增生，胶原合成增加。

4）照射部位的枯否细胞数量减少且功能减弱，致使贮脂细胞和肝细胞功能紊乱，促发或加重肝纤维化。实际上，肝纤维化的发生可能是上述多种因素综合作用造成的，单因素间是如何相互影响、相互作用尚待进一步研究。

3. 肝脏放射性损伤诊断标准

较早由 Lawrence 等提出。

1）急性放射性肝损伤：发生于放疗过程中，是较常见的治疗中并发症，表现为胆红素升高，SGPT 升高，可伴肝区疼痛。

2）后期放射并发症（放射性肝病，RILD）：一般出现在放疗后 1～4 个月，诊断标准：典型 RILD：迅速出现的非癌性腹腔积液，肝脏肿大，碱性磷酸酶上升达正常值 2 倍以上；非典型 RILD：转氨酶上升到正常值 5 倍以上，伴或不伴腹腔积液，肝肿大。RILD 的诊断必须排除肝癌复发引起的上述症状和体征。放射性肝损伤的影像学表现为：病变表现与放射野一致的低密度区，边缘呈“刀切样”改变。

4. 肝脏的放射耐受剂量

受照正常肝的体积越大，放射耐受剂量越低。经典的正常肝放射耐受性（$TD_{5/5}$）为：全肝照射 30 Gy，2/3 肝受照射 45 Gy，1/3 肝受照射 55 Gy。然而，上述肝放射耐受剂量来自北美国家对转移性肝癌放疗的经验，对我国的原发性肝癌病人并不适用，因为我国的肝癌大部分发生在乙型肝炎后肝硬化基础上。伴发肝硬化是决定肝放射耐受性的一个关键因素，所以讨论肝癌放射耐受性的问题，首先要考虑肝硬化的严重程度。对 Child-Pugh A 级的病人，肝的放射性耐受剂量是：① 正常肝的平均剂量（mean dose to normal liver，MDTNL）23 Gy；② 安全剂量直方图（DVH）小于以下值的 DVH 是安全的：V_5：86％；V_{10}：68％；V_{15}：59％；V_{20}：49％；V_{25}：35％；V_{30}：28％；V_{35}：25％；V_{40}：20％；③ 对 Child-Pugh B 级病人能耐受的 MDTNL 可能为 6 Gy。

5. 放射性肝损伤的危险因素及预防

发生 RILD 的危险因子包括：大体积的正常肝接受高剂量照射，伴门静脉内有瘤栓的病人，在放疗期间发生急性肝功能损害的病人，但是最重要的因素是病人原有肝硬化的严重程度，Child-Pugh B 级的病人更易发生 RILD。避免 RILD 的产生，必须注意以下几点：

1）Child-Pugh B 级的病人是放疗的反指征。

2）对于肝癌患者，遵循肝癌放疗计划设计原则：① 保护部分正常肝脏不受任何剂量或较低剂量的照射，期望在放射损伤后，这些没有受到放射的肝脏有增殖的机会，以代偿和维持放射损伤丢失的肝功能；② 避免大体积的正常肝脏低剂量照射，以共面放射野为主，放射野 3～5 个，射线通过肝脏的路径要短；③ 在达不到正常肝脏剂量在安全范围内的情况下，宁可牺牲肿瘤靶区覆盖的完整性和剂量分布的均匀度，也要保证正常肝脏剂量在可接受的安全范围内。

3）对有门静脉栓塞的病人，放射剂量应更低。

4）当病人发生急性放射性肝损伤后，特别是损伤在 CTC（NCI）评分≥2 分的病人，应降低放射总剂量或考虑终止放疗。

6. 放射性肝损伤的治疗

目前尚无特殊有效的治疗方法，基本上同病毒性肝炎或肝硬化一样以保肝、对症处理为主。给予高蛋白、高热量饮食，限制盐的摄入，给予 B 族维生素、维生素 C，较大剂量的维生素 E 和肝泰乐等保肝治疗。皮质激素可以试用。肝脏受损的病人，卧床休息，减少体力及热量的消耗，减少因活动后的糖原过多分解、蛋白质分解及乳酸形成所增加的肝脏负担。肝功能严重受损时，应减少蛋白质的摄入，以防止蛋白质分解产生的氨进入血液诱发肝昏迷。

肝细胞移植目前已应用于临床，可试用。

八、泌尿系统

（一）肾脏

肾脏属放射敏感性组织，在腹部肿瘤和全身照射（TBI）时，均有可能使肾脏受到全部或者部分照射，从而导致放射损伤。

放射性肾损伤的发病机制尚不明了，主要是不能确定是由肾小球和肾血管上皮细胞，还是肾小管上皮细胞的放射性损伤引发的肾脏一系列的病理改变。在肾脏放射性损伤的发病进程中究竟是血管损伤，还是肾实质细胞损伤起着主导作用。目前认为多靶损伤解释更为合适。肾小球和肾小管的原发性损伤可使肾功能降低，并引起慢性肾血管扩张，结果造成肾小球压升高和循环加快。放射性肾炎组织学改变进展较为缓慢，但一旦出现，却是不可逆的，在损伤的发展期间，虽有肾小管上皮的增生以及肾小管的再生，但增殖的上皮和肾小管无助于肾功能的恢复。

根据损伤出现的时间和表现形式，分为急性、亚急性和慢性。急性放射性肾脏损伤(RAKI)：发生于放疗后的3个月内，大多无症状，也无化验异常；亚急性RAKI：发生于放疗后的3～18个月内，表现为GFR下降，血β_2-微球蛋白升高；慢性RAKI：发生于放疗后的18个月后，表现为良恶性高血压，血肌酐升高，贫血和肾功能衰竭。如两年内GFR无变化，则不会发生慢性RAKI。但是，肾脏的储备功能下降。

双肾的耐受剂量大约是23 Gy/5周。常规分割时，$TD_{5/5}$为20 Gy，$TD_{50/5}$为25 Gy。Willett等研究了一侧肾脏照射26～30 Gy后肾功能的变化，发现照射容积达50%时肌酐清除率平均降低10%，60%～85%时降低了19%，90%～100%时降低了24%。

下列因素影响RAKI的发生：

1）化疗的应用能够增加RAKI，化疗药物如：顺铂（DDP）、氟达拉滨、环磷酰胺、VM26等，尤其是顺铂，与放疗联合时较单一治疗肾脏的毒性大大增加，不仅如此，在肾脏照射3～12个月后再次应用顺铂化疗，顺铂对肾脏的毒性仍会明显增加，即便是正常的治疗剂量也可能迅速引发致死性的肾炎。因为顺铂加速了缓慢性的放射性损伤以及肾脏放射性损伤的存在使药物的排泄率降低，进一步加重药物本身的毒性，使肾脏放射性亚临床损伤得以加速加重地表现出来。

2）伴随疾病：伴随疾病的存在能够增加RAKI，如潜在的肾功能不全、糖尿病、高血压、肝病和心脏病等。

3）患者的年龄：新生儿的肾脏对放射线最敏感、而儿童与成人肾脏的放射耐受性基本一致。

4）接受全身照射的骨髓移植病人，影响放射性肾炎发生的因素很多，但全身照射时剂量率的影响最大，低剂量率可以明显增加肾脏的放射耐受性，减少放射性肾炎的发生。

对肾脏有射线照射史的患者应进行长期随访检查尿及血压变化。对放射性肾性高血压，可进行一般的内科处理；一侧肾放射损伤所致的高血压可行肾切除；肾动脉狭窄经血管造影后决定治疗方式。放射治疗后肾功能衰竭的治疗与一般其他原因所致的肾功能衰竭的治疗相同，主要是减少肾脏负担，包括卧床休息，低蛋白饮食，限制液体和盐的摄入量，纠正水、电介质紊乱，酸碱平衡和对症处理。透析疗法可使肾功能衰竭患者长期生存的条件明显改善，肾移植是放射性肾损伤所致肾功能衰竭最彻底的治疗。

（二）膀胱

盆腔肿瘤（前列腺癌、直肠癌、宫颈癌和膀胱癌）照射时，部分或者全部膀胱受到照射可发生放射引起的膀胱损伤。膀胱对放疗的反应可分为急性反应和迟发反应两类。前者通常发生于放疗过程中或放疗后3～6个月，后者则发生于放疗后3～6个月以后。治疗后3～6个月发生的症状亦被定义为亚急性期症状。

急性期症状与一般膀胱炎相同，如尿频、尿急、尿痛等。这些症状可持续几天或几周，在停止照射后几周消失。急性期症状通常是自限性的，可能与尿路上皮细胞层的损伤和感染有关。

迟发膀胱损伤的靶细胞可能是血管内皮细胞。这些晚期损伤引起黏膜萎缩，非典型性纤维化、血管壁缺乏弹性、毛细血管扩张、异常新生血管形成等。这些改变形成明显的组织纤维化和坏死，甚至可能导致溃疡、瘘和穿孔。

严重出血性膀胱炎不常见，一般在灌注后出血可停止。如迅速产生大面积的毛细血管扩张，伴有严重威胁生命的出血，必须行膀胱切除术。

膀胱组织纤维化，引起膀胱挛缩，造成膀胱容量下降及压力上升。放疗后出现瘘（膀胱-阴道瘘，膀胱-直肠瘘，膀胱-尿道瘘等）一般是放疗技术错误或高剂量所致。

影响放射性膀胱损伤的其他因素有：

1）放疗前存在的膀胱和尿道疾病：照射过程中，膀胱继发性感染可加重病情的发展。

2）放疗前接受了膀胱和尿道的手术：手术主要损伤了血管，从而加重放射损伤。

3）联合化疗：对接受放疗的患者，应避免应用环磷酰胺类药物。

4）放疗的分割方式：分次剂量越高，损伤越重。

九、性腺

1. 卵巢

卵巢的放射损伤常针对绝经前患者。射线作用于卵巢，会使卵巢的滤泡数量减少，成熟受损，皮质纤维化和萎缩，或有增生不良、血管硬化。原始卵泡发育成滤泡受阻，雌激素分泌减少。青春期前的女孩仍会有更多的卵母细胞补充，对放射线可能较抗拒。

卵巢的放射效应与睾丸不同，因为在胚胎期以后卵母细胞不再分裂，所有细胞在出生时就存在，卵母细胞的丢失是不可逆的。

卵巢对放射的反应因年龄、个体差异而不同，且放射剂量、分割次数均相关。常规体外照射，1.8～2.0 Gy/日，总剂量24 Gy以上时，不可避免地将导致永久性的卵巢功能丧失。导致永久不育的$TD_{5/5}$为200～300 cGy，$TD_{50/5}$为625～1 200 cGy。卵巢功能的丧失临床上患者可表现为绝经症状群，如潮热、出汗等。为保留卵巢的生育和内分泌功能，目前采用较多的方法是卵巢移植术。通常将一侧或双侧卵巢移植于双侧结肠旁沟或上腹部放射野之外的部位。

激素替代治疗是卵巢功能丧失后的替补治疗，是否在服用雌激素的同时与孕激素联合应用，则依患者的具体情况而定，如子宫内膜完好存在，则加用孕激素为好。

2. 睾丸

放射线作用于睾丸，会损伤生殖细胞及睾丸间质细胞（Leydig's 细胞）和滋养细胞（Sertoli's 细胞）的功能，并且损伤神经肌肉控制射精的能力。生殖细胞、间质细胞与滋养细胞对放射线的敏感性不同，因此损伤也各异。睾丸精原细胞对放射线最敏感，很小剂量就会引起明显损伤。正常男性睾丸一次剂量 15 cGy，可引起短期不育，睾丸受到一次剂量 350～600 cGy 的照射，可引起永久不育。在精细胞发生过程中，B 型精原细胞对放射线最敏感，精母细胞居中，精子细胞对放射线较抗拒。低剂量放疗使精子减少的机制可能是直接杀灭抑制了干细胞或精原细胞。完成精子细胞发育的周期大约是 60～90 天，因为放疗可能使精子发育停滞，此阶段精子可能具致突变性，因此在未出现成熟的精子之前不应受孕，并且在精子恢复正常 1 年左右再受孕比较安全。

分次照射比单次照射更易引起不育。这是由于分次照射使相对抗性的 A 型精原细胞转变为放射敏感的 B 型精原细胞，即“相对分割效应”。

考虑到放疗后部分患者精子恢复时间可能较长，或可能发生永久的精子活动能力缺乏，建议在放疗前取患者精子存入“精子银行”，以备需要时使用。为减少健侧睾丸受量，在放疗患侧睾丸或阴囊时，必须仔细保护健侧睾丸，用低熔点铅做成 1 cm 厚的专用保护挡块置被保护的睾丸上，这种铅块可使睾丸受量减少到处方剂量的 1%～2%。

十、全身性放射反应

（一）临床表现

主要有以下几个方面：

1）神经精神症状：头晕、目眩、全身乏力、失眠、烦躁不安；

2）消化系统症状：食欲不振、消化不良、恶心呕吐及腹泻等。腹腔肿瘤照射时难免，非腹腔肿瘤治疗时出现消化道反应，可能是对肿瘤破坏时的毒性代谢产物的反应。

3）皮肤反应：① 全身皮肤瘙痒：由肿瘤细胞死亡后的代谢产物—尿酸盐沉积于皮肤所致；② 放疗相关的皮肤带状疱疹：可能与放疗后机体免疫功能下降有关。

4）心血管系统症状：心慌、心律不齐、气急。

5）血液系统反应：表现为血细胞减少等骨髓抑制反应。临床上恶性肿瘤的放射治疗最常用的是局部照射，如照射范围小于造血骨髓的 3%，对全身的血象没有太大的影响。若照射区包含相当部分骨髓，分次照射的累积剂量达到 20～40 Gy 以上，外周血象可迅速下降，受照区骨髓组织明显损伤。损伤程度轻则恢复较快，因为造血干细胞（HSC）具有迁移能力，未照射区内的骨髓 HSC 迁移至受照区而开始造血重建。由于白细胞和血小板寿命短，因此外周血中下降很快。红细胞寿命相对较长，贫血出现较慢，其原因并非红细胞对放射抗拒。

6）肿瘤溶解综合征：放疗使肿瘤细胞迅速崩解、破坏，可产生急性、甚至是致命的代谢紊乱，即所谓肿瘤溶解综合征。主要发生在肿瘤对放射线特别敏感的患者。

7）免疫功能下降：低剂量电离辐射与高剂量电离辐射对免疫功能有完全不同的效应，低剂量照射有刺激作用，高剂量照射则有抑制作用。高剂量照射对机体的免疫功能有较大的影响，可使患者的免疫功能明显而持久地下降。患者经放射治疗后淋巴细胞数减少，CD3、CD56、CD25、阳性率和 CD4/CD8 比值明显下降。恶性肿瘤患者本身免疫功能处于不同程度的抑制状态，电离辐射作用于机体后，其免疫功能可进一步受到抑制，且与辐射剂量呈负相关关系。因此放疗患者易感染，出现感冒、发烧等症。

8）其他：性欲减退、低热等，可能与肿瘤破坏时的毒性代谢产物有关。

（二）预防及治疗与处理

1. 预防

放疗前与病人充分沟通、解释，解除患者的疑虑；选用合适的射线，降低照射容积；对于肿瘤迅速消退的患者，应根据血中尿酸、电解质、LDH、AKP 等变化情况，进行剂量调节；每日放疗容积剂量不宜过大；全身低剂量照射、半身放疗、全淋巴放疗应严格掌握适应证；放疗过程中注意对患者的监护。

2. 治疗与处理

有精神症状患者可使用镇静、催眠、抗焦虑、神经营养药物；有消化系统症状患者可给予胃动力药、消化酶类药物，并嘱患者多饮水及补充大量维生素；有心血管系统症状者可应用镇静剂、β受体阻滞剂等；骨髓抑制患者可应用升白细胞药物及抗感染对症处理，也可应用某些中药验方，如补气养血、健脾益肾。以往认为如白细胞低于 $3.0\times10^9/L$，血小板低于 $80\times10^9/L$ 要考虑暂停放疗，但现今把这一标准放得更低，通常白细胞维持在 $2.0\times10^9/L$，血小板 $50\times10^9/L$ 以上，放疗仍在进行，主要归因于目前升白细胞药效较高，如多种造血生长因子（HGF）的应用，另外支持治疗已得到充分重视。对于免疫功能低下者，可辅以免疫增强剂，以增强机体免疫功能，提高疗效。

以上对一些重要组织器官的放疗反应与损伤做了一些介绍，我们认识放射治疗并发症具有重要意义。随着放射治疗疗效的提高，生存期的延长，放射治疗并发症尤其各种迟发性放射损伤的发病率也不断增加，因此，预防识别、及时治疗这些并发症是非常重要的。这也有助于我们正确利用现代放疗技术和临床放射生物学知识，改进放射技术，注意放射个体差异，制定个体化放疗计划，在提高放疗生存率的同时，把放射并发症减少到最低程度，改善生活质量。

（周菊英）

复习思考题

1. 影响正常组织反应和损伤的有关因素有哪些？
2. 皮肤急性反应和分类？皮肤反应的处理原则？

3. 中枢神经系统放射反应分几种和处理原则？

4. 何谓放射性肺炎的发生机理？

5. 中枢神经系统、全肺、全肾和小肠的放射耐受量如何？

参考文献

[1] 许昌韶．肿瘤放射治疗学．第2版．苏州：苏州大学出版社，2005.

[2] 沈瑜，糜福顺．肿瘤放射生物学．北京：中国医药科技出版社，2002.

[3] 申文江，王绿化．放射治疗损伤．北京：中国医药科技出版社，2001.

[4] 黄征难，陈发明．放射性龋的研究进展．中华放射医学与防护杂志，2003，23（6）：480-481.

[5] 沈春英，胡超苏，何少琴．头颈部恶性肿瘤放射治疗后唾液腺功能减退的防治．中华放射肿瘤学杂志，2003，12（sup）：62-64.

[6] 李鑫，薛建新综述，卢铀审校．放射性肺损伤治疗的研究新进展．生物医学工程学杂志，2010，27（4）：937-940.

[7] 姜锋，傅真富，马胜林．低剂量全身放射治疗的基础研究和临床应用．中华放射肿瘤学杂志，2004，13（1）：70-72.

[8] Sarah C. Darby，Marianne Ewertz，D. M. Sc.，et al. Risk of Ischemic Heart Disease in Women after Radiotherapy for Breast Cancer，N Engl J Med，2013，368（11）：987-998.

[9] Kavanagh BD，Pan CC，Dawson LA，et al. Radiation dose-volume effects in the stomach and small bowel. Int. J. Radiation Oncology Biol. Phys.，2010，76，（3）：S101-S107.

[10] Michalski JM，Gay H，Jackson A，et al. Radiation dose-volume effects in radiation-induced rectal injury. Int. J. Radiation Oncology Biol. Phys.，2010，76（3）：S123-S129.

■ 第六章 ■

影像学在肿瘤放疗中的应用

第一节　肿瘤影像学技术

随着科学技术的不断发展，医学影像学的技术和设备也不断的改进和提高，特别是1969年Hounsfield等发明的计算机横断摄像装置，即计算机体层摄像（computerized tomography，CT）的问世，大大促进了医学影像学的发展，医学影像学在临床中的应用也日益得到推广。本章主要讨论影像学在肿瘤放疗中的作用，包括三部分：肿瘤诊断及疗效/并发症的评价、放射治疗靶区勾画中的影像应用、图像引导放射治疗（image guide radiation therapy，IGRT）。

目前，肿瘤放疗中常用的影像学技术主要包括X射线、CT、磁共振成像（magnetic resonance imaging，MRI）、PET/CT（positron emission computed tomography/computerized tomography）和超声。

普通X射线影像是把具有三维的立体解剖结构摄成两维的平面图像，其影像的形成是基于以下三个基本条件：① X射线具有一定的穿透力，能穿透人体的组织结构；② 由于被穿透的组织结构，存在着密度和厚度的差异，X射线在穿透过程中被吸收的量不同，以致剩余下来的X射线量有差别；③ 这个有差别的剩余X射线，是不可见的，由于X射线的荧光效应和感光效应，经过显像过程，就能在荧光板或胶片上获得具有黑白对比、层次差异的X射线影像。在放射治疗中，普通X射线影像主要应用于基于X射线模拟机的常规二维定位以及射野验证。

CT是用高度准确的X射线束围绕身体的某一部位做断面扫描，用灵敏的检测器记录了大量的X射线衰减信息，再由模数转换器将模拟量转换成数字量，然后输入计算机，高速处理数据后合成矩阵图像，再由图像显示器将扫描部位的断面解剖图像显示出来。CT断层影像可以把常规X射线摄影所遮挡的解剖或病理结构显示得非常清晰，所以被称为影像学发展史上的一次革命。由于是数字成像，CT值的测量使我们在诊断过程中有了相对统一的标准，我们可以通过组织的绝对CT值和CT值的动态变化认定组织的性质，从而大大提高了诊断的准确程度。目前，CT图像是三维适形放射治疗、适形调强放射治疗、图像引导放射治疗以及四维放射治疗等精确放射治疗靶区勾画及剂量计算的基础。

MRI是利用原子核在磁场中共振产生信号，重建成像的一种技术，磁共振全称为核磁共振（nuclear magnetic resonance，NMR），为了避免引起核恐惧及与核素检查相混淆，目前统称为磁共振。MRI 对比剂可以使得被激励后的氢原子核磁化矢量更快地恢复到其初始状态，弛豫时间缩短，使得不同组织的 T1、T2 缩短，图像对比发生变化，增加正常组织和病变组织的图像对比度。近年来 3T 磁共振机的临床应用，使得磁共振在功能成像方面取得进一步的提升。由于具有三维成像、软组织分辨率高以及可获取功能成像等特点，目前在头颈部肿瘤中已经成为靶区勾画的主要参照。

PET/CT 是将正电子发射型电子计算机断层（position emission computed tomography，PET）和 CT 两个已经相当成熟的影像技术相融合，实现了 PET 和 CT 图像的同机融合。PET 是利用人体正常组织结构含有的必需元素——^{11}C、^{13}N、^{15}O、^{18}F（与 H 的生物学行为类似）等正电子发射体标记的显像剂，如脱氧葡萄糖、氨基酸、胆碱、胸腺嘧啶、受体的配体及血流显像剂等药物示踪剂，以解剖图像方式、从分子水平显示机体及病灶组织细胞的代谢、功能、血流、细胞增殖和受体分布状况等，为临床提供更多的生理和病理方面的诊断信息。PET 的应用使核医学迈入分子核医学的新纪元。PET/CT 使 PET 的功能显像与螺旋 CT 的结构显像两种优点融于一体，形成优势互补，一次成像既可获得 PET 图像，又可获得相应部位的 CT 图像，既可对病灶进行定性，又能准确定位，PET 和 CT 结果可以相互印证，相互补充，其诊断性能及临床实用价值更高。目前在放射治疗中主要应用于生物靶区的勾画。

超声利用超声波探测人体、诊断疾病是自 20 世纪 50 年代才发展起来的影像医学，其发展迅速，目前已成为临床最常用的三大影像技术之一。在短短 50 年中，超声医学经过三次重大的技术进步：即由 A 型超声到 B 型超声；由黑白超声到彩色多普勒超声由灰阶超声到造影增强超声。超声诊断技术以其无创、方便、便宜等优点深受临床医生的欢迎。超声波在肿瘤的诊断、鉴别诊断和引导介入治疗中起着非常重要的作用。目前，超声已经开始应用于乳腺等肿瘤的靶区勾画以及图像引导放射治疗。

第二节　影像学在肿瘤诊断以及疗效/并发症评价中的应用

在临床中，应针对不同部位肿瘤的影像学特点优选诊断技术，以达到准确有效和节约医疗成本的目的。而对于确诊肿瘤拟行放射治疗的病例，更应注重肿瘤范围的确定，以便精确地勾画靶区。本文仅以鼻咽癌为例，说明 MRI 在鼻咽癌诊断中的应用；以肺癌为例，说明 CT 在肺癌诊断中的应用。

一、头颈部肿瘤的 MRI 诊断

1. 腔内肿块

鼻咽癌好发于鼻咽部侧隐窝的黏膜表层，使局部黏膜增厚或形成肿块，导致鼻咽腔不对称变浅、变窄。肿瘤组织的信号强度较均匀，T1WI 信号强度较肌肉低，T2WI 呈偏高信号强度，Gd-DTPA 增强后扫描肿块有较明显的强化（图 6.1）。根据目前的分期标准，肿瘤体积的大小不能提示分期的早晚，而主要以咽颅底筋膜是否受侵为主要标准。因此在进行分期时，应仔细辨认咽周脂肪间隙是否完整。因增强后肿瘤呈较高信号而不容易与高信号的脂肪间隙相区分，因此对于早期鼻咽癌咽颅底筋膜是否受侵的诊断以横断面 T1WI 或 T2WI 平扫为优。

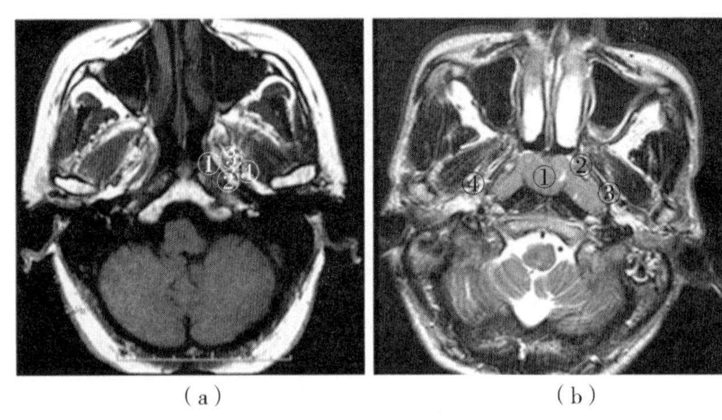

（a） （b）

图 6.1 MRI 横断面上腔内肿块

（a）横断面 T1WI 平扫；（b）横断面 T2WI 扫描

（a）：鼻咽左侧黏膜①增厚、隐窝变浅，信号略低于肌肉组织。腭帆提肌② 和腭帆张肌③ 之间的脂肪间隙④ 清晰、且左右对称，提示肿瘤局限于咽颅底筋膜以内，为腔内病变；（b）：鼻咽腔肿物①呈偏高信号强度、体积较大、有明显的占位效应。但双侧咽鼓管圆枕软骨②结构尚完整，腭帆提肌③完整，与腭帆张肌之间的脂肪间隙④尚清晰。提示虽然肿物体积较大，但未侵犯咽颅底筋膜，仍局限于腔内

2. 咽旁间隙受侵

鼻咽肿物向双侧壁的黏膜下生长可突破腭帆提肌、咽颅底筋膜、腭帆张肌以及翼内肌、翼外肌。主要的征象包括肌肉受压并在 T2WI 上低信号消失，呈现与肿瘤信号相同的中等偏高信号，增强后有明显强化。咽颅底筋膜受侵则以腭帆提肌与腭帆张肌之间的脂肪间隙是否连续完整、高信号是否被中等信号的肿瘤所取代等间接征象诊断（图 6.2）。

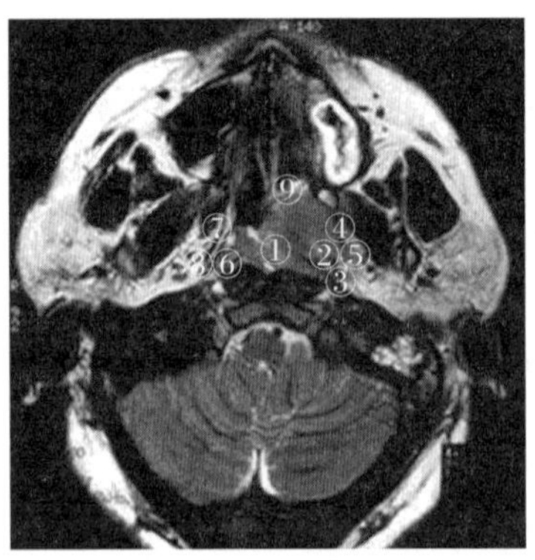

图 6.2 横断面 T2WI 咽旁受侵征象

鼻咽后壁及左侧壁肿瘤①，侵犯左侧咽鼓管圆枕的软骨②、腭帆提肌③肿瘤突破咽颅底筋膜的间隙⑤后侵犯腭帆张肌④，诊断为肿瘤超腔至咽旁间隙。右侧壁肿物局限于咽隐窝，腭帆提肌⑥、腭帆张肌⑦以及两者之间咽颅底筋膜行走的脂肪间隙⑧均清晰连续，右侧肿瘤为腔内病变。同时该肿物向前⑨突入鼻腔

3. 咽后间隙受侵及淋巴结转移

鼻咽肿物向一方面可直接向后外方生长蔓延，同时颈动脉鞘区和椎前肌之间的咽后间隙经常有外侧组的咽后淋巴结肿大，两种原因均可导致颈动脉鞘的受压移位或直接受侵（图 6.3）。在 CT 上有时难以辨别颈动脉鞘区的病变是原发肿瘤直接侵犯还是咽后淋巴结的转移所致，此时 MRI 有明显优势。

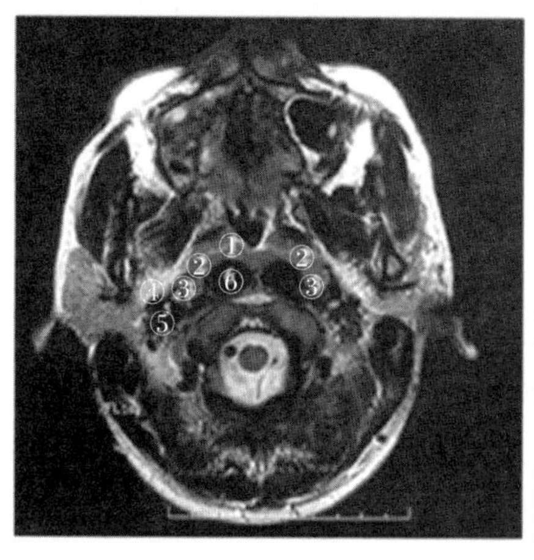

(a)

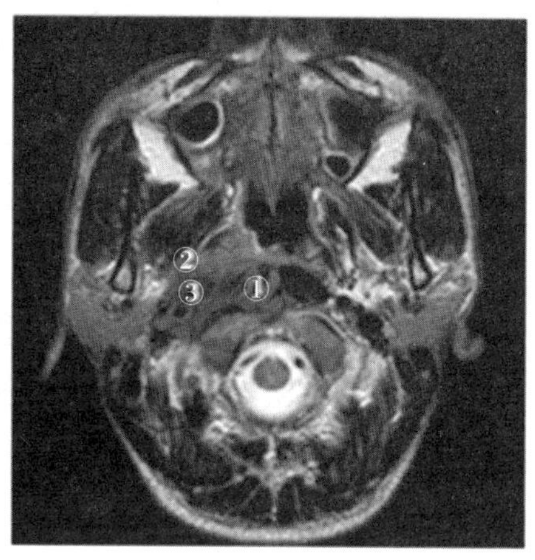

(b)

图 6.3 MRI 横断面 T2WI 扫描咽后淋巴结转移及受侵征象

(a) 鼻咽双侧隐窝及后壁肿瘤；(b) 横断面 T2WI 扫描

(a)：①，向后外侧②侵犯，同时伴有咽后淋巴结③肿大，颈动脉鞘受压向外后方移位。咽后淋巴结位于颈内动脉④、颈内静脉⑤与椎前肌⑥之间；(b)：鼻咽右侧壁肿瘤向后侵犯椎前肌①，向外侧②、后外侧③侵犯，并包绕颈动脉鞘生长。未见明显的咽后淋巴结

4. 口咽受侵

鼻咽肿瘤沿黏膜向下生长可直接侵犯口咽甚至下咽（图 6.4）。

5. 鼻腔受侵

鼻咽顶壁肿瘤易向前生长并突入鼻腔、侵犯鼻甲。鼻腔侵犯应以 T2WI 和 T1WI 增强扫描为首选，T2WI 上鼻甲和脑脊液信号最强，肿瘤的信号则低于两者，若等同于两者则应排除分泌物的存在；T1WI 增强扫描上肿瘤组织的强化要低于鼻甲，若等同于鼻甲，则应注意排除血管瘤（图 6.5）。

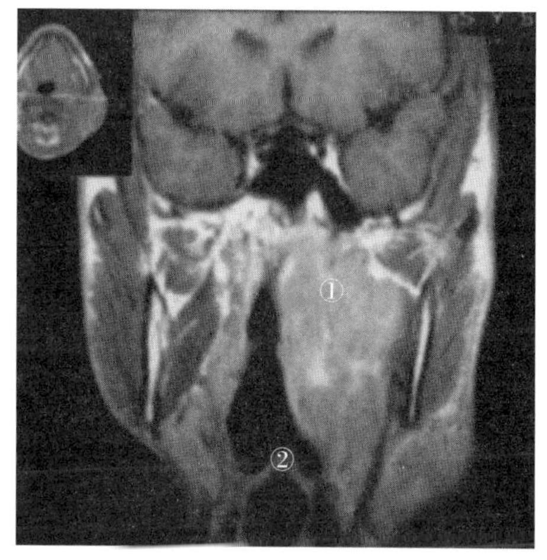

图 6.4 MRI 冠状位 T1WI 增强扫描示口咽受侵征象

T_4 期鼻咽癌冠状面 T1WI 增强扫描：鼻咽左侧壁肿瘤①延咽侧壁向下侵犯口咽，并达到会厌②水平而侵犯下咽

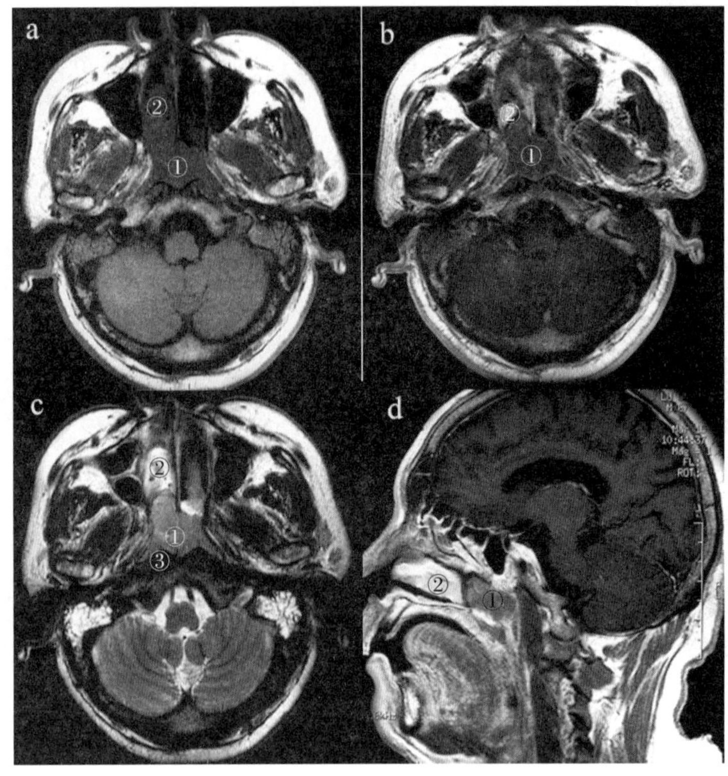

图 6.5 MRI 鼻腔受侵征象

(a) 横断面 T1WI 平扫；(b) 横断面 T1WI 增强；(c) 横断面 T2WI 扫描；(d) 矢状面 T1WI 增强扫描
鼻咽腔肿瘤①向前突入鼻腔侵犯右侧下鼻甲②。T1WI 平扫肿瘤信号与鼻甲相似，增强后虽有明显强化，但强化程度低于鼻甲；T2WI 上肿瘤信号高于肌肉、低于鼻甲

6. *翼腭窝、颞下窝受侵*

鼻咽肿瘤向前外侧方生长容易侵犯翼腭窝，并进一步向外侧延伸至颞下窝。翼腭窝受侵犯的诊断应以 T1WI 平扫为主，表现为高信号的脂肪间隙消失且有明显强化。肿瘤沿翼腭窝继续向外侧蔓延，可侵犯颞下窝（图 6.6）。

7. *颅底骨质及神经孔道受侵*

鼻咽肿瘤侵犯周围软组织后可进一步侵犯颅底骨质。颅底骨质受侵犯的征象为 T1WI 平扫时骨髓的高信号消失，取代为肿瘤的中等信号，且增强后有明显强化（图 6.7）。在增强压脂序列上，由于正常骨髓的脂肪信号为低信号，与增强的肿瘤有明显的对比，而对发现颅底骨质侵犯较为敏感（图 6.8）。颅底神经孔道受侵犯表现为软组织填充并有明显强化，伴/不伴孔道扩大增宽（图 6.9）。MRI 颅底骨质及神经孔道的表现受骨质薄厚程度和气化的影响，诊断中应加以注意。T1WI 平扫对于诊断骨质受侵犯尤为重要。

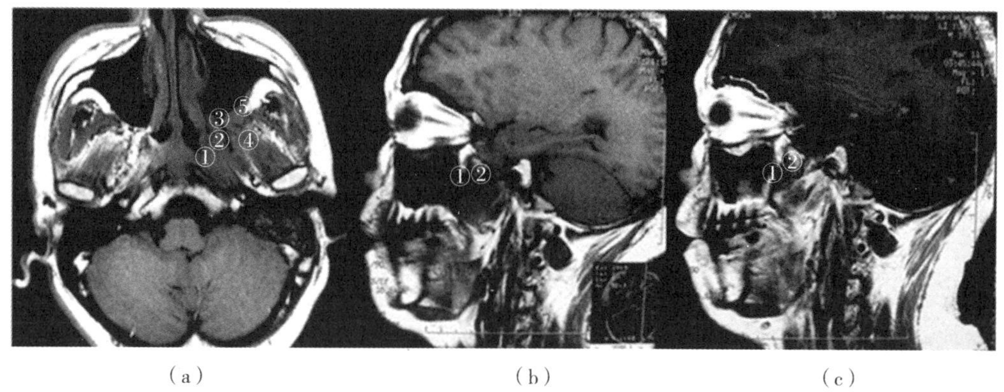

(a) (b) (c)

图 6.6 MRI 示翼腭窝、颞下窝受侵征象

(a) T1WI 横断面平扫；(b) T1WI 矢状面平扫；(c) T1WI 矢状面增强

鼻咽左侧壁肿物①累及翼突②、翼腭窝③，并向外侧超过翼外肌④的外侧缘侵犯至颞下窝⑤；翼腭窝①位于翼突②和上颌窦之间，正常时 T1WI 平扫为高信号的脂肪间隙（a 图右侧），受侵犯后表现为肿瘤的中等偏低信号（b1），增强后有明显的强化，并且与正常的脂肪间隙不易区分（b2）

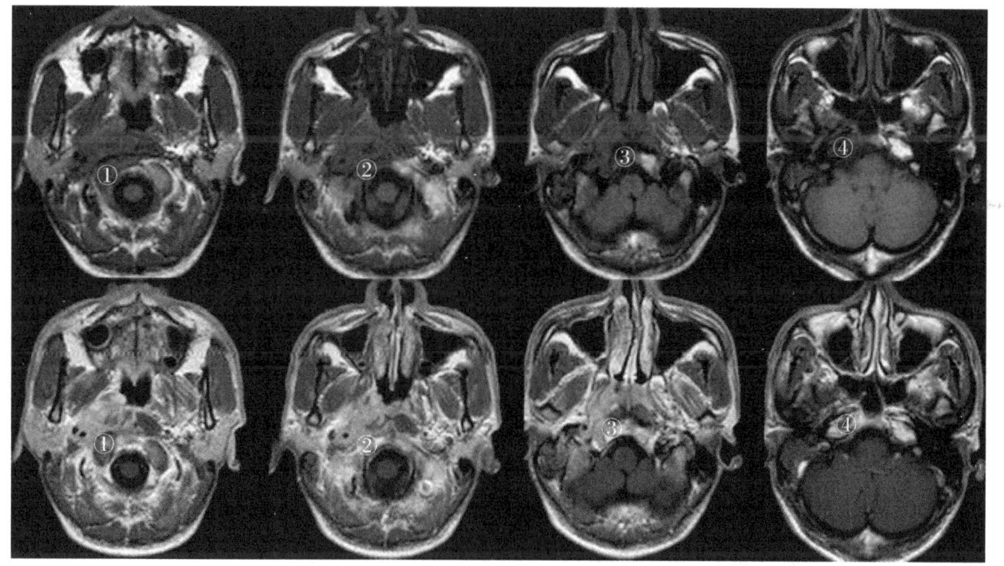

图 6.7 MRI 横断面示骨质受侵征象

右侧枕骨髁①、斜坡（②～③）、岩尖④在 T1WI 平扫（上）时信号减低，增强后（下）有明显强化，且与左侧正常骨质信号相似

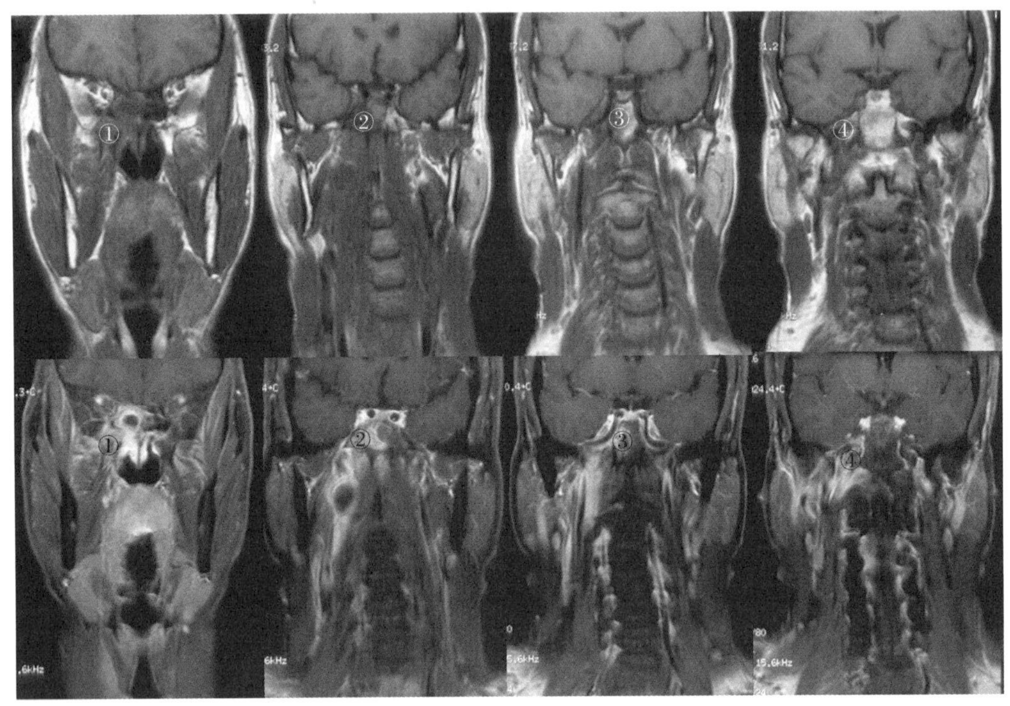

图 6.8 冠状位压脂序列示骨质受侵征象

冠状面 T1WI 平扫+压脂增强：翼突①、蝶骨基底部②、斜坡③和岩尖④在平扫时（上）骨髓信号减低，压脂增强后正常骨髓（如颈椎、下颌骨）为低信号，而强化的肿瘤为高信号，有较好的对比度。该病例的翼突骨质侵犯平扫时为低信号（低于肿瘤主体），但增强有明显的强化，为成骨性改变的表现

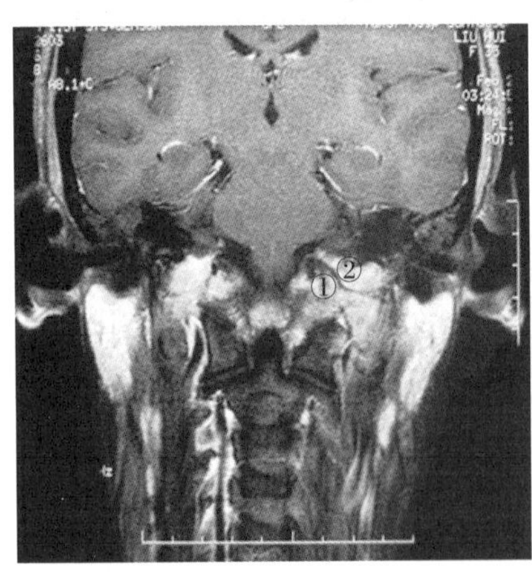

图 6.9 冠状面 T1WI 增强示孔道受侵

双侧舌下神经管①和颈静脉孔②都明显增宽，充满强化的软组织影

8. 副鼻窦受侵

鼻咽肿瘤向前、上方生长易侵犯蝶窦、筛窦和上颌窦，额窦侵犯非常少见。鼻咽肿瘤常伴有副鼻窦的炎症，在 CT 诊断时较难区分炎症积液和肿瘤。MRI 由于软组织分辨率高，在鉴别炎症和肿瘤上有明显的优势。一般情况下，在 T1WI 平扫上，肿瘤和炎症积液均表现为中等偏低信号[当积液中黏液成分较多时，可表现为高信号，如图 6.10（a）]；在 T2WI 上肿瘤组织表现为中等偏高信号，与炎症积液的明亮高信号有明显的区别[图 6.10（c）]；而增强后，副鼻窦肿瘤与鼻咽腔内肿瘤主体有相同程度的强化，单纯的积液则没有明显强化[图 6.10（b）]。

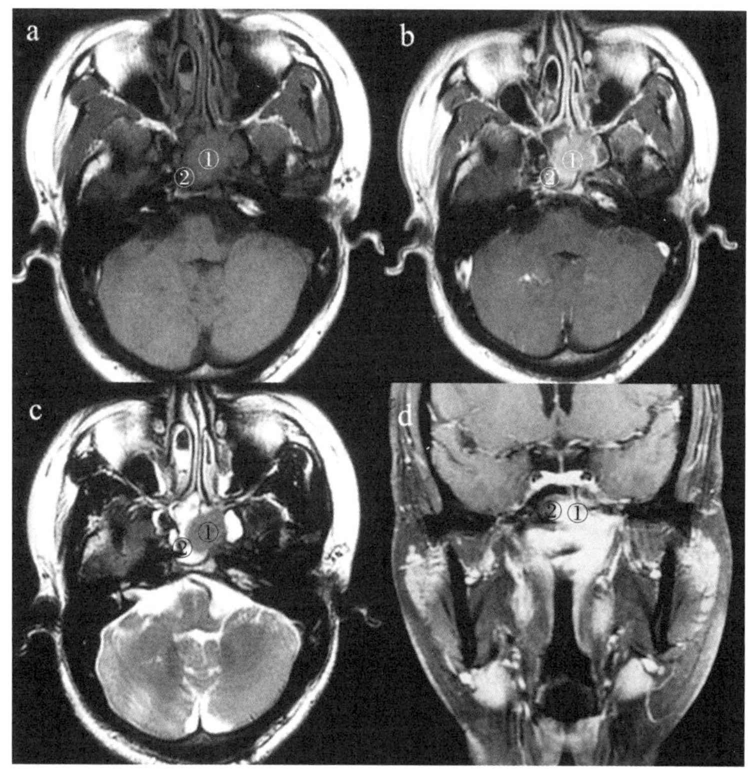

图 6.10　MRI 示蝶窦受侵

(a) T1WI 平扫；(b) T1WI 增强；(c) T2WI；(d) 冠状面 T1WI 压脂增强

T1WI 上肿瘤①和积液②均表现为中等偏低信号，增强后肿瘤有明显强化，而积液无强化；T2WI 上肿瘤①为中等偏高信号，而积液②为明亮的高信号

9. 海绵窦/颅内受侵

肿瘤侵犯颅底骨质或神经孔道后可进一步侵犯海绵窦或大脑颞叶。肿瘤侵犯海绵窦最常见的途径是通过破裂孔和卵圆孔，其次还有蝶窦、翼腭窝和眼眶等。由于海绵窦为一对硬脑膜窦，正常时增强也有一定的强化，但强化的特点是较为稀松、没有占位效应。肿瘤侵犯海绵窦的诊断主要依据于患侧海绵窦较对侧增宽；颈内动脉受压向上抬高（与中颅窝底之间的距离增宽）或受侵犯；三叉神经受侵犯或与颈内动脉之间的间隙增宽[图 6.11 (a)]。当海绵窦肿块进一步增大可侵犯垂体、垂体柄、视交叉等 [图 6.11 (b)]。严重的颅底骨质受侵后，其硬脑膜增厚形成结节，进一步扩展则侵犯其后方的脑干，表现为 T1WI 平扫的低信号，增强后有明显的强化。海绵窦及颅内受侵犯均以增强扫描为优。

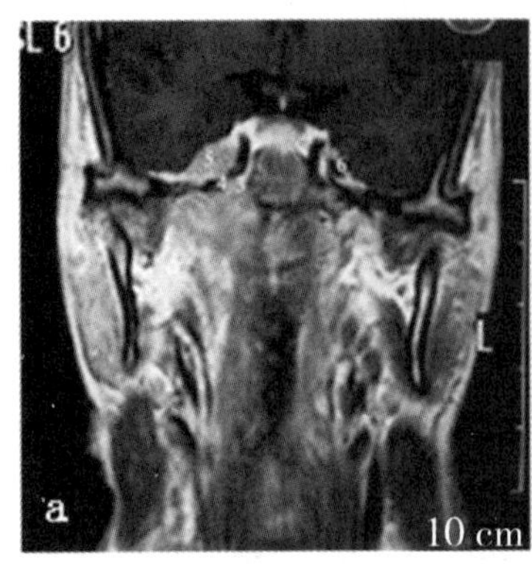

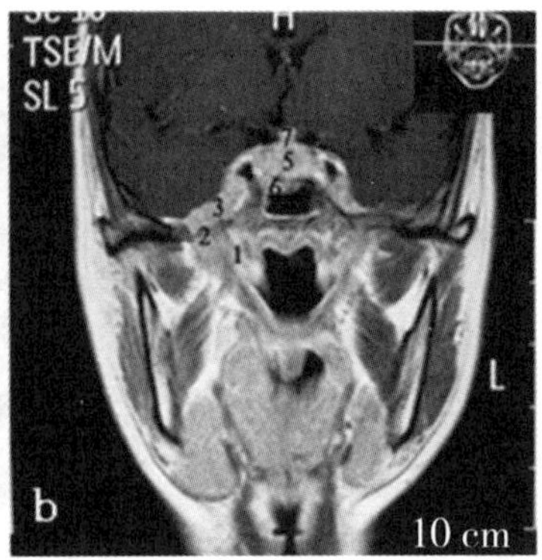

图 6.11 MRI 冠状位示海绵窦和颅内受侵

(a)：肿瘤经由破裂孔③向上侵犯海绵窦，包绕颈内动脉④，形成明显的结节⑤，患侧的神经节消失。左侧的颈内动脉上方为低信号的无强化的神经节⑥；(b)：鼻咽右侧壁肿瘤①经由卵圆孔②侵犯海绵窦③，肿瘤进一步向上侵犯垂体⑤、蝶窦⑥和垂体柄、视交叉⑦

二、胸腹部肿瘤的 CT 诊断

CT 扫描已成为肺良性与恶性结节的诊断、肺癌分期、肺癌治疗后随诊最主要和常用的方法。中央型肺癌的直接征象包括原发肿块或淋巴结导致的单侧性肺门增大、浓密；支气管肿瘤导致的支气管内充盈缺损，管壁增厚，局限性环形狭窄，支气管鼠尾状变尖甚至闭塞，支气管平直或杯口状截断 [图 6.12 (a)]。间接征象：包括不完全性支气管阻塞导致的阻塞性肺气肿、阻塞性肺炎；完全性支气管阻塞导致的肺不张；纵隔淋巴结转移导致的纵隔增宽，结节状隆起；邻近器官侵犯或转移至胸膜、肋骨以及脊椎（椎弓根）的相应表现。周围型肺癌的直接征象为肺野内单发圆形、分叶状、凹脐征的肿块；边缘可有小毛刺（癌性淋巴管炎）；内部可有偏心性、内壁不光滑、结节状隆起的空洞；可伴有胸膜凹陷征 [图 6.12 (b)] 和 [图 6.11 (c)]。肺转移瘤表现为散布于肺外围的单发或多发孤立类圆形结节，边界清楚 [图 6.11 (d)]，结合原发病史可诊断。

三、肿瘤放疗后随访中的应用

以鼻咽癌颈部淋巴结转移放疗前后的影像学比较为例来说明影像学在肿瘤放疗疗效评价中的应用。

(一) 放疗前颈淋巴结评价

1. MRI

由于 MRI 有良好的软组织分辨率，对咽后淋巴结的诊断有特异性，被认为是标准的影像学检查方法。

诊断标准：① 大小和形态：最大横断面上淋巴结最小径≥10 mm，颈静脉旁二腹肌淋巴结为 11 mm，转移淋巴结以圆形或球形多见，正常淋巴结通常为卵圆形、椭圆形或肾形；② 中央坏死：由于肿瘤细胞侵及淋巴髓质，阻碍淋巴结血液及淋巴循环，导致髓质坏死，如果中央坏死区>3 cm，不论其大小均认为是转移，用T1WI和脂肪抑制序列更易检出坏死；③ 淋巴结包膜外受侵：当淋巴结直径>30 mm，75%以上有包膜外侵犯；淋巴结直径<10 mm，只有23%左右。如包膜外受侵则局部复发可能性增大，用增强脂肪抑制序列更易检出；④ 颈动脉受侵：表现为血管周围脂肪间隙消失，Yousen等报道，当肿瘤累计颈动脉周径270°以上时，手术可能难以与血管分离，其敏感度100%，特异性88%，诊断符合率91%，但不能检出动脉外膜受侵。

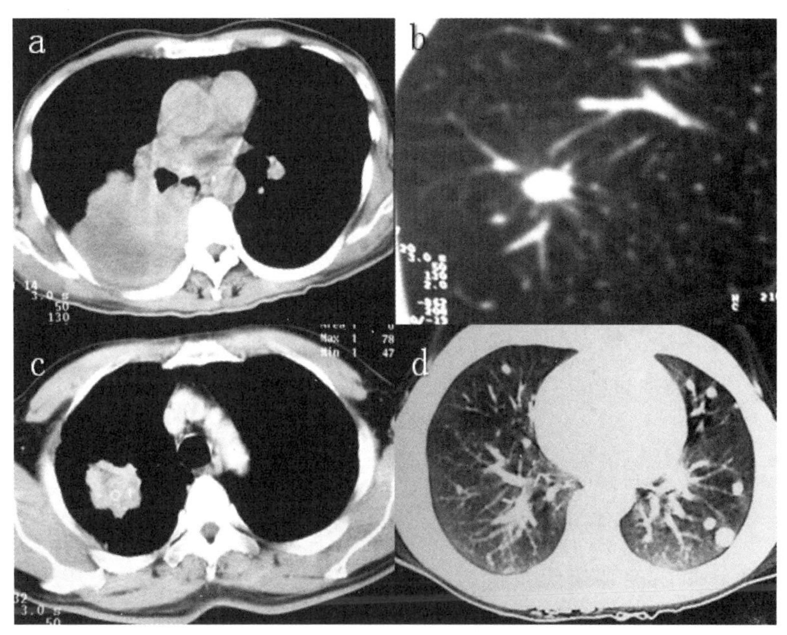

图6.12 CT示肺癌征象

(a) 中央型肺癌，表现为原发肿块及器官狭窄、充盈缺损；(b) 周围型肺癌，表现为肺内单发孤立结节、周围伴有毛刺；(c) 周围型肺癌，表现为肺内单发孤立结节、周围伴有脐凹；(d) 肺内多发转移瘤，表现为肺内多发孤立结节、散步于肺外围

2. 超声检查

由于超声检查经济，无创伤性，可短期重复检查，故成为检查淋巴结的常用方法。

二维图像表现：① 大小：判断标准为淋巴结长径>9 mm，而颏下和颌下淋巴结>7 mm，也有以淋巴结最小横径>7 mm，小于CT及MRI所用标准；② 形状：短径/长径>0.5，为圆形淋巴结；③ 内部结构：中央髓质强回声消失；皮质为不均匀低回声或回声增强；凝固性坏死为灶性高回声；囊性坏死表现为局限无回声区；④ 淋巴结门消失。

彩色多普勒（color doppler flow imaging，CDFI）表现：淋巴结转移癌有多血供和少血供两种类型，以多血供者居多，表现为结内血流信号分布不均匀，血管移位，分支纤细，走向扭曲、紊乱，有的沿周边走形，特征表现为周边血管增多，因肿瘤细胞先聚集在边缘窦生长繁殖，而后累及整个淋巴结，多普勒能量图能更完整、清晰的显示肿瘤血管分布；少血供者结内血流信号很少。

3. PET

诊断标准：目前采用^{18}F-FDG PET显像主要依靠病灶代谢活性判断其性质。肿瘤组织中葡萄糖代谢增高，糖酵解明显增强，^{18}F-FDG是葡萄糖代谢示踪剂和显像剂。诊断淋巴结转移采用定性和半定量分析法，先肉眼观察淋巴结出现^{18}F-FDG吸收明显高于周围正常组织者为阳性灶；有人以肝影作为参照，转移淋巴结浓度一般高于肝影，而不能单以病变浓淡就判断其摄取FDG的多少；然后勾画感兴趣区域，计算其标准化摄取值（SUV），若SUV>2.5，则为阳性淋巴结。

在影像学诊断和鉴别诊断恶性肿瘤的过程中，不同的影像学检查方法各有其优缺点。① MRI：优点为软组织分辨力高，能区分转移的咽后淋巴结与原发病变，可多方位成像观察，能区分放疗后纤维化和复发；缺点为成像速度慢，吞咽和金属异物可致伪影，对反应性淋巴结不易鉴别。② US：优点为经济，无损伤，对血管检查灵敏，CDFI可识别淋巴结内有无异常血流信号；缺点为骨及脏器气体回声弱，对咽后淋巴结不能显示。③ ^{18}F-FDG PET：优点为显示转移性淋巴结的糖代谢的变化，为功能显像，能同时发现可能存在的远处转移灶；缺点为价格昂贵，对解剖结构的分辨力差，空间分辨力也不足。

（二）放疗后淋巴结评价

1. MRI

MRI能分辨淋巴结放疗后纤维化或复发。成熟的瘢痕组织由胶原纤维组成，组织内含水量少，其特征性MRI表现为T1WI及T2WI均呈低信号，增强后无明显强化；但放疗后早期纤维化修复由肉芽组织组成，纤维组织不成熟，也可表现为T2WI高信号，增强后可见明显强化，与局部淋巴结残留MR表现相似。

2. PET

^{18}F-FDG PET能用于检测鼻咽癌颈部淋巴结是否残留或复发。如为复发则局部吸收明显高于正常组织，^{18}F-FDG PET检测局部复发的敏感度>90%。^{18}F-FDG PET可以检验颈部淋巴结放疗效果，判断是否残存。Yen等报道PET检测鼻咽癌放疗后复发的敏感度为100%，特异度为93.7%，诊断符合率为95.5%。由于^{18}F-FDG PET有高的阴性预测值（91.3%），如果阴性可以避免局部淋巴结加量或手术切除。由于放疗局部炎症反应也可使^{18}F-FDG吸收增加，可导致假阳性结果，究竟放疗后多长时间炎症反应消失，目前尚无定论。

3. *超声*

二维高分辨力超声：在放疗后3月内，除淋巴结皱缩及水肿外，以前存在异常淋巴结特征依然存在，放疗后3月内不要盲目穿刺。许多淋巴结异常特征在放疗后1 a消失，表现正常放疗后特点：① 放疗后1 a，最大的淋巴结长径缩小49.6%，短颈缩小66.6%；② 放疗后13个月左右，淋巴结形状恢复正常；③ 仅少数放疗后15个月高回声不可恢复正常。

彩色多普勒超声（CDFI）：放疗后3周复查，大部分病人淋巴结血流信号明显减少，而且，恶性淋巴结内 RI 及 PI 在放疗后 8 周内可恢复正常。

鼻咽癌颈部淋巴结转移，准确判断比较困难，特别是判断放疗残存和复发。临床上应在放疗期间每周准确记录淋巴结大小、质地、活动度的变化，判断放疗疗效。放疗后定期随访观察，了解局部肿块是否增大或消失，将会更加准确。

第三节　影像学在肿瘤放疗靶区勾画中的作用

靶区勾画是肿瘤放疗的重要环节，精确的肿瘤定位又是最大限度的治疗肿瘤和最大程度的保护正常组织的前提，而影像学检查可以作为肿瘤放疗靶区勾画的有力依据。如有条件，可在 MRI 或 PET/CT 诊断时采用与放射治疗相同的体位固定方式，并采用融合技术，参照 MRI 或 PET 影像进行靶区的勾画。广西医科大学第一附属医院放疗科的杨红茹、王仁生、韦波比较了 CT、MRI、PET/CT 在鼻咽癌靶区勾画中的应用，来了解影像学检查的应用（图 6.13）。

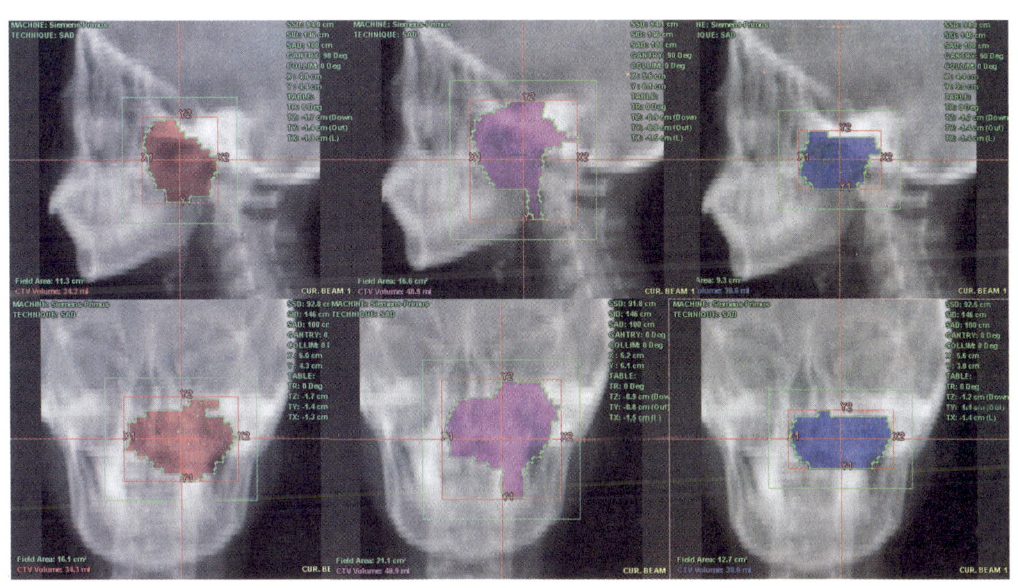

图 6.13　分别参照 CT（左）、MRI（中）及 PET/CT（右）勾画鼻咽癌原发灶对比

由于多层螺旋 CT 空间分辨率高，CT 值与组织密度值呈线性对应关系，可直接应用 CT 值大小进行放疗计划计算，所以临床放疗计划设计大多以 CT 影像来确定肿瘤临床靶区，而且螺旋 CT 已经被列入治疗计划 CT 扫描的常规。MRI 能获得高空间分辨率和高对比度、任意层面和方向的解剖图像，根据各序列信号特征能有效区分肿瘤与周围不同的正常组织。

MRI 判断鼻咽肿瘤侵犯周围软组织、鼻腔、副鼻窦、颅内和颈部或咽后淋巴结转移比 CT 更为准确。CT 图像上血管、淋巴结、肌肉（无论是否有肿瘤侵犯）和肿瘤组织密度相近，单靠 CT 来确定 GTV，则很有可能武断的造成肿瘤剂量不足或周围正常组织损伤太大。所以对于鼻咽癌肿瘤临床靶区，MRI 影像更具有参考价值，目前已被推荐为鼻咽癌放疗前检查所必需的项目。

该研究中，CT 组勾画的 GTV 大于 MRI 组，而且不能完全包括 MRI 所显示的病灶范围，但两者体积大小在统计学上无差异。分层后发现，早期病例（T_1、T_2）的 GTV_{CT} >GTV_{MRI}，体积增大介于 6%与 59%之间，分析主要原因，一方面对于 $T_{1\sim2}$ 早期病例，CT 显示的头长肌和咽旁间隙的侵犯范围大，另一方面，CT 误将副鼻窦炎症判为肿瘤侵犯而划入靶区；而进展期病例（T_3、T_4）的 GTV_{MRI}>GTV_{CT}，体积增大介于 1%和 80%之间，分析主要原因，一方面对于颅底骨质破坏的 $T_{3\sim4}$ 晚期病例，MRI 显示颅底骨质破坏范围大，因为 MRI 能比较早期发现未被破坏骨质中骨髓的肿瘤侵犯情况和颅内肿瘤浸润情况，尤其是斜坡结构往往可能出现皮质完好而髓质破坏的现象，另一方面 MRI 能较好地显示咽后淋巴结肿大。因此，可以说明 MRI 较 CT 可更精确地勾画鼻咽癌肿瘤靶区，CT 与 MRI 结合进行靶体积的勾画是更为理想的办法。

PET/CT 能对头颈部肿瘤进行精确定位，精确地显示肿瘤病灶及其对周围组织的侵犯，还可真实地显示病灶内肿瘤分布的非均质性改变，有助于指导肿瘤精确放疗。因此，以 PET/CT 所见的肿瘤“生物靶区”来制订治疗方案更科学、更合理。较多的研究以 ROI 最大 SUV 的 40%～50%来勾画靶区。在广西医科大学附属第一医院杨红茹等的研究中，选择了鼻咽部肿瘤最大 SUV 的 45%为域值作为勾画靶区的方法之一，无论是以 ROI 最大 SUV＝2.5 作为域值还是最大 SUV 的 45%作为域值来勾画靶区，都是不适合的，PET 只能作为靶区勾画的参考，提供 CT 和 MRI 所不能发现的病灶信息。

^{18}F-FDG PET 反映的仅仅是细胞对葡萄糖的摄取过程，而非肿瘤细胞的增殖和凋亡，即^{18}F-FDG PET 尚不能作为真正意义上的细胞活力示踪，PET 所显示的肿瘤范围和 GTV 与实际边缘有一定的差距。目前 PET 还无法确认肿瘤边缘的变化是局部反应还是肿瘤侵犯。^{18}F-FDG 摄取的缺损 不能代表肿瘤细胞的真正死亡，需要其他更为理想的显像剂，如反应核酸代谢的 PET 显像剂来证实肿瘤细胞增殖的停止。

第四节　图像引导放射治疗

一、概念

影像引导放射治疗（image guide radiation therapy，IGRT）是一种四维的放射治疗技术，它在三维放疗技术的基础上加入了时间因数的概念，充分考虑了解剖组织在治疗过程中的运动和分次治疗间的位移误差，如呼吸和蠕动运动、日常摆位误差、靶区退缩等引起放疗剂量分布的变化和对治疗计划的影响等方面的情况，在患者进行治疗前、治疗中利用各种先进的影像设备对肿瘤及正常器官进行实时的监控，并能根据器官位置的变化调整治疗条件使照射野紧紧“追随”靶区，使之能做到真正意义上的精确治疗。

二、为什么发展 IGRT

为了验证治疗过程中病人摆位位置是否正确，以往生产的加速器曾经直接利用加速管产生的低能 X 射线进行拍摄“射野照片”的功能，但由于胶片冲洗需要一段时间，所以该功能只能起验证记录的作用，不能起即时纠正摆位的作用。

现在发展起来的实时成像系统可以克服上述缺点，可以在治疗开始前和治疗过程中进行射野照片，通过影像引导减少由于摆位或器官移动造成的肿瘤位置变化后带来的放疗误差。这就是大家所说的 IGRT 功能。

三、实现 IGRT 的硬件条件

目前临床应用的影像指导设备除了电子射野影像系统（electronic portal imaging device，EPID）外，还包括 kV 级 X 射线摄片和透视、MV 级断层 CT、放疗室内 CT、kV 或 MV 锥形 CT、机架上的 kV-kV 系统或 kV-MV 系统等。研究热点集中在锥形 CT、机架上的 kV-kV 系统或 kV-MV 系统，这些系统能联合 X 射线透视监测和靶区成像，提供了放疗时三维软组织靶区影像和实时射线监测，使放疗靶区的确定建立在体内靶区的基础上，而不是建立在体表标记或印记上，对放疗过程的在线或离线修正起着重要作用。

四、IGRT 的研究现状

1. IGRT 减少放射治疗误差的研究现状

有关放射治疗误差的定义，国际辐射单位与测量委员会 62 号报告作了如下阐述：放疗分次间变化（interfraction variation）指在整个治疗过程中每个分次间的变化，包括分次间的摆位误差、靶区和器官变形；放疗分次内变化指在每个分次期间的变化，包括体位的改变、呼吸及心脏搏动等带来的位移变化。目前，通过 IGRT 监测并减少治疗误差的研究内容有以下四个方面：

1）分析研究治疗过程中的 3 种误差来源：分别在常规摆位后、纠正摆位后以及治疗结束时拍摄锥形束计算机体层摄影（cone beam computed tomography，CBCT）图像，测量各 CBCT 图像上的误差值。纠正摆位前的误差为放疗分次间误差；治疗结束时与纠正摆位后的误差值之差为放疗分次内移位；纠正摆位后的误差则为残余误差。

2）研究不同匹配参数对 IGRT 结果的影响：不同部位的肿瘤其匹配方式应有所不同。在肝肿瘤中，分别采用肝脏、肝肿瘤、碘油、肝内植入标记等四种匹配方式，IGRT 所监测的分次间误差有所不同；分别采用骨匹配与灰度匹配进行头颈部肿瘤的 IGRT，所监测的结果表明骨匹配略优于灰度匹配。而有关匹配区域的研究，在头颈部分别选择 PTV、斜坡、下颌骨、C_1-C_3、C_4-C_6 等 5 种匹配框，IGRT 所监测的摆位误差亦不同。提示，开展 IGRT 必须在前期对这一系列问题进行充分研究。

3）研究最优的 IGRT 校位阈值：由于残余误差的存在，不是所有的分次间误差都应该予以纠正。应通过离线分析 1 mm、2 mm、3 mm 等不同校位阈值下所需要纠正的频数、残余误差、CTV-PTV 外扩边界，从而确定 IGRT 的最优校位阈值，通常头颈部为 2 mm。

4）不同 IGRT 时间次数方案对纠正摆位误差的影响：理论上所有病人每次治疗前都进行 IGRT 对于摆位误差的纠正是最准确的，然而额外的照射剂量限制了这一方案的执行。为此，研究包括① 首次放疗及第 3、7 次分别获得 IGRT；② 每周行 IGRT，误差超过 3 mm 则调整；③ 先 5 次每天行 IGRT，然后每周一次；④ 隔日行 IGRT。结果表明，所有的 IGRT 均能有效地减少系统摆位误差；且随着 IGRT 应用频率的增加，摆位误差明显减少。

由此可见，IGRT 可监测及区分治疗过程中的误差来源，其监测及纠正的误差大小与所采用的匹配参数、校位阈值、时间次数方案密切相关。总的来说，IGRT 可以减小放射治疗中的误差，提高摆位精度；减少 CTV-PTV 的外扩边界，提高靶区及周围器官所受剂量的准确性。

2. IGRT 监测靶区及正常组织变化的研究现状

IGRT 通过将放射治疗机与影像设备结合在一起，可每日在线行 CBCT 图像扫描，获取三维容积图像，Gayou 等报道 CBCT 可用来辨认靶区，危及器官及剂量计算。从而通过 IGRT 发现治疗过程中靶区及部分正常组织形态的变化，为适时重新计划提供了可能。有关的研究如下。

1）靶区形态变化的研究：罗京伟等通过每周 CBCT 监测头颈部肿瘤 GTV 缩小后所出现的气腔体积变化，从而评估治疗过程中的靶区变化，结果发现：GTV 内的气腔由治疗前的 0%逐渐增加，至疗程结束气体体积占 GTV 体积的 3.7%～16.8%。

2）腮腺体积、位置及剂量变化的研究：Barker 等报道腮腺体积平均每日下降 0.19 cm^3，治疗结束时向中线移位的平均距离约为 3.1 mm；Lee 等报道腮腺每日实际接受的平均受照剂量与计划剂量相差 15%，体重与腮腺体积、实际受照剂量存在相关性。

3）皮肤轮廓变化的研究：Wang 等报道鼻咽癌的皮肤轮廓在第六颈椎处向左右方向大概缩小（0.43±0.15）cm，于前后方向缩小（0.31±0.11）cm。尤丹等报道头颈部肿瘤在治疗过程中皮肤轮廓在不同部位缩小程度不一致，颅底层面在前后和左右方向的轮廓变化无显著性差异；腮腺和上颈部层面在 X 轴方向收缩最大。

4）靶区危及器官剂量变化的研究：Mechalakos 等对一名颈部淋巴结复发的病人进行每周 CBCT 扫描，研究淋巴结缩小所带来的剂量学变化，结果发现：在治疗结束时随着外轮廓的缩小，PTV 的体积下降 45%；相对于计划剂量，脊髓 D_5、下颌骨 D_5、口腔的平均剂量分别增加 3.5（1±9.8%）、0.6（1±1.5%）、0.9（1±2.1%）。

由此可见，IGRT 可适时监测放射治疗中靶区（实体肿瘤变空腔）、腮腺及皮肤外轮廓的变化，粗略评估这些变化对靶区及正常组织的实际受照剂量的影响，为重新计划的最佳时机提供理论依据，从而实现自适应放疗。

（孙　颖）

复习思考题

1. 试述影像学在放射治疗靶区勾画中的应用。
2. 什么是 IGRT，实现 IGRT 的硬件条件有哪些？

参考文献

[1] 杨红茹，王仁生，韦波．不同影像学检查在鼻咽癌靶区勾画中的应用．肿瘤预防与治疗，2008，21：194-196.

[2] 李雅，江浩．原发性节外腹部实质性脏器淋巴瘤的影像学诊断．诊断学理论与实践，2008，7：668-671.

[3] 舒诚荣，伍铜，彭振军，鼻咽癌颈部淋巴结转移放疗前后的影像学评价．放射学实践，2007，22：775-777.

[4] 万德森．临床肿瘤学．北京：科学出版社，2005.

[5] 王永刚，陈宏，刘跃，等．不同匹配方式对鼻咽癌 IGRT 摆位误差的影响．现代肿瘤医学，2010，18（4）：688-689.

[6] 尤丹，王孝深，胡伟刚，等．兆伏级锥形束 CT 引导的头颈部肿瘤放射治疗过程中正常组织的变化规律分析．第六届全国放射肿瘤学学术年会论文集，2007，582-583.

[7] Jin Wang，Sen Bai，Nianyong Chen，et al. The clinical feasibility and effect of online cone beam computer tomography-guided intensity-modulated radiotherapy for nasopharyngeal cancer. Radiother Oncol.，2009，90（2）：221-7.

[8] Gayou O，Parda DS，Johnson M，et al. Patients dose and image quality from mega-voltage cone-bean computer tomography imaging. Med Phy，2007，34：499 506.

[9] Jenry L. Barker，Adam S. Garden，K Kian Ang，et al. Quantification of volumetric and geometric changes occurring during fractionated rasiotherapy for head and neck cancer using an integrated CT/LINEAR accelerator system. Int J Radiat Oncol Biol Phys，2004，59：960-970.

第七章

常用放射治疗设备

放射治疗设备有各种类型的内外照射治疗机、模拟定位设备、治疗计划系统、网络系统、体位固定装置等，以下分别介绍（内照射治疗设备将在近距离治疗中介绍）。

第一节　X 射线治疗机

X 射线治疗机是最古老的外照射治疗机，由于其绝缘限制，只能产生 kV 级 X 射线，其能量低，易散射，深部剂量分布差，表面吸收剂量大，目前临床上使用单位极少。

一、X 射线治疗机的一般结构

（一）X 射线产生的条件

产生 X 射线的基本条件是：① 电子源；② 真空盒；③ 加速电场；④ 靶。

（二）X 射线治疗机主要组成部分

X 射线治疗机由球管、机架、治疗床、高压发生器及整流电路和循环冷却装置等组成，其核心部分是球管（图 7.1）。

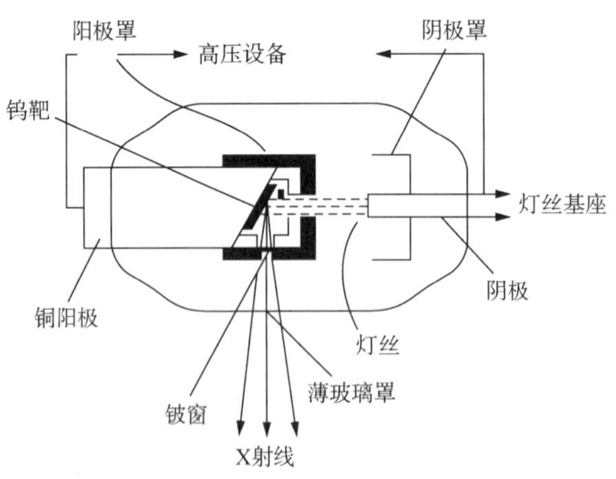

图 7.1　X 射线球管的基本结构

1. X 射线球管

是一真空的玻璃管，内含阴极灯丝和阳极靶。

阴极由灯丝、聚焦极和金属罩组成。用发射电子能力强的钨做灯丝，调节灯丝电源可以改变电流的强弱，毫安 mA 代表 X 射线的强度，调高 mA 可增加 X 射线的强度（量）。灯丝旁的聚焦极起聚焦电子的作用。阳极（靶）由粗大的铜棒和较小的钨靶组成，钨的熔点高、原子序数大，很合适做 X 射线靶。铜散热快，能及时散发靶面产生的大量热量。当电子与靶撞击时，大部分电子能量产生热能（98%），极少部分能量转变为 X 射线（2%）。因此，冷却是 X 射线机的一个重要环节。

2. 高压（加速电场）发生器

X 射线机的阳极有几百 kV 的高压作为电子加速场，从高压发生器输出的电压是正弦交流电，需通过一个整流器将它改成直流电以保持阴阳极间电场方向的恒定，否则反向加速的电子会熔断灯丝并无法形成极间电流以产生 X 射线。调节高压（用 kV 表示），可得到相应的 X 射线的峰值能量（不是平均能量），调节电压能改变 X 射线的质。

3. 控制系统

控制台装有治疗机的控制系统、参数指示显示器、剂量检测仪、连锁装置和各种开关，起操作控制 X 射线的作用。

4. 治疗用附件

包括不同距离、不同面积的限光筒及各种不同厚度和不同条件的过滤板。限光筒的作用一是限制照射范围，其次由于限光筒底部须与皮肤相贴，它同时还能起到固定治疗距离的作用。

第二节　^{60}Co 治疗机

第一台^{60}Co 治疗机于 1951 年在加拿大诞生，^{60}Co 治疗机的投入使用，使肿瘤放疗的 5 a生存率提高了 倍。随着 MV 级医用直线加速器的发展和推广，^{60}Co 治疗机的一些应用领域被其替代，但是，由于^{60}Co 治疗机价格便宜，维修方便，且其产生的 γ 射线能量已具备了高能射线的特征，故现仍在国内外部分医院使用。

一、^{60}Co 源的产生与衰变

^{60}Co 是由天然金属^{59}Co 放入原子反应堆中，受中子轰击而产生的不稳定的放射性同位素，^{60}Co 的产生可用式$^{59}_{27}Co+n\rightarrow^{60}_{27}Co+\gamma$ 表示。由于^{60}Co 比^{59}Co 多一个中子成为富中子同位素，它要不断把多的中子转变为质子并放射出能量为 0.31 MeV 的 β 射线，核中过剩的能量以 γ 辐射的形式释放出来，它包括能量为 1.17 MeV 及 1.33 MeV 两种 γ 射线，它的平均能量为 1.25 MeV，衰变成最终产物是镍-60（^{60}Ni）的稳定同位素。由于^{60}Co 是核反应堆的产物，所以称为人工放射性同位素。原放射源的放射强度衰变到一半时所需要的时间称该放射源的半衰期。^{60}Co 源的 γ 半衰期为 5.26 a（5 年零 3 个月），平均 28 d 衰变 1%。用做治疗源时每个月要作输出量的修正。

二、^{60}Co 治疗机的一般结构

^{60}Co 治疗机一般由以下部分组成：① 密封的^{60}Co 放射源；② 一个源容器和防护机头；③ 具有开关的遮线器装置；④ 具有定向限束的准直器；⑤ 支持机头的治疗机架，用以调节线束方向；⑥ 治疗床；⑦ 计时器及运动控制系统；⑧ 辐射安全及连锁系统（图 7.2）。下面阐述与^{60}Co 治疗机结构有关的几个问题。

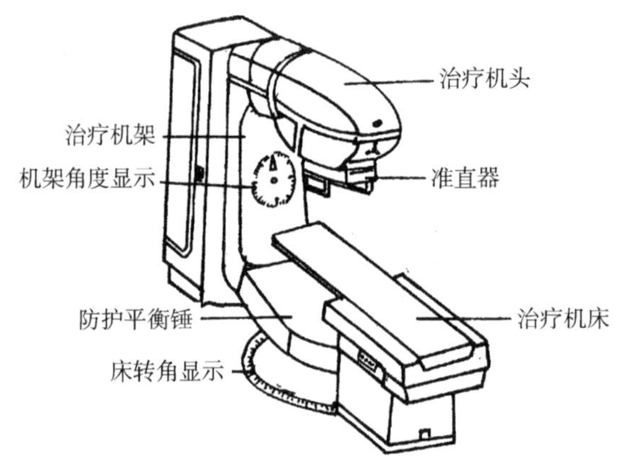

图 7.2 ^{60}Co 治疗机的一般结构

(一) ^{60}Co 源防护

根据国际放射防护委员会（ICRP）推荐，任何一个远距离^{60}Co 治疗机，当^{60}Co 源处于关闭位时，距离^{60}Co 源 1 m 处，各方向平均剂量小于 2×10^{-5} Sv/h，在此距离处不应有超过 10×10^{-5} Sv/h 的地方。根据这一要求对于千居里^{60}Co 治疗机，需要大约 10^{-6} 的衰减系数，或近似 20 个半价层（HVL）。一般防护材料用铅，也有用钨或铀的合金。通常源容器用钨或铀合金，源容器周围用铅，外面用钢做套。铅的 HVL 为 1.27 cm，则 20 个 HVL 需用铅厚度为：1.27 cm×20＝25.4 cm。

(二) 遮线器

所谓遮线器就是截断^{60}Co 源射线的装置。当遮线器处于开位时，射线束通过一定方向出来，进行治疗。当遮线器处于关闭位时，射线被截断，只有少部分漏射线出来，遮线器有许多不同的形式，图 7.3 显示的是加拿大 Theratronics 公司生产的 Theratron 1000 型^{60}Co 治疗机结构，它的遮线器用机头本身防护，机头是用铅浇铸而成，外壳用钢板成型。在钴源储存处用净化铀或钨加强防护。钴源固定在钢柱中心，钢柱沿轨道可以滑行，利用空气压缩机使钢柱移动，变换安全位和照射位，结构简单。

(三) 准直器系统

用某种方法把吸收射线的材料组合起来构成某种机构，统称准直系统。准直系统的作用在于产生一个极为尖锐的、限定照射野大小，以适应照射病灶形状的需要，并具有尽可能小的半影。

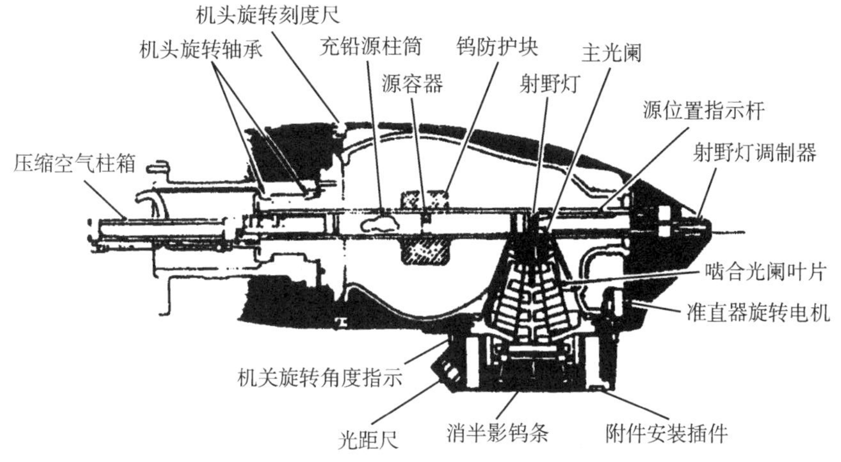

图 7.3　Theratron 1000 型^{60}Co 治疗机结构

根据国际放射防护委员会推荐：准直器的厚度应使漏射量不超过有用射线的 5%。按这要求，准直器的最小吸收厚度应达 4.5 HVL，用铅则为：1.27 cm×4.5＝5.7 cm（一般制成 6 cm 厚）。实际治疗机中，多数准直器厚度比此厚度大，使漏射线剂量不超过有用射线剂量的 1%，以减少穿射半影。准直器一般设计成一级准直器和二级准直器。一级准直用来限定^{60}Co 治疗机的最大照射野，不能调节。二级准直器多采用可调节式、复式结构（图 7.4），目的是减小几何半影。该准直器的末端的两对叶片设计做成伸缩式，改变源至准直器末端的距离（SDD）。一般治疗时，该叶片处于标准位置（SDD_1），特殊治疗时，处于下拉位置（SDD_2）。由于 SDD_2 大于 SDD_1，几何半影进一步减小，故称此叶片为消半影装置（trimmer）。

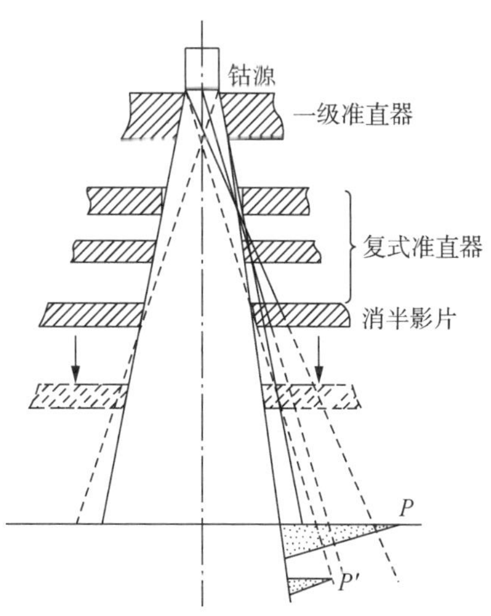

图 7.4　^{60}Co 治疗机复式准直器（消半影装置）

三、^{60}Co 治疗机的半影种类

半影：是指照射野边缘剂量随离开中心轴距离的增加而发生急剧变化的区域，一般用垂直于中心轴的射野平面与中心轴交点剂量的 20%～80%距离表示。半影主要有几何半影、穿射半影和散射半影组成。

1. 几何半影

由于钴源不是点源，有一定尺寸，钴源上每一点发出的射线经限光筒（准直器）准直后，各点产生的射线重叠区剂量均匀一致，照射野边缘附近剂量逐渐减低至完全消失，形成几何半影［图 7.5（a)］。

2. 穿射半影

即使是点状源，由于准直器端面与边缘线束不平行，使线束穿透厚度不等以及准直器的厚度按 HVL 设计，总由一定漏射线，也造成剂量渐变分布。显然，使用球面聚焦式准直器原则上可以消除穿射半影［图 7.5（b)］。

3. 散射半影

即使使用点状源和球面准直器使几何半影和穿射半影消失，组织中的剂量分布仍有渐变，这主要是由于组织中的散射线及次级射线造成的。在射野边缘，到达边缘的散射线主要由射野内的散射线造成。边缘的散射线的总量低于射野内的任意一点的散射线的量。射野边缘离射野中心越远，散射线剂量越少。散射半影的大小随射线的能量增大而减少。高能 X 射线或 γ 射线，散射线主要向前，故散射半影小；低能 X 射线，散射线各向同性，散射半影比较大［图 7.5（c)］。

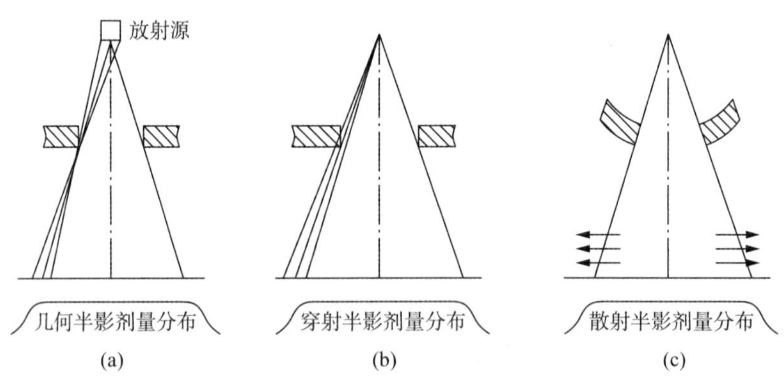

图 7.5 治疗机半影示意图

（a）几何半影；（b）穿射半影；（c）散射半影

上述三种原因，造成射野边缘剂量的不均匀性，这种剂量不均匀性对给予高的均匀的肿瘤剂量，减少周围正常组织的总剂量都是不利的。因此，应该设法尽量减少半影。

整个半影既依赖于机器设计（几何半影、穿射半影），又依赖于射线的能量（散射半

影）。对给定的组织深度，半影随射野增大而增加；因几何半影与射野面积无关，因此变化量主要由散射半影造成，其中有少部分由穿射半影造成。对给定的照射野，半影随深度增加而增加。源至准直器距离越长，半影越小。

第三节 医用加速器

医用加速器产生的辐射种类多、能量高、强度大，并具有可控制性，具有很多的优越性。目前在远距离放射治疗领域，放射性核素已逐步退出，为医用加速器所取代。在各种医用加速器中，医用电子直线加速器因其体积小、重量轻、维护简便，成为现代放射治疗最主要的使用最多的装置，一般人们提到医用加速器实际上就是指医用电子直线加速器，它已成为整个放射治疗装置的代表，并已成为每一个从事放射治疗的肿瘤防治中心的主要设备，故本章节仅介绍医用电子直线加速器。

一、医用电子直线加速器的结构

医用电子直线加速器是利用微波电场，沿直线加速电子到较高的能量应用于医学临床的装置，是一种比较复杂的大型医用设备，涉及诸多学科和技术，基本结构主要有加速管、脉冲调制器、电子枪、微波系统、真空系统、稳频、温控及充气系统、射线束引出系统、治疗头和治疗床。图 7.6 是典型的医用行波电子直线加速器结构系统图。脉冲调制器从外部电源取得能量并转换为脉冲宽度为几微秒、电压几十千伏的脉冲，同时加到磁控管（或速调管）和电子枪。电子枪中的电子经阳极和阴极间脉冲负高压（一般为 45 kV 左右）的作用进入加速管。与此同时，磁控管或速调管将高功率的微波送入加速管，电子束被加速到所需要的能量。

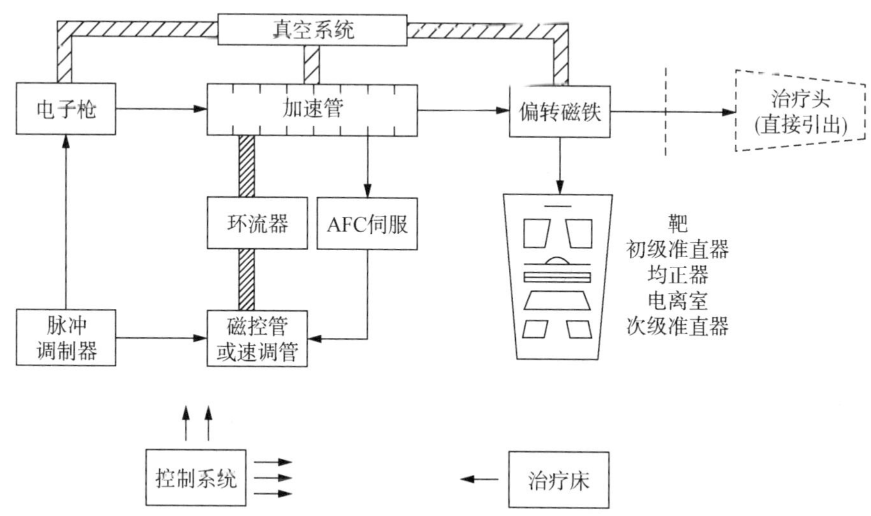

图 7.6 医用行波电子直线加速器结构系统

获得了高能的电子束经过偏转磁铁偏转，直接引出（电子束治疗）或打靶（X 射线治疗）。治疗头包括一系列与 X 射线治疗或电子束治疗有关的重要附属设备。对于 X 射线治疗，需要在射线路径上加均整器，使在治疗距离处得到 35～45 cm 大小的、满足一定平坦度和对称性要求的治疗用射野［图 7.7（a）］；对于电子束治疗，则换以散射片［图 7.7（b）］，以分别扩大和均匀 X 射线和电子束的射野。输出剂量由薄壁穿射电离室监测，优点为可以减少电子束中的 X 射线污染和电子能量的损失。

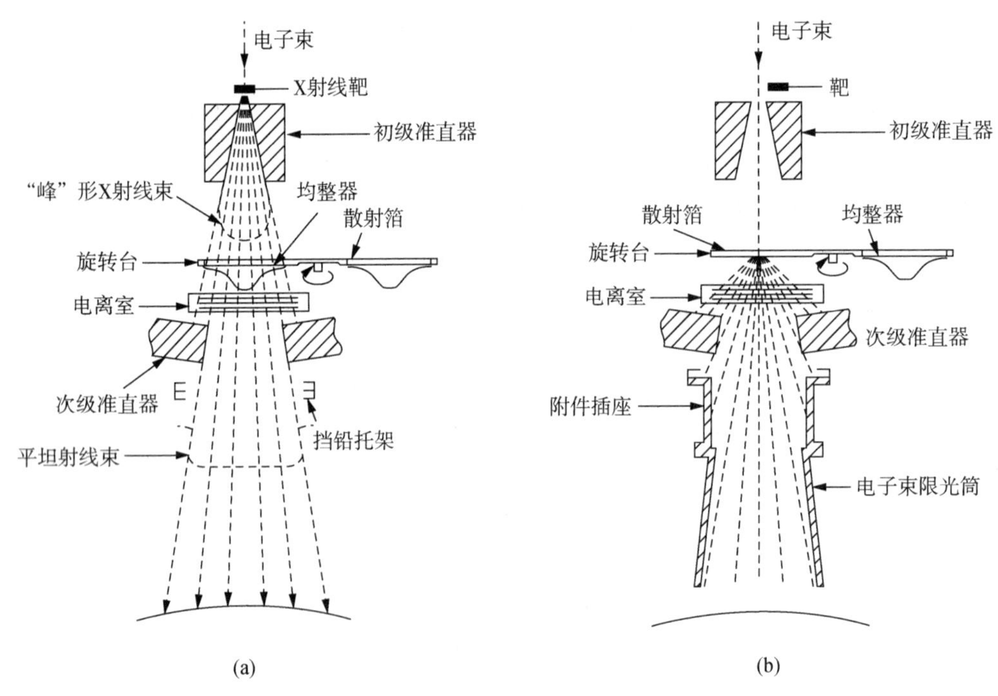

图 7.7 直线加速器治疗头的结构示意图

（a）X 射线模式；（b）电子束模式

二、X 射线、电子束能量

医用电子直线加速器应用于放射治疗的射线束有 X 射线和电子束，根据其能量的不同，加速器可分为三类。低能加速器只产生 X 射线，能量为 4 MV 或 6 MV。中能加速器产生单能量 X 射线和多挡能量的电子束，一般为 6 MV 或 8 MV X 射线，和 4～15 MeV 电子束。高能加速器产生 2 挡或 3 挡 X 射线和多挡能量电子束，一般 X 射线能量低挡为 4 MV 或 6 MV、高挡为 15 MV 或 18（22）MV X 射线，和 4～25 MeV 电子束。多年的临床使用经验证明，约 80％的深部肿瘤 6 MV X 射线可满足要求，高能电子束的物理特点适用于治疗较浅的偏位肿瘤，电子能量以 4～20 MeV 范围较好，治疗靶区后缘深度为 1～6 cm的肿瘤。

X 射线要经过两级准直器才到达治疗部位，一级准直器位于加速管电子引出窗口下，大小固定不变，为 X 射线、电子束所共用（图 7.7）。照射野大小由次级准直器的两对相对方向运动铅门开启的大小决定，在等中心位置形成的照射野，多为 0×0 至 40 cm×40 cm。次级准直器的每对铅门可以轴（中心轴）对称同步相对运动。为适应临床治疗的要求，目前多数直线加速器的次级准直器每个铅门都可以独立运动，甚至越过照射野中心轴。这种准直器称为非对称或独立准直器，这一方式为临床开展新照射技术提供了方便，如半野照射，动态楔形照射技术等。电子束通过散射箔展开后，先经次级准直器，再经电子束限光筒形成治疗用照射野。目前大多数加速器配置了多叶准直器，多叶准直器可附加在次级准直器以外，也可以替代次级准直器的一对铅门使用（图 7.8）。利用多叶准直器，可开展三维适形照射和调强照射等先进照射技术。

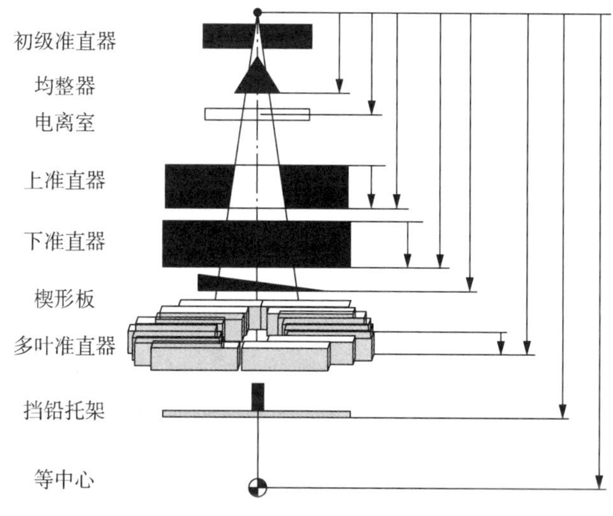

图 7.8　多叶准直器配置示意图

三、加速器的机械运动

加速器的机械运动可通过机架、辐射头、治疗床实现。机架带着辐射头做 0°～360°范围内的顺、逆时针旋转，使得从辐射头射出的辐射束可随机架旋转而改变射入方向。治疗床整体绕等中心的旋转运动与机架旋转运动的组合，使得辐射束可以从任何方向射入病灶（图 7.9）。给出医用直线加速器的机械示意图，利用这一特点，在放射治疗中可开展旋转及等中心照射技术。

四、多叶准直器

随着适形放疗、调强适形放疗的开展，多叶准直器（multi-leaf collimator，MLC）成为医用电子直线加速器的必备装置。MLC 是将一对对称式或独立式准直器相对两个叶片制作成多个叶片，每对小叶片都可以彼此跨越线束中心轴运动到对侧，形成多对独立式准直器，因而它具有独立式准直器的一切临床功能。多叶准直器原初设计主要用于形成不规则射野而不使用附加射野挡块。随着适形治疗，特别是调强适形治疗的发展，多叶准直器为调强治疗提供了一种有用的工具。

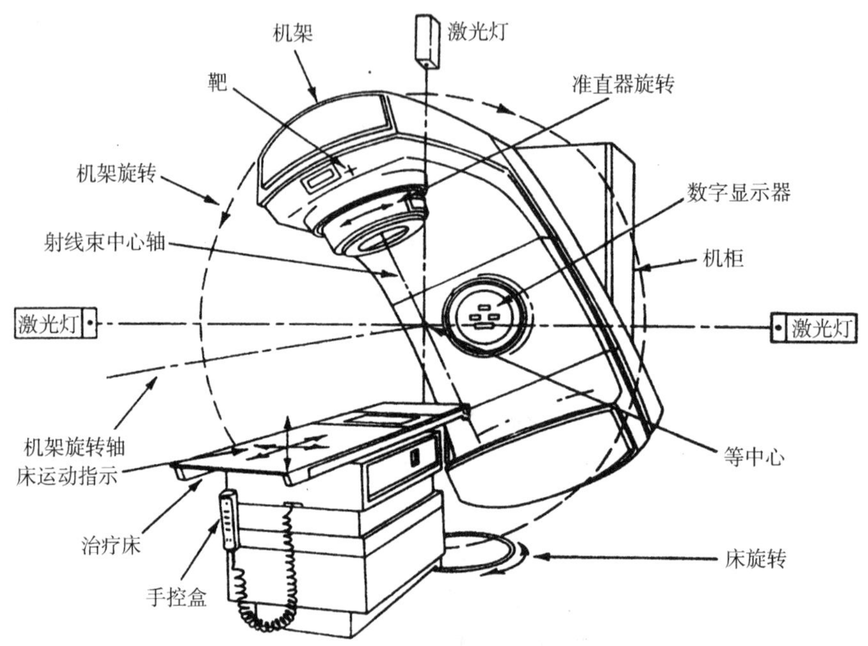

图 7.9 医用电子直线加速器机械示意图

MLC 有手动及电动两类。电动 MLC 是通过计算机控制多个微型电机独立驱动每个叶片单独运动，达到射野动态或静态成形的目的，运动精确、灵活多样，是目前大多数医用加速器治疗准直器的标准配置。

MLC 的基本构成单位是单个叶片，每个叶片加工成一面带凹槽，另一面带凸榫，使相邻两片之间以槽榫凹凸叠合（图 7.10），利用射线只能直线传播的特点获得很好的防漏射效果。这种槽榫凹凸结合既不必太紧，也不必太深。叶片的宽度为垂直于射线穿射方向和叶片运动方向的叶片的物理厚度，它等于叶片两侧面之间的宽度；叶片长度为平行于叶片运动方向的叶片物理长度；叶片顶面为接近放射源一侧的叶片表面；叶片底面为

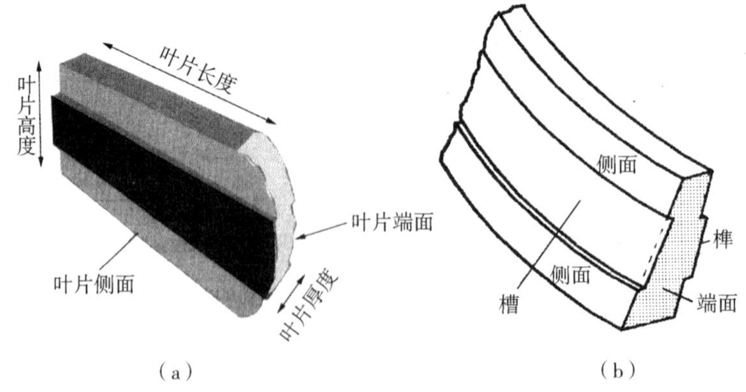

图 7.10 单个 MLC 示意图

(a) MLC 各参数示意图；(b) MLC 凹凸槽及双聚焦结构示意图

接近病人皮肤一侧的叶片表面；叶片高度为沿射线入射方向的叶片顶面和底面之间的物理高度；叶片深入射野内形成射野边界的表面，叫做叶片端面。相邻叶片沿宽度方向平行排列，构成叶片组，两个相对的叶片组组合成MLC（图7.11）。叶片运动的过中线行程是实现高性能适形调强照射的必要条件，并成为衡量现代MLC功能强弱的重要指标之一，要求叶片的过中线行程应尽可能大，一般不应小于12 cm。

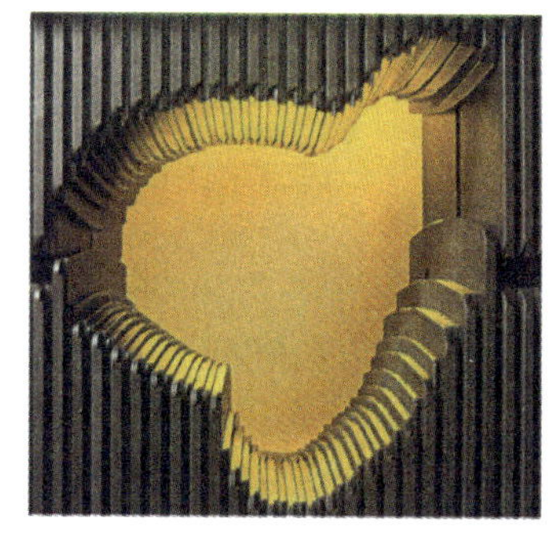

图7.11 瓦里安加速器上安装的MLC示意图

叶片宽度直接决定了MLC形成的不规则射野与计划靶区（PTV）形状的几何适合度，叶片宽度越薄窄，适形度越好；但叶片越窄，制作越困难，造价也相应提高，因此必须在适形度和造价之间作合理的折中选择。叶片高度必须使原射线的辐射强度削弱到5%以下，即至少需要4～5个半值层的高度。

目前安装在加速器机头中的MLC主要有三种方式：① 原有的准直器不动，直接在下面安装一组多叶准直器；② 拆掉原先的一对下层准直器（X方向），用多叶准直器代替；③ 用多叶准直器替换原来的上层（Y方向）准直器，但在MLC与X方向准直器之间再加上一对Y方向的备用准直器。还有一些外挂式多叶准直器。

影响MLC精度的因素主要有以下三个方面：① 相邻叶片间的漏射线；② 叶片前端面半影和侧端面半影；③ 叶片重复运动定位的精度。

医用加速器发展迅速，为保证治疗精确、准确地进行，有些加速器上还附有端口影像系统，在放射治疗过程实时获得治疗的端口影像，实时地监测与验证治疗过程，并可进行放射治疗剂量验证及分析。有些在治疗室内使用千伏影像设备［在治疗室同时配备一台可在导轨上移动的CT机，CT机和加速器共用一个治疗床（CT on rail）；在加速器治疗束的垂直方向上装载千伏X射线球管和影像平板（on broad imager）（图7.12），在治疗室的地板和顶板上安装千伏X射线球管和影像平板和滑环步进旋转治疗方式］。千伏影像（特别是CT图像）是图像引导放射治疗的标志性事件，主要功能为验证治疗摆位，获得摆位误差从而纠正摆位偏差，进一步还可实现治疗过程的自动控制。

第四节 立体定向照射设备

立体定向照射是一种照射技术，对欲治疗的病变精确定位，然后利用放射线（目前主要是γ射线或X射线），予以多个窄束射线束三维聚束照射。按照照射时采用的不同分次模式，又可分为立体定向放射外科（单次大剂量照射）和立体定向放射治疗（分次照射）。立体定向照射设备主要是利用γ射线照射的γ刀装置和利用直线加速器实施照射的

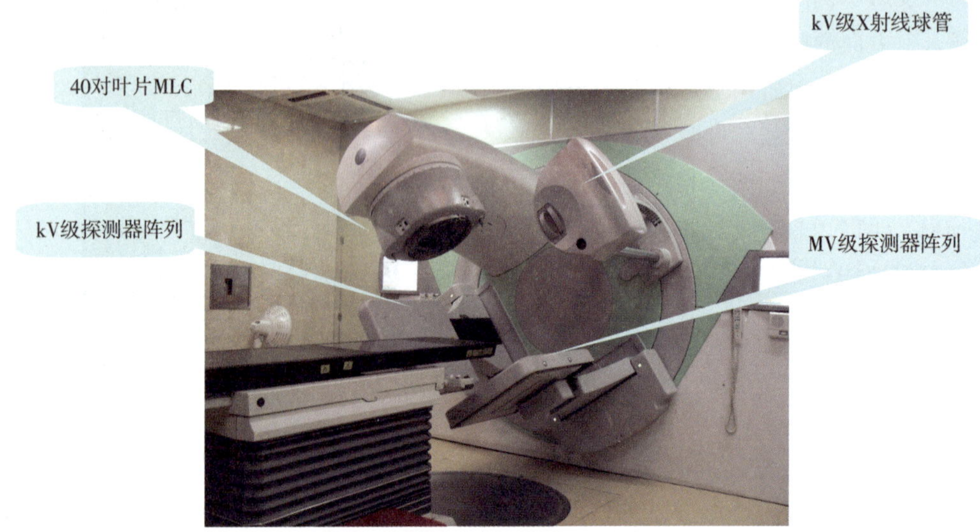

图 7.12　Elekta Synergy 加速器（附有端口影像系统和千伏 X 射线球管和影像平板）

X 射线立体定向照射系统。

立体定向照射装置主要有三部分组成，即立体定向系统、计划系统和治疗实施系统。γ 刀装置和直线加速器立体定向照射系统的主要区别是治疗实施的方式不同，而立体定向系统和计划系统基本相同或相近。有关治疗设备以及治疗原理见立体定向治疗章节。

第五节　模拟定位设备

放射治疗需要在精确的靶区和精确的剂量控制下实施，而治疗前的靶区确定，就需要通过各种影像手段来实现。这种通过影像方法确定准确靶区，并以两维或三维方式体现出来，确定多角度体表投影，依次制定合理计划、模拟治疗的方式、方法均可称为模拟定位。从过去的通过 X 射线诊断机或 X 射线片定位到近代应用的模拟定位机、CT 模拟定位机（CT-Sim），MRI，以及 PET 的应用、图像融合技术，使当代定位技术有了飞跃性发展，定位精度越来越高，使精确放疗技术得以实现。目前普遍采用的定位设备是模拟定位机和 CT 模拟定位机，而 PET/CT 的应用使放疗靶区定位的意义又注入了新的内涵。

一、模拟定位机

模拟定位机应用于放射治疗临床开始于 20 世纪 60 年代末期，现今已成为放射治疗的基本设备，与 CT 模拟机相比应称为 X 射线模拟机，因其出现较早，使用普通，被 IEC 称为放射治疗模拟机（radiotherapy simulator），简称模拟机。

（一）模拟机的结构和工作原理

模拟机基本结构如图 7.13 所示。位于 C 形机架上方的 X 射线管通电后发出 X 射线束，通过准直器的铅门所允许照射的区域形成照射野。如果在照射野内的 X 射线束通过受检体射到 X 射线影像增强器的输入荧光屏上，激发出的可见光再作用于光电阴极，使之产生电子，经电子透镜系统聚焦和加速后到达输出荧光屏，从而获得增强的荧光图像。然后经摄像系统，可在电视监视器上显示透视图像。当 C 形机架做旋转时，如果受检体低于 C 形机架的旋转轴，则在显示器上的图像就会下移；反之，则上移。如果将受检体置于模拟机的各种运动和照射束基准轴线的汇交点上，则显示图像位置不变，这一点就是等中心。

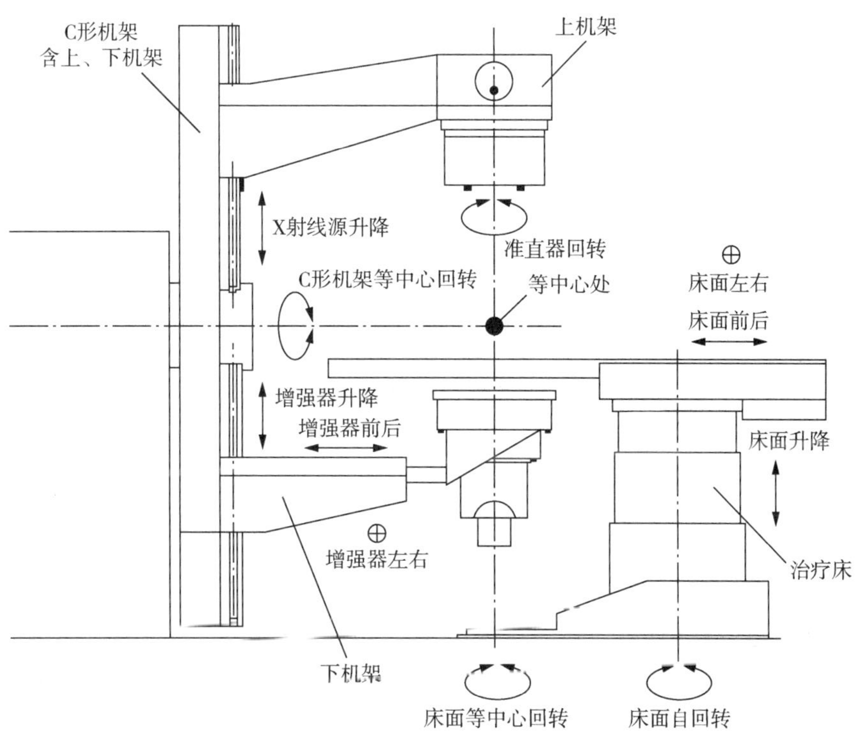

图 7.13　模拟机的结构和基本工作原理

实际上，模拟定位机是模拟放射治疗机（医用直线加速器或^{60}Co 治疗机）治疗的几何条件而定出照射部位的放射治疗辅助设备，是一台特殊的 X 射线机。将 X 射线球管代替^{60}Co 源或医用加速器 X 射线源的位置，影像增强器置于治疗机架的平衡锤位置，采用类似于治疗机治疗床的运动功能和结构尺寸，以解决普通 X 射线诊断机做定位时射野设计较为困难的问题。模拟机的机架除能模拟治疗机的等中心旋转功能外，还能上下调节（80～100 cm），以适应不同治疗机不同源轴距的要求。影像增强器的信号通过电视监视器显示，而且影像增强器能做上下、左右、前后三维运动，并带有暗盒及透视、照相联锁结构。模拟机床的运动方向和范围要与治疗机的治疗床完全一致。

放射治疗模拟机在临床中能模拟各种外照射放疗机的运动功能，在满足各种外照射治疗机照射条件下用透视设备，在治疗的射束角度通过影像增强器显示在荧光屏上，这样的透视射线往往要通过比常规透视厚得多的人体，而且X射线管距离人体及影像增强器的距离远远大于诊断用X射线机，它大多处于高电压、长时间透视工作状态，较少处于照相状态。为了保证透视及摄片的清晰度，这就要求模拟定位机有高电压大功率输出的X射线发生器和X射线球管。

模拟机的机械运动均应有相应的机械刻度指示（遮线器和井形界定线除外）和数字指示，并应符合IEC标准的约定。位于控制室的模拟机操作台一般分三部分：透视照相条件的选择、各种运动及射野井形界定线的数字显示以及图像电视监视器。放射治疗医生或放射治疗计划设计者通过医用电视系统，在监视器上观察患者肿瘤位置以及相邻重要器官关系，根据肿瘤大小及相邻重要器官解剖位置和它们的活动范围，移动界定线，进行放射治疗的辐射野设计。

（二）模拟定位机的功能

模拟定位机在治疗计划设计过程中执行着六大重要功能：① 靶区及重要器官的定位；② 确定靶区（或重要器官）的运动范围；③ 治疗方案的选择（治疗前模拟）；④ 勾画辐射野和定位/摆位参考标记；⑤ 拍摄辐射野定位片或证实片；⑥ 检查辐射野挡块的形状及位置。

这些功能的实施通过两个步骤来完成：一为医生和计划设计者提供有关肿瘤和重要器官的影像信息，这些信息区别于来自常规诊断型X射线机的影像信息，能直接为治疗计划设计用，如治疗距离处射野方向的BEV片，或正侧位X射线片等。根据BEV片，计划设计者可以设计出射野挡块；或通过垂直于射野中心轴方向的X射线片，可以设计出组织补偿器等。这些X射线片可以通过扫描或网络系统进入治疗计划系统，也可直接用于直观比较。二是用于治疗方案的验证与模拟。经过计划评估后的治疗方案在形成最后治疗方案前必须经过验证与模拟，验证与模拟是附加上治疗附件如射野挡块等之后，按治疗条件如机架转角、准直器转角射野井形界定线大小、SSD（或SAD）等进行透视的模拟和照相的验证，并与治疗计划系统给出的相应的BEV图（通过DRR）进行比较，完成治疗方案的模拟与验证。一旦治疗计划被确认，医生在患者皮肤或体位固定器上标出等中心的投影位置。等中心的投影位置为分次摆位照射的依据，标记必须可靠，在整个疗程中不能改变。

二、CT模拟定位机

X射线模拟机提供的影像非常有用，但由于影像重叠又缺乏组织的密度差别而不能区分软组织的结构。CT利用多个层面上的图像可正确地三维重建人体的解剖结构，克服了常规诊断型X射线机和模拟定位机拍摄平片的缺点，在放射治疗计划设计中得到了广泛的应用，成为立体定向放射治疗、适形放射治疗乃至调强放射治疗必不可少的设备。

CT 模拟机的发展非常迅速，目前，在各大医院中主要以下列两种形式存在：第一种方式是放射治疗自主型。放射治疗科有专用 CT 扫描机，它是标准的 CT 模拟系统；第二种是利用医院现有的 CT 扫描机，再适当增加一些辅助装备和多功能三维治疗计划系统以网络的形式连成一个系统，这种方式使得医院资源得到更合理的利用，适用于大多数医院。

（一）CT 模拟机的构成

一个完整的 CT 模拟机由三个基本部分组成（图 7.14）：① 一台高档的大视野的（FOV≥70 cm）CT 扫描机，以获取病人的 CT 扫描数据。CT 扫描孔径（FOV）越大越好；② 一套具有 CT 图像的三维重建、显示及射野模拟功能的软件。这种软件可以独立成系统，也可以融入三维（3D）治疗计划系统中；③ 一套专用的激光灯系统，最好是激光射野模拟器。在精确放疗体系中，上述设备均不可或缺且具有一定要求。

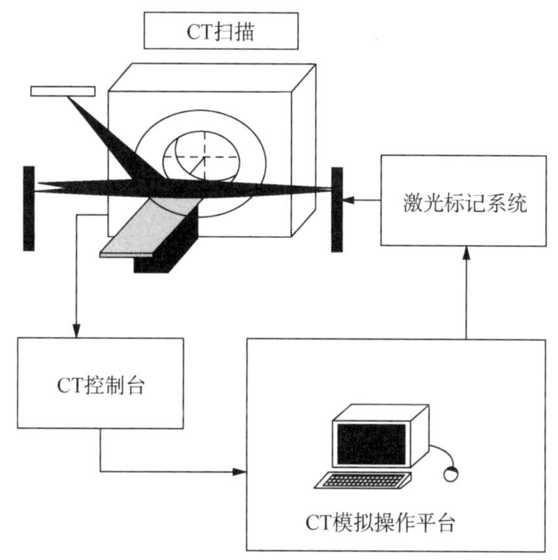

图 7.14　CT 模拟系统主要组成部分

1. CT 扫描机

放射治疗用 CT 与诊断 CT 不同，主要有：

1）X 射线管：CT 模拟定位系统比诊断 CT 要求扫描层数多，为得到准确的数据，一般选择层厚为 3 mm 或 5 mm，每个患者需要 40～100 层。由于 CT 模拟系统的多层扫描要求，其 X 射线管必须有较大的热负载。一般 X 射线管的负载应大于 5 MHL，散热能力大于 0.5 MHL/min。

2）放疗时病人有一定的体位要求，CT 模拟机的床必须是与治疗机床一致的平面床。

3）CT 孔径：孔径的大小是 CT 设计思想的分水岭，是为放射还是放疗服务。由于 X 射线的强度和距离平方成反比的关系，若以诊断目的为出发点，则孔径设计应以贴近病人为理想方式。由于诊断用 CT 典型的扫描体位为仰卧、头朝机架、双臂放在身体侧或胸部、腿伸直，70 cm 的 CT 扫描孔径（非几何孔径）是足够的。而这样的孔径对部分放疗体位而言，如乳腺癌病人同侧手臂上举近90°的弯曲（图7.15），就难以进行扫描或不得不牺牲体位的准确性和病人的舒适性。可见大孔径CT更适合CT模拟定位系统，以便固定装置以及治疗体位的病人能够顺利进入（图7.15）。

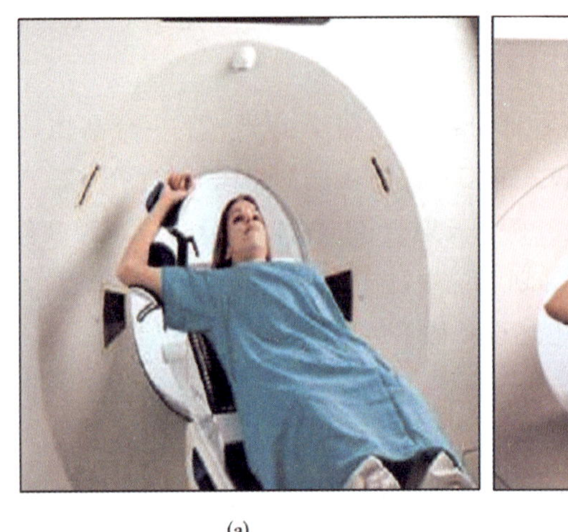

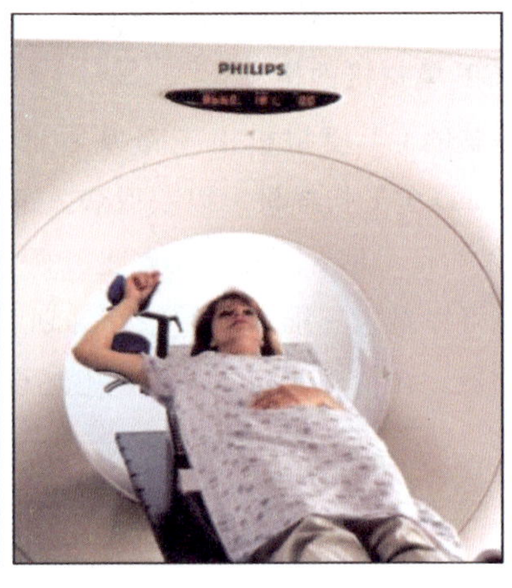

(a) (b)

图7.15 70 cm与80 cm孔径的比较

（a）乳腺托架分别置于70 cm；（b）80 cm孔径

4）大扫描视野（scan field of view，SFOV），主要目的是为了放疗病人的皮肤及辅助装置都能被扫描，同时还可减少视野外物体重建的伪影。

5）专用CT模拟机的扫描软件应具有专为放疗设计的预案，对不同部位肿瘤预设特有的扫描程序，并使用其对患者具体部位进行扫描。这些程序可以提高CT图像和DRR图像的质量。成像参数包括千伏值、毫安、层厚、层间距和总扫描时间。从临床应用的经验上看，放疗扫描层厚通常在3～5 mm。

6）在做CT扫描前应拍摄正位和侧位的定位影像（scout image），以检查位置是否正确。

2. 激光定位仪

CT图像本身只提供了空间结构关系，定位所需的相对原点及坐标系则需要另外建立。目前临床放疗中心在CT模拟中大多采用常规射野激光定位灯，用以模拟机械等中心指示，用来标记、确定和验证射野等中心。在CT扫描前首先确定激光定位灯水平及垂直的准确和稳定，在拟定的治疗部位以金属标记标定激光中心。由此，即可获得原始等中心及原始坐标系。在此基础上获得的三维影像资料可方便地获得病灶中心及射野中心在原始坐标系中的位置并建立最终的坐标系，然后将其在体表用激光灯标记出来。这样获得的靶区中心较为可靠。

由此可见CT模拟机区别于一般诊断CT主要有3个方面：三维激光系统、平面床、大孔径大FOV。

（二）CT 模拟的优缺点

CT 模拟定位系统提供三维信息，可进行辐射野设计、计算及评价，与常规 X 射线模拟机相比有更强的功能。各参数精确程度与常规 X 射线模拟机相比如表 7.1 所示。

表 7.1　CT 模拟定位系统与常规 X 射线模拟机应用的比较

比较内容	CT 定位系统	常规 X 射线模拟机
靶区定位	* * *	*
靶区及重要器官确认	* * *	*
射野挡块	* *	*
观察器官运动	*	* * *
多个治疗野衔接	* *	*
皮肤标记	* *	* *
射野片验证	* *	* * *
治疗方案的修改	* * *	*

注：* 代表精确程度。

CT 模拟的缺点是对于一些常规的简单治疗，处理过程过于复杂。另外容积扫描所获得是一个静止状态图像，不能反映正常呼吸状态下的脏器运动。在进行胸腹部 CT 模拟时应结合呼吸控制系统使用。当然 CT 模拟的配套价格也较昂贵。

CT 模拟定位系统也有局限性，有条件的单位可配合应用 MRI、PET/CT 进行模拟定位（图 7.16），在 MRI 可以更清楚地显示靶区范围。PET 可进行功能性显像，用放射性核素标记物测定激素受体、肿瘤乏氧、肿瘤细胞增殖率、肿瘤血管生成和肿瘤细胞凋亡等情况。PET 显像是显示分子代谢信息的显像，目前应用最多的是葡萄糖代谢显像，可以显示葡萄糖高代谢的肿瘤组织，易于区分葡萄糖低代谢的肺不张、放射后纤维化及坏死组织（图 7.17），但是，PET 对解剖结构显示不清。PET/CT 的临床应用可以使确定肿瘤靶区更为准确、可靠，是目前临床使用较多的生物影像。PET（功能显像）与 CT（形态影像）的图像融合能较真实地反映肿块内部的实际情况，放疗医生可根据肿瘤内部的实际情况给予不同的放射剂量，即放疗计划的个体化设计。

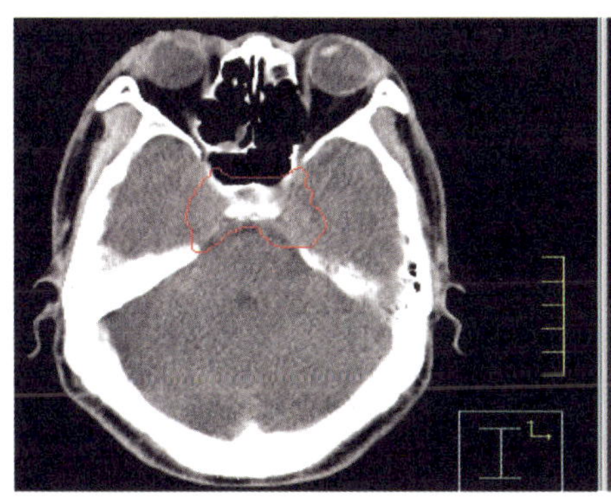
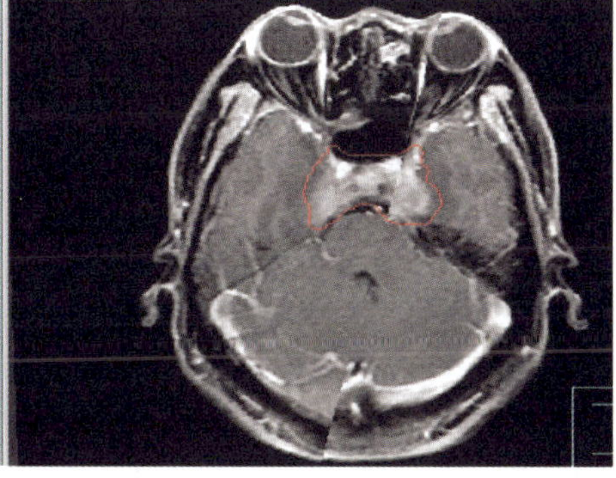

图 7.16　鼻咽癌

从 MRI 图像可以更清楚地确定靶区范围。

图 7.17 PET/CT 能较好地区别肺不张与肿瘤组织

第六节 体位固定装置

在放射治疗中，患者治疗体位的选择是治疗计划设计中极其重要的环节之一，放疗体位的要求，一方面要使患者得到正确的治疗体位，另一方面还要求在照射过程中体位保持不变，或每次摆位能使体位得到重复。固定设备是指可建立并维护病人治疗体位的设备，它同样可以防止在一次治疗中病人的移动，包括有创固定设备和无创固定设备。有创固定设备，如头颅打钉、定位头环，用于单次放疗或分次较少的放疗，如 SRS/SRT，多分次放疗（常规放射治疗、适形/调强适形放射治疗）则应用无创固定设备。固定设备的使用可减少随机摆位误差，降低正常组织的受量，同时保证靶区得到充分的照射。

如何选择放疗体位固定设备，可根据表 7.2 列出的原则选取。

表 7.2 放疗体位固定设备的选取原则

项 目	选取原则
舒适度	越舒适重复性越好
精确度	病人的体位每天都必须保持一致
穿透性	减少阻挡因素的影响，避免阻挡受照部分
速度	使病人的摆位时间最少
兼容性	符合放疗部门的操作规程和习惯做法
便利性	如果摆放位置不恰当，将会减少其效率
耐久性	设备必须经久耐用
成本	不同的预算，根据不同的需要

以下给出一些放疗中常用的无创固定设备（装置）。

1. 一般的头颈部支持系统

病人头部要取得合适的仰角，必须有合适的头部支持设备，泡沫枕、泡沫楔形枕等是常用的头颈部支持系统。通常供应商提供的通用枕头包括 6 个不同大小、形状的枕头，由聚亚氨酯泡沫铸造而成，其形状按病人头颈部设计（图 7.18）。泡沫楔形枕垫于病人的肩部，使肩部抬高，以便充分暴露病人的颈部，并提供给病人一个较为舒适稳定的体位。但如枕头使用不当，病人会感到不舒服，而且枕头与病人后脑部、枕部及颈部结合不紧密，也会留下移动的空间，影响摆位的精度。所以，选择枕头时应考虑到头顶仰角、头的形状、颈部的长度和形状等因素。

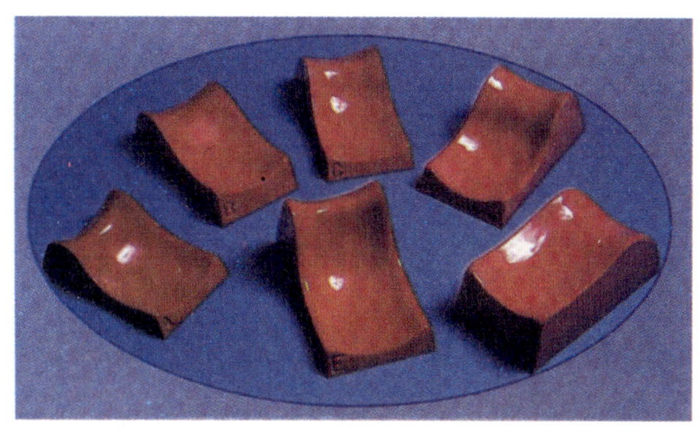

图 7.18　固定头枕

2. 乳腺体位辅助托架

乳腺癌病人放疗时应使用乳腺体位辅助托架，类似如图 7.19 所示，其目的有：① 人体上胸壁表面是一个斜面，乳腺体位辅助托架的使用可减少或避免切线野照射时光阑转动，有利于与锁骨上野的衔接；② 使内切线野在皮肤上的投影尽量平直，避免与内乳野皮肤衔接出现冷点和热点；③ 避免仰卧后乳腺组织向上滑动。

常用的乳腺托架材料为碳素纤维，具有高强度、无伪影、不阻挡射线的特点。这种辅助体位托架一般有两联体部分构成，一部为软垫部分，一部为托架板面。托架板面可以任意根据病人摆位要求调整仰角，托架板上部两侧有上臂及前臂鞍形臂托架，这两个鞍形臂托架的高度、外展角度、位置也可以根据需要调整。在模拟定位机（或 CT 模拟定位机）上给病人定位时，让病人仰卧位臀部落在软垫之上，后背靠于托架板上，调整头部垫枕位置至患者舒适状态；调整托架板仰角，使胸壁与治疗床面平行；患侧上肢向头部上方自然弯曲上举并置于臂托架内，使上臂与前臂约成 90°角，调整臂托架高度、外展角度、位置，使病人尽量感到上肢自然、舒适，如图 7.19（b）所示体位姿势。

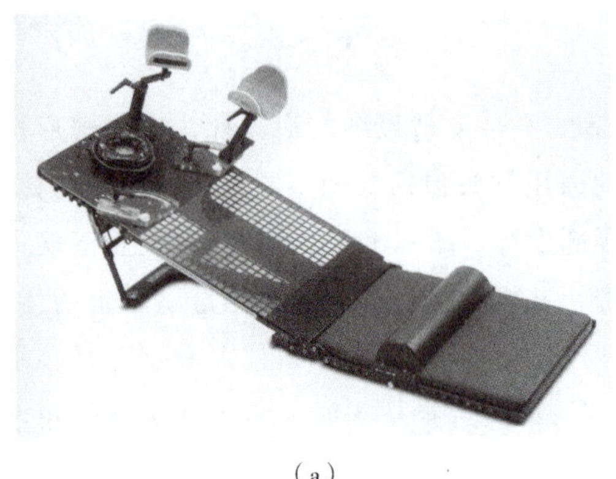

(a)

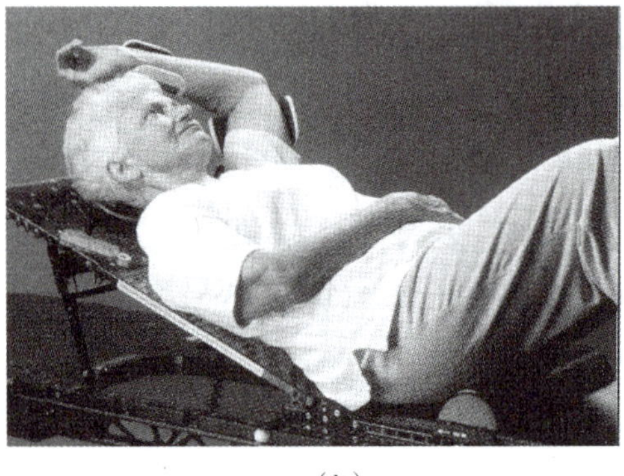

(b)

图 7.19 乳腺体位辅助托架

(a) medtec 碳纤维-乳腺托架；(b) 患者使用实景图

3. 热塑面网（罩）和体罩

热塑面网（罩）和体罩（亦可称作热塑面膜和体膜）是一种使用越来越普遍的固定材料，作为一个整体应包括底架、枕头、面（体）罩材料等几部分，图 7.20 为常用面网（罩）固定示意。热塑面网和体罩由一种低温热解塑料制成，它的特性是置于 75 ℃左右水中 3～4 min，透明软化后取出按压在患者治疗部位，可按患者的外轮廓成型，冷却很短时间（约几分钟）又恢复其硬度，且不变形。由于成形温度较低，患者并不感觉过热，容易耐受。通常头颈部固定用网状材料，以便于患者的呼吸，胸腹部用实性材料，固定效果较好。

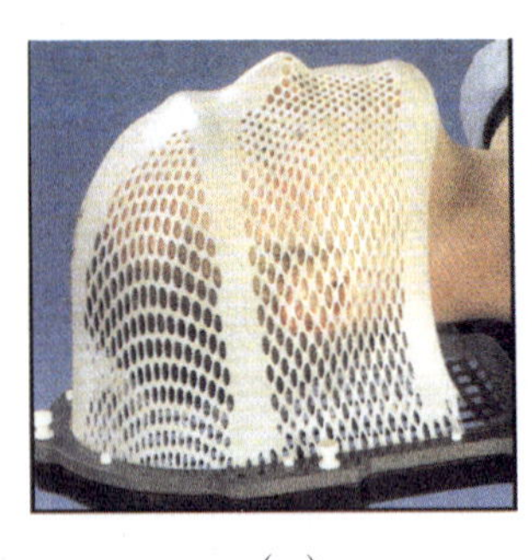

(a)

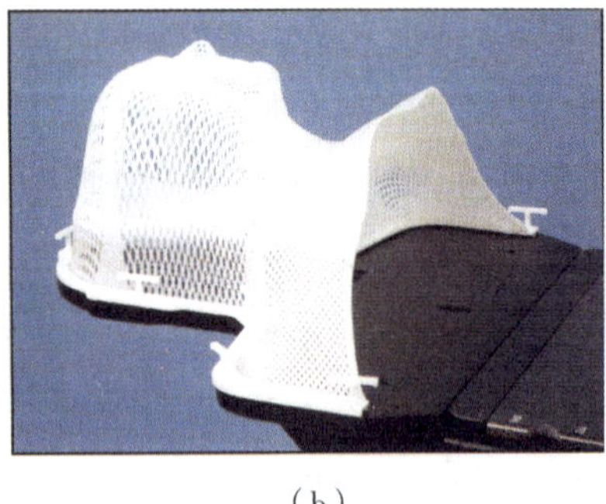

(b)

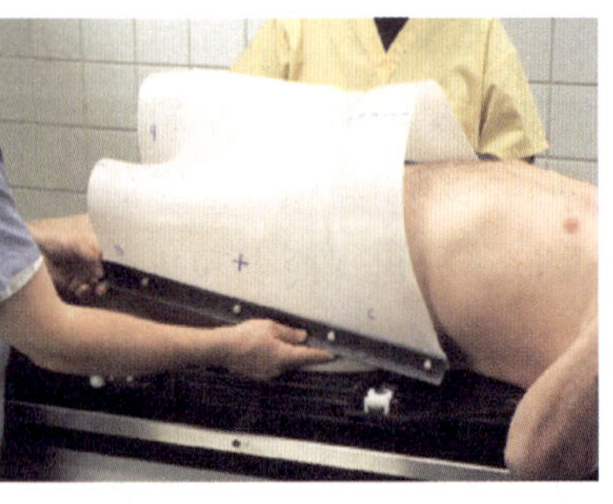

(c)

图 7.20 热塑面膜和体膜

(a) 头部固定面网；(b) 头颈肩固定面网；(c) 体部固定膜

固定设备的底架使用材料应牢靠，尽可能减少对射线的衰减，最好透明，重量轻。大多数的底架材料使用丙烯酸或碳纤维。图 7.21 所示为 MED-TEC 公司生产的几种常用固定底架，使用丙烯酸材料。设计底架尺寸应尽可能小，这样有几点好处：一是防止臂架的碰撞，二是防止对射线的遮挡，同样也可降低它的重量。

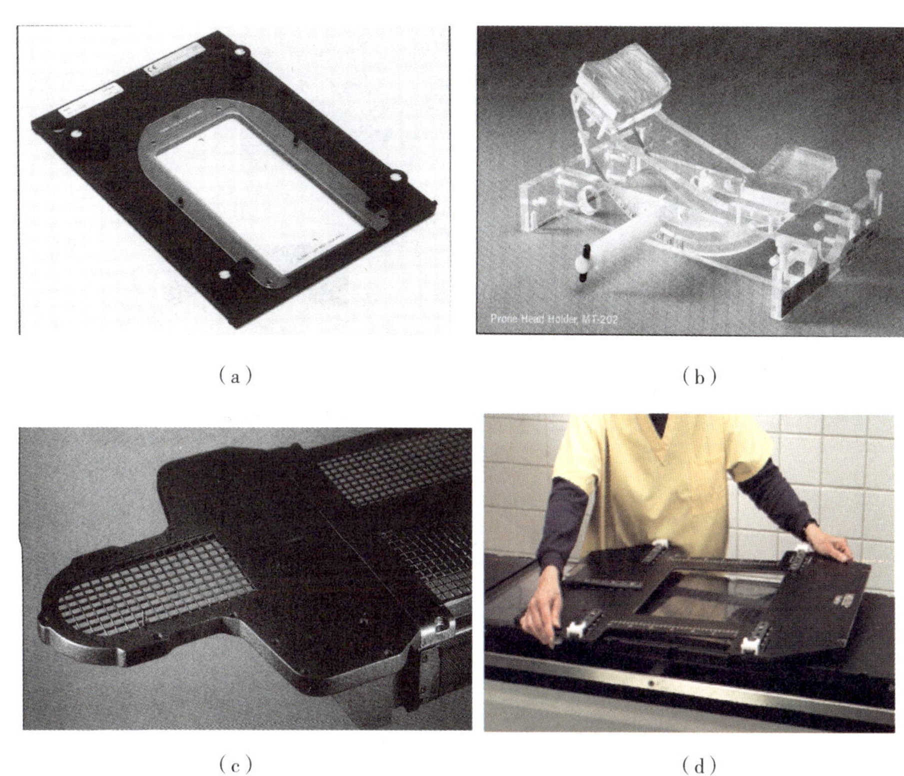

(a) (b)

(c) (d)

图 7.21 MED-TEC 公司生产的几种常用固定底架

(a) 头部固定底架；(b) 头部俯卧位固定底架；

(c) 头颈肩固定底架；(d) 体部固定底架

4. 真空成形固定袋（真空袋）

该系统由一个真空泵和装有塑料小球的橡胶袋组成，袋体采用聚氯乙烯复合材料，袋内离子采用低密度聚氯乙烯发泡粒子。平时内充有空气，质地柔软。特性为：① 在真空负压条件下硬（固）化，从而形成各种模型；② 在 X 射线成像时，无阴影产生。使用时患者按治疗体位躺在真空袋中，待其体位确定后，抽真空使其成型，成型后的形状一般能保持 2 个月左右。如图 7.22 所示，真空袋可用于局部（如腿和手臂）的固定也可以用于全身的固定，可以单独使用，也可以与其他固定装置（如体架）组合使用，即可以对不同患者个体随意塑造出不同的形状。使用时应注意：不能与尖、硬的物品接触，以免损坏；也不能与挥发性化学药品接触，以免失去功效。不过可用洗洁精水擦干净后用碘伏进行消毒。

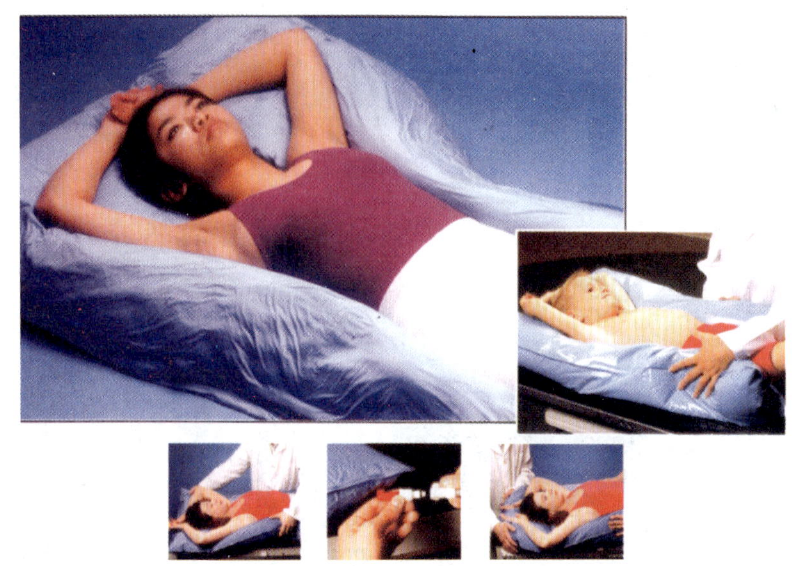

图 7.22 真空袋的体位固定示意

第七节 三维治疗计划系统

放射治疗中，治疗计划设计是一个复杂的过程，随着计算机技术的发展和计算机在放射治疗中的应用，逐渐形成了以计算机为操作平台的三维治疗计划系统（3 dimensional treatment planning system，3D-TPS）。治疗计划设计指物理师在 3D-TPS 工作站上利用治疗计划软件设计患者治疗计划的过程，它主要包括三个方面的内容：计划设计，放射剂量的显示和治疗计划的优化。治疗计划系统是治疗计划设计过程的心脏，它不仅改进和充实了早期计划系统剂量计算和显示功能，并可与影像设备，如模拟机、CT 等，以及各种治疗机连成网络系统，完成治疗计划设计的大部分工作（图 7.23）。现今使用的基本上是 3D-TPS，以下对其所具有的基本功能和临床应用特点作一简要介绍。

一、三维治疗计划系统的组成

主要硬件部分有：工作站、大屏幕显示器、数字化仪、胶片扫描仪、洗片机和彩色打印机。随着网络的发展胶片扫描仪、数字化仪、洗片机已几乎不用。如同所有软件一样，易使用、快速、多功能是决定软件功能的主要因素。

二、三维治疗计划系统的功能

主要有以下几个方面：

1）CT 影像输入和三维重建，多模式影像（CT、MRI、PET/CT 等）融合；

2）BEV（beam's eye view，射野方向观，相当于医生或计划设计者站在放射源位置，沿射野中心轴方向观察射野与靶区及周围组织器官间的关系）功能，可正向和/或逆

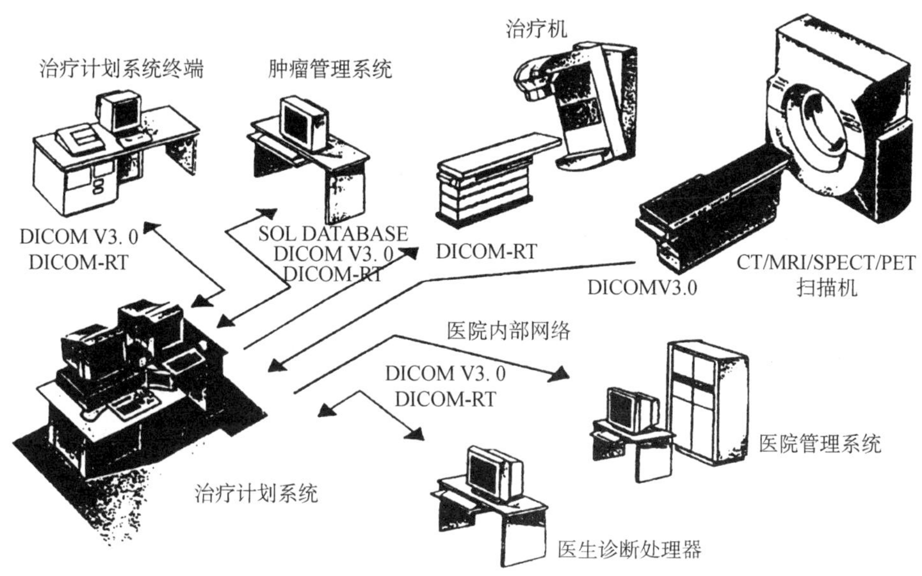

图 7.23　治疗计划系统与影像设备及治疗机等形成的网络系统

向确定照射野参数；

3）准确计算 3D 剂量分布；

4）DVH 功能，3D 剂量分布评估；

5）生成特定格式的治疗计划文件。

治疗计划设计是一个过程，是使患者得到最优化治疗而确定各种治疗参数的过程。放射治疗的治疗参数包括：定义靶体积，定义正常组织（敏感器官），剂量处方（dose prescription），剂量分次模式，患者体位，剂量计算和分布，剂量评估和确认，治疗机设置。治疗计划设计过程包括：① 患者影像资料的获取和处理，定义靶体积及敏感器官，确定治疗方案；② 治疗参数的确定（剂量计算，剂量分布的评估，DVH，剂量报告）；③ 计划确认和治疗实施精度和误差分析。治疗计划设计最终产生一个详细治疗计划，并将在几周内仔细和准确地执行。

第八节　放射治疗局域网络

在放射治疗科建设网络系统的目的是为了完成三个方面的任务：首先是对患者进行放射治疗的记录和验证，记录和验证是治疗全过程的关键活动，这要涉及在一些关键设备之间进行的实时通讯；第二个任务是传输图像，其中包括用于设计治疗计划的图像和治疗时对患者定位验证的图像；最后一个任务是，用于描述患者信息的文本传输。

在放射治疗科建设网络系统尚无标准模式，多为放射治疗科局域网络，由放射治疗科专用，其方案示意如图 7.24 所示。

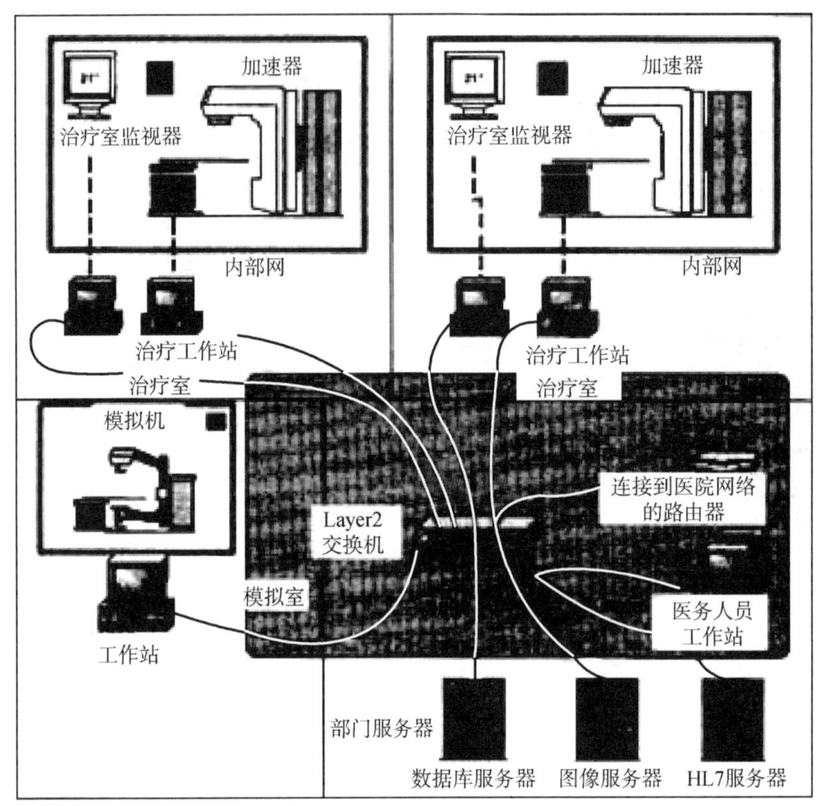

图 7.24 放射治疗科局域网络方案示意图

随着计算机网络技术的发展，现有成熟的商品化的放疗科计算机局域网系统，如Siemens公司的Lantis系统及Varian公司的Varis系统。放疗科网络是数据网，具有获取、存储和管理放射治疗的临床和管理数据的功能。在放疗科，网络可与放疗科内的直线加速器、模拟定位机、治疗计划系统、电子射野影像装置等进行无缝连接，还可与医院信息管理系统完全结合（图 7.25）。

放疗科局域网系统一般有以下功能：

1）该局域网内可录入全科工作人员的基本情况，分为系统管理员、工程师、物理师、护士、医师和技术人员，按各人员的工作范围，设定不同的使用权限（图 7.26）。整个网络内容分为系统管理、医疗数据和图像数据三部分，按工作人员的分工不同对此三部分的使用权限不同，分别为查看、修改和确认三个级别。系统管理员负责整个网络的设置、维护及故障处理，是最高的使用级别。工程师负责机器的参数设置及调整和维修。物理师负责治疗计划设计、照射野验证、剂量验证，物理师和工程师无处方权。护士负责患者注册登记和管理临床治疗，但无处方权。医师分为主管医师和住院医师，住院医师负责患者的注册登录及患者资料的修改，但无处方权。主管医师负责治疗处方剂量和计划确认，主管医师对治疗计划确认后技术员方可进行治疗，对首次接受治疗的患者需主管医师确认。技术员只有对医师确认的治疗方案才能调入加速器进行治疗，对于照射

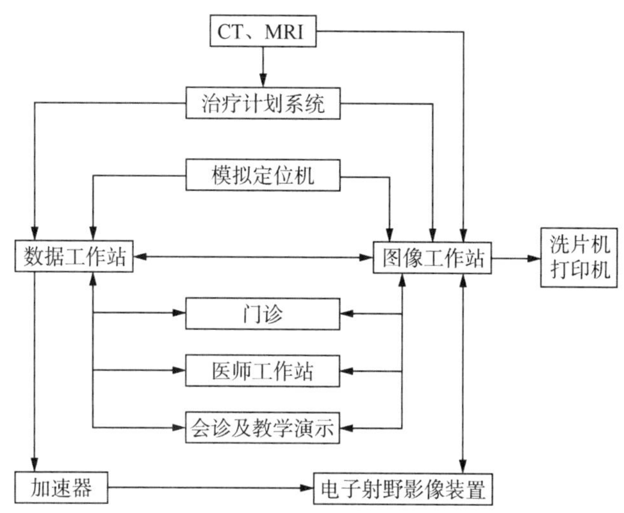

图 7.25　放疗局域网络示意图

野、处方剂量无权限修改。

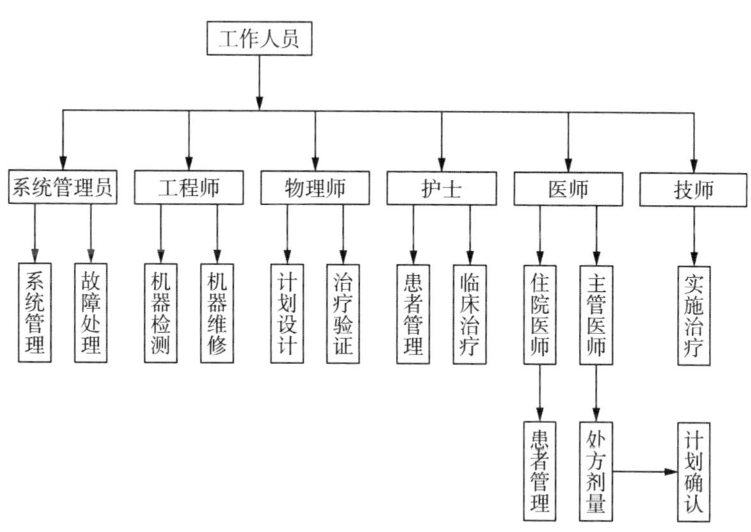

图 7.26　放疗科工作人员权限示意图

2）对全科收治的所有患者实行计算机管理（图 7.27），有详细的资料记录，包括患者姓名、首次诊断时间、病变部位、病理类型、年龄、性别、主管医师、治疗方案的设计、照射技术、治疗机和射线种类、射线能量、源皮距、治疗深度、照射野大小、多叶光栅形状和叶片位置、机架角度、准直器角度、治疗床角度、楔形板角度、组织补偿厚度、电子线限光筒大小、总剂量、单次剂量、治疗次数及患者接受治疗的时间和剂量等，还包括患者接受其他治疗情况，如手术、化疗、热疗及腔内治疗等。

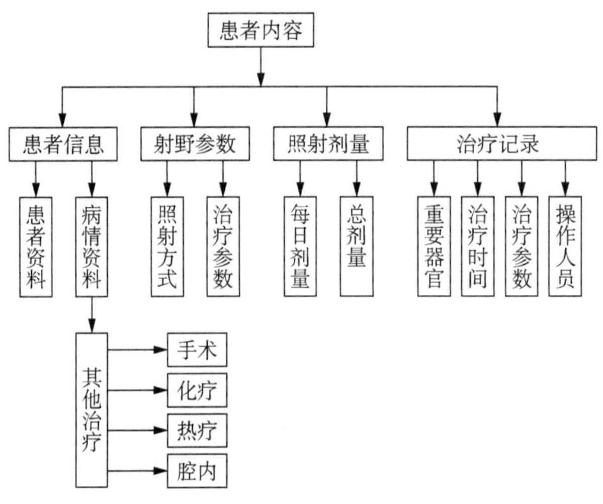

图 7.27 患者内容示意图

3）可对每一患者的治疗总剂量和治疗次数或重要器官的剂量进行限制，当照射次数或剂量到达预定值后，计算机会出现到达限制值的提示，并且加速器不能再将该患者的治疗参数调入，将停止治疗。明确区分已经结束或停止的照射野。对于加速器的机架、准直器角度、多叶准直器叶片位置等参数与治疗计划不一致时，计算机提出警告，并限制治疗。

4）利用网络系统具有治疗机的各机械性能参数及允许误差限制，可对所有的治疗计划或模拟机定位的照射野或多叶准直器射野进行检测，超出范围时可进行逐项提示，且不可执行此照射野。

5）根据 CT、MRI、模拟定位图像、治疗计划图像和实时影像图像，利用网络提供的图像处理功能如对比度调节、图像拉伸、放大、锐化，黑白反转、测量等，并同时可以对两个或两个以上的不同图像进行对比分析，通过在加速器上获得的实时影像图像与模拟定位图像或由治疗计划三维重建的射野图像进行比较，检查照射野的准确性，还可将治疗前、中、后的 CT、MRI 等图像与治疗后复查的图像进行对比分析，以进行随访观察疗效结果。

6）图像资料的管理，网络系统将模拟机定位图像、CT、MRI 图像、实时影像图像、治疗计划三维重建的射野图像以及患者复查的各类图像均存放在该患者的文件夹下，随时调用。传输的影像信息有两种方法，一是从现代影像设备（CT、MRI、DR、CR、DSA 等）通过输入（采集）网络接口将数字化图像信息从影像设备中取得数字图像信息构成数字文件存储到图像工作站中，另一是由摄录在胶片上形成的 X 射线照片影像信息通过扫描仪存储在工作站中。管理、存储图像数据的方法有短期存储和长期存储，前者如磁盘，以快速检索患者的图像文件；后者采用光盘库、磁带库。

对接受治疗的患者，从病历号录入、定位、计划、验证到治疗均由计算机管理（图

7.28）。网络的使用使所有接受治疗的患者由于有治疗剂量及重要器官受量的限制，从而可保证治疗质量。所有治疗参数完全通过网络传输，下载到治疗机的控制计算机内，可避免人工输入而产生错误。它是放射治疗质量控制和质量保证的工具，特别是对于适形放疗和调强放疗更是不可缺少的设备。每例患者资料存储完整，治疗前、中和出院后的情况可随时调用，便于患者的随访及远期疗效分析。在医疗科研工作中具有特殊的优势，是一很好的患者资料的数据库和图像库。完整的患者资料保存将有助于今后的疗效分析和总结，从而实现真正意义上的无纸无胶片化。它不仅可以提高医院的管理水平，提高工作效率，节约成本，还起到整个治疗过程中质量控制的作用。

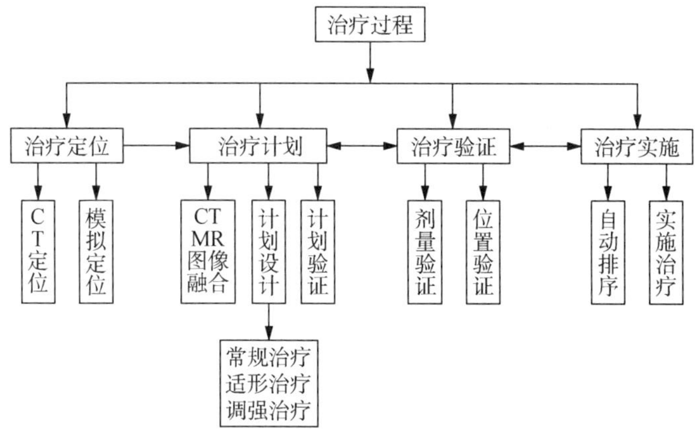

图 7.28　治疗过程示意图

（周菊英）

复习思考题

1. 钴机的半影由哪几个部分组成？和加速器的半影有什么区别？

2. 电子直线加速器的基本结构主要有哪些？什么情况下产生 X 射线？什么是多叶准直器？多叶准直器在加速器中的安装方式有几种？

3. 比较常规模拟机 CT 模拟的特点？CT 模拟为什么需要较大的 CT 机孔径？

4. 放疗固定装置在放疗中起何作用？

5. 放疗网络系统中可以包含哪些信息？

参考文献

［1］许昌韶．肿瘤放射治疗学．第 2 版．苏州：苏州大学出版社，2005.

［2］胡逸民．肿瘤放射物理学．北京：原子能出版社，2003.

［3］胡俊峰，刘忠华．基于 PACS 的放射治疗病历计算机生成系统．医疗装备，2001，6：13.

[4] 顾本广．医用加速器．北京：科学出版社，2003.

[5] 翟福山，刘明，王安峰，等，放疗网络的临床应用．中华放射肿瘤学杂志，2005，14（1）：56-58.

[6] 徐志勇，傅小龙，宋亮，等，放疗网络系统的研制和应用．中华放射肿瘤学杂志，2006，15（5）：416-418.

[7] 胡晓平，杜云翔．放射治疗网络的研制．中华放射肿瘤学杂志，2004，13（4）：332-334.

[8] 周菊英，涂彧．放射治疗技术学．北京：原子能出版社，2010.

[9] 涂彧．放射治疗物理学．北京：原子能出版社，2010.

[10] 尹勇，袁双虎，刘同海，等．加速器附加锥形束CT图像质量评价．中华放射肿瘤学杂志，2007，16（3）：225-228.

[11] Jordan TE，Williams PC. The design and performance characteristics of a multileaf collimator. Phys Med Biol，39：231-251；1994.

[12] Yang Y，Schreibmann E，Li T，et al. Evaluation of on-board kV cone beam CT（CBCT）-based dose calculation. Phys Med Biol，2007，52：685-705.

第八章

放射治疗计划的设计和实施

第一节　放射治疗计划设计概念

放射治疗计划包括肿瘤诊断、分期、影像获得、靶区定位和勾画、正常组织勾画、治疗计划设计模拟优化、治疗实施等步骤。这些步骤完成放疗患者从就诊、治疗到治疗结束的整个过程。这个过程可简单分为体模阶段、计划设计、计划确认和计划执行四个环节。

体模阶段包括治疗体位的确定、体位的固定措施和肿瘤的定位。主要内容确定肿瘤的位置和范围，以及与周围组织、重要器官间的关系，从而为计划设计提供必要的解剖材料。医生在此基础上为患者治疗制订合适的治疗方针。

治疗计划的设计是医生根据体模阶段获得的患者的肿瘤分布情况，结合具体肿瘤的临床表现（如肿瘤的类型和期别及其所在部位），勾画出靶区和计划区的范围，并预计出靶的致死剂量和周围正常组织特别是重要器官的最大允许剂量，按射野设计原理进行治疗计划的设计。

治疗计划的确认是将设计好的治疗计划放到模拟机或CT模拟机上进行射野模拟和核对，看是否可在具体的治疗机上执行；以及校对患者的摆位条件，如垫肩、加固定器等是否与定位和照射时的体位条件相同。一旦发现设计好的治疗计划在具体治疗机上或因患者的具体要求（身体条件）不能执行，那么即使剂量分布非常满意，也要重新设计，以适应该机器和患者的要求。当治疗计划被证实为可以执行后，可在患者体表上作出相应的射野标记（射野等中心、射野边界等），填好治疗单，做好挡野铅块和组织补偿块等，确定最后的治疗计划。

治疗计划执行包括三方面内容：① 治疗机物理；② 几何参数的设置；③ 治疗摆位和治疗体位的固定。为确保治疗精度和提高疗效及治疗计划执行时，除了要使用体位固定器和激光定位器外，射野验证片和数字化射野影像系统也要经常使用，来确保患者的治疗位置的准确性。射野验证片是一种较经济的措施。而射野影像系统是对射野证实片的扩展，它能数字化记录照射过程中的体位、射野与靶区的关系，能方便观察和再现的它们之间的关系。治疗摆位的提示、检查和记录系统是保证摆位精度、减少差错的微机检查和控制系统。它包括两方面的内容：治疗文件（即治疗单）的生成 和更新以及治疗计划的执行。在整个治疗过程中，随着治疗计划的进行，肿瘤的范围不断缩小和变化，应不断修改治疗计划，适应肿瘤变化的情况；判断所设计的和被模拟机证实了的治疗计划是否与患者实际接受的治疗剂量相符合。

第二节　治疗计划系统的组成及基本功能

治疗计划的设计是整个放射治疗过程中非常重要的一个步骤。随着计算机技术的发展以及计算机技术在放射治疗中的应用，发展了以高速计算机作为操作平台的三维治疗计划系统（TPS）。在TPS中进行治疗计划的设计主要包括三个方面：CT/MRI/PET等图像的输入及处理；医生对治疗方案包括靶区剂量及分布、重要器官及其限量、剂量给定方式等的要求及实现；计划确认及计划执行中精度的检查和误差分析等。

治疗计划系统是随着肿瘤临床、放射物理、放射生物、计算数学、计算机技术的发展而发展的；它经历了从一维到三维的发展历程，20世纪50年代到60年代末的主要方法是手工计算，它将人体简化为无限均匀、各向同性的吸收体，主要计算剂量随深度的分布规律，各种计算参数皆由实测得到，这种计算方法的误差很大，最大可达30%，现在这种方法只用于手工的快速剂量估算。20世纪70年代到80年代出现了二维治疗计划系统，这种系统只考虑患者有代表性的一个层面（一般是肿瘤中心层面），其他层面的信息都假定和这个层面相同，不能做组织不均匀性校正，这种系统的计算误差大约在5%～25%之间。三维治疗计划系统出现于20世纪90年代，现在逐渐发展成熟，概括起来，三维治疗计划系统具有十大功能（表8.1），现在的计划系统正向实用性方向发展，即在达到各种治疗要求的同时，更加注重系统的易操作性、良好的对话界面及更快的运算速度。

表8.1　三维计划系统应具有的基本功能

序　号	基本功能
1	治疗部位解剖结构的三维描述（包括患者坐标系的确立）
2	带有立体定位框架标记的CT/MRI等影像应成为计划设计的基础
3	照射野或放射源应有三维空间位置的描述，并可在任何方向上显示其位置
4	剂量计算应在三维剂量网格上进行，剂量计算网格应包括靶区及其感兴趣区的范围
5	体外照射剂量计算必须计入下述影响因子： ·患者体外轮廓的三维形状； ·三维电子密度（由CT值转换）及其对原射线的影响； ·射野或放射源的三维位置和形状； ·照射野三维扩散度； ·射野三维平坦度、对称性； ·楔形板、挡块、补偿器等线束修正装置的三维散射的影响； ·不均匀组织的三维散射影响

续表

序　号	基本功能
6	剂量分布及其评估必须用三维方式，如三维剂量分布显示，剂量-体积分析及其计划诸如生物效应因子等其他评估方式等
7	计算速度必须足够快，便于治疗计划设计时人机交换信息
8	计划系统必须带有计划验证和确认的手段和工具，以便验证治疗的精确性
9	具有射野模拟（通过 DRR）显示的功能（CT simulation）
10	具有逆向治疗计划设计（inverse planning）的功能，即做调强适形治疗（IMRT）和逆向组织间插值治疗计划设计的功能

三维治疗计划设计的原理和工具

（一）治疗机机械参数和剂量学数据的输入

1）治疗机的机械参数包括：机架、准直器、治疗床等运动范围及方向、放射源几何直径、放射源至等中心距离（SAD）、标称源皮距（SSD）、源至挡块托架距离（STD）、源至准直器距离（SDD）、楔形板规格及方向。

2）百分深度剂量（PDD）、组织最大剂量比（TMR）、散射最大剂量比（SMR）、组织空气比（TAR）、散射空气比（SAR）、空气散射因子（S_c）、体模散射因子（S_p）、总散射校正因子（S_{cp}）、射野离轴比（OAR）、反向散射因子（BSF）、楔形因子（W_f）、托架因子（T_f）、电子束射野的 X 射线污染，电子束有效源皮距（SSD_{eff}），不同数学模型所需的专门数据。

这些数据一部分可以通过联网、软盘、光盘、扫描仪或数字化仪等媒介输入治疗计划系统，另一部分可以通过计算机键盘输入。

（二）患者影像数据的获得与处理

患者的影像主要包括 CT、MRI、DSA 和 PET 等断层扫描图像，这些影像资料数字化（联网、软盘、光盘）输入治疗计划系统。患者的影像信息输入计划系统后，首先进行坐标系和患者解剖结构的三维重建，患者进行影像定位时，体表或体内附加有坐标定位标记点，计划系统通过识别这些标记点进行三维坐标的重建；坐标重建完成后，临床医生勾画患者外轮廓、重要器官和靶区，勾画方式既可以是手动交互方式、半自动方式，也可以是全自动式，这些轮廓勾画的精确性直接影响剂量计算和分布的准确性，轮廓勾画完成后进行患者解剖结构的三维重建，这可以帮助医生了解患病部位的临床情况，包括病变的性质、特征等；确定靶区与周围重要组织和器官的相互关系，显示照射野或放射源的位置；将不同来源的图像如 CT/MRI/PET、模拟机射野模拟片、加速器射野证实片等进行融合、叠加和比较。

（三）照射野的设计

首先需要确定靶区（病变）的中心，选择治疗机、射线的种类、能量、SAD 或 SSD、确定射野方向、形状等；这个工作一般由医生或计划设计者根据肿瘤部位和自己的经验设定，若使用有逆向设计功能的计划系统，可按照治疗计划的要求设定靶区和邻近危及器官的最大、最小和平均剂量，计划系统按照要求经过大量的运算，自动选择、优化各个射野参数。现在主要有两个工具便于计划设计者设计治疗计划。

1）医生方向观（REV）：相当于医生或计划设计者在检查室（CT 或模拟机室）和治疗室从任意位置观察射野与患者治疗部位间的相对空间关系以及射野间的相对关系，REV 对于非共面射野的设计特别方便。

2）射野方向观（beam's eye view，BEV）：相当于医生或计划设计者站在放射源位置，沿射野中心轴方向观察射野与靶区及周围组织器官间的相互关系。BEV 是 REV 的一种特殊情况，它不仅帮助设计者选择最好的入射方向，而且可以设置射野挡块或安排 MLC 叶片的位置。

（四）剂量的计算、显示和计划评估

剂量计算是在三维网格矩阵上进行的，一般的三维治疗计划系统可以调节计算网格的大小，剂量网格的最小尺寸为一个像素点的尺寸。二维计划系统中等剂量曲线叠加在治疗部位的轮廓图上，计划系统只作为剂量计算器和剂量分布显示器，剂量的显示和评估显得相对简单。

三维治疗计划系统通常有多种剂量显示和计划评估工具，如剂量体积直方图（DVH），横断面、冠状面、矢状面和任意斜切面的剂量分布，体剂量分布（volume dose），面剂量分布（surface dose）和靶区及各种器官组织的剂量汇总表（dose summary）。其中，剂量体积直方图（DVH）的定义是某一感兴趣的区域如靶区、重要器官的体积内有多少体积受到多高剂量水平的照射，有积分和微分两种形式。最佳的治疗计划是靶区 100％的体积接受剂量规定点的剂量（100％），同时危及器官（OAR）100％的体积接受的剂量为零；采用适形调强技术，可以近似实现靶区内 DVH 的要求，而保持 OAR 的剂量低于允许的剂量水平。DVH 用于多个治疗计划的评估和比较是近年来治疗计划系统的一项极其重要的发展。其主要目的就是让医生较客观地评价治疗计划的优化程度，靶区的绝大部分体积接受较高的治疗剂量而正常组织尽可能少地受累及。它亦可用于显示病灶相邻的重要结构的情况。另外还有数字化重建放射显像（DRR）功能；可贮存、调用不同计划到同一屏幕进行方案比较择优；可在屏幕上适时模拟显示治疗床、加速器、机架移动情况，使治疗过程直观化，多平面旋转环视“漫游病人摆位情况”。

（五）生物效应评估模型

物理剂量分布不能完全反映对病变的控制率和对正常组织引发的并发症。因为总剂量是否给得太大或太小，不同组织对放射线的敏感性不同，临床剂量学四原则并没有显示不同肿瘤和正常组织的生物剂量响应特应性，更没有反映单次量、分次模式、肿瘤细胞倍增时间、正常组织半修复时间、治疗后细胞开始增殖时间、肿瘤的半致死剂量 D_{50}、早反应组织和晚反应组织的各种放射生物学参量等。因此，补充生物效应的评估十分必要。但因影响肿瘤治疗效果的因素十分复杂多变，有些因素和规律至今仍处于研究之中。此处列举两种生物效应模型为例供参考，即正常组织并发症发生概率（normal tissue complication probability，NTCP）和肿瘤控制率（tumour control probability，TCP）。

NTCP 和 TCP 两个生物学指标是将一串 DVH 值换算成单个百分数，使得评判标准简单明了：TCP 应尽量高，NTCP 应尽量低，从而在不引起并发症的情况下彻底有效地杀灭、控制肿瘤。

第三节　临床剂量学的基本原则及靶区剂量的规定

一、临床剂量学的基本原则

放射治疗的目的是对靶区实施肿瘤致死剂量，同时把周围正常组织的受量控制在耐受剂量范围之内，从而得到最小并发症的理想的治疗比。所谓肿瘤致死剂量是指使绝大部分肿瘤细胞破坏死亡而达到局部治愈的放射线的剂量，通常用 TCD_{95}（达到 95%肿瘤控制率所需要的剂量）作为肿瘤致死剂量。正常组织耐受剂量则分为最小的损伤剂量（$TD_{5/5}$）和最大的损伤剂量（$TD_{50/5}$），$TD_{5/5}$（$TD_{50/5}$）是指在所用标准治疗条件的肿瘤患者中，治疗后 5 a 因放射治疗造成严重损伤的患者不超过 5%（50%）时的照射剂量。不同肿瘤的 TCD_{95} 值和肿瘤周围正常组织的 $TD_{5/5}$ 及 $TD_{50/5}$ 值是放射治疗计划设计的依据。正常组织耐受剂量与肿瘤致死剂量之比称为治疗比，当治疗比大于、等于 1 时，肿瘤才有可能被放疗治愈。不同类型肿瘤的治疗比不相同，不受治疗技术的影响。对于具体部位的肿瘤虽然治疗比已经确定，但可以通过治疗计划的精心设计，改善肿瘤与周围正常组织的受量情况，以期达到更好的治疗效果。治疗增益比与治疗比不同，表示因某种治疗技术致成的肿瘤控制率与周围正常组织损伤率之比，该值正比于两者所受的剂量之比，同一肿瘤不同的治疗技术可产生不同的治疗增益比。

长期的放射治疗学实践告诉我们，一个较好的治疗计划应满足下列的要求。① 准确的肿瘤剂量：靶区的准确定义是治疗计划设计的关键，靶区应包括显见的肿块、潜在转移的区域淋巴结、亚临床灶以及考虑由于运动和摆位误差而应外放的范围。术后放疗应包括手术范围，然后严格按照放射肿瘤医师给出的靶区剂量予以照射。② 靶区剂量分布均匀：在治疗的肿瘤区域内剂量变化应小于±5%，在治疗计划设计时，同时还要求 90%或以上的剂量线包绕靶区，以避免少量的肿瘤细胞受到低剂量照射而增加复发的概率。③ 尽量提高靶区的剂量，同时减少照射区内正常组织的受量。④ 保护肿瘤周围重要器官，重要脏器受量应控制在允许范围之内。以上四点被称为临床剂量学四项基本原则。图 8.1 反映了理想的剂量学曲线形状。

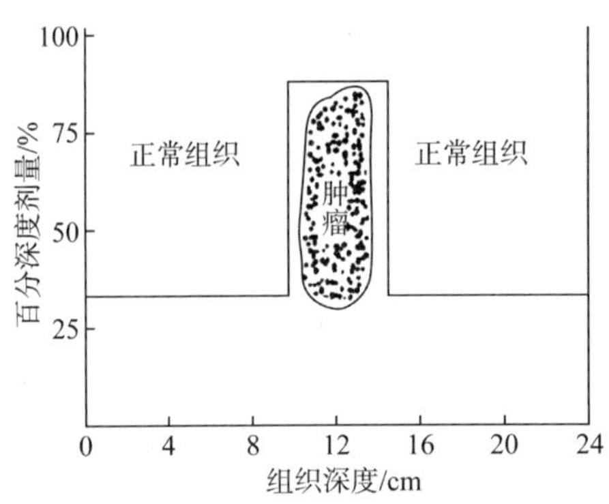

图 8.1 理想的剂量学曲线

二、外照射靶区剂量学的规定

在进行放射治疗结果的分析和比对时，用一个国际性的规定来描述靶区和正常组织的受照体积与剂量是十分重要的。目前国际辐射单位与测量委员会（ICRU）第 50 号和第 62 号报告对各种体积和剂量做出了明确的规定，对光子束治疗的处方、记录和报告做出了详细的说明和建议，这将有利于放射肿瘤学工作者更好地按照规定执行治疗方针，并能与国内外放疗中心直接进行经验交流。

（一）ICRU 靶区体积的规定

ICRu 靶区体积的规定如图 8.2 所示。

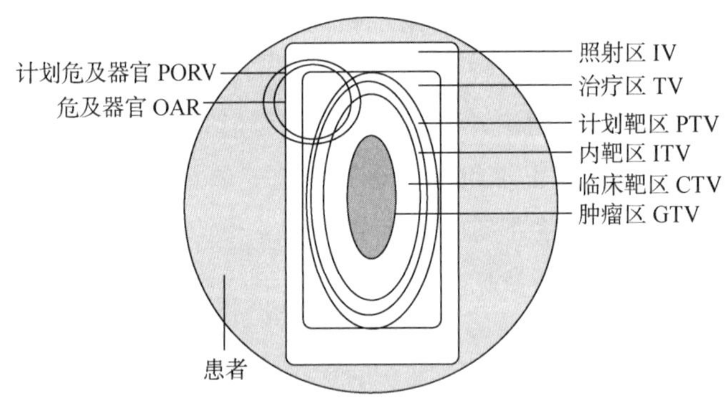

图 8.2 ICRU 靶区体积的规定

1. 肿瘤区（GTV）

指用一般诊断手段能诊断出的、肉眼可见的肿瘤病灶，包括转移的淋巴结或其他转移病灶。确定肿瘤区的方法应与 UICC、AJCC 等国际组织制定的肿瘤分期标准相一致。

2. 临床靶区（CTV）

根据肿瘤生物学知识，在肿瘤病灶周围可能存在的亚临床灶或肿瘤潜在的向周围侵犯的范围，在 GTV 周边增加一个间隙来包括这个潜在的肿瘤范围而确定的一个体积称为

CTV。CTV 的确定依赖于放射肿瘤医师对肿瘤生物行为的了解和临床经验。

3. 内靶区（ITV）

在患者体内，不同的器官都存在生理性的运动，包括我们所定义的 GTV 与 CTV，而在定义 GTV（CTV）时是在静态影像上进行的，当考虑了这一运动的范围后，在 CTV 周边外放一个间隙，形成一个新的体积就被称为 ITV，它使得运动着的 CTV 在此体积内出现的概率最大。ITV 的确定使得 CTV 受到最大的处方剂量照射。ITV 一旦确定，它与患者坐标系的参考物内外标记应保持不变。

4. 计划靶区（PTV）

在勾画靶区时，我们不仅需要考虑器官的生理性运动，而且还要考虑日常摆位时患者体位重复性的不确定性。因此在 ITV 周边再外放一个间隙形成 PTV，间隙的大小由靶体积运动的范围（Scv）和治疗摆位误差（Si）的综合误差（St）确定：St2＝Scv2 ＋Si2。在头颈部肿瘤照射时，由于采用较好的固定装置，其 PTV 与 CTV 几乎相同。因此 PTV 的范围包括了 CTV 本身，还有因 CTV 生理性运动以及摆位误差而需扩大的范围。PTV 是决定照射野大小的最终概念，是联系患者坐标系和机器坐标系的几何概念，专用于治疗计划的设计和执行。

5. 治疗区（TV）

由若干个照射野形成的由某一等剂量线（90％甚至 95％剂量线，由放射肿瘤医师确定）所包括的范围，评价包围的情况可以使用“靶区适形度”来说明。

6. 照射区（IV）

由若干个照射野形成的、需要考虑正常组织受量的一个照射范围，由 50％剂量线规定。照射区的范围直接反映了正常组织所受剂量的大小。

7. 危及器官（OAR）

指可能卷入射野内的重要组织或器官，它们的耐受剂量将影响靶区处方剂量的大小。与计划靶区的定义一样，在确定危及器官时，应考虑器官本身的运动和治疗摆位误差的影响，扩大后的范围称为计划危及器官区（PORV）。在确定危及器官的受量时，应考虑其放射生物学类型“并型组织”或“串型组织”。前者主要受照射体积和平均剂量的影响，后者的并发症概率主要决定于所接受的最大剂量。

（二）ICRU 对剂量报告的建议

1. 剂量报告的基本要求

有四点：①必须报告 ICRU 参考点的剂量；②必须报告 PTV 内的最大和最小剂量；③如有可能，报告 PTV 内平均剂量、剂量标准偏差以及剂量体积直方图（dose-volume-histograms，DVHs）等相关参数；④注明 OAR 的累及范围及其剂量。

2. ICRU 参考点

根据以下的原则选择 ICRU 参考点：① 该点的剂量与临床有关，在 PTV 剂量中有代表性；② 该点位置清楚、明确、易于辨认；③ 该点剂量能够准确测量；④ 该点所在区域非剂量陡降段。ICRU 参考点位于 PTV 中心或中心区域。某些情况下难以确定亦可选择 PTV 中有意义的点。

3. 剂量评估报告的三个水平

自 ICRU 50 号报告颁布以来，当时尚在研究阶段的软件和设备近年来已成熟并进入商用，因此 ICRU 62 号报告对 50 号报告中的三个水平作了些调整，将原水平 3 的部分内容列入水平 2，对水平 3 则提出新的要求。

1）水平 1（basic techniques）：报告的最低要求，所有的放疗中心对所有的患者都必须完成。要求通过 PDD 表和标准等剂量图准确确定 ICRU 参考点的位置和剂量，同时估算出 PTV 中最大剂量和最小剂量。

2）水平 2（advanced techniques）：这一水平可使放疗中心之间有更完整的信息交流。它不仅要求运用患者数据获取工具和（或）现代影像技术（如多层面 CT 和 MRI 断层）勾画出 GTV、CTV、OR、PTV 和 PRV，而且要求给出各平面和体积的剂量分布图及 DVHs。如有必要，进行组织不均匀性修正。在整个放射治疗过程有完整的质量保证（quality assurance，QA）程序。

3）水平 3（developmental techniques）：该水平代表放疗新技术的发展和最新的临床研究，其临床报告准则尚未建立（如 BNCT 和 IMRT 等），BNCT 指硼-中子俘获治疗（boron-neutron capture therapy）。随着这些新技术的成熟和研究的完成，目前水平 3 中的技术、设备和标准将逐渐划归为水平 2，而对水平 3 将有更高的要求，如生物靶体积（biological target volume，BTV），影像引导下的放射治疗（image guided radiotherapy，IGRT）。

4. OAR 的剂量报告

为了计算正常组织并发症概率，OAR 的剂量报告不仅要求给出剂量和分次，同时还应给出 OAR 卷入射野内并受到一定剂量水平的范围，即危及体积（risk volume，RV）。对于每一 OAR，当其部分或全部受照剂量超过剂量限值，水平 1 要求必须报告最大剂量，例如：脊髓最大剂量 42 Gy（10 cm C_1-C_4）；或左肾剂量 21 Gy（全肾）。水平 2 则要求从该 OAR 的 DVH 中获取更多剂量数据，例如：左肺最大剂量 53 Gy，20 Gy 剂量包含的左肺组织体积低于左肺总体积的 25%。

5. 剂量归一点

在治疗计划系统中，靶区及正常组织中的剂量分布均表示成以靶区内某一点剂量归一的相对剂量分布的形式，该点称为靶区剂量归一的规定点。ICRU 报告中推荐下述方法作为靶剂量归一点的规定点。

规定 1：所述靶剂量应针对具体的解剖部位、照射技术及其剂量分布；对一个以上的计划靶区，应该有相应的靶剂量。一旦靶剂量规定点确定以后，不应随疗程中照射野及其安排的改变而改变。

规定 2：对只有一个计划靶区或多计划靶区的第一个计划靶区（通常是肿瘤区），靶剂量规定点选在计划靶区中心或中心附近。对多计划靶区的第 2、第 3 个计划靶区，靶剂量规定点（一个或一个以上）应是解剖部位和剂量分布的代表点，并应注明这些点的位置。

规定 3：靶剂量以及其他剂量规定点不能选在剂量变化梯度较大的地方，即剂量规定点应至少离开射野边缘 2 cm。

规定 4：对固定野（包括等中心和固定源皮距）照射，按下述方法选取剂量规定点：① 单野照射时，靶剂量规定点应选在射野中心轴上计划靶区中心处；② 等剂量比的两个对穿野照射时，靶区剂量规定点应选在两射野中心轴的中点；③ 剂量比不等的两个对穿插野照射时，靶剂量规定点应选在两射野中心轴上计划靶区中心；④ 两野或三野以上交角照射时，靶剂量规定点应选在照射野中心轴的交叉点处。

规定 5：X 射线旋转治疗时，当旋转角在 270°～360°之间时，靶剂量规定点应选在旋转主平面的旋转中心处；当放置角小于 270°，靶剂量规定点应选在旋转主平面旋转中心或计划靶区中心处。旋转中心的安排应使得计划靶区中心的剂量接近最大剂量。

规定 6：高能电子束单野照射，当线束垂直入射时，靶剂量规定点应选在射野中心轴上最大剂量点处；当线束斜入射或使用不规则野时，若用计算机计算剂量分布，靶剂量规定点选在射野中心轴上计划靶区中心处，并注明靶剂量不均匀性超过 5%或者 10%的偏差时。若用查表计算时，靶剂量规定点应选在假设射野垂直入射时，射野中心轴上最大剂量点位置。

规定 7：如果靶区剂量分布的剂量归一点（100%）与上述靶剂量规定点一致量，100%等剂量线就代表靶剂量，如果不一致时，用相应的等剂量线计算靶剂量。

6. 吸收剂量

放射治疗的处方不仅包括治疗目的和体积，而且包含放射剂量和分割。如果在靶区内的剂量分布过于不均匀，就不可能获得应有的疗效，不同的放疗中心之间也就无法进行相互比较。因此在制订治疗处方时，应该对剂量的不均匀程度予以说明。由于技术因素，目前认为剂量分布均匀性在处方剂量的＋7%～－5%之间是可接受的。如果分布不在该区域，放疗医师应该考虑是否接受该治疗方案。

第四节　治疗体位及体位固定技术

放射治疗的目的是使肿瘤组织接受最大剂量的照射并且使周围正常组织的受量最小，达到这一目的的一个重要方法是减少 PTV 外放的范围。虽然内部器官的运动较难以控制，但可以通过外部的固定来减少治疗中摆位的误差以及患者的移动。摆位误差可以分为随机误差和系统误差。随机误差是指由于患者体位重复性的变化以及治疗过程中体位的运动而引起的误差，可以通过改善摆位技术来使得误差最小化；系统误差是由于摆位过程中机器方面如等中心、光学源皮距指示器等的误差而引起的，可以通过日常的机器质量保证程序来消除。Verhey 总结了治疗摆位时不同解剖部位使用不同固定技术时的平均误差，如表 8.2 所示。

表 8.2 病人摆位的重复性

部 位	固定技术	平均误差范围/mm
盆腔腹部	热塑料网罩	3～4
	未固定	6～8
乳腺	真空垫	3
胸部	未固定	4
头颈部	面罩	2.5～4
	机械固定	3
	牙托	4
头颅	未固定	3
	面罩	2.0～2.5
	颅内固定（立体定向治疗）	<1

一、治疗体位的选择

患者的治疗体位必须是舒适的、可重复的而且能够便于模拟定位与治疗的实施。对于患者来说，越是简单的、舒适的体位越是容易保持和重复，如仰卧体位明显优于俯卧体位。特别是随着等中心技术的广泛使用，多数的肿瘤治疗患者都可采用仰卧体位，或者采用同一体位进行多靶区的照射，其优点是摆位简单又精确，而且能使相邻射野能够更好地连接。如鼻咽癌照射时，患者取仰卧体位头戴固定面罩，分别照射鼻咽部以及颈部淋巴灶两个靶区。而有些情况患者需要采取俯卧位，如全脑全脊髓照射，这对体位的固定提出了更高的要求。

好的体位固定能使患者每次治疗的重复性最佳。患者治疗时能保持舒适的体位，是一个很重要的因素。患者的首次体位固定是在模室，由于绝大多数的患者不了解放疗的过程，因此会相当紧张。医生和模室技师应在患者较为放松和舒服的状态下，尽量采取自然体位作为治疗体位。患者如在紧张的情况下做体位固定，由于精神紧张，肌肉也会收缩，这样的体位在以后的治疗时往往很难重复。

布野要求和患者的身体条件也是影响体位固定的因素。有时为了让射线避开敏感的正常组织，患者可能需要采取一个特殊的体位。有时患者驼背，采取侧卧位较为舒服。固定装置和患者在 CT 扫描及治疗过程中是否会与设备碰撞也是一个需要考虑的问题。

在体位固定前训练患者如何正确使用固定装置也非常重要。特别是对因为脏器生理运动造成靶区在体腔内的位置不确定的患者的训练，如肺癌患者，肿瘤会随着呼吸上下运动，应该训练患者在治疗期间不做深呼吸，尽量避免咳嗽，学会做平静小幅度的呼吸运动。如采用呼吸门控设备，更加要求患者的完全配合。

二、体位固定技术

采用体位固定装置可以限制治疗过程中患者有意识或无意识的运动，以及更好地保持每一次治疗的体位重复性。固定装置可以是应用于局部固定，也可以用于全身固定。目前常用的固定技术有以下三种。

（1）高分子低温水解塑料热压成型技术

用于头颈部的头颈膜和用于体部的体膜置于 75 ℃左右水中 3～4 min，透明软化后取出按压在患者治疗部位冷却成型即可，且对剂量的影响一般小于 2‰～3‰。

（2）真空袋成型技术

在封闭的塑料或橡胶袋中充满了许多微小的塑料颗粒，患者睡于真空袋上摆好治疗体位，通过塑料袋上的抽气口抽真空，使塑料颗粒积压变硬而达到固定的目的。真空袋可用于局部（如腿和手臂）的固定也可以用于全身的固定，可以单独使用也可以与其他固定装置（如体架）组合使用。在设计射野时，当射线需要穿过真空袋到达靶区时应注意射线的衰减和皮肤的反应。

（3）立体定向系统

用于 X 射线或 γ 射线立体定向放射治疗的体位固定。它分为定位框架和治疗框架，并通过基础环和各自的适配器与 CT、MRI 等影像设备的诊断床和加速器的治疗床连接，以达到精确固定的目的。

三、体位参考标记

体位及体位固定以后，使用常规模拟机或 CT 模拟机等影像设备，利用 TPS 确定靶区中心，得到了以靶区中心为原点的靶区坐标系。利用两侧墙和天花板上的激光灯描绘出靶中心的体位参考点。在治疗时，通过体位参考点将靶区坐标系对准治疗机坐标系，使靶中心位于治疗机等中心处。体位参考点通常是皮肤标记或文身，是代表靶坐标系的位置符号。由于器官的运动，它们的对应关系将发生变化。头颈部变化较小，而对于胸腹部由于呼吸等运动而使变化相对较大。

合理地选择参考标记点应遵循下列的原则：

1）可选择相对固定的解剖位置，如食管癌照射时可选在气管隆突处。

2）头颈部肿瘤照射时，因皮下脂肪较薄标记点可设在固定面罩上。

3）腹部因皮下脂肪较厚，皮肤标记点应设在皮肤位移最小处。

4）内标记定位的精度要高于外标记，因此立体定向治疗时使用内标记如在肿瘤周围预埋金点的方法。

第五节 照射技术及射野设计原理

射野设计应本着简化、优化和个体化方针，设计者既要考虑医生对患者的治疗要求，又要考虑科室所能提供的具体设备条件，以及在治疗方案执行过程中，患者体位的可实现性和较好的重复性。

一、体外照射技术

常用的外照射技术有：固定源皮距（SSD）技术、等中心定角技术（SAD）和旋转技术（ROT）。

（1）固定源皮距（SSD）技术

固定源皮距照射是将源至皮肤的距离固定，将皮肤距离置于标准源皮距（如 100cm，机器等中心）处。在单野治疗表浅肿瘤时通常使用此技术。

（2）等中心定角技术（SAD）

等中心定角照射是将靶区中心置于机器等中心处，治疗完一个射野后体位保持不变，将机器参数（如机架和准直器角度以及射野大小等）调整至另一个射野的状态进行照射。其优点是摆位简单准确，照射不同射野时体位保持不变，它是目前最常用的照射技术。

（3）旋转技术（ROT）

旋转技术与等中心定角照射一样将靶区中心置于机器等中心处，机架在某一弧度范围内转动过程中出束照射靶区。其剂量学优点是提高肿瘤剂量，同时减少正常组织的受量。

二、高能光子的剂量学特点

通常把能量在 2 MV 以上的光子束称为高能光子束，相对于低能 X 射线机产生的低能光子束，它具有穿透力强、皮肤剂量低、旁向散射小、骨与软组织有相似的剂量吸收以及等剂量曲线平坦等优势。应用于放射治疗的光子束的剂量特性将随着线束能量、射野大小以及治疗机本身的设计而变化。图 8.3 为典型的光子束百分深度剂量曲线，由最大剂量点将曲线分成剂量建成区和指数衰减区。剂量建成区是指从表面至最大剂量点的区域，此区域内剂量随深度的增加而增加。由于剂量建成区剂量变化梯度大，一般将肿瘤区放在最大剂量点之后。随着能量的增加，最大剂量点的深度增加，皮肤剂量下降，在肿瘤区域内剂量曲线较为平坦，但肿瘤后的正常组织受量稍有增加。照射野由小变大时，散射线剂量的贡献增加，到达一定程度后趋于饱和，低能光子变化较大而对于高能光子则变化相对较小。

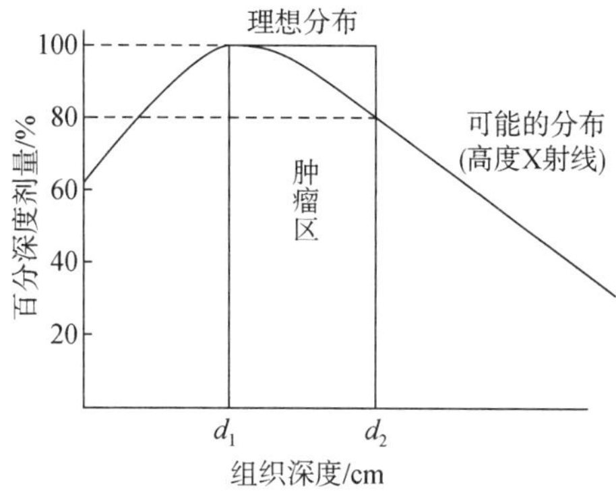

图 8.3 高能 X 射线剂量分布特性

光子束百分深度剂量曲线

三、电子束的剂量学特征

电子束易散射，浅表剂量高，具有一定的射程，达到最大剂量点后剂量较快跌落，临床主要用来治疗表浅、偏心的肿瘤。图 8.4 显示了电子束的百分深度剂量曲线。

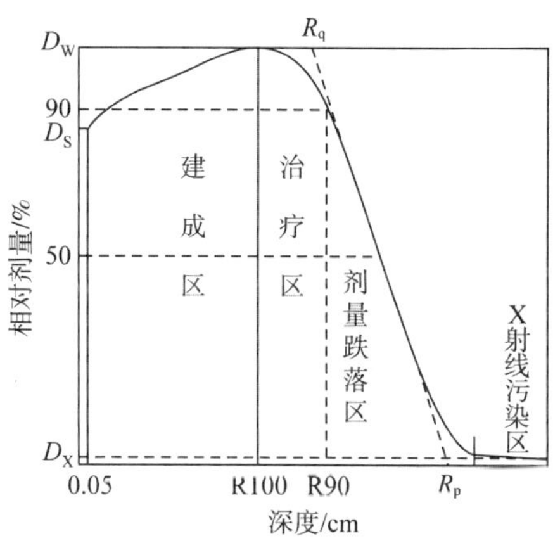

图 8.4 电子束的百分深度剂量曲线

它可以用最大剂量点（D_m）和 90％（95％）的剂量深度将曲线分成 4 个区域：剂量建成区、治疗区、剂量跌落区和 X 射线污染区。从皮肤至最大剂量点称为建成区，由于入射电子直接把能量直接传递给组织，故剂量建成不明显，且表面剂量（皮下 0.5 cm 处的剂量）高，一般在 70％以上，而高能 X 射线表面剂量在 50％以下；最大剂量点至 90％（95％）剂量深度处的区域由于剂量变化梯度较小而设为治疗区，一般将靶区后缘深度置于 90％（95％）剂量深度处。临床上多把 90％剂量深度 R_{90} 定义为有效治疗深度，但有时也放宽至 R_{85}。不同能量的电子束，其剂量跌落也不同，因此每个能量的电子束都有确定的有效治疗深度（cm），它约为电子束能量的 1/3～1/4。90％（95％）剂量深度以后剂量曲线快速跌落称为剂量跌落区。曲线最陡处做一切线与 X 射线污染外推直线交点的深度称为电子束的射程（R_p），临床上根据经验公式来获得：射程（cm）＝（电子束能量）/ 2 ；切线与过 D_m 的水平线交于 R_q 点。使用剂量梯度（G）来描述剂量跌落的程度：

$$G = \frac{R_p}{R_p - R_q} \tag{8.1}$$

该值约在 2～2.5 之间。曲线末端的“尾巴”称为 X 射线污染区，是电子束从电子窗引出过程中与均整器、限光筒等高原子序数材料相互作用发生康普顿散射引起的。

由于电子束的散射特性，其在模体中的剂量分布有着自己的特点：随深度增加低剂量线向外侧扩张而高剂量向内收缩，剂量分布受线束能量、射野大小、体表弯曲以及线束入射角度的影响而变化。根据靶区后缘深度，由经验公式 $E_0 \approx 3$（MeV/cm）$\times d$ 后（cm）＋（2～3）MeV 来选择电子束的能量。电子束射野的大小应根据计划靶区（PTV）再扩大 20％来设定。

影响电子束百分剂量曲线的因素有能量、射野大小以及有效源皮距等因素。随着射线能量的增加，表面剂量相应增加，高剂量区变宽，曲线跌落变得缓慢，X 射线污染增加，电子束的剂量学优势逐渐消失，所以在放射治疗中电子束的能量一般选择在 20～25 MeV 以下，如图 8.5 所示；小野照射时，射野内的电子易散射出野外，故深度增加时剂量下降很快。随着射野的增加，散射出野外的电子被射野周边的散射电子所补偿并逐渐达到平衡，当照射野直径大于电子束射程的 1/2 时，其深度剂量随射野的变化较小；也是由于电子束散射的特性，源皮距变化对深度剂量的影响并不完全遵循平方反比定律，而是通过实际测量获得的有效源皮距来描述。此处提及的电子束的“源”称为虚源，代表入射电子束的最大几何方向反向投影后的交点位置。当源皮距增加时，表面剂量降低，最大剂量深度变深，剂量梯度变陡，X 射线污染也略有增加。

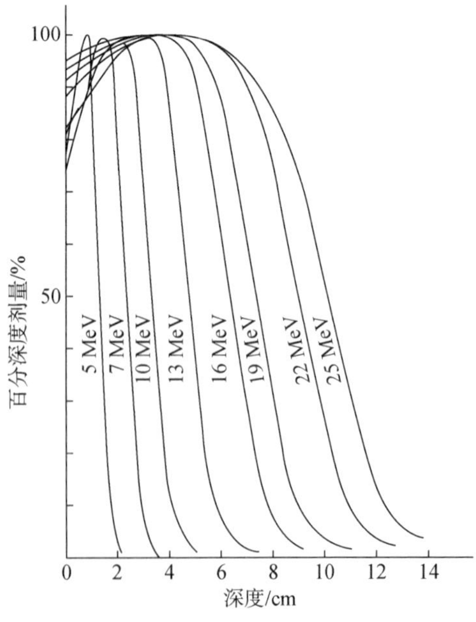

图 8.5 不同能量电子束的 PDD 曲线

四、光子束照射的射野安排与剂量特征

1. 单野照射

单野照射时，沿线束中心轴方向剂量分布随深度增加而呈现指数递减的变化（图 8.6），这对于较大的靶区，剂量分布很不均匀。在安排射野时，对于位于浅表且体积较小的靶区（如颈部淋巴结）考虑使用单野照射。靶区位置较深时，靶区前方的正常组织受量将高于靶区，这些局限性使得单野照射很少被使用。

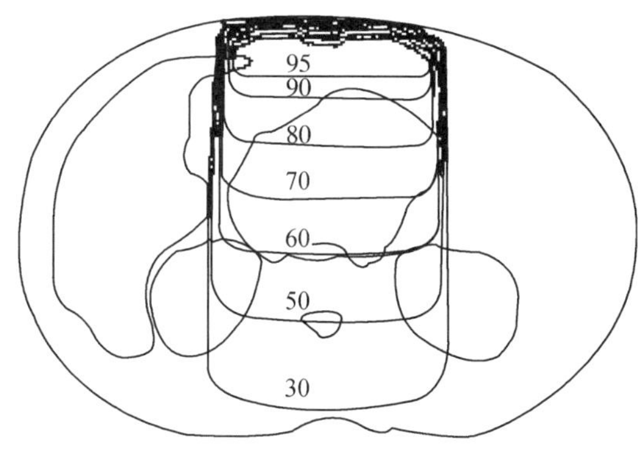

图 8.6　单野照射剂量分布

2. 两野对穿照射

当两射野的交角为 180°时，形成了对穿照射。对穿照射常用于姑息治疗或较小射野间隔靶区的照射，其剂量分布优于单野照射（图 8.7）。两对穿野剂量权重相同时剂量归一点选在靶区的中心，可以得到一个对称的剂量分布。靶区内中心轴垂直方向的高值等剂量线内凹而使得靶区剂量不均匀，需要适当扩大照射野使剂量线更好地包括靶区。而且靶区外正常组织受到了与靶区相同的剂量照射，当射野间隔较大时，正常组织的受量将高于靶区，为了提高治疗增益比，应使每个射野在体位中心处的深度剂量不少于 75%。胸腹部肿瘤体厚常在 20 cm 以上，通常使用多野照射，以弥补对穿照射的不足。

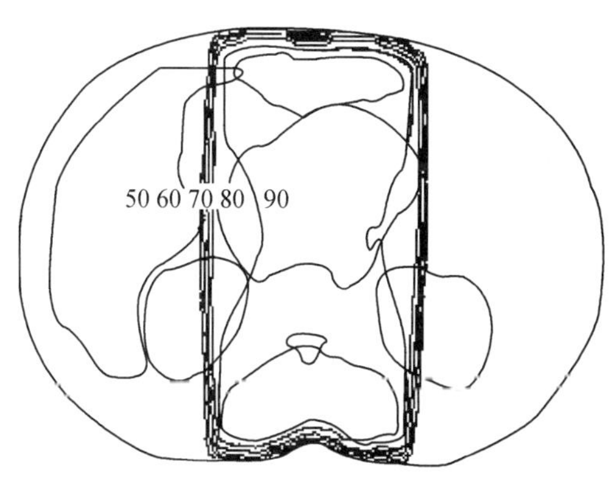

图 8.7　两野对穿照射剂量分布

3. 多野照射技术

多数肿瘤位于一定的深度，使用对称射野会引起正常组织的高量，而且靶区剂量分布不均匀，只有使用多个射野的联合照射，才能够得到一个满意的治疗方案。

(1) 图 8.8 显示了多野技术的应用情况

三野技术如胆管癌病例，设置两水平照射对穿野，射野的后界避开脊髓，再使用一个垂直照射的前野，通常在两水平对穿野各使用一个楔尖朝下的楔形板，并适当调节三个射野的剂量权重以获得较好的剂量分布。四野技术又称箱式技术，两对对穿射野交角照射使得剂量分布更为均匀，治疗比约为两野对穿的两倍。

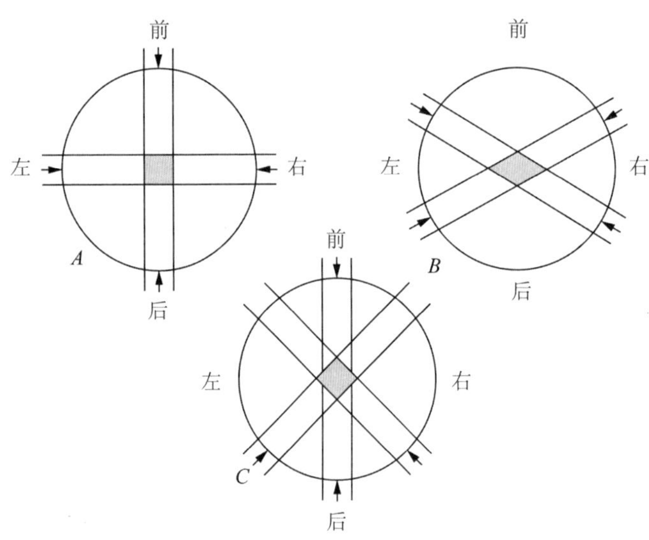

图 8.8 多野照射技术

(2) 共面技术与非共面技术

在多野技术的设计过程中，如果各射野的中心轴位于同一个平面之内，称为共面技术。否则称非共面技术，如在三维治疗计划设计过程中，通过治疗床旋转一定的角度后再设置照射野，它们的中心轴彼此不在同一平面之内。共面射野具有一定的局限性，多野对穿技术的每一个射野的射入部位与射出部位互相重叠，射野内单位正常组织的单位体积剂量与靶区相同。若有 N 对对穿野，正常组织单位体积剂量约为靶区的 $1/N$，而若有 N 个射野交角照射时，正常组织单位体积剂量约为靶区的 $1/N$，显然多野对穿技术的治疗比劣于多野交角技术。在提高治疗增益比方面，非共面技术优于共面技术、多野交角技术优于多野对穿技术。

4. 射野的连接

当所治疗的靶区与另一靶区相邻近时，就会产生射野邻接的问题。如果两射野在皮肤表面共线连接，由于射野边缘射线的发散而在某一深度引起剂量重叠出现超剂量；如果两射野在皮肤上留有间隔，在表浅的组织内则会出现低剂量。射野相邻比较常见，如鼻咽癌治疗时鼻咽部射野与颈部淋巴引流区射野相邻；乳腺癌治疗时胸壁切线野与锁骨上野的相邻。可以使用不同的方法来改善在不同临床情况下、射野连接处剂量不均匀问题。使用半野铅挡或独立准直器消除射线的发散，但是需要依靠病人位置的固定以及依赖皮肤标记点来较好地重复射野的匹配；当连接乳腺胸壁野和锁骨上野时，可以使用治疗床的旋转来消除射线的发散；然而通过在皮肤表面两野间的间隔来匹配射野仍然较为常见，使两射野边缘在需要的深度交叉。当计算射野的间隔时，有必要略微增加间隔的值以允许病人或体表纹身移动的可能，以保证没有超剂量。无论什么可能性，病人治疗时为了匹配邻近的射野都应保持同一个体位（仰卧或俯卧）。

共面野的邻接如图 8.9 所示，两共面野从体位一侧入射，在深度 d 处两射野边缘交叉，因照射野大小定义在 50%等剂量线，两野在深度 d 处的交叉点处将得到 100%的剂量。根据几何相似原理，两射野在皮肤上的间隔 S 可由下式求得：

$$S = S_1 + S_2 = \frac{L_1}{2} \cdot \frac{d}{\mathrm{SSD}_1} + \frac{L_2}{2} \cdot \frac{d}{\mathrm{SSD}_2} \tag{8.2}$$

当 $\mathrm{SSD}_1 = \mathrm{SSD}_2 = \mathrm{SSD}$ 时，

$$S = \frac{L_1 + L_2}{2} \cdot \frac{d}{\mathrm{SSD}} \tag{8.3}$$

正交野相邻非共面照射时，相邻两射野中心轴互相垂直但不相交，称为正交野相邻。全脑全脊髓的全脑射野与邻近脊髓射野得连接、鼻咽癌的鼻咽部射野与颈部淋巴结引流区射野的连接以及乳腺癌照射时两切线野与锁骨上野的连接等等。射野间隔可由公式 $S=(L/2)\cdot(d/\mathrm{SSD})$求出，其中 d 为两射野在体内交接处的深度。在实际情况中正交野相邻有诸多方法可以选择。在乳腺癌照射时由于胸壁的不规则或者需避开肺组织而需要使切线野旋转一定的角度，导致计算变得复杂，因此使用半野技术或 1/4 野技术更为方便有效；在头颈部肿瘤正交相邻野照射时，由于病变较浅（如淋巴结）故也主张使用半野技术照射。

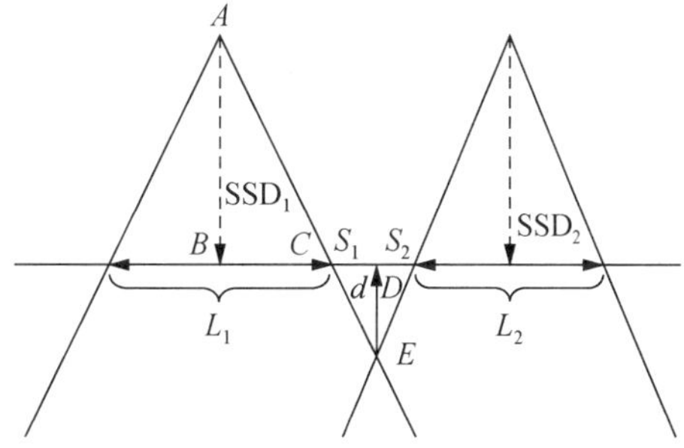

图 8.9 共面野的邻接

五、射线与射野的改造

1. 挡铅的制作

可以使用低熔点挡铅将规则射野变成不规则射野，使射野的形状与靶区形状的投影一致，并减少危及器官的受量。通常放在治疗机头下端的托盘上，距离皮肤要求在 15 cm 以上。根据临床治疗要求可以制作成全挡、半挡或 1/4 挡等。根据半价层的定义，半挡需要一个半价层（HVLS)，有 50%的射线穿射；全挡需要使用 5 个半价层，约有 5%的射线穿射。以往挡铅常使用纯铅来制作，由于纯铅熔点高（327 ℃）而制作困难。通常使用低熔点铅来为每位患者制作特定的挡铅。低熔点铅为铋（50%）、铅（26.7%）、镉（10.0%）、锡（13.3%）的合金，熔点在 70～75 ℃左右，密度约为 9.4 g/cm^3，为纯铅的 83% 。其优点是制作方便且能反复利用。表 8.3 显示了不同射线种类及其不同能量全挡时需要的纯铅和低熔点铅的厚度。

表 8.3 不同射线种类及其不同能量全挡时需要的纯铅或低熔点铅的厚度

射线种类及能量	纯铅厚度/mm	低熔点铅厚度/mm
$^{137}Cs\gamma$	30	36
$^{60}Co\gamma$	50	61
4 MV X	60	73
6 MV X	65	79
10 MV X	70	85
25 MV X	70	85
6 MeV 电子束		2.3
9 MeV 电子束		4.4
12 MeV 电子束		8.5
16 MeV 电子束		18
20 MeV 电子束		25

挡铅的制作过程图 8.10 所示。在治疗计划系统中 BEV 图像上设计好该射野挡铅的形状，将此挡块文件通过网络传输至控制挡块自动切割机的计算机上，驱动切割机切割出挡块的形状并通过绘图仪在挡块承托板上绘制出射野中心和挡块的位置。经过浇铸铅水、冷却成形后将挡块固定在挡块承托板上。在模拟机或治疗机验证以后可以应用于临床治疗。也可以通过模拟机定位片勾画的靶区形状，由手动切割机切割泡沫，但切割的精度受操作者人为因素以及切割机本身误差影响较大。在临床治疗中，挡铅只遮挡射野的一小部分，挡铅只是遮挡射野的一小部分，散射线可以大量增加挡铅下的剂量（即 15%～20%，最大可达 30%）。在人工计算剂量时需要考虑此因素的影响。

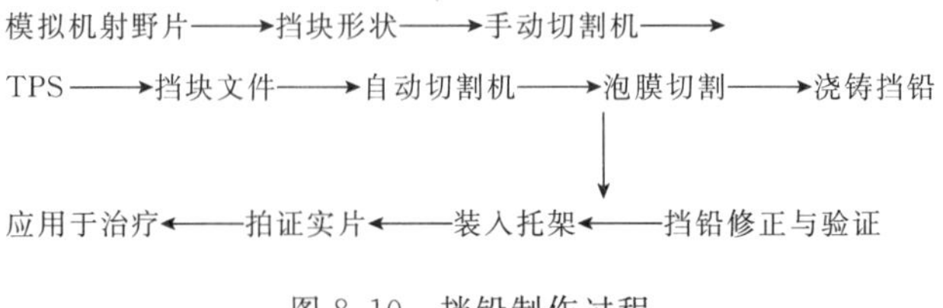

图 8.10 挡铅制作过程

2. 多叶准直器的应用

在射野过程中需要在 BEV 方向上制作挡铅使射野形状与靶区的投影形状一致，而挡铅的制作费时又费力，产生的铅气可影响工作人员的健康，现代加速器大多配置电动多叶准直器（MLC）来取代挡铅的使用，在三维适形放射治疗过程中，MLC 显示了明显的优势，大大提高了治疗摆位的效率。由于机械结构的优良性能以及由微机自动化控制的精确性和灵活性，MLC 还被应用于动态或静态调强治疗、动态楔形板以及旋转治疗时的动态适形等。

MLC 一般由 20～60 对叶片组成，呈相对两侧排列。通过计算机控制多个微型电机（少数由手动控制）独立驱动每个叶片单独运动达到射野动态或静态成形的目的。每对叶片宽度在等中心处的投影宽度为 10 mm 左右，一般由钨或钨合金制成，叶片高度按 5 个半价层设计。为了减少叶片间的漏射线，叶片间采用凹凸槽连接技术。叶片的横截面与端面均聚焦于放射源，以减少半影的影响。为了防止叶片端面间隙以及相邻叶片间隙的漏射线，MLC 通常与常规准直器配合使用，常规准直器根据 MLC 的位置，调至一个相对有效射野的最小外接矩形。MLC 的控制文件直接由 TPS 在射野时生成，或由计算机控制的数字化仪接受模拟机射野定位片射野的形状，通过网络传输至 MLC 的控制计算机，计算机通过传来的控制文件确定每个叶片的位置，并驱动相应的电机来完成叶片的走位。

3. 楔形过滤板的应用

在射野过程中，某些情况如体表轮廓的不规则或组织密度的不均匀性都会影响靶区剂量的分布。通常在射野中插入楔形过滤板改变线束的分布，以获得较为均匀的剂量分布。角度可变的楔形板是现代直线加速器完整的组成部分，临床使用的有固定角度楔形板，通常分为 15°、30°、45°、60°几种，治疗时需要手动插入治疗机；而一楔合成楔形板则用一固定角度楔形板（如 60°）照射一定的剂量与平野照射一部分剂量相配比，得到 0°～60°范围任一楔形角相同的效果。目前还有虚拟楔形板，它通过准直器在垂直于射野方向运动一定时间改变靶区不同照射时间来改变剂量分布。

（1）楔形角定义

按照 ICRU 规定，楔形板对平野剂量的修正作用用楔形角 α 来表示。因为楔形板多数用来治疗深度不大于 10 cm 的肿瘤，因此 ICRU 第 24 号报告建议用 10 cm 作为楔形角的定义深度。按照国际电工委员会（IEC）976 标准，在 10 cm 参考深度处的某一条等剂量曲线与 1/2 射野宽的交点连线 AA' 与通过射野中心轴垂直线 BB' 的夹角定义为楔形角 α，如图 8.11 所示。应注意楔形角绝不是楔形过滤板的物理制作角度。

（2）楔形因子

楔形板在改变平野剂量分布的同时也衰减了入射线的剂量，射野中心轴上某深度处有楔形板和无楔形板时的吸收剂量之比称为楔形因子 F_w。楔形因子通常在水下 10 cm 处测量获得。楔形照射野的百分深度量定义为体模中楔形照射野中心轴上某一深度处的吸收剂量 D_{dw} 与无楔形板时固定参考点吸收剂量之比。使用楔形滤板时某一深度的百分深度量为：

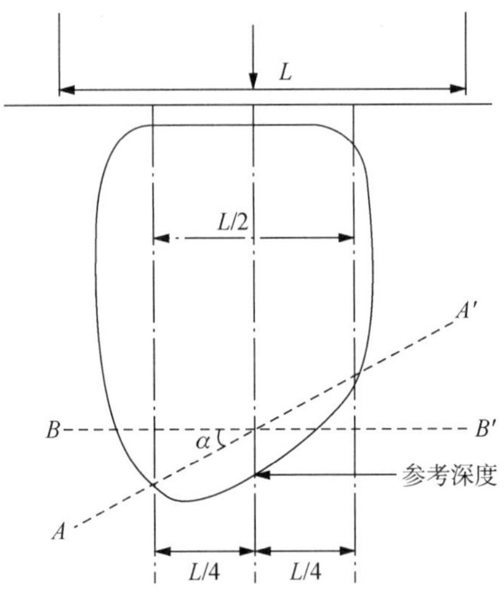

图 8.11 楔形角定义图

$$PDD_w = PDD \cdot F_w \tag{8.4}$$

不同楔形板的楔形因子不同。同一楔形板的楔形因子随射线能量、照射野面积、源皮距的变化而变化，与深度变化无关。

（3）一楔合成楔形板

有的加速器如 ELEKTA 加速器使用一楔合成楔形板。用一固定角度楔形板（主楔形板，如 60°）照射一部分剂量与平野照射一部分剂量相配比，根据不同比例的照射可以合成 0°～60°范围的任一角度的楔形板。设主楔形板的楔形角为 an（$an=60°$），合成后的楔形角为 α，两者的关系为：

$$\mathrm{tg}\alpha = K \times \mathrm{tg}an \tag{8.5}$$

K 为平野和主楔形野的肿瘤剂量配比：

$$K = \frac{D_{an}}{D_{an} + D_{flat}} \tag{8.6}$$

合成后的楔形因子：

$$F_{wa} = \frac{F_{wan}}{(1-K)F_{wan} + K} \tag{8.7}$$

可以得到平野和主楔形野的肿瘤剂量配比为：

$$D_{mflat} = \frac{(1-K)F_{wan}}{(1-K)F_{wan} + K} \tag{8.8}$$

$$D_{man} = \frac{K}{(1-K)F_{wan} + K} \tag{8.9}$$

（4）楔形板应用

楔形板在放射治疗中的应用主要可以分为下列三种情况所示。

1）两楔形野交角照射，用于偏身体一侧肿瘤（上颌窦癌）的治疗。楔形角 α 与射野

间的夹角 φ 有关，关系式为：

$$\alpha = 90^\circ - \frac{\varphi}{2} \tag{8.10}$$

两野垂直照射时，可以选用 45°的楔形板。但在实际应用中，需要根据肿瘤具体情况，如上颌窦癌的病变主要在后壁，则应选较大角的楔形板（60°），使后壁剂量足够高；肿瘤如局限在前壁，则可以选用较小的楔形板，其剂量分布如图 8.12 所示。

2）位于深部的肿瘤用两水平对穿野照射时，靶区深度量常常不够，需要用第三野（前野）来补偿。这会导致剂量分布呈现由前向后剂量递减的形状。如果在两水平野各加一个适当角度的楔形板可以明显改善这种情况（图 8.13）。

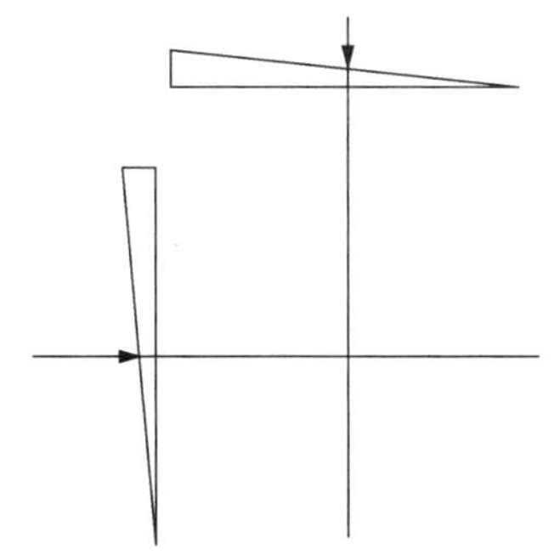

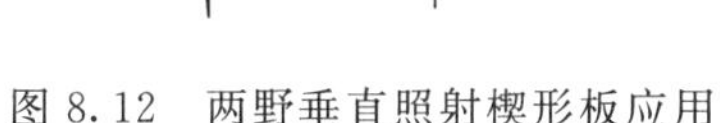

图 8.12　两野垂直照射楔形板应用

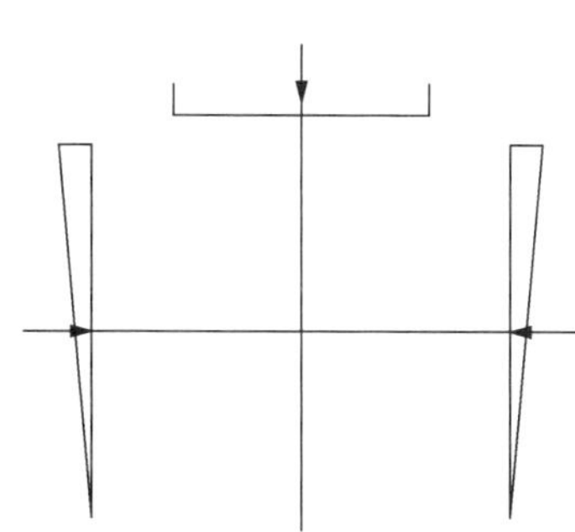

图 8.13　三野照射楔形板应用

楔形角 α 可以通过下式求出：

$$\alpha = \mathrm{arctg}\left(2 \times PDD_1 \times PDD_2 \times \frac{PDD_3}{PDD_2 + PDD_3}\right) \tag{8.11}$$

式中 PDD_1 为前野的百分深度剂量，PDD_2 和 PDD_3 为两侧野的百分深度剂量。

3）对于某些部位的肿瘤如乳腺癌或喉癌的照射由于曲面体表轮廓的存在，剂量分布不均匀，使用楔形板来对人体曲面和缺损组织进行补偿，可以得到较好的剂量分布（图 8.14）。

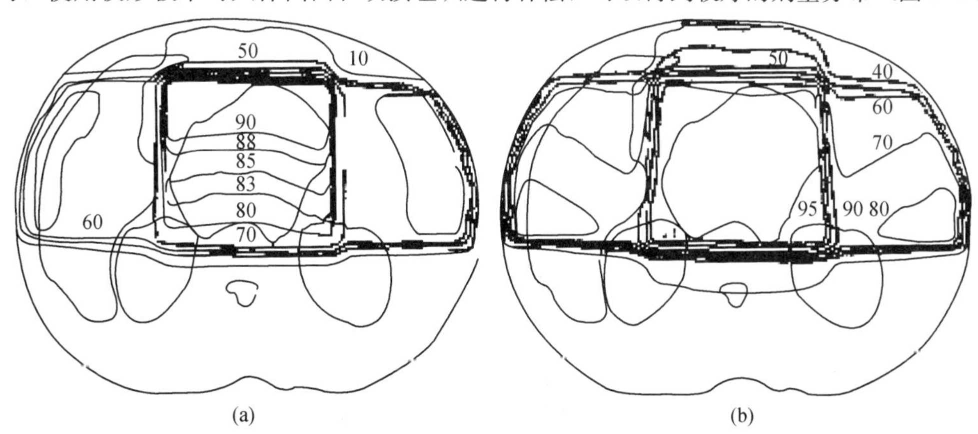

图 8.14　三野照射楔形板应用两水平对穿野不加楔形板（a）和三野照射（前野和两侧加 45°楔形板）（b）

4. 体表曲面和不均匀组织的校正

用计算法或查表得出的百分深度量都是在以平整体表及实体组织的标准条件下得出的，在对于不平整的体表（曲面）或不均匀组织进行剂量计算时应予以校正，以求减少误差。体表曲面校正情况如图 8.15～图 8.17 所示。主要有组织空气比法、有效源皮距和等剂量曲线移动法三种校正方法。

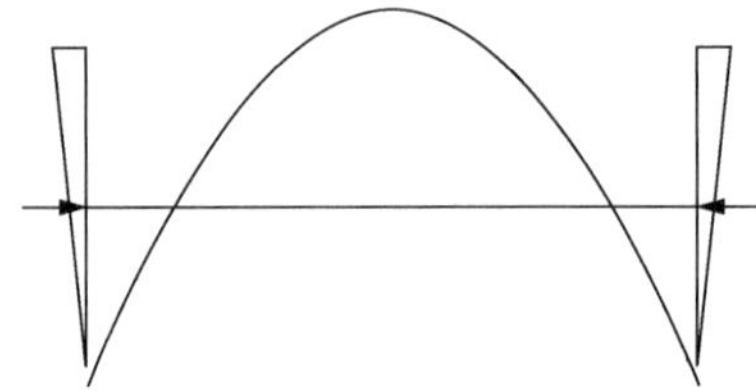

图 8.15 两楔形野用于不规则轮廓的修正

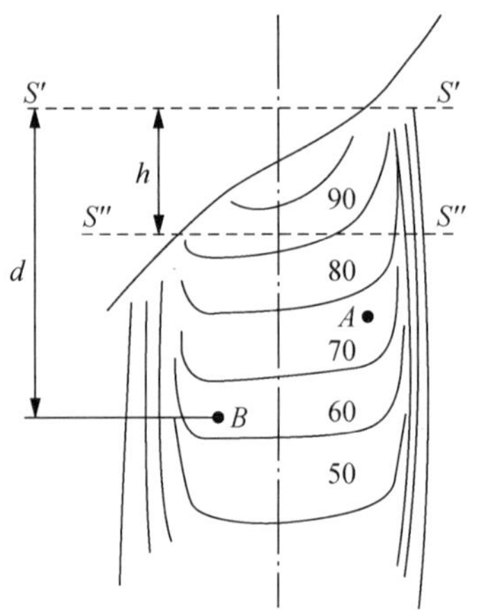

图 8.16 三野照射楔形板应用

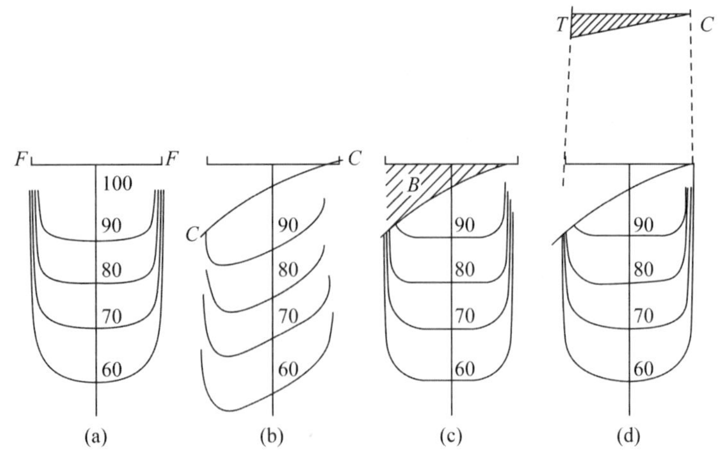

图 8.17 人体曲面的校正

（a）为规则轮廓的剂量分布；（b）为曲面轮廓的剂量分布；

（c）为组织填充物对曲面轮廓剂量分布的修正；（d）为组织补偿器对曲面轮廓剂量分布的修正

（1）组织空气比法

取校正因素 CF 为：

$$CF=\frac{TAR\ (d-h,\ FSZ_d)}{TAR\ (d,\ FSZ_d)} \tag{8.12}$$

式中 FSZ_d 为深度 d 处的射野宽度，d 为曲面最高点到计算点的深度，h 为曲面最高点到最低点的距离，TAR 为组织空气比。例：用$^{60}Co\gamma$ 射线，$d=7$ cm，$FSZ_d=10$ cm，曲面最高点到最低点的距离 $h=3$ cm。查 TAR 表，得照射野 10 cm 宽，深度 7－3＝4 cm 时的 TAR 为 0.929，7 cm 深时 TAR 为 0.817。则 CF＝TAR（4，10）/TAR（7，10）＝1.137，深度 d（7 cm）的百分深度量查表得知为 68％，则在有 3 cm 高的曲面时，深度 d 处的百分深度量为：68％×1.137＝77.3％。

（2）有效源皮距法

$$PDD'_B=PDD_B\cdot(\frac{f+d_m}{f+d+h})^2 \tag{8.13}$$

例如：$f=80$ cm，$d_m=0.5$，$h=3$ cm，$PDD_B=81\%$，则 $PDD'_B=81.0\times(80.5/83.5)^2=75.3\%$。

式中，PDD_B 为假设源皮距 $f=80$ cm 取在 $S''S''$ 平面时的百分深度剂量，PDD'_B 为取在 $S'S'$ 平面时的百分深度剂量。

（3）等剂量曲线移动法

由于深度 h 处的空气代替了组织，使 B 点剂量升高，则相当于等剂量曲线下移，下移距离 t 为：

$$t=K\cdot h \tag{8.14}$$

式中，K 为移动系数，根据不同能量的 K 值列于表 8.4。

表 8.4　不同能量射线的移动系数

射线能量	K 值
150 kV～1 MV X 射线	0.8
1～5 MV X 射线（包括$^{60}Co\ \gamma$ 射线）	0.7
5～15 MV X 射线	0.6
15～30 MV X 射线	0.5

例：用$^{60}Co\ \gamma$ 射线，曲面 $h=3$ cm，则等剂量曲线下移距离为 $t=K\cdot h=0.7\times3=2.1$ cm。在行斜入射野照射时，人体表面虽然平整，但此时相当于曲面，亦可用上述方法校正。在日常临床工作中，若在靶区内无重要正常组织时，可粗略地取射野中心计算深度量而不做校正。

关于组织不均匀性校正，对高能射线来说要校正组织不均匀性的主要器官是肺，校正方法有肿瘤-空气比法、有效衰减系数法、等剂量曲线移动法和肿瘤空气比的指数校正（电子密度法）4 种。由于计算方法较复杂而不实用，故在临床实际应用时可直接采用下

表8.5所列的校正因素加以校正。在进行肺癌治疗时，若肿块较小，应做肺校正，但若肿块较大，使有病肺部变为实质性组织，故不必行肺校正。

表8.5 不同质的射线的肺组织校正系数

射线的质	6 cm肺组织造成的剂量升高值
300 kV X射线	+40%/6 cm肺
4 MV X射线	+25%/6 cm肺
^{60}Co γ射线	+20%/6 cm肺
20 MV X射线	+10%/6 cm肺

5. 等效组织填充物（bolus）

在射野时有两种情况需要使用等效组织填充物，一是改善因体表轮廓不规则而导致剂量分布的不均匀性；二是提高皮肤剂量。组织等效物的电子密度、物理密度以及原子序数应近似于组织或水，而且应柔韧易弯曲以符合皮肤表面轮廓的形状。

6. 组织补偿器

如上所述在射野时会涉及如体表轮廓的不规则、靶区深度的变化、射线的斜入射以及组织不均匀的照射等情况，我们除了可以做剂量校正或者使用等效组织填充物以外，还可以使用组织补偿器。用于补偿体表轮廓的不规则，我们称之为缺损组织补偿器；而用于补偿密度不均匀组织引起的剂量不均匀性，称为剂量补偿器。原则上任何材料都可以用作补偿器，只要它能提供与缺损组织近似的X射线衰减数（从这个意义上来说，等效组织填充物也是补偿器的一种），但通常选择使用铝合金，因为它轻便，便于手拿。不像等效组织填充物使用时紧贴在皮肤上，组织补偿器使用时应皮肤保持足够的距离（不少于15 cm）以避免次级电子的污染。补偿器的制作包括用铅或铜的小方块叠成的ELLIS补偿器，还有使用铅皮粘贴的方法。随着计算机控制的三维铣割技术的开发，三维补偿器的制作成为可能。

六、三维适形放疗照射野设计

三维适形放疗和之前的二维计划相比，最重要的进步之一是在设计照射野时可以使用完整的射野方向观BEV，通过BEV的使用，计划设计者可以完整地了解在各个方向上靶区和正常组织的空间关系，所设置的照射野能照射到哪些器官，全部还是部分，角度的调整是否可以避让等等。

设计治疗计划首先要确定等中心的位置，适当的等中心可以方便治疗时摆位，减小摆位误差。以下是设置等中心的几条原则：

1）大体上应选择在肿瘤中心，因为计划系统中所用的数据一般有离轴比和中心轴深度剂量，计算是以这些数据为基础，所以中心轴上的剂量精度最高，将等中心置于肿瘤中心有利于提高此处的剂量精度。

2）等中心应尽量选择在皮肤平坦光滑处，在倾斜或有皱褶的地方，治疗机的测距灯发出的距离标尺会发生畸变，显然会导致摆位 SSD 的误差。

3）确定等中心时应尽量设置摆位 SSD 为整数，这时在放疗设备上摆位时整数距离不需技术员作判断，可以避免摆位时出现判断误差。在早期的放疗设备上不能采用这个方法，因为治疗机的照射野只能是对称分布，现在的加速器皆是独立准直器结构，才可以用整数 SSD。

设计治疗计划的第二步是设计照射野，这是 3DCRT 全过程中最重要的一步，合理的照射野设计是为了使剂量分布符合前面所提到的临床剂量学 4 原则，具体的照射野设计应该按照以下几条原则：

1）尽量从皮瘤距短的方向设置照射野，目前放射治疗用的射线以 X 射线为主，在人体内，射线按照指数规律衰减，较短的皮瘤距可以使患者收到较少的放射线的照射，有利于正常组织的保护。

2）照射野之间的夹角尽可能大（小于 180°，以 90°左右为最宜），这样做可以减少照射野之间的重叠区域，有利于减小靶区以外的高剂量区域。

3）避免或尽可能少的通过关键器官设置照射野，如晶体耐受剂量大体为 6 Gy，如直接照射通常一个照射野就超过耐受剂量，再如脊髓，耐受剂量一般为 45 Gy，而肿瘤治疗剂量一般为 60～70 Gy，如果所有照射野均经过脊髓，必然会超过脊髓的耐受量，所以在设置照射野时一定要有部分照射野避开脊髓，才可能使脊髓得到保护。

4）尽可能地选择合适的角度使照射野的面积尽可能的小，照射野面积越小，则患者收到（受到）的总照射剂量体积越低，尤其在照射双靶区时，要尽可能地使靶区在 BEV 上重叠以减小照射野的面积提高照射效率。

5）设计照射野，尤其是非共面照射野，一定要考虑放疗设备的可行性，有些非共面照射野在加速器上由于机头和床的碰撞不能实现，同时要注意治疗机头不能压到患者。

显然上述原则存在一些相互冲突之处，要在工作中根据临床剂量学 4 原则灵活运用，不断总结经验，提高设野水平。

第六节 几种特殊外照射技术的方法与应用

一、全淋巴结照射（TNI）

全淋巴结照射是恶性淋巴瘤的主要照射方式，包括斗篷（mantal）野、倒 Y 形野和锄形野的组合使用。这里介绍斗篷野的射野和剂量计算方法，倒 Y 形野和锄形野与此类似。

1. 定位

患者取仰卧位，用真空垫等固定体位。在透视下定出射野范围，应包括全颈、锁骨下、腋、纵隔和肺门。在侧位透视下调整升降床的位置，行前后对穿照射，在皮肤上射野中心点、射野形状以及激光灯的投影线作为摆位参考。调整源片距如 130 cm，拍摄前后位定位片，并勾画出靶区的范围（图 8.18），用于挡铅的制作。

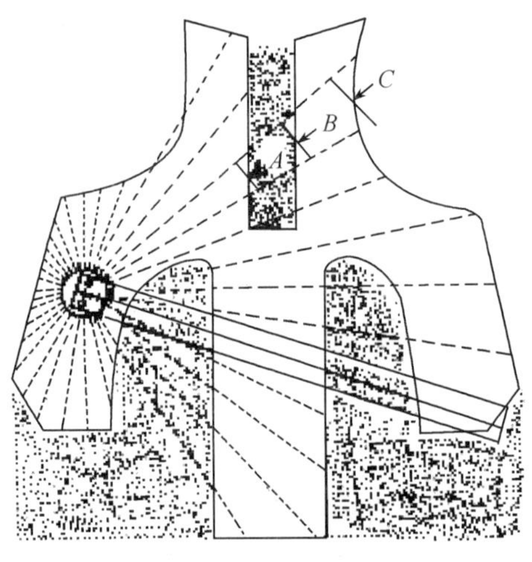

图 8.18 斗篷野剂量计算图示

2. 剂量计算

对于大面积不规则射野有多种计算方法，如 Clarkson 法、等效长方形近似法以及线性回归经验公式等。其中 Clarkson 原散射线计算方法是较为通用的方法。根据定位片所勾画的靶区范围（定位片所示的靶区经过缩小 1.3 倍成为等中心处靶区大小）先设定剂量计算点 Q，并以 Q 点为圆心，将整个靶区按 10°角间隔分割成 36 个扇区，根据靶区的深度以及每个扇区的半径计算每个扇区的散射最大剂量比 SMR（d，ri）（遇挡铅时须减去挡铅部分的散射最大剂量比）和模拟散射因子 S_p（ri）。计算出靶区平均散射最大剂量比 SMRQ（d，FSZ_d）和平均模体散射因子 S_p（FSZ_d）。由下式计算出 Q 点的平均组织最大剂量比。

$$\mathrm{TMR}(d, \mathrm{FSZ_d}) = [\mathrm{POAR}_{Q(P)} \cdot \mathrm{TMR}(d, 0) + \mathrm{SMR}(d, \mathrm{FSZ_d})] \cdot \frac{S_{p(0)}}{S_p(\mathrm{FSZ_d})} \tag{8.15}$$

式中，TMR（d，0）、$S_{p(0)}$ 为零野时的组织最大剂量比和零野时的模体散射因子。$\mathrm{POAR}_{Q(P)}$ 为原射线的离轴剂量比。

3. 制作挡铅

由放射肿瘤医师在定位片上勾画出靶区后，由模室技术员根据定位片靶区形状手动切割泡沫，或通过数字化仪将挡块形状输入至控制自动切割机的计算机切割泡沫。制作好的挡铅须在模拟机透视下观察与患者靶区的位置误差，若在中心平面误差超过 2%，则需要修改挡铅。经确认无误差或误差在允许范围之内方可用于治疗。

二、乳腺癌切线野照射

根据肿块和淋巴引流的区域（腋下、内乳和锁骨上），乳腺癌治疗照射野通常包括：

锁骨上野、内乳野和胸壁野，切线野是胸壁照射的最常用的照射技术。设野时要考虑与锁骨上野的连接以及避免射线的扩散而累及肺组织。通常使用半野技术或 1/4 野技术，定位得中心点均置于锁骨上野和胸壁切线野两野交界线的中点上（图 8.19）。使用半野技术时，上半野（X_1，0；Y_2，Y_1）垂直照射锁骨上野；下半野（0，X_2；Y_2，Y_1）以切线方式照射胸壁，两射野中心轴交角为 185°，以消除射线的扩散而累及肺组织。1/4 野技术照射时，上半野（X_1，0；Y_2，Y_1）垂直照射锁骨上野；胸壁切线野用（0，X_2；Y_2，0）和（0，X_2；0，Y_1）两野照射。由于胸壁轮廓不规则，通常使用楔形板来改善剂量的不均匀性。楔形板的角度 α 根据组织斜面角 ϕ 计算得出：$\tan\alpha=K\cdot\tan\phi$，其中 K 通过试验获得。剂量归一点选在射野中心轴中点上，通过适当调节两野的剂量权重可获得较为均匀的剂量分布。

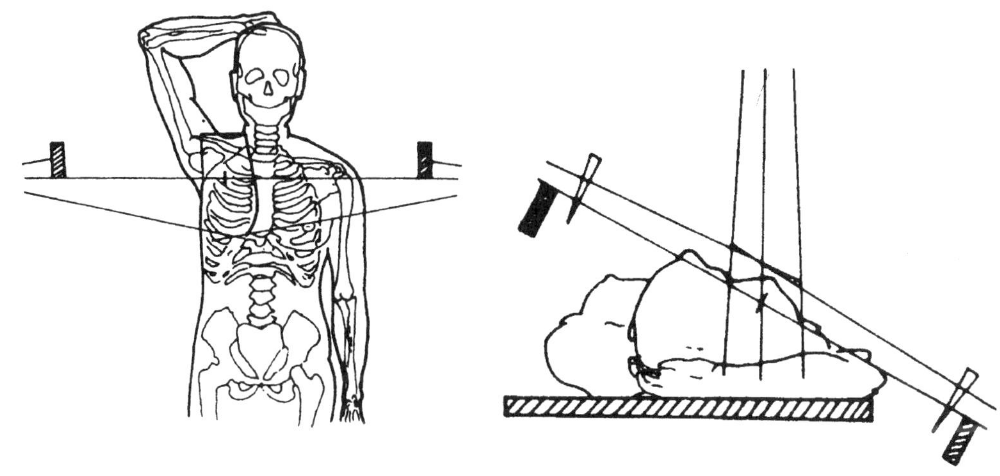

图 8.19　乳腺癌切线野照射

三、全脑全脊髓照射技术

对于一些中枢神经系统肿瘤如髓母细胞瘤，由于病变易侵犯蛛网膜下腔和脑室，常规采用全脑全脊髓技术实施照射。

1. 定位

患者采取俯卧位使体中线平行于床的长轴，体部用真空垫固定；调节头的位置，使颈椎尽量伸直且与胸腰椎处在同一矢状线上，用网状面膜固定。将机架旋转至 90°和 270°设置水平对穿全脑射野，射野的上界和后界包括至头皮，前界放至鼻尖处，下界放在第五颈椎水平。拍摄双侧定位片并制作挡铅。根据脊髓的长度将脊髓野分成 1～2 个射野，脊髓深度可由侧位透视观察确定。一般用高能光子束来照射全脊髓，但近年来也较多地使用电子束照射或电子束和光子束的混合照射，以避免胸腹部正常器官受到过多的照射，电子束能量由脊髓的深度确定。

2. 射野间的连接

1）相邻脊髓野之间的连接：相邻脊髓野之间应该在皮肤上预留一定的间隙使得两射

野在脊髓处交叉，避免脊髓处高剂量或低剂量的出现。预留间隙 S 由下式计算得出：

$$S=\frac{L_1+L_2}{2}\cdot\frac{d}{\mathrm{SSD}} \tag{8.16}$$

其中 L_1 和 L_2 分别是相邻两脊髓野的野长，d 为两射野交叉点的深度。

2）全脑野与相邻脊髓野之间的连接：定位时先定出全脑野，在皮肤上画出下界，并按此下界间隔 S 作为相邻脊髓野的上界，S 由下式得出：

$$S=\frac{L}{2}\cdot\frac{d}{\mathrm{SSD}} \tag{8.17}$$

L 为脊髓野的野长，d 为脊髓野与全脑野在体内交叉处的深度。定时向某一方向移动射野间隙使得相邻射野连接处的剂量更为均匀（图 8.20）。

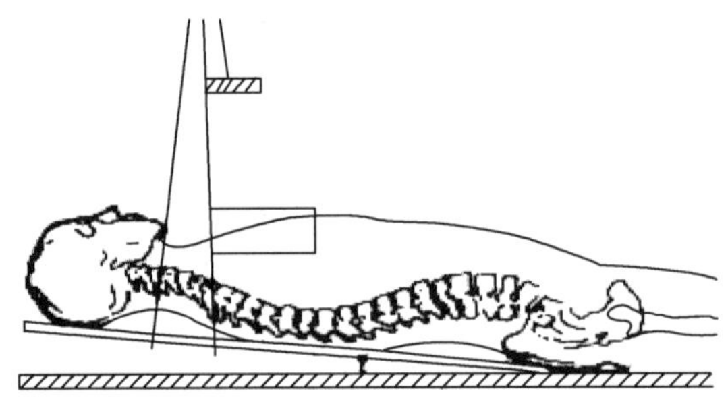

图 8.20　相邻脊髓野之间的连接的半束照射

四、全身照射

1. X（γ）射线全身照射（TBI）

X（γ）射线全身照射用于骨髓移植、急性白血病等疾病的照射。全身照射技术虽然已有几十年的历史，但由于它涉及放射医学、放射生物学和剂量学等多方面的问题，特别是对照射技术和剂量学目前国际上尚无统一的规定。全身照射可以分为单次全身照射和分次全身照射，后者由于对正常组织的损伤较小而被广泛应用。线束剂量率的选择与正常组织的损伤也有着紧密的联系，目前倾向于 0.04～0.06 Gy/min 的低剂量率方案。为了能得到一个足够大的射野，一般将治疗距离延长至 3～5 m，且旋转准直器使对角线与患者长轴平行。患者采取站立位或平卧、侧卧等体位，重要器官如肺组织等应使用挡铅遮挡，伴有严重心、肺、肝肾等脏器病变或功能障碍或处于肿瘤病变的终末期或其他脏器接受过根治性放疗的患者禁止做全身照射。

2. 电子束全身治疗

电子束全身治疗主要用于治疗蕈样霉菌病等全身浅表性的肿瘤。使用双机架多野技术或双对称旋转技术，使全身皮肤受到均匀的剂量照射。用于全身治疗的电子束要求有较高的剂量率，还有适当的能量（通常使用 4～9 MeV 的能量）以及足够低的 X 射线污染。患者采取站立位（双对称旋转技术患者取仰卧位），通过身体旋转不同的角度，接受多野多角度照射，使全身各部位受到均匀的照射。根据需要在患者前方放置一块

3～10 mm左右的散射屏以增加表浅剂量以及控制治疗深度。

3. 全身照射的剂量检测

全身照射由于治疗距离和射野大小远大于常规治疗时的状态，治疗参数会有一些变化。这使得在照射前以及照射过程中剂量的测量显得尤为重要。热释光剂量计（TLD）和半导体剂量仪常被用作全身照射的剂量测量。热释光读数周期较长，尤其在多点测量时较为费时；半导体剂量仪空间分辨率高，读数快，虽然易受环境等因素的影响，但仍然是一种较好的测量方法。

第七节　治疗计划的评估及验证

放射治疗计划的评价工具可分为物理学指标和生物学指标两大类。物理学指标有平面剂量分布显示、剂量体积直方图 DVH 和适形指数（conformal index，CI）等；生物学指标有肿瘤控制概率（tumor control probability，TCP）、正常组织并发症概率（normal tissue complication probability，NTCP）、等效均匀剂量（equivalent uniform dose，EUD）或有效剂量（effective dose）和有效体积（effective volume）等。物理学指标是现代 TPS 和医生的主要评价指标，生物学指标到目前为止并没有完全在临床上应用。

一、治疗计划评估

（一）物理学指标

1. 等剂量分布显示

计算剂量首先要在三维方向上把全部体积分为等距离的矩阵点，然后计算每个矩阵点上的剂量，为了相关人员了解剂量的分布情况，当前的计划系统皆是用等剂量的形式显示剂量分布，了解剂量的分布情况的目的就是要对计划做评价，显示等剂量的方法有等剂量线、剂量云图和表面剂量显示等几种方法。

（1）等剂量线

等剂量线显示是最常用的一种，可以用绝对剂量显示，也可以用相对剂量显示。在 CT（或 MRI）图像上显示之后可以清楚地看出靶区由多大的等剂量线包绕，边缘剂量的跌落是否陡峭，对周围正常器官可以看出最大剂量大体上在什么范围内，多少面积受到多少剂量的照射，设置足够多的等剂量线可以全面地显示剂量分布，但是太多的等剂量线会干扰内部器官的显示。

（2）剂量云图

剂量云图也是显示剂量分布的一种常见方式，该方式是在 CT（或 MRI）图像上用连续分布的颜色来表示连续分布的剂量，颜色半透明，可以透过剂量云看到 CT 图像的内容。图 8.21 为两种剂量显示方式的示例。

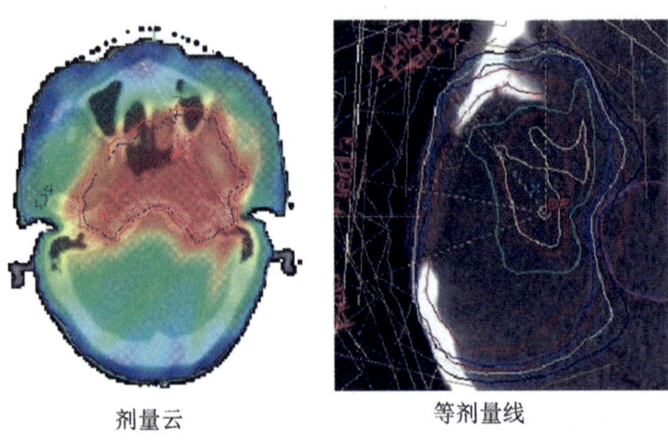

图 8.21 等剂量线、剂量云图显示的剂量分布

这两种显示剂量分布的方式皆是二维剂量分布，用它评价计划除了逐层研究剂量分布外，还要仔细观察冠状位和矢状位 CT 图像上的剂量分布，以利于对计划结果的全面掌握和评价。

(3) 表面剂量显示

除了这两种二维剂量显示方式外，还有一种三维剂量面显示方式，在一张立体图上显示等剂量面和正常器官，以对靶区体积和器官体积的大体受照剂量有一定的了解，尤其是在研究某些串行器官是否受到某一剂量的照射时，通过立体空间的旋转和平移，可以看出这两个体积是否有重叠。由于立体判断不太方便，所以尽管计划系统有此功能，一般不常使用。

当然显示剂量的目的是为了评价计划的优劣，剂量的分布是否均匀？靶区内是否存在冷点？危及器官是否超过耐受剂量？体内是否存在热点？这些问题都是放射治疗计划设计相关人员必须在研究剂量分布时要搞清楚的。对已经计算的计划显示出的一些不妥之处均应通过修改照射野的角度、调整照射野的形状和权重以及为照射野添加楔形过滤板或修改过滤板的楔形角等手段予以改善。

用等剂量显示的方式评价计划是不全面的。首先仅仅对每张 CT 层面的剂量分布有了解也是不充分的，整个治疗区域体积的剂量分布尚不知道？其次目前的 3D-CRT 治疗的计划 CT 动辄几十张甚至上百张 CT 片，逐层研究这些横断面以及计划系统的重建的冠状面和矢状面需要花费不少时间，每次修改都做一次详细研究显然不太方便；第三是不同计划之间的比较如何进行？每层单独比较显然不是一个好方法。

另外有些我们比较关心的问题不能通过研究剂量分布得到解决，比如胸部肿瘤接受放射治疗时，放射性肺炎是临床医生很关心的一个问题，已有的研究皆认为肺最高受照剂量和放射性肺炎发生概率关系不大，临床研究认为一定剂量的受照射体积和肺炎的发生率有很强的关联性，如 V_{20}（指全肺受到 20 Gy 以上剂量照射的肺相对体积，以下类似）、V_{30}、V_{10}和 V_5 等数据，但是从剂量分布图上，无论二维还是三维，我们只能做粗略的估计，而不能给出可供事前判断以及以后总结所需要的准确数据。

2. 剂量体积直方图

剂量体积直方图（dose volume histogram，DVH）是目前评估计划治疗方案的最有力的工具，它简单明了地显示了靶区和正常组织中剂量与体积的关系。根据 DVH 图可以直接评估高剂量区与靶区的适合度，由适合度挑选较好的治疗计划。

DVH 有积分 DVH（cumulative DVH）和微分（differential DVH）DVH 两种表达形式，两者为微积分关系，最常用的是积分形式。积分形式的 DVH 是在把剂量维度分割成有限的小区间，对每一区间所对应的剂量，它统计等于或大于该剂量的 TPS 剂量计算网格的点数，如图 8.22 所示。因此，积分形式 DVH 的意义为受到等于或大于某一剂量的体积。如果在等分的剂量维度上统计落在每一个间隔中的剂量计算点的数量，则得到的是微分形式的剂量体积直方图，它的意义是靶区或某正常组织受到某一照射剂量的体积，如图 8.23 所示。上述两种形式 DVH 图的如何使用，要看具体情况。微分 DVH 图

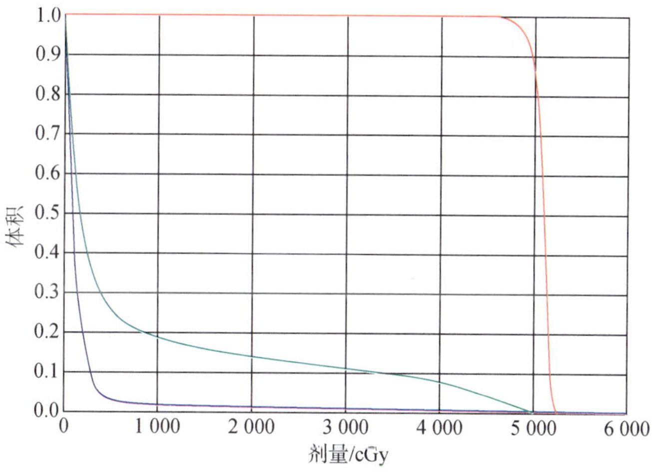

图 8.22　积分形式的剂量体积直方图

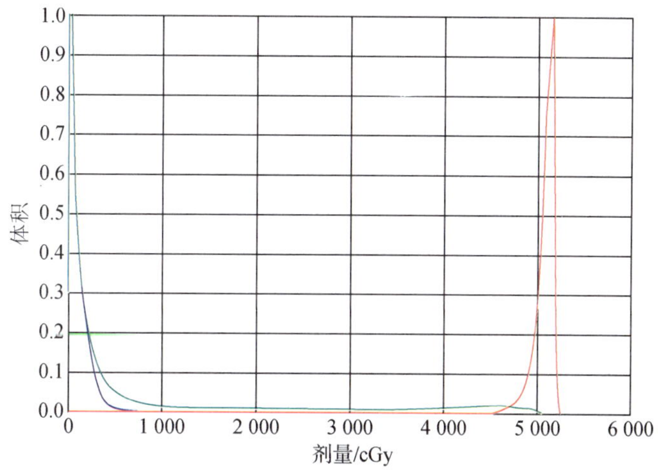

图 8.23　微分形式的剂量体积直方图

能很好地表达剂量分布的均匀度，对评价靶区剂量均匀性很有益处。而积分 DVH 图对评估 OAR 的某一体积份额所受剂量比较直观。

评估靶区的剂量分布情况时，积分 DVH 图可定性地观察到台阶肩部剂量的梯度情况，而微分 DVH 图可直观地反映出靶区的最小剂量、最大剂量以及模剂量等情况。一般说来，一个好的计划应要求肩部剂量跌落较快，剂量变化范围不超过 12%（－5%～＋7%）。评价 OAR 的剂量分布情况时，首先需确定 OAR 是串型组织，还是并型组织。如果是串型组织（如脊髓、视神经等），一般需关注其高剂量段的剂量值，应使之尽量小于其剂量限值。如果是并型组织（如肝脏、肾、肺等），其某一体积份额所受剂量水平将决定计划的取舍。一般 TPS 除了提供积分 DVH 图和微分 DVH 图功能外，还提供了多种计划方案的积分 DVH 图的比较功能。如果一个计划的靶区 DVH 分布优于其余，而且 OAR 的 DVH 曲线也总是低于其余，则毫无疑问这一计划是较好的计划。如不然，则需权衡利弊，选择物理师和医师都可接受的折中方案。

尽管 DVH 图是评价放疗计划的最有力工具，但由于目前它还不能标明靶区内低剂量区或 OAR 内高剂量区的位置，有时这些因素是无妨的，如靶区内低剂量区在亚临床灶或肿瘤可能侵犯的范围；有时则可能导致严重后果，如靶区内低剂量区在原发灶，根治量不足，增大了复发的可能性，因此，DVH 图必须结合其余的评价手段，才能发挥其充分作用。DVH 也有不足，它没有空间概念，不能标明靶区内低剂量区和危及器官高剂量区的位置，因此需要结合平面剂量分布来具体分析。另外用 DVH 比较两个不同计划时，如果两条 DVH 互相交叉时，就无法进行比较。

3. 适形指数

适形指数 CI 指 PTV 与 TV 体积的比值，反映 TV 的形状和大小与 PTV 的符合程度。CI 的定义也暗示了 TV 应完全包含 PTV。理想的计划，应是 TV 和 PTV 完全一致，CI 值为 1。现实中受照射技术的限制，不可能达到这一点，一般 3D-CRT 技术可以获得 CI＞0.5，IMRT 技术可以获得更高的 CI 值。Wu 等比较了 70 例病人分别应用 3D-CRT 和 IMRT 技术计算出的 CI 值，正向和逆向 3D-CRT 的 CI 平均值分别为 0.57 和 0.55，IMRT 为 0.62，IMRT 技术获得比 3D-CRT 更高的 CI 值，即意味着有更好的适形度。

（二）生物学指标

1. 肿瘤控制概率和正常组织并发症概率

肿瘤控制概率（tumor control probability，TCP）指肿瘤得到控制的概率，是肿瘤所受照射剂量和肿瘤体积的函数。而正常组织并发症概率（normal tissue complication probability，NTCP）是指正常组织经照射一定剂量后一段时间内发生放射并发症的概率，同样也是所受照射剂量和体积的函数。达到 95%的肿瘤控制概率所需要的剂量，通常定义为肿瘤致死剂量（tumor control dose）TCD_{95}；产生 5%或 50%相应损伤的概率所需要的剂量，定义为正常组织的耐受剂量（tolerance dose）$TD_{5/5}$、$TD_{50/5}$。一般说来，TCP

和 NTCP 随剂量的变化呈 S 形曲线（图 8.24）。一个好的治疗方案应使肿瘤得到最大可能的控制率，同时使正常组织的并发症概率最小。

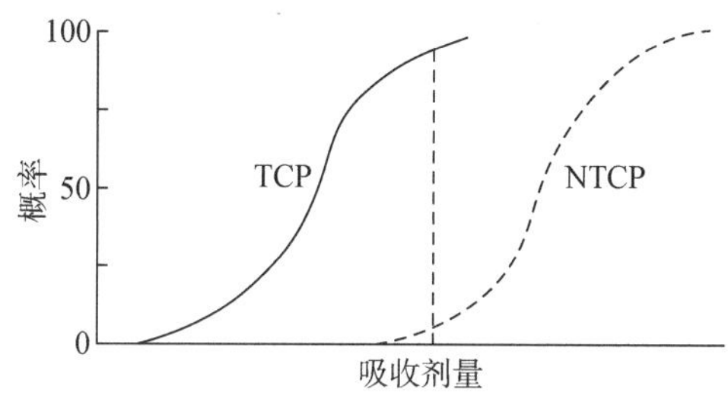

图 8.24　TCP 和 NTCP 随剂量的变化图

对均质分布的肿瘤，且肿瘤内部剂量分布相对均匀，靶区剂量可用平均剂量表示。设 $D(r)$ 表示靶区内的剂量分布，$\overline{D}$ 表示靶区内的平均剂量，σ_D 表示剂量标准偏差，它们所产生的肿瘤控制概率 TCP（$D(r)$ 和 TCP（$\overline{D}$）的关系近似为：

$$\mathrm{TCP}(D(r)) \approx \mathrm{TCP}(\overline{D}) - \frac{\gamma^2/2}{\mathrm{TCP}(\overline{D})}\left(\frac{\sigma_D}{\overline{D}}\right)^2 \tag{8.18}$$

式中，γ 因子称为剂量效应曲线的特征参数，与剂量效应曲线的斜率有关，定义为：

$$\gamma = D(\partial \mathrm{TCP}/\partial D) \tag{8.19}$$

γ_{50} 为最常用，指当 TCP＝0.5 或 $D=D_{50}$ 时的 γ 值，D_{50} 为 50％肿瘤控制概率所需照射剂量。

对非均质分布的肿瘤，最佳剂量分布不再是均匀的剂量分布，肿瘤细胞密集、对放射较抗拒的靶区，要用相对较高的剂量。当剂量不均匀时，可将肿瘤组织划分为若干个子区域，每个子区域内的剂量是均匀的，则肿瘤的控制概率应为各个子区域的控制概率的积：

$$\mathrm{TCP} = \prod_j \mathrm{TCP}_j \tag{8.20}$$

如果同时考虑剂量分布不均匀性、体积因素、细胞间和群体间的放射敏感性的差异性，则肿瘤的控制概率更为复杂：

$$\mathrm{TCP} = (1/l)\sum_{i=1}^{l}\sum_{j=1}^{M}\exp[-\rho_j V_t f_j \exp(-\alpha_i/D_j)] \tag{8.21}$$

式中，V_t 为肿瘤的总体积，它被分成 M 个子体积，每个子体积的克隆源性细胞密度为 ρ_j，剂量为 D_j（平均剂量 $\overline{D}_j$，或有效剂量 D_{jeff}），占总体积的比例为 f_j，l 为同类肿瘤的群体采样数（一般取 10^4），α_i 为采样个体的放射敏感性。

正常组织并发症概率 NTCP 可由 Lyman 公式计算：

$$\mathrm{NTCP} = \frac{1}{\sqrt{2\pi}}\int_{-\infty}^{t}\exp(-x^2/2)\mathrm{d}x \tag{8.22}$$

式中

$$t = [D - D_{50}(V)]/[mD_{50}(V)] \tag{8.23}$$

$$D_{50}(V) = D_{50}(V=1)V^{-n} \tag{8.24}$$

$D_{50}(V=1)$、$D_{50}(V)$ 分别为整个体积、部分体积 V 受照射时引起某种损伤 50%并发症概率所需剂量；n 为体积效应因子；m 是 NTCP 剂量效应曲线的斜率。该模型为 4 参数 (V, D_{50}, n, m) 模型，模型参数必须依据临床观察到的数据。

Schultheiss 等根据广义线性 GLM 模型推导出另一个剂量效应模型—逻辑模型，与 Lyman 积分概率模型基本等效，但逻辑模型的形式比 Lyman 积分概率模型简明直观：

$$\text{NTCP}(V=1, D) = \frac{1}{1+(D_{50}/D)^k} \tag{8.25}$$

式中，k 与 n、m 的关系为：$k \approx 1.6/m$ 或 $k=1/n$。逻辑模型也可用于 TCP 的计算。

2. 等效均匀剂量和有效体积

上述计算 NTCP 的两种模型中均假设整个器官或组织、或部分器官或组织受到单一剂量 D 的照射，但实际上整个器官或组织、或部分器官或组织总是受到不均匀剂量的照射。为了计算的方便，需要将二维形式的 DVH 图变换成有效剂量照射到整个体积或某一均匀剂量照射到有效体积的一维形式，于是引入了等效均匀剂量或有效剂量和有效体积的概念。

等效均匀剂量 EUD 是指当器官或组织的部分体积 V 受到均匀剂量 D 的照射造成的器官或组织的损伤，相当于整个器官或组织 $V=1$ 受到均匀剂量 EUD 照射造成的损伤，即：

$$\text{NTCP}\ (V,\ D) = \text{NTCP}\ (V=1,\ \text{EUD}) \tag{8.26}$$

有效体积 V_{eff} 是指当器官或组织的部分体积 V 受到均匀剂量 D 的照射造成的器官或组织的损伤，相当于器官或组织的一部分体积 V_{eff} 受到 DVH 图中最大剂量 D_{max} 照射造成的损伤，即：

$$\text{NTCP}(V, d) = \text{NTCP}(V_{eff}, D_{max}) \tag{8.27}$$

目前有 6 种方法可计算等效均匀剂量和有效体积，本文仅介绍一种 TPS 常用的称为积分概率模型（integral probability model，IPM）的原理。

根据 Schultheiss 的假设，DVH 图中每部分的损伤概率是彼此独立的，按微分 DVH 概率，则有：

$$\text{NTCP}(V_N, \text{EUD}) = \text{NTCP}(V_N, D_N) \tag{8.28}$$

其中

$$\begin{aligned}
&\text{NTCP}(V_N, \text{EUD}) \\
&= 1 - [1-\text{NTCP}(V_1, D_1)] \times [1-\text{NTCP}(V_2 - V_1, D_2)] \times \cdots \times [1-\text{NTCP}(V_N - V_{N-1}, D_N)] \\
&= 1 - \left[(1-\text{NTCP}(V_1, D_1)) \cdot \prod_{i=2}^{N}(1-\text{NTCP}(V_i - V_{i-1}, D_i))\right]
\end{aligned} \tag{8.29}$$

根据微分 DVH 概念，因为 $v_i = V_i - V_{i-1}$，则：

$$\mathrm{NTCP}(V_N, \mathrm{EUD}) = 1 - \prod_{i=1}^{N} [1 - \mathrm{NTCP}(v_i, D_i)] \tag{8.30}$$

由于对肿瘤细胞的生物学特性不可能做到完全理解，上述公式推导出的结果只能作为临床参考，绝对不是临床放疗方案的决定性准则。

二、治疗计划的验证

（一）三维适形放疗计划的验证

治疗计划评价、认可之后，还要对计划作一定的验证，以保证你得到的是你所看到的。对于三维适形放疗（3D-CRT），验证主要指照射野的验证和治疗体位的验证：

1. 照射野的验证

3D-CRT 的照射野由计划系统根据 BEV 作出，实施时有 MLC 和挡铅两种方式，大多数电动 MLC 的精度相当高，只需要定期做质量检查就可以满足临床的精度要求，照射野的检查主要是针对手动 MLC 和低熔点挡铅。

3D-CRT 所用的个体化低熔点挡铅制作阶段的每一步都可能产生误差，即使现在有单位使用全自动切割机也不能完全避免，尤其在泡沫成型和在挡野板安装铅块阶段最容易带来较大的偏差，手动 MLC 在加工成型时也会存在一定的误差，所以在治疗实施前一定要在治疗机或模拟机检查实际照射野和设计照射野之间的符合性，纠正存在的误差，最终使误差小于 2 mm。

2. 治疗体位的验证

体位验证是 3D-CRT 中的最重要的环节，如果不能保证治疗体位的正确，要想取得好的结果的可能性不大，在体位验证时，要求头颈部肿瘤的体位偏差不大于 2 mm，体部肿瘤的偏差应小于 3 mm。

计划 CT 扫描时患者的体位可能和治疗时不完全一致，随时间的推移，患者固定体模或面模也会有一定的变形，治疗中间有些患者的体重会有大的变化，一些靠近体表的肿瘤治疗过程中的消退也会导致变化，所以在治疗之前以及治疗中间利用模拟机或加速器做体位检查是必需的。

体位验证的目的是检查患者在模拟机或加速器上的体位和扫描计划 CT 时是否一致，比较方法有二维和三维比较两种方法，后者是用锥形束 CT 扫描结果和计划 CT 扫描比较属于图像引导放射治疗的范畴，由第十四章发展中的图像引导放射治疗详细讲述，本章介绍二维比较方法。

数字重建放射片（digital reconstruction radiograph，DRR）是三维计划系统的一个基本功能。通过对患者 CT 数据的处理，建立了 3D 假体，由 3D 假体可以计算出任意方向模拟 X 光透视片，犹如患者在模拟机上透视，这也是 CT 模拟的基本功能。

治疗计划设计完成后，要把所有照射野的参数以及 DRR 送到模拟机，患者在模拟机上，首先根据计划CT扫描时设置的皮肤（或体模）标志点找到等中心，然后旋转机架到计划系统设计的各个照射野的角度，取得透视图像，和该照射野的DRR比较，比较的对象是可以清晰判定位置的标志，以骨性标志为主，如头颈部的椎体、垂体窝、眼眶以及颅骨，胸腹部的椎体、锁骨、骨盆、气管以及胸壁等，首先根据这些标志判定等中心的位置的偏离情况，根据偏差大小移动治疗床使等中心符合，然后比较照射野边缘的标志点，判断其偏差大小，如果偏差较大则需调整患者体位以达到要求，如果仍然不能达到要求，则认为是计划CT体位很不合适，需要重新扫描。图8.25为DRR和模拟机透视图的比较。

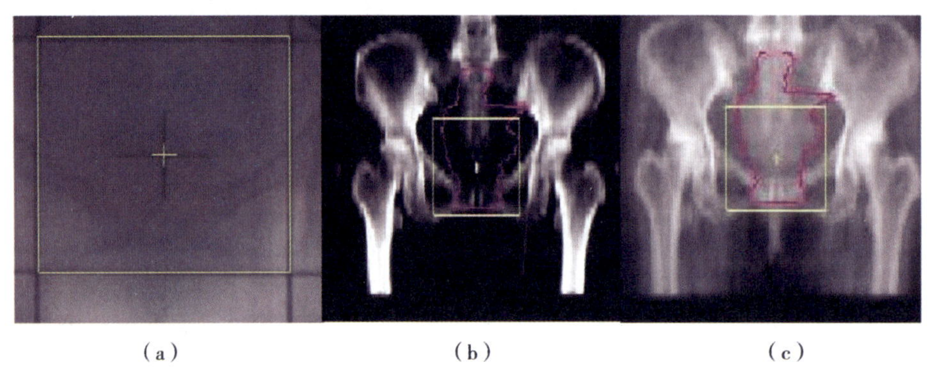

(a) (b) (c)

图8.25 DRR和模拟机透视图的比较

(a) 模拟机透视图像；(b) 骨窗DRR；(c) 软组织窗DRR

3. 在线校正与离线校正

由于模拟机和加速器之间仍然可能存在一定的误差，这包括设备的系统误差，如等中心的偏差、光野一致性的偏差等等，还有摆位的随机误差，如患者体位的不完全重复、技术员对各个摆位标志的判断误差等等，所以在加速器治疗时仍然应该对患者的体位做检查，并校正出现的偏差。

在线校正指在每次治疗开始以前拍摄射野验证片并立即和治疗计划的DRR比较，测量三维方向误差，移动治疗床予以校正，然后实施治疗；离线校正是在治疗前或治疗后拍摄射野片，在治疗后检查各个方向的误差，然后在下次治疗时改变体表等中心标志点以校正偏差。这两种方法皆可以使治疗偏差有所降低，显然在线方式能更好地纠正摆位过程中的体位偏差。

4. 射野片的拍摄方式

和模拟机校正过程一样，用患者的射野片和DRR比较确定治疗时的实际误差，为了确定三维方向的具体误差数值，射野片一般取0°和90°两个体位，胸腹部肿瘤的放疗时侧位片清晰度一般不好，通常再加一个45°射野片以利判断。

治疗机摄片有普通胶片方式和电子射野器件（电子射野影像设备，electronic portal image device，EPID）方式两种，胶片方式用普通X光胶片，一般曝光2 MU，然后暗室冲洗，再和DRR比较，这个过程花费时间比较长，特别是人工比较（勾画出可以比较的结构，测量它和等中心的距离，再和DRR上的距离比较）更需时间，如果用软件自动比较方式还有扫描胶片的过程，所以目前胶片方式只能用于离线校正方式。

EPID方式是当前的主流发展方向，常用成像模式有液体电离室阵列和非晶硅阵列两种，均可以在较短的时间（几秒）内完成射野片的拍摄，获得的是电子图像，分辨率好于胶片方式；加速器所配EPID均采用Dicom格式传输图像，可以即时和DRR比较，与之匹配的软件系统还可以和DRR图像自动比较，给出当前患者等中心位置和计划CT之间的差别，并由人工或系统自动控制加速器治疗床移至正确位置。显然EPID方式完全可以用于在线校正模式。图8.26为头颈部肿瘤DRR图像和EPID图像的比较示意图。

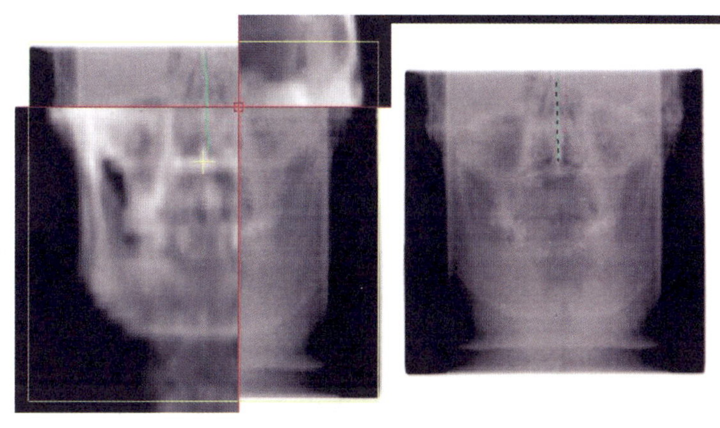

图8.26　头颈部肿瘤DRR和EPID图像比较

绿线为鼻中隔

以上介绍的是二维体位验证模式，它存在一个比较明显的缺陷，即在使用时它只能分辨骨性标志（肺部肿瘤也有一定的分辨能力），对软组织几乎没有识别能力，所以对头颈部肿瘤，肿瘤和骨性标志之间相对运动很小的情况下可以比较正确地反映治疗中的实际误差，肺部肿瘤勉强分辨出误差（但是肺部肿瘤的呼吸运动使得测量的结果不能完全反映实际情况），而对于其他胸腹部肿瘤，如食管癌、前列腺癌等，二维方式基本不能确定治疗的真正误差，尽管使用在肿瘤部位植入的金粒子代替骨性标志的方法已经在研究、使用，但是也不是完全可以确定真正的体位误差，因为治疗部位的器官移动、变形和充盈状态，肿瘤的移动、变形等等，皆属于未知，所以完全的体位验证必须使用三维验证。

（二）调强放疗计划的验证

常规放疗以及3D-CRT对照射野的野内剂量不作调整，或者只使用楔形过滤板做简单的一维改变，照射野的剂量分布的可靠性非常高，只要对放疗设备做常规的质量保证就可以保证治疗物理剂量的可靠性，而对于调强放疗计划（IMRT），计划制订和剂量分布均比常规三维适形放疗复杂得多，每个照射野都是经过调制的动态多叶光栅照射野，或者是个体化单独制作的补偿块，如果没有完善的剂量验证，很有可能存在较大误差，对治疗有不利影响。当然由于 IMRT 的适形度比 3D-CRT 更好，所以它对体位的要求也更高，所以在治疗之前需要对患者的体位做更为严格的检查，方法和 3D-CRT 相同。

剂量验证的内容包括绝对剂量的验证和相对剂量分布的验证，首先要把设计的计划移植到体模上，计算其剂量分布，再在治疗机上测量该体模的剂量分布和计算结果比较。

1. MLC 叶片位置的检查

在使用 MLC 方式实施调强放疗时，首先要做的应该是 MLC 叶片的位置精度检查，如果精度有问题，则调强照射野的剂量肯定有问题。

2. 绝对剂量的验证

到目前为止，由于电离室有稳定性好、射线剂量响应呈很好的线性关系、方向性好、能量响应好等优点，电离室测量仍然是剂量检测的最可信的手段，尚无其他方法可以取代，所以在 IMRT 的剂量验证过程中，用电离室做点剂量测量必不可少。目前的技术条件下，推荐使用 0.1 ml 的电离室作为调强治疗照射野绝对剂量验证的标准电离室，它的有效测量尺寸为 5 mm 左右，输出电流为 0.6 ml 电离室的 1/6，相对适中。图 8.27 是电离室置于体模中验证测量实验图。

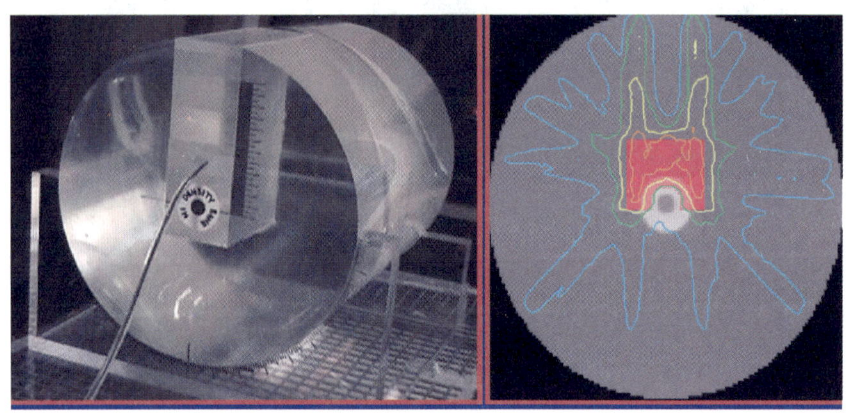

图 8.27　电离室置于体模中验证测量实验图

在做绝对剂量验证时，物理师要选取剂量变化相对平缓的区域，因为在剂量分布陡峭之处，很小的位置偏差对剂量有较大的影响，在剂量变化最大处，1 mm 的位置偏差导致的剂量变化可达到 5%以上。

3. 相对剂量的验证

在做剂量验证时，只对一个点或几个点做绝对剂量验证是不够的，完整的剂量验证必须包括剂量分布的验证。相对剂量验证就是要把计划系统计算的剂量分布和实际测量的结果比较，目前使用的测量方法有胶片法和二维测量装置方法。

胶片测量是把慢曝光胶片置于体模中，接受计划的一个照射野或全部照射野的照射，用扫描仪将冲洗过的胶片扫描到计算机中，经黑度剂量校正处理后得到等剂量分布。要注意的是胶片冲洗的条件对黑度有比较大的影响，尤其是温度和冲洗液的浓度，虽然自动洗片机可以很好地控制温度，但是冲洗液的浓度总是在变化，所以在每次测量时必须建立剂量黑度关系曲线，以能够得到正确的等剂量线分布。

胶片的冲洗、剂量黑度关系的确定等等工作使得用胶片测量相对剂量分布需要花费太多的时间，对于大量调强治疗的验证不是非常合适，最近几年国外的一些公司相继开发了面测量器件，可以比较简单地测出一个平面的剂量分布，这使得调强治疗的物理验证工作大大简化。这些器件以 Mapcheck 和 Matrixx 为代表。图 8.28 为两个设备的外观，图 8.29 为 2 套设备测量的剂量分布。

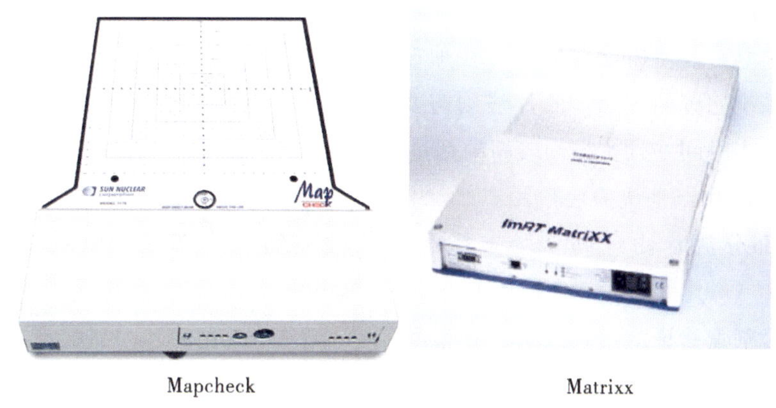

Mapcheck　　　　Matrixx

图 8.28　面剂量测量装置 Mapcheck 和 Matrixx

Mapcheck 是用近 445 个半导体探头组成探头矩阵，中间 10 cm×10 cm 内探头间隔 7 mm，其余范围间隔 14 mm，探头上有相当于约 2 cm 水的等效介质。Matrixx 使用 1 024个体积为 0.08 ml 的电离室组成的探头矩阵，探头间间隔约为 7 mm，上面有 5 mm 左右的水等效介质。两者相比，半导体探头体积非常小，更接近点的测量，但是它具有半导体探头固有的一些物理学局限，而电离室探头则有测量可靠、稳定的优点，简单标定就可以做绝对剂量测量，但是 4 mm 的直径可能导致高剂量梯度区域的测量精度下降。

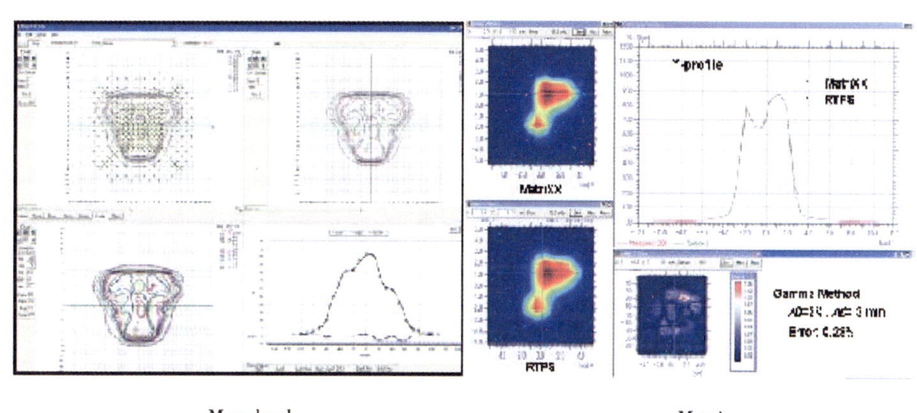

Mapcheck　　　　Matrixx

图 8.29　Mapcheck 和 Matrixx 的测量结果图

和二维测量仪比较，胶片测量更加灵活，它可以测量任意断面的剂量分布，只要把胶片置于所需的位置即可，可以测量单个照射野，也可以测量计划的全部照射野（如果用线性范围足够的胶片如EDR一类，XV2的线性范围只有1 Gy，则不能用来测量全部照射野）；在所测量的面，胶片测量属于连续测量，空间分辨率高。而目前技术水平的二维测量仪被认为只能测量垂直于照射野中心轴的平面剂量分布，如半导体的矩阵探头由于方向性的问题不可能用于测量完整的计划，电离室矩阵探头从侧边照射时也存在相互干扰，一般也不宜测量完整的计划；且测量总是不连续的，对验证范围内的最高或最低剂量有遗漏的可能。

但是二维测量仪使用比较方便，在加速器上照射之后立刻就有结果，几分钟就可以给出和计划系统比较的结果，胶片法则需要经过冲洗、扫描以及黑度剂量转换等等烦琐过程，耗费太多时间，且要得到较高的剂量精度是非常困难的。

所以目前的观点是认为应该用二维测量仪取代胶片方法用于调强放疗的剂量验证，当然仍然有部分放疗物理师认为二维测量仪的空间分辨率差，而对胶片验证情有独钟。

（1）相对剂量验证的比较方法

不管计划系统设计得有多完善，和实际测量结果相比，总是存在一定的误差，用什么方法比较也是一个值得研究的课题。

最简单的方法就是用所有点的剂量之间直接比较，为了方便可以依次比较不同位置一条线上的剂量，图8.30（a）显示了调强照射野的剂量比较。还可以用统计的方法给出感兴趣范围内所有点的剂量误差的直方图，如图8.30（b）所示。此项检测的接受标准应该是90%以上的点的剂量误差小于5%。

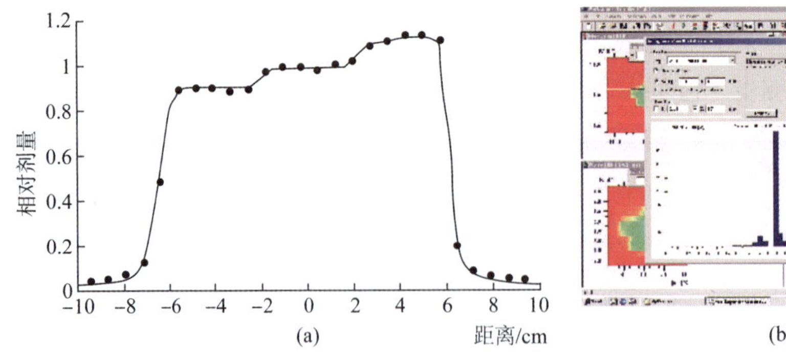

图8.30 相对剂量验证的比较

（a）直接比较一条线上的测量剂量和计算剂量；

（b）总的点剂量误差结果的直方图显示

在高剂量梯度区域，因为位置的微小偏差可以导致较大的绝对剂量的误差，所以在这些区域，绝对剂量的差别不是很关键，剂量计算的正确性应该由等剂量线的距离也称为一致性距离（distance-to-agreement，DTA）决定，一致性距离指某一点上测量所得到的剂量和计算得到的剂量分布上相同剂量之间的最短距离。图 8.31 显示了认为移动照射野 2 mm 在照射野边缘处产生的剂量误差和 DTA 偏差。

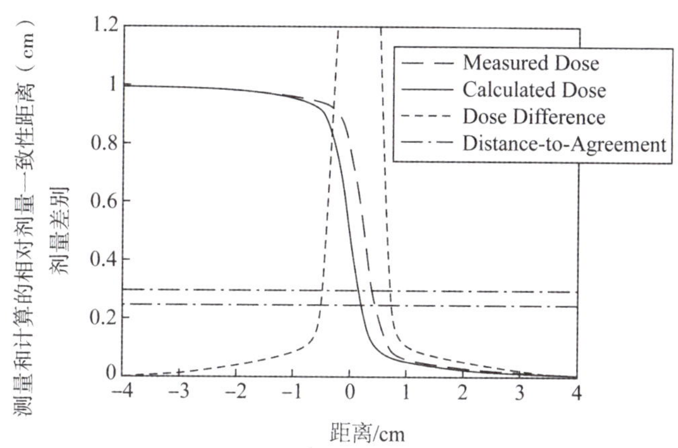

图 8.31　照射野边缘的误差导致的剂量差和 DTA 差

在剂量相对平坦的区域，即使剂量差别不大，等剂量线距离也可能很远，而在剂量陡峭处，即使剂量相差较大，等剂量线也很接近，所以调强照射野的剂量误差控制标准一般有两个：剂量误差不超过 3%及等剂量线偏差不超过 3 mm，只要有一条符合即为可以接受。

（2）调强照射的其他验证方法

调强验证不仅要花费大量时间，还要添置不少设备，因而有些医学物理学家认为可以通过计算的方法加以验证，简单的一种方法是独立 MU 计算软件，高级方法是蒙特卡罗方法。

独立 MU 计算软件是国内外一些不生产治疗计划系统的公司独立开发的简易剂量计算软件，它可以输入计划系统设计的照射野的多叶光栅的文件，独立计算一些点的剂量，然后和计划系统的计算结果比较以确定计划系统计算的正确性，如果两者符合，则计划系统有较大误差的可能性就大大降低。

蒙特卡罗方法是放射治疗剂量计算方法中最精确的，和实际测量基本一致，由于计算时间太长而不能应用于实际临床工作，在调强计划验证方面用来对系统做测试以发现存在的严重问题。图 8.32 为鼻咽部肿瘤用笔形束方法和蒙特卡罗方法计算的剂量分布比较。

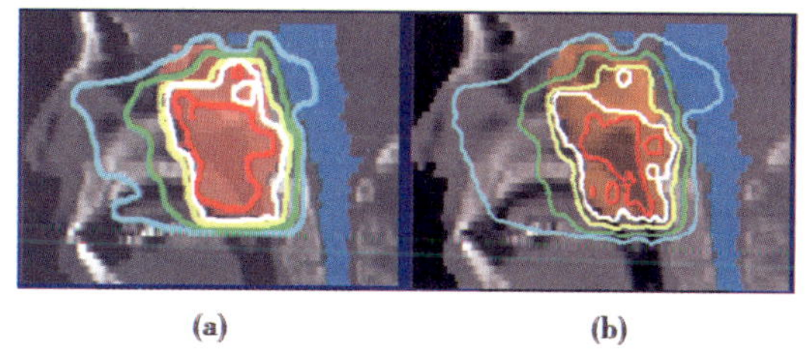

图 8.32　鼻咽部肿瘤调强照射笔形束和蒙特卡罗剂量分布比较

（a）笔形束剂量分布；（b）蒙特卡罗剂量分布

计划系统的剂量计算大多采用笔形束（pencil beam）方法，在存在空腔和肺等低密度体积时，由于未能充分考虑照射野边缘的剂量建成效应总是有一定的计算误差，所以在和蒙特卡罗方法比较调强计划精确性时要予以考虑。

（秦颂兵）

复习思考题

1. 简述临床剂量学的基本原则。
2. 治疗体位固定的目的是什么？简述常用的体位固定方式。
3. 简述常用的射野剂量改造方法。
4. 治疗计划评估的物理指标有哪些？比较各自的优缺点。
5. 简述放疗计划绝对剂量验证的过程。

参考文献

[1] ICRU-50，Prescribing，recording and reporting photon beam therapy（1993）.

[2] ICRU-62，Prescribing，Recording and Reporting Photon Beam Therapy（1999）.

[3] Begnozzi L，Benassi M，Bertanelli M，et al. Quality assurance of 3D-CRT：indications and difficulties in their applications. Crit Rev Oncol Hematol.，2009，70（1）：24-38.

[4] Purdy JA. Advances in the planning and delivery of radiotherapy：new expectations，new standards of care. Front Radiat Ther Oncol.，2011，43：1-28.

[5] James A. Purdy，Philip Poortmans，Carlos A. Perez. Three-Dimensional Treatment Planning and Conformal Therapy. Technical Basis of Radiation Therapy Medical Radiology，2012：253-273.

[6] Wu VW，Kwong DL，Sham JS. Target dose conformity in 3-dimensional conformal radiotherapy and intensity modulated radiotherapy. Radiother Oncol.，2005，74（1）：78-9.

[7] Lyman J，Complication probability as assessed from dose-volume histograms. Radiat Res，1985，104：S13-19.

[8] Søren M. Bentzen，Louis S. Constine，Joseph O. Deasy，et al. Quantitative Analyses of Normal Tissue Effects in the Clinic（QUANTEC）：An Introduction to the Scientific Issues. International Journal of Radiation Oncology Biology Physics，2010，76（3）：S3-9.

[9] 许淑艳．蒙特卡罗方法在实验核物理中的应用．北京：原子能出版社，2006.

[10] Paganetti H. Range uncertainties in proton therapy and the role of Monte Carlo simulations. Phys Med Biol.，2012，57（11）：R99-117.

第九章

近距离放射治疗

远距离放射治疗（teletherapy）是指外照射，即通过人体体表的照射，如^{60}Co远距离治疗，电子直线加速器的高能X射线及电子束治疗等。近距离放射治疗（brachytherapy）是与远距离放射治疗相对而言，“brachy”是“近或短”的意思，“tele”与之相对，是“远”的意思，两者均来源于希腊文。近距离治疗是指把具有放射活性的放射源放置到靶区（主要是指肿瘤）内或靠近靶区的地方进行放射治疗的一种方法。1898年居里夫妇发现放射性元素镭，1905年即进行了世界上第一例镭针插植治疗，1930年Paterson及Parker建立了Manchester系统，即建立了镭模制作及插植的规则以及剂量计算方法。20世纪50年代，外照射发展很快（^{60}Co及电子直线加速器），其防护上的优势及深度剂量高，使近距离治疗的发展受到一定影响。1965年，Pierquin和Dutreix建立了巴黎剂量学系统。20世纪80年代中期现代近距离治疗迅速发展起来，后装技术得到普及。它安全、可靠、防护好，灵活性高，因此近年来发展很快，取代了传统的近距离治疗。

第一节　近距离放射治疗的分类

一、照射技术分类

近距离放射治疗主要技术可归纳为“4I＋1M”，包括：腔内近距离治疗（intracavitary brachytherapy）、管内近距离治疗（intraluminal brachytherapy）、组织间近距离治疗（interstitial brachytherapy）治疗、术中近距离治疗（intraoperative brachytherapy）和模近距离治疗（mould brachytherapy）5种治疗方式。

1. 模具（moulds）或敷贴器（applicator）治疗

将放射源置于按病种需要制成的模具（一般用牙模塑胶）或敷贴器内进行治疗，多用于表浅病变或容易接近的腔内（如硬腭）。为降低靶区剂量变化梯度，需避免直接将敷贴器放置于皮肤表面，可用组织等效材料、蜡块或凡士林纱布隔开，辐射源和病变间的距离通常为0.5～1 cm。

2. 组织间植入（interstitial implants）治疗

是指将空心针管植入靶区瘤体后，再导入步进源进行照射，其剂量分布直接受针管阵列的影响。组织间植入治疗可分为暂时性插植（temporary brachytherapy）和永久性插植（permanent brachytherapy）两种。暂时性插植现多采用高剂量率后装分次照射，先将空心针管植入到组织内或瘤体内，再导入步进源进行照射，待照射结束后取出插植针。永久性插植需用特殊的施源器将放射性粒子种植到组织内或瘤体内，粒子可长期留存在体内，最常用的有^{125}I、^{103}Pd、^{198}Au。具体的植入方式可分为以下几种：① 模板插植；② B超或CT引导下插植；③ 立体定向插植；④ 借助各种内镜辅助插植；⑤ 术中直接插植。随着后装放疗技术的迅速发展和普及，植入治疗已广泛应用于头颈部、脑、肺、胸膜、前列腺、乳腺、宫颈、软组织及肝等部位肿瘤的治疗，多与外照射联合应用，较少单独应用。

3. *腔内治疗*（intracavitary brachytherapy）*或管内治疗*（intraluminal brachytherapy）

该技术的特点是利用自身天然体腔和管道置放施源器，先将不带放射源的施源器或导管置放于人体自然体腔或管道内，固定后再用放射源输送管将施源器或导管与放射源贮源罐连接，遥控操作后装机导入步进源进行照射。适用于宫颈、宫体、阴道、鼻咽、气管、支气管、肝管、胆管、直肠、肛管等癌肿的治疗。

4. *术中*（intraoperative）*置管术后治疗*

手术中在瘤体范围预置数根软性塑管，术后行高剂量率后装分次照射，适用于脑、胰腺、胆管、胸腺等周围有重要器官不宜外照射者，近年在乳腺癌治疗中采用术中置管，行瘤床区域术后大分割近距离放疗的技术受到广泛关注。

二、剂量率分类

根据近距离放疗所采用的辐射源剂量率不同，可以把近距离放疗分为：

1）低剂量率：0.4～2 Gy/h，在放疗中用于几小时或几天的连续照射，主要用于间质内照射。在宫颈癌腔内治疗中，常用的剂量率为1～3 cGy/min。

2）中剂量率：2～12 Gy/h 。

3）高剂量率：＞12 Gy/h，是目前外照射所用的剂量率。在近距离放疗中，如宫颈癌的腔内放疗，*A*点剂量率大于20 cGy/min，即称为高剂量率放射。

低剂量率照射（镭疗）有一整套完整的布源规范和剂量计算法则，积累了大量的经验，在宫颈癌、舌癌、阴道癌和皮肤癌等肿瘤的治疗中取得了较好的效果，但治疗时间较长。高、中剂量率后装治疗减少了医护人员的工作量，缩短了病人治疗时间，方便病人，减少痛苦，受到广泛的应用。要达到相同的生物效应，高、低两种不同剂量率的照射剂量是不同的，照射总量必须根据剂量率而定。在使用高剂量率近距离放疗时，应注意每次照射的剂量及总剂量应低于传统的低剂量率照射，采用增加分割次数、减少每次剂量的方法，以消除远期的放疗副作用。一般认为，高、低剂量率腔内治疗的转换率是0.6～0.65。

第二节　近距离放射治疗的特点

一、近距离放射治疗的特点

1）局部剂量很高，然后随深度加深，剂量陡然下降（图 9.1）；

2）照射范围内剂量不均一，近放射源处剂量很高，常采用放射源的步进或振荡方法来弥补；

3）中、高剂量率照射时间短；

4）一次连续照射（低剂量率）或次数较少（高剂量率）的分次照射。

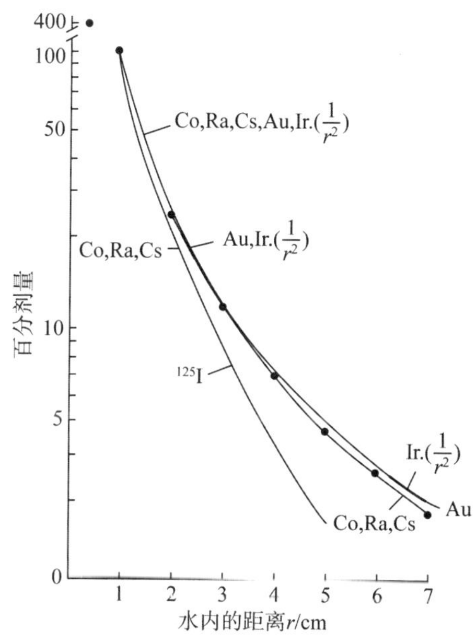

图 9.1　不同核素在水中局部剂量递减变化与距离反平方曲线的比较（归一在 $r=1$ cm）

二、现代近距离治疗的特点

1）采用高剂量率后装遥控近距离治疗技术。后装治疗（treatment of afterloading）：先在病人的治疗部位放置不带放射源的治疗容器，包括能与放射源传导管相连接的空的装源管、针或相应的辅助器材（又称施源器），可为单个或多个容器，然后在安全防护条件下或用遥控装置，在隔室将放射源通过放射源导管，送至已安放在病人体腔内空的管道内，进行放射治疗的方式；因放射源在施源器置入体内后再隔室由计算机操控进入体内，故将这种放射治疗方式称为后装治疗。

2）单一高活度放射源（10～20 Ci），源运动由微机控制的步进马达驱动；

3）放射源微型化，源直径 0.5～1 mm，常使用高强度的微型源：铱-192 为代表；

4）剂量分布由计算机进行计算，20世纪以来，现代后装治疗已从二维影像为基础的近距离治疗发展到以CT/MRI为基础的三维适形近距离治疗。

后装放射治疗与传统的近距离治疗相比，更安全、治疗剂量准确、剂量分布更合理。因为在开始治疗时，仅施源器放入病人体内，施源器内置X射线定位尺，而后进行摄片和剂量分布的计算，如果剂量分布达不到要求，可以通过调整施源器的位置，再重新摄片及计算剂量分布，直到满意为止。单一高活度放射源，可以按剂量分布的要求控制源在不同的驻留点驻留不同的时间，源的运动由微机控制，保证了驻留点位置及时间的准确性。高活度源保证了较短的治疗时间，从而防止了因体位变化造成的源的位移，保证治疗的准确性，同时也减少了很多护理工作。源的微型化可以使源进入较细的管道，适应更多部位的肿瘤，因此，现代近距离后装放疗保证了整个治疗过程的安全、准确、快速，同时又扩大了使用范围。

三、与其他治疗方法的优缺点比较

1. 优点

1）与手术相比，并发症与死亡率低。

2）与全身化疗相比，局部剂量比化疗高100倍（按0.4 mg/kg氮芥）。

3）与局部化疗相比，定位及剂量分布较好。

4）与外照射相比：① 定位更准确；② 邻近正常组织受量低；③ 更适合治疗不规则形态肿瘤，达到较好的剂量分布；④ 永久性插植，只需一次小手术，而外照射疗程需6～7周。

2. 缺点

1）与外科手术相比，近距离放疗局部根治的疗效差，可能出现晚期反应。

2）与全身化疗相比，技术困难得多。

3）与外照射相比：① 需进行小手术；② 插植对肿瘤有创伤；③ 技术复杂。

应指出的是近距离放射治疗因其照射范围小、剂量按深度衰减梯度大，除偶尔用它做根治性放疗外，一般只能配合外照射治疗，须以外照射为主。

第三节 现代近距离放疗常用的放射性核素

最早用于近距离治疗的同位素是^{226}Ra，由于^{226}Ra会释放出有害物质氡气，同时回收处理花费很大，已废弃不用，取而代之的是其他一些放射源，例如^{192}Ir是最常用于高剂量率近距离治疗的核素。

一、近距离放疗放射源选用原则

1. 半衰期长短

选用的放射源半衰期不能过短，否则会在储运过程中由于衰变而丧失使用价值；但也不宜过长，因源活度（衰变率）与核素原子数呈正比，与半衰期呈反比，当源活度确定后对半衰期较长的核素要求有更多的原子数，源体积相应就大，不适用于微细腔管或组织间照射。另外，在使用上放射源可分为永久和暂时植入两种，前者为一次性使用，不再取出，故不能使用长半衰期核素。

2. 核素丰度（比度）

丰度低的核素欲达既定的活度，源尺寸必须要大。

3. 射线类型

多采用核素衰变过程产生的 γ 或 β 射线，但核素衰变过程常同时伴有 γ 或 β 射线产生，要求用其主要的一种，而另一种所含百分比要少，如用 γ 射线，则要求 β 射线的能量低，便于被源壳滤过，β 源最好为“纯 β 源”，如 ^{90}Sr 等。

4. 射线的能量

与能量有关的资料和参数包括：核素衰变图谱，γ 射线平均能量（keV），线性吸收系数（μ），辐射防护涉及的半值厚（HVL）或 1/10 值厚（TVL），组织吸收因子 F（tissue）及传能线密度（linear energy transmission，LET）。最适于做组织间插植的 γ 射线能量为 20～25 keV，由于治疗区外剂量减弱梯度快，有利于正常组织保护。同时希望 γ 射线能谱较为单一和相近，如 ^{60}Co 的两种 γ 射线能量分别为 1.17 MeV 和 1.33 MeV，较为接近可视为单一能量，而 ^{226}Ra 衰变时放射多达 78 条 γ 射线，其中 49 条能谱分布在 0.184～2.45 MeV，另外还有至少 10 种分布在 2.45～3.80 MeV，很不理想。

二、近距离放疗的常用核素

近距离放疗的常用核素及有关物理特性如表 9.1 所示。

表 9.1 近距离放疗的常用核素及有关物理特性

核 素	符 号	射线平均能量 $\overline{E}_r$/MeV	半 衰 期	临床使用
镭（Radium）	^{226}Ra	0.83	1 626 a	LDR，腔内或组织间
氡（Radon）	^{222}Rn	0.83	3.83 d	永久性组织间植入
钴（Cobalt）	^{60}Co	1.25	5.26 a	HDR，腔内
铯（Cesium）	^{137}Cs	0.662	30 a	LDR，腔内或组织间
金（Gold）	^{198}Au	0.416	2.7 d	永久性组织间植入
铱（Iridium）	^{192}Ir	0.397	73.8 d	LDR/HDR，腔内或组织间
碘（Iodine）	^{125}I	0.028	59.6 d	LDR，永久性组织间植入
钯（Palladium）	^{103}Pd	0.020	17 d	LDR，永久性组织间植入
铯（Cesium）	^{131}Cs	0.030	9.69 d	LDR，永久性
镱（Ytterbium）	^{169}Yb	0.093	115 d	LDR，暂时性组织间植入

第四节　近距离放射治疗剂量计算基本方法

长期以来，用作近距离治疗（腔内和组织间照射）的放射源主要是镭源（^{226}Ra），而且已建立起一整套原则和数据，虽然目前^{226}Ra已被其他核素所替代，但已建立起来的镭疗剂量学也适用于其他放射性核素源，只是照射率常数 Γ 不同。一些早期的剂量学系统如 Quimby 系统、Paterson-Parker 系统（即曼彻斯特系统）和 Memorial 系统，对镭模、组织间、单面、双面、体积插植的设计均提出一定遵循原则，有一些供临床使用的简易查表方法，对直线源而言，可依放射源有效长和某点到源的管距、轴距的长度，找出某点受量 1 000 R 的所需的毫克小时数；对镭模平面插植、体积插植则按 Quimby 系统、Paterson-Parker 系统的要求布源，得出治疗区 1 000 R 所需镭的毫克小时数。因篇幅受限，本节仅介绍近距离放疗剂量计算的基本方法及与现代近距离放疗密切相关的巴黎系统。

一、点辐射源的照射剂量计算

放射源的剂量分布与其几何形状密切相关。但任何形状均可视为点的集合，因此放射源的剂量计算实际上是以点源为基础的。对于点状源，其在各个方向上的辐射强度是均匀的，在空间某一点上的照射量率与其到辐射源的距离平方成反比。其计算公式为：

$$X_r = \frac{\Gamma \cdot A}{r^2} \tag{9.1}$$

式中，Γ 为放射源的照射率常数，r 为某一点距源的距离，A 为该源的放射性活度。

例 1　求距一个经 0.5 mmPt 过滤的 50 mCi（即 185×10^7 Bq）的^{226}Ra 点源 100 cm 远处的照射量率。

解：

$$X_r = [8.25\ \mathrm{R\cdot cm^2/(h\cdot mCi)}] \cdot \frac{50\ \mathrm{mCi}}{100\ \mathrm{cm}} \tag{9.2}$$

$$=41.2\ \mathrm{mR/h}=1.06\times10^{-5}\ \mathrm{C/(kg\cdot h)}$$

然而，肿瘤靶区实际的吸收剂量并不能按照这样简单的公式进行计算，源发出的射线到实际肿瘤中的剂量分布还要受到很多其他因素的影响。首先，射线穿过组织时通过康普顿散射和光电效应，和组织发生相互作用从而使射线能量减弱；其次，上述射线与组织的相互作用产生的次级射线为任一给定点贡献剂量形成所谓的“散射光子建成区”。实际上，这种次级射线产生的效应比直接外照射产生的效应还要显著。

二、线状辐射源剂量计算（Sievert 积分法）

在实际应用中，放射源均具有一定的几何形态，在放射源的各个轴向上的剂量并不相等，在进行剂量计算时，应综合考虑以下因素。

1. 放射源的自身吸收

在放射源内部由于自身吸收而发生的剂量减弱也服从 $e^{-\mu x}$ 的指数规律（μ 为放射源自身的线性减弱系数）。在计算整个放射源所产生的剂量率时，必须把自身吸收考虑进去。

2. 放射源中的多次散射

到达某一点的射线除了放射源直接沿直线方向贡献的剂量外，尚有在放射源内部经多次散射而贡献给该点的剂量，因此该点所接受的剂量比在没有多次散射的情况下有了增加。

3. 放射源的几何形状

若将放射源分割成体积很小的点源，它们到某一点的距离分别为 S_1，S_2，…，设每一点源的放射性为 Δm，则在该点造成的剂量各为：

$$X_{r1} = \frac{\Gamma \cdot \Delta m}{S_1^2}$$

$$X_{r2} = \frac{\Gamma \cdot \Delta m}{S_2^2}$$

$$\cdots \tag{9.3}$$

将求出的每一点源贡献给某一点剂量相加，即为该点的总剂量，此方法称 Sievert 积分法。总剂量为：

$$X_\Gamma = \sum Xr_1 = \Gamma \cdot \Delta m \sum \frac{1}{S_i^2} \tag{9.4}$$

对于比较简单的几何形状（如线状源），可以应用 Sievert 积分法求出总剂量。

4. 射线离开放射源后

射线离开放射源后应考虑在空气中的吸收，另外，还应考虑在治疗时放射源周围人体组织的衰减（吸收）。

上述各种因素，若均要考虑在计算之内是很复杂而困难的。若精确度要求不高，则可省略空气中的吸收，放射源很强时还可省却多次散射的因素。临床工作中，实际上只能计算几何形状比较简单的常用线状源。以下仅介绍线状源的计算方法（利用表格的实用方法），而不作公式推导。

1）对于一个很短的（长度为 L）、线密度（单位长度上含镭量）为 ρ 的线状源，距离为 S 处 P 点的照射量率由下式给出：

$$X_r = \frac{\Gamma P(t)e^{-\mu t/\cos\theta}}{S^2} \tag{9.5}$$

式中，Γ 为照射量率常数；t 为源的壁厚；μ 为衰减系数（图 9.2）。

2）如果线源长度（L）较长，则应将上式对线长度 L 上每一点到照射点的剂量求积分才能算出 X_r 值（Sievert 积分法），计算中包括了距离反平方定律校正，源壳的斜过滤及指数衰变校正等。当源辐射能谱较复杂时（如镭），源壳的厚度将直接影响过滤效果，即衰减系数 μ 随源壳厚度改变而变化。源壳的斜过滤作用也导致剂量角分布不均匀，并直接影响平方反比律的符合性。近似值可很方便地查表得出（表 9.2 和表 9.3），表格给出线源周围每相隔 0.5 cm 各网格点上的 cGy/（mg·h），即每毫克镭每小时所产生的 cGy 数。

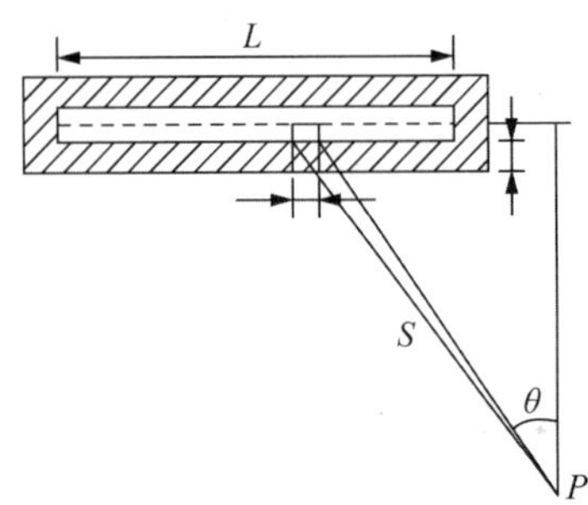

图 9.2 活性长度为 L 的镭源附近 P 点照射量率计算

表 9.2 线状镭源（活性区长 1.5 cm，0.5 mmPt-Ir 过滤）周围的 cGy/（mg·h）

离源的垂直距离/cm	沿源轴距源中心的距离/cm										
	0	0.5	1.0	1.5	2.0	2.5	3.0	3.5	4.0	4.5	5.0
0.5	20.4	16.9	8.06	3.25	1.62	0.90	0.56	0.37	0.24	0.15	0.10
0.75	10.9	9.30	5.64	2.92	1.62	0.99	0.66	0.44	0.32	0.24	0.17
1.0	6.69	5.95	4.11	2.48	1.54	0.99	0.68	0.48	0.35	0.26	0.21
1.5	3.27	3.03	2.41	1.75	1.23	0.88	0.64	0.48	0.36	0.29	0.23
2.0	1.89	1.79	1.56	1.25	0.97	0.74	0.57	0.45	0.36	0.28	0.23
2.5	1.23	1.18	1.07	0.92	0.75	0.62	0.50	0.40	0.33	0.27	0.23
3.0	0.86	0.84	0.77	0.70	0.60	0.51	0.42	0.36	0.29	0.25	0.22
4.0	0.49	0.48	0.46	0.43	0.39	0.35	0.31	0.28	0.24	0.21	0.19
5.0	0.31	0.31	0.30	0.29	0.27	0.25	0.22	0.21	0.19	0.17	0.15

表 9.3 线状镭源（活性区长 1.5 cm，1.0 mmPt-Ir 过滤）周围的 cGy/（mg·h）

离源的垂直距离/cm	沿源轴距源中心的距离/cm										
	0	0.5	1.0	1.5	2.0	2.5	3.0	3.5	4.0	4.5	5.0
0.5	18.0	14.9	7.28	2.49	1.10	0.58	0.32	0.20	0.11	0.08	0.05
0.75	9.68	8.24	4.86	2.41	1.24	0.70	0.43	0.28	0.21	0.13	0.09
1.0	6.02	5.28	3.56	2.11	1.24	0.76	0.50	0.33	0.24	0.17	0.13
1.5	2.93	2.69	2.12	1.54	1.03	0.74	0.52	0.38	0.28	0.21	0.16
2.0	1.70	1.61	1.38	1.09	0.84	0.64	0.48	0.38	0.28	0.23	0.17
2.5	1.11	1.06	0.95	0.81	0.67	0.54	0.43	0.34	0.27	0.23	0.18
3.0	0.77	0.75	0.70	0.62	0.53	0.44	0.37	0.31	0.25	0.22	0.18
4.0	0.44	0.43	0.41	0.39	0.35	0.31	0.27	0.24	0.21	0.18	0.16
5.0	0.28	0.28	0.27	0.26	0.24	0.23	0.20	0.19	0.17	0.15	0.13

例 2　如图 9.3，源 A 是一个 2 mg 镭针，源 B 为 1 mg 镭针，两者活性区长 1.5 cm，都经 0.5 mmPt-Ir 过滤，求 *P* 点的剂量率。

解：由表 9.2 得出源 A 给予 *P* 点的剂量率为 0.97 cGy/（mg・h）×2 mg＝1.94 cGy/h。同样，查该表得源 B 给予 *P* 点的剂量率为 0.68 cGy/（mg・h）×1 mg＝0.68 cGy/h。

P 点总剂量率＝1.94＋0.68＝2.62 cGy/h。

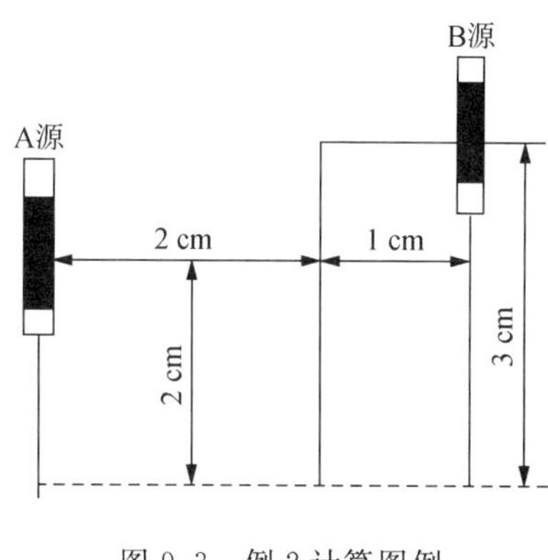

图 9.3　例 2 计算图例

三、巴黎系统

巴黎系统是当前世界范围内影响较大的剂量学系统之一，主要用于组织间插植的一种手工计算方式，具有严格的布源规范，以求获得尽可能均匀的剂量分布。但在计算机技术高度发展的今天，巴黎系统已经退居特例的地位，现代优化软件可更加灵活地应付临床千变万化的各种情况，但该系统涉及的原则及长期积累的临床经验与现代程控步进铱源后装技术相关，有极大的实用价值，应予以继承和发展。

1. 基本的插植规则

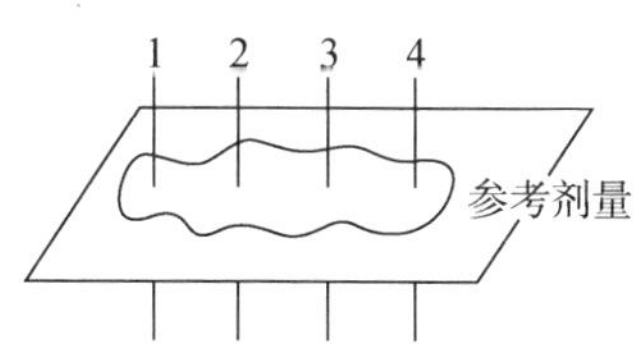

图 9.4　巴黎系统放射源几何排列

1）放射源是相互平行的直线源，其长度相等，各源之间的距离相等，且源的中点在同一平面，即中心平面（图 9.4）。

2）所有源的线性活度均匀且等值。

3）多平面插植，源排列为等边三角形或正方形。放射源在三角形排列时，两平面之间的距离为 0.87 倍的源间距，以形成等边三角形的排列。

2. 放射源排列方法

以单平面和三角形双平面插植为例（图 9.4 和图 9.5）

1）放射源之间的距离依赖于计划靶区的厚度，放射源的长度取决于计划靶区的长度。表 9.4 给出其比值。

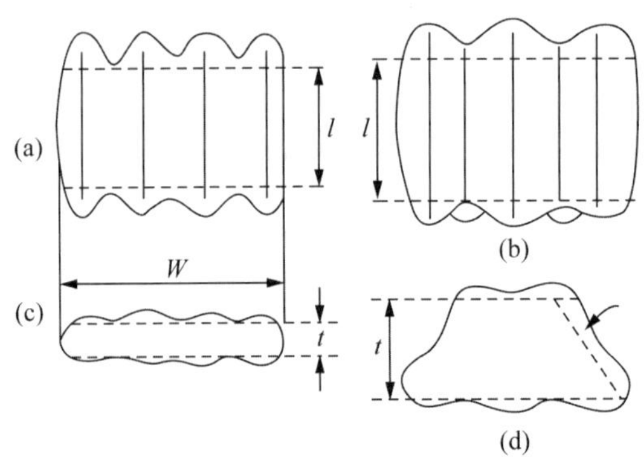

图 9.5 单平面和三角形双平面插植

(a)，(c) 表示单面插植的治疗长度 l、治疗宽度 W 及厚度 t；(b)，(d) 表示双平面插植

表 9.4 放射源长度及间距，与计划靶区长度和厚度的比值

放射源长度	放射源间距
(1) 单平面插植	2 个源：间距＝2×靶厚度 ≥3 个源：间距＝1.67×靶厚度
(2) 双平面插植	正方形间距＝0.62－0.64×靶厚度 三角形间距＝0.75－0.79×靶厚度

源间距在保证平行度的前提下，一般最小允许间距 0.5 cm，最大不得超过 2.0 cm。否则剂量梯度变化大，源周围组织易发生坏死。

2) 计划靶区宽度（单平面插植）要比两最外缘放射源（^{192}Ir 丝）之间的距离各宽出 0.37 倍的源间距。

3) 巴黎系统使用的是等强度放射源，为保证参考等剂量面包括整个计划靶区，要求各基准剂量率之间的差别不能超过其平均值的±10%。这一条件实际是限制了放射源的数量。单平面插植最多使用 9 个放射源，三角形双平面插植最多用 9 个放射源，正方形排列为 10 个放射源。

4) 在插植治疗时，每个放射源周围都会有一雪茄型分布的高剂量区（2RD），为减小其半径，单平面插植时，计划靶区的厚度不能超过 12 mm。放射源间距直接影响治疗厚度，表 9.5 给出放射源间距的最大值和最小值。

表 9.5 放射源间距的最大值和最小值

放射源长度/cm	放射源间距/cm	
	最小值	最大值
短源（1.0～4.0）	0.8	1.5
中源（5.0～9.0）	1.1	1.8
长源（>10.0）	1.5	2.2

3. 剂量计算方法

基准剂量点（basal dose points）定义在正三角形各边垂直平分线交点或正方形对角线的交点，该点是源（针管）之间剂量最低的位置。以中心平面各源之间的中点剂量率之和的平均值为基准剂量率（basal dose rate）D_{bas}。不同的放射源排列，基准剂量率的计算方法由图 9.6 给出。根据临床经验和理论计算，定义为 85%的基准剂量率为参考剂量 D_R，则总的治疗时间 T 为：

$$T=\frac{D_G}{D_R}$$

式中，D_G为处方剂量，D_R为参考剂量率。

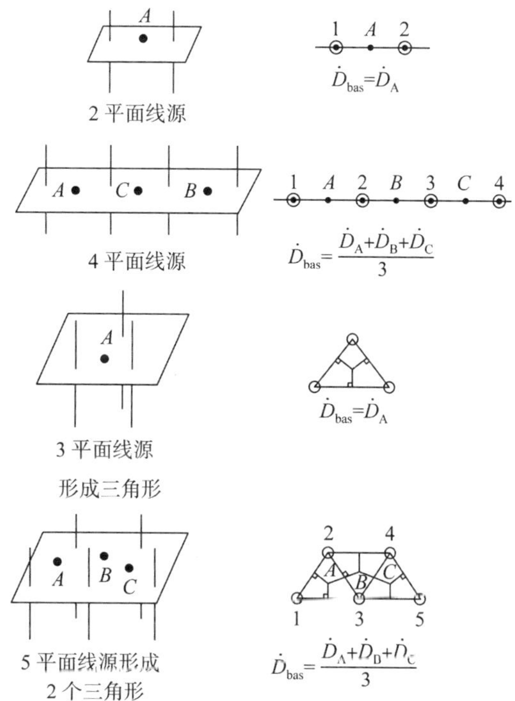

图 9.6　巴黎系统基准剂量率计算方法示意图

4. 用步进源模拟传统巴黎系统

现代近距离放射治疗使用的放射源趋向于微型化，以近似于点源来模拟线源，通过源的步进运动，按等间距设置驻留位，各源位停留不同时间，达到合适的剂量分布。因微型铱源活性长度约为 4.5 mm，因此选用 2.5 mm 和 5 mm 步长均可达到模拟等线密度铱丝的效果。活性长度 AL 根据靶区长度 L 按巴黎系统规则设计，AL 与源步进长度 s 的关系为：

$$AL=(N-1)\times s$$

N 为驻留位个数，基准剂量点只需设定在中心横断面上。如模拟 ribbon 形式，微型源则依次在各驻留位停留照射（图 9.7）。

5. 步进源剂量学方法

步进源剂量学系统（the stepping source dosimetry system，SSDS）是荷兰物理学家Rob Van der Laarse归纳的方法，它作为巴黎剂量学系统的扩展，在保留巴黎系统基本布源规范的同时，充分利用步进源，可灵活设置驻留时间的特点，对剂量分布做优化处理：

1）各驻留位照射时间不再相等，而是中间偏低，外周加长，从而使沿纵向排布的基准点串列获得近似相同的剂量；

2）活性长度不仅没必要超出靶区长度，甚至较靶区长度更短；

3）参考剂量与基准剂量的关系仍然维持参考剂量等于平均基准剂量的0.85倍的关系。

图9.8为根据SSDS原则优化设计图9.7的七针双平面乳腺癌插植计划，其活性长度由10 cm减至7 cm，源步进长度仍为0.5 cm，RD=500 cGy。我们不难从剂量分布图上看出SSDS方法较传统的巴黎剂量学系统不仅剂量分布更加均匀，而且在不影响靶区剂量的前提下，参考体积和治疗体积明显缩小，从而减少了邻周正常组织的受损。均匀度的改善主要是由于SSDS方法的基准点是沿靶区纵轴方向设计，源驻留时间经优化计算处理，长短不等，这是巴黎剂量学系统所不及的。

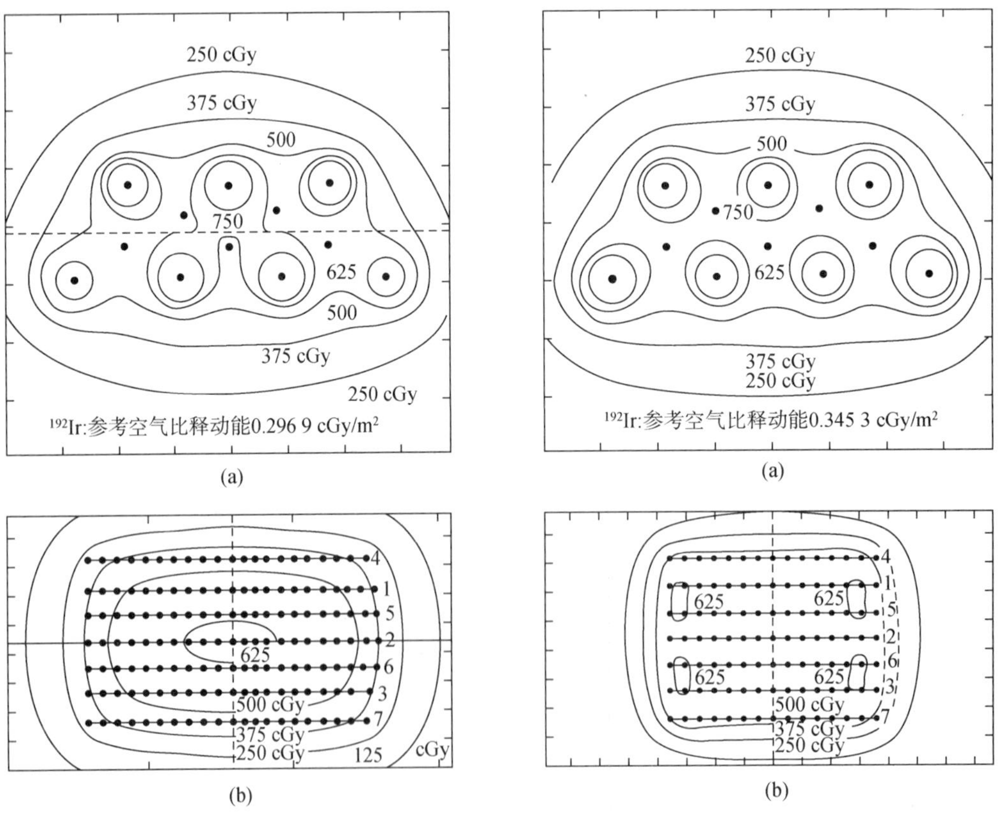

图9.7 用程控步进微型铱源模拟图巴黎剂量学系统中的铱丝效果

图9.8 按SSDS原则优化设计的七针双平面乳腺癌插植计划

第五节　后装放疗设备

后装治疗属于近距离放疗，需通过后装治疗装置来实现。

后装治疗装置的主要组成部分包括：施源器、贮源和源传输系统以及控制系统。施源器是个直径为毫米级的管状物，由不锈钢制成。管内可装圆柱形的真源（图 9.9）和假源，并有启动通道。后装治疗机的贮源系统和源传输系统包括：源分类机、主贮源室、源分配器、中间贮源室、阀门和传输管道。源分类机的功能是将真源和假源分类。主贮源室的功能是将真假球状源分配到中间贮源室的各个管道中。中间贮源室能将真源和假源按要求混合成一序列源，以便将它们送入施源器中。各种阀门和管道能便于输送球状源和测量。控制系统由计算机、电视监视系统和打印系统组成，控制台位于后装治疗室之外，具有微机处理器以自动根据放射源的衰减修正驻留时间，可在治疗过程中显示放射源位置，并可打印治疗报告。治疗计划可通过控制台与治疗计划系统直接进行传送，也可通过软盘或程序卡传送至控制台。控制台应便于操作。

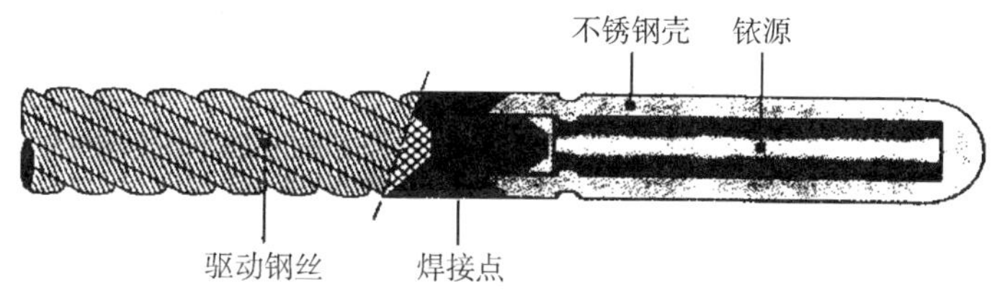

图 9.9　后装放射源示意图

治疗计划系统（TPS）是后装治疗设备的一部分，近距离治疗不同于体外照射之处是将放射源置于肿瘤组织内部进行高剂量照射，如何布源以确保对肿瘤组织的高剂量照射，同时最有效地保护周围的危及器官和组织，只有通过治疗计划来保证。计划设计不可在常规的远距离治疗计划系统上执行，它应是快速的，多功能的，针对近距离后装设计的，应在数分钟内进行计划设计并将治疗程序直接传输至控制台，或通过软盘，对于老式设备，可通过程序卡。

近距离治疗的 TPS 和外照射一样经历了从一维（1D）、二维（2D）到三维（3D）的发展过程。为医生更为精确的设计放射剂量场提供了保障，实现了治疗计划的制订和治疗过程的一致，从技术上规范了治疗过程，并保证了治疗精度和质量的提高。

37～370 GBq（1～10 Ci）的高活度 ^{192}Ir 源普遍用于高剂量率（HDR）的后装治疗，^{137}Cs 源通过不同结构的设计一直成为很多低剂量率（LDR）后装治疗机的首选，^{252}Cf（锎）自身裂变发射出中子和退激 γ 光子而成为一种发射混合束的中子源，成为中子后装机的首选。

后装放射治疗的基本操作步骤如下。

1. 治疗前准备

通过详细的体格检查及各种特殊检查（包括内镜、B超、X射线、CT、MRI等），明确肿瘤的大小、侵及范围以及和周围组织、器官的关系，确定靶区和治疗范围或体积，设置剂量参考点和参考剂量。低剂量率的治疗类似于传统镭疗，治疗时间长达数10 h。高剂量率后装治疗为分钟级，其生物效应比低剂量率者高，故应注意高低剂量率的转换（转换系数多为0.60～0.65）以避免正常组织的损伤。

2. 施源器的置放和靶区定位片的拍摄

先将施源器置放于所需的治疗部位并加以固定，再将定位所用的金属标志串（间距10 mm）送入治疗容器内。在模拟机或X射线机下拍摄2张不同的X射线片，目前使用以CT/MRI为基础的三维后装治疗则在CT/MRI下拍摄定位片。通过影像学的手段明确施源器和肿瘤之间的位置关系，这是非常重要、不可缺少的环节。定位片的拍摄和诊断片不同，它们是在两个不同方位拍摄到的最能清晰无误地反映施源器和靶区、邻周解剖结构相互关系的两张X片或CT/MRI片。

3. 施源器及解剖结构的空间重建

将影像学图像导入计算机，在计算机上定出坐标原点及X轴，然后将影像学片上显示的定位金属标志点输入计算机内，至此重建完成，计算机可显示三维空间的不同平面（如XY、YZ、XZ平面）中放射源的位置，如使用CT/MRI拍摄的定位片，还需要勾画肿瘤及周围危及器官的靶区。医生必须了解剂量分布与周围危及器官的关系，因为危及器官的受量也和靶区剂量一样，直接影响着治疗的成败。

4. 治疗计划的设计、优化处理及执行

放射源空间位置重建完成后，将设置好的剂量参考点（不同部位的不同肿瘤有不同的剂量参考点，详见各章）及参考剂量输入计算机，然后进行计算并优化处理，原则是所形成的剂量分布不应存在肿瘤漏照、欠剂量或过量照射危及器官的情况。近距离放疗的剂量计算是指在确定与靶区相配的源驻留位和参考剂量点的基础上，按所定的参考剂量计算源在各个驻留位的照射时间。

优化处理是指通过人为或数学方法改进剂量分布，使参考等剂量面通过预先设定的剂量参考点并使参考体积（即等剂量面）包罗整个靶区；其次是避免在靶区出现由负驻留时间及按零值处理后形成的错落、高低不等的剂量岛，又称剂量热点；第三，要尽量减低剂量落差，即减缓剂量梯度变化幅度。

优化处理完成后，可从菜单中的剂量分布项中找出不同平面的剂量分布图，如剂量分布欠满意，可进行调整，如增减某贮留点的贮留时间或重新优化，直到满意为止。若优化结果不合理，应重新优化或更改治疗计划。治疗计划完成后，即可操作控制系统，按制订的计划进行治疗。

第六节　近距离放射治疗的临床施治

近10余年来，我国近距离放疗发展很快，治疗的主要肿瘤有鼻咽癌、鼻腔癌、口腔癌、脑瘤、气管和支气管癌、胆囊和胆管癌、胰腺癌、宫颈癌、子宫内膜癌、阴道癌、膀胱癌、前列腺癌、乳腺癌、皮肤及软组织恶性肿瘤等。近距离放疗配合外照射，取得了明显的治疗效果，一些早期肿瘤，单纯近距离放疗也获得治愈。从放疗技术上，由于计算机技术和影像学技术的发展，临床上逐渐采用基于CT/MRI的三维调强后装治疗，使剂量分布更加适合肿瘤的形状，能更好地保护周围的正常组织。本节介绍妇科以外的一些肿瘤的近距离治疗。

一、鼻咽癌

鼻咽癌足量外照射后仍有部分患者肿瘤残留或数年后鼻咽部肿瘤复发，再程放疗对正常组织的损伤很大，效果不理想，总的5 a生存率约在40%，外照射加近距离放疗能明显提高治疗效果，并能减少正常组织的放射损伤。

1. 适应证

1）初治鼻咽癌病例，原发灶属 T_1、T_2或颅外 T_3，无远地转移者，鼻咽癌外照射后肉眼所见肿瘤已消失，可用腔内近距离推量照射，同时外照射剂量可适当减少。

2）根治性放疗后经短期观察（2周左右）鼻咽部仍有肿瘤残留，病理证实仍有活跃癌细胞存在，可补充腔内近距离放疗。

3）根治性放疗后肿瘤局部复发，但一般情况好，能坚持接受再次治疗，估计经本次治疗后仍有控制希望，无远地转移者，可用外照射加腔内近距离放疗或单纯腔内近距离治疗。

4）鼻咽旁区受侵或外照射后鼻咽旁区仍有肿瘤残留，补充腔内加鼻咽旁区插植后装放疗。

2. 治疗前准备

1）腔内近距离治疗前应向病人说明治疗目的和方法，以取得病人的合作并说明治疗中和治疗后可能出现的一些反应，如鼻塞、涕多、咽干痛、软腭红肿等。

2）控制局部炎症及水肿，可做鼻咽部冲洗或局部点滴抗生素。行鼻咽咬取活检手术则可休息及抗炎一周后再做腔内近距离治疗。

3）注意呼吸道处理，应戒烟，避免上感，注意饮食调节，增加营养的摄取。

4）治疗前应有常规辅助检查结果，包括血常规、鼻咽侧位片、颅底片等。争取做CT/MRI检查，了解有无颅底骨质、咽旁间隙、鼻窦或鼻旁窦受侵，以利于治疗计划的制订。

3. 鼻咽顶、后、侧壁及邻近结构的剂量监测点确定

为量化评估鼻咽及邻近结构的受量，可确定一下剂量参考点（图9.10）：

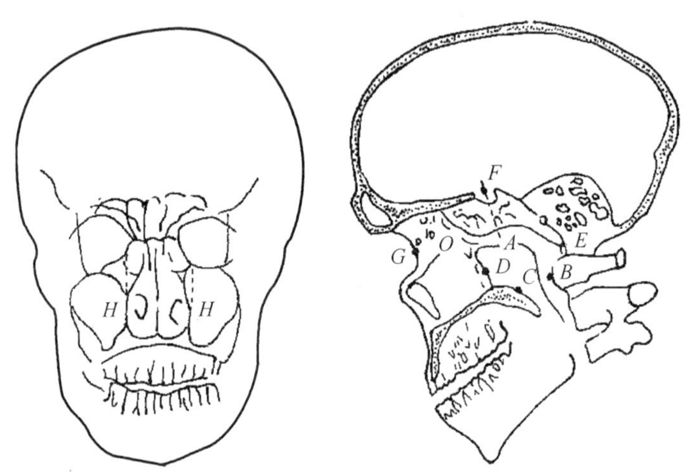

图 9.10 鼻咽顶、后、侧壁及邻近结构剂量监测点

（1）侧位人体对称面上

A 点：自垂体高中心（即 F 点）垂线向下与枕骨体相交点为 A 点，作为鼻咽顶壁的剂量计算参考点；

B 点：第一颈椎前弓前缘中点为 B 点，作为鼻咽后壁的受量计算参考点；

C 点：软腭侧位投影全长的 1/2 到软腭背侧垂线交点为 C 点，作为软腭受量计算参考点；

D 点：上颌骨后缘侧位投影中点为 D 点，作为后鼻孔受量计算参考点；

E 点：垂体高中心点是 E 点，作为垂体受量计算参考点；

F 点：齿尖部（即枕骨大孔前唇）为 F 点，作为高位脊髓受量计算参考点；

G 点：眶缘投影曲面中点为 G 点，作为眼球最大可能受量计算参考点（眼球的实际受量因远离对称平面比该值小许多）。

（2）正位片定点 H 点

梨状孔最外缘骨线之垂直线范围为 G 点所在区，作为鼻咽侧壁受量计算参考点。

4. 腔内照射技术

1）鼻咽镜检查鼻咽部肿瘤位置、大小，并做记录；

2）经前鼻孔用 1%麻黄素收缩鼻甲后，1%地卡因鼻腔鼻咽黏膜表面麻醉；

3）由鼻腔置橡皮导引管，据肿瘤的位置和大小确定往一侧或双侧鼻腔置管，预置到鼻咽腔，并固定在鼻腔表面皮肤。经导引管腔内插入施源器（图 9.11）并固定；

4）模拟机下透视，调整施源器位置至符合治疗要求时，用胶布固定；

5）摄正交片或进行 CT 扫描，传输影像至计算机；

6）在影像片上确定靶区和危及器官，确定剂量参考点距离和参考剂量（图 9.12）；

7）剂量计算及优化后由医师确认，符合实际治疗要求时，送病人入机房，将施源器依次连接至治疗机确认序号与通道一致后方可进行治疗；

8）治疗结束后移去留驻鼻腔内的导引管和施源器，病人如无不适反应，短期休息后即可离去。

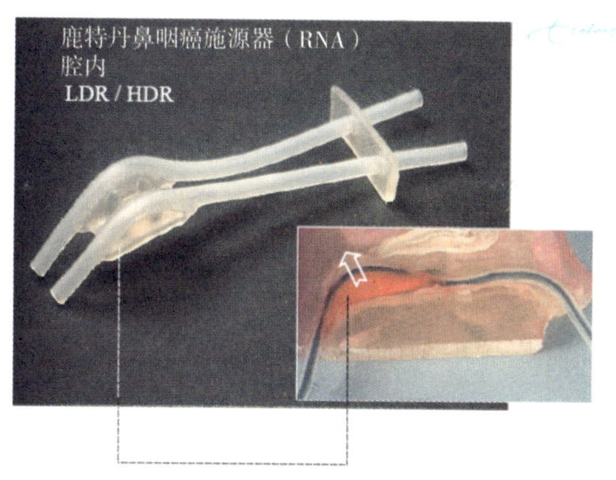

图 9.11　鼻咽癌施源器及安放示意图

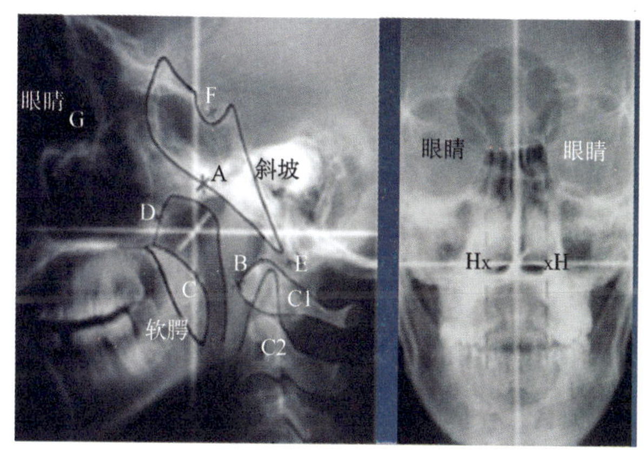

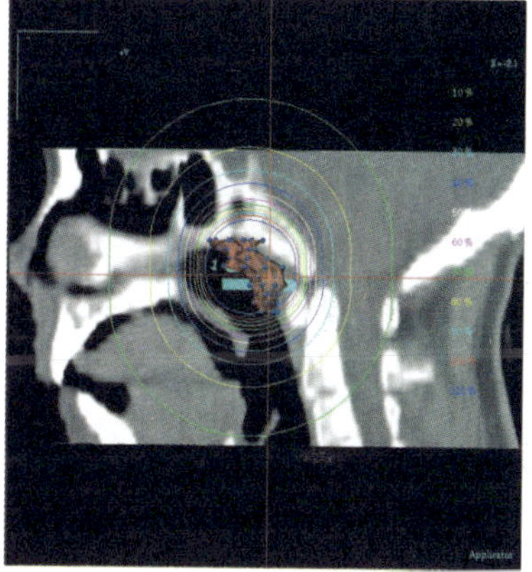

图 9.12　鼻咽癌后装治疗靶区及危及器官确定及剂量分布图

5. 参考距离和靶区剂量

根据瘤体部位大小、肿瘤与施源器的距离及不同治疗目的，制定不同的参考距离和剂量，一般参考距离范围在 10～14 mm 间，不得大于 15 mm。

足量外照射后，鼻咽部仍有明显残存病灶，病理证实仍有活跃癌细胞存在，则在外照射后休息 1～2 周，做腔内近距离放疗，每周 1 次，每次 D_T 800 cGy，共 2～3 次。

足量外照射后鼻咽部复发，但病灶小且外生型，无咽旁间隙受侵，无颅底骨质破坏；或是多程放疗后，有严重外照射后遗症，已属姑息治疗时，可考虑单纯腔内近距离治疗，每周一次，每次 1 000 cGy，共 3 次。

6. 治疗反应

在外照射加腔内近距离放疗后，部分病人会有鼻塞、鼻分泌物增多、鼻咽或软腭充血、伪膜形成、咽部干痛等急性反应，一般在对症治疗后，一周左右即能恢复；外照射加近距离放疗的病人晚期放射反应如口干、张口困难、听力下降、视力减退、颅神经损伤及颞叶坏死等不良反应均明显低于单纯外照射的病人。

二、食管癌管腔内照射

目前，放疗已成为食管癌治疗中的一个重要组成部分，应用相当普遍。由于食管周围有诸多重要的正常器官，如脊髓、肺、心脏、大血管，正常组织的耐受量决定了肿瘤剂量难以提升，影响了局部肿瘤的控制，而近距离放疗可以利用其优点在保护周围正常组织的同时有效提高肿瘤局部的剂量。

1. 适应证

1）腔内配合体外照射：用于足量外照射结束时局部仍有病变残存，可进行腔内推量治疗；外照射后局部复发，用中、小量体外照射配合腔内治疗；术后吻合口复发或残存瘤，有计划进行体外照射加腔内照射；颈段食管癌难以避开脊髓者。

2）单纯腔内治疗：术后吻合口复发或残存瘤者；放疗后局部复发者；严重梗阻、进食困难的病人为了缓解症状，可做姑息性的腔内治疗。

2. 禁忌证

1）恶液质病人；

2）有严重心血管疾病患者；

3）X射线片上有溃疡穿孔征象者；

4）有严重胸背痛和下咽痛者。

3. 治疗前准备

基本同鼻咽癌，对于有严重梗阻的病人要积极抗炎支持治疗，减轻梗阻症状，纠正一般情况，治疗前要禁食禁水。

4. 腔内照射技术

基本步骤同鼻咽癌，主要是施源器的置放，可以采用插胃管的方式经鼻置管，也可咽喉部麻醉后经口置放施源器。

参考点距离常规定为黏膜下 10 mm，驻留位间隔（即源步进长度）为 2.5 mm 或 5 mm，不要取 10 mm。参考点剂量为每次 600～800 cGy，每周一次，单纯腔内治疗 2～3 次（图 9.13）。

5. 治疗反应

主要是食管炎，避免刺激、粗硬的食物，适当可用抗炎、促进黏膜增生的药物。

三、乳腺癌组织间照射

早期乳腺癌的保守性手术加放疗，早已成为欧美国家的常规治疗手段，其治疗效果与根治术相同，但因保留了患者的乳房而大大地提高了患者的生存质量和美容效果。乳房局部切除或中等剂量外照射后，实施肿瘤局部或瘤床的插植治疗，早期乳腺癌的 5 年生存率可达 90%以上，美容效果满意率可达 80%以上。

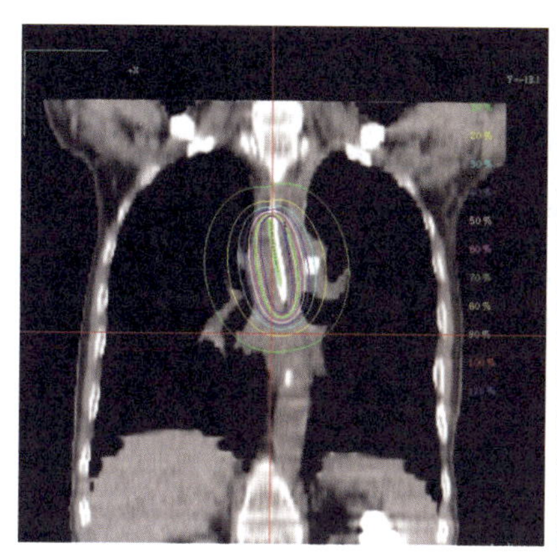
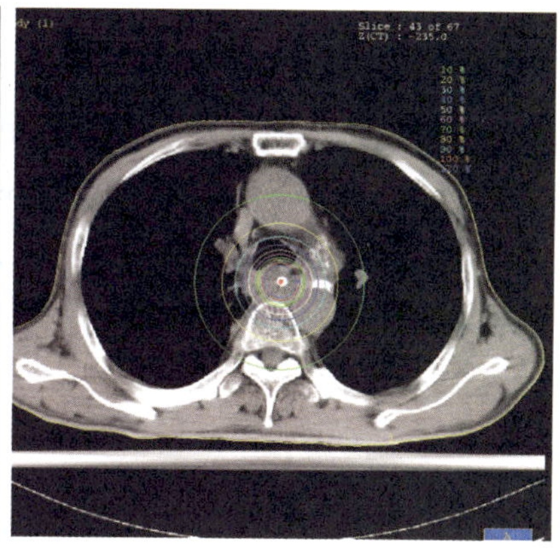

图 9.13　食管癌三维后装治疗剂量分布图

1. 适应证

1）保乳术后的乳腺局部加速放疗（accelerated partial breast irradiation after breast-conserving surgery，APBI）：单发病灶最大径≤3 cm，位于乳晕区以外的部位，腋窝无肿大淋巴结或有小而活动淋巴结病人，愿意做保乳手术者；

2）局部晚期乳腺癌病人经高剂量的体外照射后，乳腺原发病灶有明显缩小但还有残留时也可考虑用组织间插植术对残留病灶进行补量照射。

2. 治疗技术要点

基本同鼻咽癌，另外，组织间插植最好在外照射后进行，避免因操作引起肿瘤扩散的可能，间隔时间为 1～2 周为宜。

为了确保插植时针与针之间保持平行，并使操作易于进行，应准备模板，模板针孔间距 1～1.5 cm，参考巴黎系统布成正方形或等边三角形（图 9.14）。

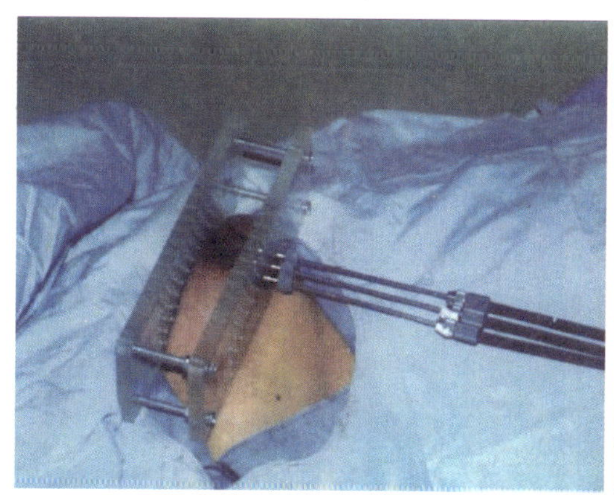
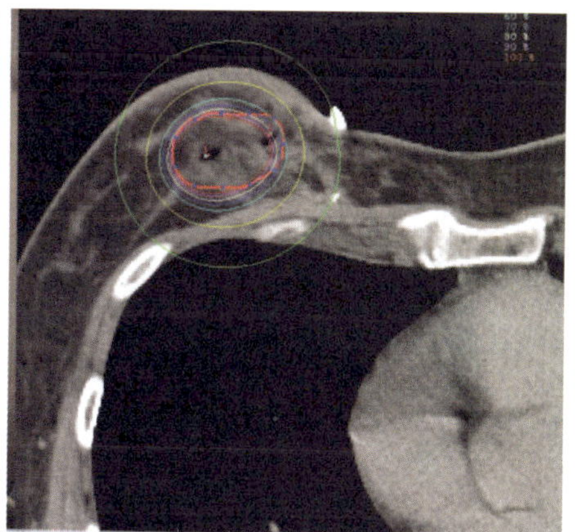

图 9.14　乳腺癌三维后装治疗示意图

组织间插植的靶区应包括乳腺肿瘤、手术疤痕及其周围 1.5～2 cm 的乳腺组织，一般情况下需双平面插植，如乳腺小而扁平时做单平面插植即可，参考点表面剂量为每次

750 cGy，每周照射 1 次，共 2 次。

操作方法：组织间插植应在无菌条件下进行。

1）病人取仰卧位，身体做不同程度的侧倾斜，使插植平面与床面大致平行；

2）常规消毒皮肤，用 2%利多卡因做局部麻醉；

3）轻柔挤压乳腺组织，使之在手术疤痕周围形成一个长方体，然后用模夹板固定并调整夹板间的距离，使乳腺组织的宽度和高度达到治疗计划设定的预定方案；

4）按治疗计划的要求，带芯的中空插植针通过夹板上的针孔顺序插入，调整每根针的长度并固定；

5）把中空插植针与治疗机顺序连接，开始治疗；

6）照射结束后依次拔针，插植区用消毒敷料覆盖。

3. 治疗反应

病人除了针眼处有局部疼痛外，无其他明显不适反应。

（徐晓婷）

复习思考题

1. 近距离放疗的特点和技术分类有哪些？
2. 何谓巴黎系统的基本插植规则？
3. 什么是后装治疗？其装置的基本组成部分有哪些？

参考文献

[1] Perez CA，Halperin EC. Principles and Practice of Radiation Oncology. Lippincott Williams and Wilkins. Philadelphia. Pennsylvania，2004.

[2] 陈昆田．近距离放射治疗临床应用．广州：华南理工大学出版社，2000.

[3] 刘泰福．现代放射肿瘤学．上海：复旦大学出版社，2001.

[4] Bruce G. Haffty，Lynn D. Wilson. Handbook of Radiation Oncology. Jones and Bartlett publishers，2009.

[5] James D. Cox，K. Kian Ang. Radiation Oncology：Rationale，Technique，Results. 9th ed. Elsevier，2009.

■第十章■

X(γ)射线立体定向放射治疗与三维适形及调强适形放射治疗

第一节　γ刀和X刀

放射手术/外科（radiosurgery）的概念首先由著名神经外科医生 Lars Leksell 在 1951 年提出，但直到 1968 年瑞典 Electa 公司研制出世界首台头部 γ 刀才用于临床治疗病人。之所以采用立体定向放射手术（stereotactic radiosurgery，SRS）这个概念，是因为其治疗技术和立体定向神经外科（stereotactic neurosurgery）有很大的相似性。放射外科首先用于功能性疾病和良性改变，如慢性疼痛和动静脉畸形，后来也逐渐用于良性和恶性肿瘤。应用范围的局限，对技术本身的顾虑，以及过高的费用一开始都限制了 γ 刀技术的普及。直到 20 世纪 80 年代，基于直线加速器的放射外科技术的发展重新引起了人们对立体定向放射外科的兴趣。经过 40 年的发展，随着硬件和软件技术的进步，放射外科已经进入了医疗的主流，越来越多地应用于治疗成千上万的病人。本章主要讨论 γ 刀和 X 刀的物理学和放射生物学原则以及临床应用。

一、概述

放射外科（立体定向放射治疗）明显不同于传统的分割放疗。从定义上，放射外科暗示着一种单次治疗模式。在常规分割放疗方案中，一些邻近靶区的脑组织受到近乎全量的照射，而脑组织的晚期放射反应后果严重。放射外科具有邻近靶区剂量梯度较大的优点，使得放射外科在脑部的应用格外引人关注。

放射外科首先采集图像数据，对病灶精确立体定位，然后大量放射线束通过三维空间从不同方向聚焦在病灶。大量野束的应用确保了单一野束对累积剂量贡献极小，因此在照射路径上的正常组织受量就被最大程度的减小，这样就在靶内形成高剂量，靶外剂量急剧下降，周围正常组织受量低，病灶与正常组织剂量界限分明，实施一次大剂量照射当日完成，犹如外科手术刀切除病灶一样，达到控制、杀灭病变保护正常组织的目的。这种照射方式的几何学特点所带来的剂量分布上的优势在相对小的病灶上（直径小于 4 cm）体现明显，直径大于 4 cm 的病灶将使邻近正常组织剂量增加变得难以接受，失去了放射外科的优势，这也是其对病灶大小有选择性的原因。

立体定向放射治疗一般要经过病变定位、计划设计和治疗3个过程。利用立体定向装置，CT、MRI等先进影像设备及三维重建技术，确定病变和邻近重要器官的准确位置和范围，这个过程叫做立体定向（stereotactic）。立体定向装置主要为一个特制的刚性头架，是构建立体定向空间几何学的基础。头架上设有N型的定位器，跟人体组织一起被影像设备所采集，根据定位器就可以确定空间中任何一个位点的 X、Y、Z 坐标（图10.1）。图像可以是CT、MRI，或者两者进行融合。然后，利用三维治疗计划系统，确定射线方向，精确地计算出病变和邻近重要器官的剂量分布，使射线对病变实施“手术”式照射。

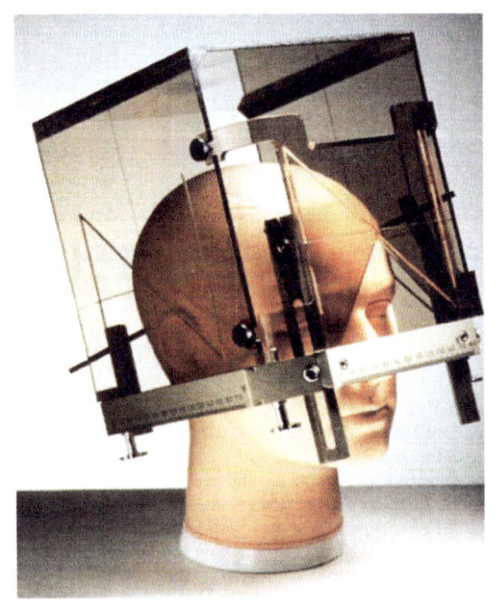

图10.1　显示一个具有MRI兼容定位器的Leksell立体定向头架

放射手术的实现可采用多种不同设备，包括多Co源装置如商业上被人所熟知的γ刀即伽马刀（Gamma knife）使用γ射线，粒子束设备，或改良的直线加速器系统（使用X射线，故称X刀）。随着软件和硬件技术的进步，这些设备之间已经不存在优劣性，一些成熟的临床试验结果也显示这些不同技术不存在疗效差异。关于γ刀和直线加速器放射外科技术的比较如表10.1所示。

表10.1　γ刀和直线加速器放射SRS系统的比较

比较项目	γ　刀	直线加速器放射SRS系统
临床经验	超过30 a	超过20 a
精确度	亚毫米级	亚毫米级
质量保证	需较少的质控检查	需较多的质控检查
使用设备	专用的设备	常常非专用设备
治疗功能性疾病	长期的经验	经验相对较少
是否可用于颅外放射外科	否（近年开始使用）	是
成本费用	高，每5～7 a更换放射源	花费相对少，不用更换源
治疗肿瘤部位	很难照射外周病灶（近年开始使用）	可以治疗外周病灶
是否能分割治疗	不实际	可以采用分割方案
治疗时间	大致相等	大致相等

因为这些直线加速器放射外科设备可直接由直线加速器改装而成，花费费用较少，同时在空闲时间也可治疗非放射外科的病人，具有较大的灵活性，所以从费用和体积等关键因素考虑治疗设备的选择就多倾向于直线加速器。

放射外科和神经外科方法常常互为补充，但它们之间有关键性的不同。放射外科不需要开颅手术或者全身麻醉，在门诊就可以实施治疗，相对于神经外科手术或常规放疗，其经济/效益比最高。放射外科治疗后出血和颅内感染的风险也较低，恢复时间也较快。更重要的是，对于神经外科不能切除或手术难以达到的病灶，或者不适合手术（麻醉）的病人，放射外科常可以适用。放射外科是神经外科医生和放疗医师的重要工具。合理的执行治疗方案需要神经外科医生、放疗医师和医学物理师的通力合作。放射外科治疗的成功跟每一个专业上的支持都是分不开的。

在过去的10年中，放射外科的临床应用得到了广泛的普及。在多种疾病中，立体定向放射外科已经确立了其重要地位。目前的适应证包括动静脉血管畸形、良性脑肿瘤、恶性脑肿瘤及功能性疾病。随着颅外体部病灶精确定位技术的进步，放射外科的概念及应用已经拓展到颅外，在肺、肝和脊髓肿瘤的处理上占据了一席之地。放射手术也由一次治疗逐渐过渡到包括多次分割的治疗模式，即所谓的FSRT（fractionated stereotactic radiotherapy），应用于颅内和颅外病灶。简而言之，SRS采用立体定向技术，有创头架固定，一次大剂量照射，主要用于颅内小病灶治疗；SRT（stereotactic radiotherapy）源于SRS，同样采用立体定向技术，但多为无创体位固定，多分次照射（一般分次次数比常规放疗少，单次照射剂量比常规放疗大），使治疗范围从颅内病灶扩展到全身各部位圆形规则小肿瘤。在体部进行的SRT［体部立体定向放射治疗（stereotactic body radiation therapy，SBRT）］被俗称为“体刀”，又称立体定向消融放疗（stereotactic ablative radiotherapy，SABR）。

二、γ刀和X刀的放射物理学基础

（一）物理学原理

包含^{60}Co源的多钴源放射外科设备有伽马刀和旋转伽马系统（由中国设计制造）。^{60}Co的半衰期为5.26 a，因此需要每5～7 a更换源一次。对于新的钴源，总活度大约为6 000 Ci，相当于400 cGy/min的剂量率。放射性裂变释放2种γ射线，平均能量约为1.25 MeV。γ射线和X射线难以区分，仅区别于来源的不同。γ射线来自放射性衰变，而X射线则由直线加速器中加速的电子撞击钨靶产生。质子为带电粒子，也被一些治疗中心用作于放射外科的射线。质子束的一个优点为在一个有限的距离内沉积大部分的能量，而逸出剂量极少。这种狭窄的能量沉积带被称作布拉格峰，这就使得患者受到的积分剂量明显减少。

γ刀装置包含一个内核，其含有192或201个^{60}Co源，每个^{60}Co源活度为1.11 TBq（30 Ci），外面环绕铸铁或钨金材质的隔离罩，治疗入口设一个钢制屏蔽门（图10.2）。钴源被放置在设备中心核的各个独立线束通道里，201个源经准直后聚焦于机器的等中心点（图10.3）。等中心点处射野直径大小为4、8、14、18 mm（model 4C）或者4、8、16 mm（perfexion）。

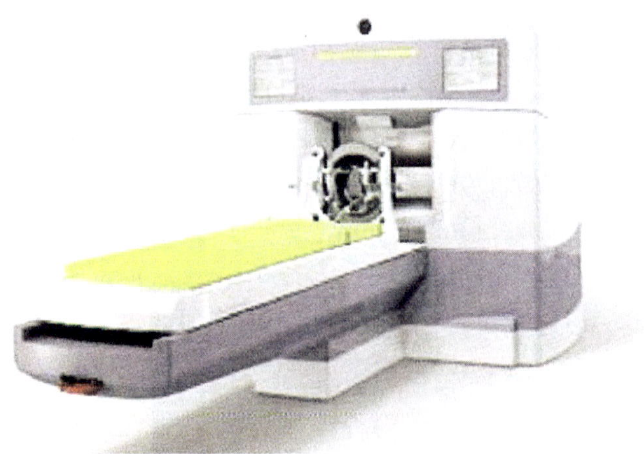

图 10.2 伽马刀系统

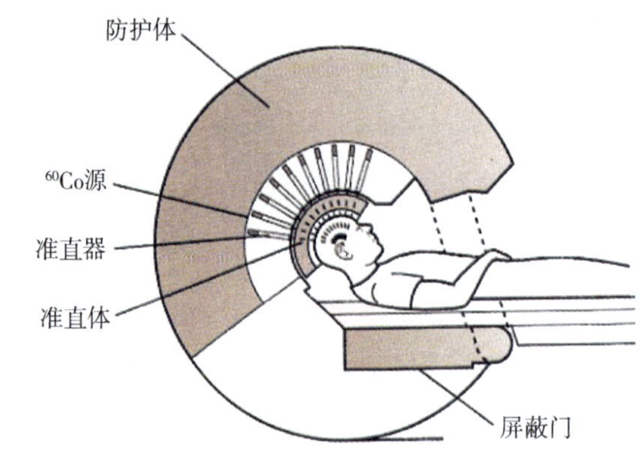

图 10.3 伽马刀系统的示意图

显示患者治疗体位，源和线束通过初级和次级准直器指向等中心点

在立体定向框安置好后采集图像，之后即制作放疗计划，包括选择一些独立的小体积照射区（位于靶区内），每一个小体积照射区都有一个等中心点。治疗计划使用剂量体积直方图进行优化和评估。治疗计划做好后，患者躺在治疗床上，调整体位使被立体定向框架固定的头部移入头盔中的治疗位。框架在头盔中在 X、Y、Z 三个方向上被标定位置，因此照射野束可以和计划设计的靶点对齐。几个不同的等中心点可在一次治疗过程中依次照射从而最终的等剂量体积能跟不规则的三维靶区“适形”。注意到 ^{60}Co 有 5 a 的半衰期，治疗时间会逐渐增加。

我国奥沃公司（OUR）创造了中国模式，用 30 个 ^{60}Co 源螺旋排列成 6 组分布于 14°～43°之间的纬度上。在经度上，每组源间隔 60°，在纬度上每个源间隔 1°。源的直径为 2.6 mm，30 个源总活度为 6 000 Ci，源焦距离为 39.5 cm，用旋转方法实现多野集束照射（图 10.4）。

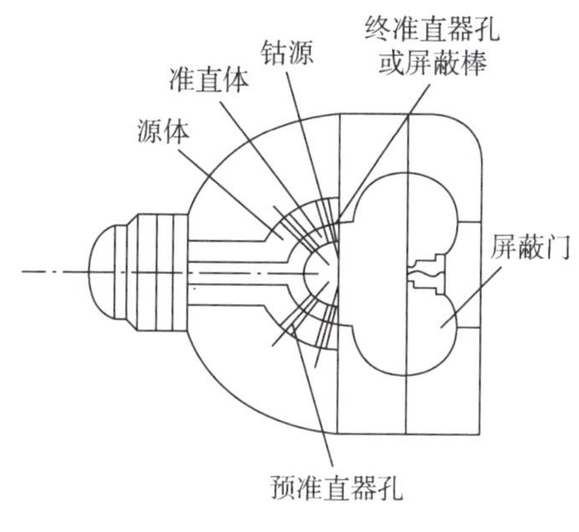

图 10.4　中国 OUR γ 刀装置示意图

同伽马刀系统相似，直线加速器系统也有一个固定的等中心点，为机臂和床的旋转轴与光子束野中心轴的交点（图 10.5）。靶区的治疗可以采用单个或多个等中心计划。最初的加速器系统采用特殊的环形准直器，直径 5～60 mm 不等，以减少光束的半影和对正常组织的照射剂量。但是，环形准直器的使用很大程度上限制了剂量适形的能力，尤其在采用单等中心计划时。现在微多叶光栅技术（多个固定野束或动态弧旋转照射）可以获得非常好的适形度。由于加速器单平面旋转形成的空间剂量分布较差，X 射线 SRT（SRS）通常采用 4～12 个非共面小野绕等中心旋转，达到 γ 刀集束照射同样的剂量分布。每个旋转代表治疗床的一个位置，即治疗床固定于不同位置，加速器绕其旋转一定角度。病变中心（靶区）一般位于旋转中心（等中心）位置。动态旋转治疗，可大大缩短治疗时间，靠机架和治疗床在出束（照射）过程中的联合运动，实现非共面的连续照射。在动态弧旋转照射技术中，射野的形状在旋转过程中不断地变化以对射束方向视图下的靶区轮廓适形。这种技术（单个等中心）产生剂量分布的适形度指数可以和多个等中心的伽马刀计划相媲美。

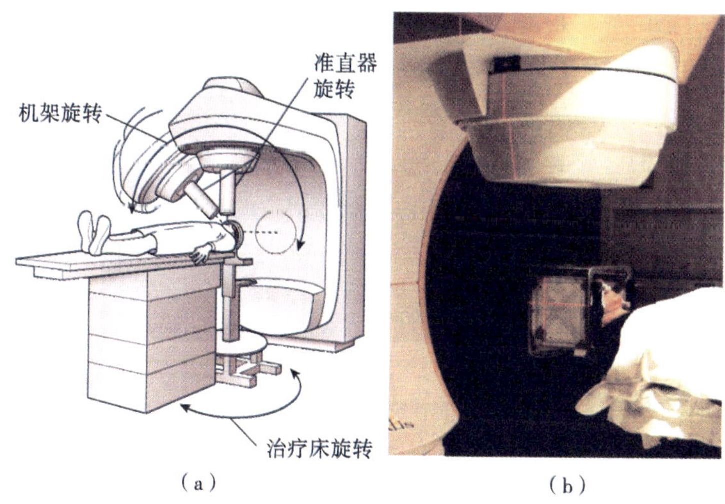

图 10.5　(a) 示意直线加速器等中心点的定义；(b) 直线加速器放射手术。患者用定位器摆好位置，使机器等中心与计划等中心精确重合

对于直线加速器放射外科，采用调强技术可以获得更好的适形度，并且可以减少靶区邻近正常组织的剂量。这种技术常采用单个等中心计划，通常剂量处方在 80%或更高

的等剂量线上，从而减少了靶区内的剂量不均一性。但是极高的适形度和剂量梯度对摆位的精度提出了更高的要求。推荐在完成摆位后用影像学技术来验证靶区的位置与计划的是否一致。

Elekta γ 刀机械等中心精度可以做到±0.3 mm，X 射线 SRT（SRS）的等中心精度取决于医用直线加速器的等中心精度。目前商售的常规放疗用的医用直线加速器的等中心精度只能达到±1 mm。X（γ）射线立体定向治疗的治疗精度，不仅决定于机械等中心精度，还决定于下述 3 个重要因素：靶定位精度（包括 CT/MRI 定位、靶坐标重建）、基础固定系统的可靠性以及治疗摆位时的准确性。由于 CT 扫描层厚对靶区定位精度影响较大，CT 空间分辨率的误差远大于加速器等中心精度的误差。因此，从治疗精度看，X 射线 SRT（SRS）和 γ-SRT（SRS）相同。Elekta γ 刀装置由于受到准直器头盔尺寸的限制，等中心处最大射野只能达到 18 mm，而 X 射线 SRT（SRS）射野大小可达到 40～50 mm。对体积较大的良恶性病变，X 射线 SRT（SRS）适应面宽。对恶性肿瘤的分次治疗，γ-SRT（SRS）实现也比较困难。除此之外，X 射线 SRT（SRS）具有比 γ-SRT（SRS）经济、灵活等特点。

（二）X（γ）射线立体定向治疗的剂量分布特点

SRS 采用大量小野集束对固定不动的靶区进行空间分散投照，进行单次的高剂量照射。从几何学上来看，每单个野束权重都很低，但大量野束的交叉区域（靶区）则因聚焦作用产生很高的剂量，且周边剂量因为交叉少而迅速跌落。这是 SRS 小野集束的几何特性，但同时要求靶区的体积不能较大，随着靶区体积的增大，这种周围剂量跌落的陡峭性将会迅速降低。如果病灶直径超过 4～5 cm 则 SRS 将不适用。

因此与常规 X（γ）射线放射治疗相比，X（γ）射线 SRT（SRS）一般使用较小射野。其空间集束照射的合成剂量分布具有下述 4 大特点：① 小野集束照射，剂量分布集中；② 靶区周边剂量梯度较大；③ 靶区内及靶区附近的剂量分布不均匀；④ 靶周边的正常组织剂量很小。试验测量证明，靶区定位的 1 mm 之差，可以引起靶周边最小剂量（参考剂量线剂量）变化约 10%的量级。由此说明靶区精确定位和正确摆位是 X（γ）射线 SRT（SRS）治疗成功的关键。

三、立体定向放射外科设备的组成及质量保证

（一）立体定向放射外科设备的组成

X（γ）射线立体定向治疗系统的组成包括立体定向系统（头盔或框架系统，确保精确的定位和固定）、治疗计划系统、治疗实施系统（放射源，床等）三大部分。立体定向系统和治疗计划系统是 X-SkT（SkS）和 γ-SRT（SRS）所共有的，它们间的区别仅在于 X 射线 SRT（SRS）治疗实施是以直线加速器为基础的，而 γ-SRT（SRS）为 γ 刀 ^{60}Co 源治疗装置。三大部件的基本任务是：① 建立患者治疗部位的坐标系，进行靶区（病变）及重要器官及组织的三维空间定位和摆位；② 制定一个优化分割病变（靶区）和重要器

官及组织的治疗方案；③ 实施立体定向照射。

一般情况下应用立体定向框架时需要局部麻醉镇静，把多个钉子穿透皮肤固定在颅外板上。用于放射外科的坐标系统为笛卡儿坐标系，从而可以相对于立体定向系统的坐标原点精确的定义靶区的位置，同时允许精确的定义各个等中心点的几何位置和设置正确的野束方位，通过计划系统的计算实现靶区的聚焦照射。

（二）治疗前的质量保证

因为γ刀放射外科使用活的放射源，放射防护安全是一个需要考虑的重要问题。需要制定整个机房和周围环境的辐射地图。放射安全的中心法则（即时间、距离和屏蔽）是最重要的，尤其是当使用活源时。ALARA 原则（as low as reasonably achievable）也应当执行。典型的“工作级别”包括Ⅰ级，10％照射量，（500 mR/h）和Ⅱ级，最大允许上限，30％ 照射量（1 500 mR/h）。在实际的操作过程中，只有受过训练的放射肿瘤科医师或治疗技师能够操作放射外科设备。在治疗过程中，所有的操作人员都必须在靠近机房的控制区内。操作人员必须确保所需要的安全检查已经得到执行，书面的指令也已经完成。除了涉及设备检查校正和治疗计划方面的工作，物理人员还肩负着确保放射安全措施和监管指令一致的重任。一般来说，加速器放射外科系统可划分为 3 个精度等级（机架和床旋转的等中心点误差），分别为最小±2 mm、最小±1 mm 和±0.25 mm（相当于γ刀的精度），分别对应着不同的机械构造。

不管采用何种放射外科设备，应该实施全面的治疗前质量保证（QA）程序。一个典型的程序应该包括三个部分。第一，验证框架不会滑动，借助于各种预定义的标记点用头盔去测量病人颅骨到头盔某点的距离。在计划实施中多次测量确保一致。仅当所有的测量结果误差在 1 mm 之内才能最终进行放射治疗；第二，需要获取治疗前的等中心验证片。在这个步骤中，第一个等中心的坐标要分别在床体上和模体中建立，以确保放射外科系统整体上固定等中心位置的可靠性；第三，需要主治物理师实施一次彻底独立的治疗前检查，包括验证等中心坐标、光栅的设置、光栅角度、野大小、系统联动装置和最后对病人体位的检查。

四、γ刀和 X 刀在放射生物学方面的考虑

放射生物学方面，使用单次分割治疗小体积靶区的治疗模式跟传统分割外照射明显不同，这将带来很多深刻的改变。放射外科模式的特点是在靶区边缘周围剂量急剧下降，剂量梯度大，而在靶区内剂量不仅高，同时也存在很强的不均一性，通常靶区边缘剂量仅为等中心点剂量的 50％～80％。放射外科的剂量分布特点是总剂量和分割剂量往往同时变化，两者的变化会带来急剧的生物学效应的改变。靶区内部剂量的不均一性（从靶区边缘到等中心点剂量急剧升高）带来不成比例的生物学效应，可能会提高治愈的可能性，也可能使并发症的风险增大。靶区外总剂量和分割剂量的急剧下降，一方面可减少正常组织反应，另一方面也使影像学不可见的潜在恶性浸润细胞得以生存。

这对肿瘤组织和正常组织生物效应的评估提出了挑战。晚期反应的最重要影响因子是分割剂量大小，因此单分割的放射外科需要做到最大限度的精确照射和减少正常组织受量。采用单次分割治疗的另一个潜在弊端为不能利用细胞周期再分布的特性。细胞在 G_2 和 M 期放射敏感性最高，所以分割放疗允许细胞再分布到敏感的周期时相，使得细胞杀灭效应增加。乏氧是另一个重要的因素。恶性肿瘤通常部分乏氧，分割治疗可以利用肿瘤分割期间的再氧合效应。单次分割的 SRS 不能利用细胞周期再分布和再氧合来使治疗获益。

尽管单次分割存在这些理论上的缺点，但在不同部位的许多临床试验都显示了它的有效性并且毒性较低。放射外科通过单次分割的治疗，使再增殖的有害作用最小化，更进一步，放疗的高剂量能够潜在地克服单次分割治疗的不足。最近的一些观察结果显示经典放射生物学的 DNA 中心模型可能比初始的试验结果所理解的要复杂得多，包括对膜绑定信号通路的作用。对肿瘤微血管的放射效应也是肿瘤退缩和控制的重要因子。通过大量的肿瘤微血管的下游效应，较高的消融剂量显示可以诱导标记的内皮细胞凋亡。血管内皮细胞可能是单次高剂量 SRS 另外的重要靶点。在分割剂量超过 8 Gy，线性二次模型并不能很好地预测肿瘤杀灭或毒性。LQ 模型用于常规分割放疗效应/毒性分析中对结果有较好的拟合度，但外推至大分割方案时就会出现很多问题。这就对 SRS 和 SBRT 如何发展剂量体积正常组织耐受量，提出了严峻的挑战。

五、γ 刀和 X 刀的治疗计划

治疗计划方法根据所用软件有所不同，但最终得到的计划相似。GK 系统包含 201 个 ^{60}Co 源，通过钨制准直头盔的导向作用产生极细的放射笔形束，在头盔的几何中心的 0.1 mm 范围内相互汇聚。多种环形准直头盔可供使用，以产生特定的照射体积，可以使用一个等中心，也可以采用多个等中心。通常把剂量处方在 50％等剂量线上。在 GK 系统中，有 4 种头盔，其准直尺寸分别为 4、8、14 和 18 mm。

多种基于直线加速器的放射外科商业系统可供使用。包括 Novalis BrainLAB（BrainLAB AG，Feldkirchen，Germany），Radionics X Knife（Integra，Plainsboro，New Jersey），TomoTherapy（TomoTherapy，Inc.，Madison，Wisconsin），CyberKnife（Accuray，Inc.，Sunnyvale，California）等。这些基于加速器的放射外科系统，可通过微型多叶准直器或环形准直器来调整束形以获得最优的剂量分布。同时这些设备允许分割模式放疗，束形调整更具灵活性，也可调制束流强度。基于直线加速器的设备也更容易适应颅外放射外科或分割治疗。

无论是 GK 系统还是常规的直线加速器 SRS，治疗计划的第一步骤都是立体定向头架的安置。头架是用来确保精确定位和严格固定，保证患者的体位从采集图像时到治疗时不会改变。为了减少定位误差，立体定向 CT 扫描的层厚应尽可能的小。一旦获取立体定向 CT 扫描数据，它将被传输到治疗计划系统，同时由定位器指示的坐标系统被建立起来。然后勾画靶区或 GTV。因为 MRI 显示肿瘤更加清楚，所以 GTV 常直接在 MRI 图像上勾画。但是 MRI 并不适合用来做治疗计划，因此，在获取立体定向 CT 图像后，通过解剖标志点的对比，对 MRI 数据和 CT 图像融合。在治疗计划中，兴趣区域和剂量分布应该在 CT 或融合的 MRI 上都能显示，但剂量计算应该在 CT 上执行。也可使用非侵入性的基准系统，把基准标记物植入皮下或者用胶带黏在皮肤上，通过这些基准位点获取立体定向坐标。这种方法的非侵入性特点非常有优势，但是会出现治疗过程中病人体位变动所带来的问题。一个这样的不需要框架来定位坐标的系统为 CyberKnife，特别适合中枢神经系统和颅外的应用，其准直器锥形束野径可调节，范围从 5～60 mm 不等，通过从不同角度汇聚的几百个细野束实施高度适形的治疗。对于头部放射外科，固定通常只采用热塑面膜。把 2 个正交的 X 射线摄像机安装在天花板上，通过骨性标记或植入的标记物就可以对患者体位实行实时监控。传统的加速器放射外科通过多种不同的准直内径（4～50 mm）用多个非共面弧来治疗靶区。对于不规则形状的病灶如前庭神经鞘瘤和动静脉畸形（AVMs），单准直的弧治疗可导致大量正常脑组织受到照射，从而适形性较低。在这种情况下，采用多个等中心更容易使处方剂量区适形 GTV。剂量通常处方在 70％到 90％的等剂量线。当应用多个等中心时，以牺牲均匀性来换取适形性。理想的适形性，要求适形度指数（处方等剂量体积/靶区体积）小于 2 和不均匀性指数（最大剂量/处方剂量）小于 2。

六、γ 刀和 X 刀的临床应用及其规范

近十年来，不论是 GK 还是基于加速器的放射外科，其临床应用范围明显扩大，在多种良恶性疾病中建立了其重要或特定的作用。目前其指征主要包括以下各个方面：① 颅内小的、深部的动静脉畸形（AVM）；② 颅内小的（直径小于 3 cm）良性肿瘤（听神经瘤、垂体瘤、脑膜瘤、颅咽管瘤），并与视神经、丘脑下部、脑干等重要结构有间隙者；③ 开颅手术未能完全切除的良性肿瘤；④ 单发脑转移灶，直径小于 3.5 cm，适合手术但病人拒绝或病灶位置较深难以手术者；⑤ 颅内多发的、小的、边界清楚的转移瘤，先行全脑照射，后行 SRS；⑥ 病灶较小，一般情况尚好的脑干肿瘤；⑦ 多形性胶质细胞瘤，低级别星形细胞瘤，脉络膜黑色素瘤等恶行肿瘤，直径小于 3.5 cm，适合手术但病人拒绝或病灶位置较深难以手术者，以及有术后局部残留或放疗后复发者；⑧ 病灶较小，边界清楚的肺、腹腔、盆腔等处的孤立性肿瘤；⑨ 脑功能性疾病，如三叉神经痛，丛集性头痛，强迫性精神障碍，震颤麻痹，癫痫等。γ（X）刀治疗的禁忌证：① 大量胸水、腹水、恶液质、并发严重感染，估计治疗不会给病人带来明显好处的；② 胃癌、贲门癌、结直肠癌（直肠癌术后复发除外）、食管癌、腹腔内肿瘤与肠管有粘连等，这些肿瘤若采用高分次剂量的立体定向放射治疗，容易造成正常腔道器官的放射损伤，如溃疡、出血、狭窄、穿孔等；③ 脊髓及其周围的肿瘤治疗应慎重，治疗时应根据 LQ 公式充分考虑正常脊髓的耐受剂量。

要提高γ（X）刀的精度必须贯彻三精原则于治疗全过程。① 精确定位：采用有效的体位固定，高清晰CT或CT/MRI图像融合或PET/CT定位，图像必须通过网络直接传送到计划系统；② 精确计划：准确确定GTV、CTV和危及器官（organs at risk），在确定PTV时还要充分考虑脏器移动、摆位和机器误差因素。在X刀治疗时，照射野设计要多采用非共面立体照射方案，利用不同视窗审视2D和3D剂量分布，用DVH评价计划优劣和可行性。在γ刀治疗时，在靶区小而规则时可布置单靶点，在肿瘤较大或形状不规则时需布置多个靶点。多靶点计划复杂，剂量分布不均匀，易出现靶中心低剂量区、适形度差、边缘剂量衰减相对缓慢、高剂量区涉及正常组织范围大的缺点。因此，在有空腔器官邻近的部位分次量不宜过高。γ（X）刀治疗计划的原则是以GTV为主，同时考虑内靶区范围，以完全覆盖靶区的剂量线为处方剂量。X刀多以80％左右剂量线为处方剂量线，而γ刀多以50％剂量线为处方剂量线；③精确治疗：实施治疗是落实高精度放疗的最后关键环节。为了保证治疗精度，首次治疗时医生和物理师必须参与摆位，及时解决治疗计划中出现的问题和指导技术员准确操作。要注意观察升床高度避免病人与机头的碰撞，在照射过程中严密观察病人有无体位变化和不适反应等。

γ（X）刀治疗通常分次量相对较高，治疗疗程相对较短。因此，在治疗期间要严密观察病人的各种反应和体位的重复精度。当出现较重的放疗反应时要及时调整分次剂量或治疗时间，并进行对症处理。当治疗中病人出现消瘦使体位变化较大时必须重新定位。对所治疗病人应严格登记、认真记录和数据库管理，治疗结束后要定期随访，了解治疗效果和放疗反应，以便总结经验，拟定安全、有效的治疗方案。

治疗的选择应根据肿瘤大小、所在部位、肿瘤病理类型和患者全身状况等因素而定。治疗包括根治性放疗、常规放疗后追加放疗、姑息性放疗和放疗后复发的再程放疗。肝、肺的早期局限性肿瘤采用γ（X）刀治疗可获得根治效果，可作为不能耐受手术治疗的首选手段。当肿瘤较大或有区域淋巴结转移时应考虑与其他放疗手段结合治疗，并根据情况配合化疗。γ（X）刀的照射剂量和分次方法据肿瘤大小和部位而异，目前尚无统一标准，但分次量较常规放疗大，有的采用隔日照射，有的采用连续照射。γ（X）刀主要治疗可见肿瘤（GTV）和GTV周围的浸润病灶（CTV），引流区域淋巴结的预防照射以辅助常规放疗或化疗为主，γ（X）刀根据靶区大小和治疗目的决定分次剂量和总剂量。

七、关于SBRT技术

随着硬件、图像引导技术、固定技术的进步，放射外科的原则正在被应用于颅外病灶。SBRT（stereotactic body radiotherapy）是Karolinska研究中心在20世纪90年代建立起来的，采用体架固定技术，遵循靶区定位的立体定向原则，通过1～5个分割，对靶区实施精确的高剂量照射，用高级的治疗计划系统来产生陡峭的剂量梯度以最大化减少正常组织受量。常借助多种影像引导或移动控制手段。十年来，这些技术得到了进一步的发展，更广泛地应用于治疗多种肿瘤疾病。大体上，SBRT对于单发转移灶和临床部位局限的早期恶性肿瘤是一种强力而有效的治疗手段。应用于早期非小细胞肺癌、肺转移癌、前列腺癌、骨和脊柱转移灶、肝转移灶、肝细胞性肝癌、胰腺癌、肾细胞癌和其他腹部肿瘤。这里仅就 SBRT 的一些概念作简要介绍。

因为照射剂量较大，SBRT 对靶区的精准定位有非常高的要求，以减少对周围正常组织的损伤。在颅外的器官组织通常存在较为复杂的生理病理运动，因此治疗医师必须要考虑到这个因素并能处理每天的摆位误差和分割内的器官组织移动，这样才可以实施立体定向治疗。这同样也要求较为先进的机器可以产生高适形度的等剂量分布。在 CT 模拟过程中，固定是必需的。必要时使用全身真空体膜等相关固定设备。有多种可重复使用的固定器，比如体框、真空体膜、腹部压迫技术和热塑设备。这些固定策略通过限制胸壁和膈肌的运动限制了呼吸运动。另外，也可考虑呼吸门控技术，来追踪患者整个呼吸期间胸壁的移动范围，在呼吸周期的特定时相实施照射。在肺和肝肿瘤的治疗中，4D-CT 扫描或 X 射线透视下的运动观察可以为精确的 PTV 外放提供参考。每天治疗前做图像引导以确保合适的摆位，减少摆位误差。通常，这涉及千伏级或兆伏级的 CT 引导。锥形束 CT 是指整合图像系统到直线加速器上，床面为 CT 机和直线加速器所共用。目前所有的主要直线加速器制造厂商都生产整合 CT 引导功能的治疗系统。许多其他的系统为 SBRT 的应用采用了不同的方法和技术，但是原理相同。包括 Novalis BrainLAB 系统，TomoTherapy 系统和 CyberKnife 系统。

固定、移动处理、图像引导都是为了尽可能减少 PTV 外放。必要的 PTV 外放没有统一的标准，一般各个中心根据其对特定系统特定部位的分割间和分割内靶区移动误差的理解制定相应的标准。治疗计划通常包括多野 3D-CRT（常非共面），或 IMRT 以产生快速跌落的剂量分布。一般当采用 3D-CRT 时，使用围绕 PTV 的剂量学边界作为处方剂量。当采用逆向计划时，鉴于较高的分割剂量，PTV 内的剂量均一性很重要。对所有的技术来说，共同的目标都是限定正常组织接受处方剂量的体积。

第二节 三维适形和适形调强放疗

放疗的成功是因为特定肿瘤相对于周围正常组织有较高的放射敏感性，因此放疗的目的就是把肿瘤控制和正常组织并发症的剂量反应曲线充分的区分开来。在过去的十多年中，随着高速计算机在制定放疗计划中的开发应用，医用加速器的数字化发展以及放射影像学的进步，三维适形放疗（3 Dimensional Conformal Radiation Therapy，3D-CRT）和适形调强放疗（intensity-modulated radiotherapy，IMRT）技术得到飞速的发展，使我们达到这个目标的能力得到显著的提升，这些技术使得我们可以较容易的对用来治疗的高剂量区“塑型”。3D-CRT 为一种放疗技术，使得高剂量区分布的形状在三维方向上与病变（靶区）的形状一致。因此 3D-CRT 是一种提高治疗增益比的较为有效的物理措施。为了达到在剂量分布上的三维适形，必须满足下述的必要条件（图 10.6）：

① 在照射方向上，照射野的形状必须与病变（靶区）的投影形状一致；② 要使靶区内及表面的剂量处处相等或根据要求不相等，这就必须要求每个射野内诸点的输出剂量率能按要求的方式进行调整，即能够进行束流调节。能同时满足上述两个必要条件的三维适形放疗称为三维调强适形放疗（IMRT）。3D-CRT 和 IMRT 的成功极大地依赖于肿瘤体积的精确勾画，这需要多种影像手段的配合，包括 MRI、PET/CT 和 4D-CT 等。器官的移动、患者解剖形态的改变以及肿瘤的对治疗的反应都要求放疗治疗观念上需要从 3D 向 4D 转变。

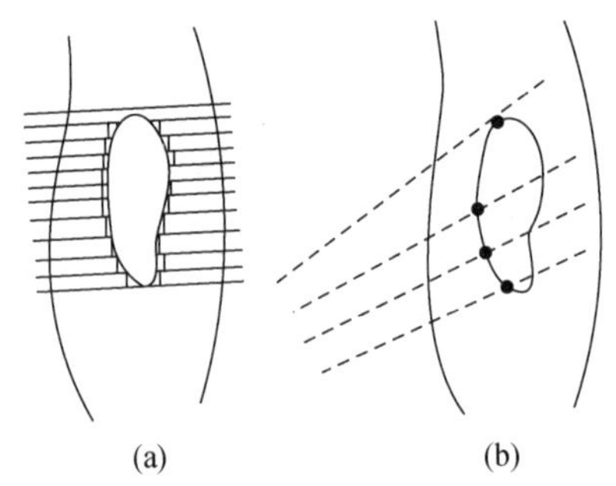

图 10.6 实现调强适形放射治疗的必要条件示意
(a) 在照射方向上，射野形状与靶区形状一致；
(b) 射野内诸点输出剂量率应按要求分布

IMRT 已经作为一种成熟的外照射技术广泛应用于各种肿瘤的治疗。许多治疗计划的比较研究清楚地显示 IMRT 具有明显的剂量学上的优点。过去十多年的许多临床研究也证实 IMRT 在如头颈部肿瘤、前列腺癌等多种部位的肿瘤中提高了局部控制率，减少了治疗的毒性。因此，IMRT 被评价为放射肿瘤史上的一次革命，是 21 世纪初放疗技术的主流。

这一节，我们将要介绍 3D-CRT 和 IMRT 的基本原理和具体执行过程。包括影像采集、模拟定位、勾画靶区、制作计划、剂量计算、计划评估、治疗验证、治疗实施、质量保证等。本章虽然介绍 3D-CRT 和 IMRT，但以 IMRT 为重点内容。

一、三维适形和调强治疗流程

传统放疗通过设置几个方向或角度的野束对患者实施照射，每个射野的形状一般是手工在 2D 投影图像上画出相应边界，而 2D 投影图像一般从模拟机获得，其精确模拟了直线加速器的几何学架构。在现代放疗中心一般都有专用于计划的 CT 设备，可以用来获得患者的 CT 图像数据。这种 CT 设备跟普通 CT 没有明显区别，只是配备了硬质平板床和激光对准系统，以便于进行 CT 模拟，同样是模拟治疗加速器的几何系统。患者的 CT 图像数据获取之后，可以经过计算机的重建，建立患者解剖的 3D 模型。放疗医师可以在 CT 上逐层勾画靶区，肿瘤靶区经过计算机处理形成立体结构以后，可以通过特定的视野图来设计照射野的形状从而对靶区适形。判断一个计划过程是传统放疗还是 3D-CRT，就要看是否采用了计划 CT 来定义靶区以及相应的设计照射野。3D-CRT 相对于传统放疗可以产生更精确的剂量分布，是因为它采用三维图像数据来定义靶区，设计射野方向和射野形状。射野方向观（BEV）是一个重要的三维视图工具，方便直观地选择射野方向以减短射线到达肿瘤的路径及调节射野形状，以更好地减少正常组织的照射。IMRT 比 3D-CRT 更进一步，可以调节每个射野的束流强度。其强度调节可以通过几种不同的方式实现，包括复杂物理补偿器的制作使用和 MLC 等，后者更常用，能够通过 MLC 形状的动态连续依时改变实现束流的强度调节，也可采用多个 MLC 形状的顺序静态照射的方式实现强度调节。具体细节将在后面的内容中介绍。

首先，简要描述 3D-CRT 和 IMRT 的过程。IMRT 和 3D-CRT 的计划步骤在开始和结尾部分基本相同，但中间部分则出现分歧。一开始都要进行治疗的模拟。一般要求患者在模拟 CT 上摆位，即模拟治疗体位。为了便于重复摆位及获得满意的重复精准度，要使患者的治疗体位自然舒适，同时要合理使用固定装置，通常为热塑面膜或真空体膜来固定体位。然后采集 3D-CT 图像。放疗医师可在计算机显示的轴位 CT 图像中勾画靶区及邻近的敏感组织器官，或由物理师辅助完成常见正常器官的勾画，如脊髓、脑干、肺等。如果患者还采集了 MRI 或 PET 等影像数据，可以与计划 CT 相配准，以帮助靶区和器官的确定。

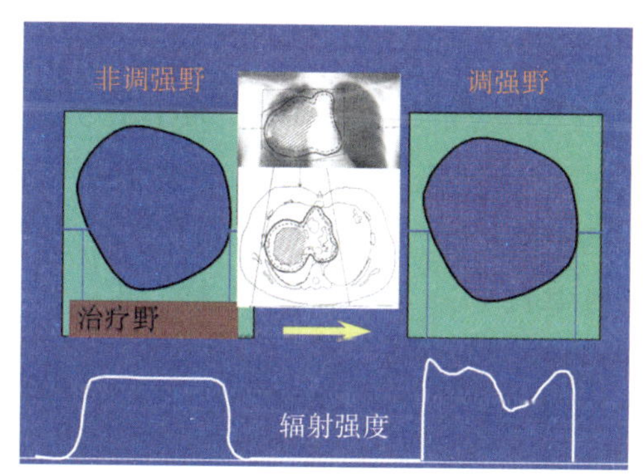

图 10.7 3D-CRT 及 IMRT 照射野示意

一旦所有计划相关体积勾画完成，放疗医师则对肿瘤靶区指定一个处方剂量（或剂量范围），对正常组织制定一个限制剂量。物理师将选择和调节射野的方向，设计射野的形状，改变射野线束的强度来更好地满足这些指定的剂量标准。对于 3D-CRT 计划，每个照射野的形状和强度为手工设计，照射野完整地照射全部靶区，边缘可以自主控制（图 10.7），根据计划者的经验和直觉进行调试。这个过程可称为“人工迭代”。3D-CRT 计划的质量可能受制于时间的限制以及射野内线束强度均一的条件限制。如果采用了楔形板，则强度也仅为一维线性改变，一旦线束的方向、形状和强度被指定，计算机计算相应的剂量分布，这个剂量分布将与放疗医师所指定的剂量要求相比较。如果有偏差，则射野线束的强度、形状和方向要迭代性的改变（主要基于计划者的经验和直觉）及重新计算剂量分布。实际上，每次迭代都需要变动少量参数，但这种人工迭代过程将耗费相当多的时间。因此，从过程原理来看，3D-CRT 的剂量分布优化的可提升空间是非常有限的。这种迭代过程常称为“正向计划”。

相对于 3D-CRT 的人工迭代优化，IMRT 则采用计算机控制的计划优化迭代过程。在这个过程中，计算机在短时间内执行大量的迭代过程。更进一步，计算机可以调节每一个照射野的剂量强度。每个照射野一般分成多个笔形束，大小等级为几个 mm^2（图 10.8）。野内不同强度的小野束经过大量的迭代计算过程，就可以产生比 3D-CRT 明显优越的剂量分布。

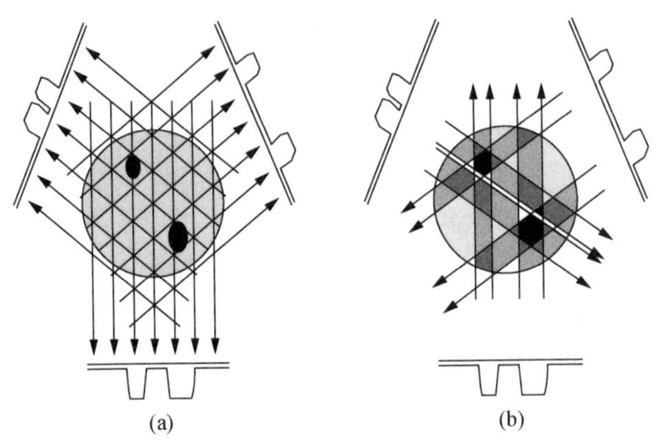

图 10.8　逆向调强的基本原理

（a）CT 成像原理；（b）束流调强放疗的原理

一旦治疗计划或剂量分布计算完成，放疗医师和计划者必须评价计划以决定其是否满足原先设置的剂量标准。通常进行剂量分布的分析和 DVH 的查看。当计划被接受时，所有的关于照射野的配置参数、线束强度数据都被传送到直线加速器（常通过计算机网络系统）。就可以使用设计好的照射野对患者进行治疗了。对于 IMRT，传送的数据为 DMLC 文件或 SMLC 片段文件。最后，物理师必须执行剂量学及其他方面的 QA 任务，以验证所有的设备是否工作正常，确保剂量分布的正确实施。

由上可见，进行三维适形和调强治疗必须具有以下设备：① 患者体位固定系统；② CT 模拟定位设备。MRI /PET 等影像将有助于靶区的确定；③ 三维治疗计划系统；④ 医用加速器：加速器必须由计算机控制、配有多叶准直器；⑤ 剂量学设备 ：对治疗计划实施剂量学验证。

下面将讨论相关步骤的具体细节。

（一）患者的摆位，固定和影像采集

患者摆位误差的最小化，对于 3D-CRT 比传统放疗更加重要。因为 3D-CRT 的剂量分布的适形度提高了（如在肿瘤和正常组织的分界上剂量快速跌落）。对 IMRT 来说，这点尤为关键。因为 IMRT 常在肿瘤和正常组织之间的边界上产生更加陡峭的剂量梯度。因此，固定装置和精确的患者摆位必须贯穿于整个计划过程，包括模拟、影像采集、治疗。许多技术设备投入使用以实现精确摆位和重复性，包括传统的真空成型垫、面膜等等。

除了固定患者，图像引导的验证也是确保患者体位精确重复性及精确治疗实施的有力保障。CT 模拟可称之为第一次图像引导。模拟 CT 机要配备与治疗加速器相同的激光对准系统。此激光摆位系统允许用标记小球黏附在患者皮肤上来确定治疗等中心的位置，也是整个治疗的初始参考点。CT 图像的获取必须确保患者处于治疗体位并且位于与治疗机相同几何学的平板床上。然后在计算机工作站中进行图像的重建、靶区和正常组织的勾画和 3D 射野的几何学显示。在 CT 模拟中，患者的解剖由 CT 数据重建，在 BEV 中显示。根据特定的治疗摆位参数，数字重建图（DRR）提供了特定视角下的投影图，帮助计划设计及验证。对于移动器官，如肺和肝，新一代的 CT 扫描带有多阵列的探测器，可以获取 4D-CT 图像，提供了移动器官的动态观察。由 4D-CT 得到的数字重建的 X 射线透视可以显示为电影模式，允许放疗医师测量器官或肿瘤在任何方向上移动的幅度。更进一步，如果与呼吸周期同步化获取 CT 图像，CT 图像的电影模式可以重建为多个呼吸时相，一般 8～10 个。为了使 CT 获取与患者的呼吸周期同步化，需要使用呼吸探测器——一个可附于胸壁的带子或胸壁上的红外线传感器。

（二）靶区、人体轮廓结构的确定

三维计划系统对轮廓的确定和处理应包括：① 外轮廓：它将决定计算的边界；② 内结构：如靶区、骨标记、重要器官等，勾画它们有利于直观的观测射野与它们的位置关系；③ 不均质结构如骨、肺、气腔等，它们的存在会改变剂量的分布；④ 填充物：有助于改变病人的轮廓或密度以达到一定的改变剂量分布的目的。

轮廓的勾画是三维计划过程中一项耗时较多的工作，但现在的计划系统多提供在物理密度梯度很大的界面上自动勾画组织轮廓的功能（如外轮廓、肺、含气空腔等）。然而并非所有界面上都存在着密度梯度，故此自动勾画功能有一定的限制范围。必要时必须认真仔细地手工勾画，其中最典型的例子就是靶区。

（三）治疗计划的制作和评价

1. 射野入射方向的选择

日前仍没有一种计划系统能够有效地决定最优的射野入射方向，因此主要依靠计划者的经验和直觉。当射野数较少（≤5）时，不论是共面还是非共面射野，射野入射方向的选择非常重要。射野入射方向不仅决定于靶区和周围重要器官间相互几何关系，同时也决定于靶区剂量和周围重要器官的耐受剂量。Stein 认为，当用调强束照射且射野数很多时，射野可以直接穿过重要器官，因为这样可较好地控制靶区的剂量分布。目前临床上计划设计者常使用就近布野的思路。Gokhale 提出选择射野方向的原则应使从入射的皮肤表面到肿瘤（靶区）中心的射线路经最短，这就是所谓的"最少抗拒线"概念，用于确定射野最佳入射方向。必要时可采用非共面照射，其目的是让每个射野的射出端不与其他射野的入射端交叉或重叠，有助干使靶区周边剂量迅速跌落，从而大幅减少正常组织受量。

2. 正向计划

其治疗方案的优化过程，是计划设计者按治疗方案的要求根据自己的经验选择射线种类与能量、线束的方向（即机架、治疗床的转角及相互的位置关系）、照射野的数量和通过射野视角（BEV）设计的照射野的形状、射野剂量权重、外加射野挡块或楔形板，计算在体内的剂量分布，利用剂量学四原则，对计划进行评估，最后确定治疗方案。这是一个正向计划设计的过程，又称为“人工优化”。此方法目前仍得到广泛的应用。治疗方案的好坏很大程度上由计划设计者的经验来决定。

3. 逆向计划

在某些情况下治疗计划的设计，正向计划会遇到一些困难。例如：当射野数目很多时，较难用“人工优化”手段找到一个可接受的方案，或者即使能找到一个可接受的治疗方案，也不能肯定此方案是最好的。为了解决上述困难，必须将传统的正向设计过程颠倒过来，称为逆向治疗计划设计。放射治疗计划设计的真实过程是一个逆向设计的过程，它是由预期的治疗结果来决定应使用的治疗方案。因为计划设计过程，就是不断在寻找最好的布野方式，包括射线能量、射野方向、射野形状、剂量权重以及每个射野的强度分布等，使肿瘤得到最大可能的控制而保持正常组织的放射损伤最小。正向计划设计与逆向计划设计的基本区别在于，前者是先设计一个治疗方案，然后观察剂量分布是否满足治疗的要求，后者是根据治疗要求确定的剂量分布去设计一个治疗方案。显然，在整个计划设计过程中，对于一个较为复杂的治疗，前者不仅会遇到上述的困难，而且寻找一个较好的治疗方案更多的依赖设计者的经验。后者不仅符合任何医疗实践，包括放射治疗实践的思维过程，而且能够为放射治疗提供较为客观的优化的治疗方案。

（1）逆向计划设计与笔形束

如上述，逆向计划设计就是根据预期的治疗结果去确定一个治疗方案。预期的治疗结果是用靶区及其周围的3D剂量分布表述的，而3D剂量分布是由物理目标函数或生物目标函数来限制的。通过预期要求的3D剂量分布，求得射野入射方向（包括能量选择）和每个射野的形状及射野内的射线强度分布。由于每个射野内的射线强度分布一般是均匀的，必须将射野划小，变成单元野或笔形束野。然后利用多叶准直器（MLC）、物理补偿器或其他手段，对每个单元野或笔形束的强度进行调节，使计划得以实施。因笔形束野的大小一般要与使用的调强器匹配，故这种笔形束又称为调强笔形束（IMPB）。

从物理概念上理解，逆向计划设计是CT成像原理的逆过程。逆向计划设计的任务就是利用数学的方法按要求的类似于解剖结构的剂量分布，求解得到笔形束的强度分布。

（2）逆向计划的目标函数

放疗实践中，使用物理和生物两种目标函数。物理目标函数是通过限定或规定靶区和危及器官中应达到的物理剂量分布，实施准确的优化的治疗。生物目标函数是通过限定应达到要求的治疗结果，如无并发症的肿瘤控制概率等，实施最佳的治疗。物理目标函数目前最为常用，生物目标函数是描述治疗后患者生存质量的量化指标，是治疗的最高原则。

1）物理目标函数：临床剂量学4原则是物理目标函数的通则，量化后应具体包括以下内容，① 靶区及重要器官内的平均剂量；② 靶区内剂量均匀性；③ 靶区内的最低剂量；④ 危及器官内的最高剂量；⑤ 治疗区与靶区的适合度；⑥ DVH 图等。

2）生物目标函数：生物目标函数就是使经照射后肿瘤的复发概率最低而正常组织或器官的损伤最小，亦就是使无并发症的肿瘤控制概率最大。

（3）优化算法

到目前为止，优化算法根据其求解的途径，划分为两类：积分方程的逆向直接求解，又称为解析算法，和使用迭代逐步逼近。属于前者的解法有傅里叶变换、泰勒展开、非线性楔形技术等。它们只有在经过简化的条件下才有可能得到有限度解。解结果中可能有负值的出现，而负值解对放射治疗无意义。迭代逐步逼近解法又分为两大类：随机搜寻或系统搜寻。逆向蒙特卡罗模拟和模拟退火技术，属于随机搜寻；线性、二次规划、最小二乘法、穷尽搜寻、可行搜寻、梯度技术、迭代重建技术和广义笔形束算法等，均属于系统搜寻。

如前述治疗方案的优化就是治疗方案的个体化，就是治疗方案的不断改进的过程。对体外照射，就是如何根据靶区及周围器官和组织间的关系，规划出应使用的射野的能量、射野方向，以及组成每个射野的射野单元或笔形束的通量或能量通量分布。上述的算法中，大部分算法目前仍集中在笔形束的通量或能量通量分布，即射野剂量权重的计算，而射线的能量（包括射线种类）和射野入射方向仍靠人工的经验。

放射治疗计划的逆向计算问题，从物理过程上看是 CT 成像的逆过程。已知的剂量分布类似于 CT 重建后的图像。迭代重建算法根据上述原理，直接从已知的剂量分布计算出所需要的光子通量分布，然后将求得的通量分布反向投影到体内，形成体内的剂量分布。但计算出来的剂量分布会与要求的剂量分布有显著不同，而且光子通量分布会出现负值，但含负值通量的射野物理上不可能实现。必须用一个高通滤过函数，将负值通量的解变为零后，再投影到体内。Bortfield 使用这种滤过技术和逐步迭代方法，使均方根（RMS）差型目标函数达到最小。每次迭代后的解，经滤过后（使负通量为零），进入下一次迭代，直至目标函数值达到最小。

4. 计划的评价

计划完成后，TPS 将通过放射物理的一些评估函数如剂量体积直方图（dose volume histogram，DVH）表示出肿瘤或正常脏器所受的剂量以及受照体积，并可对不同的计划进行比较。有的 TPS 还可以对计划进行放射生物方面的评估，即进行放射生物剂量的叠加后，使用肿瘤控制率（tumor control Probability，TCP）、正常组织的放射并发症发生率（normal tissue complication probability，NTCP），以及所谓无并发症肿瘤控制率（uncomplicated tumor control probability，UTCP）等参数对计划进行比较和优化。

（四）调强治疗计划的验证

计划评价、认可之后，还要对计划作一定的验证，以保证你得到的是你所看到的。调强验证包括以下几个内容：点剂量验证、面剂量验证、叶片到位精度验证、轴向截面等剂量分布验证以及等中心位置的验证。

（五）治疗的实施

经过优化并验证的放疗计划即可通过计算机网络或磁盘传输到放疗主计算机（工作站），传输的信息包括上述的线束参数（线束的能量、方向、射野的数目和各野的权重等），以及控制射野形状的 MLC 系列文件。如为调强放疗，则需包括束流调节的参数。适形和调强放疗的实施由主计算机控制，通过治疗机的控制计算机执行。放疗技术员将病人连同体位固定器置于标准体位后，计算机自动执行放疗计划，包括射野形态、入射角、每野的束流调节程序、照射的剂量等。照完一野后便自动进入第二野照射，直至全部射野照完。治疗开始前，医师、物理师应指导治疗师充分理解治疗过程，如正确的体位固定方法、射野的方向性等，确保各项治疗参数的正确输入和准确执行。物理师和主管医师必须参与第一次治疗，向治疗师说明摆位技巧和摆位质量控制方法，交代摆位和治疗过程的基本要求。治疗开始后应进行每周一次的射野影像检查以检测摆位误差是否在估计范围之内。剂量监测可及时发现一些重大失误，如忘记组织补偿器的放置或放置方向错误、MU 输入错误等。

二、调强放射治疗实现方式

当前 IMRT 的实现方式主要是在常规加速器上配置相应的软硬件来实现，有静态子野调强（SMLC）、动态 MLC 调强（DMLC）和二维补偿器调强等。

1）多叶准直器 MLC 的运动和照射不同时进行的调强方法称为静态子野调强。此类调强是将射野要求的强度分布分级，利用 MLC 形成的多个子野进行分步照射（stop and shoot），其特征是每个子野照射完毕后，照射切断，MLC 再形成另一个子野，继续照射，直到所有子野照射完毕。所有子野的流强相加，就形成所要求的束流强度分布。但实际应用时，应注意各子野边界处的剂量衔接问题。

2）多叶准直器 MLC 的运动和照射同时进行的调强方法称为动态 MLC 调强。此类调强是利用 MLC 的相对应的一对叶片的相对运动，实现对射野强度的调节。各对叶片做变速运动时，加速器不停地以变化的剂量率出束，由此得到所要求的强度分布。因此叶片运动过程中，射线一直处于“照射”状态。此种调强方式的准确度取决于电动 MLC 对其叶片运动速度的精确控制。

3）二维补偿器调强是根据射束与物质相互作用的衰减原理，用二维衰减器来产生所要求的强度分布。它并不是传统意义上的照射野挡块，为获得所需的剂量分布，其厚度因部位而异，它的主要缺点是给模室制作和治疗摆位带来诸多不便，随着计算机控制的多叶光栅的日益普及，该方式的应用已很少应用。

4）断层调强：包括步进式断层调强和螺旋断层调强。利用特殊设计的 MLC 形成的扇形束围绕患者的纵轴旋转照射，完成一个切面后，利用床的步进或缓慢前进，完成下一切面的治疗。

5）旋转照射调强：在旋转照射调强（intensity modulated arc therapy，IMAT）中，

每个照射野的几何形状是反向计划系统设计的内容，在执行 IMAT 治疗时，计算机控制加速器机架旋转到指定角度，同时 MLC 改变到指定形状，然后出束，几次旋转后得到理想的剂量分布。

6）电磁扫描调强：通过计算机控制的两对正交偏转磁铁电流的大小，改变电子线或电子击靶方向，产生方向不同或强度各异的电子线或 X 射线笔形束，形成要求的剂量强度分布，它是实现调强的最好方式。与前几种比较，不仅光子利用率高，治疗时间少，而且可实现电子束和质子束的调强治疗。

三、三维适形放疗与调强放疗的异同点

由上可见三维适形放射治疗是一种先进的外照射放射治疗技术，它使高剂量区域包含三维靶体积（癌细胞），同时使周围的敏感器官剂量最小。它需要进行三维治疗计划设计，一般由一组固定照射野实现，照射野的形状与靶体的投影一致，通常照射野的强度均匀，有时采用简单的射束改造装置，如楔形板、补偿器，进行强度调制。调强放射治疗是一种先进的三维适形放射治疗技术，它使用各种计算机优化技术获得非均匀强度的照射野照射患者。

1. 适形放疗与调强放疗的相同点

在患者影像获取、勾画轮廓和确定照射野数目及方向这些步骤上相同。

2. 适形放疗与调强放疗的不同点

（1）它们的优化过程是不同的

适形放疗是先计算剂量，看结果如何，不行就人为地改动计划再试，如此反复，直到可以接受为止，即正向设计。调强放疗是先由计划者通过输入目标函数来限定靶区和危及器官主剂量分布，再由计划系统自动反复进行优化计算，反复的次数由病例的复杂程度决定，至少需要一二百次，即逆向设计。

（2）剂量分布方面（图 10.9）

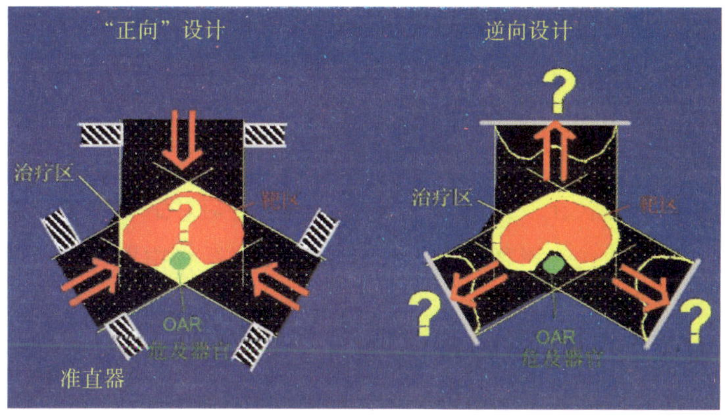

图 10.9　3D-CRT、IMRT 的剂量分布及对危及器官的保护

3D-CRT 治疗时，为了使靶区剂量均匀，所有照射野都必须完整地照射全部靶区，所以 3D-CRT 的剂量分布的等剂量线总是呈凸形分布，如果在凹形靶区的凹处存在关键器官时，就不可能得到保护，而 IMRT 通过对各个照射野强度分布的调制，即把均匀分布的照射野通过一定的方式变成特定的非均匀分布，可以使得治疗时靶区剂量分布符合要求的同时，对危及器官也可以做到很好的保护。

由于 IMRT 有强大的优越性，短短几年，国内外已有很多肿瘤中心开展了这项技术，所以有学者称放疗已经进入到 IMRT 的时代。

四、调强治疗的质量保证和质量控制

由于采用数学优化和射线强度调制，调强放射治疗计划制定以及给量都比常规三维适形放疗技术复杂。而且调强放射治疗有以下特点：① 治疗计划不易描述且不够直观；② 在调强放射治疗实施中应用以加速器为基础的多叶光栅时，叶片的运动比较复杂，需按累计剂量精确的同步化；③ 很多小而不规则的野会对数据收集、射线模型和剂量验证提出进一步的要求；④ 调强放疗采用的是比较陡峭的梯度剂量，而且这种陡峭的剂量分布在邻近肿瘤和重要器官边界，容易出现错误；⑤ 调强放射治疗很多过程由计算机帮助，对给量系统有较高的机械要求。因此，需要增加一些质量保证过程。

质量保证（QA）和质量控制（QC）是放射治疗应受到重视的问题。除严格执行治疗机及其放疗辅助设备如 CT 模拟机、X 射线模拟机、治疗计划系统的常规 QA（QC）工作以外，调强放疗 QA（QC）必须注意下述项目，并制定相应的质量控制措施：调强放射治疗可以完全由小野组成，小野的组合是调强放射治疗的基础，故这对剂量测量是个挑战。因为很多常规的放射探头可能太大，不能用于这些小野的测量。此外，调强放射治疗射线给量通常是多方向的，这就需要对来自散射线和漏射线的弱信号加以精确的累计。电离室最常用于放疗剂量参考点测量，其原因是它有高稳定性，对射线响应呈很好的线性关系，方向性好，能量响应好。要实现剂量分布与靶区形状在三维方向上一致，必须精准地调节靶区剂量强度。但要保证调强后的剂量分布和肿瘤形状一致，必须采用精确的体位固定技术。精确的定位和摆位是保证调强治疗取得成功的先决条件。

1. 临床靶区的精确确定

调强放疗提供给放射肿瘤医师一个很好的手段，借助这个手段，可对病变实施精确照射。只有被照对象的形状在三维方向上被精确确定之后，适形照射才有意义。放射肿瘤医师必须充分利用多种现代影像工具，借助治疗计划系统中图像融合技术，尽可能将临床靶区（CTV）的外轮廓勾画清楚。CTV 确定后，还要确定 CTV 在患者坐标系中因呼吸、器官运动等引起 CTV 边界的移动范围，该范围称为内靶区（ITV），是给予靶区规定剂量照射的最大边界。

2. 患者体位的精确固定

体位精确固定是实施调强放疗的基本条件。对头颈部肿瘤，利用立体定向治疗的分次治疗环架，能保证每次治疗摆位时体位精确重复。目前正在积极研究和开发新型躯干部位的体位固定装置，并开发控制和限制呼吸运动的门控装置，方式主要有：

1）采取类似γ（X）刀头部立体定向框架，体位由真空成形袋固定，借助治疗部位上预置的体表多点标记进行体位校核。此种固定装置的优点是易于日常摆位，是对传统放疗体位固定技术的一种改进。但因体表标记的精确位置易受多种因素如皮肤脂肪层厚薄、患者躺上真空成形袋的姿势等的影响，不能确保体表标记与肿瘤（靶区）间相对位置的不变性。

2）内置标记点技术是为了减少甚至消除体表皮肤弹性对体表标记点与肿瘤位置的相对位置影响，将体表标记移至肿瘤内或肿瘤周围。因为内置标记物多采用医用纯金制成，又称为体内埋金点技术。由于标记点靠近肿瘤的位置，两者间的相对位置易于保持一致性，只要知道金点的位置，就能知道肿瘤的位置，而且受体位固定技术的影响较小。该技术的不足之处是，每次摆好位置后，必须先照正、侧位两张高能X射线片以确定当前体位时金点的位置，再由金点推算肿瘤（靶区）等中心位置，患者占用治疗床时间较长。因金点会随呼吸和器官运动而移动，上述技术只是表示保证照射某一时刻肿瘤的位置，而不是照射中肿瘤的实际位置。

3）采用呼吸门控技术，控制患者呼吸时序；如Elekta的ABC技术，使呼吸靶区运动的影响最小。

3. 设备的质量保证

调强放射治疗的给量系统通常与设备相关，这常常要求为此设计特定的质量保证过程。一般说来调强放射治疗的质量保证是常规设备质量保证的一个部分。对于使用加速器多叶光栅的调强放射治疗，随着照射野大小的减小机器的输出量迅速变化，这使调强放射治疗中叶片位置的精确很重要。因此必须对叶片的位置以及叶片灯光野和放射治疗野偏离性（间隙测试）进行验证。可以想象用动态治疗给量的动态多叶光栅与分步照射技术的子野多叶光栅治疗相比，前者对叶片位置偏差的要求更高。

但是3D-CRT也存在一点不足之处，为了使靶区剂量均匀，所有照射野都必须完整地照射全部靶区，所以3D-CRT的剂量分布的等剂量线总是呈凸形分布，如果在凹形靶区的凹处存在关键器官时，就不可能得到保护，留给肿瘤学家的选择就是牺牲关键器官或者遗漏部分靶区，按照ICRU50号报告的精神，在某些情况下甚至要把治疗目的由根治改为姑息。而IMRT的成功研究，从根本上改变了3D-CRT的这个窘迫状态，通过对各个照射野强度分布的调制，即把均匀分布的照射野通过一定的方式变成特定的非均匀分布，可以使得治疗时靶区剂量分布符合要求的同时，对危及器官也可以做到很好的保护。

概括起来需要以下条件：① CT模拟机；② 直线加速器；③ 三维治疗计划系统（3D-TPS）；④ 头或体部固定器；⑤ 射野形状及剂量验证系统。

五、三维适形调强放疗的适应证

三维适形调强放疗在临床的应用，以头颈部肿瘤位居首位，其次为前列腺癌，排在第三位的是中枢神经系统肿瘤（CNS），其他如肺癌、乳腺癌、消化系统肿瘤和妇科肿瘤的临床使用率也逐年升高。近年来，调强放疗在上胸段食管癌、骨与软组织肉瘤等肿瘤的治疗中，也发挥了积极的作用。三维适形调强放疗临床适应证范围也越来越广泛。但临床使用一定要把握好以下几个方面的适用范围：① 肿瘤能明显勾画的；② 危险器官与靶区紧密相邻的；③ 靶区形状呈凹陷的；④ 复发病灶需局部提高剂量的；⑤ 功能显像（PET/SPECT）和生物靶区定位（分子显像/基因显像）提示需对靶区内进行不等量照射的。

六、三维适形调强放疗的临床价值

原发肿瘤的局部控制是肿瘤治愈的先决条件，因为局部控制的失败，会导致肿瘤的局部复发和肿瘤的远地转移。已有证据证明，改进局部治疗，能够导致较高的治愈率。放射治疗不仅是肿瘤局部治疗的有效手段，治愈率约占整个肿瘤治愈率的 40%，而且它能够保留器官的功能，例如乳腺、眼睛、喉、四肢等，改进患者愈后的生存质量。因此，通过采用新的或改进的治疗方法如三维适形调强放疗，有可能使整个肿瘤患者的 5 年生存率在现有基础上，进一步提高大约 15%。

1. 适形调强放疗的优点

1）高剂量区的剂量分布和靶区立体形态一致。从而使正常组织的受量减少，使肿瘤剂量能够提高。

2）国外开展的前列腺癌、小细胞肺癌、头颈部肿瘤等的三维适形调强放疗和常规放疗的比较研究中证实：三维适形调强放射治疗在进行上述肿瘤治疗时可提高靶区剂量 20%～50%，并同时可减少周围正常组织的并发症。靶剂量的提高总体上能提高局部控制率。

3）同样，因肿瘤局部控制率的提高，也会使肿瘤的远处转移减少而提高生存率。

4）由于它对正常组织的放射损伤小，因而当肿瘤治疗后复发时，有再次接受放疗的可能性。

5）能同时给靶区不同部位以不同剂量的照射，如临床肿瘤灶 2.5 Gy，亚临床灶 2.0 Gy，使得照射更加符合肿瘤的放射生物学特性。

6）能在一次照射中，同时照射数个病灶，如多发性脑转移、肝转移等。

2. 适形调强放疗存在的问题

适形调强放疗如使用不当，亦会造成治疗失败。这是由于：

1）正常器官和肿瘤的立体影像在瞬间由 CT 摄取，由此而形成的是静态靶区，而部分脏器随呼吸等生理活动而运动。因而在设野时如不注意，会使肿瘤逃离射野。

2）适形调强放疗的高剂量区紧扣肿瘤，因而必须每次都准确地重复放疗体位，否则部分肿瘤得不到高剂量照射而造成未控或复发。

3）关于剂量分摊现象。适形调强放疗在提高肿瘤剂量的同时，会出现很大的低剂量容积，因此有人形象地形容适形调强放疗是在用小容积的高剂量换来大容积的低剂量，这就可能产生一种意想不到的情况，即“超敏反应”，但同时发生了“诱导性放射抵抗”。

4）同样由于剂量分摊，受较低剂量照射的正常组织区域大大增加，虽然从正常组织的耐受性来讲，处于它们的并发症低的区域，但也不能忽略大体积的小剂量照射的随机效应，随机效应有可能对癌症有诱发作用，即可能会导致第二原发癌症的发生，其实在常规放疗中也存在这个问题。可能引起诱发肿瘤发生率提高的原因来自两个方面：一是通常使用适形调强放疗时会提高肿瘤剂量，放射肿瘤学家期望通过它来提高肿瘤局控率，这样间接增加了正常组织的积分剂量；二是射线的利用系数的下降。所谓的射线利用系数是指每一个跳数（MU）对靶区剂量的贡献。这种线束利用系数的降低，虽然不会明显地提高病人积分剂量，但会提高放疗设备的泄漏剂量，因为泄漏剂量与 MU 成正比。此外，适形调强放疗采用的多叶准直器的叶片屏蔽能力与常规上下准直器相比通常较差，它对主射线的防护约占主射线的 4%，它的屏蔽能力与低熔点铅挡块的屏蔽能力相似，而常规准直器不超过 0.5%，两者相差约 8 倍。

5）生物学上发现随着照射时间的延长，细胞的杀灭由于亚致死损伤的修复有所减少。如果肿瘤细胞的半修复期与常用的 IMRT 照射时间接近，那么对疗效会有影响。如果临床实践能证实这类效应，那么计划 IMRT 时应当考虑进去。如果有条件，可以改用动态调强，与固定式 IMRT 相比，照射时间可以缩短 2～2.5 倍。因此，任何一种新的治疗手段，在提高临床获益的同时，势必产生一些新的问题。这就要求我们对此有清醒的认识，临床上对获益和损伤充分比较，才能使治疗获益最大化，而把治疗风险尽量减低。

（何　侠）

复习思考题

1. γ 刀和 X 刀的概念因何产生？

2. γ 刀和 X 刀的区别和临床适用范围有哪些？

3. SBRT 的概念和临床病例筛选原则有哪些？

4. 何为三维适形放疗和调强放疗？

5. 三维适形和调强放疗的区别有哪些？

6. 适形调强放疗执行过程中要注意哪些事项？

7. 适形调强放疗的优点有哪些？

8. 调强放疗的缺陷有哪些？

参考文献

[1] 胡逸民，张洪志．肿瘤放射物理学-X（γ）线立体定向放射治疗．北京：协和医科大学出版社，1999.

[2] 许昌韶．肿瘤放射治疗学．第 2 版．苏州：苏州大学出版社，2005.

[3] 夏廷毅．γ（X）线立体定向放射治疗临床应用规范和治疗进展．中国癌症杂志，2006，16（6）：454-458.

[4] 胡立宽，魏奉才．头颈部肿瘤放射治疗学．上海：第二军医大学出版社，2002.

[5] 申文江，王绿化，夏廷毅．放射治疗学新技术进展．乌鲁木齐：新疆科学技术出版社，2003.

[6] 洪天荣，黄彬．立体定向放射治疗各个环节的质量保证．当代医学，2012，18（22）：144-145.

[7] 朱海伟，张金伟．颅内转移瘤的立体定向放射治疗进展．现代肿瘤医学，2013，21（5）：1155-1157.

[8] 殷蔚伯，余子豪，徐国镇，等，肿瘤放射治疗学．第 4 版．北京：中国协和医科大学出版社，2007.

[9] 郑小康，陈龙华．三维适形放疗临床实践——CT 模拟与三维计划．北京：人民卫生出版社，2001.

[10] 申文江，徐国镇．现代放射治疗学进展．北京：北京医科大学中国协和医科大学联合出版社，1998.

[11] 张红志，邱学军，史荣．肿瘤放射治疗物理学进展．北京：北京医科大学出版社，2002.

[12] Vinh Hung V，Verellen D，Van de Steene J，et al. Use of a simulator with CT option in radiotherapy of degeneration. Int J Radiat Oncol Biol Phys，1998，41（3）：721-727.

[13] Li JG，Xing L. Inverse planning incorporating organ motion. Med Phys.，2000，27（7）：1573-1578.

[14] Shimizu S，Shirato H，Ogura S，et al. Detection of lung tumor movement in real-time tumor-tracking radiotherapy. Int J Radiat Biol Phys，2001，51（2）：304-310.

[15] Ling CC，Humn J，Larson S，et al. Towards multidimension radiotherapy（MD-CRT）：biological imaging and biological conformality. Int J Radiat Biol Phys，2002，47（3）：551-560.

[16] 窦文，钟青松，胡丽娟，等．调强放射治疗射野和剂量的验证．中国医学物理学杂志，2012，29（1）：3085-3087.

[17] 于金明，李宝生．调强放射治疗的临床应用现状与存在的问题．中华肿瘤杂志，2005，27（3）：188-190.

■ 第十一章 ■

放射治疗的质量保证和质量控制

近些年来，放射治疗技术的发展越来越快，融合了医学、物理学、生物学、生物医学工程和计算机等多个学科内容，一个患者从开始准备接受放射治疗到治疗的结束，整个过程需要放疗医生、物理师、技术员和工程师等的参与，涉及人员较多且整个疗程约需 7 周左右，故在整个放疗过程中，需要有一套综合的质量保证（quality assurance，QA）和质量控制（quality control，QC）程序以确保对患者准确实施放射治疗。

放射治疗的 QA 是指经过周密计划而采取的一系列必要的措施，保证放射治疗的整个服务过程中的各个环节按国际标准准确安全地执行。这个标准应不因地区、部门间的设备条件的差别而有变化，并能按统一的标准度量和评价整个治疗过程中的服务质量和治疗效果。放射治疗的 QC 是指采取必要的措施保证 QA 的执行，并不断修改服务过程中的某些环节，达到新的 QA 级水平。

第一节 QA 和 QC 的目的及重要性

肿瘤放射治疗的根本目标，不论是根治还是姑息放射治疗，均在于给肿瘤区域足够的精确的治疗剂量，而使周围正常组织和器官受照射最少，以提高肿瘤的局部控制率，减少正常组织的放射并发症。而实现这个目标的关键是对治疗计划进行精心的设计和准确的执行，显然肿瘤患者能否成功地接受放射治疗决定于放疗医生、物理师、放疗技术员的相互配合和共同努力。

对同一肿瘤类型及期别的患者，不同国家、地区、部门甚至同一部门的不同医生采取的治疗方案可能不尽相同，由此得到的疗效也不一样。例如 FIGO 出版的 17 号报告中：Ⅰ期子宫颈癌，不同治疗中心（病例至少 100 例以上）的 5 a 存活率范围为 63.8%～94.7%；Ⅱ期子宫颈癌范围为 41.03%～78.8%，差别更大。造成生存率如此悬殊的原因有很多，如肿瘤的分期分级标准不一致、治疗方式的选择与配合及放射治疗或手术的质量等，一个肿瘤患者的治疗质量很大程度上取决于主管医生对治疗的选择和实施，主管医生需要考虑综合治疗的使用、时间-剂量分次模型的选择、受照射部位的外轮廓、肿瘤的位置和范围、周围重要器官的位置和组织密度，以及肿瘤致死剂量和邻近重要器官的允许剂量等因素，不同的医生对各因素的重视度不同，这就导致了治疗效果的偏差。

因此有必要建立一个放射治疗的质量保证程序来确保对患者准确实施治疗，这个程序一般包括以下四个步骤：

1）形成一个“目前最佳处理方案”的共同规范。对某一特定肿瘤这是一个地区或国家一致的处理方法，各放疗单位在实施过程中没有太大的差别。

2）根据“目前最佳处理方案”的共同规范建立一套带有最少检查项目的调查机制，它能用来对各放疗单位执行“目前最佳处理方案”的精确性进行评估。

3）发现辨别各放疗单位执行“目前最佳处理方案”中的偏差，并提出改进这种偏差的方案。

4）在各放疗单位由参加者进一步调查这些改进措施是否使治疗更符合于“目前最佳处理方案”的共同规范。

有了这些共同规范（QA）后，如何准确地执行，就需要制定一系列的措施（QC）来消除部门间、地区间甚至国家间在体模及影像采集、计划设计、计划确认和计划执行验证过程中的误差，使其达到共同规范（QA）规定的允许范围之内。计划过程包含许多的不确定性，所有这些不确定性都会影响治疗的精度，从质量保证的角度来看，以下是一些不确定性的可能来源。

1）患者定位：患者及其脏器在CT扫描、模拟定位和实施治疗过程中的运动会影响靶区和正常组织位置的确定，而这又会影响到射野的设置。

2）影像：图像的传输、转换过程会增加解剖结构与射野间的几何不确定性，如采用多种图像模式的融合技术，因其中涉及各种图像间的配准，会增加这种不确定性，另外MRI、PET、SPECT中的图像畸变也会增加不确定性。

3）勾画轮廓：轮廓勾画不准确也许是整个计划过程中最大的不确定性，原因是靶区范围的决定是一项与医生个性有密切关系的工作，不同医生间及同一医生在不同时间对同一病例所画靶区都有所差别。

4）设置射野：射野设置的精度取决于每个治疗机几何参数的刻度分辨率和允许的误差，也与日常放疗时误差的幅度和频度有关。

5）剂量计算：这类误差的来源包括原始测量数据精度，机器输出剂量的稳定性，测量仪的灵敏度和分辨率，测量数据后处理质量，传输过程中的失真，数据的使用方式等。

6）剂量显示和计划评估：剂量显示的不确定性取决于剂量分布表示的精度，也和所提供信息的明细程度有关，计划评估时要考虑所用数学模型与临床结果的相符性，因为计算这些数学模型时所用的放射生物学参数来源于有限的临床资料。

7）计划实施：误差主要来自于将计划结果输出到患者时的不确定度。

这些误差的来源可以是系统的，也可以是随机的，造成这些误差可能是由于错误、粗心、不理解、判断失误或是机械、电气故障，实施QA、QC的目的就是要查明这些误差的来源并减小它们出现的频度和严重性。由此我们也可以看到，治疗中误差的来源很多，提示了放射治疗过程的复杂性，为了得到一个尽可能好的疗效，有一套 QA、QC 程序是基本的。

第二节　放射治疗对剂量准确度的要求

一、靶区剂量的确定

在放射治疗中关键的问题是对靶区范围和靶区剂量的确定，根据临床剂量学原则，最佳的靶区剂量应该是对靶区实施肿瘤致死剂量，同时把周围正常组织的受量控制在耐受剂量范围之内，使其发生并发症的概率降到最低。对不同类型、期别的肿瘤最佳靶区剂量不尽相同，我们可以用前瞻性临床研究和回顾性病例分析的方法，通过临床经验的积累和比较分析得到不同类型、期别肿瘤的最佳靶区剂量。如美国一组 7 个治疗中心于 1956—1979 年治疗 2 026 例前列腺癌中，两年（1973—1975 年）抽样 574 例进行 PCS 病例分析结果说明：① 对所有 T 期患者，野内肿瘤复发率随靶区剂量增加而减少；② 最佳靶区剂量随 T 分期增大而增加；③ 对 $T_{0\sim3}$ 期肿瘤，当剂量小于或等于 7 000 cGy 时放射并发症概率只有 3.5%；当剂量大于 7 000 cGy 时，并发症概率达 7%。从以上回顾性分析中，可以看到不是所有的患者肿瘤剂量都是最佳的，有些患者靶区剂量偏低造成野内肿瘤复发，有些患者靶区剂量偏高造成并发症增多，所以最佳靶区剂量的确定对预后是非常重要的，但由于诊断方法、肿瘤分期标准、临床靶区范围的确定等的不同使得靶区剂量的确定不可能达到最佳，这只能通过执行 QA 才能得到改善。

二、对剂量准确度的要求

对不同类型、期别的肿瘤都有一个最佳靶区剂量，当偏离这个最佳剂量一定范围之后就会对预后产生影响，这就是对靶区剂量准确度的要求。ICRU24 号报告指出：已有证据证明，对一些类型的肿瘤，给原发灶肿瘤剂量的不准确度应小于或等于±5%。即剂量低于 5%时就有可能使原发灶肿瘤失控（局部复发），高于 5%时就会使并发症增加。±5%的准确性是理想与现实的折中选择，是一个总的平均值的概念，肿瘤类型和期别的不同，对靶区剂量准确性的要求也不同。尽管人们希望准确度越高越好，但目前由于种种技术原因，只能折中临床的要求和物理技术的可实现性而把肿瘤剂量的不确定度要求定为小于或等于±5%。因此在放疗过程中对剂量不确定度有影响的各个环节应严格控制，以保证剂量学方面的总不确定度应小于或等于±5%。表 11.1 指出了不同类型和期别肿瘤的局部控制率从 50%增加到 75%时，靶区剂量需要增加的百分数，也称为剂量响应梯度。剂量响应梯度越大的肿瘤，对剂量准确性要求较低；反之，剂量响应梯度越小的肿瘤，对剂量准确性的要求越高。表 11.2 给出了不同类型正常组织放射反应概率从 25%增加到 50%时所需剂量增加的百分数的剂量响应梯度，说明正常组织耐受剂量的允许变化范围较小，即对剂量准确性要求更高。

表 11.1 不同类型和期别肿瘤的局部控制率从 50%增加到 75%时所需剂量增加的百分数（剂量响应梯度）

肿　瘤	剂量响应梯度/%
T_2，T_3声门上喉癌	5
T_3喉癌	6
各期声门上喉癌	11
各期喉癌	12
T_{4B}膀胱癌	13
头颈部鳞癌	13
T_1，T_2声门上喉癌	13
皮肤癌和唇癌	17
T_2，T_3声门上喉癌（Shukovby 资料经校正后）	17
T_1，T_3鼻咽癌	18
鼻咽癌	19
淋巴瘤	21
T_1，T_3臼齿后三角区癌和咽前栓癌	21
各期膀胱癌	26
T_1，T_2舌根癌	32
T_3，T_4扁桃体癌	33
霍奇金病	46
T_3，T_4舌根癌	50

表 11.2 正常组织放射反应概率从 25%增加到 50%时所需剂量增加的百分数

正常组织反应	剂量响应梯度/%
喉严重的慢性并发症	2
外周神经病	3
晚期皮肤损伤	4
晚期小肠损伤	4
臂丛神经损伤	5
放射性肺炎	6
皮肤反应	7
小肠和膀胱严重并发症	9
皮肤和口唇	10
脊髓炎	15
喉严重和轻度并发症	17

三、影响剂量准确性的因素

放射治疗全过程的各个环节，涉及不同部门和人员以及设备条件的限制，不可避免会发生误差，各个环节细小误差的积累，最终会影响到靶区剂量的准确性，为此美国医学物理学会（AAPM）放疗委员会将剂量不确定性产生的原因分为两大类，并分别定出了对它们的不确定度要求，如图 11.1、图 11.2 所示。

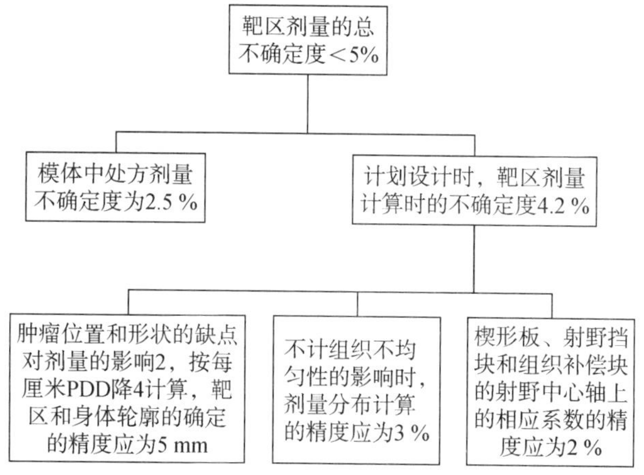

图 11.1　放射治疗所允许的剂量不确定度及其误差分配（95%）可信度

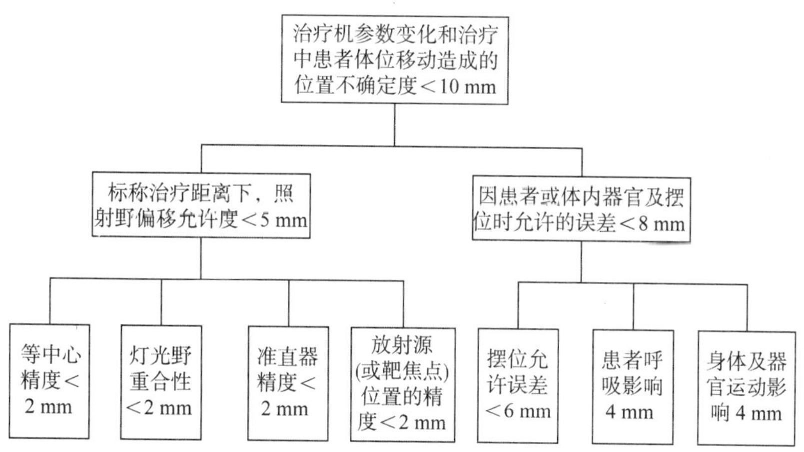

图 11.2　放射治疗所允许的位置不确定度及其误差分配（95%）可信度

剂量学方面的不确定度，要求小于 5%。图 11.1 示出对各个环节不确定度的分配情况，其中模体中处方剂量不确定度为 2.5%，体现出对剂量测量的要求，目前我国国家计量院现行^{60}Co校准因子传递准确度就已为 2.5%，如其他因素的影响不能得到很好的控制，则很难满足模体中处方剂量不确定度为 2.5%的要求；对计划设计时靶区剂量计算的不确定度为 4.2%，体现出计算剂量分布中对数学模型的要求，显然用手工计算很难满足靶区剂量计算的不确定度要求，而应用治疗计划系统进行计划设计是必需的。因此，这一阶段的QA要加强对医院剂量仪的保管和校对、机器常规剂量的监测、射野有关参数的定期测量、模拟定位机和治疗计划系统性能的保证等，同时要采取积极措施确保靶区范围确定时的精度。

定位及摆位方面的不确定度，要求小于10 mm。图11.2示出了定位及治疗摆位过程中治疗机参数变化、患者体位移动造成的位置不确定度要求。其中因治疗机参数变化而造成的射野偏移允许度为5 mm；因患者或体内器官运动和摆位时允许的误差不超过8 mm。

在放射治疗过程中，可能产生两种误差：随机误差和系统误差。剂量学方面的不确定度具有较多的系统误差性质，是遍及全射野的，而定位及摆位方面的不确定度具有较多的随机误差性质，且集中表现在靶区边界，即剂量梯度大的区域。因此在肿瘤计划设计时，在肿瘤区的三维立体轮廓边缘外扩10 mm形成计划靶区，用它来抵消不确定度对剂量分布的影响，但这也最增加了周围正常组织的受照剂量，增加了并发症的发生概率。即使这样由于患者体位和射野在摆位和照射中的偏移，仍会有一部分靶区100%机会在射野内，一部分靶区100%机会在射野外，另有一部分靶区可能在射野内也可能在射野外(图11.3)，这就会导致肿瘤局部控制率下降或正常组织并发症的增加。

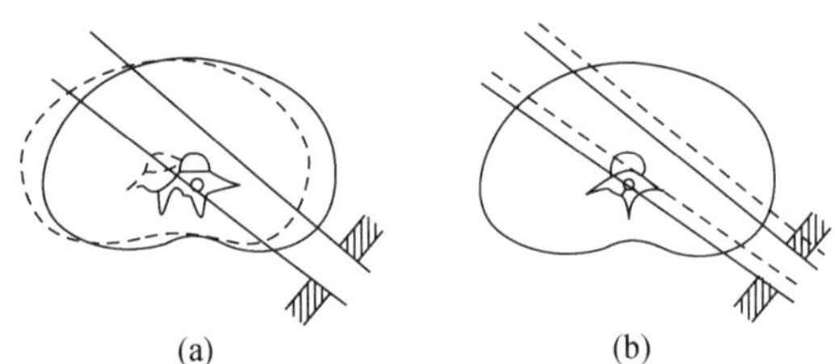

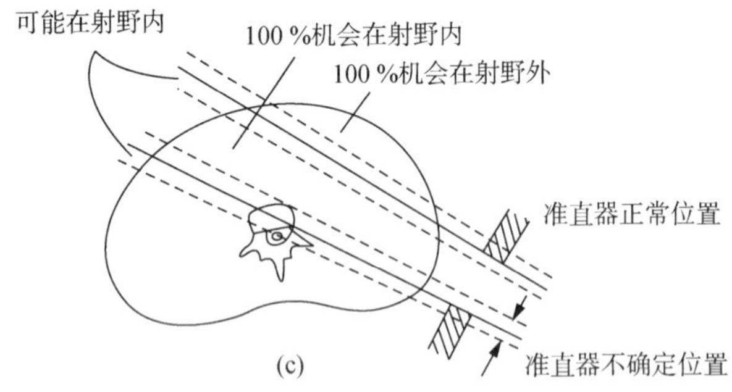

图11.3 摆位和照射过程中体位移动和射野偏移的示意说明

(a) 患者移动；(b) 射野偏移；(c) (a)、(b) 移动造成的总效果：

部分组织100在射野内；部分组织100在射野外；

部分组织可能在射野内

第三节　外照射治疗物理质量保证内容

外照射治疗物理质量保证内容包含有四个方面，即：外照射治疗机和模拟机的机械和几何方面；剂量学；治疗计划系统；治疗安全。对这四个方面的任一项，质量保证程序应包括：订购设备时起草的指标；购买设备后的验收测量并由此决定基准；初始定标；周期性检测和修理后测试。质量保证的测量过程及其最初结果、周期检测应记录归档。每一台治疗机、模拟机及其他设备旁应有一本工作日志以使技术员能及时迅速记录机器运行过程中的问题。在对机器的周期性检测实施之前，应首先建立一套基准，对新安装的设备这些基准在验收测量时建立，对在制定质量保证程序之前已经在使用的设备，应对这些设备再按验收测量的过程再做一次测试，并尽量把机器调整到最佳状态，然后建立日常检测的基准。机器的部件在获得或修理之后，都必须在投入临床使用之前根据质量保证基准进行完整的测试以确保达到指标。日常检测的频度及其使用的方法必须与基准测试及相应的允许误差限度一致。为了能快速地获得结论，可以每次抽取一两项几何和辐射的条件进行测量，但各次测量的条件应有所变化，并在一定的时间内顾及到整个治疗过程以利于发现问题，而全面测试必须定期进行，以便发现平时快速测量中被忽略的微小变化。

一、体外照射治疗机、模拟机和辅助设备

模拟定位机的机械和几何条件与治疗机的相同（表 11.3），因它是用于肿瘤定位、校位和治疗计划证实之用，必须按治疗机一样的要求对其机械和几何性能进行检查，同时还要对其 X 射线部分按诊断 X 射线机的标准进行检测。多数模拟机的焦轴距离是连续可调的，应对所使用的几种不同的等中心距离进行等中心精度的检测。

表 11.3　治疗机、模拟机的机械和几何性能的要求及检查频数

内　容	允许精度	检查频数	备　注
机架（等中心型）	±0.5°	每年	检查垂直，水平四个位置
治疗机头（^{60}Co 治疗机）	±0.2°	每月	机头零度时
	±0.5°	每年	机头零度时
机架等中心	±2 mm	每年	机头零度时
源距离指示	±2 mm	每周	对不同源皮距检查
束流中心轴	±2 mm	每月	十字线符合性
射野大小数字指示	±2 mm	每月	标准治疗距离处
灯光野指示	±2 mm	每周	标准治疗距离处
准直器旋转	0.5°	每年	
治疗床			

续表

内　容	允许精度	检查频数	备　注
横向、纵向运动标尺	±2 mm	每年	
旋转中心	2 mm	每年	和机械等中心
垂直标尺	2 mm	每月	相对等中心高度
垂直下垂（患者坐上时）	5 mm	每年	
激光灯定位（两侧及天花板）	±2 mm	每周	
治疗摆位验证系统	与规定的指标符合	每月	对所控的相关项目进行检查
摆位辅助装置及控制器	±2 mm	每月	检查可靠性和重复性
射野挡块、补偿器等		每周	检查规格是否齐全

床是治疗机和模拟机的一个重要的组成部分，除检查其纵向、横向、垂直运动范围和精度外，要特别留意定期检查床面负荷时的下垂情况。

治疗附件包括摆位辅助装置和固定器、激光定位灯、源距离指示器、线束修整装置（包括楔形板、挡块托架、射野挡块、组织补偿器和组织填充块等），以及治疗摆位验证系统等。摆位辅助装置和固定器、射野挡块主要用目测方法检查其功能的可靠性和规格是否齐全。源距离指示器应对不同治疗距离进行检查，其距离线性偏差不能超出±2 mm。两侧及天花板上的3个激光定位束应相交于一点，而且此交点应与治疗机的旋转中心符合，同时要利用床面侧向平行移动和垂直上、下运动分别检查两侧和天花板上激光束的重合度和垂直度。对楔形板，不论对一楔多用楔形板还是固定角度楔形板，均应检查它们的连锁的有效性以及最大楔形野的大小。治疗摆位验证系统是执行放疗摆位质量保证和质量控制的比较有效的措施，各个治疗机均应配置。摆位验证系统主要用来检查和验证患者的治疗参数如机架转角、射野大小、准直器转角、治疗时间（对^{60}Co治疗机）或机器剂量仪跳数（对加速器）、射线能量等是否选择正确，因此要对系统的相关项目的性能进行定期检查。

二、剂量测量和控制系统

放疗的成功与失败很大程度上由靶区剂量的准确性来决定。在整个治疗过程中，剂量不准确性包括以下几个方面：① 物理剂量的不准确性。例如一级剂量标准的建立，一级剂量标准到次级剂量标准的传递，以及放疗部门剂量仪的比对等所产生的不准确性。② 处方剂量测定时的不准确性。如治疗机输出剂量和照射野物理参数测定的不准确性。③ 照射部位解剖结构的差异，包括肿瘤的位置、大小和形状以及身体外轮廓和组织不均匀性等方面确定的不准确性。④ 剂量计算方法的不精确，包括对组织剂量进行校正和补偿过程中所产生的不准确性。⑤ 照射时患者摆位和给予处方剂量时的不准确性。⑥ 治疗机发生故障。⑦ 上述各步骤中工作人员的操作失误等。

上述各项中，①、② 项决定了处方剂量的误差，③ 至⑦ 项决定了从处方剂量到靶区剂量转换过程中可能产生的误差。若要求靶区剂量的不准确性不超过5%，上述各项的误差允许范围见表11.3。

表11.4给出了我国现行的关于^{60}Co剂量标准和传递过程中所能达到的剂量准确性。显然转换到水模中射野中心轴上参考点剂量（即处方剂量）的准确性很难达到2.5%。因此，次级标准实验室的建立和物理学家在放疗部门工作是非常必要的。WHO和IAEA已经在北京和上海建立了次级标准剂量实验室。中华放射肿瘤学会起草并经国家剂量局卫生部批准的关于肿瘤放射治疗剂量学的若干规定，对统一我国的剂量测量方法，提高确定处方剂量的准确性，起到了积极作用。

表11.4　^{60}Co射线剂量标准和比对系统

物理剂量仪	（1）一级标准实验室（国家计量院）	（2）次级标准实验室（省市计量局）	（3）医院参考剂量仪
不确定性	$d_p=+1.5\%$	$d_5=+2.5\%$	$d_w=+4\%$

一个放射肿瘤科，应至少有两台电离室型剂量仪，一台作为参考剂量仪，另一台作为现场剂量仪。参考剂量仪必须定期与国家一级标准或次级标准进行比对。参考剂量仪只用来校对治疗科内其他的现场剂量仪。如果医院不具备有参考剂量仪的条件，也建议在购买现场剂量仪时至少买两个电离室，其中一个作为参考电离室，另一个作为测量电离室。现场剂量仪为日常用的剂量仪，作为校准治疗机剂量仪和剂量测量之用，这种剂量仪只需要与参考剂量仪进行比对。两种剂量仪，均应用标准源（参考源）对其长期稳定性进行检查，如果没有参考源，可用^{60}Co治疗机的^{60}Co源代替。稳定性检查的频数决定于剂量仪的使用频数。参考剂量仪应该在与次级标准进行比对前或后，或在校对现场剂量仪之前进行稳定性检查；现场剂量仪应至少每月一次进行稳定性检查。参考剂量仪应至少每二年与次级标准比对一次。或当稳定性检查发现变化超过±2%时，应及时送到国家标准或次级标准实验室进行比对。现场剂量仪应至少每年或修理后，或当稳定性检查发现变化超过±2%时，应与参考剂量仪进行比对。

三、治疗安全

保证患者和工作人员的安全是质量保证的一个重要内容。安全措施主要包括设备（机械和电气）联锁、治疗联锁和辐射防护措施三大方面。设备联锁包括防撞装置、运动应急停止措施、射野挡块固定、机器设备接地措施、闭路电视和通话设备等。治疗联锁包括X射线或电子束治疗模式转换、治疗室门联锁、计时器（^{60}Co，X射线机）和加速器剂量仪（双道）工作的可靠性、楔形板联锁、超高（低）剂量率联锁等。辐射防护包括定期检查治疗机机头和准直器的防护以及建筑屏蔽防护的效能，必须符合国家规定的有关标准。

第四节 治疗计划系统（TPS）质量保证

放射治疗是一个涉及许多临床、物理和剂量学步骤的复杂过程，治疗计划系统的应用，有助于治疗计划的改进和治疗精度的提高。一个完整的 TPS 治疗保证体系包括系统文件和人员培训、TPS 验收项目、系统定期 QA 项目和患者治疗计划的检查。

一、系统文件和人员培训

厂商提供系统文件和人员培训是 TPS 系统 QA 的开始，厂商必须向用户提供足够的信息，这些信息包括：① 对 TPS 系统的总体描述，和对系统所需的软硬件的一般结构的说明；② 详细的用户使用指南；③ 数据文件格式及其内容；④ 交互文本文件和用户对该文件的编辑说明；⑤ 算法说明，在文件中明确给出物理模型的数学表达式、计算精度、系统功能和局限性、剂量归一说明和最新的参考文献等内容；⑥ 能根据用户要求提高源代码，用于本地测试和调整；⑦ 系统与外设的配置说明；⑧ 提供不要的函数库和程序员手册；⑨ 数据参数和输入说明；⑩ 提供验收测试例，包括标准条件、轮廓弯曲、组织不均匀、挡块和楔形板等内容。

人员培训是 QA 过程中的一个重要方面，一般包括三个层面：① 厂商的培训课，内容包括系统软硬件的基本结构，系统的操作使用方法等；② 用户单位对操作人员的详细培训；③ 第三方公司或用户组提供的特殊培训课程。

二、TPS 验收

验证规格是系统购买合同中的一个技术文件，需要用户和厂商共同协商制定，验收指标一般可分三类：① 计算机和外围设备：计算机包括 CPU、内存、硬盘和显卡，外围设备 包括网络、数字化仪、打印机、绘图仪、磁带机等硬件设施的规格和数量；② 管理软件，指本系统的操作系统及与其他第三方的规格；③ 计划的测试例测试：在非常特定的数据下检查算法、剂量计算的正确性，并考虑计算所需的时间。

验收测量总的步骤是将指标分别改写成测量内容，重要的是要确保所进行的测试能够检出指标达到与否。在设计测试步骤时还应仔细优化程序尽量减少所需的测量，所作的测试步骤应完整记录并归档，并且这些步骤应同时被销售商和用户认可。验收测试应在系统安装后和投入临床使用前进行。系统的硬件和软件测试应由用户进行。在测试算法计算精度时所需的时间也许较长，因此在制订测试步骤时应决定这些测试究竟是由用户还是制造商进行，如果是由制造商进行，用户可要求抽检其中的一部分。验收测试及其中步骤的改变应仔细记录存档。表 11.5 列出了验收测试内容。

表 11.5 TPS 验收测试内容

项 目	测试内容
CT 输入	在制造商提供的标准序列 CT 上生成解剖结构，其格式是用户将使用的
解剖结构	用上述 CT 序列产生一个病人模型，勾勒体表和内部器官结构，产生三维显示
射野描述	用制造商提供的标准射野工具验证设野功能
光子剂量计算	用一个标准光子野的数据进行剂量计算，这个测试应包含多个开放野、不同 SSD*、挡铅野、MLC 野△、不均匀介质、多射野、非对称野和楔形野等
电子线剂量计算	用一个标准电子野的数据进行剂量计算，应包含开放野、不同 SSD、不规则野、不均匀介质和表面不平坦等
近距离治疗剂量计算	对每种类型的单个源进行剂量计算，并推广到多源情况，包括妇科带卵形器的标准布源技术腔内，乳腺癌双平面插植间质治疗
剂量显示、DVH#	计算结果的显示、采用制造商提供的标准剂量分布验证 DVH 的正确性，还可以采用用户生成的剂量分布重复上述过程
输出	打印所有计划文件以证实文本和图像输出的正确性

注：* SSD：源皮距；△MLC：多叶光阑；# DVH：剂量体积直方图。

三、系统定期 QA 项目

在 TPS 系统验收完成后，就可以投入到临床上使用。为了保证系统能一直保持在验收时的水平，需要定期做质量保证，定期重复主要的验收测试项目。

四、患者治疗计划检查

TPS 的 QA 除了需要针对治疗计划系统外，对每一个患者在治疗计划设计完成后应进行下面三个步骤的检查，以避免因机器或人为因素造成患者治疗计划的错误：第一步，设计计划的物理师直观判断剂量分布是否正确。第二步，设计计划的物理师采用一个独立的计算机程序验算每个射野的机器跳数。对于简单布野条件，验算值与计划系统的结果差别应在 2%～3%的范围；对于复杂布野条件，超过 5%的情况应分析原因。第三步，由高年资或同年资的物理师核对全部计划资料。

第五节 近距离治疗 QA 内容

近距离后装治疗的质量控制的总的原则有两条。第一，治疗的准确性原则，包括位置准确性、时间准确性和剂量准确性。第二，患者和工作人员的公共安全。下面我们介绍高剂量率后装治疗机的 QA 内容。

高剂量率后装机的 QA 包括三个方面的内容，后装机安装验收，后装机临床认可验收和常规质量保证。

1. 安装验收

安全和联锁的内容为，后装机机头联锁、施源器连接、分度盘位置联锁、假源运行检测、假源手动退源测试、电源状态检查、放射源位置指示、辐射警示灯、系统状态、治疗和待机状态切换和警鸣音等，这些内容的检查标准是通过测试。换源操作培训也是安全连锁的一个重要内容，在后装机安装验收后，操作人员必须进行这个项目的培训。

源到位精度检查，是用假源配合公司提供的源定位标尺来完成，校核源位可分别选治疗管内允许的距机头最远、最近和中间位置三个点来测定，源到位精度指标为±0.5 mm。源的精度检查内容还包括放射源的步进精度核到位重复性测量，这两方面的内容按照厂家提供的手册，与工程师共同完成。

计时器准确性检查，需要检查系统日期、时钟是否准确分别测试 5 s、10 s、20 s、30 s、100 s、300 s 计时的准确性，厂家提供的验收标准为（300±0.2）s。

辅助设备的检查包括 CCTV 监视系统、对讲机、机房辐射检测仪、打印机、磁盘备份恢复和应急设备等。

2. 临床认可验收

临床认可验收包括放射源的验收、TPS 验收。放射源的验收要考虑^{192}Ir 放射源的安装更换、校准和源衰变核对等内容。放射源的更换必须由合格的专业技术人员操作，在具备安全防护措施和有现场剂量监测的条件下来完成。具体操作分退旧源和换新源两步，其中旧源必须及时退还生产厂家或送交指定的放射性废物库统一处理。放射源更换后必须做现场校准，建议使用井式电离室来做校准。没有该电离室的单位也可用指型电离室，该电离室的问题是会产生更大的测量误差。通过现场测量放射源的空气比释动能强度而计算出源的活度，与厂家推荐的活度值经过时间衰变校准后相比较，差异要小于 3%，如超过这个值，应努力寻找原因或通知厂家。

TPS 的验收包括的内容有核对治疗设备参数输入的正确性、影像学数据的输入（胶片，CT 等）、靶区器官勾画功能、施源器重建准确性、剂量计算结果、治疗计划评估等。验收根据厂家提供的验收文件或与厂家的协议来完成。

3. 常规质量保证

常规质量 QA 措施可分为日检查项目、季度检查项目和年度检查项目。

日检查项目包括未出束前的后装治疗机开机自检、CCTV、对讲机和打印机是否正常工作、应急设备是否失效、警示标志是否完整等；出束时的机房门联锁是否有效、机房内辐射监测仪和辐射指示灯是否正常工作、调用一个测试计划检查治疗能否正常执行。每日 QA 检查项目应在患者治疗前完成。

月度 QA 措施包括施源器钥锁、施源器连接、分度盘位置联锁，真假源运行检测、紧急开关联锁、治疗中断开关联锁、机房门联锁、源到位精度检查、计时器准确性检查、放射源核对和文档完整性检查（包括 QA 记录、维修记录和放射源更换记录等）。

第六节　QA、QC的管理要求

放疗技术队伍的建设和管理，应首先明确对各项工作的要求，完善各项规章制度，再进行具体的组织落实和相应的应对措施，这些是为放射治疗提供可靠质量保证的基础。

一、部门QA的主要内容

在放射治疗的全过程中，放疗医师、物理人员和放疗技术员的工作既有分工、又要密切配合，共同组成一个执行QA的组织。放射治疗医师负责治疗方针的制定、治疗计划的评定、记录和监督执行，在QA组织中起主导作用。物理人员的主要任务是对放射治疗和辅助设备特性的确定和定期检查、射线剂量的定期校对，并参与治疗计划的制订，保证工作人员和病人的放射安全防护等。放疗技术员是放疗计划的具体执行者。QA组织的中心任务是在部门负责人领导下，协调QA组织内成员间的职责分工，及时发现和纠正QA执行过程中的失误和差错，随时总结经验，提高本部门的QA工作水平。表11.6中为放射治疗科QA的工作内容规定。

表11.6　放射治疗科QA的工作内容规定

目　的	QA内容	执行者
一、建立　QA程序	（1）整个治疗环节包括临床计划、物理计划、纠正措施等 （2）治疗病例，各种记录等文件的统一与保存 （3）QA人员的组织	QA负责人（一般是科主任）
二、患者剂量控制	（1）剂量控制：剂量学；体外、腔外放射源及治疗设备	物、技、工
	（2）患者材料：患者定位（标记、证实等）；患者材料（靶区、危及器官）	医、物、技
	（3）治疗计划：外轮廓等；剂量计算（包括体内剂量测量）；治疗单	医、物
三、患者安全	（1）靶区和野外患者剂量 （2）机器设备联锁（射线联锁、机械联锁） （3）患者监视和通话系统	医、物、技、工
	（4）电安全（设备接地等） （5）放射性污染、臭氧、毒气排出等	物、技、工
四、工作人员安全	（1）建筑防护［X（γ）射线、中子］ （2）工作人员剂量监督［X（γ）射线、β射线、中子］	物
	（3）电器安全（高压操作、设备接地） （4）系统联锁（治疗室门、灯、紧急开关、设备联锁）	工、物

注：表中“医”为医生，“物”为物理师，“工”为工程师，“技”为技术员。

二、国家QA的主要内容

国家的QA应得到国家的确认，或相应的组织支持。主要内容有：① 建立全国性的QA工作网；② 确定QA工作水平；③ 建立和批准各种与QA有关的标准，如具体的肿瘤治疗方案、统一病历记录、统一临床剂量标准，有关放疗设备的规定和放射源的管理等。④ 人员培训计划；⑤ 与国际上相应组织的协调联系。

三、临床QA的主要内容

1. 治疗方针的确定

每个肿瘤病人经确诊后，必须做全面的检查，才能根据肿瘤的部位、病理类型、分化程度、临床分期和各种肿瘤的生物学行为来选择最佳治疗方案。肿瘤的分类、分期均有一个统一的标准，不论单纯放疗或综合治疗，在一个医院、一个地区乃至全国，均期望能有统一的治疗方案做主导方案，并有统一的疗效评定标准，在实践中逐渐修订和完善。

2. 治疗计划的制订

放疗医师根据已确定的治疗方针，按具体情况决定正确的技术，如放疗总剂量、总疗程时间和分割方式的安排，靶区大小的确定以及照射野的计划和实施等。

3. 放疗计划的执行

在治疗时保证病人体位一致、重复性。疗程中定期检查病人，观察肿瘤和正常组织对放射的反应性，随时修正计划或作相应的处理。经常核对治疗计划的执行情况，发现差错及时纠正。

4. 疗效评价及随访

疗效评价包括肿瘤局部控制率、生存率和生存质量，都应有统一的评判标准。随访制度是QA的重要组成部分，在随访中可以总结经验，及时改进QA的要求，使QA达到一个新的水平。

（秦颂兵）

复习思考题

1. 简述放射治疗质量保证的程序。
2. 简述治疗机、模拟机的机械性能检查项目以及频率。
3. 简述TPS验收测试的内容。

参考文献

[1] FIGO/IGCS 妇科恶性肿瘤分期及临床实践指南（四：子宫内膜癌）. 2008.

[2] American Association of Physicists in Medicine Radiation Therapy Committee Task Group 53：Quality assurance for clinical radiotherapy treatment planning（1997）.

[3] Palta JR1，Liu C，Li JG. Quality assurance of intensity-modulated radiation therapy. Int J Radiat Oncol Biol Phys.，2008，71（1 Suppl）：S108-12.

[4] Valentini V1，Glimelius B，Frascino V. Quality assurance and quality control for radiotherapy/medical oncology in Europe：guideline development and implementation. Eur J Surg Oncol.，2013，39（9）：938-944.

[5] Kouloulias VE. Quality assurance in radiotherapy. Eur J Cancer，2003，39（4）：415-422.

[6] Ohri N1，Shen X，Dicker AP，et al. Radiotherapy protocol deviations and clinical outcomes：a meta-analysis of cooperative group clinical trials. J Natl Cancer Inst.，2013，105（6）：387-93.

[7] Gwynne S1，Spezi E，Sebag-Montefiore D，et al. Improving radiotherapy quality assurance in clinical trials：assessment of target volume delineation of the pre-accrual benchmark case. Br J Radiol.，2013，86（1024）：20120398.

第十二章

肿瘤热疗

肿瘤的热疗（hyperthermia）是恶性肿瘤综合治疗方法之一，它是通过各种加热技术和方法，使肿瘤病人体内的肿瘤病灶温度升高到一定程度，借以杀灭肿瘤细胞的一种治疗方法。1985年，热疗被美国FDA认证为继手术、放射治疗、化学治疗、生物治疗之后的第五大治疗肿瘤的有效手段。热疗不仅对肿瘤细胞有直接的治疗作用，而且热疗与放化疗联合应用还具有一定的协同作用。

Hyperthermia一词源于希腊文，意思就是高热或过热。肿瘤热疗已有相当久远的历史，我国古代的医生就有用热来治疗疾病的传统，并创造了“灸术”。1866年，德国医生Busch报道了一例经组织学证实为面部恶性肿瘤的病人，因两次丹毒感染，高烧后肿瘤消退的现象，随后许多学者在基础及临床研究中进一步揭示了热疗的作用原理和机制。此后，热疗的疗效逐步得到广泛认可并形成了独立的学科体系——肿瘤热疗学。

第一节　热疗的概况

一、热疗的分类

根据加热的范围不同可分为局部热疗、区域热疗和全身热疗三大类。局部热疗是从人体的外部或内部对肿瘤病灶进行定向加热，包括浅表加热和腔内加热；区域热疗主要指深部肿瘤的加热以及各种热灌注技术；全身热疗是用生物或物理的方法使全身温度达到癌细胞的凋亡温度。

根据加热的部位又可分为深部热疗和浅表热疗。深部加热又分为外部加热、腔内加热和组织内介入式加热。

根据不同的加热方法可分为微波热疗、射频热疗、超声热疗、激光热疗、循环热介质热疗和体外循环热疗等。

二、治疗温度的范围

根据治疗温度的不同，临床上分为常规高温热疗(41～45 ℃)、固化热疗（50～100 ℃)、气化热疗（>200 ℃）以及近年来提出的亚高温热疗（39.5～41.5 ℃）（图 12.1)。

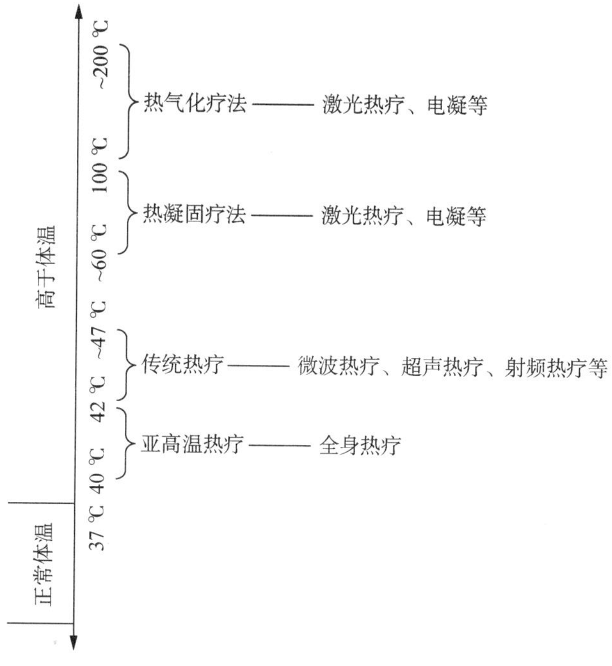

图 12.1　各种热疗法的温度范围及分类

三、常用热疗设备

常规高温热疗技术在临床上应用最为广泛，主要是配合放疗和化疗，热疗器械一直以微波和射频为主。随着对热疗温度的追求从最初单一的 43 ℃转向气化、固化、术中热疗、内镜射频组织间消融热疗和亚高温等多样化发展，逐渐出现了不同的热疗技术和设备。根据加热的范围不同，将各种热疗设备简单介绍如下。

(1) 用于局部热疗的设备

用于浅表肿瘤和腔内肿瘤（如鼻咽、食管、直肠和宫颈肿瘤）加热的微波治疗机，频率高，波长短，穿透深度较浅，一般在 3 cm 左右。

用于深部热疗的有各种不同频段的射频热疗机，目前主要采用的频段是 3～30 MHz。射频的特点是透热深度与极板直径相等，当外加电磁场停止时，加热也立即消失，无创，适应证广，十分安全，但对肥胖患者容易发生皮下硬结。

产生更高温度的热疗机，如产生 50～100 ℃高温而造成肿瘤组织凝固性坏死的有射频多弹头、超声聚焦等。

随着针式单极微波天线的研制，实现了将微波能量集中于针尖而针体无微波泄漏，在 CT 或 B 超引导下将单根或多根微波天线经皮穿刺对准肿瘤靶区，利用微波的电磁能量加热并杀灭肿瘤，也能用于治疗深部肿瘤，尽管这种加热是有创性的，但由于加热效果好，此项技术得到较快的发展（图 12.2）。

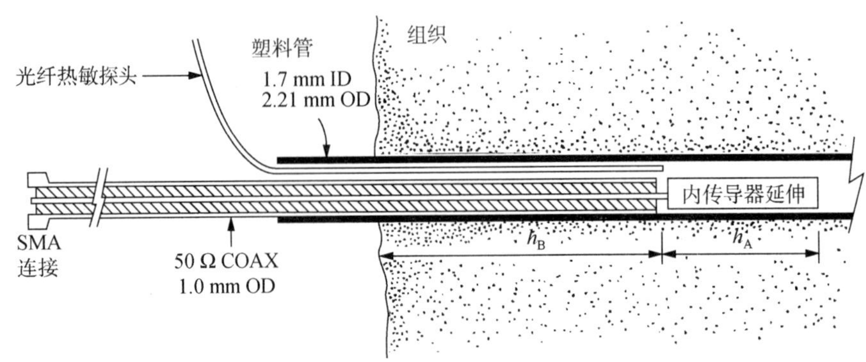

图 12.2 天线植入组织的示意图

光导纤维置于导管之内，也需要放在几个天线之间

(2) 用于区域性热疗的设备

使用射频或微波对身体某一部位加热使温度达到 40～42 ℃，适用于治疗躯干各种早、中、晚期肿瘤。手术后为了消灭肉眼不可见的亚临床灶，用腹腔热灌注治疗机可以使腹腔温度维持在 40～42 ℃，可以提高腹腔肿瘤治愈率，减少复发率。

(3) 用于全身热疗的设备

多用红外辐射热，适应证主要为中、晚期肿瘤患者。全身热疗的方法是在全身麻醉或深睡下，从体表加热使体温增加到 39.5～41.5 ℃，维持 2～6 h，并且常常合并化疗，也有用体外循环加热的或射频加热的。

临床上根据不同肿瘤病灶可选择对应的加热方法，也可采用多种方法组合起来实施加热。总的来看，热疗器械并未达到成熟的地步，都需要合并放疗或化疗以增加热疗的效果。

第二节 肿瘤热疗的生物学基础

热生物学最初是由放射生物学家开始研究的，自然难免受放射生物学发展思维的影响。20 世纪 80 年代，热生物学研究特点以描述现象为主，重点研究 43 ℃以上加温的生物学、偏重肿瘤细胞的杀灭及热对放射增敏及热对化疗药物增敏。20 世纪 90 年代后亚高温（40～41 ℃）生物学的研究使人们从一味追求靶区 43 ℃的桎梏中解放出来，使亚高温热疗有了理论基础。

一、加温后的生物学改变及相关机制

1. 热效应对肿瘤细胞的直接杀伤作用

(1) 热效应对肿瘤细胞具有选择性破坏作用

体内外实验表明，42～43 ℃对肿瘤细胞有选择性的热敏性，长时间在此温度范围内既可杀死肿瘤细胞，又对正常细胞无明显损害。但是，在 45 ℃以上时肿瘤细胞与正常细

胞间的不同热敏性就会消失，两者均发生进行性不可逆蛋白变性，引起组织损伤。现已证明肿瘤热疗的有效安全阈值是 43 ℃，正常组织的临界值是 45.7 ℃。

（2）热效应引起肿瘤细胞物质代谢和能量代谢障碍

1）高温使细胞核散乱，出现大量不规则空泡，导致细胞核遗传物质的破坏。

2）细胞质内线粒体肿胀、空泡化及髓鞘样变，数目减少，粗面内质网逐渐扩张。

3）细胞膜的流动性和通透性改变，导致细胞内环境发生变化，同时妨碍经膜转运蛋白和细胞表面受体的功能。

4）细胞骨架损伤，细胞形态、有丝分裂器、细胞内原生质膜等的结构遭到破坏。

5）酶复合体及多酶体系的有序性发生改变，通过膜扩散的氧相对减少。有氧代谢减少，无氧代谢增强，肿瘤内呼吸抑制，加重瘤细胞缺氧和供能不足，造成肿瘤细胞的死亡。

（3）热效应作用于肿瘤细胞核酸和蛋白质

热效应可以抑制细胞 DNA 和 RNA 的合成及聚合，使细胞内蛋白大分子难以合成，细胞修复受到抑制。热效应还可损伤与 DNA 结合的染色体蛋白，引起核基质内变性蛋白的聚集，从而影响 DNA 复制、转录、修复等多种分子的功能。

（4）热效应作用于细胞凋亡

热效应对肿瘤细胞的杀伤作用接近于细胞凋亡，作为一种应激因素，热疗能够增强凋亡调节基因的表达，导致肿瘤细胞凋亡。研究表明，热疗能够激活线粒体，通过释放凋亡诱导因子 AIF（apoptosis inducing factor，AIF）、Smac/Diablo（the second mitochondria-derived activator of caspase/direct IAP binding protein）等物质引发非 caspase 依赖性凋亡和（或）释放细胞色素 C 引发 caspase 依赖性凋亡。

热疗还可通过细胞受体途径诱导凋亡，其可能机制主要如下几个方面：

1）热疗诱导细胞膜肿瘤坏死因子（TNF）、Fas 等死亡受体相应配体的表达，并通过自分泌和旁分泌诱导细胞凋亡。

2）热疗增强 Fas-L、TNF 相关凋亡诱导配体（tumor necrosis factor related apoptosis-inducing ligand，TRAIL）和 TNF-α 的下游以及 caspase 上游的作用，通过增加细胞对死亡受体的敏感性诱导细胞凋亡。

3）热疗可以诱导活性氧族产生，引起细胞膜脂质过氧化损伤和线粒体膜电位变化，加速凋亡，提示氧化应激在热疗诱导凋亡中起辅助作用。

（5）热效应作用于细胞周期

热效应可以影响多个细胞周期调节因子，诱导细胞周期阻滞，使受热作用后仍存活的细胞群发生细胞周期时相同步化，细胞周期阻滞与热诱导细胞凋亡和细胞增殖抑制密切相关，并对临床制定热联合化疗的具体方案有重要意义。热疗可以将细胞的分裂阻滞于 G_1 期，少数细胞 G_2/M 期受到阻滞。细胞周期中 G_1 期是细胞整合胞内外各种信号最重要的时期，与细胞的增殖密切相关，G_1 期阻滞可造成调控路径的改变而引起细胞群中各增殖周期细胞比例的改变。

2. 热效应对肿瘤细胞的间接杀伤作用

(1) 热效应影响肿瘤血供及生长

热效应可使肿瘤组织内的血流明显降低，调控肿瘤血管生成，抑制肿瘤的生长和转移。一方面由于热疗改变肿瘤内微循环的结构和功能，造成低氧环境，增加热损伤作用；肿瘤内血流少于正常组织，热引起肿瘤内血流的增加少于正常组织，因此肿瘤内热的消散比正常组织慢，这种不完善的肿瘤血管易遭受热损伤，这是肿瘤热疗的生理学基础。另一方面是由于肿瘤周围正常组织的血管反应性扩张，血流发生“改道现象”，造成肿瘤组织的血流相对减少，进一步导致氧分压降低。血供不足及氧分压降低等因素严重影响了肿瘤组织的正常代谢，导致酸性产物大量蓄积，肿瘤内 pH 值迅速降低，增加热疗对细胞的杀灭作用。

(2) 热效应作用于黏附分子

热疗可通过改变基质金属蛋白酶和黏附因子的表达来抑制肿瘤的侵袭和转移。目前研究较多的是基质金属蛋白酶家族和尿激酶型纤溶酶原激活物（umkinase-type plasminogen activator，uPA）系统。加热能明显降低对热耐受强的 HT21080、HAL28 细胞的 uPA 受体表达，从而减少 uPA 在细胞表面的结合位点，减弱蛋白水解，抑制肿瘤细胞的侵袭转移。

(3) 热效应作用于免疫系统

热疗可以刺激机体的细胞免疫和体液免疫系统，上调机体免疫功能，增强抗肿瘤效应。研究发现实施热疗的患者 NK 细胞和 T 细胞增加，在治疗晚期，白细胞介素 8、生长激素、皮质激素也增加，同时，固有记忆 T 细胞重新分布进入淋巴组织等待抗原的暴露，效应 T 细胞进入外周组织发挥抗肿瘤功能。高热可以直接导致热休克蛋白 70（heat shock protein 70，HSP70）在肿瘤细胞中的表达增强。HSP70 是很好的免疫调节剂，通过其抗原提呈能够有效地产生先天免疫反应和后天免疫反应，发挥抗肿瘤作用。

一系列研究结果显示：① 大多数哺乳类细胞在 41～42 ℃以上迅速失去活性，细胞存活曲线的形状与温度和时间有关，细胞的热敏感性不同，血管内皮细胞的热敏感性最差，骨髓造血细胞最敏感；② 处于增殖周期的早及中 G_1 期细胞是最不敏感的，而 M 期和晚 S 期是敏感的；③ 改变细胞所处的外环境可使热敏感性改变，低 pH 值、降低血清浓度、慢性缺氧及降低葡萄糖含量均可使细胞对热更敏感，这些因素不是孤立存在而是相互作用的，降低肿瘤 pH 值最简便的方法是口服 100 g 葡萄糖或静脉注射葡萄糖；④ 多次加温后细胞存在修复现象，也产生热耐受现象，细胞存活曲线的肩部和斜率都可反映出热耐受现象的形成和程度。

二、热疗联合放射治疗用于肿瘤治疗的生物学基础

1) 热疗和放疗对细胞分裂周期各时相细胞的敏感性不同，对放疗不敏感的肿瘤细胞

主要是S期细胞，对热疗表现为高敏感性。热疗可以抑制肿瘤细胞放射治疗损伤的修复作用。

2）因为肿瘤周边血供较好，所以热疗对肿瘤周边细胞的杀伤作用远不及对肿瘤中央的杀伤作用，其治疗失败的主要原因是肿瘤周边性复发；而放疗局部控制失败的主要原因是肿瘤中央的乏氧细胞的局部复发，热疗更能杀死对放射线不敏感的乏氧肿瘤细胞。

3）热疗后，特别是亚高温，可使肿瘤组织氧分压增高，有利于放疗增敏。

4）放射线可致肿瘤细胞DNA损伤，但也存在亚致死损伤修复，而热疗既能阻碍DNA的合成又可抑制肿瘤细胞损伤后DNA链的修复。

5）放疗可减少肿瘤细胞的热耐受性，提高热疗效果。

综合以上因素，合理地应用热疗和放射治疗，可以克服热疗、放射治疗的缺陷，起到优势互补、协同增敏的作用。

第三节　临床热剂量学

温度是肿瘤热疗中第一要素，必须牢固树立“没有测温，就没有热疗”的观点。但现有的临床测温方法较为粗糙，最多只能就肿瘤或正常组织内某些选定的部位提供温度读数，可是温度分布往往不均匀，特别是当肿块较大或较深时。寻找一种较好的方式来表达热剂量，仍是十分迫切和必要的。

一、热剂量的影响因素

尽管热疗用于肿瘤病人的临床治疗已经多年，但是，对于热剂量的表达方式却很不一致，其原因可能是影响热剂量的因素太多（表12.1）。

表12.1　影响热剂量的因素

影响因素	影响对象
物理因素	靶组织中的功率吸收（治疗方式、频率、辐射器大小）
	热在组织中的传导
	加热的温度/时间
生物因素	环境（pH值、氧局部血流量）
	时间-温度的相互关系，加热过程中的生理调节
	特殊细胞对热的内在敏感性
肿瘤和宿主（正常组织因素）	肿瘤的类型、大小和部位
	微循环-血流（热对流）
	可能遭受危害的特殊正常器官

二、热剂量学指标

在过去的 20 年，临床热剂量学经历了一个飞跃，从完全不测温经过非标准化局限性测温，到严格控制质量的标准化测温。临床应用较多的有以下几个指标。

1. 早期测温指标

早期指标有瘤内最低温度（T_{min}）、瘤内平均温度（T_{ave}）、瘤内最高温度（T_{max}）。测温数据与治疗效应的相关性，最初由 Dewhirst 等提出。早期研究中，发现瘤内最低温度和平均温度与效应率和局控期均显著相关。T_{min}与治疗结局相关最密切，T_{max}与热损伤发生率相关。

2. 43 ℃分当量（EQ43）和度分（degree-minutes）

加热可以杀灭细胞，其杀灭的量与温度和持续的时间两者相关，此点已为很多实验证实。为了便于分析和比较，Sapareto 和 Dewey 提出可将“时间-温度”数据换算为43 ℃分当量（EQ43）和度分（degree-minutes），并以这两项热等效剂量作为热剂量的表达方式。

现有的证据表明，无论是离体系统还是活体系统，温度与加热时间之间存在对数关系，图 12.3 表示用不同的温度（41.5～46 ℃）和不同的时间处理 CHO 细胞的存活曲线，42 ℃与 43 ℃之间差别较大，意味着它们之间有个转折点。这种关系可以概括地表示为：为了将效应控制在同一水平，在 43 ℃以上时，温度每降低 1 ℃，加热时间需增加 1 倍；在 43 ℃以下时，温度每降低 1 ℃，加热时间需增加 3～4 倍。在时间与温度之间，对给定的相同效应呈相同的对数关系。

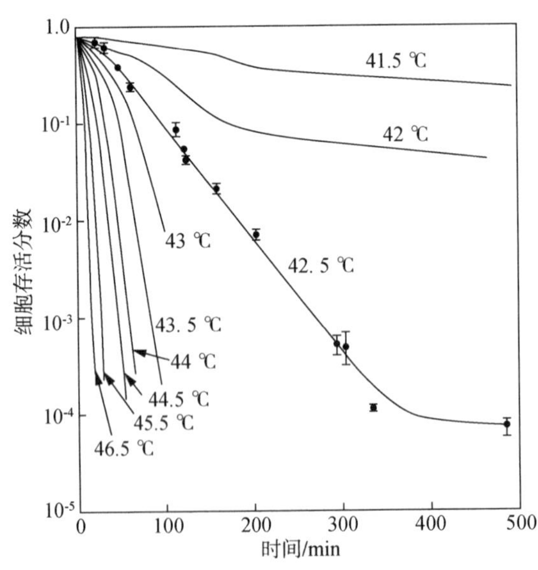

图 12.3 中国仓鼠卵巢细胞经不同温度和时间处理后的存活分数

温度≤42.5 ℃的曲线尾部变平，表示有热耐受产生这种相同的关系也见于许多活体系统，而且可以作为时间（t）和温度（r）之间的关系，从数学方面来表达：

$$t_1 = t_2 R^{(T_1 - T_2)} \tag{12.1}$$

式中 R 作为 ΔH、激活能（cal/mol）和绝对温度（K）的函数来计算：

$$R = e^{\Delta H / [2T(T+1)]} \tag{12.2}$$

常数 2 是通用气体常数［1.98 cal/（K·mol)］的近似值，指数中的分子内包括常数 1 与分母内的单位相约。

为要产生相同的效应，可使某一温度的加热时间相当于以另一温度加热的当量时间，根据这种情况可以绘出列线图（图 12.4）。此图的参考温度为 43 ℃，可以用于两个方面。首先，若按参考温度选择预定的治疗时间，可以算出按任何其他温度加热使达到相同效应的恰当时间，反之，若按某一温度给予治疗，也可以使之相当于按 43 ℃加热的当量治疗时间。因此，将每次治疗均换算为 43 ℃当量时间，就可以在不同温度的治疗之间进行比较。

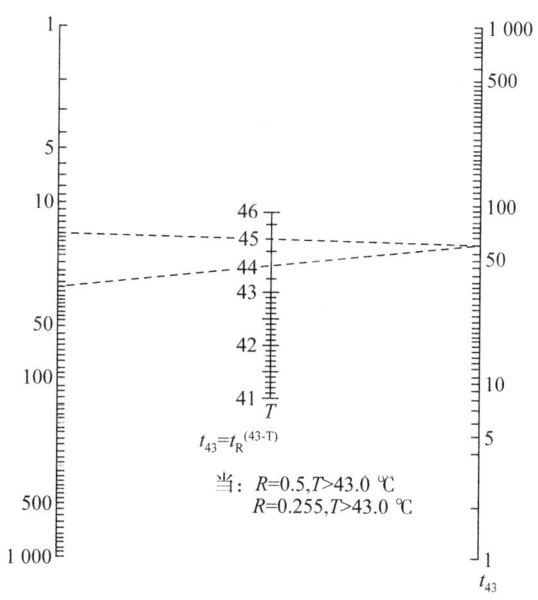

图 12.4　列线图表示任一温度的加热时间为 43 ℃的当量时间的相关关系

以虚线表示 2 个具体运用的例子：以 44 ℃治疗 30 min 相当于 43 ℃持续 60 min，也相当于 45 ℃持续 15 min。

应用这种相关关系可以测定综合加热过程的 43 ℃当量时间。每次治疗的典型温度曲线都包括 3 个部分：① 初始预热期（通常呈对数上升趋向治疗温度）；② 温度近乎恒定的时期；③ 冷却期（也呈典型的对数性）。在理论上最简单的加热过程是温度过渡期极短，而且维持期的温度恒定。用数学方法将温度的变化作为时间的函数来描述，则可能按任何选定的参考温度算出当量时间。

3. 肿瘤温度十分位码

肿瘤温度十分位码是指在肿瘤全部测温点的全部温度数据中有 90%的温度达到此温度的数值，即称为 T_{90}，T_{50}、T_{20}同此。这种分析温度的方式称为十分位码（T_{index}）。

4. T_{90}43 ℃等效积累时间（CEM43T_{90}）

CMT_{90}≥T_{index}是指在全疗程中，达到和超过 T_{90}累积分钟数。CEM43T_{90}（cumulative equivalent minutes）是将每一分钟（或一段时间）所测的全部温度求出 T_{90}，再换算成相当 43 ℃的时间，将全治疗过程的积累总和的时间相加即 CEM43T_{90}，以分钟表示。

5. 由十分位码衍生的热剂量概念

（1）Sum（TD_{min}）

数次治疗中每次治疗测温点热剂量最低值之和［Sum（TD_{min}）］。

（2）Cum minT_{center}>T_{index}

肿瘤中心区和近中心区测温点大于某一温度的持续时间。

在临床研究中，应用上述热剂量指标与治疗结果进行相关性分析，可评价热疗的各参数和肿瘤治疗后效应的相关关系，以更好地指导临床热疗的施治。

三、临床热剂量学存在的问题及研究方向

将来热剂量学的研究目标集中在两个方向：① 侵犯性测温对真实温度分布的估计具有局限性，因此必须开发更为准确的方法以获得实时温度资料。在这方面已发展的两种方法是采用磁共振影像和热传递模型的非侵犯性测温方法，过去的几年里这两个领域都有了长足进步，在常规临床实践中采用它们的可行性日益增加。② 必须结合临床检验在临床研究中得到与疗效有关的热等效剂量，该剂量必定要使热疗加放疗的效果要好于单纯放疗。

第四节 临床疗效及热放疗间临床相关性因素

一、影响热疗疗效的因素

1. 热疗因素

1）热疗的次数：因单次热疗很难保证瘤体受到均匀有效的加热，而采用多次加热则在一定程度上可以克服这方面的缺陷，目前临床上主张多次热疗。

2）两次热疗的时间间隔：由于热耐受的影响，第一次加热后细胞对后继加温产生抗拒，此现象为暂时性、无遗传性，一般在加热后 48～72 h 后消失，以后细胞又再次恢复对热的敏感性，因此，两次热疗的时间间隔最短不应低于 48～72 h，也就是说 1 周热疗的次数最多为 2 次，且两次时间间隔要超过 48～72 h。

3）热疗与放疗的顺序：放射治疗与热疗同时进行，一方面导致正常组织的放射性损

伤加重，另一方面临床实施上有难度；先热疗后放射治疗对疗效并无明显影响；临床上经常采用的方式是先放射治疗后热疗，只要两者时间间隔尽量控制在 40 min 内，最迟不超过 1 h 为好。

2. 肿瘤因素

1）肿瘤部位：对浅表病灶而言，凡病变位于较为平坦的部位如胸壁，易于加热并有较好的温度分布，热疗的效果就比较理想，而头颈部病变因部位凹凸不平，加热时温度分布受到很大影响，从而影响其疗效；对深部肿瘤而言应采用深部射频热疗，由于射频电磁波受气体的影响，所以深部肿瘤效果总的来说，胸部肿瘤不如腹部，而腹部肿瘤不如盆腔。

2）肿瘤大小：一般认为热疗对晚期肿瘤体积大的病变治疗有优势，主要是因为大肿瘤较小肿瘤病变的热蓄积作用更为明显，因此利用热疗来治疗体积小的肿瘤价值有限，但临床实践表明，非大肿瘤病变采用热疗和放疗的综合治疗一样可以取得满意疗效，因此，在临床上即便肿瘤不大，但如果疗前考虑到肿瘤对放疗不敏感，可直接选用放疗加热疗的治疗方案。

3）肿瘤组织学类型：组织学类型与热疗效果没有直接相关性。

3. 放射治疗相关因素

1）分次剂量的大小：在临床实践中，对浅表肿瘤常采用分次 3～4 Gy 的放射治疗以联合热疗；而对深部肿瘤，因分次剂量大的放射治疗容易造成放射损伤，所以还是主张常规分割放射治疗。

2）总剂量的多少：过去的观点为热疗配合放射治疗，可以降低放射治疗的总剂量，目前的研究则表明，放射治疗总剂量的高低显著影响热疗＋放射治疗的疗效。

二、热疗疗效评定标准

热疗＋放射治疗后疗效评定时间应推后至治疗结束后 3 个月甚至半年。热疗治疗肿瘤有效的另外一个标准为瘤体内出现坏死区，尽管瘤体无明显变化，但如果治疗后瘤体内出现坏死或原有坏死区域扩大，均视为热疗有效的一种标记。

三、常见肿瘤热疗加放疗的技术和疗效

主要包括头颈部肿瘤、食管癌、乳腺癌、软组织肿瘤和宫颈癌等。

1. 头颈部肿瘤

头颈部肿瘤的原发灶多位于窦腔之间，因此采用体外辐射加热的方法难以达到热疗的效果，利用微波进行腔内局部加热可以直接加温肿瘤局部，温度控制相对容易，热疗设备要求相对简单，可配套相应部位的腔内辐射器。对于颈部转移灶最常用的是微波体外辐射的方法。

多家医疗单位对头颈部肿瘤进行热疗加放疗的研究结果显示：头颈部肿瘤瘤体较小者对热合并放疗更敏感，无论从肿瘤消退的速度消退到同等程度所需要的放射剂量，还

是从治疗后的全消率来看，加温起了重要作用，热增强比介于1.3～1.55之间，但热疗加放疗病人的皮肤黏膜反应比单纯放疗病人出现得早、多、且较为严重。

放疗后复发的头颈部癌，其预后很差，对此类病人采用组织间插植后装放疗，再配合化疗和热疗，仍可获得较为满意的治疗效果，值得临床应用。

2. 食管癌

食管癌是我国常见的恶性肿瘤，其治疗失败的主要原因仍然是局部复发，而热疗配合放疗可以提高局部控制率，因此合理的热疗技术联合放疗可望改善食管癌的预后。

热疗技术主要采用食管腔内热疗，其技术包括腔内微波热疗、射频热疗和微波高温凝固。体外加热可采用体外内生场加热。

王冬果和王建华均对食管癌单纯放疗和热疗加放疗的病例进行前瞻性研究，两个临床研究均得出热疗加放疗的疗效优于单纯放疗的疗效（表12.2）。

表12.2 放疗加腔内热疗与单纯放疗的存活结果

	例数	1 a	3 a	5 a	10 a
郑州（王建华等）					
单纯放疗	66	59.0%（39/66）	24.2%（16/66）	16.7%（11/66）	7.5%（5/66）
放疗＋热疗	59	81%（48/59）	42%（25/59）	23.7%（14/59）	12.5%（9/59）
$T_{90}\geqslant 43$ ℃	52	84.6%（44/52）	44.2%（23/52）	25.9%（14/52）	18.3%（9/52）
安阳（王冬果等）					
单纯放疗	45	62.2%（28/45）	15.6%（7/45）	8.9%（4/45）	2.2%（1/45）
放疗＋热疗		73.3%（33/45）	33.3%（15/45）	22.2%（10/45）	13.3%（6/45）
安阳＋郑州					
放疗	111	60.4%（67/111）	20.7%（23/111）	13.5%（15/111）	5.4%（6/111）
放疗＋热疗	97	80.4%（78/97）	39.2%（38/97）	24.7%（24/97）	15.5%（15/97）
P		＜0.01	＜0.01	＜0.05	＜0.05

3. 乳腺癌

晚期和局部复发乳腺癌局部肿瘤不易控制，未经放疗和放疗后复发者，随着病变面积的增大，控制率减小。因考虑到放射线对肺和纵隔内重要脏器的影响，通常放疗的安全剂量会低于治疗所需的有效剂量，而浅表热疗结合放疗可增加治疗效果，常用的热疗技术有：微波热疗和术前射频消融热疗。

国际热疗协作组对局部晚期或局部复发的乳腺癌进行5个随机对照的临床试验，采用的放疗剂量是在曾放疗区域给予姑息量28.8～32 Gy，而对首次放疗区域给予根治量40.5～50 Gy。热疗在放疗结束后30～60 min内进行，采用434～2 450 MHz的微波，每次热疗间歇时间为4～8 d，平均热疗4～8次。靶区平均温度为43 ℃，加热时间平均60 min。306例的研究显示：单纯放疗组CR率为41%，联合组为59%。2 a生存率单放组为32%～65%，联合组为21%～68%，无显著差异。两组不良反应相似。

4. 软组织肿瘤

肢体的软组织肿瘤因与周围的血管神经关系密切而需行扩大切除术，经过有效的术前热疗＋放射治疗，以期行保留肢体的手术。常用的热疗技术有：微波热疗、射频热疗和肢体隔离热灌注化疗（HILP）等。

Duke 大学对 97 例高度恶性的软组织肉瘤的治疗结果，经热疗＋放疗后 4～6 周手术（放疗为常规分割，50 Gy；热疗采用 BSD-2000，瘤体内测温，42.5 ℃，1 h，每周 2 次，均于放疗后 1 h 热疗）。10 a 生存率为 50%，无瘤生存率 47%，其中 78 例肢体肉瘤的 10 a 局部控制率为 94%，而且 63 例有效保留肢体。术前热疗＋放疗对高度恶性软组织肉瘤、尤其是位于肢体者，对于保留肢体功能、提高局部控制率是一种有效的治疗手段，且对远处转移的发生无明显影响。

5. 宫颈癌

宫颈癌的加温治疗通常采用微波热疗，通过阴道和宫腔的自然腔道进行腔内加温，这样更直接，而且肿瘤局部容易达到有效治疗温度。可根据肿瘤形状、大小和累及的范围，设计不同结构和外形的辐射器，以满足腔内加温治疗的需要。

荷兰深部热疗研究组（DDHT）总结了两个独立的前瞻性热疗加放疗的试验研究，114 例宫颈癌病人 80%为 FIGO $Ⅲ_B$ 或 $Ⅳ_A$，放疗同常规内外照射，采用电磁辐射技术进行加热，每周一次，共计 5 次，加热持续 60 min，瘤内温度为 42 ℃，输出功率增加到病人不能耐受为止。结果显示热＋放疗比单纯放疗有较好的完全缓解率（83% & 57%，$P=0.003$）、3 a 局部控制率（61% & 41%）和总生存率（51% & 27%，$P=0.009$），尤其对局部进展期宫颈癌患者疗效更好。急性和晚期不良反应两组未见差别。

四、热疗并发症

1. 全身热疗的并发症

（1）皮肤灼伤

皮肤灼伤一般发生在足跟部与热疗机接触点，考虑是因局部受压血运障碍散热不好导致，在注意变换体位后灼伤很少发生；再者就是血压袖带的金属与皮肤接触部，在注意保护后也很少发生。

（2）唇周疱疹

经外用油膏类保护性处理后 7～10 d 能愈合。

（3）骨髓抑制

表现为全血细胞减少，两周时为最低点，随后逐渐恢复正常。

（4）肺水肿、脑水肿

热疗时微循环开放增加，大量液体进入组织间，发生率很低，可适量补充蛋白，一般 72 h 后可恢复正常。

（5）心血管系统的毒性反应

体温升高可使循环系统加速，心输出量增高，同时使体内凝血系统紊乱，系统性高热可能引起血管内皮细胞改变，毛细血管漏失综合征。

2. 局部和区域热疗的并发症

（1）皮肤烧伤

通常皮肤的痛阈为43 ℃，故热疗限制皮肤温度在43.5 ℃以下，但皮肤的热损伤仍不少见。主要为水泡（10%～13%），溃疡（6%～8%），感染（1%）。原因可能为：① 皮肤表面温度并非皮下温度，皮肤表面常有冷却；② 热点并未测出；③ 发生于瘢痕部位。一旦发生，按烧伤处理。

（2）皮下脂肪坏死

脂肪组织比热低，血循环差，热传导差，肌肉脂肪界面对电磁波的放射等因素造成脂肪过热是导致皮下脂肪坏死的主要原因。一旦发生只能予以对症处理。

（3）针道感染

抗炎处理，必要时手术引流。

（徐晓婷）

复习思考题

1. 临床热疗的常用设备有哪几种，适应证如何？
2. 热疗联合放射治疗用于肿瘤的治疗的生物学基础有哪些？
3. 临床上热疗与放疗联合治疗时的顺序有哪些？
4. 热疗疗效评定标准有哪些？
5. 临床热疗常见的并发症及处理原则有哪些？

参考文献

[1] 李鼎九，孔忆寒．肿瘤热疗的理论与临床．郑州：郑州大学出版社，2010.

[2] 刘静，邓中山．肿瘤热疗物理学．北京：科学出版社，2008.

[3] 殷蔚伯，余子豪，徐国镇，等．肿瘤放射治疗学．第4版．北京：中国协和医科大学出版社，2008.

[4] 丁震宇．肿瘤热疗的机制及其临床应用．国际肿瘤学杂志，2010，37（2）：128-131.

[5] Medina-Navarro R，Guerrero-Linares. Whole body hyperthermia reduces oxidative stress in the striatum of rats in an animal model of mitochondrial toxicity with 3-nitropropionic acid. Int J Hyperthermia，2009，25（4）：280-288.

[6] Aravindan N，Shanmugasundaram K，Natarajan M. Hyperthermia induced NF-kappaB Inediated apoptosis in normal human monocytes. Mol Cell Biochem，2009，327（1-2）：29-37.

[7] Moulin M, Arrgo AP. Caspaces activation in hyperthermia-induced stimulation TRAIL apoptosis. Cell Stress Chaperones, 2008, 13 (3): 313-326.

[8] Ohguri T, Imada H, Yahara K, et al. Radiotherapy with 8-MHz radiofrequency-capacitive regional hyperthermia for stage Ⅲ non-small cell lung cancer: the radiofrequency-output power correlates with the intraesophageal temperature and clinical outcomes. Int J Radiat Oncol Biol Phys, 2009, 73 (1): 128-135.

▪第十三章▪

肿瘤综合治疗中放射治疗的作用及应用原则

恶性肿瘤为全身性疾病，常伴浸润与转移，临床实践证明现阶段采用任何单一的治疗方法都常难以取得最佳的效果，如表 13.1 所示。因此，除一些早期肿瘤和个别特殊类型的肿瘤以外，绝大多数肿瘤的治疗原则是多学科综合治疗（multidisciplinary synthetic therapy）。综合治疗的概念是根据病人的身心情况、肿瘤的具体部位、病理类型、侵犯范围（病期）和发展趋势，结合细胞分子生物学的改变，有计划地、合理地应用现有的多学科各种有效治疗手段，以最适当的经济费用取得最好的治疗效果，同时最大限度地改善病人的生存质量，即较大幅度地提高肿瘤治愈率、延长生存期、提高病人生活质量。

表 13.1　各种治疗方法的主要适应证和主要限制或失败原因

治疗方法	主要适应证	主要限制或失败原因
手术治疗	局限性肿瘤	潜在扩散
		局部浸润广，技术上不能切除
		潜在的远处转移
放射治疗	区域性敏感肿瘤	剂量限制性毒性
		放射抗拒（原发和继发）
		潜在的远处转移
化学治疗	晚期或转移性肿瘤	缺乏理想的选择性：全身性毒性
	潜在转移	免疫抑制
		一级动力学
		疗效与肿瘤生长比例有关
		有些部位（如颅内）药物不能进入
		抗药性（原发或继发）
生物治疗	残存肿瘤	细胞负荷不能过大，目前只能消灭 $10^6 \sim 10^9$ 个细胞
	某些与免疫有关的肿瘤	免疫抗拒（原发或继发）

一、放疗与手术的联合应用

肿瘤局部失控率随病期的变晚而增加，是一些患者的主要死亡原因。局部失控还可明显增加远处转移率，原发灶、复发灶、医源性及种植是远处转移灶的 4 种常见来源，因此局部与区域的控制有利于降低远处转移率。手术和放疗同属肿瘤的局部与区域性治疗方法，如果治疗是成功的，那么肿瘤原发病灶与区域性的转移病灶则被手术和/或放疗永久性消灭，相反，如果局部控制失败，不仅预示着肿瘤得不到治愈，而且病人将要面对最初并不存在的肿瘤转移与并发症，这些情况临床上常常束手无策，最后导致死亡。显然肿瘤的局部与区域性控制是先决条件。

（一）放疗与手术联合应用的理论基础

侵袭性是恶性肿瘤的生长特点，表现为像树根似的在肉眼可见的大体肿瘤之外，常有一些需要显微镜才能发现的亚临床病变，肿瘤越大，其侵袭范围越大，亚临床病变区域也越大。手术主要针对的往往是那些肉眼可见的肿瘤细胞密集区域（图 13.1），如果要把亚临床病变区域一同切除，则需要把手术区域扩大，导致手术创伤加大，并发症增加，患者生活质量下降。有时肿块周围有重要的组织器官，如大血管、神经组织、肝、肾等重要脏器，手术范围不能扩大，甚至肉眼可见肿瘤也不能完全切除，这些手术难以切尽病灶成为了复发的根源。另外还有一些肿瘤细胞在手术中黏附在医生的手套或手术的器械上，继而种植到手术的创面或切口上，为日后的复发埋下了伏笔。由此可见手术尚存在有明显的局限性，手术无法做到彻底清除癌细胞，不能消灭微小病灶。尽管依靠手术清除所有的癌细胞的可能性很小，但手术可使癌细胞数量大为减少，这就为患者免疫功能的恢复和应用其他疗法协助清除残留的瘤细胞，既创造了条件又赢得了时间，从而有利于最终治愈。

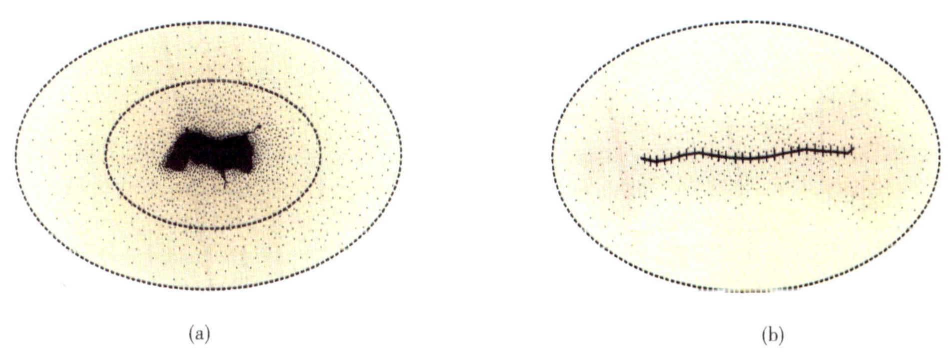

图 13.1　手术切除示意图

（a）手术切除范围；（b）术后残留亚临床病变范围

放射对于肿瘤具有一定的选择性，这是肿瘤放射治疗的基石。放射能根除肿瘤，而对肿瘤周围的正常组织影响较小，这种理想的治疗比主要依赖于肿瘤细胞的数量。由于放射对肿瘤细胞的杀灭是随机的，肿瘤局部控制率与放射剂量的关系曲线呈“S”状，肿瘤克隆源性细胞越多，所需的控制剂量越高（图 13.2），正常组织并发症与放射剂量的效应关系曲线亦呈“S”状。因此随着肿瘤的增大，放射对肿瘤的选择性将消失，即在消灭肿瘤的同时，将造成正常组织的损伤。手术切除大肿块（大肿块即使给予很高剂量，可能也无法控制），仅留下亚临床病灶，即使给予较低的剂量，也可清除，且正常组织的放射反应很小，因此手术也为放射创造有利条件。因此，尽管手术与放疗同属局部治疗手段，却能取长补短，联合应用，有利于肿瘤的治愈。

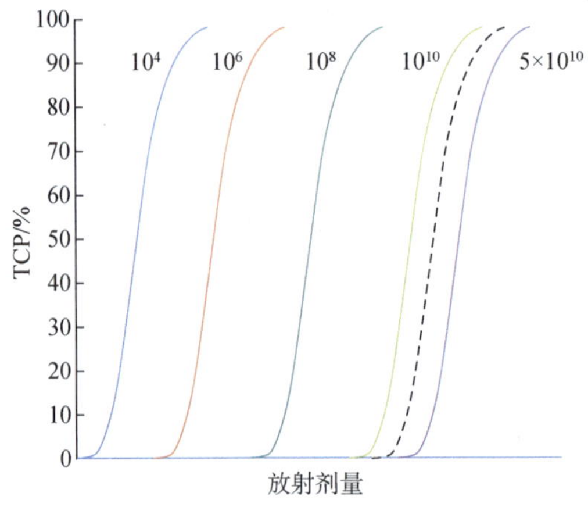

图 13.2 肿瘤控制率与放射剂量的效应关系

（二）手术与放射的联合方式

1. 术前放射治疗

可以杀灭肿瘤周围亚临床病灶，缩小肿瘤而提高手术切除率，减少手术时肿瘤播散的可能。术前放射治疗的缺点是：① 影响组织学诊断；② 有些如小的肝转移病灶只有在手术时才被发现，这类病人不能从术前放疗中获得益处；③ 手术时间被推迟和手术伤口愈合延迟；④ 放射范围不够确切。

2. 术后放射治疗

常是根据手术和组织学检查，较确切地确定放射范围（如肿瘤床、手术残端或残留病灶）后进行的。对手术切除不彻底的病例均可采用术后放疗，对降低局部复发率可收到较好的疗效。术后放疗的缺点是它并不减少手术时肿瘤移植的可能，而且手术使正常血液供应受到扰乱，放射区的组织放射敏感性可能因之降低。

3. 术中放射治疗

经手术切除肿瘤病灶之后，或借助手术暴露不能切除的瘤灶，对术后瘤床、残留灶、淋巴引流区，或原发瘤灶及可能侵犯的部位，在直视下大剂量照射，称之为术中放疗。一般采用高能电子线，目前已有专用的术中放疗设备，这对提高解剖结构复杂部位或者放射敏感性差的肿瘤的局部控制率意义尤为显著。术中放疗补充手术切除的不足，又避免高剂量体外照射时较多损伤正常组织的缺陷。比如在腹部治疗时小肠及其他正常器官皆因推移至照射范围外或有铅块遮蔽大大减少了受照射量。

术中放疗的优点是在直视下对准瘤灶区，淋巴引流区一次大剂量照射，提高了放射生物效应，提高肿瘤局控率，同时保护正常组织。但需对残留可疑肿瘤行补充术后照射。从放射生物学观点考虑，由于肿瘤组织属早期反应，存在细胞周期的再增殖，分裂周期的同步化，以及肿瘤乏氧细胞的再氧合。肿瘤的这些生物行为不利于一次照射，一次完成的放射治疗使同步化后敏感的瘤细胞群和再氧合的敏感细胞失去再照射的机会。因此术中一次大剂量照射没有常规分割放射治疗中的肿瘤再氧合、细胞同步化的机会，不符合肿瘤生物学，故需补充术后外照射。术中放疗多用于腹腔内深在肿瘤，如胃癌、胰腺癌、膀胱癌、直肠癌的治疗。

（三）手术与放疗的间隔时间

不管是术前放疗，还是术后放疗，手术与放疗的间隔时间取决这两种治疗间期肿瘤细胞的再增殖。对于术前放疗而言，间隔期间再增殖的重要性相对较小，除非手术被不合理的延迟。如果术前治疗清除了所有微小病灶，那么原发肿瘤区域已不存在肿瘤细胞的再增殖，新克隆细胞的浸润性生长不可能在短时间内播散到组织中。如果术前放疗没有消灭所有微小病变，即使及时手术，其获益也很小，这时决定两者间隔时间的主要因素是手术并发症。如果术前放疗是低剂量，而分次剂量较高，急性放疗反应往往不明显，从临床经验来看，放疗后1～2月内手术是安全的。多个前瞻性研究显示，术前给予低分割放疗，在放疗后2周内手术与单纯手术比较，术后并发症无显著性差异。如果给予中等剂量的放疗（大约40 Gy，每次2 Gy，大概4周完成），会发生中等程度的急性放疗反应，手术一般在放疗后2～4周进行，此时放疗反应或多或少已得以减轻，这种情况下手术并发症似乎并未增加。如果在5周内给予50 Gy，急性放疗反应在治疗结束时很常见，手术可延迟至放疗后4～6周进行。这种情况下，某些部位的肿瘤手术切口延迟愈合、切口开裂的可能性会增加，当然并不是所有部位的肿瘤都这样。

早期的研究发现，给予50 Gy放疗后，在4周内手术会增加手术并发症，因此，这种情况下手术延迟至放疗后4～5周成为标准的时间间隔。实际上延迟手术还有另一益处，此时可以让肿瘤进一步缩小（即降期），比如低位直肠癌，降期可以增加手术时保留肛门括约肌的可能性。

术后放疗在手术伤口愈合后进行，这是我们通常遵循的原则。依据实施的手术类型，放疗一般在术后3～6周内进行。在这么短的时间间隔内，也会有克隆加速再增殖，假如术后放疗在手术后6周进行，加速再增殖的问题更值得关注，一些研究报道，手术和放疗的间隔时间超过6周，局部控制率降低，当然这一现象不具有普遍性。一些晚期肿瘤病人，手术切除比较广泛，伤口的愈合可能就会延迟，这一问题尚不能完全解决。通常建议放疗应在术后尽早进行，当然外科医生也应完善手术，尽可能避免因伤口的问题影响术后放疗的正常进行。

（四）放疗与手术治疗联合的原则

并不是所有癌症患者都需接受放疗和手术的联合治疗，是否采用放疗和手术的联合治疗需考虑以下情况。

1）小肿瘤，考虑到保留器官或其功能，则需采取保守性手术和放疗，两者的顺序主要依据当时治疗这一肿瘤的模式，比如，乳腺癌通常先手术后放疗，而软组织肉瘤则先放疗后手术。

2）对于大肿瘤，手术的局部控制差，或者说其可治愈性尚不能肯定，需要进行术前放疗。

3）术后只要有以下任何一项不利因素，均需考虑进行术后放疗：① 镜下切缘阳性；② 镜下病灶离切缘很近（<5 mm）；③ 原发肿瘤大（T_3/T_4），不需考虑切缘状况；④ 肿瘤侵犯已超出其所在器官的包膜；⑤ 肿瘤有广泛的淋巴累及，或者有淋巴结外的累及；⑥ 肿瘤有淋巴管播散；⑦ 肿瘤有神经侵犯，尤其是有命名的大神经；⑧ 肿瘤有骨侵犯。

值得指出的是对于大多数肿瘤而言，作为手术辅助治疗的放疗，中等剂量（45～60 Gy）照射的疗效是较好的，其有效性不仅可用放射生物学原理来所解释，而且已被多种不同类型肿瘤的前瞻性随机临床研究所证实。

二、放射治疗与化学治疗的联合应用

现代肿瘤学认为肿瘤是一种全身性疾病。根据这一肿瘤的生物学特点，人们越来越多地用综合手段来代替单一的手段治疗肿瘤。放射治疗和化疗的相互配合是肿瘤临床治疗中最常见的综合治疗形式。在20世纪六七十年代，肿瘤化疗出现以后，基于非常朴素的观念——放疗和化疗的空间协同作用，放射治疗是针对局部和区域病变，包括原发肿瘤、原发肿瘤周围的亚临床病变和区域淋巴结；化学治疗作为全身治疗能够杀灭远处转移病变，肿瘤内科医师和放疗科医师很快就开展了肿瘤化疗和放射治疗的结合，这一观念时经50余年仍然没有过时。

（一）放射治疗与化疗联合应用的生物学机制

1. 空间协作

空间协作（spatial cooperation）最早由Steel等于1979年提出，认为放射治疗与化疗分别作用于不同的解剖部位和身体的不同的空间位置。放射治疗作用于局部和区域病变，化疗的作用是预防远地转移。放射治疗对控制局部原发肿瘤更有效，因为它能将大剂量辐射击中肿瘤组织，尤其是化疗药物达不到的部位，但对转移的肿瘤无效。化疗作为全身治疗能够杀灭潜在转移灶或亚临床转移灶，降低远处转移率（图13.3），但单一化疗对大的原发肿瘤控制效果不佳。化疗在预防远地转移的同时对局部病变与放疗也具备相互作用，放疗对血脑屏障的影响有助于化疗药物的通透。临床实践表明，两种疗法联合应用较单一疗法可达到更好的疗效。

2. 提高放射敏感性

1）从分子学层面来看：化疗药物增加对放疗引起的肿瘤细胞DNA的损伤，抑制损伤的DNA修复，并抑制放疗间歇期的肿瘤细胞再增殖。例如，顺铂可增加放疗诱导的DNA单链断裂的作用，并抑制肿瘤细胞的亚致死性损伤的修复；而依托泊苷与放疗联合应用，除了放疗可引起DNA双链断裂外，依托泊苷本身也可诱导DNA双链断裂，使更

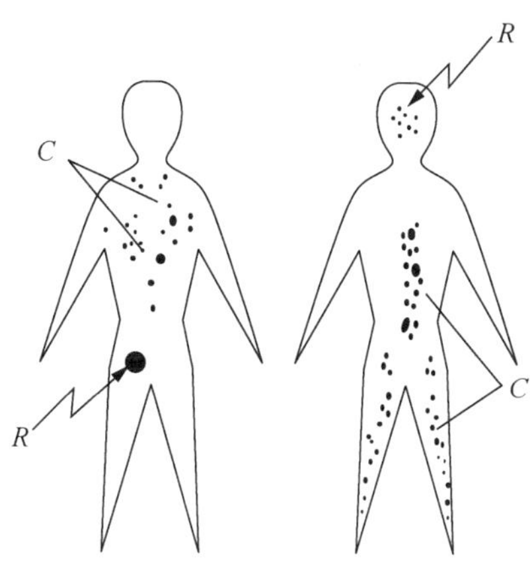

图 13.3　放疗和化疗的空间合作

多的肿瘤细胞因 DNA 双链断裂而造成分裂性死亡。

2）从细胞学层面来看：S 期是放疗抵抗期，但化疗药物可使肿瘤细胞的分裂停滞在 G_2/M 期，而该期是放疗的敏感期，从而增加了射线对肿瘤细胞的杀灭作用。同时，通过化疗药物对 S 期肿瘤细胞的杀灭作用以及对肿瘤细胞凋亡的诱导，增加了联合放、化疗杀灭肿瘤细胞的作用；研究发现，有些药物，如 MMC 在乏氧条件下对小鼠肿瘤细胞系（EMT6、CHO、V79 等）以及人 HeLa 细胞、成纤维细胞有较强的细胞毒作用。在达到与有氧条件下同样细胞杀伤作用时，对乏氧细胞所需的药物浓度仅是对有氧细胞的 1～1/6，因此认为对乏氧细胞有选择性杀伤作用，但乏氧细胞对放射不敏感，两者联合应用，有互补效应。

3）从组织学层面来看：肿瘤细胞的大量死亡减小了肿瘤的体积和改善了血供，使氧合细胞更多，从而增加了放疗的敏感性；同时，血供的改善又增加了抗癌药物的输送和增加局部化疗药物的浓度，从而又增加了化疗药物对肿瘤细胞的杀灭。

4）抑制肿瘤新生血管的生成：化疗药物不仅能杀灭肿瘤细胞，对肿瘤组织内血管内皮细胞同样具有损伤作用，从而降低 VEGF 等因子的表达。

总之，联合放、化疗改变了放疗剂量反应曲线的斜率，使同样的照射剂量获得比单纯照射更高的对肿瘤细胞的杀灭率。但是需要强调的是，这种联合的治疗方法同样明显增加了与治疗相关的正常组织的毒性反应。

（二）放化综合治疗的策略

放射与细胞毒药物联合治疗的策略是增强对局部肿瘤的控制、抑制转移和提高生存率。为达到上述目的，全身化疗和放疗，可在放疗前、放疗中、放疗后或交替进行。

1. 新辅助化疗

新辅助化疗（neoadjuvant or primary chemotherapy，NC 或 PCT）是指在恶性肿瘤局部实施手术或放疗前应用的全身性化疗，又称手术前化疗或放疗前化疗，其目的是使局部病变及对周围组织的浸润、转移的淋巴结缩小，增加手术切除率或增加放疗疗效和消灭微小转移灶，延缓出现转移的机会，从而提高生存率。

新辅助化疗的优点在于：

1）患者的一般状况好，可耐受化疗，依从性强。

2）放疗前没有放疗造成的血管闭塞，肿瘤血供良好，有利于化疗药物灌注瘤体，取得更好的化疗疗效。

3）能消灭或减少局部“大本营”中的肿瘤细胞，从而可使局部大的病灶缩小，使一部分不能手术或放疗的患者可以接受手术或放疗，而一些特殊部位的肿瘤，如头颈部、四肢，给予新辅助化疗缩小肿瘤，可以使手术或放疗范围缩小，有利于美容和保留肢体功能。

4）治疗之初耐药的肿瘤细胞往往较少，因此新辅助化疗可在开始治疗时即消灭肿瘤细胞，然后利用手术和放疗继续消灭耐药的细胞。此外，新辅助化疗使肿瘤细胞的活力大为下降，使以后发生播散的机会减少。

5）经过新辅助化疗后，医生还可以根据患者的反应及病理标本的情况，了解肿瘤细胞对化疗的敏感性，更好地制定下一步的治疗策略，如选择术后辅助化疗的药物。

6）新辅助化疗可助放疗一臂之力，某些化疗药物如顺铂本身就是放疗增敏剂，能增强射线对肿瘤细胞的杀伤力。

7）许多肿瘤在发现之初即伴有肉眼不能发现，亦无任何临床症状的微转移病灶，若先用手术或手术＋放疗的组合模式将使化疗推迟 1～4 个月，实验证明，这种推迟将使这些微转移病灶体积增大，降低药物的杀伤力，增加肿瘤对药物产生耐药性的危险。

手术前给予辅助化疗的时间不可能太长，一般给予 3 个疗程左右。

新辅助化疗亦有以下缺点：

1）当肿瘤对诱导化疗不敏感时，则可能会延误放疗时机，影响治疗效果。

2）化疗后难以发现最佳的放射体积，影响放射设计的精确性。

3）大部分患者的微小转移灶未被杀灭。

4）化疗降低全身免疫功能，影响疗效。

2. 同期放化疗

同期放化疗（concurrent chemoradiotherapy）即放疗的同时给予化疗。同期放化疗的理论基础是：

1）化疗药物的细胞毒作用可使肿瘤缩小，改善血供及肿瘤缺氧情况。

2）使肿瘤细胞同步化，起放射增敏作用。

3）干扰或抑制肿瘤放疗后亚致死性损伤及潜在致死性损伤的修复，与放疗起协同作用。

4）有消灭亚临床转移灶的潜在优势。同期放化疗的优点为不会延迟放疗，且无诱导所致的肿瘤加速再增殖。

近十年的临床研究发现，同期放化疗在多种肿瘤的临床治疗中显示出局部控制率和生存率的提高，是综合治疗临床研究的热点。但是同期放化疗可引起局部严重的近期及远期并发症，患者的耐受性相对较低，故在治疗过程中必须考虑到患者的耐受情况，避免出现因放化疗毒性过重而被迫中断治疗，需注意所选择的药物与放疗毒性不相叠加。

3. 辅助化疗

是指放射治疗后使用的化疗，其目的在于杀死放射后局部区域残余的肿瘤细胞及全身亚临床的转移灶，可能推迟远处器官发生转移的时间。

现有研究多显示辅助化疗对部分晚期病人可提高生存率，但由于放疗所致的血液和淋巴循环障碍，局部化疗药物浓度降低，疗效可能下降。同时急性毒性反应明显增加，大大降低患者的依从性，其增益并不明显。

目前资料显示，新辅助化疗和同期放化疗疗效较为肯定，但并非每一个患者都需要，这要根据具体情况选用治疗方案。化疗在增益的同时，其毒副作用也不可忽视，随着放疗技术的进步，如适形调强放疗技术的成熟，有希望通过单纯放疗提高局部控制率，带来生存获益。但远处转移仍是大多数恶性肿瘤死亡的主要原因，如何选用低毒、有效、经济的药物和具体的剂量、方案、疗程等尚需进一步研究。

三、放射和放射化学修饰剂的联合应用

能改变哺乳类动物细胞放射反应的化学物质通称为化学修饰剂（chemical modifiers of radiation），这些药物分为两类：一类药物本身具有抗肿瘤的细胞毒作用，如化疗药物；另一类药物对肿瘤无任何作用。这两类药物和放射联合应用都会影响放射对正常组织和肿瘤的效应。广义上讲，这两种药物都可称为放射化学修饰剂，这里我们指的是后一类药物，这类药物又可分为放射增敏剂和放射防护剂，与放射联合应用的效应详见第五章（放射生物学内容）。

四、放射治疗与肿瘤生物疗法联合应用

目前生物疗法已成为重要的肿瘤治疗手段。生物治疗是肿瘤治疗的第四种模式。即利用分子生物学、细胞生物学的研究成果，从人体自身免疫系统和肿瘤基因人手，通过调动人体的天然免疫系统或扩增人体自身的靶向性较强的抗肿瘤因子来实现防治肿瘤的目的。生物疗法包括细胞因子治疗、免疫治疗、基因治疗、分子靶向治疗和抗体治疗等。

（一）放疗与免疫治疗的联合应用

肿瘤的免疫治疗是以激发和增强病人免疫功能为手段，以达到控制杀灭肿瘤细胞的目的。肿瘤患者的免疫功能一般是低下的，而手术创伤、麻醉、放疗和化疗，则在一定的时期内，不同程度地进一步加深机体免疫功能的抑制，不仅使宿主的抗瘤能力降低，而且往往招致难以控制的继发感染，从而加重病情甚至死亡。因此，免疫治疗与常规抗

癌治疗联合应用是临床经常采用的综合治疗方案之一。

1. 放射治疗与免疫治疗联合应用的时机和选择

1）肿瘤的免疫治疗最大效应发生于两种情况，即：① 肿瘤早期、机体状况较好的病人；② 通过外科手术，放疗和化疗使肿瘤缩至最小时免疫治疗最有效。

2）手术、化疗、放疗期间免疫功能受到暂时抑制，阻止新的免疫药物发挥效应，需待抑制作用过后再行免疫治疗，但也不能过晚，因为瘤细胞增殖速率超过免疫杀伤能力时，免疫治疗效果不佳。一般手术后 7～14 d，化疗、放疗前和化疗、放疗的疗程之间均为免疫治疗的恰当时机。

3）根据宿主免疫功能状况选用适当的免疫治疗，如主动免疫治疗、被动免疫治疗、继承免疫治疗。

4）在免疫系统精细的调节网络中，细胞因子联合应用的生物效应较明显。故必须注意细胞因子间的相互关系、协同作用和使用的先后次序。

2. 免疫治疗联合放疗的效应

免疫治疗可以达到如下效果：① 清除放疗无法杀灭的血液和骨髓中的肿瘤细胞及组织中的微小转移灶；② 提高放射敏感性，杀灭放疗不敏感的肿瘤细胞；③ 增强机体对放疗的耐受性；④ 减轻放疗的毒副作用；⑤ 迅速恢复放、化疗所造成的机体免疫损伤，并进一步提高免疫功能；⑥ 有效预防肿瘤的复发和转移。

放疗对免疫细胞进一步发挥作用也能起到协同作用：① 放疗可以快速杀灭大量肿瘤细胞，减轻瘤负荷，从而减少肿瘤细胞分泌的免疫抑制因子，有利于免疫细胞治疗发挥作用；② 放疗可以提高 MHC-1 分子的表达，提高肿瘤细胞的抗原性，更有利于免疫杀伤细胞识别肿瘤；③ 放疗可以提高 FAS 受体的表达，从而促进肿瘤细胞的凋亡；④ 放疗杀死肿瘤细胞后，产生大量的肿瘤抗原，有利于 DC 细胞发挥作用。

（二）放疗与基因治疗的联合应用

肿瘤基因治疗就是应用基因工程的方法校正和修复与肿瘤发生有关的变异基因，或通过改变某些细胞的生物学特性增强宿主的抗瘤能力，从而达到治疗肿瘤目的的一类疗法。近年来，随着肿瘤病因学研究的不断深入和生物医学技术的飞速发展，肿瘤基因治疗已成为肿瘤治疗研究的热点之一。肿瘤的基因治疗主要包含选择合适的目的基因、借助适当的载体系统将目的基因导入受体细胞及调控导入体内基因的表达，决定其疗效的关键因素包括：基因表达载体、有效的治疗基因、治疗基因表达的调控。目前基因转移系统的效率尚难以使每一个肿瘤细胞都受到基因治疗的作用。为了弥补自身的缺陷并提高疗效，肿瘤基因治疗在自身发展的同时，正在与放疗、化疗或其他生物治疗相结合。有的学者甚至将以基因治疗靶向性处理肿瘤细胞，提高其对放射线的敏感性，然后联合放疗的新治疗模式称为基因放疗（genetic radiotherapy）。基因治疗可干扰辐射诱发 DNA 损伤的修复，增强 DNA 对辐射损伤的敏感性；放射使受照细胞表面受损及穿孔，引起细胞膜通透性和跨膜电位的改变，便于带负电荷的外源基因主动进入细胞，提高基因转移的效率，两者联合应用具有协同作用。根据技术特点可将基因治疗联合放疗（简称基因联合放疗）分成免疫基因联合放疗、直接杀伤或抑制肿瘤细胞的基因联合放疗、抗肿瘤血管生成的基因联合放疗和放疗保护性基因治疗 4 项技术。基因联合放疗的优势在于，一方面放射线可提高基因转移的效率，因而提高了基因治疗的效果；另一方面，基因治疗可增强放疗的疗效，例如直接杀伤或抑制肿瘤细胞的基因治疗，联合放疗不但能提高肿瘤细胞的杀伤能力，还可对抗放疗后肿瘤细胞的再增殖，从而提高疗效；针对血管生成的基因治疗可改变肿瘤细胞的氧合情况，进而提高其放射敏感性；放疗保护性基因治疗可降低正常组织的放射性损伤，为提高放疗剂量进而提高疗效提供了可能性。

（三）放疗与分子靶向治疗的联合应用

许多分子在肿瘤和正常组织中的表达是不同的，这就提供了一种可能性，使我们可以用一种特异的生物调节剂来获得更大的治疗增益。分子靶向治疗是指“针对参与肿瘤发生发展过程的细胞信号传导和其他生物学途径的治疗手段”，其作用靶点可以是细胞表面的生长因子受体或细胞内信号传导通道中重要的酶或蛋白质。广义的分子靶点则包括参与肿瘤细胞分化、周期、凋亡、迁移、浸润、淋巴转移、全身转移等过程的、从 DNA 到蛋白/酶水平的任何亚细胞分子。分子靶向治疗不仅增强了抗癌治疗的特异性和选择性，发挥更强的抗癌作用，而且避免了一般化疗药物的毒副作用和耐药性。因此，分子靶向药物治疗成为肿瘤生物治疗中的一个新进展，同时也引起包括放射治疗在内的肿瘤治疗界的极大关注。靶向治疗联合放疗可能是靶向治疗向前发展的重要途径，也是放射治疗提高自身疗效的良好契机。目前许多分子靶向治疗药物本身对肿瘤尤其是实体肿瘤并没有根治作用，而放射线则可以非常有效地杀灭克隆源细胞，复发往往仅仅源自于少数存活的细胞。因此，即使靶向药物杀灭的可能只是有限数目的克隆源性肿瘤细胞，但它与放疗的结合却已足以提高局部控制。如果这些药物同时还有放射增敏作用，这一效果就更加明显。而且，靶向治疗还可以在空间上与放射治疗起到协同作用，可以杀灭机体其他部位的克隆源细胞负荷，在改善局控的同时还有可能对潜在的转移病灶起到一定控制作用。

临床上表皮生长因子受体通路阻断剂及以 VEGF 为靶点的抗肿瘤血管新生药物与放疗联合应用较多。基础研究表明，EGFR 抑制剂与放射治疗合用可以通过细胞 G_1 期和 G_2 期集聚，阻止细胞进入 S 期；增加放射诱导的凋亡，抑制放射诱导的 EGFR 自磷酸化，降低放射诱导的 Rad51 的表达，提高放射敏感性，减少亚致死损伤修复等途径来提高放射治疗的效果。如果在放射治疗前使用抗血管生成剂可以减少无效血管密度，增加肿瘤灌注，提高氧合状态，提高肿瘤对放射治疗的敏感性。

五、放疗与热疗（增温治疗）的结合

热疗是用加热方式治疗肿瘤的一种方法，即利用有关物理能量在组织中沉淀而产生热效应，使肿瘤组织温度上升到有效治疗温度（40～44 ℃），并维持一段时间，引起肿瘤细胞生长受阻与死亡，而又不损伤正常细胞的一种治疗方法。热疗是恶性肿瘤综合治疗方法之一，有全身热疗和病灶区局部热疗两种方式。产热的方式有超声、射频与微波低频电场等。目前局部热疗的临床应用较多。其最大优点是无创或微创，能有效缓解疼痛，提高患者生活质量。

热疗一般不单独使用，当然单用热疗时也能起到杀灭肿瘤的作用。肿瘤组织内毛细血管壁由单层内皮细胞和缺乏弹性基膜的外膜形成，在发育、组织和效率上均比正常血管差，因此血流缓慢且容易受组织挤压形成瘤内血栓或闭塞 。实验证明，同样加温条件下，肿瘤组织比周围正常组织病理损害严重. 肿瘤组织受热后散热不良，热量聚集，温度往往高于邻近正常组织 5～10 ℃，这个温度差使热能杀灭癌细胞而又不会损伤正常组织细胞，这样就造成了加热对于肿瘤组织的选择性损伤。较大的肿瘤容易产生热的积累，中心部容易产生比周围正常组织较高的温度，而这类肿瘤乏氧细胞较多，对射线比较抗拒，配合加热治疗可取得较好的疗效。

热疗与放射治疗的相互生物学作用主要有 3 个方面：

1）放疗与热疗的细胞毒作用互补：S 期细胞对放射敏感性低，但对热疗敏感性高，乏氧细胞对放射敏感性差，但对热疗的敏感性不变。

2）细胞存活曲线表明，在低热时（40～41.5 ℃），肿瘤血流量增加，肿瘤氧分压增加，改善乏氧，增加放射敏感性。放疗后氧分压可以维持在 24 h 以上。

3）热疗可阻止受放射损伤的细胞修复，主要阻止 DNA 单链断裂的修复，协同作用的机制主要是热疗降低了 DNA 聚合酶的作用。

临床上比较容易实施的 42 ℃ 以下的“温”热疗法即可以抑制 DNA 的修复，在这一温度范围内不能产生明显的直接细胞毒作用，但是其最大优势在于可以和低剂量的放射线结合应用。临床应用时可以根据需要选择热疗温度高于或低于 42 ℃，以发挥其细胞毒作用或放射增敏作用。

一般认为，肿瘤组织内部微环境的代谢状况可以明显影响恶性肿瘤对常规放疗、化疗及局部热疗的疗效。代谢状况包括血流、微循环、供氧、营养、组织的 pH 值分布以及生物能状态等，上述各项又密切相关。低氧状态和缺乏营养可能削弱放射敏感性，但对热疗有利。

热疗与放疗联合时，先进行放疗还是先进行热疗？多数学者认为热疗后 30 min 内进行放疗较好，这样可以最大限度地抑制放疗后肿瘤细胞亚致死损伤的修复又不加重瘤细胞的缺氧。同时每周加热 1～2 次可以避免热耐受的产生。为了充分利用温热疗与放疗结合的效应，应该选择适当的热疗剂量，即热疗时间和热疗温度 。热疗剂量过低不构成对肿瘤血流的影响，不能增强放射敏感性；剂量过高则造成肿瘤血管闭塞，导致肿瘤的放射抗性增强。理想的热疗剂量值在不同肿瘤间存在显著差异，因此具体应用时应该监测热疗引起的肿瘤血流变化情况，以便获得最佳疗效。

六、放射治疗与中医药的联合应用

（一）中医中药的放射增敏效应

现代医学对放疗增效的研究已有几十年，实验研究和临床研究都取得了一定的成果。经研究，在中医辨证论治基础上，采用活血化瘀药物可以改善微循环，增加血流量，加快血液流速，破坏肿瘤组织周围和内部纤维蛋白的聚集，从而改善乏氧组织状态，增加放射敏感性。常用的药物有丹参、桃仁、红花、川芎、田七等。川芎红花液、通窍活血汤以及活血化瘀中药皆有放射增敏作用。

（二）中医中药减轻放化疗的毒副作用

放射线在杀伤癌细胞的同时也损害了正常的组织和器官，从而引起机体发生急性放疗反应及全身或局部的放疗后遗症，如鼻咽癌放疗后常见的症状有口干舌燥、咽痛、吞咽困难、恶心纳呆、白细胞降低及放射性脑脊髓病、放射性鼻炎、鼻窦炎等。这些放疗后的毒副作用增加了患者的痛苦，影响了生活质量和放疗的继续进行。中医辨证施治，在减轻放疗毒副作用方面疗效确切。由于放射线为外来热邪，导致机体热毒过剩，津液耗伤，脾胃失调，故基本治则以益气生津、养阴解毒、调和脾胃为主。扶正中药具有增强机体免疫功能和防治血象下降的作用，如党参、黄芪、扁豆、女贞子、薏苡仁、山药、沙参、黄精等健脾和胃养阴药，能活化 T 淋巴细胞，激活机体免疫功能，保护胃肠道和造血系统的功能，在临床上能起到减轻患者的胃肠道症状和提高血象的作用。六味地黄汤、参芪注射液等具有提高机体免疫功能的作用。在某些药物的研究中能看到中草药原有的双相调节作用，如马蔺子甲素、β-榄香烯、鸦胆子、活血化瘀类药物等，都是既对肿瘤有放射增敏作用，又有防护某些正常组织的作用。这些不但可以延长生命，而且可以提高生活质量。

七、恶性肿瘤多学科综合治疗的基本原则

传统医学是以经验医学为主，即根据医师的经验直觉或病理生理等来处理病人，根据经验和生物学知识阅读教科书请教专家或阅读杂志。现代医学模式是在经验医学的同时强调循证医学（evidence based medicine，EBM）。何为循证医学？循证医学即遵循证据的临床医学，其核心思想是医务人员应该认真地、明智地、深思熟虑地运用在临床研究中的最新、最有力的科学研究信息来诊治病人。循证医学是最好的研究证据与医师的临床实践和病人的意愿（关注、期望和需求）三者之间的结合，最好的证据来自医学基础学科和以病人为中心的临床研究。每一种治疗手段都有其独有的优势，但也有其劣势，同一种治疗手段的治疗效果将因肿瘤病期及发生位置而不同，且与患者的体质、年龄等内在因素都有很大关系。因此，要想取得最理想的治疗效果，就必须按照不同癌症的不同情况，将上述治疗方法有机地、完整地组合在一起，并随时将现代新方法和新技术吸收进来，才能真正提高肿瘤的治疗效果。肿瘤的治疗目前已经进入了综合治疗的时代，

而现在提倡的综合治疗并不是简单的几种方法叠加，而是一个有计划、有步骤、有顺序的个体化治疗集合体，是一个系统的治疗过程，需要手术、放疗和化疗等多学科有效地协作才能顺利完成。也不是指哪个科医生先接诊患者，就首选自己熟悉的疗法，待失败后再转给其他科。正确的综合治疗的产生和落实是肿瘤内科、外科、放射治疗等多科共同努力的结果。患者要增加肿瘤的综合治疗意识，如实提供自己发病和治疗经过，尊重医生意见，服从安排，完成综合治疗的各项治疗。正确理解和认识肿瘤综合治疗的概念及其科学内涵具有重要的临床实际意义，将会有助于为每一个肿瘤病人制定出合理的个体化综合治疗方案，以取得最佳的治疗效果。当然综合治疗方案制订后不是一个机械不变的固定治疗模式，在具体诊治过程中可能会随着诊断的逐步完善和疗效的差异等予以适当调整，如术前制定的综合治疗方案可能会根据手术情况和术后病理检查结果予以适当调整，但每次治疗方案的调整都应有科学依据。固然，并不是所有的肿瘤都需要综合治疗，有些没有播散的早期肿瘤和转移率很低的局限期肿瘤，单一治疗方法就能取得很好的治疗效果，一般就不需要进行综合治疗，如皮肤基底细胞癌的转移率很低，单一手术治疗就常能治愈，术后就不必选用放疗、化疗等进行综合治疗。胃黏膜内癌单纯手术切除的 5 a 生存率接近 100%，手术后也不必选用化疗和放疗等进行综合治疗。

正确理解和掌握肿瘤综合治疗的内涵，需要掌握以下几个基本原则：

（一）整体观念

一般而言，早期恶性肿瘤多局限，中晚期则应视为全身性疾病，但两者之间并没有明确的界限。尤其是目前尚没有有效的方法能检测到体内的微小转移病灶。因此，何谓早期，何谓中晚期便是相对的概念。整体观念认为肿瘤是全身疾病的局部表现，分清肿瘤发展过程中全身表现和局部表现的主次位置，重视患者的生理状态，伴随疾病性质，肿瘤性质，生命器官的功能状态等，正确估计各种治疗手段的必要性和危险性，综合分析判断，以选择理想的治疗方法并力争获得最佳疗效。

在选择治疗方法时，必须有整体观念，严格掌握各种治疗方法的适应证和禁忌证，尽量做好各种准备，纠正病理生理紊乱，及时细致处理各种并发症或意外，加强支持疗法等，这是完成肿瘤治疗和保证患者安全的重要措施。

（二）分期治疗

在临床研究工作中，国际抗癌联盟制订的恶性肿瘤 TNM 分类法是恶性肿瘤综合治疗方案设计和对照比较治疗效果的基础。TNM 的不同组合形成了恶性肿瘤不同的临床分期，同一恶性肿瘤不同的 TNM 和不同的分期，其综合治疗方案应是不同的。同样的 TNM 和同样的分期，不同的恶性肿瘤其综合治疗方案也是不同的。因此，这种分期的多样性便决定了综合治疗方案的多样性。

（三）个体化原则

在恶性肿瘤的治疗研究中，对同一分期，同一病理类型，采用同一治疗方案的肿瘤患者，其效果有时明显不同。这可能与同类型恶性肿瘤的异质性有关，也可能与每一个患者的具体情况不同有关，这是一个十分复杂的问题。所谓个体化治疗，就是要根据具体患者的预期寿命，治疗耐受性，期望的生活质量，患者自己的愿望和肿瘤的异质性，来设计具体的多学科综合治疗方案。在选用肿瘤各种疗法时，必须结合患者全身情况，肿瘤性质，病期和生命器官功能状态等特点，选择相应的治疗方法。

在治疗过程中必须严密观察病情变化，对不同的治疗反应及时做出相应处理和适时调整治疗方案，根据患者的体质状况给予支持疗法，如加强营养，少量多次成分输血，补充血浆或白蛋白，维持体液平衡，防治感染，保护生命器官功能和积极防治并发症等，这都十分重要。

肿瘤患者治疗前的综合评价日益受到重视，并逐渐地建立起一些评价体系，如评价患者功能状态的行为状态和评价生存质量 QOL 等。Balducci 在论述个体化治疗时指出，癌症患者的预期寿命可由年龄、功能状态和伴随病来估计，治疗的耐受性可由功能状态，伴随病情况、活动能力和社会支持的有效性来预测，生存质量是针对特定癌症用若干手段加以测量的，个人愿望由患者自身来表达，当表达有障碍时，则由患者的家属或其他受委托的人来解释。

伴随病是一个影响癌症患者预期寿命和治疗耐受性的独立因素。伴有冠心病、高血压和糖尿病的肿瘤患者，在控制不佳时往往难以耐受多学科的综合治疗。年龄是另一个在决定癌症个体化多学科治疗方案时需考虑的因素。虽然目前尚没有有效的生物学指标来说明一个人的老年化程度，但研究结果表明，大部分人的生理年龄和心理年龄的改变发生在 70～75 岁之间。因此，大于 70 岁的恶性肿瘤患者，应进行上述各方面的总体评价，然后根据测量结果进行治疗方案的制订，总的治疗原则应是简单，有效，副作用小，效果评价的重点在于生存质量，不要过分追求生命的简单延长。

（四）社会成本与效果

不可否认，恶性肿瘤多学科综合治疗比起单一手段治疗，其经济花费要大得多。如何用尽可能少的钱来取得癌症治疗的最好效果，节约患者及家属的支出，是一个十分现实的问题。假如采用多学科综合治疗能达到的效果，仅仅比单一手段的治疗稍微有所提高，但其经济代价却要增加数倍，那么，是否采用综合治疗就值得仔细考虑。

一般来说，有效控制治疗成本，关键在于对各种治疗方法，各种治疗手段的效果的充分了解。一是成本最低原则。假设有多种治疗模式，其临床效果基本是一样的，那么，首选的是费用最低的方案。二是成本效果原则。其基本含义是单位时间内付出的成本应获得一定量的健康效果。当两种方法比较时，以生存年为分母，以成本为分子，以标准方法和新方法成本的差异和标准方法和新方法生命年的差异之比来计算。结果优于标准方法的可选用。三是成本效用原则。这是一种同时考虑生存时间和生存质量的经济分析方法，其衡量单位是质量调整生存年。在成本相同的情况下，选择在预算内能达到最大质量调整生存年的治疗模式。

在肿瘤多学科综合治疗方案的决策中，成本分析是最易被临床医生所忽略的，但在如何合理地使用有限的卫生资源上，却是极为重要的，需引起高度重视，同时加以深入研究。

（五）中西医相结合

中医学是我国劳动人民几千年与疾病斗争过程中积累起来的理论和实践的结晶。中医对肿瘤的治疗强调了调节和平衡的原则，通过双向调节，整体调节，自我调节和功能调节等方法恢复和增强机体内部的抗病能力，从而达到阴阳平衡治疗疾病的目的。

从目前肿瘤中医治疗的现状看，中医药的最大长处是在协助肿瘤患者的康复上，而这点恰恰是现代医学肿瘤治疗方法所欠缺的。大量的临床研究资料已表明，肿瘤的现代治疗手段包括手术、放疗、化疗甚至生物治疗，在治疗恶性肿瘤的同时都无可避免地损害了机体的正常功能。要减少放疗、化疗和手术对机体的损害，提高机体对肿瘤的防御能力，最理想的方法就是在应用上述治疗方法的同时辅以中医中药治疗。中医的辨证施治对减少化疗和放疗的副作用均有相当的治疗作用，这对巩固和加强肿瘤的治疗效果，延长患者的生命和改善生存质量是相当需要的，这也是中西医结合治疗肿瘤的优越性所在。

综合治疗取代传统的单一疗法，使头颈部肿瘤、乳腺癌、淋巴瘤、小细胞未分化肺癌、睾丸肿瘤、骨肉瘤、软组织肉瘤等疾患都提高了治愈率。使用综合治疗，早期癌不仅能根治，又能保存功能和外形，中期癌能增加根治机会，中晚期肿瘤能扩大手术切除率，复发性恶性肿瘤能争取更好的疗效。

现代医学强调循证医学并向个体化治疗发展。肿瘤治疗的理念正在发生变化，美国国立癌症研究院院长 Eschnbach 教授在 2002 年第 38 届肿瘤学会开幕词中指出：癌症的治疗策略从 20 世纪的“寻找和消灭”逐渐演进到 21 世纪的“靶向和控制”。肿瘤是人体中正在发育或成熟的正常细胞，在某些不良因素的长期作用下，出现过度增生或异常分化而生成的新生物，本身不含毒素、无限增殖的特点让其侵犯脏器，导致脏器功能衰竭，最后才造成死亡。故如果肿瘤发现在早期，手术切除的治疗率很高，但是如果失去手术机会的病人，只要控制肿瘤的生长，缩小病灶，就能提高病人生活质量，延长生存期，带瘤共存，使本来只能生存几个月的病人延长到几年甚至十几年。现在更主张“带瘤生存”，强调姑息治疗，综合治疗，重视临终关怀。将新技术和新治疗法与原有传统治疗手段有效整合应用，确实为晚期肿瘤患者提供了新的治疗机会。经过整合和规范，我国综合治疗肿瘤显示出的疗效，也在像经济领域一样，开始吸引全世界的目光。

（周菊英）

复习思考题

1. 解释综合治疗的概念。
2. 放疗与手术联合应用的理论基础是什么？
3. 同期放化疗的理论基础是什么？
4. 什么是个体化治疗？
5. 恶性肿瘤多学科综合治疗的基本原则是什么？

参考文献

[1] 殷蔚伯，余子豪，徐国镇，等．肿瘤放射治疗学．北京：中国协和医科大学出版社，2008.

[2] James D Cox，K Kian Ang. Radiation Oncology：rationale，technique，results. 9th ed. Mosby Inc，2009.

[3] 马林．基因治疗联合放射治疗恶性肿瘤．中华放射肿瘤学杂志，2005，14（4）：346-349.

[4] 肖华平，周蓉蓉，廖遇平．EIA 抑制鼻咽癌细胞裸鼠移植瘤的生长并增强其对放疗的敏感性．中国肿瘤生物治疗杂志，2009，16（6）：614-618.

[5] Vicki K，Wei Wang，Joan Sehiller，et a1. Phase I study of adeno- virus p53 administered by bronchoalveolar lavage in patients with bronchioloalveolar cell lung carcinoma：ECOG 6597. J Clin Oncol. 2008，26（25）：4166-4171.

[6] 翟红彦，苏成海．基因治疗联合放射治疗恶性肿瘤的分子机制．国际放射医学核医学杂志，2009，33（2）：113-115.

[7] Collis SJ，DeWeese TL. Enhanced radiation response through directed molecular targeting approaches. Cancer Metastasis Rev，2004，23（3/4）：277-292.

[8] 王绿化，王小震．EGFR 抑制剂联合放射治疗在非小细胞肺癌中的应用．中国临床肿瘤学教育专辑，2006：293-298.

[9] 梁寒综述，郝希山审校．热疗的生物学机制．国外医学肿瘤学分册，2001，28（6）：438-441.

[10] 荆义强．放疗加热疗治疗晚期胸部肿瘤的疗效观察．河北医药，2010，32（6）：684-685.

[11] 庄洪卿，袁智勇．EGFR 抑制剂放射增敏机制的研究进展．临床肿瘤学杂志，2009，14（6）：560.

下篇　各论

第一章

头颈部肿瘤放射治疗总论

尽管头颈部只占人体相对小的一部分，在这一区域内却可发生许多种不同类型行为各异的肿瘤。据《2012 中国肿瘤登记年报》统计，我国头颈部肿瘤约占全身恶性肿瘤的6%，最多见的为甲状腺癌，其次为鼻咽癌、喉癌、口腔癌、涎腺肿瘤、鼻腔及副鼻窦癌、口咽癌和下咽癌等。头颈部肿瘤最重要的特点是——人的表达、呼吸、营养、社会交往等所依赖的基本生理功能器官都集中在这一部位。根据肿瘤所处的具体位置、大小和侵犯类型，头颈肿瘤本身能造成不同程度的结构残畸和功能障碍，损害患者的生活质量和社会功能。而为了控制肿瘤，所采取的治疗措施也会导致另外的残畸和功能障碍，恶化了患者的生活质量。头颈部肿瘤患者多数生存时间较长，放射性损伤的后遗症效应体现明显。因此，在治疗时既要达到控制肿瘤、提高生存的目的，又要尽量减轻对器官功能的损伤，改善功能和生活质量。迫于局部控制与放射损伤之间平衡的压力，放疗医师制订放疗计划时多需严密谨慎，做全盘考虑。如何使患者的治疗结局最优化，仍然是一个充满挑战的课题。

目前处理头颈部肿瘤的大体方向仍然提倡基于循证医学依据和基本的肿瘤学原则，并且借鉴专家经验，给予患者准确的评估、分期，以及提供合适的治疗选择。强调采取合理的、有计划的多学科综合治疗，包括头颈外科、放疗、内科、口腔科之间的协作，以及肿瘤学家、病理学家、放射学家、整形外科医生、内科和康复医师、护士、营养学家之间的相互配合，从而使得头颈部肿瘤病人得到最优的治疗和康复。高度协调的合作是获得良好治疗的前提，从而提高无并发症率，达到最好的功能和美容效果。同时本学科领域内理论技术的不断革新，放疗设备的持续更新，也使得头颈部肿瘤的放疗效果逐步提高。

一、头颈部肿瘤的特点

1）邻近组织器官具有重要的生理功能，如语言、视听嗅味等感觉、呼吸、吞咽消化等功能，在治疗时应尽量保护其功能，在制订治疗计划时，应权衡利弊，结合患者意愿，选择最佳治疗方案。

2）病变部位多数较表浅，有利于早期发现，早期诊断，治愈率较高。并且该区肿瘤容易获得组织病理学诊断，对估计放射敏感性和预后有利。但有时也容易被忽视，造成误诊或漏诊。

3）由于解剖上的特点，常给手术带来困难，要求放疗计划剂量分布的适形度高，而且综合治疗也显得特别重要。

4）多数头颈部肿瘤淋巴引流丰富，常伴有颈部淋巴结转移，有些病种（如鼻咽癌、扁桃体癌）早期即可发生颈淋巴结转移，且常出现两侧颈淋巴结转移。

5）多数肿瘤为鳞癌，对放射敏感性相对较高，放疗的地位较为重要。

二、扩散途径

（一）局部扩展

头颈肿瘤生长到一定大小后，常可局部侵犯邻近结构和器官，也可经体腔或自然管道蔓延，如鼻咽癌通过耳咽管侵入中耳，副鼻窦癌侵入鼻腔、口腔等。头颈部肿瘤另一个特点是可沿神经扩展，腺样囊性上皮癌可沿神经鞘蔓延，鼻咽癌可通过这条途径直接侵犯颅底并进入颅内。

（二）淋巴转移

很多头颈部肿瘤患者在初诊时即有颈淋巴结转移。发生颈淋巴结转移的风险与肿瘤的原发部位、肿瘤大小、病理类型及组织学分化程度等因素有关。在检查颈部转移淋巴结时，应特别注意淋巴结的部位，这常与病灶原发部位有关。另外颈淋巴结的大小、数目、部位、固定与否多与分期有关，提示预后情况。对于颈部肿块，Skondalakis 曾提出著名的“80％规律”（图 1.1），在排除甲状腺肿块后，对以颈部肿块为首发症状的就诊患者，在考虑诊断时有一定帮助。

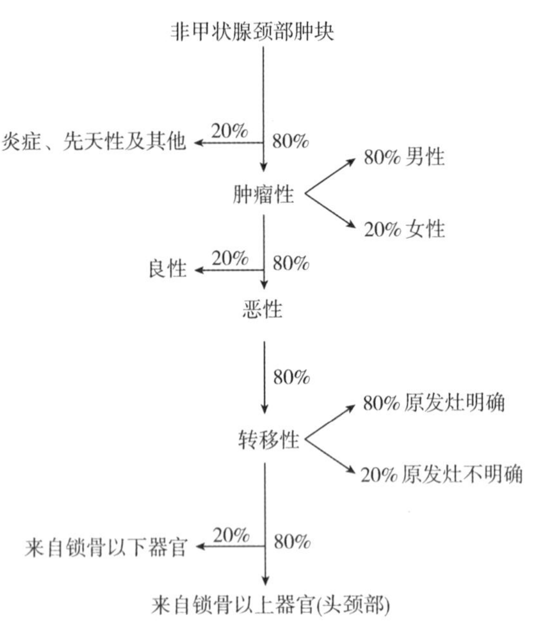

图 1.1　颈部肿块“80％规律”示意图

结合淋巴结的穿刺涂片或活检的病理类型与淋巴结所在部位，寻找原发灶。当临床查不到原发病灶时，若进行放射治疗，则应把可能的原发区设计在照射野内。颈部主要淋巴结的分布如图 1.2 所示。

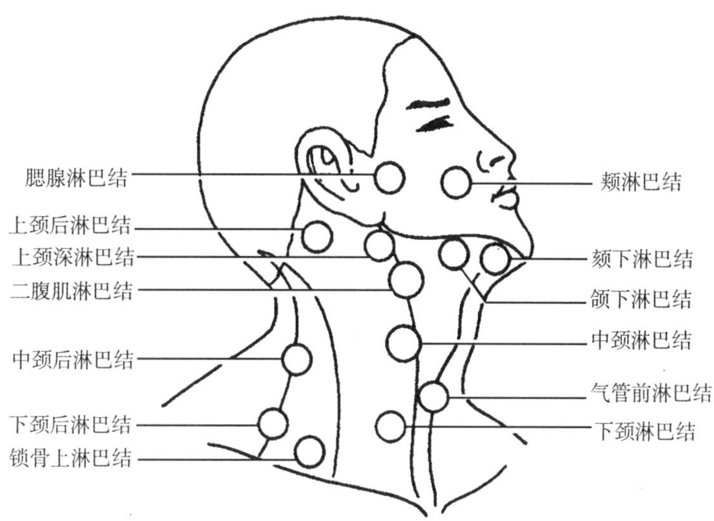

图 1.2　头颈部主要淋巴结分布图

1. 颈部淋巴结解剖

从解剖学上说，颈淋巴结共有 10 组，300 余个淋巴结。其解剖位置及淋巴引流区见表 1.1。

表 1.1　颈部淋巴结局部解剖

淋巴结分组（数目）	淋巴结解剖位置	淋巴引流区	下一站淋巴汇流处
1. 枕淋巴结（2～9）	胸锁乳突肌及斜方肌交界	头皮后部，颈后部	副神经淋巴结
2. 耳后淋巴结（1～2）	乳突部	颞部，耳廓	腮腺淋巴结，颈内静脉淋巴结
3. 腮腺淋巴结（4～7）	腮腺包膜外，耳屏前，腮腺下极，面后静脉旁，腮腺腺体内	头皮，腮腺，上下睑外侧，鼻翼，上唇，耳廓，外耳道，泪腺	颌下淋巴结，颈内静脉淋巴结
4. 颌下淋巴结（4～7）	颌下腺及二腹肌前后腹间	下颌，上下唇，颊，鼻前庭，眼睑内侧，腭，舌前 2/3，口底，颏下淋巴结	颈内静脉淋巴结
5. 颏下淋巴结（2～8）	两侧二腹肌前腹之前，底为下颌舌骨肌	下唇及口腔前庭中间，下切牙牙龈，舌尖	颌下淋巴结（同侧或对侧）
6. 咽后淋巴结（2～5）	椎前筋膜前，自颅底至胸腔入口水平，在颈鞘及交感神经干内侧	咽后壁，鼻腔后部，鼻窦，腭，中耳，鼻咽，口咽下咽后壁	颈内静脉淋巴结管舌骨附近淋巴结
7. 颈内静脉淋巴结（12～33）可分上、中、下三组	颈内静脉周围，上组在舌骨以上水平，中组在喉水平，下组在气管水平	鼻咽，扁桃体，咽，腭，舌，喉，下咽，食管，甲状腺，气管，1～4 及 6～9 组淋巴结	自上而下，下组淋巴管在颈内静脉及锁骨下静脉交角处注入血循环

续表

淋巴结分组（数目）	淋巴结解剖位置	淋巴引流区	下一站淋巴汇流处
8. 喉气管食管淋巴结（脏器附近淋巴结）（4～12）	喉及气管前，左右两侧，喉返神经周围	喉，下咽，气管，颈段食管，甲状腺	颈内静脉淋巴结，锁骨上淋巴结，上纵隔淋巴结
9. 副神经淋巴结（3～20）	沿副神经周围，在颈后三联单角区，上端被胸锁乳突肌掩盖，与颈内静脉淋巴结相交，下端进入斜方肌下，与颈横淋巴结交界	枕部，耳后，腮腺区，颈后软组织，枕淋巴结	锁骨上淋巴结，颈内静脉淋巴结
10. 锁骨上淋巴结（颈横动脉淋巴结）（4～12）	在锁骨上三角，颈内静脉以后，肩胛舌骨肌下腹以下，沿颈横血管走行	颈侧及胸壁7组及9组淋巴结，腋下淋巴结，纵隔淋巴结，胸导管	为全身淋巴汇流最后集中处，注入血循环

2. 淋巴结临床分区

有多种分区法，但以美国耳鼻咽喉头颈外科基金学会头颈部淋巴结分区法最为常用（图 1.3）。

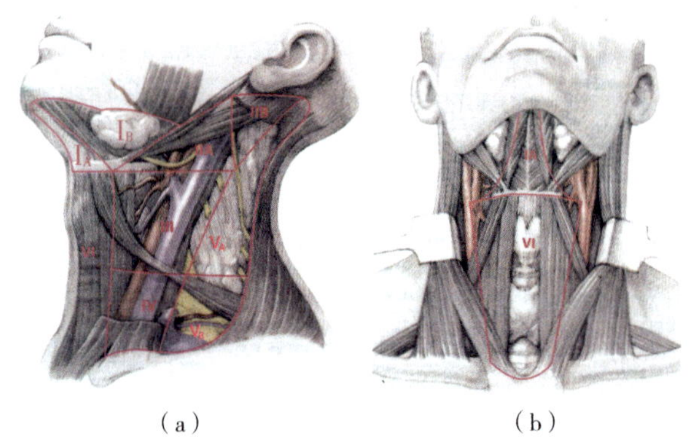

（a）　　（b）

图 1.3　颈部淋巴结临床分区

（a）颈部淋巴引流区侧面观；（b）颈部淋巴引流区正面观

第一区（Level Ⅰ）：包括颏下及颌下淋巴结。

第二区（Level Ⅱ）：为颈内静脉淋巴结上，即二腹肌下，相当于颅底至舌骨水平，前界为胸骨舌骨肌侧缘，后界为胸锁乳突肌后缘。

第三区（Level Ⅲ）：为颈内静脉淋巴结中组，从舌骨水平至肩胛舌骨肌与颈内静脉交叉处，前后界与Ⅱ区同。

第四区（Level Ⅳ）：为颈内静脉下部淋巴结，从肩胛舌骨肌到锁骨上。前后界同Ⅱ区。

第五区（Level Ⅴ）：为枕后三角区或称副神经淋巴链，包括锁骨上淋巴结，后界为斜方肌，前界为胸锁乳突肌后缘，下界为锁骨。

第六区（Level Ⅵ）：为内脏周围或前区淋巴结，包括环甲膜淋巴结、气管及甲状腺前淋巴结、气管食管间淋巴结（咽喉返神经）。咽后淋巴结也属这一组，这一区两侧界为颈总动脉，上界为舌骨，下界为胸骨上窝。

（三）血行转移

是否有颈淋巴结转移及期别，对血行转移的发生率有显著影响，N_0-N_1者远处转移的危险性为10%，而N_2-N_3则上升到30%。甲状腺癌血行转移率最高，上颌窦癌及皮肤癌则极少发生远处转移。最常见的转移部位为肺，其他如骨、肝等部位。远处转移症状常与转移部位有关。

三、放射治疗适应证

某些头颈部肿瘤经单纯放疗或手术治疗可达到治愈，而单纯化疗的疗效较差，只能作为辅助治疗。鉴于头颈部解剖和生理上的重要性，对于大多数早期的头颈部肿瘤，放疗比手术有更多的优越性，主要表现在以下几个方面。

1）以根治为目的的放疗或同步放化疗的疗效往往并不弱于根治性手术。

2）手术的创伤较大，功能和美容效果均差。放疗造成器官功能障碍的影响远比手术小，往往具有功能保全作用。

3）放疗可较大面积照射原发灶区、邻近组织和淋巴引流区，能同时达到治疗和预防的目的。

4）一旦放疗失败，手术补救的效果较好。而手术后复发则因为局部血供较差放疗敏感性不佳而影响疗效。

根据对病人的全面检查，确定肿瘤大小、范围、期别、病理类型和个体情况，按治疗目的选择治疗方案。

（一）根治性放疗

适用于放射敏感性高或不宜手术部位的较早期肿瘤，如鼻咽癌、口底癌、声门癌、外耳道癌、皮肤癌，以及各部位恶性淋巴瘤等。

（二）手术与放疗的综合治疗

适用于放射敏感性较差或手术不易切净的肿瘤，如上颌窦癌、口咽癌、口腔癌、中耳乳突癌等。甲状腺癌、大涎腺癌的术后放疗疗效亦较满意。

（三）姑息性放疗

用于头颈部各种较晚期，但有一定放射敏感性的肿瘤。

四、放疗前准备

（一）病理取材

组织病理学检查是确诊的最主要依据，明确病理类型对确定治疗方案和预后具有重要的价值。

（二）影像学检查

CT、MRI、超声、PET/CT显像等检查，可帮助临床医生了解肿瘤范围、大小、形态与周围组织器官的情况，有利于确定靶区制订治疗计划。

（三）抗炎治疗

多数病人（特别是溃疡型肿瘤）常合并局部炎症，炎症能降低放射敏感性，加重放射反应，先控制炎症有利于随后进行的放射治疗。

（四）患齿处理

因放疗后较长时间内不能拔牙，以免引起颌骨坏死，故在放疗前应先拔除龋齿，待牙床创口愈合后再进行放疗。

（五）局部处理

病灶局部清理、换药，消除局部的炎症和水肿，保持口腔卫生。如上颌窦癌做根治性放疗应先开窗引流。

（六）梗阻处理

可能出现呼吸困难的喉癌应先行气管切开术，有进食困难者（如软腭癌等）需插鼻饲管。

（七）出血

因肿瘤原因所致的出血，在局部止血后，即给予快速放疗，肿瘤缩小后可自行止血。随后按常规放疗进行。

（八）颈淋巴结的活检创口

一般待愈合后照射，但若发生局部肿瘤性创口不愈则应尽早放疗。

（九）改善病人的全身情况

纠正贫血，增加营养，戒烟戒酒。

（十）思想疏导

了解病人的生活和精神状况，解除顾虑，增强病人对治疗疾病的信心。

五、放疗方法学

（一）选源

选源要按照既要消灭肿瘤，又要保护正常组织的原则。采用高能射线，有利于提高深度量，减轻皮肤反应。但颈部淋巴区则应选用穿透力较小的 X 射线或电子束以保护脊髓，口腔内小病灶可用近距离放疗，腮腺照射也要采用电子线或低能光子以保护对侧腮腺。

（二）照射范围的设计

照射范围应包括原发肿瘤区和淋巴引流区。此即使临床上阴性的淋巴引流区，至少有 15％～20％的亚临床转移淋巴结，故某些部位的肿瘤（如鼻咽癌、口咽癌、舌癌等）应给予相应淋巴引流区预防性照射，给予 50 Gy/5 周左右的预防剂量。

（三）照射剂量

1）单纯放射治疗剂量：根治性放疗 D_T（65～80）Gy/（7～8）周，预防性放疗 D_T（50～55）Gy/（5～5.5）周。

2）术前放射治疗剂量：D_T（40～50）Gy/（4～5）周，放疗结束后 2～4 周内手术。

3）术后放射治疗剂量：D_T60 Gy 左右，如有肿瘤残留需达 70 Gy 左右。手术后与放疗的间隔时间一般为术后 2～4 周，放疗间隔时间过长会影响疗效。

（四）时间、剂量、分割方法

1）常规分割照射：1.8～2.0 Gy/次，1 次/d、5 次/周。适形调强计划可适当提高病灶靶区的分割剂量。

2）超分割照射：每日照射两次，每次剂量 1.2 Gy，两次间隔时间 6 h。

3）大分割照射：分割剂量增大，一般 3 Gy 以上。对体位固定及摆位精度的要求较高，多采用立体定向相关技术。

六、综合治疗

早期头颈部肿瘤的治疗以手术或放疗为主，局部控制率可达 70%～80%，甚至更高。对晚期病例单纯放射治疗的完全缓解率低，而单纯手术则复发率高，因此不宜用单一的治疗方法，应采用放疗与手术和/或化疗的综合治疗。

（一）术前放疗

术前常规分割照射 45～50 Gy，对切口的愈合无明显影响，且不增加手术的并发症，并能提高肿瘤控制率和生存率，如上颌窦癌、口腔癌等。

（二）术后放疗

术后放疗特别对喉癌、下咽癌、甲状腺癌、腮腺癌等益处较大，通常术后照射 50 Gy，对原发部位额外补量 10 Gy。可明显降低局部复发率。

术后放射治疗的时间一般在术后 2～4 周开始，最迟不得超过 6 周，一方面由于间隔时间的延长而引起手术区域内纤维疤痕的形成造成局部血运变差，降低了放射敏感性，另一方面残存的肿瘤细胞可增殖，引起肿瘤负荷增加，从而影响术后放疗的疗效。

（三）化疗 + 放疗

头颈部恶性肿瘤有效的化疗药物有：5-氟尿嘧啶（5-Fu）、顺铂（DDP）、多西他赛（Doc）、紫杉醇（PTX）、吉西他滨（GEM）、博莱霉素（BLM）、环磷酰胺（CTX）、氨甲喋呤（MTX）、阿霉素（ADM）等。联合用药要比单一用药疗效好，尤其是以 DDP 为基础的联合化疗，在头颈部癌的治疗中起着重要的作用。单一大剂量 DDP 或 5-Fu 连续输注能取得明显的疗效。常用的化疗方案：PF 方案（DDP＋5-Fu）、TFP 或 TP 方案（Doc＋5-Fu＋DDP 或 Doc＋DDP）、PFB 方案（DDP＋5-Fu＋BLM）、CAP 方案（CTX＋ADM＋DDP）等。头颈部恶性肿瘤有以下几种化疗方式。

1. 诱导化疗（又称新辅助化疗）

即放疗前化疗，其优点为：①尚无放疗副反应的干扰，有利于化疗药物在瘤体内分布及发挥作用；②在放疗前起到减少肿瘤负荷的作用，缩小靶区体积，减少照射剂量，从而减轻照射反应及并发症后遗症；③提高局部控制率和杀灭亚临床灶。诱导化疗一般以 2～3 周期为宜。

2. 同步化疗、放疗

即放疗同时并用化疗，其优点：①化疗药物直接作用于肿瘤干细胞而起杀瘤作用；②药物与放疗的协同作用，增加放射敏感性；③化疗药物可以阻断远处转移的发生；④不延误放疗时间，毒副反应能耐受。联合化疗一般为 2 周期。头颈部肿瘤同步化放疗的疗效明显优于单纯放疗组。

3. 辅助化疗

指在放疗结束后休息 2～4 周进行化疗，主要目的是杀灭放疗后局部残留的肿瘤细胞和全身亚临床转移灶，特别是晚期患者。

七、肿瘤残留或复发的处理

不论是原发肿瘤还是转移淋巴结，希望能在放疗过程中达到完全缓解。当放疗末有原发肿瘤或淋巴结残留时，应至少观察 1～3 个月，等待退化或死亡的瘤细胞经血循环清除。我们曾发现数例颈部淋巴结残留者，经切除后病理检查，未见到存活瘤细胞，但若原已消退的病灶又复增大则应考虑复发。对于“残留”或复发病变可采取以下几种治疗措施。

（一）小范围手术补救

原发灶肿瘤未控或复发的病例可采用挽救性手术治疗。对残留淋巴结放疗后观察 3 个月，如不消退并经超声检查有明显血流者或 PET 提示高摄取者或逐渐增大者应做手术切除。

（二）局部加量

对肿瘤消退不满意的患者，病灶局部适当加量。可根据肿瘤部位的不同，选择不同的照射方式，如腔内照射、组织间照射、电子线补量。

（三）再程放疗

复发患者治疗原则是尽可能延长与上程放疗的间隔时间，设多野、小野照射。但必须指出，除鼻咽癌外，对同一部位一般不宜进行第二次放疗。即使是鼻咽癌，也应配合不同方法，如腔内放疗、立体定向放疗、调强适形放疗、化疗、热疗及并用放射增敏剂等。再程放疗时，只需照射复发部位，一般不做区域淋巴引流区的预防性照射。

（四）化疗

对残留或复发病变，化疗疗效较差，但化疗可延缓病变发展速度或缩小肿瘤大小，有利于延长再次放疗的间隔时间和提高放疗效果。

八、常见的放射反应与损伤

头颈部肿瘤根治性放射治疗时不良反应是常见的，且有时是不可避免的。

（一）放射反应

1）急性反应：皮肤和黏膜反应、喉头水肿、卡他性中耳炎等。

2）慢性反应：表皮干燥、萎缩、皮下组织纤维化或硬性水肿，颞颌关节纤维化导致张口受限，耳鸣耳聋、口干、喉头水肿等。

（二）放射损伤

1）放射性龋齿：是由于放射线对齿槽骨及其供血血管的损伤，加之放疗后唾液腺分泌的量和质（pH降低）变化，导致口腔自洁作用降低，有利于细菌繁殖，可导致放射性龋齿。

2）咽部（包括软腭）坏死出血：多数由于鼻咽癌做腔内近距离照射或局部剂量过高所致。

3）皮肤放射性溃疡：用电子线或X射线照射病变较表浅时易发生，皮肤皱褶处亦常发生。

4）放射性骨坏死：诱因常为感染或外伤（手术）。

5）放射性脑脊髓病：最常见的损伤部位为双侧颞叶、脑干和颈髓。

九、预后

头颈部肿瘤的预后与肿瘤部位、分期、病理类型和治疗方法等因素均有关。从大部分肿瘤的5 a生存率分析，一般说来，单纯手术（病期较早）比单纯放疗（病期较晚）疗效好，而综合治疗尤其是术前放疗的疗效更比任一单种治疗方法为好。部分头颈肿瘤单纯放疗、单纯手术、术前放疗/术后放疗不同治疗方法的5 a相对生存率见表1.2。

表1.2　部分头颈部肿瘤治疗结果（5 a相对生存率）　%

病　种	R	S	R+S	S+R	发表单位*
鼻咽癌	53.0				北京
舌癌	20.0		60.0	80.0	苏州
颊黏膜癌	27.0		38.0		北京
硬腭癌	24.0		64.0	54.0	北京
齿龈癌	22.0	45.0	33.0	81.0	北京
口底癌	18.7	44.4		33.3	湖北
扁桃体癌	59.2				北京
鼻腔筛窦癌	38.3			76.0	北京

续表

病　种	R	S	R＋S	S＋R	发表单位*
晚期上颌窦癌	30.0		61.1	75.0	苏州
下咽癌	29.4	46.2	57.6	70.7	北京
喉癌	55.0	62.0	33.0	60.0	北京
外耳道癌及中耳癌	69.6		50.0	73.9	上海
大涎腺恶性肿瘤		59.2		88.2	苏州
甲状腺癌		92.0（全切）		78.0	北京
		33.0（次切）		71.0	北京
眼睑癌	73.0				北京

注：*表示北京：中国医学科学院肿瘤医院；苏州：苏州大学附属第一医院；湖北：湖北省肿瘤医院；上海：上海医科大学附属眼耳鼻喉科医院。

（何　侠）

复习思考题

1. 头颈部肿瘤有何特点？对放疗的要求相对其他部位肿瘤有何不同？
2. 头颈部肿瘤有哪些扩散途径？
3. 头颈部肿瘤综合治疗的方法有哪些？
4. 头颈部肿瘤常见放射反应和损伤有哪些？应如何避免或减少其发生率？

参考文献

[1] NCCN 指南头颈肿瘤部分.

[2] 殷蔚伯，谷铣之. 肿瘤放射治疗学. 第 4 版. 北京：中国协和医科大学出版社，2008.

[3] 许昌韶. 肿瘤放射治疗学. 第 2 版. 苏州：苏州大学出版社，2005.

[4] Gunderson，Tepper. Clinical radiation oncology. 3rd ed. Philadelphia：Elsevier，2012.

[5] Browman CP，Hodson DI，Mackenzie RJ，et al. Choosing a concomitant chemotherapy and radiotherapy regimen for aquamous cell head and neck cancer a systematic review of the published literature with subgroup analysis. Head Neck，2001，23：579-589.

[6] Pignon JP，Bourhis J，Domenge C，et al. Chemotherapy added to locoregional treatment for head and neck squamous-cell cancer：three meta-analyses of updated individual data. Lancet，2000，355：949-955.

■第二章■

鼻 咽 癌

鼻咽癌（nasopharyngeal carcinoma，NPC）是我国常见的恶性肿瘤之一，全球约80%的鼻咽癌发生在中国，在我国头颈部恶性肿瘤中占首位。我国鼻咽癌的分布具有明显的地区性差异，呈南高北低趋势。以华南、西南各省高发，特别是南方的广东、广西、福建、湖南、江西等地区为最高发区。在流行病学研究中具有地域聚集性、种族易感性及家族高发倾向的特点。移居欧美大陆多年的华侨及其在欧美出生的华裔后代发病率仍明显高于当地人群。鼻咽癌可发生于不同年龄，有文献报道的年龄分布在3～90岁，其中30岁以上呈增长趋势，40～60岁为发病的高峰年龄，60岁以后呈下降趋势。男性多于女性，男女发病率之比约为（2.4～2.8）：1。鼻咽癌的病因尚不确定。目前认为鼻咽癌是一种多基因具有遗传倾向的恶性肿瘤，与EB病毒感染、化学致癌因素或环境因素等都有相关关系。EB病毒感染在鼻咽癌发病研究中已取得重要进展。业已证明：①在鼻咽癌活检瘤细胞中检出EB病毒的DNA和病毒抗原；②鼻咽癌患者的血清中大多有EB病毒抗体滴度升高，且其滴度水平常与病变好转或恶化呈正相关；③有资料表明在3 536例VCA-IgA（+）者中检出鼻咽癌87例，比同龄人群鼻咽癌发病高82倍。也有研究表明亚硝胺及其化合物与鼻咽癌发病关系密切，食用咸鱼已被证实是鼻咽癌的一个危险因素。而高镍饮食可能成为鼻咽癌发病的促进因素。2002年由中山大学肿瘤防治中心为主的科研小组把鼻咽癌易感基因定位在4p15.1-q12的14CM区域内，这项研究标志着鼻咽癌易感基因的探索迈进了重要的一步。到目前为止鼻咽癌相关易感基因仍在研究中。由于鼻咽腔周围解剖关系复杂，在根治性治疗手段中以放射治疗为首选也最为有效，放疗后平均5 a生存率为60%～78%，早期可高达90%以上。

第一节　解剖和淋巴引流

一、鼻咽部解剖

鼻咽部相关结构如图2.1所示，它位于咽的上1/3，在颅底与软腭之间，连接鼻腔和口咽，为呼吸的通道。鼻咽腔由6个壁构成：前、顶、后、底和左右两侧壁，顶和后壁相互连接，呈倾斜形成圆拱形，因而常合称为顶后壁。垂直径和横径各3～4 cm，前后径2～3 cm。

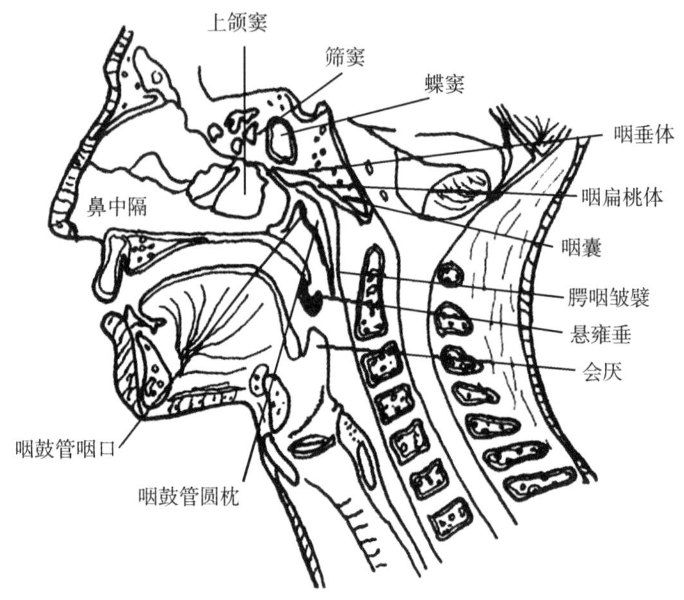

图 2.1　头正中矢状位切面鼻咽和相关结构

1. 鼻咽侧壁

鼻咽腔的两侧壁由腭帆张肌、腭帆提肌、咽鼓管咽肌及咽鼓管软骨构成。包绕耳咽管软骨的组织形成隆突样结构，称耳咽管隆突。隆突中央有耳咽管咽口的开口，与中耳相连，开口上部为隆突的圆枕部，前后部也称为前后唇。隆突前方为咽鼓管前区，与后鼻孔后端及咽侧方相接。隆突后方为耳咽管后区，它的后唇与顶后壁之间，形成深约1 cm的隐窝，称为咽隐窝（pharyngeal recess）或称 Rosenmüller's 窝。咽隐窝是鼻咽癌最好发的部位。它向外侧经咽上缩肌的上缘延伸到 Morgagni 窦，其顶端正对破裂孔，仅约 1 cm 之距离，肿瘤也可由此上侵至颅底，是鼻咽癌入颅的重要途径之一。

2. 鼻咽顶后壁

自后鼻孔上缘向上，直至软腭水平。由蝶骨体及蝶窦底、枕骨体和第 1、2 颈椎构成，形如圆拱穹窿状，其黏膜下淋巴组织丰富，形成咽扁桃体，是咽淋巴环的一部分。咽淋巴环与口咽、舌根和扁桃体共同组成韦氏环（Waldeye's ring）。

3. 鼻咽前壁

由双后鼻孔缘、下鼻甲后端及鼻中隔后缘组成，上端与顶壁相连，侧方与咽鼓管前区相接。

4. 鼻咽底壁

由软腭背面构成，是鼻咽各壁中唯一可活动的部位。原发在底壁的鼻咽癌少见，但原发在顶侧壁的肿瘤较大时，可推压或侵及软腭。可见软腭不对称，单侧软腭下塌，导致软腭活动障碍，影响吞咽。

5. 颅底及相关结构

颅底中线及中线旁结构如蝶窦、海绵窦、斜坡、岩尖等位于鼻咽顶壁及顶侧壁上方，并通过破裂孔、卵圆孔等天然孔道与颅内相通。海绵窦内及周围有多对颅神经（Ⅲ～Ⅵ）由后向前穿行（表 2.1 及图 2.2）。由鼻咽顶壁、顶侧壁侵入颅内的肿瘤组织可压迫或破坏相应部位的颅底骨组织和颅神经，从而引起相应症状。破裂孔、岩尖、斜坡、卵圆孔破坏及Ⅴ、Ⅵ对颅神经损伤最多见。肿瘤也可以向前、向上发展经眶下裂进入球后，或向后越过岩枕裂侵及后颅窝、颈静脉孔及枕骨髁。临床表现为头痛，和/或有单一或多对颅神经麻痹症状。

表 2.1 对颅神经及与颅底孔及相关的解剖结构

颅 底 孔	结 构
筛板	Ⅰ（嗅）神经或者前组筛板神经
视神经孔	Ⅱ（视）神经和眼动脉
眶上裂	Ⅲ（动眼），Ⅳ（滑车）和Ⅵ（外展）神经，Ⅴ（三叉）神经的眼支
圆孔	Ⅴ（三叉神经）的上颌支
卵圆孔	Ⅴ（三叉神经）的下颌支
破裂孔	上部：颈内动脉，颈交感神经丛
	下部：翼管神经，咽上动脉脑膜支
棘孔	脑膜中动脉和静脉，下颌神经返折支
内耳道	Ⅶ（面神经）和Ⅷ（听神经）
颈静脉孔	Ⅸ（舌咽神经），Ⅹ（迷走神经），Ⅺ（脊副神经）
舌下神经管	Ⅻ（舌下神经），咽升动脉的脑膜支
枕骨大孔	脊髓，脊副神经，椎血管，前后脊髓血管

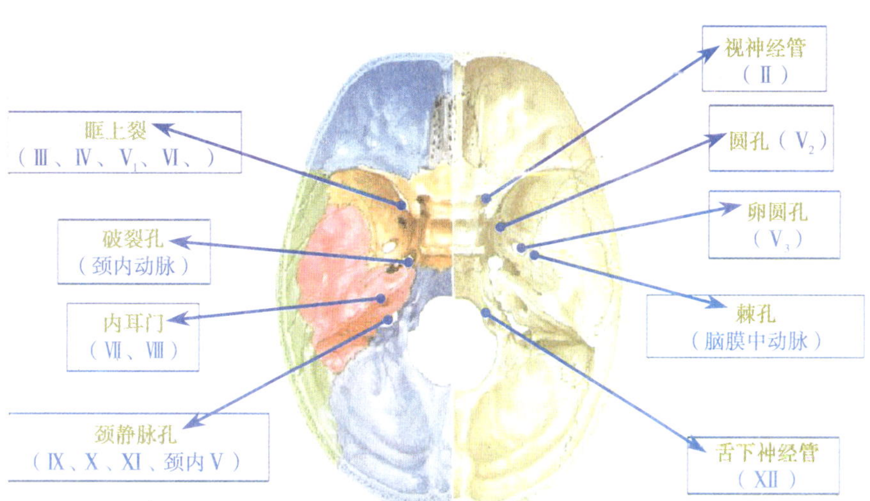

图 2.2 颅外颅底观示主要颅底孔解剖结构与颅神经

6. 咽部筋膜及咽旁间隙

咽腔周围软组织被上至颅底、下至咽缩肌的咽部筋膜分隔，咽旁间隙即在其中，与鼻咽腔的顶侧壁结构及与肿瘤的外侵关系密切。

(1) 咽部筋膜

咽部筋膜左右对称。在内侧的称咽颅底筋膜，在外侧的称颊咽筋膜。咽颅底筋膜从枕骨基底颅外面的咽结节起向外走行，经颞骨岩部颈动脉管内侧折向前内方止于翼内、外板间的舟状窝，其顶端与破裂孔相连（图 2.3)。它是鼻咽癌 2008 分期的重要标记线。颊咽筋膜连接咽上缩肌与蝶骨大翼，其走行自蝶骨棘至舟状窝，分内外两层，内层包绕咽鼓管组成其底部，外层包绕腭帆张肌后附于颅底。内外两层在 Morgagni 窦处会合，称 Morgagni 膜，构成咽隐窝顶后外壁。与破裂孔仅隔 1 cm 左右。

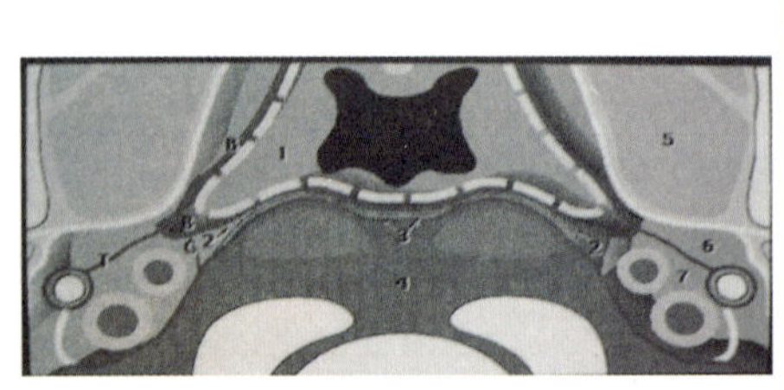

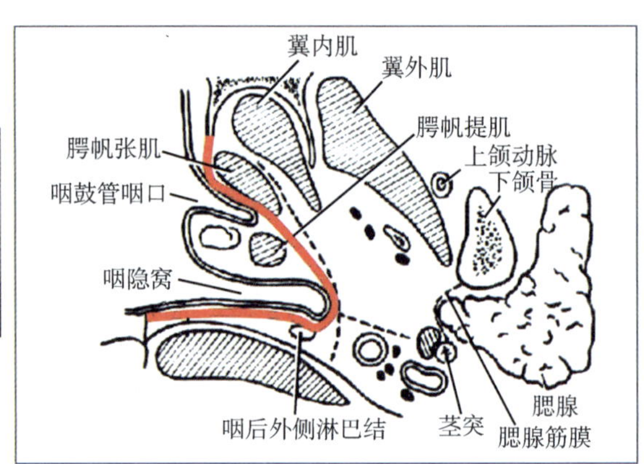

图 2.3 咽颅底筋膜与周围间隙

1—咽黏膜间隙；2—咽后间隙；3—危险间隙；4—椎前间隙；

5—咬肌间隙；6—茎突前间隙；7—茎突后间隙；红线为咽颅底筋膜示意

(2) 咽旁间隙

为一个深在脂肪间隙。与口咽、鼻咽为邻，构成以颅底为底、以舌骨小角为顶、位于颈椎前的倒锥形，前窄后宽（图 2.4)；内侧围绕咽部筋膜、外侧是翼肌及腮腺深叶。咽旁间隙通过咽部筋膜、茎突及其附着肌肉，分为咽腔外侧的咽侧间隙和咽腔后方的咽后间隙，咽侧间隙以茎突为界，又分为茎突前间隙和茎突后间隙。

1) 茎突前间隙：内上方与咽隐窝为邻，顶端为中颅窝底、蝶骨大翼、卵圆孔及破裂孔前外侧。三叉神经下颌支自卵圆孔出颅后即在此间隙内穿行。肿瘤侵犯时可出现单一的三叉神经第三支麻痹症状。通过茎突前间隙，肿瘤向前发展可侵犯翼板、翼腭窝、上颌窦后壁甚至窦腔；往前上发展可达眶底；经眶下裂进入眼眶。向外发展可达颞下窝并侵犯邻近结构。临床表现为张口困难、三叉神经第二支支配区麻痹及视力障碍等。

2) 茎突后间隙：内侧与咽后间隙为邻。自内而外有颈内动脉、Ⅸ～Ⅻ对颅神经、交感神经节、颈内静脉及颈静脉淋巴链穿行。其后外方与腮腺深叶相邻，下方与颈间隙相接。肿瘤可从鼻咽直接侵犯至此间隙，也可通过上颈深淋巴结转移至此间隙，常多包绕或侵犯颈内动、静脉鞘。临床表现为静脉回流不畅所致的搏动性头痛、Ⅸ～Ⅻ对颅神经及交感神经麻痹。肿瘤通过茎突后间隙向内后扩展至颈椎侧块可出现颈痛及颈部活动障碍等。茎突后间隙受侵尤其是广泛侵犯，使常规放疗设野极为困难，是导致常规放疗预后不良和生存质量下降的重要因素之一。

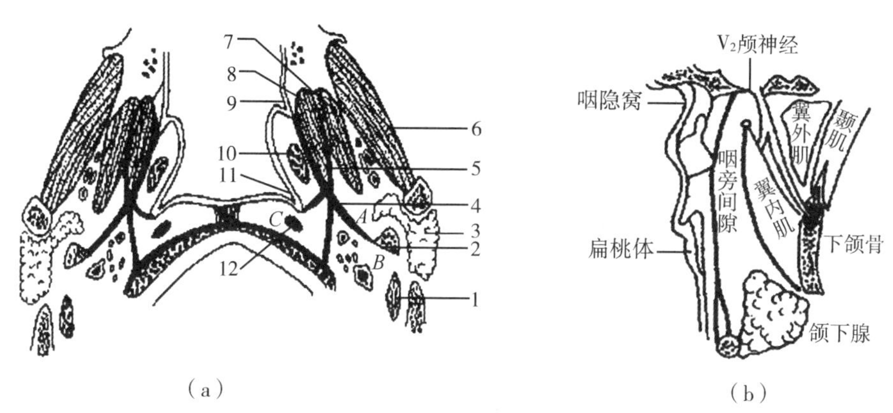

图 2.4 鼻咽旁间隙

(a) 横切面；(b) 矢状面

(3) 咽后间隙

此间隙在咽腔后壁正中，夹在颊咽筋膜和椎前筋膜之间，以体中线为界分为左右两侧，向上延伸达颅底，向下止于气管分叉平面，与咽侧间隙和椎前间隙毗邻。分为内、外侧组，尤以外侧组更为重要，即“Rouviere's 淋巴结”。该淋巴结一般位于环椎水平、体中线两侧各约 1.5 cm，正常<0.5～0.7 cm，是鼻咽癌淋巴结转移的常见部位，可见于颈部淋巴结转移之前。也有描述为“鼻咽前哨淋巴结”的。

鼻咽癌咽旁间隙的受侵与否不仅与颈淋巴结转移及远地转移的概率有关，而且与 5 年实际生存率也有相关性。因此，对咽后淋巴结转移甚至椎前软组织受侵与远地转移间的关系应引起重视。

二、鼻咽肿瘤的直接扩展路径

1) 向前扩展：可至鼻腔后部、筛窦，通过筛板到达颅前窝、上颌窦。

2) 向上扩展：到颅底，侵犯蝶骨体及枕骨底，沿蝶窦到蝶鞍浸润垂体。又常通过破裂孔侵犯到海绵窦附近的硬脑膜下，损害第 2 对到第 6 对脑神经，亦可沿颈静脉孔侵入颅内。

3) 向下扩展：沿鼻咽侧壁到口咽，从鼻咽顶后壁沿颈前软组织达后壁甚至喉咽后壁。

4) 向外扩展：侵犯咽旁间隙、颞下窝、茎突前后区，后组颅神经侵犯。

5) 向后：穿过鼻咽后壁，侵犯上段颈椎骨，少部分患者可以侵犯颈段脊髓。

6) 向两侧扩展：可以侵犯咽鼓管至内耳、中耳。

三、淋巴引流

鼻咽癌淋巴结转移发生率高与鼻咽淋巴管网丰富、粗大并且左右交叉有密切的相关性。局限于鼻咽一侧的原发癌可出现双侧或对侧颈淋巴结转移。但通常情况鼻咽黏膜下淋巴管网汇集后，沿着淋巴管引流的方向依次转移，较少出现跳跃现象。鼻咽癌的前哨淋巴结一般认为是咽后淋巴结和颈深上（Ⅱ区）淋巴结。

鼻咽淋巴引流是组成韦氏环的一部分，由鼻咽后壁及侧壁穿出汇入颈深淋巴结。包括颈静脉链淋巴结、副神经周围淋巴结及锁骨上淋巴结。也可按解剖标志分为上、中、下三组。

鼻咽癌的淋巴引流途径：

1）经后壁→咽后淋巴结→颈淋巴结，或直接到颈内静脉链周围淋巴结及脊副链淋巴结。

2）经侧壁向上→颅底颈内动静脉出颅处淋巴结及乳突尖深部淋巴结。

3）经侧壁向下→颈内静脉链前组淋巴结。

上述三条引流途径→最终到达上颈深淋巴结。上颈深淋巴结包括颈深上组、颈深后组、颈深前组或颈内静脉链前后组、脊副链淋巴结。颈深上组包括颅底颈内动静脉出入颅处淋巴结（Ⅸ～Ⅻ、交感神经）、咽后内外侧淋巴结。

由上颈深顺流而下的转移淋巴结可达下颈锁骨上区，少数可有跳跃转移。但对于颈转移灶巨大、淋巴结侵犯皮肤、既往颈部有放疗或手术史等情况的病例可出现逆流转移而致颌下、颏下、颊部面动脉旁淋巴结转移。分化差的癌可有更广泛的转移，如耳前、枕后、腮腺区淋巴结等。晚期病例可有远地淋巴结转移，如腋下、纵隔、腹膜后、腹股沟淋巴结，这些可能是血行转移所致。

近期研究发现腮腺区淋巴结也可能受累。播散路径可能来自咽鼓管淋巴系统，从鼓膜淋巴管和外耳道至腮腺周围淋巴结。另一个淋巴路径从鼻咽至脊副链和颈静脉链淋巴结交汇处的后颈深淋巴结。第三个路径是颈静脉二腹肌淋巴结。

由于精确放疗靶区设计的需要，必须有一个可以准确定位的分区标准来划分颈淋巴区域。目前放射治疗专业临床上主要采用以影像学角度的颈淋巴结分区法，各区间分界标志是CT图像可以鉴别的且与传统外科学分区标志差别不大的解剖结构（图2.5及表2.2）。其中$Ⅱ_A$和$Ⅱ_B$即上颈淋巴结，解剖位置包括乳突尖部下方的淋巴结、颈内静脉二腹肌淋巴结、颈内静脉淋巴结上群，是鼻咽癌淋巴引流的第一站，最容易发生转移。尽管影像学规定Ⅴ区的淋巴结在颅底至环状软骨下缘水平（位于斜方肌前缘之前、胸锁乳突肌后缘之后）、环状软骨下缘至锁骨上缘水平（位于斜方肌前缘之前、胸锁乳突肌后缘与前斜角肌后外侧缘之间连线的后方），但总体说来基本与外科学规定的Ⅴ区对应，即通常所讲的颈后三角淋巴结。各分区淋巴结转移的发生率有文献统计报道（图2.6）。

表2.2 颈部淋巴结分区

区 组	部 位
level Ⅰ	颏下和下颌下三角的淋巴结，位于舌骨体、下颌舌骨肌、下颌下腺后缘之前
$Ⅰ_A$	颏下淋巴结，位于二腹肌前腹内侧缘之间

续表

区　组	部　位
$Ⅰ_B$	颌下淋巴结，位于Ia后外侧、颌下腺后缘之前
level Ⅱ	上颈淋巴结，位于颅底至舌骨体下缘之间、下颌下腺后缘之后、胸锁乳突肌后缘之前
$Ⅰ_A$	围绕颈内静脉的淋巴结（位于颈内静脉之后的淋巴结与颈内静脉无法分开）
$Ⅰ_B$	位于颈内静脉之后的，并有脂肪间隙与颈内静脉分隔的淋巴结
level Ⅲ	中颈淋巴结，位于舌骨体下缘到环状软骨下缘之间、胸锁乳突肌后缘之前
level Ⅳ	下颈淋巴结，位于环状软骨下缘到锁骨之间、胸锁乳突肌后缘与前斜角肌后外侧缘之间连线的前方、颈总动脉的外侧
level Ⅴ	颈后三角淋巴结，在颅底至环状软骨水平位于胸锁乳突肌后缘之后，在环状软骨至锁骨水平位于胸锁乳突肌后缘与前斜角肌后外侧缘之间连线的后方，斜方肌前缘之前
$Ⅴ_A$	颅底至环状软骨下缘之间的淋巴结
$Ⅴ_B$	环状软骨下缘至锁骨水平之间的淋巴结
level Ⅵ	脏器淋巴结，位于舌骨体下缘至胸骨上端水平、两侧颈动脉之间
level Ⅶ	上纵隔淋巴结，位于胸骨上端至无名静脉水平、左右颈总动脉之间
锁骨上	位于锁骨水平或锁骨以下、颈总动脉外侧的淋巴结
咽后	颅底2 cm范围内的淋巴结，位于颈内动脉的内缘

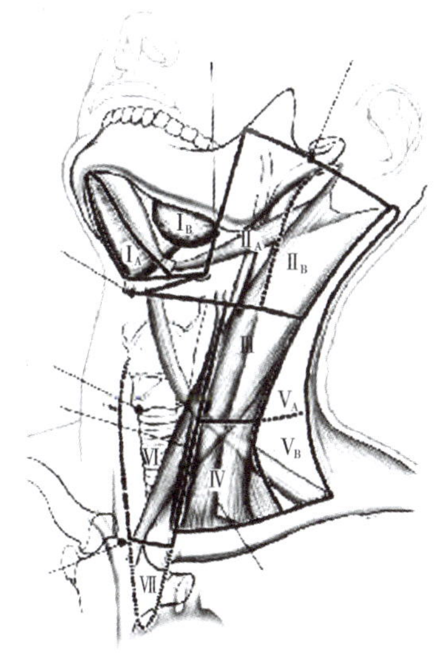

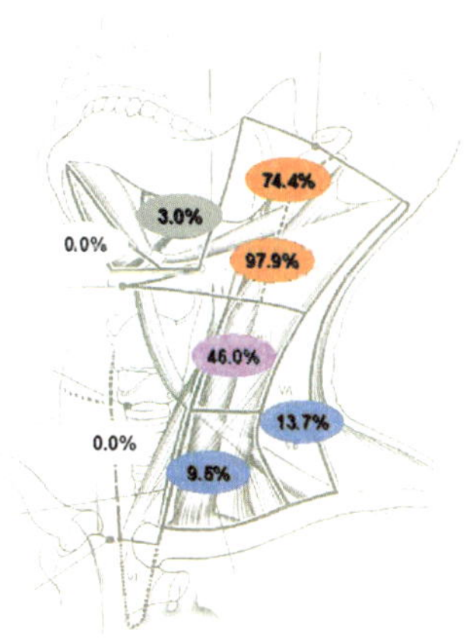

图 2.5　鼻咽癌颈淋巴结分区（影像分区）　图 2.6　鼻咽癌颈淋巴结转移好发部位（文献报道）

第二节　病理分型

鼻咽癌起源于鼻咽黏膜上皮，光镜和电镜下有鳞状分化特征。鼻咽癌组织病理学类型包括鳞状细胞癌、非角化癌（分化型或未分化型）、基底细胞样癌。腺癌及涎腺来源的癌是鼻咽恶性肿瘤的少见病理类型。以往的名称有淋巴上皮样癌、间变癌、未分化癌、移行细胞癌、泡状核细胞癌、鳞状细胞癌和非角化型癌等。

一、大体分型

1. 菜花状型

呈大块状或形态不规则，表面高低不平，常有坏死。

2. 溃疡型

癌灶呈盘状凹陷，周围呈围堤状，表面不规则突起。

3. 结节型

鼻咽部局部隆起，边缘光滑，与正常组织分界清楚。

4. 黏膜下隆起型

鼻咽部表面光滑，局部隆起，基底较宽。

5. 浸润型

局部组织普遍性隆起，边界不清。

二、组织分型

按照世界卫生组织（WHO）1978 的分类标准，鼻咽癌分为三型：Ⅰ型为鳞状细胞癌，经典型；Ⅱ型为非角化型癌；Ⅲ型为未分化癌。

经典型鳞状细胞癌相当于其他器官的高、中分化鳞状细胞癌，常见于老年人，且有研究显示可能与 EB 病毒感染无关。非角化型癌相当于光镜下呈巢状、或梭形无明显鳞状分化的癌，而未分化癌则指以往诊断的淋巴上皮癌或泡状核细胞癌。大部分儿童和青少年鼻咽癌属于第Ⅱ型和第Ⅲ型，这两种组织类型的鼻咽癌与 EB 病毒感染有关。我国鼻咽癌病理类型中，即使是老年人第Ⅰ型也非常少见，90%以上的鼻咽癌患者属于第Ⅱ型或第Ⅲ型，由于此两型鼻咽癌的临床预后类似，并且都与 EB 病毒感染有关，故多年来基本将鼻咽癌诊断为低分化癌或未分化癌。

2003 年 WHO 将鼻咽癌的病理类型分为三型：非角化型癌（non-keratinizing carcinoma），角化型鳞状细胞癌（keratinizing squamous cell carcinoma），基底细胞样鳞状细胞癌（basaloid squamous cell carcinoma）。非角化型癌相当于 1978 年分类中的Ⅱ型和Ⅲ型，角化型鳞状细胞癌即 1978 年分类中的Ⅰ型。

目前上述几种鼻咽癌镜下分型标准均在使用，给临床工作带来一定的不便，但具体国内到底是用哪个标准，尚有待病理学家的统一认识。

第三节 临床表现、诊断与分期

一、临床表现

鼻咽癌发生部位隐蔽，又与眼、耳、咽喉、颅底骨和脑神经等重要器官相邻，具有易于在黏膜下向邻近器官直接浸润或淋巴结转移的生物学行为，所以症状多变或不明显，常被病人或医师所疏忽。既往教科书及文献把鼻咽癌的典型临床表现归纳为“七大症状和三大体征”。所谓“七大症状”是指鼻出血、鼻塞、耳鸣、耳聋、头痛、面麻、复视等；而“三大体征”是鼻咽部有新生物、颈部淋巴结肿大以及颅神经麻痹。随着临床研究的进一步深入，对鼻咽癌的临床表现的认识更加完善。

（一）原发癌引发的临床表现

早期鼻咽癌可以无症状，仅在常规体检或普查时检出，或直至颈淋巴结转移才被发现。鼻咽癌常见症状表现为：

1. 血涕

占初发症状的18%～30%。回吸血涕一般为鼻咽癌外生型病变的较早期表现之一。原因是吸涕时软腭上抬与鼻咽部特别是顶壁肿瘤组织摩擦而导致破溃出血。原发于鼻咽任一壁的肿瘤都可因肿瘤表面丰富的小血管破裂、肿瘤表面糜烂或溃破而表现为回吸性血涕或涕中带血，尤以清晨起床后回吸血涕更有诊断意义。当鼻咽部肿瘤伴有大块坏死、脱落或深大溃疡时，可出现鼻咽大出血。

2. 耳鸣及听力下降

原发于鼻咽侧壁咽鼓管咽口、隆突的肿瘤常引发咽鼓管通气及内耳淋巴液循环障碍，造成鼓室负压，出现一侧耳闷、堵塞感、耳鸣及听力下降。鼻咽癌的好发部位为咽隐窝，因此单纯一侧耳闷、耳鸣也是鼻咽癌的较早期临床表现之一，占初发症状的17%～30%。查体可见鼓膜内陷或充血，部分患者可出现鼓室积液，听力检测常表现为传导性耳聋，易被误诊为中耳炎，抽液后症状可暂时改善但又复出现，严重者可出现鼓膜穿孔、耳道溢液。严重时在外耳道深处形成肉芽样肿瘤结节，可伴出血、坏死、合并感染时可伴有疼痛和异味。

3. 鼻塞

原发于鼻咽顶壁、侧壁的肿瘤逐渐增大向前壁侵犯可堵塞或侵入后鼻孔和鼻腔，引起进行性加重的单侧或双侧鼻塞，严重的可致张口呼吸。占初发症状的10%～20%，确诊时约40%的患者有此症状。

4. 头痛

初发症状为头痛的患者约占20%。多表现为一侧为重的持续性偏头痛，少数为顶枕后或颈项部痛。头痛的部位和严重程度常与病变侵犯的部位和程度相关。鼻咽癌患者头痛的原因较多，要仔细判断，主要原因有：

1）合并感染：原发肿瘤表面溃疡、坏死合并感染，刺激颅底骨膜而导致头痛。感染所致头痛症状较为严重，呼气时常有明显的异味，经局部冲洗、抗感染治疗后症状常可减轻甚至消失。

2）肿瘤侵及筋膜、骨膜、颅底骨、三叉神经脑膜支、副鼻窦、血管（或血管受压）、颅内及颈椎等，均可出现头痛并可呈进行性加重，经抗感染治疗症状往往不缓解或仅轻度缓解，并以患侧持续性疼痛为特征。如果是血管受压、炎症或破坏，主要表现为“搏动性”痛，也就是所谓的“跳”痛。

3）颅内受侵：可因颅内占位、脑水肿、颅内高压而出现全头痛并可伴恶心、呕吐。颅底和颅内受侵除头痛外，常可伴有相应的颅神经受累症状。枕骨髁、环枕关节、颈椎受侵可致枕后、颈项部、肩部疼痛，并可伴颈强直或颈部活动障碍，严重时可出现脊髓压迫症状。初诊病人颅内受侵表现少见，一旦出现，提示局部侵袭严重。治疗后再现头痛判断颅内受侵，应特别谨慎，要排除放疗引起的不良反应。

5. 面部麻木

15%～27%患者有面部麻木症状，这是三叉神经受侵或受压所致的浅感觉异常，包括三叉神经分布区皮肤蚁爬感、触觉过敏或麻木，是鼻咽癌前组颅神经受损发生率最高的症状。因肿瘤侵及的部位不同，临床表现与相关受累的三叉神经分支有关：单独的 V_1 或 $V_{1,2,3}$ 麻痹其损伤部位应在颅内；单独的 V_2 或 V_3 麻痹其肿瘤侵犯可能在颅内或颅外，而以颅外受侵更多见。

6. 复视

占鼻咽癌患者的10%～16%，可因肿瘤侵至眶内或侵及颅底、海绵窦、眶尖及眼外肌支配神经而致复视。

7. 张口困难

为晚期症状，一般为肿瘤侵及翼内、外肌及翼腭窝所致。尤为值得注意的是，初诊患者虽然没有张口困难表现，但是临床检查，提示翼内、外肌及翼腭窝受侵，此类患者，放射治疗结束后，随着肿瘤控制，极易发生翼内、外肌形态变化，而导致张口困难。此类病人放疗后的张口功能锻炼尤为重要。

8. 颅神经损伤的表现

鼻咽癌颅神经损伤症状及定位体征的判断尤为重要。特别是Ⅲ与Ⅳ对颅神经损害常常伴行存在。也有相关文献把鼻咽癌颅神经损伤形象描述为“前组颅神经损伤”（主要指Ⅱ、Ⅳ、Ⅴ与Ⅵ对颅神经损伤，与鼻咽癌上行性侵犯颅底，特别是海绵窦有关）和“后组颅神经损伤”（主要指Ⅸ、Ⅹ对颅神经损伤，与鼻咽癌下行性侵犯咽旁间隙，特别是茎突后间隙有关）。12对颅神经损伤临床表现见表2.3。

表2.3 鼻咽癌颅神经走行、受损表现及发生率

颅神经	出脑处	出颅处及走行	临床表现	发生率
Ⅰ 嗅神经	颞叶嗅球	筛孔→鼻腔	嗅觉减退或失嗅	0%
Ⅱ 视神经	枕叶外侧 膝状体	视神经孔→眼眶	视力下降或失明	2.88%
Ⅲ 动眼神经	中脑 脚间窝	海绵窦前外侧→眶上裂→眼眶	复视，病眼向内上、外上、内下活动不能，上睑下垂，瞳孔大（副交感麻痹）	6.8%

续表

颅神经	出脑处	出颅处及走行	临床表现	发生率
Ⅳ 滑车神经	中脑四叠体下方	海绵窦前外侧→眶上裂→眼眶	病侧眼球往外下看时复视或不能往外下活动	5.72%
Ⅴ 三叉神经	脑桥	沿岩骨海绵窦前行	患侧头面部感觉麻痹咬肌萎缩	26.8%
1支（眼支）		海绵窦前外侧→眶上裂	患侧眼裂以上皮肤黏膜感觉过敏或麻木	
2支（上颌支）		海绵窦外侧→圆孔→翼腭→窝→眶上裂→眶下孔	患侧面颊部眼裂以下至口角以上皮膜黏膜感觉过敏或麻木，颞肌无力或萎缩	
3支（下颌支）		海绵窦后外侧→卵圆孔→茎突前间隙	患侧口角下、颞耳部皮肤黏膜过敏或麻木，咬肌无力或萎缩，张口困难，张口时下颌偏向患侧	
Ⅵ外展神经	脑桥	海绵窦后外侧→前外侧→眶上裂、眼眶	复视，患侧眼球外展活动受限或不能	17.61%
Ⅶ 面神经	桥延沟外侧	岩骨面神经管	面神经核下性麻痹表现（鼻唇沟浅）	1.63%
Ⅷ 听神经	桥延沟外侧	内耳内→茎乳孔	鼓腮、吹哨、皱额不能，兔眼，眩晕，呕吐，耳鸣，耳聋（神经性）	0.19%
Ⅸ 舌咽神经	延脑	颈静脉孔→茎突后间隙	口咽、舌后1/3感觉麻痹，软腭活动困难，咽后反射弱或消失，吞咽困难	11.0%
Ⅹ 迷走神经	延脑	同上	声哑，呛咳，患侧声带麻痹，颈肌活动无力，抬头、耸肩困难，胸乳肌，斜方肌萎缩	6.94%
Ⅺ 副神经	延脑	同上	颈肌活无力，抬头、耸肩困难，胸乳肌、斜方肌萎缩	1.18%
Ⅻ 舌下神经	延脑	舌下神经孔	早期患侧舌肌变肥厚、无力，晚期舌肌萎缩，讲话吞咽困难，伸舌舌尖指向患侧或偏患侧	13.14%
交感神经	后颅窝颈动脉和颈静脉出入颅底处周围交感神经丛及颈交感神经节		Horner's征（眼裂及瞳孔缩小，眼球内陷、同侧汗闭）	2.22%

注：本表中的发生率综合了湖南、杭州、广州、广西、北京，共4 971例鼻咽癌放疗前资料。

9．*颅底受侵引发的颅神经麻痹综合征*

鼻咽癌一旦侵及颅底或颅内，则易造成颅底或颅内相邻结构受损，除表现为头痛外，也可出现由颅神经损伤而导致的症候群或综合征：

1）眶上裂症候群：眶上裂是Ⅲ、Ⅳ、V_1、Ⅳ颅神经出颅处，有肿瘤侵犯时上述颅神经可由部分麻痹发展到全部甚至完全性麻痹，出现复视、眼球活动障碍或固定伴轻微眼球外突（因全部眼外肌麻痹松弛所致）、眼睑下垂、瞳孔缩小、光反射消失（动眼神经交感支麻痹）、V_1支配区麻木触痛觉减退等，多伴有明显头痛。

2）眶尖症候群：肿瘤侵犯致眶尖视神经管一带，可先有视力下降→复视→失明，一旦失明则复视消失，表现为患侧眼固定性眼盲加上部分或全部眶上裂症候群的表现，即Ⅱ、Ⅲ、Ⅳ、Ⅵ、V_1颅神经麻痹及头痛。

3）岩蝶症候群：又名海绵窦综合征或破裂孔症候群。是肿瘤侵及破裂孔、岩骨尖后继续往前外卵圆孔和海绵窦一带发展，首先出现外展神经麻痹，继而顺次出现$V_{3、2、1}$、Ⅲ、Ⅳ、Ⅱ对颅神经麻痹。

4）垂体蝶窦症候群：肿瘤侵及蝶窦后筛窦，Ⅲ、Ⅳ、Ⅵ对颅神经先受累，继而V_1和Ⅱ对颅神经损伤致失明。

5）颈静脉孔症候群：肿瘤从破裂孔岩骨尖往后发展越过岩脊或肿瘤自岩枕裂入颅，均可侵犯到后颅凹颈静脉孔一带，出现Ⅸ、Ⅹ、Ⅺ颅神经麻痹症状，包括软腭活动障碍，咽反射减弱或消失，吞咽困难，声哑，并常伴明显头疼。

6）舌下神经孔症状：肿瘤侵犯枕大孔舌下神经孔一带可致舌下神经损伤，出现舌肌麻痹、舌活动障碍，影响说话、咀嚼和吞咽活动。检查可见患侧舌肌萎缩，伸舌偏向患侧。早期的舌下神经麻痹并无肌萎缩的表现，而是患侧舌肌松弛，收缩无力，舌表面呈皱褶状，患侧舌面反而高于健侧舌面，患侧舌体积反而大于健侧，触诊患侧舌软、肌力差。

7）桥脑小脑角受侵症状：肿瘤侵入后颅凹的桥脑小脑角，临床特点常见Ⅵ、Ⅴ和Ⅻ对颅神经麻痹，其次为Ⅶ、Ⅷ对颅神经麻痹，除这些颅神经症状外，常伴有走路不稳、颅内高压、锥体束征等症状。

10. 软腭麻痹

因鼻咽部肿瘤侵犯耳咽管周围，造成腭帆张肌、腭帆提肌功能损害以至于软腭上提不能。这是周围肿瘤浸润所致，而非神经侵犯所致。

（二）淋巴结转移引发的临床表现

鼻咽癌淋巴结转移发生率高，初诊时以颈部肿块为主诉的达40％～50％，检查发现颈部淋巴结有转移达70％～80％，但颏下、颌下淋巴结转移则少于2％。颈淋巴结转移一般无明显症状，若转移肿块巨大、侵透包膜或与周围软组织粘连固定，则可能引发血管神经受压的表现，包括：

1. 颈内动静脉受压或受侵

出现与脉率一致的搏动性头痛或回流障碍的面颈胀痛。

颈深上组淋巴结转移。压迫或侵犯颈动脉窦而致颈动脉窦过敏综合征，表现为发作性突然晕厥，这常在头颈部扭动、低头等转动体位时发生，反复多次发作患者提示预后不良。

2. 颈深上组的后上组淋巴结转移

即在颈动脉出入颅处或乳突深面淋巴结转移，可压迫或侵犯后四对颅神经和颈交感神经节，临床表现为头痛、第Ⅸ、Ⅹ、Ⅺ、Ⅻ支颅神经麻痹及 Horner's 征。

（三）远处转移的临床表现

血行转移在鼻咽癌中发生率较高，占初治患者的 10%～13%，死亡患者尸检远地转移率高达 45%～60%，T_4、N_3或颈转移灶曾做非正规的穿刺和/或切取活检者远地转移危险性更大。

血行转移部位以骨转移最多见，其中又以扁骨系统最高发，如椎体、肋骨、骶髂骨、胸骨等，其次为股骨、肩胛骨、肱骨、颅面骨和颌骨。椎静脉系统播散是骨转移的重要途径。骨转移多数先出现骨疼痛，而后摄 X 射线平片证实为骨转移，X 射线表现溶骨性最为多见，其次为虫蚀状，成骨性少见。放射性核素骨显像是一种无损伤性和灵敏度较高的诊断方法，可比 X 射线平片早 3～6 个月检出病灶，表现为单发或多发性片状浓聚区，多发性的病灶绝大多数为骨转移癌。

其次是肺转移，多数无明显症状，有些出现轻度咳嗽，晚期可出现痰血、胸痛或呼吸困难等，X 射线表现可见单发或多发圆形或类圆形，大小不等的结节或块状阴影，以多发性为多见，预后单发性好于多发性，少数鼻咽癌肺转移患者经放疗、化疗后可长期存活。

肝转移可见单发或多发转移结节，随着转移灶的增大、肝小管的堵塞可出现全身黄疸，晚期可出现腹水。

脑实质转移罕见，其他部位转移会出现不同的症状及体征。多脏器转移时除系统症状外常伴有发热、贫血、消瘦和恶液质。

二、诊断

根据病史、症状和休征作出初步诊断。但是鼻咽癌的早期症状不明显，也无特殊性，容易误诊或漏诊。因此，在临床工作中，必须认真询问病史，详细地检查病人，进行必要的辅助检查。

对于一些有五官症状或有头痛、普查 EB 病毒抗体滴度，尤其是 EA-IgA 滴度明显增高者，或来自于鼻咽癌高发区，或有鼻咽癌家族史者，应该高度怀疑，均应做鼻咽镜、影像学及病理学等一系列临床检查以便确诊。鼻咽癌的临床诊断检查一般包括鼻咽局部专科检查（鼻咽及其周围、颈部可扪及的肿块及颅神经检查）、全身检查（除外器官的器质性病变、其他部位的肿瘤及鼻咽癌的远处转移）、影像检查（CT、MRI 等）及实验室检查（器官功能常规及 EB 病毒相关检查）等，现分述如下。

（一）鼻咽及其周围器官专科检查

1. 鼻咽部检查

以间接鼻咽镜检查或纤维鼻咽镜及电子鼻咽镜来检查，可以清楚地观察到鼻咽部肿瘤的大小、表面形状、部位、侵犯范围等，是常用的方法，比较简单、方便，而且实用。

2. 口腔检查

检查有无牙及牙周疾病，观察口咽侧壁和后壁有无隆起或肿瘤情况并进行记录。

3. 颈部检查

主要通过体格检查，可以发现淋巴结部位、大小、质地、活动度、是否侵犯皮肤等。应采用 WHO 的肿瘤测量方法（肿瘤最大径×最大径的垂直径×厚度）来描述淋巴结的大小。最好采用颈部影像分区描述淋巴结的部位。若下颈、锁骨上发现有肿大淋巴结，还应常规检查腋窝有无肿大淋巴结。

4. 颅神经检查

鼻咽癌容易侵犯颅底，因此，在鼻咽癌的体格检查中，特别强调 12 对颅神经的检查，明确受侵的颅神经，了解病变范围，并且可通过不同颅神经症状出现的早晚及先后顺序，间接判定出病变的侵犯途径及范围。另外，也可作为治疗中的疗效观察指标。

（二）影像检查

1. X 射线平片检查

鼻咽侧位像、颅底像、颈静脉孔像、舌下神经孔像、蝶窦侧位体层像及鼻咽钡胶浆造影等是过去诊断鼻咽癌常规影像检查，目前已常被 CT 和 MRI 取代。肺正侧位片和骨 X 射线平片仍然是目前排除转移的必备检查项目。

2. CT/MRI 检查

可清楚显示鼻咽腔内病变，更可清楚显示病变腔外侵犯的部位、范围大小、深在的转移淋巴结及骨、肺、肝的转移情况，对病变分期、治疗方案及放疗计划的设定、预后估计、随诊等都大有帮助，现在已成为放疗前必不可少的检查。

CT 与 MRI 检查两种方法相比，CT 显示颅底骨破坏较直观清晰；而 MRI 有横断面、冠状面、矢状面等三维显示，可更清楚检查咽旁侵犯的软组织肿物、淋巴结肿大、颅底各天然孔道肿瘤侵犯情况、颅神经受侵的增粗、脑膜受侵的不规则增厚、椎体转移脊神经受压的改变等。此外，脑实质的病变（如腔隙性脑梗死、放射性脑坏死等）、放射治疗后咽旁间隙改变的定性（放射性纤维变抑或肿瘤残存与复发）MRI 显示比 CT 更清晰。

3. 彩色多普勒超声检查

彩色多普勒超声检查在血流动力学上有特征性表现，可鉴别复发和纤维化。颈部复发灶内血流丰富，Ⅱ～Ⅲ级血流占 90.5%，而纤维化组肿物以 0～Ⅰ级血流为主，占 82.3%。故彩色多普勒超声可作为鉴别鼻咽癌颈部淋巴结复发和纤维化的主要诊断依据。另外还有助于检出临床扪诊阴性的深部肿大的淋巴结。该项检查比较经济且无创伤，可短期内重复检查，便于密切随诊动态观察。目前认为超声多普勒对颈转移淋巴结的诊断符合率约为 95%，高于 MRI 和 CT 的结果。超声多普勒检查用以观察颈内、外及颈总动脉疗前、后缩窄改变也是一种可信的方法。

4. 放射性核素骨显像

放射性核素骨显像灵敏度高，可能在骨转移症状出现前3个月或X射线平片检出骨破坏前3～6个月内即有放射性浓集表现。在有骨痛或骨叩压痛区放射性核素骨显像阳性符合率一般比X射线平片高30%左右。曾遭受骨外伤或骨炎症时，有可能出现假阳性，故应以病史、临床查体、X射线平片或CT/MRI等综合证据作为诊断依据。

5. 正电子发射断层显像

正电子发射断层显像（PET）检查，可检测原发灶、颈部的潜在转移灶、远处转移灶及肿瘤的局部复发或转移，特别是在鼻咽癌放射治疗后肿瘤复发的早期定性诊断上具有优势，若结合CT和MRI多种综合分析，能提供局部病变结构与代谢改变的综合信息，尤其对局部复发病灶行精确的适形放射治疗非常重要。研究发现无论是原发病变还是颈部转移淋巴结PET/CT肿瘤区均较MRI/CT肿瘤区有明显的缩小。原发病变的PET/CT肿瘤区与MRI/CT肿瘤区的差异主要在于颅底，而颈部淋巴结勾画差异则主要为孤立或散在性小淋巴结，其次为淋巴结包膜外侵犯至肌肉。有利于肿瘤靶区的勾画和调强放疗的计划设计。

（三）实验室检查

1. 血清学检查

鼻咽癌与EB病毒感染有一定的相关性，用血清免疫学测定血清抗EB病毒（EBV）、抗病毒壳抗原（VCA）、抗早期抗原（EA），鼻咽癌患者的滴度明显增高，可作为辅助诊断手段。有作者报告认为EBV-DNA检查比临床检查可以提早6个月发现鼻咽癌复发，并认为外周血EBV-DNA检测可以作为诊断鼻咽癌复发的有价值的指标之一。血清EB病毒抗体VCA-IgA和EA-IgA滴度水平通常随病情进展而增高随病情好转而下降。鼻咽癌患者血浆中EBV-DNA水平与肿瘤负荷相关，可作为NPC肿瘤负荷和短期疗效的参考指标。

2. 病理学检查

鼻咽癌的确诊有赖于病理检查。初诊患者病理检查是确诊的唯一手段。对于局部复发患者，应该尽量取得病理依据，但是，少数颅底海绵窦或者咽旁间隙疑诊复发的患者，有典型临床症状和影像诊断依据，又缺乏手术活检病理检查的基础，按照高度疑诊病例实施治疗。鼻咽、颈部都有肿物时，活检取材部位应首选鼻咽，因鼻咽活检方便快捷、损伤小、对预后影响小，若一次活检阴性，还可重复再取；鼻咽重复活检病理阴性或鼻咽镜检未发现原发灶时，才行颈部淋巴结的活检。颈淋巴结活检应取单个的、估计能完整切除的为好，尽量不要在一个大的转移淋巴结上切取一小块的活体标本或反复穿刺活检，有报告认为颈淋巴结切取或穿刺活检会增加远转率，最高可达20%，对预后有明显的影响。

三、鼻咽癌的分期

自1992年以来，国内一直使用鼻咽癌'92分期，早期的研究多肯定了其合理性。但随着影像学及放射治疗技术的发展，国内多项研究发现，92分期的局限和不足愈发明显。无论是92分期还是早期的UICC分期，都存在以下问题：①以CT影像为分期基础，而CT软组织分辨率较MRI低，无法准确判断肿瘤的部位、范围、浸润深度；②解剖结构界限定义不清晰，侵犯的诊断标准不统一；③颈淋巴结的分期依据临床医生触诊，很不可靠。因此，2008年，中国鼻咽癌临床分期工作委员在鼻咽癌'92分期的基础上进行了重新修订，形成"鼻咽癌'2008分期"方案。2008分期将MRI作为鼻咽癌T、N分期的基本手段和依据，确立了MRI的扫描范围和方法的规范（表2.4）。现将相关分期分述如下。

表2.4 2008分期标准和UICC 2009第7版分期标准

	鼻咽癌2008分期	UICC分期（第7版，2009）
T_1	局限于鼻咽	局限于鼻咽腔内、口咽/鼻腔
T_2	侵犯鼻腔、口咽、咽旁间隙	肿瘤侵犯咽旁间隙
T_3	侵犯颅底、翼内肌	肿瘤侵犯骨结构/鼻旁窦
T_4	侵犯颅神经、鼻窦、翼外肌及以外的咀嚼肌间隙、颅内（海绵窦、脑膜等）	肿瘤侵及颅内、颅神经、颞下窝、下咽、眼眶或咀嚼肌间隙
N_0	影像学及体检无淋巴结转移证据	未扪及肿大淋巴结
N_1		单侧、锁骨上窝以上淋巴结最大径小于6 cm
N_{1a}	咽后淋巴结转移	
N_{1b}	单侧Ⅰ$_B$、Ⅱ、Ⅲ、Ⅴ$_A$区淋巴结转移且直径≤3 cm	
N_2	双侧Ⅰ$_B$、Ⅱ、Ⅲ、Ⅴ$_A$区淋巴结转移，或直径＞3 cm，或淋巴结包膜外侵犯	N_2双侧、锁骨上窝以上淋巴结最大径小于6 cm
N_3	Ⅳ、Ⅴ$_B$区淋巴结转移	N_{3a}淋巴结＞6 cm N_{3b}锁骨上窝淋巴结
M_0	无远处转移	无远处转移
M_1	有远处转移（包括颈部以下的淋巴结转移）	有远处转移
Ⅰ期	$T_1N_0M_0$	$T_1N_0M_0$
Ⅱ期	$T_1N_{1a\sim1b}M_0$，$T_2N_{0\sim1b}M_0$	Ⅱ$_A$期：$T_{2a}N_0M_0$ Ⅱ$_B$期：$T_{1\sim2}N_1M_0$，$T_{2b}N_0M_0$
Ⅲ期	$T_3N_{0\sim2}M_0$，$T_{1\sim2}N_2M_0$	$T_{1\sim2}N_2M_0$，$T_3N_{0\sim2}M_0$
Ⅳ期	Ⅳ$_A$期：$T_4N_{0\sim3}M_0$，$T_{1\sim3}N_3M_0$	Ⅳ$_A$期：$T_4N_{0\sim2}M_0$
	Ⅳ$_B$期：任何T、任何N和M_1	Ⅳ$_B$期：任何T，N_3，M_0
		Ⅳ$_C$期：任何T，任何N，M_1

中国鼻咽癌'92分期如下：

①T（原发肿瘤）

T_1：局限于鼻咽腔内

T_2：局部侵润：鼻腔、口咽、茎突前间隙、软腭、椎前软组织，颈动脉鞘区部分侵犯；

T_3：颈动脉鞘区肿瘤完全占据、颅底、翼突区、翼腭窝、单一前组或后组颅神经侵犯；

T_4：前后组颅神经同时受侵、副鼻窦、眼眶、颞下窝、海绵窦、直接侵犯第一、二颈椎；

②N（颈淋巴结）

N_0：未扪及肿大淋巴结；

N_1：上颈淋巴结直径<4 cm、活动；

N_2：下颈淋巴结，或直径4～7 cm；

N_3：锁骨上区淋巴结，或直径>7 cm。

③M（远处转移）

M_0：无远处转移；

M_1：有远处转移。

④分期

Ⅰ：$T_1N_0M_0$；

Ⅱ：$T_2N_0M_0$，$T_{0\sim2}N_1M_0$；

Ⅲ：$T_3N_{0\sim2}M_0$，$T_{0\sim3}N_2M_0$；

$Ⅳ_A$：$T_4N_{0\sim3}M_0$，$T_{0\sim4}N_3M_0$；

$Ⅳ_B$：任何T、任何N、M_1。

第四节 鼻咽癌的治疗

鼻咽部位置深，周围重要器官多，且肿瘤多向邻近组织器官结构浸润，易发生颈部淋巴结转移。手术难度大，很难取得根治性疗效。且鼻咽癌病理多属低分化鳞癌，对放射线敏感，因此鼻咽癌最适合、最有效的治疗手段应首选放射治疗，初治患者可能取得根治性效果，复发后的再程放疗也可以取得一定疗效。当然，随着临床研究的进一步深入，为了进一步提高鼻咽癌的长期生存率，减少治疗后遗症，提高患者生活质量，近年来，晚期及复发转移鼻咽癌以放疗为主的综合治疗模式正逐步得到认可和推荐。但是，目前对于鼻咽癌的规范化治疗方法尚缺乏统一标准。鼻咽癌的放射治疗，特别是调强放疗的技术规范尚未统一。

一、治疗原则

（一）根据 2008 分期对鼻咽癌进行分组分层

有条件的单位，可以对所有初治病例进行基因受体及相关预后因素的检测，以补充临床分期以外因素对鼻咽癌预后的影响。

1）对早期患者可给予单纯体外放射治疗，也可采用以体外放射治疗为主，辅以腔内近距离放疗。

2）Ⅲ～Ⅳ期病例，无远处转移，应采取放疗与化疗综合治疗（新辅助化疗或同步化疗或放疗后化疗）。

3）晚期病例合并远处转移的患者，应以化疗为主，适当考虑配合姑息性放疗

4）根治性放射治疗一般选用连续放疗，避免分段照射。

（二）根治性放疗后复发病人的处理

放疗后 6～12 个月复发的局限于鼻咽腔的微小病灶可考虑手术切除或后装腔内治疗。如果复发超出鼻咽腔，宜适形外照射加腔内治疗。如果复发时间超过 1 年，按第二程根治性放疗处理，但宜适形放疗，尽量缩小照射范围。对于复发病例合并放射性脑损伤，应避免外照射伤及脑组织，可考虑颞浅动脉插管化疗、全身化疗或后装治疗。

（三）常见转移癌的处理

（1）骨转移

鼻咽癌骨转移除了药物治疗以外，可给予放射治疗，放射治疗的目的主要是缓解疼痛，解除压迫。药物治疗除用止痛治疗外，化疗也是治疗骨转移的一种选择。特别是未化疗过的病人，有效率更高。同时使用骨溶解抑制性药物，可降低破骨细胞活性，延迟溶骨性转移的进展，减少溶骨性转移骨折的发生，同时减轻疼痛降低血钙。

（2）肺转移

对于肺转移，应首先考虑全身化疗。同时，对于局限转移病灶，可予局部小野放疗。

（3）肝转移

鼻咽癌肝转移，主要考虑化疗。可用全身化疗辅以插管化疗。

二、化疗

鼻咽癌远处转移率高，是致死的主要原因之一。文献报道初诊时远转率 5%～11%，N_3患者中约有 40%存在亚临床转移灶，尸检资料证实晚期鼻咽癌患者 87%有远处转移。因此，鼻咽癌除局部失败外，远地转移也是主要失败原因之一。已有资料表明采用化疗联合放疗治疗晚期鼻咽癌可以提高局部区域控制率，并且降低肿瘤远地转移率，从而提高总生存率和无瘤生存率。

鼻咽癌有效的药物有：铂类药物：顺铂（DDP），卡铂（CBP），奈达铂（NDP）；紫杉类药物［紫杉醇（TAX）］；5-氟尿嘧啶（5-Fu），环磷酰胺（CTX），博莱霉素（BLM）

或平阳霉素（PYM），阿霉素（ADM），长春新碱（VCR），以及吉西他滨（GEM）等。而以铂类为主的多药联合化疗方案的疗效较好，常用的联合用药方案有：①PF方案（DDP＋5-Fu）；②TP方案（TAX＋DDP）；PFA方案（DDP＋5-Fu＋ADM）等。近年用紫衫类药物治疗鼻咽癌认为疗效较理想。

（1）PF方案

DDP：80～100 mg/m^2，一次给药，但需要严格水化碱化。也可以20～30 mg/m^2/次，静脉滴注，共3～5次给药。随着铂类药物的发展，为了避免DDP的严重消化道反应和肾毒性，目前临床上常常用卡铂或奈达铂取代顺铂。卡铂用量一般为AUC 3～5 mg/ml/min，分次或单次给药，骨髓抑制不容忽视；奈达铂用量一般为80～100 mg/m^2，单次或分次给药，对鳞癌效果满意。下列方案中DDP都可以更换。

5-Fu：750～1 000 mg/m^{2}持续静滴　第1～5 d（可加CF 100～200 mg/m^2，静脉滴注，第1～5 d，但黏膜反应明显加重）。

21～28 d为一疗程。

（2）PFA方案

DDP：30 mg/m^{2}静脉滴注，第1～3 d；

5-Fu：500 mg静脉滴注，第4～6 d；

ADM：50 mg静脉滴注，第1 d；

21～28 d为一疗程。

（3）TP方案

TAX：135～175 mg/m^2，静脉滴注，第1 d。需严格按照紫杉醇给药方法预处理防止超敏反应。也可以用DOC（多西紫杉醇）60～80 mg/m^2，第1 d，需严格按照多西紫杉醇给药方法预处理防止过敏和水肿。

DDP：80～100 mg/m^2，静脉滴注，第1 d。需用水化和利尿（或3～5 d分次给药）。

21～28 d为一疗程。

对鼻咽癌计划性的化、放疗有以下几种不同的综合方式：

（1）新辅助化疗（诱导化疗 inductive chemotherapy）

是指放疗前使用的化疗。它的作用是杀灭体循环中的肿瘤细胞，减少亚临床转移灶；在未接受治疗的患者中使用化疗的依从性较好，可以很好地按计划完成治疗；对于原发肿瘤来说，新辅助化疗可以降低局部和区域的肿瘤负荷，从而提高局部控制率。但是，由于先做化疗，局部放疗延迟或中断，放疗增敏的作用较弱，对放疗抗性肿瘤细胞的抑制作用较小，此外化疗还可以加速肿瘤细胞的再增殖速度。因此在理论上，新辅助化疗可以削弱其后的放疗疗效。到目前为止，随机研究均显示了新辅助化疗可以降低远地转移率，而且对提高局部控制率和无瘤生存率也有一定作用，但未提高总生存率。

（2）同步化、放疗（concomitant chemoradiotherapy）

同步化、放疗是指在放射治疗的同时使用化疗。它的作用是化疗药物直接对肿瘤细胞的杀伤；或使肿瘤细胞周期同步，停滞在 G_2/M 期；或通过抑制肿瘤细胞的亚致死损伤修复来增加放疗对肿瘤的杀伤作用。同步放化疗较其他方式的放化综合治疗的优势在于和放疗有协同作用，肿瘤血供未破坏，没有新辅助化疗后的肿瘤再增殖速度加快的现象，也不会有放疗延迟的出现。它的主要目标不仅是要提高局部控制，而且还要降低远地转移的发生，这在其他头颈部肿瘤中已经得到证实。对于同步放化疗来说，最佳化疗药物和方案尚有争论。目前常采用的方案是：单药小剂量每日给药；单药每周给药或单药/联合用药，每三周一次给药。单药以选择铂类药物为主，近年来也有周剂量使用紫杉类药物的。

(3) 辅助化疗（adjuvant chemotherapy）

辅助化疗的主要目的就是要减少远地转移的发生概率，理论上辅助化疗还可以巩固局部放疗的疗效。一些Ⅱ期研究的结果显示辅助治疗可以增加无瘤生存率。

(4) 同步＋辅助化疗

由于考虑到同步放化疗中化疗剂量较低，对远地转移的作用不肯定，而辅助化疗的主要目的是减少远地转移的发生，因此，许多研究者将两者结合用于治疗晚期鼻咽癌患者。Cox 回归分析显示同步放化疗是总生存的独立影响因素，而辅助化疗无论是对肿瘤的控制率还是生存方面均无显著作用，同步放化疗＋辅助化疗组对生存的作用主要是同步化疗的作用。

(5) 新辅助＋辅助化疗

有研究将新辅助＋辅助化疗应用于鼻咽癌的治疗，初期结果是阴性的：2 a 的无瘤生存率（80％对 81％，$P>0.05$）和总生存率（68％对 72％，$P>0.05$）均无提高。目前临床较少使用。

应该注意的是，鼻咽癌放射治疗伴用化疗，不同临床病例有不同程度的获益，但也易致化疗毒副反应与并发症发生。尤其在同步放化疗的研究中，毒副作用的发生率显著高于单纯放疗组。因此临床工作中应引起足够的重视，要谨慎选择，不可滥用。

三、基因靶向治疗

随着生物分子学的发展和检测手段的不断进步，鼻咽癌预后的一些相关基因逐渐被研究者认识。已经发现与鼻咽癌预后相关的基因有：表皮生长因子受体（EGFR）、p53 抑癌基因、HER2/neu、血管内皮生长因子（VEGF）等。目前，研制成功并已开始应用至临床有 EGFR 单克隆抗体 Erbitux（C-225）、h-R3（Nimotuzumab，泰欣生）和 p53 腺病毒制剂（今又生）。Chan 等在临床Ⅱ期随机研究中使用 C-225 联合卡铂治疗顺铂治疗失败的复发和转移的鼻咽癌患者，结果显示：有效率为 11.7％，肿瘤稳定率为 48.3％，中位生存期 233 d，中位无进展生存时间在有效的患者中可达 173 d。在我国由中国医学科学院肿瘤医院主持的一个由 7 家医院参与的多中心的Ⅱ期随机对照临床研究观察了 h-R3（重组人源化抗人表皮生长因子受体的单克隆抗体）联合放疗治疗局部晚期鼻咽癌（EG-

FR 阳性）患者的疗效和毒副作用，结果显示放疗后 17 周的 CR 率 h-R3 组为 90.5%，对照组仅为 51.5%，两者有显著差异，$P<0.05$。而且研究表明 h-R3 的毒副作用较低，在用药的 70 例患者中，仅 3 例患者出现发热，2 例出现轻度低血压、恶心和皮疹各 1 例。这些患者经对症处理后均好转，未影响放疗的正常进行。h-R3 的长期疗效还在随诊分析中。

抑癌基因 p53 是一种可以调节很多目标基因表达的转录因子。超过半数以上的肿瘤发生伴有 p53 基因突变，而另一半野生型 p53 基因伴有基因功能缺陷。具有我国自主产权的重组人 p53 腺病毒注射液“今又生”，联合放疗、化疗或热疗后可以提高传统治疗疗效，鼻咽或颈部肿块局部注射或全身静脉给药，在晚期鼻咽癌治疗中已取得一定效果。

到目前为止，基因靶向治疗的研究结果还是令人振奋的，为鼻咽癌的治疗又提供了一个崭新的方式。但是，目前在临床应用中，还需积累经验和观察远期疗效。

第五节 放射治疗方法

放射治疗是鼻咽癌最主要的治疗手段，目前，鼻咽癌的放射治疗主要包括常规放射治疗和适形精确放射治疗。

一、常规放射治疗

一般要求鼻咽、咽旁、颅底、颈部必须同时照射。照射野范围应先大后小，大而不伤、小而不漏。采用多野、缩野、多方位投照技术，在保证肿瘤组织高剂量的同时，尽量保护正常组织。根据病情，因人而异进行个体化设计，特殊情况特殊处理，如剧烈头痛者可设颅底小野，而鼻咽大出血者可给予鼻咽小野，D_T10～20 Gy 单次或 4～6 Gy/次，共 4～6 次。

（一）与设野有关的两个重要的体表标志线

1. 颅底线

眼外眦与外耳孔连线（称眼耳线、基准线、颅底线）为中颅窝底，眶上缘与基准线平行的线为前颅窝底，基准线向后延长线为后颅窝底（图 2.7）。

2. 鼻咽腔

鼻咽顶壁在颅底线水平，前壁相当于耳屏前 4～5 cm 垂直线，后壁为外耳孔后缘垂直线，底壁为鼻翼水平与耳垂下 1 cm 连线（图 2.8）。

（二）常规外照射方案

1. 外照射放射源

鼻咽癌原发灶由于位置较深，一般采用^{60}Coγ 线或直线加速器 6～8 MV 高能 X 射线。颈淋巴结引流区可综合使用^{60}Co γ 线或直线加速器 6～8 MV 高能 X 射线以及 6～12 MeV 的电子线，使其得到高剂量和均匀的照射。

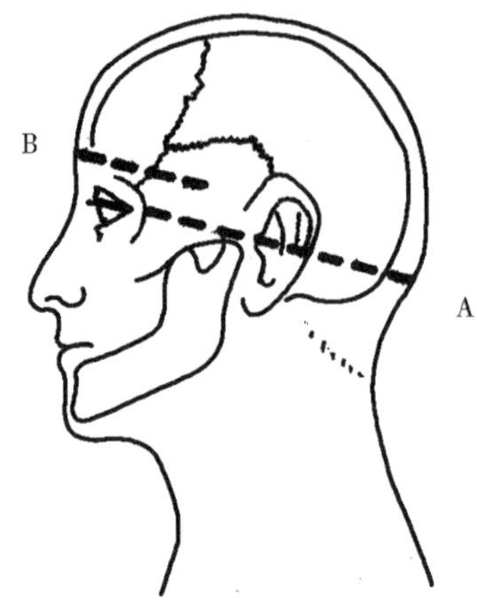

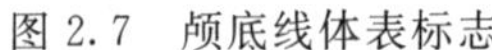

图 2.7 颅底线体表标志

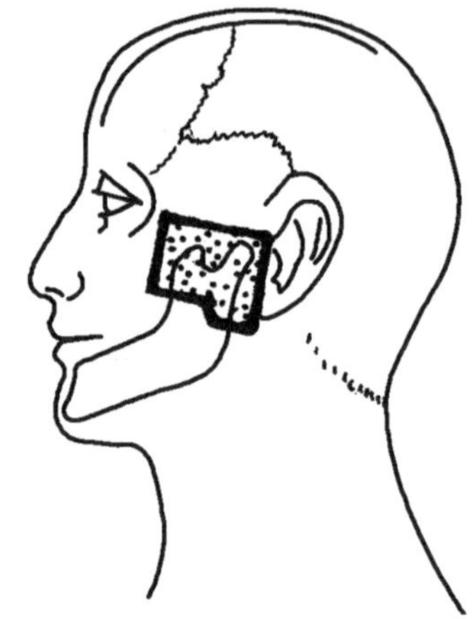

图 2.8 鼻咽腔体表标志

2. 鼻咽癌常规照射范围

包括鼻咽、颅底骨和颈部三个区域，照射靶区定义与范围为：

1）鼻咽原发灶区：原发灶区是指临床检查及 CT/MRI/PET 等影像学所见的鼻咽肿瘤区域。

2）鼻咽亚临床灶区：指鼻咽癌可能扩展、侵犯的区域如颅底、鼻腔，上颌窦后 1/3，后组筛窦、蝶窦、咽旁间隙、颈动脉鞘区和口咽。

3）颈淋巴结转移区：指临床检查和/或影像学观察到的颈部肿大淋巴结所在区域。

4）颈淋巴引流区：指临床检查和影像学均未见颈部肿大淋巴结的所在区域。临床依据患者颈部中段皮肤的横纹线或环甲膜水平分为上颈和下颈淋巴引流区。

局限在鼻咽腔内 T_1、T_2，应完全包括鼻咽腔。

前：后筛窦眶尖、中颅窝前端、翼腭窝、上颌窦后壁、后鼻孔前 2 cm；

后：包椎体约 2/3～1/2；

上：蝶窦、蝶骨体、蝶骨大翼各孔道、破裂孔岩尖；

下：口咽扁桃体窝上 1/2、软腭鼻底。

侵犯全腔或多壁的 T_1N_0：面颈联合野，下界包舌会厌溪。

T_2 以上：除上述外，再根据侵犯范围外扩。

颈部照射范围，过去：预防照射范围比侵犯范围多 1～2 站。现在：多发性转移和跳站转移的特点。最好做常规全颈预防；即：N_0～N_1 者预防照射到锁骨上；$N_{2\sim3}$ 预防照射到锁骨下及切迹上下，如颈淋巴结巨大，融合固定，皮肤浸润可能逆流转移颏下、颌下。近年来，随着影像诊断技术的进步，对于 N_0 的患者是否需要全颈照射有争议。

3. 照射剂量、时间和分割方式

1）鼻咽原发灶：（66～74）Gy/（6～7.5）周；

2）颈淋巴结转移灶：（60～70）Gy/（6～7）周；

3）颈淋巴结阴性及预防照射区域：（50～60）Gy/（5～6）周；

4）分割照射方法：①常规分割：（1.9～2）Gy/次，每天一次，每周五天照射。②非常规分割：非常规分割放射治疗鼻咽癌的方法有很多种类和变化，有超分割，加速超分割等，临床可以根据病情选择使用。

4. 常规外照射方法

鼻咽癌常规外照射的方法，采用仰卧位、头部置于合适角度的头枕，等中心照射技术治疗。如拟采用耳前野时，最好使用C枕，以使头过伸，便于设颈部切线野。

1）等中心定位：在模拟机下进行体位固定和确定照射靶区。

2）采用MLC或低熔点铅制作不规则野的铅模挡块。

3）放射治疗时的体位应与等中心模拟定位时的体位一致。

5. 照射野的设置与照射方法

1）颈淋巴结阴性的病例第一段面颈联合野36～40 Gy后，第二段改为耳前野＋辅助野＋上半颈前野（切线野）照射至总量。

2）颈淋巴结阳性的病例第一段面颈联合野36～40 Gy后，第二段改为耳前野＋辅助野＋全颈前野（切线野）照射至总量。

3）对口咽侵犯较大，第一段面颈联合野36～40 Gy后，口咽肿瘤仍未消退者，第二段仍用小面颈联合野照射至总量，但后界必须避开脊髓，颈后区用电子线照射，下颈区用前野（切线野）照射。

4）对于鼻腔、颅底和颈动脉鞘区受侵犯者，可分别辅助选用鼻前野，颅底野和耳后野。

6. 常用照射野的设计

（1）面颈联合野（图2.9）

应包括前面叙述的鼻咽原发灶区、鼻咽亚临床灶区和上半颈区的范围。

上缘：在眉弓结节与外耳孔上缘上0.5～1 cm，有颅底侵犯为上1～2 cm；

前缘：在耳屏前5～6 cm，有鼻腔侵犯向前8 cm，需要挡眼及部分口腔；

下缘：以颈淋巴结不同而在舌骨水平、喉结节、环甲膜水平；

后缘：在耳后沿发际及斜方肌前缘下行。

适应证：除局限于鼻咽1～2个壁的鼻咽癌都可使用。

（2）耳颞部侧野（图2.9）

以往称为耳前野。因早期鼻咽癌也应包括鼻咽顶后壁、椎前软组织，故后缘应在耳孔后缘甚至后缘后0.5～1 cm。下缘在鼻翼水平与耳垂下1～2 cm连线处。

特点：脑干和脊髓可很好保护。

（3）全颈切线野（图2.10）

上：下颌骨下缘上1 cm与耳垂连线；

下：锁骨上缘、下缘、下缘下2～3 cm；

外：锁骨末端、肱骨头内缘；

中间：以 3 cm 铅块挡脊髓。但未分化癌或锁骨上有转移只挡喉以上脊髓。

特点：口咽淋巴结、颈内动静脉出颅处淋巴结得不到照射。

全颈照射时，下界要包括锁骨上区。目前该照射野已较少作为颈部主野使用，主要是由于该切线野常与耳前野在下颌骨角附近有剂量重叠，导致后组颅神经损伤的发生率明显增加，而且如果颈部后仰不足时，易造成部分 V_A 区淋巴结漏照或低剂量。

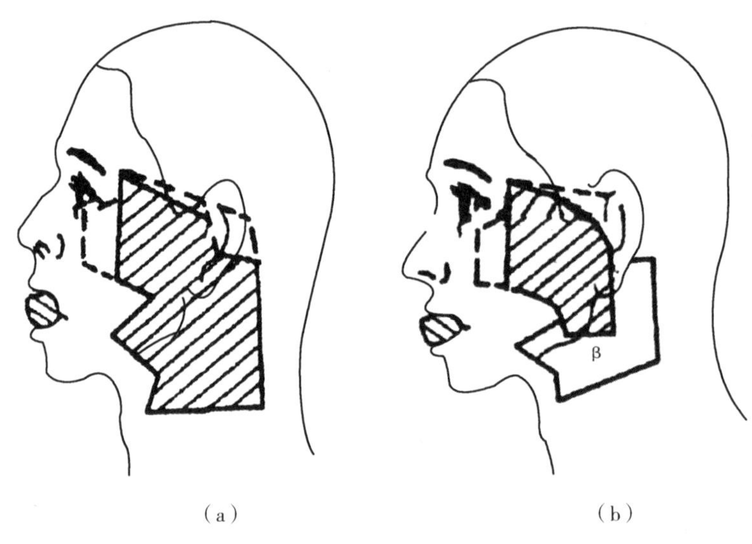

图 2.9　面颈联合野及缩野（耳颞部侧野）示意图

(a) 面颈联合野；(b) 耳前野

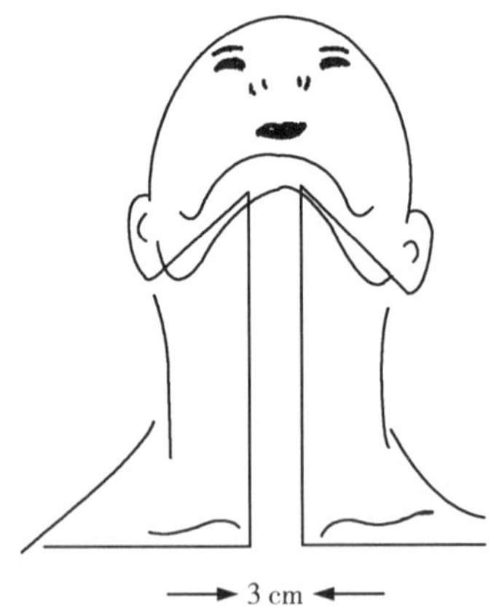

图 2.10　全颈切线野

(4) 下半颈锁骨区野

在面颈联合照射时已包括了上颈淋巴区，此时可同时设下半颈锁骨区野垂直照射（图 2.11），上界与面颈联合野共用一条线（此两野可能会在衔接处出现超剂量或欠剂量，前者导致放射后遗症，后者导致颈淋巴结复发，采用半束照射较好）。其下缘、外缘、中间挡铅等同全颈切线野。

（5）面前野

以往称鼻前野：为辅助野。800～1 200 cGy。

上：眉弓；

下：鼻翼下缘下 0.5～1 cm。

注意挡眼。

适应证：病变向前上侵犯至前筛、一侧眶内球后、前颅窝底、额窦。鼻咽复发再放疗。

特点：鼻咽、咽旁、一侧颅底、眼眶、前筛全包，深部剂量高。必要时可完全挡住双眼，而前筛、额窦照射充分。分担侧野，减少颞叶、下颌骨、颞颌关节、咬肌损伤。

缺点：脑干受量高。

（6）耳后野（咽旁野）

应包括颈动脉鞘区，颈动脉管，岩尖和斜坡，设计照射野时，注意避免脑干和上颈段脊髓受过量照射。

上：中后颅窝标志线上 1～2 cm；

下：在标志线下 2～6 cm（只照后颅窝下 2 cm，同时鼻咽和茎突后间隙下 4～5 cm，包上颈深后上组淋巴结下 5～6 cm）；

前：在耳孔后缘或耳廓根部后缘；

后：在前界后 4～5 cm。

入射方向：由后向前与病人矢状面成 30°～45°角。

适应证：一侧茎突后间隙或岩骨、后颅凹颈静脉孔受侵。后组颅神经、颈深上组淋巴结转移。

特点：对一侧偏后病变而又要避开脑干、脊髓的加量好。

（7）颅底野（图 2.12）

可包括鼻咽顶壁、筛窦后组、蝶窦、海绵窦和斜坡。

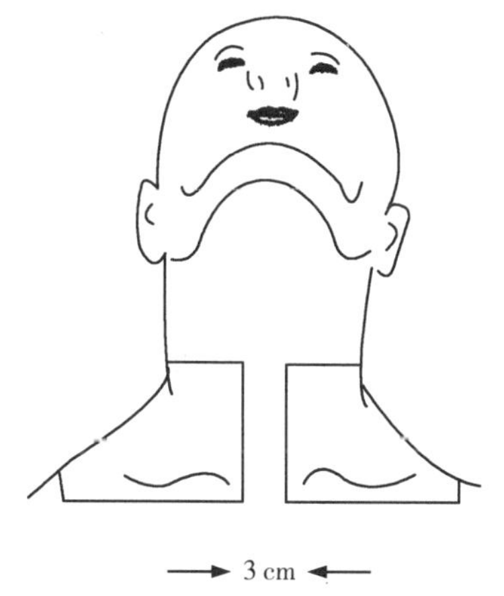

图 2.11 下颈锁骨上区常规切线野

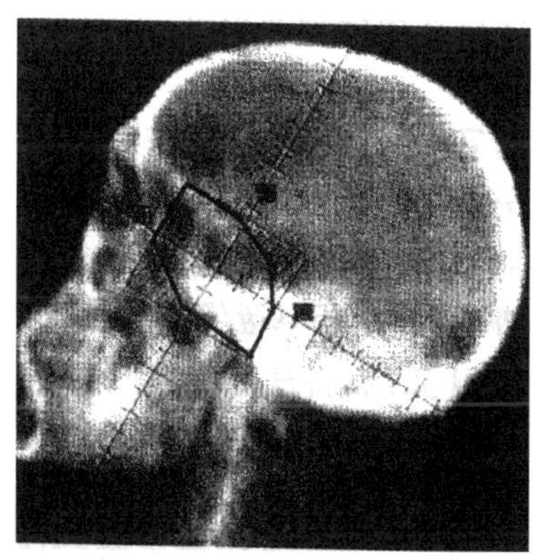

图 2.12 颅底野

二、适形与调强放射治疗

鼻咽部解剖结构复杂，周围重要正常组织结构众多，应用传统放射治疗技术很难在保证鼻咽部受到足量照射的同时避免严重并发症发生。因此，二维照射时急性黏膜反应和晚期口干难以避免。三维适形放射治疗虽然取得了较二维照射更佳的剂量分布，仍然不能解决这个难题，而调强放射治疗（intensity modulated radiotherapy，IMRT）的优势正是在给予靶区足量照射的同时大大降低了周围正常组织受量。多个剂量学研究已经证实较二维、三维照射，IMRT 具有更佳的剂量优势。对于早期鼻咽癌，IMRT 能够提供更好的腮腺保护；对于局部进展期鼻咽癌，IMRT 除保护腮腺外还可以提供更好的靶区剂量分布。鼻咽癌的肿瘤控制是与照射剂量呈正相关的，应用传统照射技术时由于正常组织受量的限制肿瘤区难以给予高剂量照射，而 IMRT 的剂量学优势使得靶区可以接受更高剂量照射的同时让正常组织受量在其耐受范围内，因此局部晚期鼻咽癌的疗效可能得到提高。IMRT 的另一个优势在于它的放射生物学效应。在同一次治疗中 IMRT 可以给予不同区域不同剂量照射，在给予预防区传统剂量照射时给肿瘤区更高剂量照射，即同步加速放疗（simultaneous modulated accelerated radiotherapy，SMART），获得更佳的放射生物学效应。

IMRT 在提高局控的同时能明显降低放疗后口干程度，提高生活质量。在条件许可的情况下，鼻咽癌放射治疗应选择 IMRT。

（一）鼻咽癌的 IMRT 实施规范

1. 体位固定

用碳素纤维底架及热塑面罩，头略过仰位或中仰位，以患者舒适、可耐受和便于每日重复摆位为前提，全颈淋巴结区域需要照射者采用头颈肩面罩。

2. CT 模拟定位

扫描层次上界达头顶，下界达锁骨下缘。鼻咽原发区域内 3 mm/每层薄层扫描，治疗区域外建议 5 mm。定位参考点应选择在划分面颈联合野和锁骨上野的层面，通常为 $C_{4\sim5}$ 下缘。CT 模拟机参数由操作员掌握，建议采用增强扫描或平扫＋MRI 融合。

3. 靶区的定义和勾画

原发灶 GTV 定义为临床检查，内窥镜以及 CT/MRI/PET 所见的病灶。

原发灶周围临床靶区 CTV 为 GTV＋鼻咽腔＋外放一定的边界（至少 5 mm），其同时必须包括以下结构：前界包括后 1/4 鼻腔及上颌窦后壁，双侧界包括腭肌、翼内肌、部分翼外肌及翼板，向上包括下 1/2 蝶窦及后组筛窦（无蝶窦，鼻腔侵犯者，后组筛窦可以不包括在内）；颅底部分须包括部分中颅窝、圆孔、卵圆孔和破裂孔、岩骨尖、枕骨斜坡及颈动脉管等重要解剖结构；向下达口咽上部至 C_2 颈椎中平面，后界需包括双侧咽后淋巴结。

原发灶 PTV 为 CTV 外放 5 mm（GTV 累及临近脊髓/脑干区域，GTV、CTV、

PTV 后壁可无外放，勾画时与脑干/脊髓保留 1 mm 的空隙)，颈淋巴结以 C_5 颈椎下缘为界分为上颈区域和下颈＋锁骨上区域。

N_0 的患者可以不行下颈＋锁骨上区域的照射，N＋的患者上颈区域与原发灶执行同一调强计划，下颈＋锁骨上区域照射可以纳入同一调强计划中，也可以在同一体位下另设 AP 野照射颈淋巴结 GTV 为 CT/MRI/PET 所见的颈部病灶，阳性病灶定义为直径＞1 cm和/或中心有坏死区的淋巴结。

N_0 病例颈淋巴结 CTV 包括双侧后组 $Ⅰ_B$ 区颌下淋巴结（前界为颌下腺后缘），双侧Ⅱ、Ⅲ区及Ⅴ区上组淋巴结；N＋病例颈淋巴结 CTV 为 GTV 外放一定的边界（至少 5 mm)，同时包括：双侧 $Ⅰ_B$、Ⅱ、Ⅲ、Ⅳ和Ⅴ区淋巴结。

重要器官勾画：包括脊髓，脑干、脑颞叶、垂体、腮腺、内耳及中耳、晶体、眼球、视神经及视交叉、部分舌体和舌根、颞颌关节、下颌骨、气管、喉（声带）和甲状腺。

4. 处方剂量

靶区及重要组织器官处方剂量-体积的给予：

1.8 Gy× 28 F 50.4 Gy	CTV_2
1.875 Gy× 32 F 60 Gy	CTV_1
2.03 Gy× 32 F 65 Gy	GTV_2
2.18 Gy× 32 F 70 Gy	GTV_1

GTV_1 为鼻咽原发灶靶区；GTV_2 为淋巴结转移病灶；CTV_1 为高危亚临床靶区，包括 GTV_1 周围的高危区域和淋巴结周围高危区域以及大部分Ⅱ、Ⅲ淋巴引流区；CTV_2 为低危亚临床病灶预防区，包括 CTV_1 外放 5～10 mm 及Ⅳ、Ⅴ淋巴引流区。淋巴引流区的高危与低危，要结合患者淋巴转移的具体情况而定。处方剂量分二进程给予，首进程 28 次，完成低剂量亚临床预防照射，二进程 4 次，完成剩余处方剂量。如有残留等，考虑补量，也可视为三进程。

处方剂量点：在 GTV_1 内选择，尽量使 GTV_1 的剂量在 95%～107%。

如果下颈＋锁骨上区域选择由常规方法照射，此区无阳性淋巴结者处方剂量为单前野皮下 3 cm 处给予 50～54 Gy/30 F 的照射，有阳性淋巴结者处方剂量为单前野皮下3 cm 处给予 54 Gy/30 F 的照射后，缩野至阳性淋巴结处外放一定的边界，加量照射至60～70 Gy。

5. 正常组织剂量-体积限制

(1) Ⅰ类——非常重要必须保护的正常组织

脑干，视交叉，视神经：D_{max}54 Gy 或 1%体积不能超过 60 Gy；

脊髓：D_{max} 45 Gy 或 1%体积不能超过 50 Gy；

脑颞叶：D_{max} 60 Gy 或 1%体积不能超过 65 Gy。

(2) Ⅱ类——重要的正常组织

在不影响 GTV、CTV 剂量覆盖的条件下尽可能保护：

腮腺：至少一侧腮腺平均剂量＜26 Gy 或至少一侧腮腺 50％腺体受量＜30 Gy 或至少 20 mm³ 的双侧腮腺体积接受＜20 Gy 的剂量；

下颌骨，颞颌关节：D_{max} 70 Gy 或 1 cm³ 体积不能超过 75 Gy。

（3） Ⅲ类——其他正常组织结构

在满足Ⅰ类和Ⅱ类正常组织结构保护条件，且不影响 GTV，CTV 剂量覆盖的条件下尽可能保护：

眼球：平均剂量＜35 Gy；

晶体：越少越好；

内耳/中耳：平均剂量＜50 Gy；

舌：D_{max} 55 Gy 或 1％体积不能超过 65 Gy。

6. 计划的优先权

如果肿瘤靶区剂量覆盖与正常组织受量限制不能同时满足时，参考以下计划优先顺序：

Ⅰ类正常组织结构肿瘤、Ⅱ类正常组织结构、Ⅲ类正常组织结构。

图 2.13 为鼻咽癌调强放疗的剂量分布图。

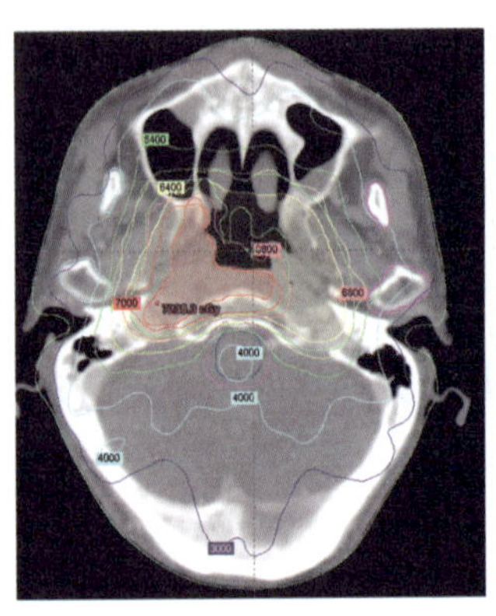
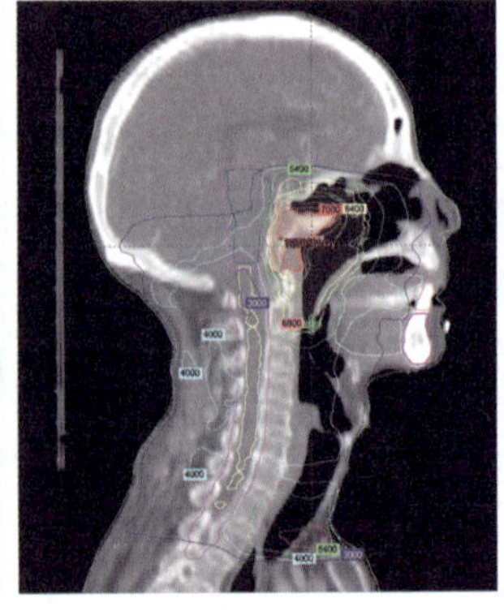
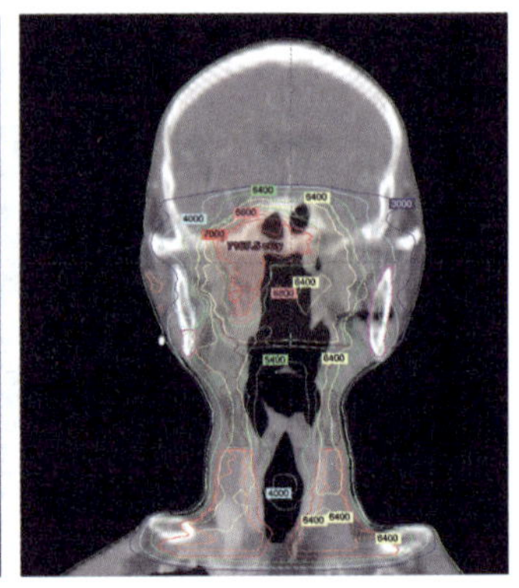

图 2.13 鼻咽癌调强放疗的剂量分布

体现了适形的高剂量区以及危及器官的保护

（二）鼻咽癌 IMRT 的注意事项

1）鼻咽癌 IMRT 的靶区勾画非常重要，对于原发灶而言，一定要仔细研究侵犯范围，特别注意有无颅底相关结构或海绵窦侵犯，注意慎重选择保护垂体。对于咽后外侧淋巴结的阳性判断，以及包膜外侵犯也影响靶区勾画。

2）颈部淋巴结的勾画，一定要明确影像学分区结构，避免过照或漏照；同时根据 N 分期情况，结合有无坏死及包膜外侵犯，决定胸锁乳突肌等相关临近结构的照射范围。

3）由于鼻咽癌为放化疗敏感性肿瘤，治疗过程中，肿瘤退缩可能较快，因此，对于颈部淋巴结，特别是引起局部变形的淋巴结，要密切观察，即时调整照射野范围，防止照射区域移位导致误照。

4）鼻咽癌在治疗过程中，患者会出现消瘦，面膜会发生变形等，要注意观察，及时复合验证，调整治疗计划。

三、立体定向放射治疗

目前立体定向放射治疗在国内、外作为鼻咽癌治疗后残留或复发病灶的辅助治疗。

四、近距离照射技术与方法

由于近距离放射治疗（后装治疗）空间剂量分布的不均匀性，即照射剂量衰减梯度大的特点，其治疗范围具有一定的局限性，因而只能治疗比较小且表浅的肿瘤，作为外照射的补充治疗手段。

适应证：早期鼻咽腔内局限病灶，常规外照射放疗后鼻咽腔内有残留，放疗后鼻咽腔内复发。

具体方法见上篇第九章近距离放射治疗章节。

第六节 放射反应及损伤

鼻咽癌是放射敏感性肿瘤，但由于鼻咽的位置以及照射的剂量和范围，会出现放射不良反应，对周围组织造成损伤。由于照射方式以及综合治疗手段的不同，出现不良反应，特别是急性不良反应的时间和程度也不一致。总体而言：超分割或加速超分割的急性反应较常规反应重；同步放化疗使急性反应提前出现，且持续时间较常规放疗长，恢复慢；如果合并使用靶向药物，特别是EGFR单克隆抗体，可能加重口腔黏膜反应和出现皮疹。

一、早期反应

1. 全身性反应

主要表现为食欲不振、恶心呕吐、无力、头晕、精神萎靡、味觉减退和对血象的影响等。

2. 皮肤反应

有干性反应和湿性反应。干性反应表现为皮肤色素沉着或粗糙，一般不必处理。湿性反应可表现为皮肤肿胀、水泡、溃破，应保持局部干燥、清洁，避免理化刺激，可用 $VitB_{12}$ 喷剂、松花粉、贝复济等，忌用膏药、胶布、酒精等。

3. 口腔、口咽黏膜反应

可表现为充血、糜烂、白色伪膜形成，尤其是软腭、腭弓、咽后壁区较为明显。要保持良好的口腔卫生习惯，避免吃过硬、过热及刺激性食物。病人反应较重时，可配制含维生素 B_{12} 溶液漱口，如疼痛明显，可加入利多卡因等，此外还可以适当加强支持疗法和抗炎及对症处理，最好不要中断放疗。

4. 腮腺急性放射反应

患者照射 1～2 次即可发生。主要表现为腮区肿胀、张口困难、局部疼痛。一般不需特殊处理，待照射 3～4 次后可自行消退。常规适形放疗由于对穿照射，腮腺处于高剂量区域，都会出现急性胀痛，实施 IMRT 后，由于多野照射，腮腺反应因人差异较大，也存在无急性反应者。

二、晚期反应及损伤

1. 口干

放射治疗过程中三对大唾液腺（腮腺、颌下腺、舌下腺）受到不同的照射，导致唾液腺萎缩，唾液分泌量减少。所有放疗过的病人都有不同程度的口干，且常持续多年。调强放疗对腮腺剂量限制，腮腺功能得到部分保护，因此，治疗后腮腺功能会部分恢复，口干逐渐改善，但绝大部分患者腮腺功能不能恢复到治疗前水平。

2. 面颈部水肿

由于颈深部组织受照射后淋巴回流不畅，导致颈部、颌下、颏下出现肿胀，一般不需处理，一年左右可逐渐消退。但易因风吹、日晒、雨淋、感冒等诱发面颈部急性蜂窝组织炎。可在放疗后任何时候发生，起病急、来势凶猛，可伴有寒战高热、头痛、呼吸困难。延误诊治可致死亡，及时得当的处理可康复，但常会反复发作，发作时应立即给予抗生素，必要时加用皮质激素。

3. 中耳炎及听力减退

当外耳道受照射 D_T 50 Gy 左右时，可出现耳道黏膜湿性反应或中耳积液，用抗感染治疗、耳咽管通气、经鼓膜抽液等方法可减轻症状。中耳和内耳受辐射损伤后，血管和结缔组织发生变性改变，导致纤维变性及听骨坏死，引起听力逐渐下降，甚至发展成耳聋（常为混合性耳聋）。

4. 张口困难

咀嚼肌和颞颌关节纤维强直，表现为张口时颞颌关节处发紧，疼痛，甚至牙关紧闭，影响进食，病人非常痛苦。在制订放疗计划时，应采用多野照射，避免高剂量区集中颞颌关节和咬肌处，对于治疗前就存在翼内/外肌受侵，或周围有肿瘤侵犯，也应该充分考虑放射治疗方式、方法，嘱病人放疗后张口锻炼。

5. 放射性龋齿和颌骨坏死

放疗后由于口腔内环境的改变及对牙齿本身的影响，部分病人可能出现放射性龋齿。典型的放射性龋齿临床表现为牙颈部环状龋坏死，导致牙冠折断，整个残牙色素沉着而呈棕黑色。因此，放疗后原则上不允许拔牙，若要拔牙应在放疗后 3～5 a，可分批拔除龋齿；拔牙前、后应常规抗炎处理 5～7 d。由于放射性龋齿多发生在牙齿颈部，常常断裂，残留的齿根可引起感染，一般只能做消炎和止痛对症处理。如果发生放射性骨髓炎或骨坏死，可做死骨清除、抗炎及高压氧治疗。

6. 放射性脊髓损伤及颞叶损伤

放射性脊髓早期反应的潜伏期时间不一，1～10 个月不等。早期表现为一过性低头触电样感觉，经适当休息及营养神经药物对症处理，一般 3～6 个月症状可以消失，少数可能发展为放射性脊髓损伤。当脊髓受量达 40～50 Gy 以上，可出现脊髓晚期反应（即放射性脊髓病），表现为一侧或双侧下肢麻木，浅感觉减退，症状由下向上发展，严重者可出现脊髓空洞症，也有可能造成完全截瘫。

放射性脑病最常见的损伤部位是双侧颞叶，特别是常规放疗，对穿照射，双侧颞叶处于高剂量区。临床表现为记忆力下降、反应迟钝、呆滞、头晕等，部分病人因局部水肿出现颅内高压症状，也有少数病人无临床症状。CT 或 MRI 检查可见颞叶底部水肿或液化、坏死。

放射性脑干损伤，临床上常有头晕、复视、语言不清、吞咽困难和共济失调等表现。早期用大剂量皮质激素、B 族维生素、血管扩张剂、能量合剂及高压氧治疗可望恢复，一旦出现脑坏死可考虑手术切除。

第七节　肿瘤残留或复发的处理

首程根治量放疗后鼻咽或/和颈转移灶复发率各家报道不一，在 20％～40％。70％～80％的复发发生在放疗后 2～3 a 内，以后逐渐减少。诊断复发除依据症状和体征 CT/MRI 等外，应该取得活检病理证实。有些患者复发发生在颅底、海绵窦等部位，自鼻咽腔获取病理困难，手术风险又大，此时，除充分评估临床症状、体征及影像表现外，还要进行多学科充分讨论，取得一致共识，并经家属及患者同意，报相关部门审批后，才能按照复发实施相关抗肿瘤治疗。

一、复发癌的处理

可考虑再程放疗，但再放疗距首程放疗时间越短疗效越差，放疗后遗症越重。放疗后 1 a 内复发，再放疗后无 5 a 生存率极低。放疗后＞2 a 的复发，再放疗后 5 a 生存率可达 15％～30％不等。

常规再程放疗方法仅鼻咽或/和颅底复发者，只设鼻咽或/和颅底照射野，不做颈预防照射，即再程放疗原则上是尽量设小野、多野，尽量从与首程放疗不同的部位、不同的入射角度投照，以免同一部位正常组织重复照射剂量过高，放射损伤过重。放疗剂量应达到 60 Gy 或更高，除常规分割外，也可选择超分割照射或连续照射。若鼻咽病变局限，可在体外放疗 D_T50～60 Gy 后补充高剂量率腔内近距离照射 2～3 次。结合具体情况也可补充立体定向放射治疗或适形放射治疗。

鉴于再程常规外照射不可避免的正常组织的放射性损伤，应尽量采用调强适形放射治疗技术，已达到在保证靶区剂量的同时，最大限度地降低周围正常组织的剂量。

原发灶控制良好的颈转移灶复发，应首选手术治疗。单个活动的、<3 cm 的可行局部切除术，否则应行区域性颈清扫。若转移淋巴结>6 cm、固定，或手术中或术后病理见淋巴结包膜外侵，软组织粘连受侵，癌生长活跃或颈清扫淋巴结转移率>30%（1/3 以上），应补充术后放疗剂量达 50～60 Gy。

二、再放疗的疗效

总结国内外文献，再程放疗的疗效与再程治疗的总剂量和复发后分期有关。总剂量 $D_T \geqslant 60$ Gy 的，有报道再放疗后 5 a 生存率可达 45%，但 $D_T < 50$ Gy 的无 5 a 生存率。与一程放疗间隔>2 a、$D_T \geqslant 60$ Gy 的 5 a 生存率最高达 66%，间隔 1～2 a 者，再放疗 5 a 生存率较低，有报道为 13%。再程放疗后复发行三程放疗者，5 a 生存率低，为 4%～10%，且后遗症严重。因此，三程放疗仅为姑息对症目的。再程放疗是有意义的，尤其是复发在首程放疗后 2～3 a 以上，再放疗剂量在 D_T 60 Gy 以上效果较好，但多程放疗后再复发仍用放射治疗手段往往效果差，毒副作用严重。

再程放疗照射野不宜过大，如果颈部没有淋巴结转移（临床及影像）再程放疗时一般不常规做颈部淋巴结的预防照射。尽管非常困难，但仍要严格限制敏感器官的剂量，以尽量减少或避免严重晚期放射性损伤的发生。

三、外科解救治疗

鼻咽癌的治疗，由于肿瘤位置深在、隐蔽，常合并颅骨破坏、颅神经受累，且癌细胞分化差、手术不彻底，有可能促使癌细胞扩散转移。20 世纪 50 年代末至 60 年代初国内曾有学者尝试手术＋放疗治疗鼻咽癌，并未取得令人满意的治疗效果。相反，由于功能损害较为严重，患者多不愿接受。更重要的是，我国鼻咽癌多为低分化鳞癌，对放疗敏感，故其治疗首选放射治疗，尤其近年来放射设备不断更新，放射技术不断发展，鼻咽癌局部区域病灶的控制率有显著提高，5 a 局控率已达 70%以上。

但就鼻咽原发灶而言，根治性放射治疗结束时仍有约 3%～10%肿瘤残存，10%～30%病人随访过程中出现原发部位复发，如何挽救治疗这一部分病人，外科手术治疗可能是一个选择。①首次放疗失败后行解救手术是最好的时机，二程或多程放疗后复发者病变多较广泛，局部及颈部瘢痕组织显著，手术常难以彻底切除。但如何判断根治放疗后残留，需要有充分的证据，比如随访 1～3 个月，残存肿瘤未见明显退缩，活检病理阳性等。②鼻咽局部宜根据不同部位和病变侵及范围选用不同术式，以尽可能小的手术创伤范围，最大限度切除肿瘤。③颈部淋巴结在放疗结束后 1～3 个月内如不消退，经磁共振、超声检查提示残留可选择手术切除。④解救手术后是否需再行放疗，应视手术术式及病理结果等具体情况而定。

第八节 预后及随诊

一、预后估计

早期鼻咽癌根治性放射治疗疗效满意，5 a 生存率在 90%左右；中晚期 5 a 生存率在 60%～70%；晚期 5 a 生存率在 40%～50%。过去常规放射治疗，鼻咽癌的 5 a 总体生存率徘徊在 50%～60%。自实施 IMRT 治疗以来，特别是严格实施分层综合治疗以后，国内多个文献报道鼻咽癌的 5 a 总生存率已达 80%左右。当然，除了临床分期和治疗方法影响患者的预后外，患者的年龄、性别、行为状态评分（KPS）、人种、疗前血红蛋白以及肿瘤组织细胞分子生物学相关因素、EB 病毒状态等，研究表明对患者预后都有不同程度的影响。

二、随诊要求

由于鼻咽癌的治疗以放射治疗为主要手段，而放射治疗不同于手术和化疗，是一个连续的过程，因此，从疑诊鼻咽癌开始，就需要给病人制订详细的随诊要求。治疗后更应定期到医院随访检查，对比鼻咽、咽旁间隙、颅底等部位的改变。胸、肝及骨的 X 射线摄片、超声波或骨 ECT 扫描的选用有助于全身状况的随访观察。

（1）随诊频率

首次随诊根据不同情况可在 1～3 个月内进行。晚期患者或治疗肿瘤退缩较慢可能有残留，需要后续抗肿瘤治疗如化疗的患者，应该尽早首次随访，一般在放疗结束后 3～4 周。对于颈部淋巴结考虑残存，放疗后 3 个月复诊仍然没有消退者，可考虑选择性地实施手术处理。放疗后 2 a 内建议每 3 个月随诊一次。2～5 a 内建议每 6 个月随诊一次。5 a 后建议每 12 个月随诊一次。随访期间 3 年内最好不拔牙，有张口困难者应张口锻炼。

（2）随诊项目

通过间接鼻咽镜或电子纤维鼻咽镜观察鼻咽局部情况，并进行鼻咽及颈部磁共振轴冠矢状位三维扫描。特别动态观测血浆 EB 病毒 DNA 酶拷贝数的变化。对区域淋巴结及易发远转部位全面检查。同时近期观察急性放疗反应（黏膜、皮肤、耳、放射性脊髓炎等），远期观察晚期放疗反应（黏膜、皮肤、唾液腺、听力、CNS 等）。

（何 侠）

复习思考题

1. 简述鼻咽部的解剖及淋巴引流的主要特点。
2. 简述鼻咽癌的颈淋巴结转移的主要颈部分区。

3. 鼻咽癌扩展途径和主要临床表现有哪些？

4. 简述鼻咽癌的治疗原则。

5. 鼻咽癌的常规放射治疗技术（靶区、设野、剂量）有哪几类？

6. 鼻咽癌调强放疗的实施原则及注意事项有哪些？

7. 简述鼻咽癌的随诊要求。

8. 复发性鼻咽癌再程放射治疗的原则有哪些？

参考文献

[1] 殷蔚伯，余子豪，徐国镇，等．肿瘤放射治疗学．第4版．北京：中国协和医科大学出版社，2007.

[2] 许昌韶．高等教育教材：肿瘤放射治疗学．北京：原子能出版社，1995.

[3] 夏云飞，钱剑扬，张恩罴．实用鼻咽癌放射治疗学．北京：北京大学医学出版社，2003.

[4] 王中和．口腔颌面-头颈肿瘤放射治疗学．上海：世界图书出版公司，2013.

[5] 管迅行，张思黑，王启华．鼻咽癌淋巴系统扩散的临床探讨．实用癌症杂志，1996，11(4)：241-243.

[6] 张宜勤，魏宝清．20年来鼻咽癌放射治疗疗效全面提高的原因分析．中华放射肿瘤学杂志，1999，8 (2)：73-76.

[7] 肖光莉，蔡伟明，徐国镇，等．CT上的咽旁间隙异常对鼻咽癌T分期的影响．中华放射肿瘤学杂志，1993，2 (1)：2-3.

[8] 魏宝清．对比88例鼻咽癌的MRI与CT及研究茎突后间隙受累的组成．中华放射肿瘤学杂志，1996，5 (2)：77-80.

[9] 罗伟，张恩置，钱剑杨，等．改进鼻咽癌外照射技术的前瞻性．临床研究癌症，2000，19 (9)：903-90.

[10] 胡超苏，环素兰，张有望，等．鼻咽癌超分割合并缩野加量放射的前瞻性随机研究．中华放射肿瘤学杂志，1998，7 (2)：93-96.

[11] 陈晓钟，张鸿来，李斌．后程加速超分割放射治疗鼻咽癌的远期疗效分析．中华放射肿瘤学杂志，2002，11 (3)：153-155.

[12] 朱小东，王安宇，李龄，等．后程加速超分割放疗和同程化疗治疗Ⅰ～Ⅱ期鼻咽癌的疗效观察．癌症，2001，20 (2)：180-182.

[13] 罗荣喜，唐启信，郭凯平，等．1 446例鼻咽癌连续与分段放射治疗的比较．中华放射肿瘤学杂志，1994，3 (2)：78-80.

[14] 张万团，陈昆田，何智纯，等．鼻咽癌原发灶复发联合外照射和腔内后装治疗．癌症，1996，15 (5)：361-363.

[15] 张有望，胡超苏，刘泰福，等．^{60}Co外照射加高剂量率腔内后装放射治疗鼻咽癌的长期观察．中华放射肿瘤学杂志，1996，5(2)：74-76.

[16] 潘建基，吴君心，陈梅，等．经鼻腔蝶窦、筛窦组织间插植后装治疗鼻咽癌蝶窦、筛窦复发．癌

症，2000，19（2）：183-184.

［17］惠周光，徐国镇．鼻咽癌调强适形放疗的临床应用．实用肿瘤杂志，2004，19（2）：104-106.

［18］何侠，翟振宇，宋丹，等．初治鼻咽癌调强放疗布野及联合化疗的临床研究．肿瘤学杂志，2006，12（4）：282-287.

［19］徐震纲，屠规益，唐平章．鼻咽癌放射治疗后的手术治疗．中华耳鼻咽喉科杂志，1998，33（2）：103-105.

［20］马骏，麦海强，洪明晃，等．中晚期鼻咽癌新辅助化疗联合放疗前瞻性临床试验的长期结果．癌症，2001，20（5）：505-510.

［21］洪明晃，闵华庆．鼻咽癌的分层综合治疗．中国肿瘤，1997，6(7)：16-17.

［22］田野，郭志荣，祝梅芳．中国大陆地区鼻咽癌放疗后放射性脑病的系统分析．中华肿瘤杂志，2002，24（5）：471-473.

［23］Chua DT，Sham JST，Kwong DL，et al. Locally recurrent nasopharyngeal carcinoma：treatment results for patients with comuted tomography assessment. Int. J. Rad iation Oncology Biol. Phys.，1998，41（2）：379-386.

［24］Zidan J，Kuten A，Robinso E. Intensive short course chemotherapy followed by radiotherapy of locally advanced nasopharyngeal curdinoma. Cancer，1996，77（10）：1973-1977.

［25］Teo PM，Chan AT，Lee WY，et al. Enhancement of local control in locally advanced node-positive nasopharyngeal carcinoma by adjunctive chemotherapy. Int. J. Radiation Oncology Biol. Phys.，1999，43：261-271.

［26］洪明晃，郭翔．鼻咽癌．北京：中国医药科技出版社，2003.

［27］Lee AW，Sze WM，Au JS，et al. Treatment results for nasopharyngeal carcinoma in the modern era：the Hong Kong experience. Int. J. Radiation Oncology Biol. Phys.，2005，61（4）：1107-1116.

［28］谢传森，梁碧玲，吴沛宏，等．螺旋CT与MRI评价鼻咽癌颅底侵犯．癌症，2003，22（7）：729-733．

［29］Shanmugaratnam，Sobin LH. In：Histological typing of the tumors of the upper respiratory tract and ear. 2nd ed. World Health Organization International histological classification of the tumours. Springer-Verlag，1991.

［30］International Nasopharynx Cancer Study Group：Preliminary results of a randomized trial comparing neoadjuvant chemotherapy（cisplatin，epirubicin，bleomycin）plus radiotherapy vs radiotherapy alone in stage IV（>or $=N_2$，M_0）undifferentiated nasopharyngeal carcinoma：A positive effect on progression-free survival—VUMCA I trial. Int. J. Radiation Oncology Biol. Phys.，1996，35：463-469.

［31］Ma J，Mai HQ，Hong MH，et al. Results of a prospective randomized trial comparing neoadjuvant chemotherapy plus radiotherapy with radiotherapy alone in patients with locoregionally advanced nasopharyngeal carcinoma. J Clin Oncol，2001，19：1350-1357.

［32］Anne W M Lee，F R C R，Stewart Y Tung，et al. Preliminary Results of A Randomized Study（Npc-9902 Trial）on Therapeutic Gain By Concurrent Chemotherapy and/or Accelerated Fractionation For Locally Advanced Nasopharyngeal Carcinoma. Int. J. Radiation Oncology Biol. Phys.，2006，66（1）：142-151.

[33] J A Langendijk, Ch R Leemans, J Buter, et al. The Additional Value of Chemotherapy to Radiotherapy in Locally Advanced Nasopharyngeal Carcinoma: A Meta-Analysis of the Published Literature. J Clin Oncol, 2004, 22: 4604-4612.

[34] Daniel T T Chua, Ma J, Jonathan S T Sham, et al. Long-Term Survival After Cisplatin-Based Induction Chemotherapy and Radiotherapy for Nasopharyngeal Carcinoma: A Pooled Data Analysis of Two Phase III Trials. J Clin Oncol, 2005, 23: 1118-1124.

[35] Bertrand Baujat, Hélène Audry, M Sc, et al. Chemotherapy In Locally Advanced Nasopharyngeal Carcinoma: An Individual Patient Data Meta-Analysis Of Eight Randomized Trials And 1 753 Patients. Int. J. Radiation Oncology Biol. Phys., 2006, 64 (1): 47-57.

[36] Skye Hongiun Cheng, Stella Y C Tsai, K Lawrence Yen. Concomitant Radiotherapy and Chemotherapy for Early-Stage Nasopharyngeal Carcinoma. J Clin Oncol, 2000, 18: 2040-2045.

[37] Al-Sarraf M, LeBlanc M, Giri PG, et al. Chemoradiotherapy versus radiotherapy in patients with advanced nasopharyngeal cancer: Phase Ⅲ Randomized Intergroup Study 0099. J Clin Oncol, 1998, 16: 1310-1317.

[38] Yi JL, Gao L, Huang XD, et al. Nasopharyngeal carcinoma treated by intensity-modulated radiotherapy: long-term results of 416 patients. Chinese Journal of Radiation Oncology, 2012, 21 (3): 196-200.

[39] 易俊林，高黎，黄晓东，等. 416 例鼻咽癌调强放疗远期生存与影响因素分析. 中华放射肿瘤学杂志，2012，21 (3)：196-200.

[40] Zhao C, Xiao WW, Han F, et al. Long-term outcome and prognostic factors of patients with nasopharyngeal carcinoma treated with intensity-modulated radiation therapy. Chinese Journal of Radiation Oncology, 2010, 19 (3): 191 -196.

[41] 赵充，肖巍魏，韩非，等. 419 例鼻咽癌患者调强放疗疗效和影响. 中华放射肿瘤学杂志，2010，19 (3)：191-196.

[42] Feng M, Fan ZX, Li J, et al. Long-term results and prognostic factors in 582 nasopharyngeal carcinoma treated by intensity modulated radiotherapy. Chinese Journal of Radiation Oncology, 2011, 20 (5): 369-373.

[43] 冯梅，范子煊，黎杰，等. 582 例鼻咽癌调强放疗 5 年远期疗效及预后分析. 中华放射肿瘤学杂志，2011，20 (5)：369-373.

第三章

其他头颈部肿瘤

第一节 口 腔 癌

口腔癌（carcinoma of the oral cavity ）是头颈部较常见的恶性肿瘤。唇癌在解剖上和治疗上与口腔的关系密切，故将其一起讨论。据《2012 中国肿瘤登记年报》，口腔癌约占全身恶性肿瘤的1%，占头颈部恶性肿瘤的12%，居头颈恶性肿瘤的第四位。口腔癌包括唇、舌（前 2/3）、口底、颊黏膜、上下齿龈和硬腭部、磨牙后三角部位的癌。最常见的病理类型是鳞癌，占 90%以上，少数为小涎腺肿瘤、腺癌或其他类型。

口腔癌的发病可能与下列因素有关：黏膜白斑病、长期异物刺激摩擦、吸烟、饮酒（不肯定）、嚼槟榔、人乳头瘤病毒（HPV）感染、紫外线、口腔卫生差等。

口腔癌的临床表现及预后跟其发生部位、组织学类型和肿瘤分期有关。大部分的口腔癌都原发于口腔黏膜表面，所以直视下仔细地观察和触摸非常必要且非常重要。尽管所有口腔癌均容易发现，但易被患者或医师忽略。晚期病变常常浸润深部结构如肌肉和骨，与周围器官粘连固定，导致相应临床症状。口腔癌约 1/3 会出现淋巴结转移。T 分期高，病灶靠近中线，都是淋巴结转移的危险因素。口腔癌的淋巴结转移率也与肿瘤的部位有关，颈部转移率自高到低依次为舌、口底、下牙龈、颊黏膜、上牙龈、硬腭与唇。绝大多数颈部转移位于Ⅰ～Ⅲ区，且大多按由近到远的顺序转移。靠近中线病灶可出现双侧淋巴结转移。口腔癌一般较晚出现远处转移，大多远处转移的患者也同时合并局部或区域复发。

治疗前应该对患者进行详细的体格检查，确定原发病灶的位置和侵犯范围，评估可能发生的淋巴结转移。CT、MRI 检查能够帮助确定肿瘤的范围（尤其是深部侵犯），发现可能存在的骨侵犯，并显示局部淋巴结。对于磨牙后三角区病灶，MRI 对于评估肌肉侵犯非常有用。不推荐常规行 PET 检查。

不同部位口腔癌在治疗上有类似之处。由于根治手术可造成伤残，影响患者的美容、功能、生活和工作，所以首选的治疗方法需由外科专家和放疗专家共同商议确定。对于早期病灶（T_1 到早 T_2），手术和放射治疗的疗效相似，在大部分口腔部位，单纯手术或单纯放疗都能够获得非常好的局部控制和生存率（85%～90%）。放疗后残存灶经手术挽救仍可获得较好的疗效。手术未能彻底切除或存在复发危险病理因素也可进行术后放疗

(或同步放化疗)。治疗模式的选择要根据功能保全要求和可容忍的治疗副作用来决定。一般来讲，如果不会造成残疾、影响美容和功能，早期癌可首选手术治疗。如果手术有以上不利风险，则首选放射治疗。中期病灶（大 T_2 到早 T_3），常采取的治疗方式为单纯放疗或手术＋放疗，控制率约在 60％到 80％。对于局部晚期病灶（大 T_3 或 T_4），大部分情况需要放疗加手术（术前或术后放疗），因为单一的治疗模式下肿瘤的控制率较低（≤30％）。对于单纯术后局部复发肿瘤，可以采取手术挽救治疗后再行术后放疗或术后同步放化疗，或者姑息放疗。对于根治性放疗或放化疗后局部复发肿瘤可以用手术挽救治疗，姑息化疗，或者最佳支持治疗。对失去手术机会的晚期患者，放射治疗加化疗可达到姑息减症作用。

对于口腔癌放疗来说，口腔准备与护理非常重要。无论有无牙齿，所有照射上颌骨或下颌骨任一部分的患者都必须在放疗前做全面的口腔科检查。放疗医生应该告知患者的牙科医生其接受的照射范围和剂量。为了提供合适的治疗前意见，牙科医生应该熟悉可能的放疗后并发症，比如龋齿和放射性骨坏死。放疗后患者的口腔愈合功能将终生受到影响，尤其当牙齿被拔除后因牙槽骨抗感染和修复能力差可导致放射性骨坏死。患者在放疗后拔除牙齿或对受照骨做有创操作前必须咨询放疗医生。

治疗前口腔评估的一个重要目的就是决定照射范围内的牙齿是否能在治疗后长期保持在一个健康的状态。因为至少在放疗后 3～5 a 内，患者不能拔牙。为了减少未来放射性骨坏死的风险，如果受照剂量高于 55 Gy，有高危牙科因素的患齿应该在治疗前拔除。推荐拔牙后到放疗前有 14～21 d 的愈合时间，至少不应短于 7～10 d。因此应合理安排牙科处理时间，以免延迟肿瘤治疗。拔除健康牙齿并不能减少放射性骨坏死的风险，故应当避免。对大唾液腺做放疗的患者有终生发生猖獗龋的风险，每天必须使用氟化物以预防龋齿。放疗医生应该密切随访患者治疗后的口腔状况，防止晚期放疗后遗症的发生，包括张口困难、口干、龋齿、口腔念珠菌病等。

口腔癌目前较常用 AJCC TNM 分期系统（2010 年第 7 版），注意不包括非上皮组织如淋巴组织、软组织、骨和软骨来源肿瘤。

（1）T（原发肿瘤）

T_x：原发肿瘤不能评价；

T_0：没有原发肿瘤的依据；

T_{is}：原位癌；

T_1：肿瘤最大直径≤2 cm；

T_2：肿瘤最大直径＞2 cm 但≤4 cm；

T_3：肿瘤最大直径＞4 cm；

T_{4a}：（注意：原发齿龈癌仅对骨/牙槽的表浅侵蚀并不能归为 T_4）；

（唇）肿瘤侵犯骨皮质，下牙神经，口底，或面部皮肤（颏部或鼻）；

（口腔）肿瘤侵犯邻近结构［例如穿透骨皮质（下颌骨或上颌骨）浸润至深部舌

肌（颏舌肌，舌骨舌肌，舌腭肌和茎突舌肌），上颌窦，面部皮肤]；

T_{4b}：肿瘤侵犯咀嚼肌间隙，翼板，或颅底和/或包绕颈内动脉。

（2）N（局域淋巴结）

N_x：区域淋巴结情况不能评价；

N_0：临床检查淋巴结阴性；

N_1：同侧单个淋巴结转移，其最大径≤3 cm；

N_2：同侧单个淋巴结转移，其最大径>3 cm但≤6 cm；或同侧多个淋巴结转移，但其最大径均≤6 cm；或双侧、对侧淋巴结转移，但其最大径均≤6 cm；

N_{2a}：同侧单个淋巴结转移，其最大径>3 cm但≤6 cm；

N_{2b}：同侧多个淋巴结转移，但其最大径均≤6 cm；

N_{2c}：双侧或对侧淋巴结转移，但其最大径均≤6 cm；

N_3：转移淋巴结的最大径>6 cm。

（3）M（远处转移）

M_0：无远处转移；

M_1：有远处转移。

（4）G组织学分级

G_x：分级不可评估；

G_1：分化良好；

G_2：中度分化；

G_3：低度分化或分化差；

G_4：未分化。

（5）TNM（临床分期）

0期：$T_{is}N_0M_0$；

Ⅰ期：$T_1N_0M_0$；

Ⅱ期：$T_2N_0M_0$；

Ⅲ期：$T_3N_0M_0$

$T_{1\sim3}N_1M_0$；

Ⅳ期：$Ⅳ_A$期：$T_{4a}N_{0\sim1}M_0$，$T_{1\sim4a}N_2M_0$

$Ⅳ_B$期：任何T N_3M_0，T_{4b}任何N M_0

$Ⅳ_C$期：任何T，任何N，M_1。

一、舌癌

（一）概述

据《2012中国肿瘤登记年报》，我国舌癌（carcinoma of the tongue）占口腔癌的40%，在口腔癌中居第一位。好发年龄为50～70岁，男性多于女性。好发部位在舌的侧缘特别是中 1/3 侧缘，其次为舌腹及舌背，舌尖最少。其发病与口腔卫生不良，长期嗜好烟酒，局部创伤（多为牙齿残根、不适合的义齿）等因素有关。临床上有的舌癌有明显的癌前病变史，主要是白斑，有时可能为扁平藓。

（二）应用解剖和淋巴引流

舌是一个主司语言、吞咽、咀嚼、味觉和口腔清洁的肌性器官。界沟把舌分成口腔部（舌前 2/3）和咽部（舌根，舌后 1/3）。舌根癌归入口咽癌中讨论。口腔舌分为舌背、舌腹和舌侧缘，中线肌间纤维间隔将舌分为左右两半。轮廓乳头是最大的味蕾；直径 1～2 mm，位于界沟的前方。舌肌分为舌内肌（起止于舌内）和舌外肌（起于骨止于舌内）。口腔舌具有三个淋巴引流路径：舌尖引流至颏下淋巴结；舌侧部的淋巴引流至颌下淋巴结并进一步引流至颈深淋巴结；舌中间部的淋巴结直接引流至下颈深淋巴结。约 15％的患者淋巴结转移绕过Ⅱ区直接转移至Ⅲ区和Ⅳ区。淋巴引流多为单侧，较少引流至对侧淋巴系统。

（三）病理和扩散方式

95％的口腔舌癌为中分化或高分化鳞癌。舌活动部癌常以局部侵犯为主，可直接侵犯口底、咽前柱、舌腹侧、下颌骨。在口腔癌中，舌癌的区域淋巴结转移发生率最高，为 60％～80％，而 45％的口腔舌癌患者在初诊时即有临床阳性的淋巴结，5％为双侧，若原发癌累及中线，对侧颈转移机会可明显增多。舌癌最常见二腹肌淋巴结转移，其次为颌下淋巴结和中颈淋巴结，颏下淋巴结转移较少见，少数可发生锁骨上转移。远处转移较少见。

（四）临床表现、诊断

口腔舌癌患者经常表现为舌刺激不适感或异物感。体检发现舌部硬结、糜烂或溃疡。当肿瘤向深部浸润，可出现舌活动受限，会影响言语和吞咽功能。进展期溃疡型病灶常会有恶臭和疼痛。舌和口底的触诊、视诊和舌移动度的评估会帮助确定原发灶的范围。CT/MRI 检查有助于了解大病灶的深部侵犯范围及评估颈部淋巴结情况，确定 T 和 N 分期。

（五）治疗原则

治疗方法根据原发肿瘤的大小、部位、生长类型和淋巴结转移情况确定。

1. 早期病灶（T_1 和表浅 T_2）

在控制口腔舌癌较小病灶方面，手术和放疗是同等有效的。表浅的界限清楚的病灶仅用单纯切除术就可治愈，并且功能保留良好。对于术后病理提示切缘阳性或近切缘、多发颈淋巴结转移、血管侵犯、淋巴结破包膜、神经侵犯等不良因素，推荐术后放疗。虽然根治性放疗是安全的，严重放疗并发症的风险较低，但仍首选手术治疗，因为考虑到放疗后存在持续数月到数年的放射性骨坏死和软组织坏死的可能性。如果患者拒绝手术或预计手术并发症的风险较高，可予根治性的放疗。口腔舌癌放疗可采用外照射＋组织间插植或口腔照射筒推量，或单纯组织间插植治疗。单纯外照射的治疗效果欠佳。

2. 中晚期病灶（大 T_2 和 T_3）

中晚期病灶常采用舌部分切除术＋术后放疗。组合模式的治疗具有较高的治愈率。术前放疗很少应用，因为未照射时外科医生容易确定肿瘤的范围。术前放疗也会导致术后并发症的风险增高。

3. 晚期病灶（T_4）

T_4 期舌癌治愈的可能性较低。早 T_4 肿瘤可能适合采取舌部分切除术＋辅助放疗。更晚期的病变需要做全舌切除术±全喉切除术（为了防止误吸）和重建术。对病变不能切除的肿瘤患者，可采用术前放疗至少 50 Gy/25 F，以增加手术切除率或允许外科医生切除更加彻底。对于一般状况差的病人或同时有晚期颈部转移的病人可采取姑息放疗。

（六）放射治疗

外照射治疗＋近距离放疗口腔舌癌是非常有效的，对原发灶可达到较满意的局部控制，且可保持舌的正常功能。可采用外照射 1.6 Gy bid 到 32 Gy＋组织间插植给量 35～40 Gy。这种技术减少了总治疗时间和避免了较大的分割剂量（30 Gy/10 F/2 周）。外照射＋组织间插植也可成功挽救 T_1 和 T_2 病灶根治术后病理切缘阳性的患者。

与组织间插植相比较，口腔筒放疗使得下颌骨的剂量较低，也不需要麻醉或住院，并发症的风险也较小。可采用方案为口腔筒电子束或常压 X 线照射：3 Gy×8～9 F（5 F/周）＋外照射（包括原发灶和颈部）30 Gy/10 F 或 32 Gy/1.6 Gy bid /2 周。如果是分段治疗（时间间隔 1～2 周），则应相应提高外照射剂量。

适形调强放疗（IMRT）由于靶区的适形度高，可大大地降低周围正常组织的高剂量照射体积和剂量，但应注意的是，舌是一个活动的器官，而且局部浸润性生长的趋势明显，因此在勾画 GTV 和 CTV 时应予以高度重视，以免遗漏靶区，甚至有的专家不主张行 IMRT。

在口腔舌癌中亚临床颈淋巴结转移较常见，随着肿瘤的厚度增加隐匿性颈淋巴结转移的风险也将增大，在肿瘤的厚度≥2～5 mm 时行选择性的颈部治疗非常重要。若没有行选择性颈部照射，40％左右的患者会颈部复发。对 T_2～T_4 的病灶，推荐对临床阴性颈部做选择性的治疗，剂量至少大于 40 Gy。若不做颈部预防治疗等复发后再做补救治疗则预后明显变差。

1. T_1 和 T_2 肿瘤

对于单纯放疗，减少总治疗时间是口腔舌癌治疗成功的关键。分化良好的肿瘤且厚度 4 mm 以下用单纯近距离放疗是最佳的。瘤体越小，效果越好。此法的优点是疗程短，全身反应较轻，可保存舌的功能，不致影响病人治疗后的生活和工作能力。组织间插植可通过包埋于尼龙条中硬铯针或塑料管技术（铱）来实现。由于操作技术上的困难，尼龙条包埋硬铯针的方法只在肿瘤相对表浅的情况下采用。多数情况下可首选塑料管技术。总剂量达（65～70）Gy/（5～7）d。

口腔筒接触X线照射是一种局限性的放疗手段，适用于舌的前部或口底前部的早期病变，病灶的厚度不要超过0.5 cm，需要与外照射配合治疗，也可选用合适能量的电子线和适当大小的限光筒进行照射。口腔筒放疗应该在外照射之前做，因为病人的耐受性更好并且能够清楚确定病灶边界。

分化差的舌癌患者，以及侵犯深度5 mm以上的，应该用外照射和近距离放疗的组合治疗模式。单独使用组织间插植或外照射，其疗效均差。宜先用外照射，使瘤体缩小和抑制外围的肿瘤细胞，并能控制舌癌伴有的炎症，然后再行组织间照射。外照射技术：放射源可选用4～6 MV高能X射线，8～12 MeV电子线。仰卧位，含口含器将舌体下压，使之与上腭分开使照射野内的正常组织体积最小。常规用头部固定器。平行对穿野设野包括原发灶和Ⅰ、Ⅱ区淋巴引流区。上界：舌背上1.5～2 cm。下界：包括Ⅱ区。前界：以避开下唇为度。后界：以包括颈深上淋巴结为准。患侧野与对侧野的权重分配是3∶2，给量30 Gy/10 F qd或者32～38.4 Gy，1.6 Gy/F bid，2～2.5周（图3.1）。Ⅲ区和Ⅳ区淋巴结，采用颈前切线野照射技术（如前面章节所述）。

外照射完成后，用组织间插植加量35～40 Gy。两者间隔的时间不宜过长，一般为1～2周。

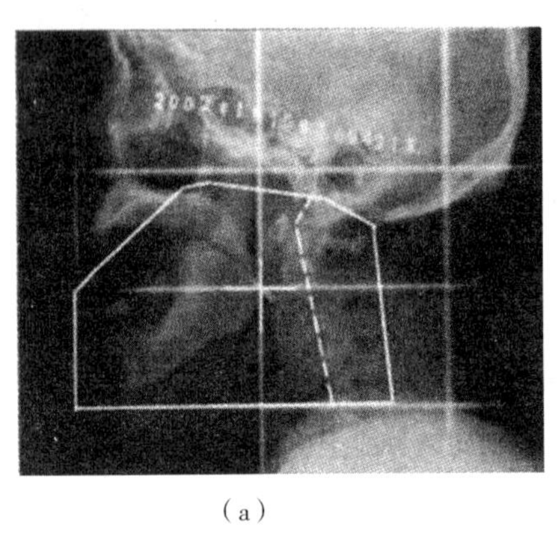

(a)

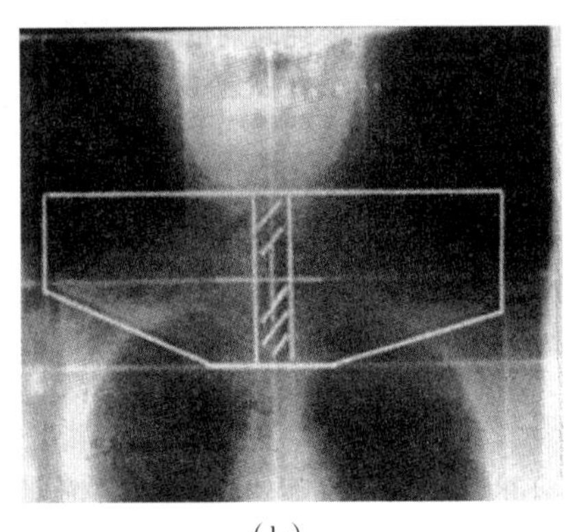

(b)

图3.1 舌癌照射野设计

(a) 等中心水平照射；(b) 颈部切线野照射

2. T_3和T_4肿瘤

大多数病人采用手术＋术后放疗的治疗模式。术后放疗剂量依赖于切缘状态：阴性切缘病人一般接受60 Gy/30 F。对于阳性切缘/有多个危险因素/手术和术后放疗起始间隔超过6周的病人应该考虑改变分割方式。可选择的方案是74.4 Gy，1.2 Gy /F bid / 6.5周。对于高危的情况推荐同步顺铂化疗。设计照射野应包括原发病灶和两侧颈部淋巴引流区。如果颈淋巴结受累则初始野应伸展至颅底以包括咽后淋巴结。在切口上放置凡士林纱布团以确保足够的表面剂量。除非双侧颈淋巴结阳性，可以采用IMRT技术保护对侧腮腺。不完全切除的T_3和T_4肿瘤病人预后较差，治疗可采取外照射剂量74.4～

76.8 Gy，1.2 Gy/F bid/6.5 周＋同步化疗。此后，评估患者情况以决定进一步行手术切除残留原发灶还是做组织间插植。首选残留灶切除，因为增加近距离放疗会带来较高的组织坏死风险。那些病情进展情况较差的不适合积极治疗的口腔舌癌病人，则行姑息放疗，可采用 30 Gy/10 F/2 周或 20 Gy/2 F，分割间隔 1 周。

（七）并发症

放疗后，患者可能会诉舌的敏感性增加，甚至在黏膜已经修复后。治疗后 1～3 个月，味觉倾向于改善，但是因为口干症放疗后的味觉感知力会减低。小的、自限性的软组织坏死较常见，应与肿瘤复发鉴别并排除复发可能性。对于坏死病灶，可采取保守治疗。对于保守治疗无效的进展的较大坏死灶可采用高压氧治疗。持续存在的大坏死灶通常伴随骨坏死，外科手术是最后的治疗手段。

放射性骨坏死并不常见，起始于放疗后的 1 个月到数年。在接受较高分割量/肿瘤侵犯骨的病人中相对多见。骨坏死的治疗常需数月，处理与软组织坏死类似。放射所致的口干症是常见的，跟唾液腺组织的受照体积和照射剂量有关。用近距离放疗或口腔筒放疗没有外照射的病人常能保留唾液腺功能。

有资料证实，对于 T_1 和 T_2 病灶，比较手术±放疗与单纯放疗，其严重并发症发生率的差异并不明显，但对 T_3 期病灶，手术治疗模式严重并发症的发生率明显增高。

（八）预后

放射治疗的局控率主要与肿瘤的大小和原发灶的浸润深度有关，与肿瘤的分化程度关系不大。

舌癌治疗后总的 5 a 生存率为 50%左右。预后主要取决于以下几个因素：①临床分期：病期的早晚是影响疗效的主要因素。5 a 生存率Ⅰ期为 80%～90%，Ⅱ期为60%～80%，Ⅲ期仅为 30%～70%，Ⅳ期为 10%～40%。有颈淋巴结转移者预后不佳，而在颈部临床阴性的患者中颈部复发后再行挽救治疗的 5 a 生存率仅为预防性颈淋巴结清除术后 5 a 生存率的一半。所以在舌癌治疗中，正确处理颈淋巴结是一个重要问题。②肿瘤部位及生长方式：舌尖部癌除晚期外，一般预后较其他部位者为好，舌后部的预后差。浸润性生长的肿瘤较外突型效果差。③治疗方法：单纯外照射的疗效要比外照射＋组织间插植者差。总体来说，包含手术的治疗模式比单纯放疗的疗效好。

二、口底癌

口底癌（carcinoma of the floor of the mouth）占口腔癌中的 10%～15%。病因与吸烟、酗酒和口腔卫生差有关，口底白斑易发生恶变。好发年龄为 50～70 岁，男性多于女性。病理类型以中高分化鳞癌为主，也有来源于涎腺组织的肿瘤，如腺样囊性癌、黏液表皮样癌等。

（一）应用解剖及扩散类型

口底为位于下颌骨间的 U 形区域，前为下牙弓，上为舌腹面，后界为舌腭弓，深层为颌舌骨肌。口底黏膜下有舌下腺、颌下腺前部及其导管。口底癌好发于中线附近、口底的前部、颌下腺开口的周围，易侵及下颌神经管并沿此管生长。常侵及舌，早期即可引起舌运动受限。肿瘤可直接侵犯疏松的颏下、颌下间隙和舌肌，也可侵犯下齿龈、下颌骨和颌下腺。口底癌区域淋巴结转移率较高，就诊时约30%的患者伴有颈淋巴结转移，主要转移至颌下淋巴结，其次为二腹肌淋巴结，颈中深淋巴结，少数可转移至颏下淋巴结，其中20%发生双颈淋巴结转移。淋巴结转移率与肿瘤的大小和浸润的深度密切相关。临床检查颈淋巴结转移率 T_1 约为10%，T_2 为25%，T_3 为50%，T_4 为70%，约20%的患者为亚临床颈淋巴结转移。口底癌的远处转移率约占9%，常见受累器官为肺、肝、骨和纵隔。约有1/4的口底鳞癌患者可发生上呼吸道、消化道第二原发肿瘤。

（二）临床表现和分期

早期患者可自觉舌尖触及异物感，晚期患者可有疼痛、出血、口水多、讲话困难和牙齿松动等。如果病变与下颌骨关系密切，应行下颌骨CT或MRI，以除外下颌骨受侵。增强CT/MRI检查是分期的必查项目。

（三）治疗原则

1）早期（T_1 和表浅 T_2）病灶，采用手术切除或放射治疗都可以获得较好的疗效。

2）T_2、T_3（早期外生型）可做全程放疗，残存病灶可行手术挽救。

3）可手术切除的晚期病变（T_3、T_4）首选手术与放射的综合治疗（术前或术后放疗）。

4）颈部淋巴结转移率高，应考虑行选择性颈清或预防性放疗。

5）少数失去手术机会的晚期患者可行姑息性放疗，但疗效差。

（四）放射治疗

口底癌的放疗方式包括外照射和组织间插入近距离照射。

1. 外照射技术

取仰卧位，头颈部面罩固定。照射范围包括原发灶区、颈部转移及亚临床灶。常规放疗时在模拟机透视下定位，设二侧平行相对野，上界在含口含器状态下设在舌背上1～1.5 cm，下界至甲状软骨切迹，后界至椎体后缘，根据病变范围尽可能保护腮腺组织，避开上下唇。根治性放射治疗剂量为 D_T70 Gy/7周，术前放疗 D_T50 Gy/5周，休息2周后行手术治疗。适合单纯放射治疗的早期病变可在 D_T50 Gy/5周后行局部组织间插植治疗20 Gy。对切除不净或切除不够的病例，应做术后放疗，D_T（60～70）Gy/（6～7）周。注意保护脊髓。对 T_1N_0、T_2N_0 病例应做颌下、颏下及上颈淋巴结预防性照射，下颈和锁骨上一般不做常规预防性照射。$T_{2\sim3}N_{1\sim2}$ 的晚期病例应行下颈和锁骨上预防性放疗。

可行三维适形调强放疗，根据CT/MRI在照射区域进行靶区勾画，术后放疗患者的术前CT/MRI、手术记录、银夹标记和病理报告对照射野的设计极具参考价值。需要勾画的正常组织有脊髓、脑干、颞颌关节、下颌骨腮腺等。

2. 组织间照射

对早期病变可行单纯组织间插植近距离治疗。病变与下颌骨的最近距离应大于 5 mm。剂量与分割方法为 15～20 Gy/次，（1～2）次/（1～3）周。也可采用超分割技术，每次剂量不超过 5 Gy，约 4～5 F 完成。治疗时注意下颌骨的剂量不宜过高。

（五）并发症

早期以口腔黏膜炎、味觉丧失常见，晚期并发症有局限软组织坏死，难以愈合的溃疡伴感染及疼痛以及放射性骨坏死等。对症治疗可采用抗生素、局麻药、己酮可可碱以及高压氧，必要时可手术。

（六）预后

早期口底癌的疗效较好，晚期较差。预后与 T 分期、有无颈淋巴结转移密切相关。5 a 生存率Ⅰ～Ⅱ期分别为 80%、50%～60%，晚期病例单纯放疗的 3 a 生存率不到 25%。对于晚期病例采用放疗与手术综合治疗可提高疗效，控制率明显高于单纯手术和单纯放疗者。

三、齿龈癌

齿龈癌好发于老年男性，约 80%的齿龈癌起源于下齿龈，其中 60%发生于前磨牙的后部，多数为鳞状细胞癌。在诊断上齿龈癌时应注意与上颌窦的原发癌相鉴别。齿龈癌位置表浅，易被发现，但由于患者疏忽，就诊时多属晚期。

（一）解剖及扩散类型

齿龈覆盖于牙槽嵴之上。上齿龈由上颌骨的齿龈缘构成，表面覆盖黏膜和牙齿，并延伸至硬腭。下齿龈从龈颊沟至口底的范围内，覆盖在下颌骨齿槽突的表面，但不包括磨牙后区齿槽突基底部。

上齿龈癌常直接侵犯上颌窦或上龈颊沟，下齿龈癌就诊时下颌骨受侵率约为 50%，也可侵犯磨牙后三角，邻近的颊黏膜及口底。

上、下齿龈癌的淋巴结转移方式相似。首先转移至颌下（level Ⅰ）和上颈内静脉（level Ⅱ）淋巴结。首诊时可有 16%的临床阳性淋巴结，3%的患者出现对侧淋巴结受累，亚临床淋巴结转移率为 17%～19%。淋巴结转移的发生率随 T 分期的升高而增大，T_1 和 T_2 为 12%，T_3 和 T_4 为 13%。

（二）临床表现

齿龈鳞癌的患者首先表现的症状可能为疼痛，牙齿松动，长期不愈的溃疡，间歇性的出血，侵犯下牙槽神经可导致下唇的感觉异常或麻木。齿龈癌是否有骨受侵对放疗的疗效会产生很大的影响，因此有条件应常规行 CT/MRI 检查以评估下颌骨的情况。

（三）治疗原则

1. 早期病灶（T_1 和表浅 T_2）

早期齿龈癌的治疗以手术为主。当存在骨侵犯时，需要切除下颌骨或上颌骨的部分节段。

2. 中晚期病变（大 T_2，T_3 和 T_4）

中晚期病变以手术和放射的综合治疗为主，行术前或术后放疗可提高疗效。大病灶可能需要行半下颌骨切除术或部分上颌骨切除术，因为局部骨侵犯可能沿着骨膜下淋巴系统扩展，所以切除术后需行放疗以根除边缘区的显微病灶，同时消除颈淋巴结的亚临床转移，以提高治愈率。术后放疗的适应证还有：神经侵犯，多个阳性淋巴结，淋巴结包膜外侵犯。推荐术后放疗时行同步化疗。

（四）放射治疗

1. T_1 和 T_2 病灶

不适合做手术的病人可行放射治疗。小病灶可采用口腔筒放疗＋外照射。组织间插植不适用此病，因为骨的邻近会导致放射性骨坏死的风险明显增高。

取仰卧位，含口含器，面罩固定头部。外照射可采用同侧正交楔形野照射或两斜野加同侧电子线补充照射。应精确调整治疗的深度从而使得肿瘤深部欠量的可能性降到最低。当病灶明显侵犯软腭或舌（T_1 或 T_2 时不常见）应采用平行对穿野，权重比为 3（肿瘤侧）：2。IMRT 也可作为一种治疗选择用来保护对侧腮腺。上齿龈癌易侵犯上颌骨及上颌窦，照射野应包括部分上颌窦。下齿龈癌照射野应包括同侧全下颌骨，颈部淋巴结阴性者，上颈部做预防性照射。剂量要求为 T_1：（60～65）Gy/（6～6.5）周。T_2：70 Gy/7 周或行一天两次的超分割放疗，剂量为 74.4 Gy/62 F。先用大野照射 D_T40 Gy/4 周时缩野避开脊髓，D_T（50～60）Gy/（5～6）周后可进一步缩野推量至根治剂量。有明确颈淋巴结转移时应行颈部照射，下颈用颈前切线野（4 MV 或 6 MV X 射线），预防照射 50 Gy/25 F，上界置于甲状上切迹（图 3.2）。

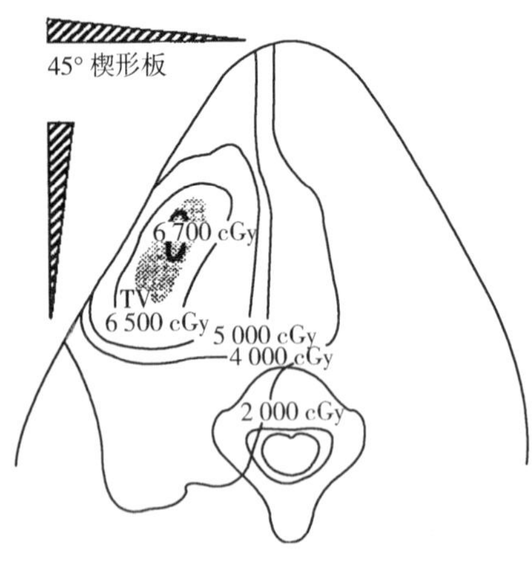

图 3.2 口底癌照射野设计

2. T_3 和 T_4 病灶

T_3 和 T_4 患者单纯放疗治愈率较低，最优的治疗方式为手术＋术后放疗。对于术后患者，照射野应包括下颌骨或上颌骨的邻近节段。当有神经侵犯时须照射整个半下颌骨或半上颌骨，范围包括远端的神经孔到蝶腭神经节。如果颈淋巴结受累或原发灶外侵明显，下颈须预防照射。术后放疗的剂量根据切缘状况来定，一般为 60～70 Gy。照射野设置类似前述。根据最近发表的 RTOG 和 EORTC 的随机临床试验数据，推荐同步顺铂化疗。对于无根治希望的晚期患者或不能耐受根治治疗的患者可接受姑息放疗。

（五）放疗并发症

放射治疗的并发症包括龋齿、软组织坏死和放射性骨坏死。晚期病灶发生并发症的风险增高。

（六）预后及影响因素

齿龈鳞癌以手术为主的治疗 5 a 生存率约为 50%，T_3 和 T_4 患者单纯放疗 5 a 生存率为 30%～40%。单纯放疗局控率早期为 70%以上，另有报道单纯放疗局控率早期骨侵犯者为 50%，广泛外侵者仅为 25%。

局控率的影响因素为原发灶大于 3 cm 和阳性术缘。生存不利的影响因素：进展的 T 分期，阳性手术切缘，骨受侵和颈转移。下颌骨切除范围，神经侵犯，组织学分级对局控率及生存率无显著影响。而治疗前原发灶区的拔牙对生存率的影响尚有争议。

四、颊黏膜癌

颊黏膜癌的发病率较低，仅占口腔癌的 5%，好发于老年患者，男性多于女性。病理类型最常见为分化好的鳞癌，其他类型少见，如疣状癌。病变好发于颊黏膜中后部的咬合线上，靠近下磨牙区，通常有溃疡形成，伴深部浸润。

（一）解剖及扩散类型

颊黏膜由颊部黏膜面、上和下唇黏膜面、臼后三角区和上、下龈颊沟的黏膜组成。颊内覆黏膜面与唇黏膜面相连续并且结构相同。颊的肌肉为颊肌。

大多数颊黏膜来源的肿瘤为低级别的鳞癌，常和黏膜白斑病有关。颊黏膜癌的早期病变多不连续，呈外生性生长或黏膜表面生长。晚期病变可发生溃疡，常有肌肉侵犯。以局部直接侵犯为主，可直接侵犯龈颊沟、上下齿龈、硬腭、上颌骨、下颌骨等。淋巴转移率较低，第一站淋巴结为颌下和二腹肌下淋巴结，后可至颈深上淋巴结，部分可引流至颏下、中颈部及腮腺淋巴结。在初诊时临床阳性淋巴结的发生率为 9%～31%，亚临床淋巴结转移的风险为 16%，双侧颈淋巴结转移非常少见。局部晚期病变发生淋巴结转移的风险较高（60%）。血行转移较少见。

（二）临床表现

早期无症状，晚期可出现疼痛、溃疡、出血、感染和张口困难或淋巴结转移等。CT/MRI 用于评价病变的深部侵犯范围，发现骨侵犯，评价腮腺和面淋巴结。

（三）治疗原则

1. 早期病灶（T_1 和表浅 T_2）

颊黏膜癌大多数为分化较好的鳞癌，具有一定的放射抵抗，故首选治疗方式为手术，单纯放疗一般用于不能手术的患者。术后除有切缘阳性等情况，一般不需要加术后放疗和化疗。T_1 和 T_2 患者的放疗可采用外照射和组织间插植组合的方法。

2. 中晚期病灶（大 T_2、T_3 和 T_4）

大 T_2 和 T_3 病变可采用放射治疗，但是如果有深部肌肉侵犯，放疗的治愈率将会变差。对于大 T_3 和 T_4 的病人首选的治疗是原发灶切除联合颈清扫＋术后放疗。不能手术的病人治疗采用外照射和同步化疗。虽然非常希望采用近距离照射作为治疗的一部分，但是用组织间插植充分包括进展的病灶的可能性是较小的。同步化疗方案常用顺铂 30 mg/m^2/周。

3. 疣状癌的处理存在争议

可选用手术和放疗。放疗的剂量基本上跟鳞癌需要处方的剂量一样。有报道疣状癌放疗后的结果跟鳞癌患者相似。

（四）放射治疗

1. T_1 和 T_2 病变

经典的外照射技术：患者取仰卧位，面膜固定，采用同侧两楔形野（前野加侧野用45°楔板，夹角 90°），照射野上界应放至颧弓水平，前界唇联合后缘，后界至 1/2 椎体外（如臼后三角区病变应放至椎体后缘），下界根据淋巴结转移情况决定。如为 N_0 患者，已做原发灶根治术＋颈淋巴结清扫，颈部无须放疗。如仅行原发灶根治术，应行颈部预防照射。用高能 X 射线照射至 D_T40 Gy/4 周后避开脊髓，照射至 50 Gy/5 周后予以组织间插植或电子线或口腔筒加量 20 Gy 左右。

2. T_3 和 T_4 病变

偏一侧肿瘤用单侧野照射。肿瘤明显侵犯到中线的病人用平行对穿野放疗。病变侧和对侧权重比为 3∶2。在 40.8～45.6 Gy 和 60 Gy 时缩野。照射下颈时采用前野 6 MV X 射线给量至 50 Gy/25 F，1 F/d。此后依据阳性颈淋巴结的位置，对部分或全部下颈推量。依据病变的范围可考虑 IMRT，以使得肿瘤的覆盖最优化同时限制邻近重要器官的剂量，比如小脑和颞叶。

T_2 或以上肿瘤的病人，肿瘤厚度大于 6 mm 或侵犯深度大于 3 mm 的患者局部复发风险大于 30％，应该行术后放疗。对于术后放疗，靶区应包括原发灶瘤床和同侧的颌下（level Ⅰ）和二腹肌下（level Ⅱ）淋巴结。广泛同侧阳性淋巴结的病人应该考虑照射双侧颈。晚期病人不适合积极治疗，可考虑姑息放疗。分割方案为 20 Gy/2 F（一周分割间隔）或 30 Gy/10 F/2 周。

（五）并发症

颊黏膜可耐受高剂量的放疗，晚期并发症风险较低。如果咬肌接受高剂量照射可发生牙关紧闭。

（六）预后及相关因素

放疗的 5 a 无病生存率（DFS）为 50％～60％，取决于原发灶的分期和淋巴结转移状态。以放疗为初始治疗，则原发灶的总控制率为 52%，但晚期病变的控制率仅 25%。随着 T 分期的增加复发风险增高。M. D. Anderson 医院（Diaz 等）报道了 119 例颊黏膜癌的患者。单纯手术者 84 例（71%），术后放疗 22 例，13 例术前放疗。38 例患者（32%）出现局部复发。5 a 总生存率（overall survival，OS）为Ⅰ期：78%；Ⅱ期：66%；Ⅲ期：62%；Ⅳ期：50%。肌肉侵犯、腮腺管侵犯和转移淋巴结的包膜外侵犯和生存时间减少显著相关。

五、硬腭癌

硬腭癌（carcinoma of the hard palate）以来源于小涎腺者居多，且大多分化较好。发生自黏膜的鳞癌次之，多呈溃疡型且分化较差。前者对放射敏感性差。

（一）解剖和扩散类型

硬腭是腭骨的水平板，为口腔的顶壁和鼻腔的底壁，软腭的肌肉附着其后缘。硬腭的黏膜紧密附着于肌膜表面，黏膜下有较多的小涎腺。大部分硬腭癌来源于小涎腺，其中腺样囊性癌可沿第 V_2 支脑神经上侵至中颅窝。淋巴引流主要至咽后、颌下、二腹肌和颈外侧深部淋巴结，即Ⅰ区和Ⅱ区淋巴结。临床上硬腭癌淋巴转移较少发生，一般认为就诊时淋巴结转移率 10%。远处转移率很低。

（二）诊断

早期临床可表现为无痛性肿物、硬腭处异物感等。CT/MRI 检查对了解有无骨受侵有帮助。

（三）治疗原则

大多数学者认为硬腭癌的单纯放疗疗效欠佳，而主要是以手术为主。这是因为大多数病人可能存在潜在的骨侵犯，此时单纯放疗效果较差。实际上大而表浅的病灶可采用放疗作为初始治疗。术后放疗指针包括病理提示近切缘或阳性切缘，神经/脉管侵犯，多个阳性淋巴结，淋巴结破包膜或骨侵犯。小涎腺来源肿瘤常采用手术+术后放疗的模式，尤其分化较差时。早期鳞癌手术及放疗效果均好，放疗后的残存灶可行手术挽救。晚期应有计划性地采用放疗与手术综合治疗。

（四）放射治疗

1. T_1 和 T_2 病灶

放疗一般用于有手术禁忌的患者，放疗范围仅包括腭部和颚骨。大多数病灶一般并不完全偏于一侧，因此常规放疗时照射野常采用平行对穿野，包括原发灶且外放不超过 2 cm，通常上界至上颌窦的下 1/2，下界至软腭下。来源于小涎腺的腺样囊性癌，因有沿神经鞘播散的可能，故照射野要适当加大。应使用口含器以压低舌、下颌骨、下唇以减少正常组织受量。多数病灶并不适合近距离放疗，因此患者常单纯外照射。而单纯放疗，即使是早期病灶，治愈率也相对较低，因此可改变分割方式。倾向于超分割 74.4～76.8 Gy，1.2 Gy bid，6～6.5 周。

颈部淋巴引流区一般不做常规预防性照射，但侵袭性的、分化差的肿瘤照射野可考虑包括区域淋巴结（level Ⅰ和Ⅱ）。照射区域淋巴结可显著增加急性反应。可 45.6 Gy/38 F 后缩野，后仅充分包及原发灶。下颈可采用颈前野预防照射，与原发灶野相接于甲状切迹，剂量 50 Gy/25 F/5 周。

2. T_3 和 T_4 病灶

最优治疗模式为手术＋术后放疗，照射野包括原发灶和区域淋巴结（如上所述）。术后放疗于术后 6 周内开始。阴性切缘的病人一般接受 60 Gy/30 F。40 Gy 时避脊髓。如果需要补量，颈后区可采用 8～10 MeV 电子线照射。对于有阳性切缘、多个危险因素或延迟放疗的病人可考虑改变分割方式。术后放疗常采用同步顺铂化疗。不能手术的 T_3 和 T_4 患者采用单纯放疗治愈率较低。可予 76.8 Gy，1.2 Gy bid/6.5 周，同步每周顺铂化疗。

（五）并发症

主要和较严重的并发症为硬腭穿孔。预防为主，避免腭骨剂量过高。其他有食欲减退，乏力，口干，口腔黏膜炎等。

（六）预后

本病总的 5 a 生存率Ⅰ期为 75％、Ⅱ期为 66％、Ⅲ期为 36％、Ⅳ期仅为 17％。病灶大小及颈淋巴结转移直接影响疗效。5 a 生存率肿瘤＞3 cm 者为 16％，有颈淋巴结转移者为 15％。综合治疗预后优于单纯放疗。

第二节　口　咽　癌

口咽位于软腭及舌骨两个平面之间，上接鼻咽、下连下咽，前方由舌轮廓乳头及舌腭弓与口腔分界。口咽包括软腭、腭扁桃体、舌根、舌会厌谷、咽壁。口咽侧壁及后壁由咽缩肌包裹，此部位肿瘤易发生茎突后间隙、咽后间隙淋巴结转移。鼻、口、咽、喉矢状面如图 3.3 所示。

口咽癌（carcinoma of the oropharynx）的病因目前仍不明确，但与口腔癌的致病因素基本相似，如吸烟、酗酒、口腔卫生差、黏膜白斑等。

口咽癌的病理类型以上皮来源的癌及恶性淋巴瘤最多，其他病理类型如肉瘤等少见。从发病部位上讲，扁桃体区恶性肿瘤最常见，约占口咽恶性肿瘤的 60％，其次为舌根（约 25％）、软腭（约 15％）。根据发生部位的不同，病理类型亦各有异：腭扁桃体多见恶性淋巴瘤、低分化癌，软腭多见分化较好的癌，舌根分化程度较差者稍多见，且亦好发恶性淋巴瘤。

口咽淋巴引流常交叉引流到对侧。口咽肿瘤的淋巴结转移率与原发部位、T 分期、偏离中线程度等因素有关。原发于软腭、舌根等部位的肿瘤，淋巴结转移的风险较大，且多有对侧转移。发生在扁桃体区的肿瘤淋巴结转移率与 T 分期、分化程度有关，也容易转移到对侧。口咽部的淋巴引流主要到Ⅱ区和Ⅲ区淋巴结，此为常见淋巴转移位置。

初诊时颈部淋巴结转移的阳性率为60%以上，若原发肿瘤已越过中线，则对侧淋巴结发生转移的风险为25%左右。

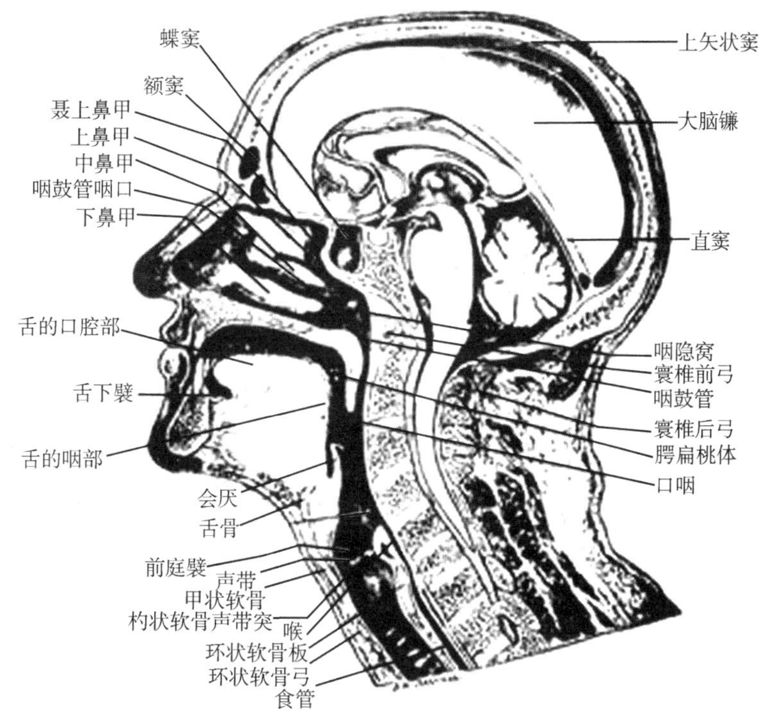

图 3.3　鼻、口、咽、喉矢状面

口咽癌的临床分期常用 AJCC 2010 年的分期标准，如下：

（1）T（原发肿瘤）

T_{is}：原位癌；

T_1：肿瘤的最大直径≤2 cm；

T_2：肿瘤的最大直径>2 cm 但≤4 cm；

T_3：肿瘤的最大直径>4 cm 或侵犯会厌舌面；

T_{4a}：肿瘤侵犯喉，舌外肌，翼内肌，硬腭，下颌骨；

T_{4b}：肿瘤侵犯翼外肌，翼板，鼻咽侧壁，颅底，或包绕颈动脉。

（2）N（区域淋巴结）

N_x：淋巴结情况不能评价；

N_0：临床检查淋巴结阴性；

N_1：同侧单个淋巴结转移，其最大径≤3 cm；

N_2：同侧单个淋巴结转移，其最大径>3 cm 但≤6 cm；或同侧多个淋巴结转移，但其最大径均≤6 cm；或双侧、对侧淋巴结转移，但其最大径均≤6 cm；

N_{2a}：同侧单个淋巴结转移，其最大径>3 cm 但≤6 cm；

N_{2b}：同侧多个淋巴结转移，但其最大径均≤6 cm；

N_{2c}：双侧或对侧淋巴结转移，但其最大径均≤6 cm；

N_3：转移淋巴结的最大径>6 cm。

（3）M（远处转移）

M_x：有无远处转移不能确定；

M_0：无远处转移；

M_1：有远处转移。

（4）TNM临床分期（图3.4）

Ⅰ期：$T_1N_0M_0$；

Ⅱ期：$T_2\ N_0\ M_0$；

Ⅲ期：$T_3\ N_0\ M_0T_{1\sim3}N_1M_0$；

Ⅳ期：$Ⅳ_A$期：$T_{4a}\ N_{0\sim1}\ M_0T_{1\sim4a}N_2M_0$；

$Ⅳ_B$期：任何T，N_3，M_0T_{4b}任何NM_0；

$Ⅳ_C$期：任何T，任何N，M_1。

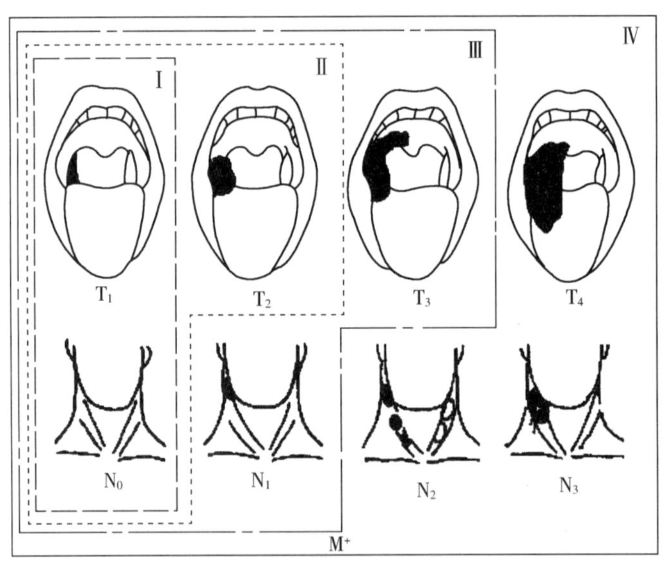

图3.4 口咽癌的临床分期示意图

在采取治疗前应对患者进行全面评估，包括病史采集、一般状况评价、体格检查、辅助检查、诊断、分期、获取既往治疗和并发症等资料，从而形成对患者的个体化治疗方案。

1. 病史采集

首发症状对提示原发灶很有帮助。重要的阳性和阴性体征，对提示肿瘤侵犯的范围、程度和对功能的影响往往有重要意义，可以帮助制订治疗计划。

2. 原发灶检查

原发灶症状主要表现为口咽异物感、疼痛、溃疡、出血。检查可见口咽部有新生物，触诊质硬。内窥镜直视下可以明确原发肿瘤的部位和黏膜侵犯范围，这是 MRI 等检查不能取代的。口咽癌具有沿软腭及咽侧壁黏膜向周围浸润性生长并向深层浸润的特性，黏膜表面浸润范围往往超出 MRI 所见，而深部浸润往往超出内镜下所见。要重视简单的手指触诊，往往可明确肿瘤的大致侵犯范围。

3. 颈淋巴结检查

口咽癌发生颈部淋巴结转移相当多见，转移淋巴结的部位对提示原发灶具有指导意义。

4. 辅助检查

重要的有 CT、MRI、X 射线平片和 B 超等。MRI 在局部分期诊断方面具有较大的优势，可对早期骨受侵作出诊断，又可从三维方向明确原发肿瘤的大小、范围，了解肿瘤与周围组织结构的关系及淋巴结有无转移，对放疗靶区的确定有重要的参考价值。头颈部肿瘤多具有相同的致癌因素，有一部分患者会同时出现第二原发癌，如上消化道和上呼吸道器官同时患有原发肿瘤。口咽患者一般要求行食管造影或食管镜检查，以除外第二原发癌。

5. 病理诊断

病理诊断是放射治疗的前提条件，获得病理诊断至关重要，有时需多次活检。必要时根据患者的临床表型行高危原发局域的盲检，往往有意外收获。

口咽是上呼吸道和上消化道的共同通道，具有多种生理功能。因此，决定治疗手段时，在考虑局部控制的同时，应尽量保留口咽部的功能，提高患者的生活质量。早期口咽癌手术和放疗疗效相似。采用单纯放射治疗，不仅能取得根治性效果，而且能有效地保留器官解剖结构的完整性，保存了正常生理功能。晚期口咽癌单纯手术和单纯放射治疗疗效均不理想，而采用手术和放射的综合治疗则可提高手术切除率、降低局部复发率和提高生存率。不宜手术的晚期口咽癌可做姑息性放射治疗，或与化疗综合治疗可提高疗效。

对于颈部淋巴结的处理，建议 N_1 的病人，淋巴结对非手术治疗的反应可以作为临床处理的指导，CR 者观察，PR 者行颈清扫，$N_{2\sim3}$ 病人，行计划性颈清扫。

口咽癌放疗最常见的急性反应是口咽黏膜炎，吞咽困难和疼痛。急性反应会导致营养不良，但要注意不要使患者在治疗过程中体重下降过多，否则可能会影响生存。应注意对放疗急性反应造成的营养不良进行纠正，通常通过放置鼻饲管或胃造瘘来解决患者的营养问题，必要时行肠外营养补充每日必需营养元素和热量。

放疗前应予口腔处理，拔除残根和修补龋齿，放疗中注意保持口腔卫生，漱口液漱口，必要时可予抗生素＋激素短期治疗，以减轻疼痛和提高患者对治疗的依从性。

口咽癌放疗晚期并发症主要是口干，颈面部水肿，皮肤皮下组织肌肉纤维化，张口困难。下颌骨坏死是比较严重的后遗症，其处理可采用高压氧保守治疗，但疗效相对较差。坏死段下颌骨切除＋修补术疗效更佳。

一、扁桃体癌

扁桃体癌（carcinoma of the tonsil）是最常见的口咽部恶性肿瘤，约占口咽部肿瘤的2/3，男性多于女性，发病的高峰年龄在50～70岁，长期嗜烟酒与肿瘤的发生有关。淋巴瘤好发于年轻人，以20～40岁最多见。扁桃体的肿瘤95％以上为鳞癌和恶性淋巴瘤。本节仅讨论扁桃体鳞癌相关内容（恶性淋巴瘤参见淋巴瘤章节）。

（一）解剖和扩散类型

扁桃体区位于口咽两侧壁，包括扁桃体、扁桃体窝（腭扁桃体）、咽前后柱和舌扁桃体沟。扁桃体癌形态上可表现为表浅生长型、外生型、溃疡浸润型。其中外生型较多见。起源于咽前、后柱的癌以鳞癌为多，同起源于扁桃体窝的癌相比，癌细胞分化较好，较少发生浸润，生长慢，淋巴结转移率低。起源于扁桃体窝的癌除鳞癌外，低分化癌和未分化癌也常见，肿瘤以溃疡型生长为主，容易侵犯舌咽沟和舌根。总体上扁桃体癌多数分化较差，易向邻近结构蔓延。扁桃体区有丰富的黏膜下淋巴网，主要引流至二腹肌下淋巴结、上颈深和咽旁淋巴结。因此扁桃体癌容易发生这些部位的淋巴结转移。淋巴结转移率可随T分期增加而增高，不同T分期的颈淋巴结转移为T_1～T_4分别为10％、30％、65％和75％。

（二）临床表现

咽喉疼痛是扁桃体癌最常见的症状，并可放射至耳部，吞咽时疼痛会加重。如肿物侵及硬腭、牙龈时可引起咬合不全。随着瘤体的增大，可导致呼吸困难、言语不清、进食困难，肿瘤累及翼肌可引起张口困难。扁桃体癌经常被误诊为“扁桃体炎”而延误治疗，故如可见扁桃体区肿物（肿物可呈外生型或浸润型生长），特别是一侧者，应取活检明确性质。治疗前CT/MRI为必要的检查项目，以了解病变范围和浸润深度，更好地决定治疗方案。

（三）治疗原则

扁桃体癌因组织分化差，恶性程度高，容易浸润周围组织，较早转移至咽淋巴环及颈淋巴区，但对放疗较为敏感。对T_1、T_2病变为首选放疗，放疗后如有肿瘤残留，可实施挽救性手术，此时手术损伤较小。T_3、T_4病变可考虑综合治疗，目前化疗与放疗的综合治疗应用较多，也可采用手术与放疗的综合治疗。

（四）放射治疗

1. 放射设野

照射范围包括原发灶、周围邻近结构（包括颊黏膜、齿龈、舌根、鼻咽和咽侧、后壁）和上颈部（包括颈后淋巴结）。常规照射时通常用两侧对穿面颈联合野照射，上界一般定于颧弓水平，下界至甲状软骨切迹水平或据病变下界而定，前界应至少超出病变前缘 2 cm，后界应包括颈后淋巴引流区。对于早期分化良好者不需做下颈预防性放疗，对分化程度差者、局部病灶较大、上颈淋巴结有转移者，下颈应做预防性照射，一般用单前野垂直照射，注意保护脊髓。如局部淋巴结残留可用电子线加量。先大野照射 D_T36～40 Gy，后避开脊髓缩小野照射，继续加量放疗，总量增至（66～74）Gy/（6～7）周。颈后区可用适当能量电子线补量（图 3.5）。

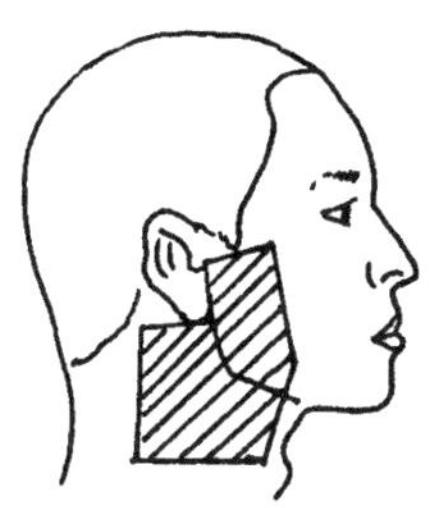

两侧相对野，包括原发灶、咽淋巴环及上颈深淋巴引流区

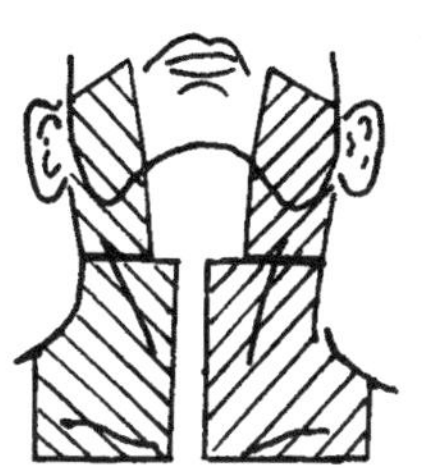

颈部切线野包括下颈、锁骨上区，作为预防治疗性照射

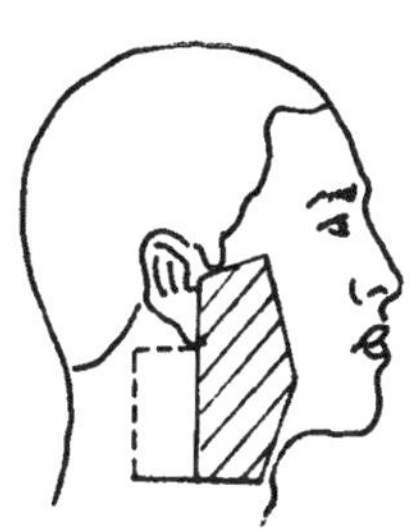

肿瘤量达4 000 cGy时缩野照射，后上颈（虚线示）可用电子束补量

图 3.5 扁桃体癌照射野

2. 照射剂量

总剂量为 D_T（66～74）Gy/（6～7）周。根据病理类型、肿瘤大小和肿瘤消退情况，来做适当调整，如对未分化、低分化癌或较小的肿瘤，总剂量可适当降低。中、高分化鳞癌或较大的肿瘤，处方剂量应相对较高。颈预防性剂量为 50 Gy 左右。

扁桃体癌多为分化差的癌，对放射治疗较为敏感，很多患者通过单纯放射治疗可以治愈。因此，利用调强放疗的优势，在不降低肿瘤控制的前提下，可以避免和减轻正常组织的损伤，提高患者的生存质量。调强放疗时靶区的确定与常规治疗时不应有区别，常规治疗获得的关于扁桃体癌局部控制的经验或预后因素是指导调强靶区确定的依据，在有条件的单位建议应用调强放疗。

（五）预后

扁桃体癌对放疗敏感，单纯放疗是本病的有效治疗方法，病期的早晚是影响预后的重要因素。放疗后总的 5 a 生存率在 32%～83%，其中Ⅰ期为 100%，Ⅱ期为 80%，Ⅲ期为 70%，Ⅳ期为 20%～40%。

预后与下列因素相关：①原发灶的期别：T 分期增加，放疗的局部控制率下降。病变侵及舌根者预后不佳，舌根部受侵则放疗局控率降低 1 倍；②颈部淋巴结转移：N_1 对预后的影响并不大，但至 $N_{2\sim3}$ 则单纯放疗的效果明显下降；③肿瘤的生长方式：肿瘤外突型生长者预后较溃疡型和坏死型好；④病理类型：一般来说，分化差的癌对放疗比较敏感，原发灶及颈部转移淋巴结容易控制，而分化好的癌放射治疗的效果较差；⑤疗终时原发灶与颈淋巴结消退情况：疗终病变全部消失者预后明显好于残存者。

二、舌根癌

舌根癌（carcinoma of the base of tongue）是头颈部较少见的恶性肿瘤。好发于50～70岁，男性多见。病理类型以鳞癌为主，但分化程度较舌癌差，也有小涎腺来源的癌，未分化癌和恶性淋巴瘤等。

（一）解剖和扩散类型

舌根位于全舌的后1/3，咽峡的后下方，前方与舌体的分界为舌轮廓乳头，两侧通过舌咽沟与扁桃体区、口咽侧壁相接，下方至舌会厌谷及舌会厌外侧襞。由黏膜和肌肉组成的舌根参与语言、吞咽、味觉功能的形成，同时舌根又有丰富的淋巴组织，与扁桃体、鼻咽部淋巴组织共同组成韦氏环，为人体免疫屏障的一部分。舌根鳞癌多呈溃疡型，向周围浸润性生长，还可向舌根部深层肌肉浸润。来源于小涎腺的癌多以外生性生长为主。舌根部的淋巴组织丰富且属于中线结构，因此舌根癌不仅容易发生颈部淋巴结转移，而且出现双侧颈转移的概率也较高，约4/5的患者初诊时即有颈部淋巴结转移，其中30％为双侧转移。最常见的转移部位为二腹肌下组及上颈深部组淋巴结，其次为颈后淋巴结、颌下淋巴结和咽后淋巴结。

（二）临床表现和诊断

舌根癌生长部位隐蔽，症状不明显，早期难以发现，当症状明显的大多已属晚期。故舌根癌常累及邻近组织及器官，如舌体、咽壁、扁桃体、会厌舌面等。常见症状为舌咽部疼痛，局部晚期病变可出现言语不清及吞咽困难。有时舌根部病灶较隐匿，患者以颈部无痛性淋巴结肿大起病就诊。不仅要在内镜下仔细检查并行活检明确病理，还要行MRI等检查了解肿瘤浸润深度及与周围组织的关系。同时应排除远处转移及第二原发癌可能。

（三）治疗原则

早期小的病灶手术与放疗都可以取得较好的局部控制效果，但由于舌根具有重要的生理功能，外科手术会造成组织缺损而导致功能障碍，出于功能保护的考虑，一般还是首选放疗。晚期病变原则上采取非手术治疗，手术作为非手术治疗失败后的挽救治疗。目前的趋势是同步放化疗与手术的综合治疗，同步放化疗作为一线治疗，放疗D_T50 Gy时进行疗效评价，如估计肿瘤在接受根治性放疗剂量后能够消退，则继续放疗，否则可考虑手术治疗。颈部淋巴结的处理原则是对$N_{0\sim1}$病变，可以用单纯放疗控制，但对$N_{2\sim3}$病变，尤其是放疗后残存者，应行颈部淋巴结清扫术，以最大限度地提高颈部的局部控制率。如果患者首先接受了手术治疗，病理提示病期较晚或有不良因素则应行术后放疗或同步放化疗。

（四）放射治疗

照射野包括原发肿瘤、邻近受侵部位及上颈淋巴引流区。常规放疗通常采用两侧相对平行野照射，照射野的上界要求超过舌和舌根表面1.5～2 cm，如果肿瘤侵及口咽咽前后柱或鼻咽，上界相应提高，可达颅底，包全整个受侵的解剖结构。下界位于舌骨下缘水平，可根据颈部转移淋巴结位置适当调整位置。前界包括咽峡及部分舌体，后界包括颈后三角淋巴引流区。先用大野照射 D_T36～40 Gy 时缩野，两侧野的后界前移以避开脊髓，继续照射至 D_T60 Gy 时再次缩野，针对原发灶区加量至 D_T66～70 Gy。颈后野用 8～12 MeV 的电子线补量。下颈锁骨上淋巴引流区另设一个单前野垂直照射，注意保护脊髓，预防剂量为 D_T 50 Gy。可采用调强放射治疗，有利于正常组织的保护。

近距离放射治疗由于其杀伤距离短、对正常组织损伤小的优点，与外照射结合治疗舌根癌，既能提高局部肿瘤剂量，又能有效避免单纯外照射导致的正常组织照射剂量过高而产生的严重放疗毒性，如放射性下颌骨坏死，放射性脊髓炎等。即使现代外照射技术已多采用调强精确放疗，对于非浸润性生长的舌根癌，采用高剂量率的组织间插植照射也是一种非常有效的推量手段。可在外照射至肿瘤剂量达 D_T 50～60 Gy，间隔 2 周后行插植，对 $T_{1\sim2}$病灶推量 20～25 Gy，$T_{3\sim4}$病灶推量（30～40）Gy/2 F。

（五）预后

舌根癌放疗后总的 5 a 生存率可达 40％～60％。早期 T_1、T_2病变放疗的局部控制率可高达 80％～100％，晚期 T_3、T_4病变放疗的局部控制率也能达到 30％～60％。预后与期别、病理类型、疗终有无肿瘤残存等因素有显著的相关性。

（六）失败模式

放疗失败的主要模式依然为局部/区域复发及远处转移。远处转移多发生于治疗后 2 年内。最常见的远处转移部位为肺，其次为骨、肝或广泛转移。不同病理类型中，高分化鳞癌以局部/区域复发为主，而腺癌、低分化癌和未分化癌则以远处转移多见。

三、软腭癌

软腭黏膜是口腔黏膜的延续，故软腭癌（carcinoma of the soft palate）及悬雍垂（腭垂）癌以鳞癌为多见，好发于 60～70 岁，男性多于女性。起源于小涎腺的腺癌比硬腭部位明显减少。肿瘤的分化程度较其他口咽癌高，与口腔癌类似。总体上软腭原发肿瘤比较少见。

（一）解剖和扩散类型

软腭构成口咽腔的顶壁，前与硬腭后缘相接，后为游离缘，两侧延伸为咽前后柱，于中线处汇合形成腭垂。起源于软腭的病变容易向前浸润发展，一般较少向后即扁桃体区域发展，而扁桃体区癌不论病期早晚均容易侵犯软腭。

软腭淋巴组织丰富，于中线形成交叉网，故常发生双侧淋巴结转移。二腹肌下和上颈深淋巴结转移较为常见，颈后淋巴结和颌下淋巴结较少受侵。软腭癌在就诊时的颈部阳性率为 30％～55％，其中 10％～20％为双侧颈部淋巴结转移。

（二）临床表现

症状有吞咽不适、异物感、出血、疼痛等。软腭张口即可见，所以该部位肿瘤容易早期发现。早期软腭鳞癌可表现为黏膜白斑或增殖性红斑样改变，或表现为浅表隆起肿物。晚期病变多呈溃疡浸润性癌，侵及硬腭、齿龈、颊黏膜、扁桃体区等。小涎腺来源的腺癌，一般较少向深层浸润，颈淋巴结转移少见且出现较晚，而腺样囊性癌具有深层浸润、破坏硬腭、侵犯神经或邻近血管与发生淋巴结转移的特点。明确诊断依赖于活组织病理检查。

（三）治疗原则

除极小的浅表病变可采用局部手术切除外，一般均以放射治疗为主，T_1和T_2病变采用根治性放疗可达治愈。T_3和T_4病变可采用手术与放射的综合治疗（术前或术后放疗）。

（四）放射治疗

软腭癌的基本照射技术以外照射为主，照射范围包括软腭、扁桃体区和上颈淋巴引流区。但对腺上皮来源的分化程度较高的腺癌，因淋巴结转移率低，设野可以保守一点，以软腭、腭垂为中心，包括部分周围结构。高分化鳞癌病灶，上颈无淋巴结转移，中下颈部及锁骨上区不推荐预防性照射，若病理为分化较低的鳞癌、低分化癌、未分化癌者，均应做全颈预防性照射。具体方法可参照扁桃体癌的照射技术，总剂量应给予（66～74）Gy/（6～7）周（D_T36～40 Gy后避开脊髓，D_T50 Gy时缩野至软腭区）。也可加用口腔筒照射补量，或行组织间插植局部后程加量，其目的是最大限度保证病变区剂量的同时减少周围正常组织的受量。可采用口含器分离软腭和舌面减少正常舌的受照剂量。因软腭是个活动器官，应注意交代患者影像采集及照射期间勿做吞咽动作，以免产生伪影及使肿瘤偏离照射靶区范围。在采用调强照射技术时，尤应注意此点。

（五）预后

软腭癌单纯放疗的5 a生存率为30%～60%。T_1病变为80%～90%，T_2病变为60%～80%，$T_{3\sim4}$病变仅为20%～40%。早期病变局部控制率高，预后较好；T_3、T_4及N（+）病变单纯放疗效果较差。预后的影响因素与T、N分期，病理类型，疗终时原发灶有无残留有关。

四、咽壁癌

咽壁癌（carcinoma of the pharyngeal walls）分为咽侧壁和咽后壁癌，在口咽各个亚区中的肿瘤发生率最低。咽壁癌部位隐匿，就诊时肿瘤仅局限在这一解剖部位者少见，常已扩展到鼻咽或下咽，有时侵及扁桃体、舌根和梨状窝，致使临床难以辨别肿瘤的起源部位。

（一）解剖和转移途径

口咽的后壁和侧壁由上咽缩肌和被覆的黏膜构成。上咽缩肌的深面与椎前筋膜之间有一层咽后脂肪薄层相隔。口咽后部的肿瘤可沿着这个脂肪层和筋膜在椎前间隙内扩散。晚期肿瘤可最终侵犯椎体。口咽后外侧壁的肿瘤可通过黏膜或黏膜下路径延伸至鼻咽和下咽。口咽和下咽的分界被人为指定为舌骨上缘平面，实际上口咽外侧后侧壁与下咽在解剖上是连续的，认识到这一点对治疗设野具有重要意义。

咽壁鳞癌颈淋巴结转移的发生率约为 60%。淋巴引流主要至二腹肌下、中颈和咽后淋巴结。

（二）治疗原则

手术和放疗都可以治疗咽壁癌，由于此病的低发生率、固有的分期变化和极其有限的文献数量，使得无法比较这两种治疗模式。早期可考虑单纯放疗，但因咽壁癌多为晚期，病变大且累及范围广，不主张单纯放疗，应以手术治疗为主，推荐采用综合治疗模式，可行手术＋术后放疗或同步放化疗。对于年老不能耐受手术或肿瘤已达晚期无法手术者，可行姑息放疗或放化疗。

（三）放射治疗

因咽壁癌通常向鼻咽和下咽蔓延，故照射野须从颅底至食管入口，包括鼻咽及下咽部。设野可采用两侧平行相对野照射，先大野照射 40 Gy，缩野后避开脊髓针对局部病灶增至 D_T（66～74）Gy/（6～7）周，亦可采用适形调强放疗。术后放疗原发灶区 D_T（60～66）Gy/6 周。与其他口咽肿瘤稍有不同的是，咽后壁肿瘤设野的后界需要保证足够的外放。

（四）预后

咽壁癌的预后较差，3 a 无瘤生存率约为 25%。Marks 报道 89 例口咽壁癌的 5 a 生存率为 19%，指出单纯放疗效果差，而应以手术加术后大剂量放疗为主要治疗方案。手术＋辅助放疗局部失败率为 11%。以手术为主要治疗的患者总失败率为 50%，包括局部区域复发和远处转移以及第二原发癌。52%的患者接受初始放疗出现局部失败。最多见的严重并发症为不能吞咽而永久性依赖胃造口术。

第三节　下　咽　癌

据《2012 中国肿瘤登记年报》，下咽癌（carcinoma of the hypopharynx）在全身恶性肿瘤中仅占 0.1%，占头颈部恶性肿瘤的 2%。下咽癌中最多见的是梨状窝癌，占 60%～70%。梨状窝和咽后壁癌以男性多见，环状软骨后区癌则以女性较为多见。下咽癌发病的高峰年龄在 60～65 岁。烟酒嗜好可能是本病发生的一个重要因素，营养因素与本病的发生也有一定相关性。因解剖部位较隐蔽，早期体征不易发现，病变多浸润性生长，局部侵犯范围广泛，同时该部位具有丰富的淋巴网络，易致淋巴转移，另外远处转移及消化道/呼吸道第二原发癌的发生率也较高（在 1/4～1/3）。本病的预后较差。

（一）解剖与淋巴引流

下咽是口咽的延续部分，位于喉的后方及两侧，始于咽会厌皱襞，终于环状软骨下缘，并与颈段食管入口相连，相当于第三至第六颈椎的水平。临床上又可分为三个解剖区域：即梨状窝区，环后区，咽后壁区（图 3.6）。梨状窝位于喉的两侧，上缘起自咽会厌皱襞，由外侧壁和内侧壁组成。外侧壁上方为甲状舌骨膜，向下为甲状软骨翼板内侧的黏膜，向后与下咽后壁相连续。内侧壁为杓会厌皱襞外壁。梨状窝下部为尖端部，向内下即移行至环后区与食管入口相连。环后区上界为两侧杓状软骨及后联合，下界为环状软骨背板下缘，两侧与梨状窝内侧壁相连。咽后壁区上起自会厌谿水平，下接食管入口，黏膜肌层覆盖于椎前筋膜前方。三个区域之间黏膜相延续，无解剖屏障，故一个部位的肿瘤很容易浸润到另一个部位。甚至有时因肿瘤范围较大而无法确定其原发部位。

下咽部淋巴网丰富，区域淋巴结转移率高达70%～80%，且早期即可出现颈淋巴结转移，颈淋巴结转移率与T分期相关性不明显。N_0的病人行颈淋巴结清扫术，发现30%～40%已有微小转移灶。病理检查阴性的淋巴结在以后发生颈部复发的危险也有25%。双侧或对侧淋巴结转移也较常见，占10%～20%。下咽的淋巴主要通过甲状舌骨膜回流至颈内静脉淋巴链，少数可到颈后淋巴结，甚至锁骨上区。其中，同侧颈静脉二腹肌淋巴结是最常见的转移部位，其次为中颈颈静脉淋巴链，脊副链淋巴结，少数至咽后淋巴结。对侧颌下腺区域是最常见的对侧转移区域。下咽下部如环后区、梨状窝顶部的淋巴引流还可随着喉返神经引流至气管旁、食管旁和锁骨上淋巴结。晚期可转移至纵隔或血行转移至肺、肝、骨等。

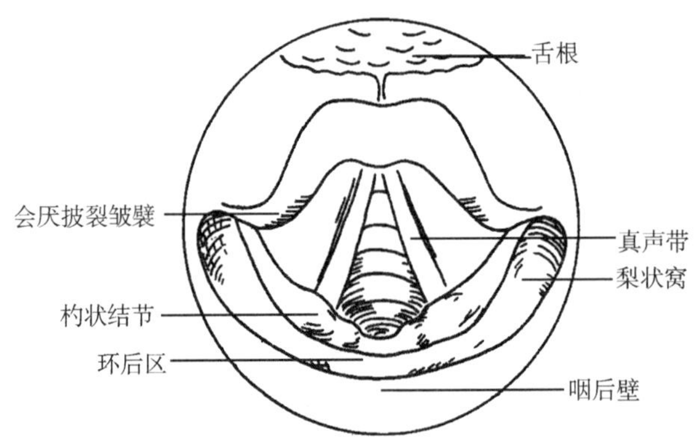

图3.6 下咽癌的解剖位置（镜下观）

（二）病理类型及局部扩展规律

主要为分化差的鳞状细胞癌。咽后壁癌分化程度最低，梨状窝癌次之，环后区癌分化程度相对较好。少见的病理类型有小涎腺来源的腺癌，恶性淋巴瘤，恶性黑色素瘤以及软组织肉瘤等。

下咽癌具有沿黏膜或黏膜下扩散的特点，因此肿瘤的实际病变范围往往超出临床检查所见。80%以上的病变呈浸润性生长，易侵犯周围结构如口咽、喉和颈段食管，甚至延及鼻咽、咽旁间隙等。不到1/5的病变可呈膨胀性生长，肿瘤表现为外生型肿物，但同时多伴有黏膜下浸润。不同部位起源的下咽癌具有不同的生物学行为。

梨状窝癌具有早期黏膜下弥漫性浸润的特点，其实际病变范围往往超出肉眼所见的肿瘤边界。梨状窝癌在确诊时，不仅局部病变范围广泛，而且约70%的患者已有颈部淋巴结转移，其中10%～20%为双侧转移。发生于梨状窝外侧壁的梨状窝癌，以向外生长侵及甲状软骨板后翼为主要扩展途径，较少侵犯喉内或发生对侧播散。发生于梨状窝内侧壁的梨状窝癌，可能同时伴有环后区受累，以早期侵犯破坏喉内结构为主要生长方式，造成声带固定；或直接在黏膜下播散，经同侧声门旁间隙侵及喉室及声带，或经环后区向对侧播散。

咽后壁癌可向上侵犯口咽，向下侵犯食管，晚期时可环周侵犯。椎前软组织易受侵，但少见椎体受侵。易转移至中颈及咽后淋巴结（RPN），且多为双侧。第二原发肿瘤发生率占20%，消化道概率高。

环后区癌以局部浸润扩展为主，容易侵及其周围结构如梨状窝、喉、咽侧壁、颈段食管和环状软骨等并将喉部及气管向前推移，可引起呼吸困难及吞咽困难。侵犯环状软骨、杓状软骨、环舌肌后部而出现声嘶。易转移至气管旁淋巴结和下颈深淋巴结。

多数下咽癌，尤其是咽后壁癌和环后区癌都具备黏膜下浸润的特点，故准确定义肿瘤边界十分困难。一组手术标本的研究证实60%的下咽癌表现出亚临床侵犯，范围：向上10 mm，向内25 mm，向外20 mm，向下20 mm。

（三）临床表现和诊断

下咽癌出现明显症状时如吞咽困难、吞咽痛、声嘶等已是晚期。其他症状有咽部异物感、咽喉痛、喉鸣、痰血、咳嗽、呛咳、耳痛等，但多不严重，又因位置较低，临床不易发现而被忽略，故多数病人就诊时已达晚期。约50%的病人以颈部肿块为首发症状就诊，肿大的淋巴结活动度差，质地较硬。

诊断包括一般情况的了解，病史询问及查体。要行下咽和喉的镜检，可看到肿瘤的部位、大小、形态和侵及的范围，用纤维喉镜可清楚地看到各解剖区的肿瘤情况。病理组织学检查是确诊下咽癌的最主要证据。同时要行一些辅助检查包括颈部CT/MRI、胸部CT、腹部超声、上消化道造影等。必要时行PET/CT及窄带成像内镜等。颈部CT/MRI的检查对下咽癌具有重要的作用，能发现及了解临床查体不易发现的病变、肿瘤侵及范围与周围结构受侵的情况，对制订治疗计划具有重要的价值。

（四）临床分期（AJCC/UICC 2002）

（1）T（原发肿瘤）

T_x：无法估计原发肿瘤；

T_0：未见原发肿瘤；

T_{is}：原位癌；

T_1：肿瘤局限在一个解剖部位和/或肿瘤最大直径≤2 cm；

T_2：肿瘤侵犯一个以上解剖部位或侵犯邻近组织，或肿瘤直径>2 cm，但≤4 cm，没有半喉固定；

T_3：肿瘤的最大直径>4 cm，或伴有半喉固定，或侵犯食管；

T_{4a}：肿瘤侵犯甲状软骨/环状软骨，舌骨，甲状腺，或中央区软组织；

T_{4b}：肿瘤侵犯椎前筋膜，包绕颈动脉，或累及纵隔结构。

（2）N（区域淋巴结）

N_x：无法估计区域淋巴结；

N_0：无区域淋巴经转移；

N_1：同侧单个淋巴结转移，直径≤3 cm；

N_2：同侧单个淋巴结转移，其最大径>3 cm，但≤6 cm；或同侧多个淋巴结转移，最大径未超过 6 cm；或双侧或对侧淋巴结转移，最大径未超过 6 cm；

N_{2a}：同侧单个淋巴结转移，其最大径>3 cm，但≤6 cm；

N_{2b}：同侧多个淋巴结转移，最大径未超过 6 cm；

N_{2c}：双侧或对侧淋巴结转移，最大径未超过 6 cm；

N_3：单个淋巴结转移，最大径超过 6 cm。

（3）临床分期

0 期：$T_{is}N_0M_0$；

Ⅰ期：$T_1N_0M_0$；

Ⅱ期：$T_2N_0M_0$；

Ⅲ期：$T_1N_1M_0$，$T_2N_1M_0$，$T_3N_{0\sim1}M_0$；

$Ⅳ_A$ 期：$T_{4a}N_{0\sim1}M_0$；$T_{1\sim4a}$，N_2M_0；

$Ⅳ_B$ 期：任何 TN_3M_0；T_{4b}任何 NM_0；

$Ⅳ_C$ 期：任何 T，任何 N，M_1。

（五）治疗原则

早期下咽癌手术和放疗的疗效相似，但放疗有功能保存和易将常见颈部淋巴结转移部位包括在照射野内的优势，故首选放疗。如肿瘤未控或复发时可做手术补救。单纯手术治疗也可以取得较好的疗效，但往往会损害器官的功能。

对晚期病变，采用单纯手术治疗或单纯放射治疗总的疗效均不理想，但通过综合治疗可降低局部复发率和改善远期生存率。因此，对晚期肿瘤应采用手术+放疗的综合治疗的模式，可以提高肿瘤的局部控制率，延长患者的生存时间。

不宜手术的晚期患者可行姑息性放射治疗。对晚期下咽癌，可应用化学治疗。术前或放疗前进行诱导化疗对总的生存无明显影响，因此诱导化疗的作用目前基本被否定。而同步化疗则有提高放疗的肿瘤局部控制率、改善远期生存的趋势。

（六）放射治疗

1. 放疗适应证

1）$T_{1\sim2}N_0$ 病变，尤其是肿物外生性生长者，首选根治性放疗。

2）可以手术的 $T_{3\sim4}N_{0\sim1}$ 的病人做计划性的术前放疗/同步化放疗。D_T 50 Gy 根据疗效评价决定是手术还是继续根治放疗。

3）手术切缘不净、残存，淋巴结直径大于 3 cm 或多个者，或颈清扫术后提示广泛性的淋巴结转移、包膜外侵犯、周围神经侵犯者，均应行术后放疗/同步化放疗。

4）对大于 3 cm 的淋巴结，且质地硬而固定、侵犯皮肤者，单纯放疗的局部控制作用较差，应术前放疗＋手术治疗（包括颈淋巴结清扫术）。

5）不能手术的病例行姑息放疗，如缩小后争取手术切除。

6）术后复发病例行姑息放疗。

7）病理类型为低分化或未分化者，不论早晚，均应首选放疗。

2. 放射治疗技术

（1）常规放射治疗

主要采用^{60}Co 或 4～6 MV 高能 X 射线，辅以电子线。照射体位为仰卧，面罩固定头颈部，主要采用两侧面颈野对穿照射＋下颈锁骨上野垂直照射技术。

照射范围一般需包括整个下咽部、喉部及颈部淋巴引流区。由于下咽癌有沿黏膜下扩散及颈部淋巴结转移率高的特点，故设野开始时宜大，上界至颅底，下界至食管入口（相当于环状软骨下缘水平），前界至颈前缘前 1 cm，后界如颈部淋巴结阴性至颈椎棘突，如颈部淋巴结阳性则应向后移至包括颈后淋巴区为准。D_T36～40 Gy 时，后界前移至颈椎椎体中后 1/3 交界处以避开脊髓。D_T50 Gy 时上下界适当内收，D_T达 60 Gy 时再次缩野，包括病变区使总量至 D_T70 Gy（图 3.7）。对淋巴结阳性的病人，如缩野后不能全部包括转移淋巴结者，则 D_T40 Gy 改野时，颈后可用合适能量的电子线来补量，一般不宜超过 12 MeV。下颈锁骨上常规做预防性照射。

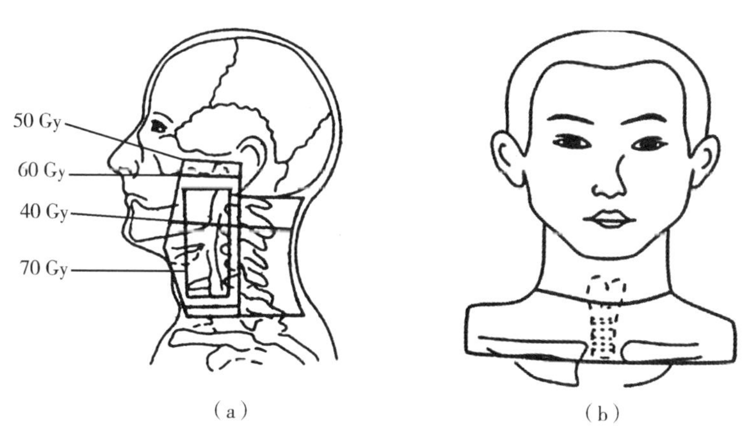

图 3.7　下咽癌照射野的体表标记

（a）原发肿瘤的照射野；（b）下颈锁骨上预防性照射

照射剂量术前放疗为 D_T 50 Gy/5 周，术后预防照射剂量 D_T 50 Gy/5 周，高危区 60 Gy，但有明显肿瘤残留者，应针对局部病灶加量至 D_T66～70 Gy。单纯根治性放疗在采用缩野技术照射时的剂量为 70～76 Gy。下颈锁骨上野预防性照射 D_T50 Gy/5 周。

（2）适形调强放射治疗技术

常规放疗应用于下咽癌的治疗具有明显缺陷，譬如不论起源于下咽的哪个部位，设野均雷同；相邻野衔接困难，且相邻处位于复发高危区。近年来三维适形调强放射治疗技术已广为使用，GTV 应给予 70～76 Gy 剂量，而同侧高危区域（CTV_1）给予 60～66 Gy，中危（预防）区域（CTV_2）给予 56～60 Gy，对侧下颈低危区域（CTV_3）给予 50～56 Gy 剂量。下咽癌可能是 IMRT 技术获益最明显的肿瘤之一，采用此技术，T_1N_0 病例 5 a 无病生存率达到 90%，T_2N_0 病例达到 70%。对于 N_2 或 N_3 病例，通常采用放疗后或综合治疗后的颈清术以使肿瘤控制率最大化。对于对侧颈部 N_0 病例预防照射（CTV_2）的上界，应局限在 C_1 椎间隙水平以更好地保护对侧（健侧）腮腺。适形调强放疗靶区及剂量分布图见图 3.8。

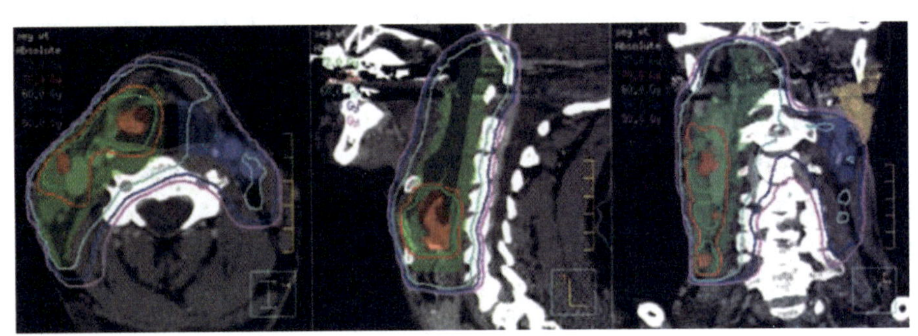

图 3.8　下咽癌适形调强放疗靶区及剂量分布图

（七）预后及影响因素

早期下咽癌不论是单纯放疗或手术，均能获得较好的疗效。临床所见大多为中晚期癌，故预后较差。5 a 生存率单纯放疗为 10%～20%，单纯手术为 30%～40%。手术与放射综合治疗能提高局部控率和 5 a 生存率，近年来采用调强放疗技术使得下咽癌的生存有所改善。

预后的影响因素有性别、年龄、肿瘤部位，以及 T、N 分期。一般而言，女性患者预后好于男性，年轻患者预后好于年老者。发生于杓会厌皱襞和内侧壁的梨状窝，预后明显好于环后区和咽壁区癌。而发生于梨状窝尖部的肿瘤，容易向四周浸润发展，预后明显变差。随着 T、N 分期的增加，局控率及生存率明显下降。

（八）放疗并发症

急性反应：急性黏膜反应、口腔干燥、味觉障碍、喉水肿（持续超过 6 个月的喉水肿应注意肿瘤残存复发的可能）。晚期损伤：喉软骨坏死、软组织坏死、颈部纤维化。严重喉水肿需紧急气管切开。吞咽进食困难而需要胃造口术。

第四节　喉　　癌

喉癌（carcinoma of the larynx）也是头颈部常见的恶性肿瘤，其发病率在头颈部肿瘤中占第二或第三位，在我国北方地区有时喉癌的发病率可能高于鼻咽癌。喉癌发病机制尚未明确，目前认为喉癌的发生是多因素综合作用的结果。常见危险因素与生活习惯、生活环境有关，吸烟饮酒为目前众所公认的致癌因素。好发年龄在50～70岁，从性别上来讲，男性多于女性，喉是第二性征，喉癌的发生有可能与性激素水平有关。另外生物学因素也是喉癌发生的重要因素，较为肯定的是人类乳头状瘤病毒（HPV）的感染。

但喉癌的治疗目前国内外学者多提倡早期者首选放疗，既可获80%～90%的5a生存率，又能保留喉的形态和功能。如有复发或未控，由手术挽救性治疗，仍能取得较好的结果。手术治疗早期喉癌也有较好的效果，但常遗留不同程度的功能损害。对于中晚期喉癌，采用放射与手术综合治疗能提高疗效。

一、解剖与淋巴引流

（一）解剖

喉位于颈前部，约相当于第四至第六颈椎水平，上通口咽，后为喉咽，下接气管。临床上将喉腔分成以下三个解剖区（图3.9）。

1）声门上区：自会厌上端至喉室，包括会厌喉面、杓会厌皱襞、杓状软骨、假声带及喉室。

2）声门区：包括声带，前联合、后联合。

3）声门下区：包括声带以下至环状软骨下缘。

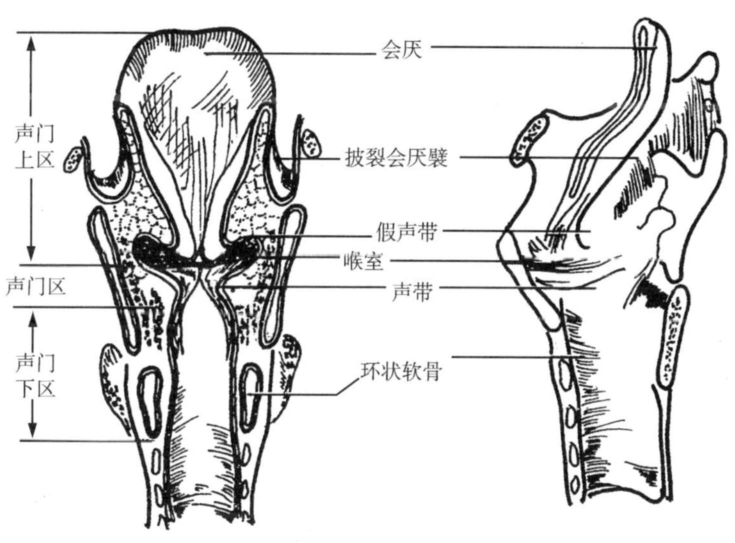

图3.9 喉的解剖分区

（二）喉的淋巴引流

声门上、下区淋巴引流以声带为界限分别引流至不同的淋巴结组（图3.10）。声门上区淋巴管穿过会厌前间隙和甲状舌骨膜而注入颈内静脉淋巴结上组和中组。因此声门上型喉癌转移部位多见于颈深淋巴结的上、中组（Ⅱ区和Ⅲ区）；而声门下区淋巴管穿过环甲膜注入甲状腺峡部附近的气管前淋巴结，或直接引流至颈内静脉链中、下组，同时也可向后通过环状气管膜引流至气管旁淋巴结。因此声门下型喉癌转移常见于颈中深、颈下深淋巴结即Ⅲ区和Ⅳ区，以及气管食管周围淋巴结（Ⅵ区）。最后可至锁骨上和上纵隔淋巴结。真声带基本没有毛细淋巴管，故早期声带癌甚少发生淋巴结转移。声门上区有丰富的淋巴管，而且双侧相互交叉，因此声门上区淋巴结转移常见。确诊时约2/3的病例临床有淋巴结转移，其中1/3为双侧转移。声门下区的淋巴管相对较少，文献报道淋巴结转移率在10%左右（图3.10）。喉癌经血行播散而转移者较少，主要转移至肺、肝、骨骼等处。纵隔淋巴结转移一般也归于远处转移的范畴。

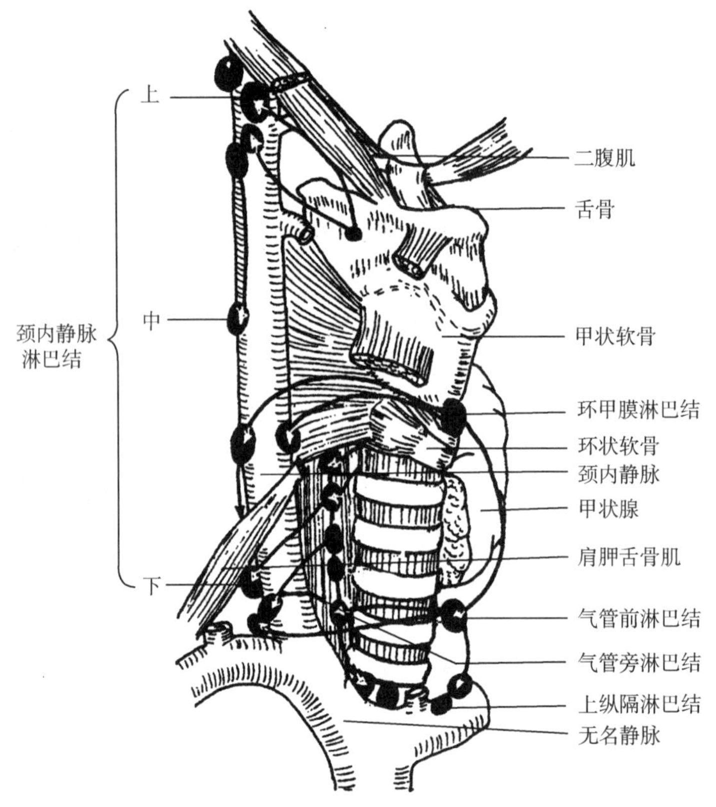

图3.10　喉淋巴结分布及引流

二、病理

喉癌的病理类型最常见的为鳞癌，约占90%，且分化程度较高。声门区癌分化程度最高，声门上区癌分化程度较差，声门下区癌介于两者之间。其他较少见的有腺癌、肉瘤、恶性淋巴瘤、未分化癌等。

三、诊断及临床分期

（一）诊断

声门上区癌、声门癌和声门下区癌的临床症状不尽相同，同样的症状出现的时间早晚也各有特点。持续存在或进行性加重的咽喉痛及声音嘶哑，为本病常见的较早期症状，对此类患者均应进行间接喉镜检查，必要时做直接喉镜、CT、MRI检查。放射治疗的成功与否和正确的诊断有密切的关系，诊断不仅要明确病理性质，还要明确原发部位和肿瘤侵及的范围。

（二）临床分期

临床分期标准为2010年AJCC TNM分期：

1. T（原发病灶）

T_x：原发肿瘤不能被确定；

T_0：无原发肿瘤的证据；

T_{is}：原位癌。

（1）声门上区癌的T分期标准

T_1：肿瘤局限于声门上区一侧，声带活动正常；

T_2：肿瘤累及声门上区一个以上邻近结构的黏膜，或声带受侵，或病变超出声门上区，如侵及舌根黏膜、会厌、梨状窝内侧壁，不伴有喉的固定；

T_3：肿瘤限于喉内，声带固定和/或侵犯以下的任何一个结构，环后区、会厌前间隙、舌根深部；

T_{4a}：肿瘤侵及甲状软骨，和/或侵及喉外组织如气管，颈部软组织包括深部舌外肌、带状肌、甲状腺或食管；

T_{4b}：肿瘤侵及椎前间隙，包绕颈动脉，或侵犯纵隔结构。

（2）声门癌T分期标准

T_1：肿瘤限于声带，可以累及前、后联合，声带活动正常；

T_{1a}：肿瘤限于 ·侧声带；

T_{1b}：肿瘤限于两侧声带；

T_2：肿瘤累及声门上区和/或声门下区，和/或声带活动受限；

T_3：肿瘤限于喉内，声带固定和/或侵犯声门旁间隙，和/或侵犯甲状软骨内皮层；

T_{4a}：肿瘤侵犯甲状软骨外皮层或/和侵犯喉外组织，如侵及气管、颈部软组织包括深部舌外肌、带状肌、甲状腺，或食管；

T_{4b}：肿瘤侵犯椎前间隙，包绕颈动脉，或侵犯纵隔结构。

（3）声门下区癌的T分期标准

T_1：肿瘤局限于声门下区；

T_2：肿瘤累及声带，声带活动正常或受限；

T_3：肿瘤限于喉内，声带固定；

T_{4a}：肿瘤侵犯甲状软骨或环状软骨，和/或侵犯喉外组织，如侵及气管、颈部软组织包括深部舌外肌、带状肌、甲状腺，或食管；

T_{4b}：肿瘤侵犯椎前间隙，包绕颈动脉，或侵犯纵隔结构。

2. N（淋巴结）

N_0：临床无淋巴结转移；

N_1：同侧单个淋巴结转移，其最大径≤3 cm；

N_2：同侧单个淋巴结转移，其最大径>3 cm，但≤6 cm；或同侧多个淋巴结转移，但最大径均≤6 cm；或双侧、对侧淋巴结转移，但最大径均≤6 cm；

N_{2a}：同侧单个淋巴结转移，其最大径>3 cm，但≤6 cm；

N_{2b}：同侧多个淋巴结转移，其最大径≤6 cm；

N_{2c}：双侧或对侧淋巴结转移，其最大径≤6 cm；

N_3：转移淋巴结的最大径>6 cm。

3. M（远地转移）

M_x：不能确定；

M_0：无远地转移；

M_1：有远地转移。

4. 分期组合

0 期：$T_{is}N_0M_0$；

Ⅰ期：$T_1N_0M_0$；

Ⅱ期：$T_2N_0M_0$；

Ⅲ期：$T_3N_0M_0$，$T_{1\sim3}N_1M_0$；

Ⅳ期：$T_4N_0M_0$，$T_4N_1M_0$，$T_{1\sim4}N_{0\sim3}M_1$；

$Ⅳ_A$ 期：$T_{4a}N_{0\sim2}M_0$，$T_{1\sim3}N_2M_0$

$Ⅳ_B$ 期：任何 TN_3M_0；T_{4b}任何 NM_0；

$Ⅳ_C$ 期：任何 T，任何 N，M_1。

四、治疗原则

喉癌的治疗方针不仅要治愈肿瘤，获得最高的肿瘤局部控制率和治愈率，而且最理想的是要尽可能地保存喉的生理功能，提高病人的生存质量。大多数喉癌是鳞状上皮细胞癌，对放射治疗敏感。放射治疗和手术治疗都是治疗喉癌的主要手段，早期喉癌单纯放射治疗和单纯手术治疗都可以获得很高的局部控制率和长期生存率，总的 5 a 生存率相似。但早期喉癌应首选放疗，其主要理由有：①有较高的治愈率，疗效并不亚于手术治疗；②保留了喉的呼吸和发音功能；③放疗后若局部复发或未控，可用手术治疗来补救。

不同解剖部位的喉癌其临床症状、治疗方法和预后均所有不同，分别叙述如下。

（一）声门癌

1. 声门癌的特点

其特点是：①起病时即有声嘶，并持续存在，进行性加重；②多为分化好鳞癌；③罕见有淋巴结转移，淋巴结转移发生于病变晚期；④一旦声带活动受限，预后变差；

⑤确诊时相当一部分属早期，但也有误诊为喉炎而致病期趋中、晚期。

2. 治疗原则

1）原位癌：内镜下切除或放疗，推荐放疗，因为声带局部刮除术可去除病灶，但这种方法很难判断有无微小病灶，肿瘤容易复发，而反复蹭刮声带会使其增厚，单纯放疗能更好地保留发音功能。

2）$T_{1\sim2}N_0$：首选放疗，手术作为放射治疗失败的补救措施。T_1 期患者根治性放疗局控率达 90％以上，T_2 局控率也可达 70％～80％。

3）T_3：可根据肿瘤范围选择治疗方式，如病变局限于喉的一侧，气道通畅，随访依从性好的可选择放疗，密切随访，如病情变化采取补救性手术。肿瘤范围较大的 T_3 声门癌，如病变侵犯喉的两侧，伴呼吸困难，与 T_4 声门癌同属晚期肿瘤，建议选择行全喉切除术，根据术后情况决定是否需要加术后放疗及化疗。

3. 放疗技术

早期声门癌最佳治疗方案为根治性放疗。病人取仰卧位，常规应用头颈部固定器，设野以声带为中心平面，包括全声带和前、后联合区，环后区至颈椎椎体前缘。设野一般上界位于舌骨水平，下界为环状软骨下缘，前界开放到至颈前缘前 1 cm，后界设在颈椎椎体前中 1/3 交界处，照射野多选用 5 cm×5 cm～6 cm×6 cm 大小（图 3.11)。4～6 MV高能 X 射线，两水平侧野对穿照射，照射量应达根治剂量为 D_T（66～70）Gy/(6～7)周，加楔形过滤板使剂量分布均匀（图 3.11 及图 3.12)。

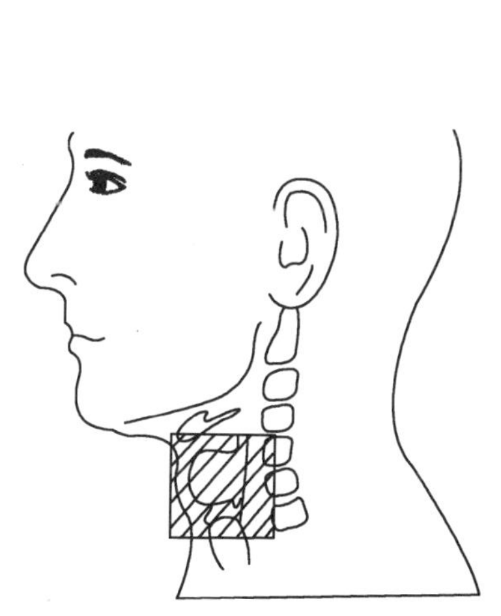

图 3.11　T_1、T_2 声门型喉癌照射野的体表标志

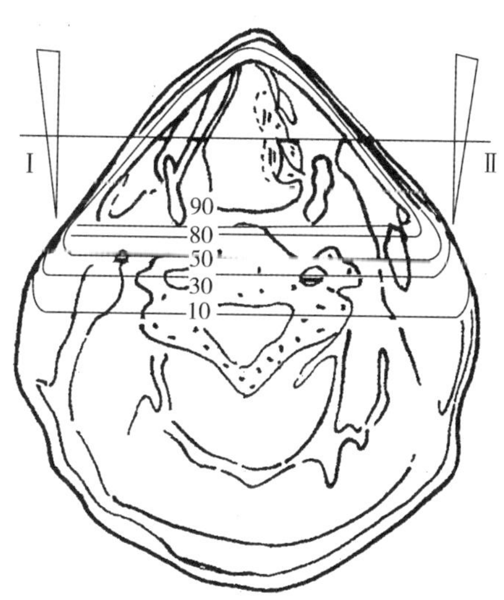

图 3.12　喉癌楔形野照射示意图

早期声门癌照射范围不大，淋巴结转移机会很少，故不需要照射颈淋巴结引流区，腮腺区也无明显的剂量受量，调强放疗的优势无法显现。相反，如果采用调强放疗早期，由于调强剂量计算的限制，在皮肤表面有产生高剂量或低剂量的危险，另外调强放疗实施往往需要 10～20 min，其间喉吞咽运动时产生的位移有 2 cm，靶区有逃离调强范围的

可能。由此可见，调强放疗在早期声门癌中应用意义不大，实际上增加了治疗的复杂性，反而可能降低局控率。因此早期声门癌不是调强放疗的适应证。

晚期声门癌常以综合治疗为宜，术后放疗的指征为：①原发肿瘤 pT_4；②淋巴结 N_2 或 N_3；③神经周围受侵；④血管内瘤栓。有下列情况：①淋巴结包膜侵犯和（或）切缘阳性；②原发肿瘤 pT_4；③神经周围受侵；④血管内瘤栓，患者应予以同步放化疗。照射野应放大，设野方法要根据肿瘤累及的范围而定，如有淋巴结侵犯需包括颈部淋巴引流区。可采用常规放疗或调强放疗。常规放疗一般先需大野照射 40 Gy，而后缩野避开脊髓照射原发灶至 60～65 Gy，电子线补充颈后区至 50 Gy。图 3.13 为调强放疗靶区勾画。

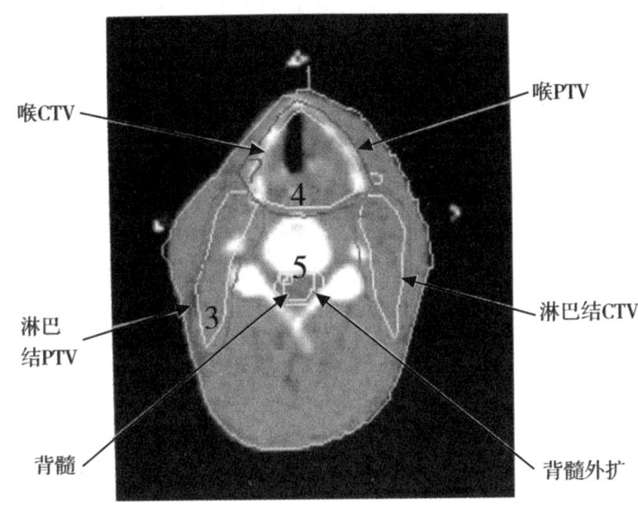

图 3.13　调强放疗靶区勾画

（二）声门上区癌

1. 特点

1）临床症状为咽部异物感，吞咽疼痛，反应性耳痛及呼吸困难等，晚期可出现声嘶。

2）大多为分化差的鳞癌。

3）淋巴转移率高（达 30%～50%）。

4）肿瘤可直接累及梨状窝、环后区和舌会厌或舌根。

2. 治疗原则

早期原发肿瘤的治疗方案为放射治疗或声门上喉切除术，根治术后情况决定是否实施术后放疗。

1）早期：原发灶为早期，但伴颈部淋巴结转移，通常结合化疗以控制颈部病变。之后，原发灶行根治放射治疗，颈部淋巴结行清扫术；或同时行声门上喉切除术和颈部清扫术，再行术后放疗，照射野包括原发灶和颈部淋巴结引流区。

2）晚期：晚期声门上喉癌一般选择全喉切除术。部分 T_4 期声门上喉癌，如手术有困难可行放化疗，一旦肿瘤部分退缩，可考虑手术治疗。

3. 放疗技术

1）投照体位：病人取仰卧位头部过伸，使颈段椎体伸展与床面平行，常规应用头部固定器在模拟机下定位，设二侧野水平照射。

2）照射野的设计：声门上区癌具有颈部淋巴结转移率高及转移发生早的特点，故照射野的设计以充分包括原发灶和颈部区域淋巴引流区为原则，对 N_0 的病人也必须行上、中颈淋巴引流区的预防性照射，中上颈淋巴结阳性者，则双侧下颈、锁骨上区均要做预防性照射。

常规放疗时照射野设计如下：N_0 病例的设野（图 3.14）：上界：第一颈椎水平，如口咽或咽旁受侵，则上界置于颅底水平；下界：环状软骨水平；前界：颈前缘前 1～2 cm；后界：颈椎棘突。对颈淋巴结阳性者，后界后移至完全包括淋巴结。下颈、锁骨上野的上界与两水平侧野的上界共线，下界沿锁骨下缘走行，外界至肩关节内侧缘内，做颈前切线垂直照射（图 3.15）。

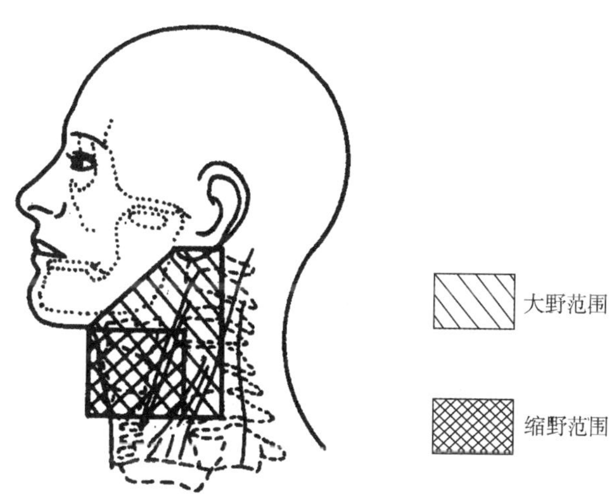

图 3.14　N_0 声门上型癌的照射野

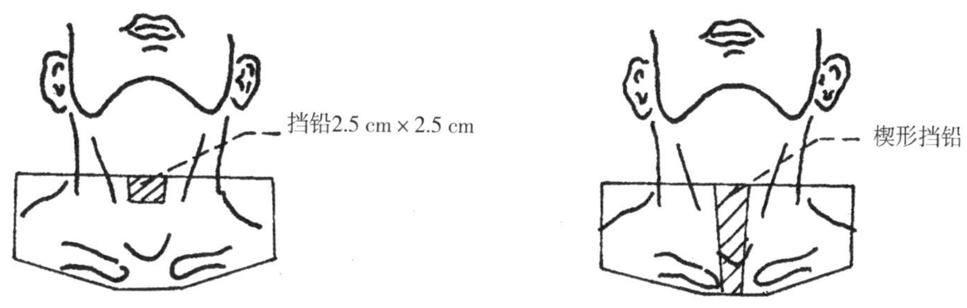

图 3.15　T_1～T_4 声门上型癌下颈、锁骨上淋巴引流区照射野

3）照射剂量：双侧水平野 D_T36～40 Gy 时，后界向前移至避开脊髓，颈后区用合适能量的电子线补量。D_T50～60 Gy 时，可再次缩野针对原发灶加量至（66～70）Gy/（6.5～7）周。下颈及锁骨上区预防性照射 D_T50 Gy/5 周。术前放射剂量为 D_T50 Gy/5

周。术后放射剂量一般为50～60 Gy，但切缘阳性或不够（距瘤缘在0.5 cm以内）者应给予根治剂量66～70 Gy。

声门上癌可采用调强放射治疗。

4. 预后

声门上型癌疗效不如声门癌。表面外突和早期病变单纯放疗的治愈率达70%～80%，但一般病期都较晚，5 a无瘤生存率仅为20%～36%，故对晚期的声门上癌，目前都主张采用综合治疗。

（三）声门下癌

1. 特点

1）在喉癌中较少见，早期症状不明显，或仅有咳嗽、轻度呼吸困难等，但大多数病人在就诊时即有喘鸣、严重呼吸困难需要进行紧急气管切开或喉切除术。

2）手术切除后气管造瘘口处复发率高，故需采用术后放疗。

3）颈部淋巴转移率为10%～20%。

4）单纯放疗效果差。

2. 放疗技术

声门下区癌的单纯根治性放疗适应证为T_1、T_2病变，中、晚期者以综合治疗为主，对不适宜手术治疗的晚期病变可做姑息性放疗。

照射范围应包括肿瘤的原发部位，气管前、气管旁、下颈与锁骨上区及上纵隔淋巴引流区。常规放疗时一般先设单前野或前、后两野对穿照射，上界根据病变范围而定，下界接近隆突水平以包括气管、上纵隔。高能X射线照射$D_T \leqslant 40$ Gy时，脊髓处挡3 cm宽铅块，继续X射线照射至D_T50 Gy，而挡铅处用合适能量的电子束补10 Gy（使总量也达到D_T50 Gy）。然后改用两侧水平野避开脊髓针对肿瘤区加量，使总量达70 Gy左右（图3.16）。亦可采用适形调强放疗，对正常组织的保护将更有利。

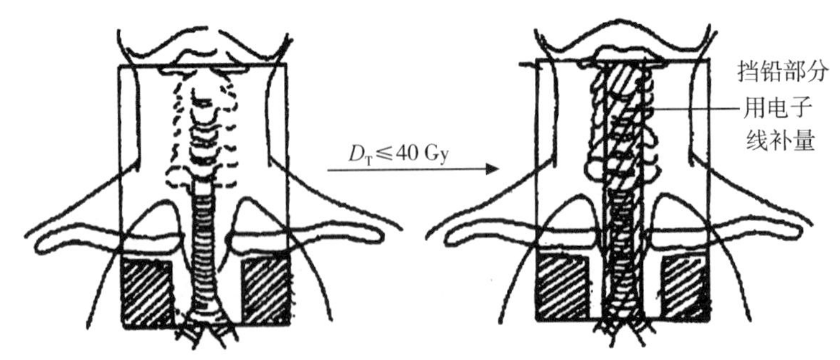

图3.16 声门下区癌的照射野

3. 预后

早期声门下区癌单纯放射治疗的5 a生存率为40%～50%，晚期预后差。

五、放疗前、中、后的注意事项

（一）放疗前

1）告知病人在疗程中或治疗后可能发生发音变化，照射 3～4 周后，声音变嘶哑，60～70 Gy 时常可失音，放疗结束后 3～4 周可恢复。

2）预防性气管切开不作为常规，对声门下区癌、有呼吸困难、双侧声带麻痹或肿瘤极大者应考虑。

3）保护喉（如不要大声说话），必须戒烟戒酒。

（二）放疗中

（1）反复喉镜检查

1）照射 15～20 Gy 时病灶轮廓可扩大（炎性水肿）。

2）非肿瘤性声带活动受限在治疗中可恢复。

3）表面突出的肿瘤一般在治疗第 4 周时退缩，治疗终止时应完全消退。

（2）黏膜水肿的处理

允许放射引起轻度水肿，必要时可给予超声雾化吸入，加用抗生素和肾上腺皮质激素等药物，发生呼吸困难时，应紧急做气管切开。

（三）放疗后

1）放疗结束超过 2 个月，若仍有肿瘤残存，应考虑手术治疗（部分或全喉切除）。

2）放疗后 3～6 个月内，要密切注意水肿情况，尤其是会厌。喉癌放疗后 3 个月喉水肿仍持续存在、加重、放疗后 3 月再次出现喉水肿经抗生素治疗后不消退、喉部肿胀伴有声带固定，则要警惕有可能存在残留肿瘤，必要时行喉切除术，但术前最好有病理证实。Kagan 等在临床实践中发现，放射后会厌长期水肿者，局部复发率要比无水肿者高一倍，活检阴性者做喉切除术后显示 60％的病人有镜下肿瘤。

3）随访期：放疗后第一年，应每 6～8 周复查一次，第 2 年每 3 个月复查一次，第 3 年每半年复查一次，以后每 1 年复查一次。

第五节　鼻腔和鼻窦癌

一、鼻腔和筛窦癌

鼻腔与筛窦癌（carcinoma of the nasal cavity and the ethmoid sinus）除早期外，临床表现相似，难以辨别其原发部位，故一般常将两者视为一体，合并讨论。鼻腔、筛窦癌的发病高峰年龄在 40～60 岁，男性多于女性。病理类型绝大多数为鳞癌，其次为未分化癌、低分化癌、腺癌和腺样囊性癌等。鼻腔淋巴瘤在淋巴瘤章节介绍。

（一）应用解剖

鼻腔呈锥体形，以鼻中隔分为左右两侧，前鼻孔与外界相通，后鼻孔与鼻咽相连接，侧方与上颌窦，上方与眼眶、筛窦、额窦及蝶窦等为邻。筛窦位于筛骨中，主要由8～10个筛房组成，骨壁薄如纸。筛窦与眼眶、鼻腔、上颌窦、蝶窦、额窦及前颅窝等毗邻。鼻腔筛窦的淋巴引流，主要注入咽后淋巴结、颌下淋巴结和颈深上淋巴结。

（二）诊断要点

（1）主要症状及体征

有进行性鼻塞、血涕、鼻腔异常渗液，鼻外形变宽、隆起或塌陷。肿瘤侵入眶内可出现突眼或复视。若侵入颅底、颅内出现持续性的头痛，筛窦肿瘤可侵及前组颅神经，引起Ⅰ～Ⅴ对颅神经均有可能损害。晚期病变可出现颌下或上颈淋巴结肿大。

（2）鼻镜及X射线检查

鼻镜检查可见鼻腔内有新生物；CT、MRI可见鼻腔内软组织阴影，患侧鼻腔扩大，常见侧壁骨质破坏合并副鼻窦混浊；必须注意其周围骨质破坏情况。鼻镜发现新生物一定要查上颌窦，因多数“鼻腔癌”系上颌窦癌侵入鼻腔所致。

（3）活组织病理检查

钳取活检，如疑为早期癌难以窥见肿瘤时，可行脱落细胞学检查，如为黏膜下肿瘤，宜行穿刺吸取病理检查。

（4）鉴别诊断

须与鼻腔恶性淋巴瘤、上颌窦癌、鼻硬结症、浆细胞肉瘤等鉴别。

（三）治疗原则

早期手术病例与放疗的疗效相似，治愈率较高。由于鼻腔的特殊解剖特点，手术易影响功能和美容。因此对于早期病变者可首选单纯放射治疗，对于中晚期病人可采取放射与手术综合治疗。但必须根据病理类型和侵及的范围制订治疗方案。一般认为未分化癌、低分化癌早期者可采用单纯放疗。鳞癌、腺癌和腺样囊性癌应采用手术＋放射综合治疗。晚期病人及未分化癌可与化疗综合治疗。晚期病例不宜手术者可采用姑息性放射治疗。

（四）放射治疗

1. 常规放疗

仰卧、面罩固定，含口含器，目的是使舌在放疗中少受照射。设野可根据肿瘤累及的范围及病理类型设计适合的照射野（图3.17），一般以面前野为主，开始照射野要大，在照射45～50 Gy后改侧野或电子束加量。常用照射野如下：

1）面前矩形野及L形野：病变位于一侧鼻腔和筛窦而未侵犯上颌窦者，用面前单个矩形野。照射野包括同侧鼻腔、筛窦，对侧过中线1～2 cm；如有同侧上颌窦内侧壁受侵，则改为L形野，包括同侧上颌窦内壁或全上颌窦，上界达眉弓，下界达硬腭下缘水平。

2）面前“凸”字形野：适用于肿瘤侵犯鼻中隔、对侧鼻腔或双侧上颌窦者。

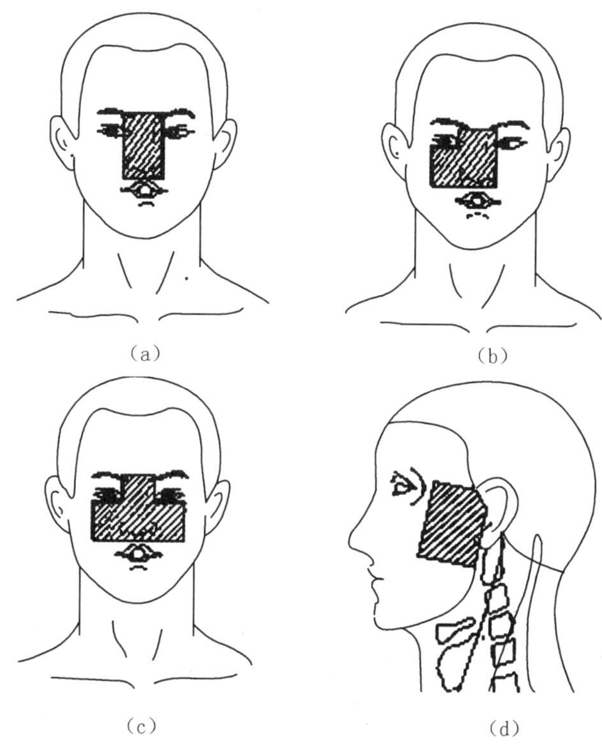

图 3.17　鼻腔筛窦癌常用照射野

(a) 早期鼻腔筛窦癌照射野；(b) 面前 L 形野；(c) 面前凸字野；(d) 侧矩形野

3）面前“□”形大野：适用于病变已广泛累及上颌窦、颅底、眼眶或有突眼者。

4）楔形过滤板的正、侧矩形野：主要适用于病变靠后，侵及鼻咽、眶后，可使剂量分布均匀并提高后组筛窦的剂量（图 3.18）。

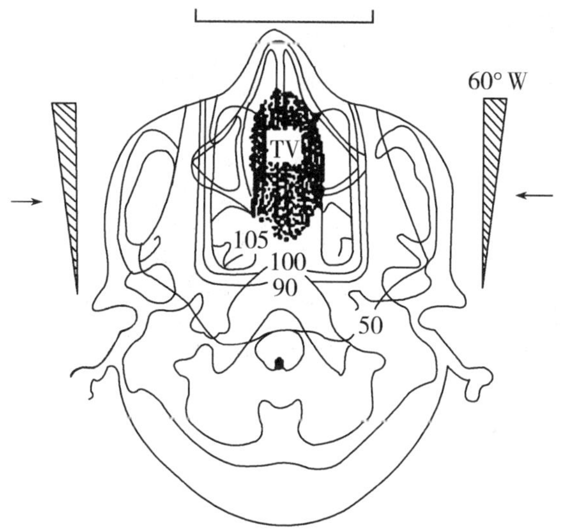

图 3.18　鼻腔筛窦癌的三野楔形板照射剂量分布

5）颈部照射野：以往颈部无淋巴结转移，一般不做预防性照射。近年来有研究证实，选择性颈部淋巴结预防性照射后，颈部淋巴结的转移率明显下降。因此，建议对晚期病变及分化程度差的鼻腔癌做颈部预防性照射。若有颌下或颈深淋巴结转移，则应进行上颈或全颈淋巴区照射。

通常采用 6 MV 高能 X 射线，6～15 MeV 电子线补量。未分化和低分化 D_{T}（60～66）Gy/（6～6.5）周，鳞癌、腺癌和腺样囊性癌 D_{T}（65～70）Gy/（6.5～7）周。术前放疗 D_{T}（40～50）Gy/（4～5）周，放疗后休息 2 周进行手术。术后放疗剂量根据病灶残留情况或切缘的安全界等不同情况，（55～70）Gy/（6～7）周不等。颈部如有淋巴结转移，照射剂量需达 70 Gy/7 周，先用大野双侧颈部照射 50～55 Gy 后缩小野用电子线加量至 70 Gy。颈部预防性照射 D_{T}50 Gy/5 周。

2. 三维适形放射治疗

鼻腔筛窦癌紧邻眼睛、脑干等重要组织，采用适形调强放疗有利于正常组织的保护。剂量分布图如图 3.19 所示。

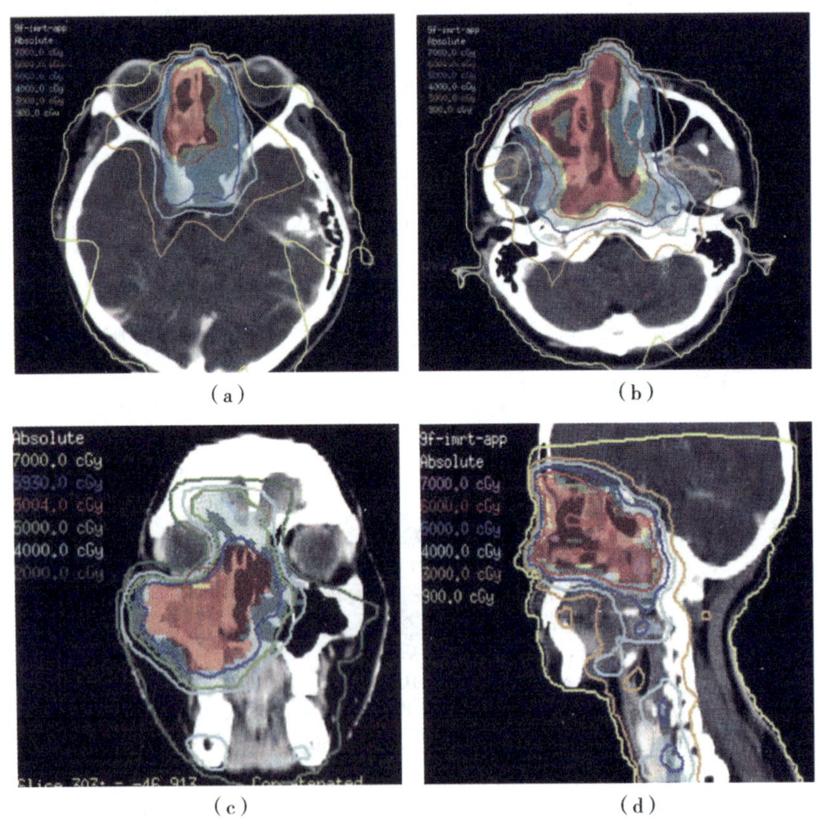

（a）　（b）

（c）　（d）

图 3.19　鼻腔鼻窦癌调强放疗剂量分布图

（五）疗效

鼻腔筛窦癌的 5 年生存率单纯放疗为 43%～45%，综合治疗（手术＋放疗）为50%～76%。影响疗效的主要因素有：①病理类型及治疗方法：在单纯放疗中，未分化癌、低分化癌及恶性淋巴瘤的 5 a 生存率（65.7%）明显优于鳞癌、腺癌及腺样囊性癌（41.5%），腺样囊性癌手术＋放疗的 5 a 生存率可高达 84.4%，单纯放射治疗为 50.0%；②期别：病期越晚预后越差，T_1～T_4 的 5 a 生存率分别为 68.5%、50%、40%和 16%；③有颈淋巴结转移者预后较差；④病变位于鼻前部者预后好于鼻后部；⑤照射野及照射剂量均不宜过小，否则易复发。

鼻腔筛窦癌治疗失败的原因亦根据病理类型及不同的治疗方法而有不同。鳞癌、腺癌和腺样囊性癌的治疗失败原因在于局部未控，故主张采用手术与放射综合治疗。未分化癌及低分化癌则在于远处转移，故需采用放疗与化疗综合治疗。

二、上颌窦癌

上颌窦癌（carcinoma of the maxillary sinus）是最常见的副鼻窦恶性肿瘤，约占头颈部恶性肿瘤的 23%，占所有副鼻窦癌的 60%～90%。本病男性多于女性，好发于 40～60 岁。由于病变隐匿，就诊者大多为晚期，采用任何单一的治疗方法效果都不满意，目前常用手术与放射综合治疗。

（一）解剖和淋巴引流

上颌窦位于颌骨体内，是一个形状很不规则的窦腔，窦孔位于上颌窦内上方，开口于中鼻道与鼻腔相通。上颌窦有 6 个壁，即上壁为眼眶底部，下壁（底壁）为上齿槽和硬腭，前壁在面颊软组织下方，后壁接近翼板及翼腭窝，内壁与鼻腔共用，外壁为颧骨弓。窦腔黏膜的淋巴引流是经中鼻道与鼻腔淋巴汇合注入咽后、颌下和前上颈淋巴结。上颌窦淋巴系统不太丰富，所以上颌窦癌淋巴转移发生较晚。

（二）病理类型

上颌窦癌以中分化鳞状上皮癌最常见，约占 60%。其次为腺癌、腺样囊性癌、黏液表皮样癌、未分化癌等。此外还有淋巴瘤、纤维肉瘤、骨肉瘤等，但较少见。

（三）临床表现

由于上颌窦解剖位置较隐蔽，早期多无症状，一旦出现症状提示病变多已破坏骨壁而侵出窦外。最常见的症状为鼻腔异常分泌物、鼻塞、面部肿胀、疼痛（牙痛、头痛、鼻痛）、三叉神经第 2 支分布区感觉障碍等。肿瘤侵犯各壁可出现表 3.1 所示的各种征象。

表 3.1　上颌窦癌侵犯各壁引起的症状和体征

窦　壁	临床症状与体征
上壁	突眼、复视、球结膜充血水肿、眶下疼痛、流泪、两侧眶下缘不对称
下壁	硬腭肿胀、进行性上牙痛、牙齿松动、第 2～7 齿龈处有肿物
内侧壁	鼻腔外壁隆起、肿块、鼻塞、血涕
外、前壁	面颊部隆起、局部皮肤感觉减退、疼痛、溃疡、穿孔
后壁	侵入翼腭窝引起张口困难

（四）诊断

肿瘤局限于窦腔内的早期病例，临床难以发现，晚期上颌窦癌的诊断并不困难。

1）根据上述的临床症状及体征。

2）X 射线检查：常用的方法是 CT/MRI，可显示一般 X 射线摄影所难以发现的上颌窦各壁的骨质变化和侵及的范围，还能确定病变与周围结构的关系，为治疗设计确定靶区提供有价值的参考资料，应列为常规检查。

3）组织病理学检查：早期可行上颌窦穿刺细胞学检查，必要时行上颌窦开窗探查，以取得活组织病检。上颌窦癌患者有前壁破坏，可经龈颊沟行穿刺吸取组织，天津肿瘤医院多年来采用此法，成功率达 90%以上。晚期肿瘤破溃者，可在瘤组织表面直接钳取活检。

4）需与上齿龈癌、鼻腔癌、筛窦癌等作鉴别诊断。

（五）分期

采用 AJCC 2010TNM 分期系统。

（1）T　原发瘤

T_x：原发肿瘤无法评估

T_0：无原发肿瘤的证据

T_{is}：原位癌

T_1：肿瘤局限于上颌窦黏膜，无骨质侵蚀或破坏；

T_2：肿瘤导致骨侵蚀或破坏，包括侵入腭和/或中鼻道，除外侵犯上颌窦后壁和翼板；

T_3：肿瘤侵犯下列任何一个部位：上颌窦后壁骨质、皮下组织、眶底或眶内容物、翼窝、筛窦；

T_{4a}：肿瘤侵犯眶内前部、颊部皮肤、翼板、颞下窝、筛板、蝶窦或额窦；

T_{4b}：肿瘤侵犯眶尖，硬脑膜、脑、颅中窝、除三叉神经上颌支（V_2）以外的脑神经、鼻咽部或斜坡。

（2）N　区域淋巴结

N_x：区域淋巴结无法评估；

N_0：无区域淋巴结转移；

N_1：转移于同侧单个淋巴结，最大径≤3 cm；

N_2：转移于同侧单个淋巴结，最大径>3 cm，≤6 cm；或同侧多个淋巴结转移，最大径≤6 cm；或双侧或对侧淋巴结转移，最大径≤6 cm；

N_{2a}：转移于同侧单个淋巴结，最大径>3 cm，≤6 cm；

N_{2b}：同侧多个淋巴结转移，最大径≤6 cm；

N_{2c}：双侧或对侧淋巴结转移，最大径≤6 cm；

N_3：淋巴结转移，最大径>6 cm。

(3) M 远处转移

M_x：远处转移无法评估；

M_0：无远处转移；

M_1：有远处转移。

(六) 治疗原则

上颌窦癌的治疗方法有手术、放射、化疗等。但单用任何一种方法疗效都不满意，单纯手术或单纯放疗后遗症较多，而且局部复发率也高。近年来临床经验证明，综合治疗（手术＋放疗）使上颌窦癌的疗效有显著的提高，且并发症少，外貌保存也较好。综合治疗中尤以手术前放疗的效果最佳，这可能是：①无手术疤痕形成，血运丰富，含氧高，对放射敏感性好；②放疗后肿瘤缩小，可提高切除率；③控制亚临床灶，减少复发率；④癌细胞受照后，其活力降低，降低了手术中、手术后的种植或播散。配合颞浅动脉插管灌注化疗可提高疗效。

(七) 放射治疗

1. 放疗前、中、后的注意事项

1) 放疗前的准备：①拔除龋齿、不良义齿、残冠、残根，清洁口腔；②开窗引流（在唇龈沟切开，凿通前下壁），保持引流通畅，且便于冲洗换药，清洁窦腔，增加放射敏感性；③抗感染治疗。

2) 放疗中要经常使用抗生素或可的松类眼药水，睡前涂眼药膏，以预防角、结膜炎及角膜溃疡的发生。

3) 放疗后处理：①治疗后发生照射区慢性感染急性发作，如角膜溃疡、眼球炎、蜂窝组织炎等时予以对症处理，必要时需做眼球摘除；②上颌骨骨髓炎（放疗后 1～5 a）、骨坏死，应做死骨摘除；③坚持张口锻炼，以防放疗后咬肌及颞颌关节纤维化。

2. 放疗方法及剂量

1) 术前放疗：几乎所有上颌窦癌均可采用此方法。①术前放疗＋根治性手术：体外照射 D_T (45～50) Gy/ (4～5) 周，休息 2～3 周后行上颌骨根治术。如眼眶受侵应包括眼球照射，但应尽可能保护部分眼球和位于眼眶外上方的大泪腺；②术前放疗＋小手术：先开窗引流，然后体外照射 D_T (60～70) Gy/ (6～7) 周，后行小型手术摘除部分上颌骨或行肿瘤搔括术。

2) 术后放疗：适用于 T_3、T_4 肿瘤或手术不彻底及疑有肿瘤残留者。①未做过术前放疗，手术未能彻底切除或 T_3、T_4 肿瘤，先用包括整个上颌窦区的大野照射 40 Gy 左右，然后缩小野加至 D_T60～70 Gy；②手术前已照射 40～50 Gy 者，但手术中上壁、后壁切除不彻底，需要补足剂量，用侧野补照 30 Gy 左右，重点照射肿瘤残留区。

3) 单纯放疗：分为根治性放疗和姑息性放疗两类。①病期较晚不宜手术者，如肿瘤侵及前壁皮肤、鼻咽、颅底、蝶窦或肿瘤已超过中线等；②未分化癌或恶性淋巴瘤等，放射敏感；③手术后复发不宜再手术者，小的复发性肿瘤，可配合窦腔内近距离放疗；

④病人拒绝手术或有手术禁忌证者。

单纯放疗的病例照射野开始要大，D_T40 Gy 左右后缩小野照射，增至 70～75 Gy。但未分化癌及恶性淋巴瘤只需 50～60 Gy。

3. 照射野的设计

(1) 常规放疗

1) 前野：照射范围要包括可能的扩散途径。上壁不破坏者，照射野上界在内外眦连线，如肿瘤已侵犯眶底，则应包及眼眶；照射野内界到对侧内眦，则包括鼻腔和双侧筛窦；照射野外界开放，下界包括全部硬腭（图 3.20）。

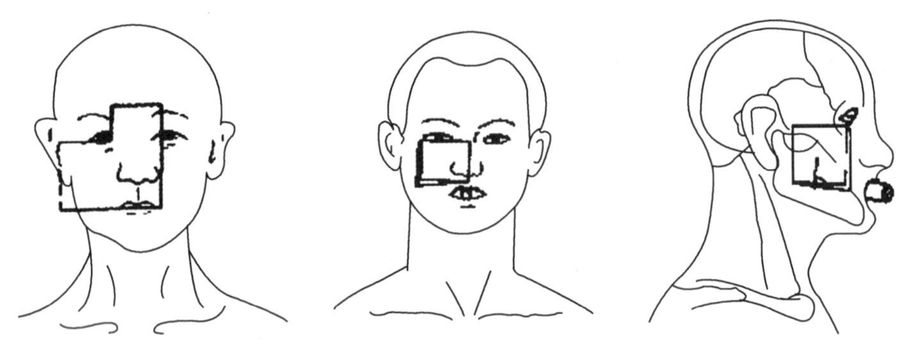

图 3.20 上颌窦癌常用布野（前、侧野）

2) 侧野：上下界参照前野，前界以上颌窦前壁或肿瘤前缘为界，当加用楔形滤板时，前野的外界与侧野的前界即使重叠，也并不会造成剂量热点；肿瘤未侵及翼腭窝时，后界至翼板前缘（位于下颌骨升支的中央线水平），肿瘤侵及翼突，则照射野后缘在下颌骨升支的后缘（包括翼突）。前野和侧野均用楔形滤板照射，既可保证剂量均匀性和靶区高剂量，又可减少脑干的损伤，最好要根据 CT/MRI 所示经 TPS 进行照射野的设计及优化（图 3.21）。

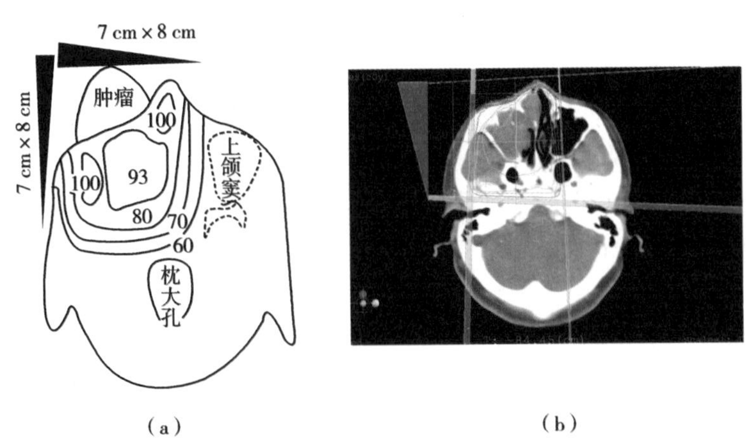

图 3.21 上颌窦癌前、侧楔形野（45°）及剂量分布

(a) 示意图；(b) 以 CT 所示的肿瘤确定靶区范围、经 TPS 计算楔形板角度

颈部野除晚期外，一般不做常规预防性颈淋巴区照射，如有淋巴结转移，则应另设野照射。先设同侧全颈照射，D_T 50 Gy 后缩野针对局部淋巴结用电子线补充照射 15～20 Gy（图 3.22、图 3.23）。

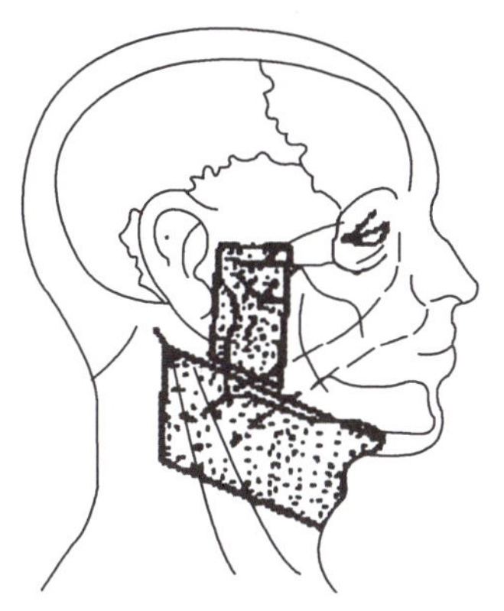

图 3.22　上颌窦癌颈部布野

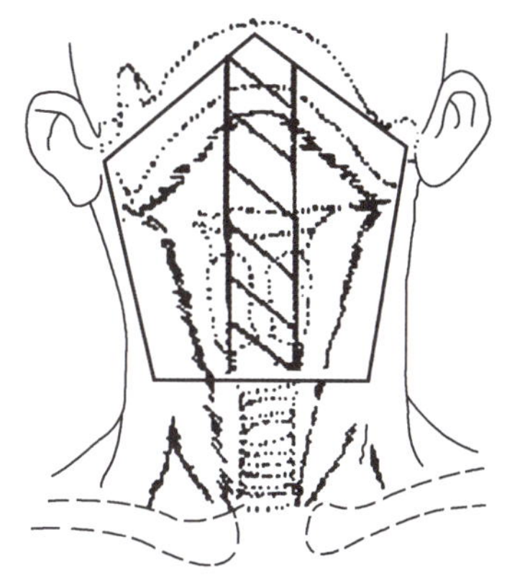

图 3.23　上颌窦癌补充野

（2）适形调强放疗

CTV_1 由 GTV 在 3D 方向上加 0.5～1.0 cm 构成，处方剂量 66～70 Gy；CTV_2（高危亚临床靶区）为 GTV 边缘在 3D 方向上加 1～1.5 cm 构成，处方剂量 60～62 Gy。脊髓、脑干、眼睛、耳等为限制器官（图 3.24）。

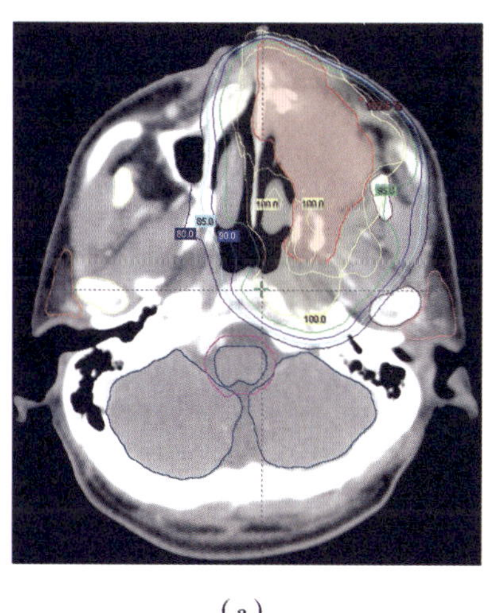

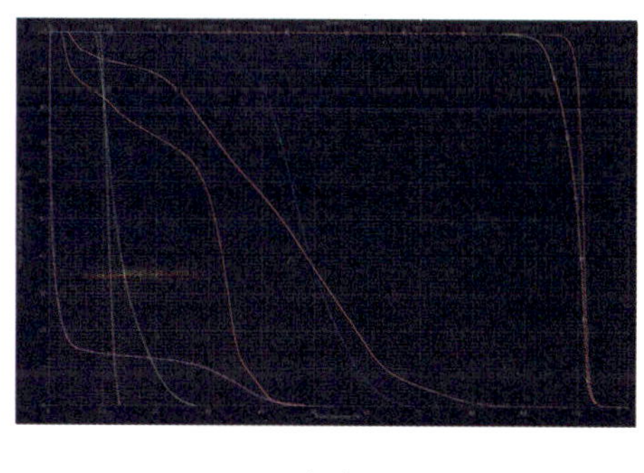

(a)　(b)

图 3.24　上颌窦癌的调强放疗剂量曲线（a）和 DVH 图（b）

（八）预后

1. *治疗方法对疗效的影响*

手术与放射的综合治疗明显优于单一治疗方法，5 a 生存率在综合治疗者为 53%～67%，其中以术前放疗者为最佳，可达 75%，单纯放疗为 27%～39%，单纯手术仅为

20%～30%。

2. 病变部位和范围对疗效的影响

肿瘤侵犯范围越广预后越差。Ohngren 在 20 世纪 30 年代，用内眦与下颌角的假想连线将上颌窦一分为二，分为前下和后上两部分，后人将此假想线称为 Ohngren 线。肿瘤发生于前下结构者预后明显优于后上结构者。

3. 临床分期

TNM 分期越晚预后越差，临床分期越晚预后越差。T 分期越晚，淋巴结转移的概率就大为升高，有无颈淋巴结转移对预后有明显的影响 。当出现颈淋巴结转移时，原发灶多为 T_4病变，预后较差，5 a 生存率仅 10%～14%。

4. 病理类型

鳞癌较其他上颌窦癌具有更强的局部侵袭性和更高的淋巴结转移率和复发率，相比腺样囊性癌，鳞癌的预后较差，而相比低分化癌和中-高度恶性的肉瘤，它的预后就要改善许多。

第六节　外耳道癌和中耳癌

外耳道癌和中耳癌（carcinoma of the external auditory canal and middle ear）较为少见。由于外耳道和中耳仅一膜之隔，原发于外耳道的肿瘤向内常可蔓延到中耳，而原发于中耳的肿瘤常易穿破鼓膜侵犯外耳道，因此临床上往往难以明确其原发部位。本病好发年龄在 40～60 岁。女性略多于男性，成人以癌多见，儿童多为胚胎性横纹肌肉瘤。发病原因多与物理因素、长期炎症刺激等有关。

一、应用解剖

外耳道和中耳均在颞骨内。颞骨由颞骨鳞部、岩部、鼓窦和乳突四部分组成。外耳道为弯曲的管道，起自外耳门，向内至鼓膜，成人外耳道全长约 2.0～3.5 cm，外 1/3 为软骨部，内 2/3 为骨部。鼓膜内为中耳，包括鼓室、咽鼓管和乳突小房三部分。由于外耳道和中耳位于颞骨内，淋巴管不丰富，因此很少发生淋巴结转移或晚期才出现。外耳道和鼓膜的淋巴引流到腮腺淋巴结，最终引流到颈深上区淋巴结。中耳的淋巴引流到腮腺淋巴结或咽后淋巴结，最终引流到颈深上淋巴结。中耳和外耳道癌的血运转移极少，个别可转移到肺、肝、骨等处。

二、病理类型

病理类型主要为鳞癌（占 80%以上），其他有腺样囊性癌、耵聍腺癌、基底细胞癌、Merkel 细胞癌、颈静脉球瘤以及间叶组织来源的耳颞部肿瘤，如横纹肌肉瘤、纤维肉瘤、平滑肌肉瘤、骨肉瘤、软组织肉瘤等。

三、临床特点与诊断

1. 耳道流脓或带血

多数患者有长期慢性中耳炎病史，中耳癌伴中耳炎者占70%～80%。分泌物多有臭味，常伴血性。

2. 耳痛

可为早期症状之一。大多向乳突或枕颞部放射，开始时隐痛，继而为持续性疼痛，尤以夜间为甚。

3. 听力减退或耳鸣

多为早期症状，因肿瘤破坏鼓室声音传导器所致。常被误诊为中耳炎。

4. 颅神经症状

肿瘤侵及面神经骨管后，可有面瘫。肿瘤若向颅内扩展，可引起第Ⅴ、Ⅵ、Ⅶ、Ⅷ、Ⅸ、Ⅹ、Ⅺ、Ⅻ颅神经的麻痹。

5. 张口困难

肿瘤穿破外耳道骨壁侵犯颞颌关节、翼腭窝或剧痛时出现。

6. 颈淋巴结转移

较少见，一般可出现二腹肌下、乳突下的淋巴结肿大，耳前淋巴结少见。

7. 检查

耳道内可见肉芽组织，触之易出血；通过CT/MRI可清楚地显示肿瘤侵及的范围，判断原发部位，帮助临床分期和制订治疗方案。高分辨率薄层CT可显示微小骨性结构的情况，有时应用价值较大，可与MRI相互补充。最后需做活组织检查证实。

四、治疗原则

以手术治疗为主，但由于解剖结构的影响，受邻近重要器官的限制，给手术治疗造成一定的困难，单独手术治疗难以达到根治的目的，故一般都主张采用手术与放射综合治疗。中晚期外耳道癌以外科治疗为主，也可先放疗后手术。早期外耳道癌可用单纯放疗根治。对于中耳肿瘤，有计划的行术后或术前放疗效果较好。

单纯放疗可能导致软骨或骨坏死，应注意放疗剂量的把握。总体来说，术前或术后放疗的区别不大，因为中耳位于岩骨内，血供不丰富。术后放疗与术前放疗相比，可提高肿瘤靶区的放疗剂量，有利于肿瘤的局部控制率。但对于手术有一定困难的中晚期中耳癌患者，术前放疗可缩小肿瘤体积，控制亚临床病灶，提高肿瘤切除率，甚至可使一些无手术机会的肿瘤获得手术机会。但不推荐行“夹心式治疗”即放疗＋手术＋放疗，因为术后再放疗的剂量不容易掌握，剂量过高可发生放射性颞骨坏死，甚至发生大出血，这也是术前放疗模式的一个弊端，因若术后仍有残留则处理较为棘手。因此，采取术前放疗＋手术还是手术＋术后放疗根据具体情况个体化选择，确保患者获得最佳治疗模式。

因中耳外耳道癌的淋巴结转移率较低，在无淋巴结转移的情况下，无需行颈部淋巴结预防照射。中耳外耳道癌原发灶复发，一般不宜行再程放疗。大多数外耳道中耳癌患者伴有不同程度的局部感染，放疗前首先要控制局部炎症，有利提高放疗敏感性和提高局部控制率。

五、放射治疗

可采用普通放疗或三维适形调强放疗。宜用^{60}Co或高能X射线、电子束，最好加用楔形板。

1. 设野方法

主要采用耳前、耳后两野斜向交叉照射，交叉点在中耳（在耳道横切面图上，联结两侧外耳道口连线，自一侧外耳道口向内4.0 cm，再向前1.0 cm处为中耳所在处）。一般耳前野与两外耳道连线成20°～25°角，耳后野与连线成50°～60°角（图3.25）。常用5 cm×6 cm大小的照射野，或根据病变范围决定是否扩大野。外耳道癌的照射野和剂量与中耳癌相同，耳前、耳后野的中心线束交叉点与中耳相比外1 cm，一般病例在外耳孔向内3～3.5 cm，照射角度比中耳癌略大些。有些病灶小的病例，还可采用外照射和腔内放疗配合治疗。现靶区范围及照射角度通常以CT或MRI所示的肿瘤情况为依据，经TPS制订治疗计划（图3.26）。

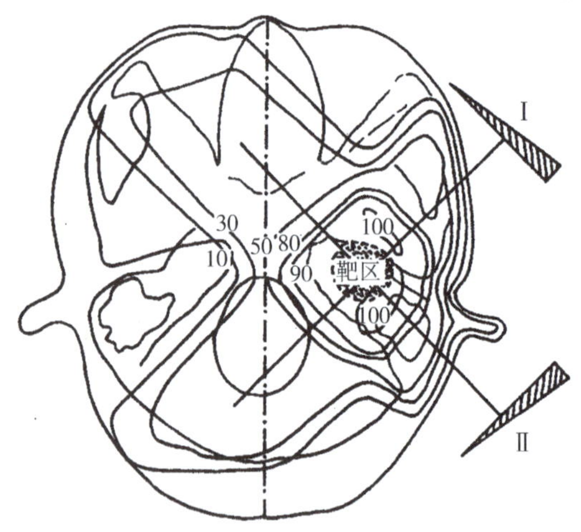

图3.25 中耳癌设野及剂量分布

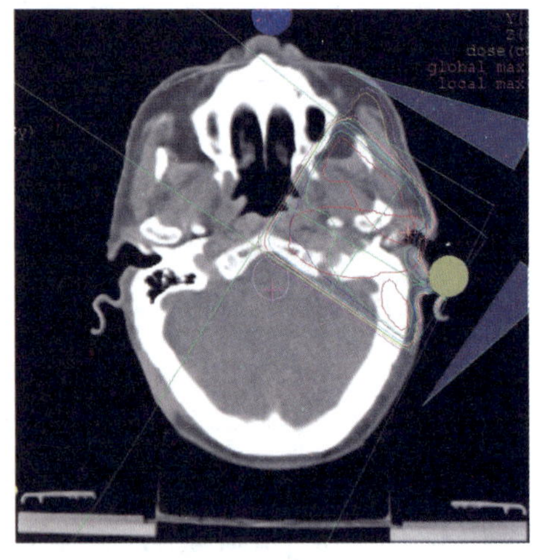

图3.26 以CT所示的肿瘤确定靶区范围及照射角度

对有淋巴结转移者，宜做颈淋巴结清扫术，不宜手术者，则可行单纯放射治疗，先用颈前切线野照射D_T40 Gy/4周，然后缩小野用电子线垂直照射（20～30）Gy/（2～3）周。

2. 照射剂量

单纯放疗D_T（60～75）Gy/（6～8）周，术前或术后放疗D_T（50～60）Gy，如手术后有残留，照射剂量需达到（60～70）Gy/（6～7）周。

六、预后

本病总的5 a生存率为40%～60%。影响预后的相关因素主要有：

1. 治疗模式

一般认为单纯放疗和单纯手术的疗效均低于手术与放射综合治疗。

2. 肿瘤部位和侵犯范围

肿瘤限于外耳道预后好，5 a 生存率可达 76.9%～100%；肿瘤侵及中耳为 40%～88.2%，肿瘤同时累及中耳和外耳道者预后较前两者为差。如有颅底骨破坏、面神经麻痹，张口困难等均影响预后。

3. 颈淋巴结转移和远处转移

本病淋巴结转移发生率低，但一旦有颈淋巴结转移，则疗效明显下降，5 a 生存率仅为 28.9%。在所有影响预后因素中，淋巴结转移和远处转移对生存率的影响最大。

4. 病理类型

不同部位不同病理类型的肿瘤生物学行为差异较大，预后也不同。外耳道鳞癌、腺癌、乳头状瘤癌变预后相对较好，基底细胞癌预后最好。中耳鳞癌预后较差，恶性黑色素瘤预后差。

第七节 涎 腺 癌

涎腺有大涎腺、小涎腺两类。大涎腺包括腮腺、颌下腺和舌下腺。小涎腺分布于唇、颊、舌及软硬腭等处的黏膜下层，约 500 个。涎腺肿瘤中的 80% 以上位于腮腺，其中 80% 为良性肿瘤。颌下腺约占 9%，50% 为以上为恶性肿瘤。舌下腺仅占涎腺肿瘤的 1%，但 90% 为恶性肿瘤。小涎腺肿瘤中恶性肿瘤略多于良性，常发生于腭腺，唇腺及颊腺次之。涎腺肿瘤发病原因尚不清楚，可能和射线、化学物质及病毒感染等有关。

一、病理类型

涎腺肿瘤病理类型十分复杂，相应的生物学行为不同，其临床表现和预后也各异。

1. 黏液表皮样癌

是涎腺肿瘤中最常见的恶性肿瘤。大涎腺多见于腮腺，小涎腺多见于腭腺和磨牙后腺。据细胞分化程度分高、中、低分化三型。高分化癌较多见，生长慢，病史较长。而中低分化癌生长较快，多呈浸润性生长。分化差、直径大于 3 cm 容易发生区域淋巴结转移，亦可血行转移。手术后复发率较高。

2. 腺样囊性癌

肿瘤生长较慢，很少发生淋巴结转移。但肿瘤侵袭性极强，易沿神经血管向周围侵袭，手术后复发率高。腺样囊性癌容易出现远处转移，为 30%～40%。最常见的转移部位是肺，其次为骨、肝、脑。

3. 腺泡细胞癌

好发于腮腺，虽也可发生淋巴转移和血行转移，但此肿瘤属恶性程度低，在涎腺肿瘤中预后最好。

4. 腺癌

又称非特异性腺癌，发病率低，但恶性程度高。

5. 恶性多形性腺瘤

多发于腮腺，10%～15%为多形性腺瘤（良性混合瘤）恶变而来。恶性程度不均一，有非侵袭性和侵袭性，预后不同。

6. 其他

有鳞癌、涎腺导管癌、未分化癌（易远处转移）等，预后较差。

二、应用解剖

腮腺是涎腺中最大的一对腺体，位于外耳道的前下方，上界在颞颌关节及颧弓下方，下界达下颌骨角或第二颈椎水平，后界紧邻乳突及胸锁乳突肌，前界与咬肌的后部重叠。以面神经为界，腮腺分为浅叶和深叶。腮腺深叶位于下颌骨升支的深面，紧邻茎突和咽旁间隙，该区域的肿瘤容易穿过筋膜侵及咽旁间隙和咽部。腮腺淋巴组织丰富，有腺内和腺周围淋巴群，最后主要引流到颈浅淋巴结和颈深上淋巴结。颌下腺是涎腺中第二对大腺体，位于二腹肌的前、后腹与下颌骨下缘形成的三角间隙中，颌下腺腺体呈扁椭圆形，导管开口于舌系带旁。腺体内无淋巴结，颌下区有 4～6 个淋巴结，引流注入颈深上淋巴结。舌下腺是最小的大涎腺，位于口底的黏膜下和下颌舌骨肌之上，呈卵圆形，沿着下颌骨内侧缘分布。淋巴引流先注入颌下淋巴结和颏下淋巴结，然后引流至颈深上淋巴结。小涎腺主要分布在口腔黏膜下组织内，其中以腭腺最多，分布于软腭及后 1/3 硬腭处，前 2/3 硬腭无腺体分布。硬腭的淋巴主要引流至颌下和颈深上淋巴结群，也可转移至咽后淋巴结。软腭的淋巴引流主要至颈深上淋巴结。

三、临床表现及诊断

1. 腮腺癌的特点

90%以上发生于腮腺浅叶，肿瘤以耳垂为中心，位于其下方或后方。肿瘤生长迅速，质地较硬，边界不清，可伴有疼痛（10%）或面神经麻痹（1/3）。颌下腺最常见的主诉是颌下无痛性肿块，其次为患侧舌麻和舌痛。舌下腺肿瘤无明显症状，肿块较大时可有舌下异物感，有时伴牙痛。小涎腺分布较广，根据肿瘤部位的不同而出现相应的临床表现及体征。

涎腺肿瘤大多生长缓慢，如肿瘤突然生长加快或出现疼痛时应考虑恶性可能。恶性肿瘤局部侵袭性强，容易向周围扩展累及神经、骨及皮肤等。涎腺癌的淋巴转移率：腮腺癌为 20%～25%，颌下腺癌为 44%，舌下腺癌小于 20%。高度恶性的黏液表皮样癌、鳞癌、未分化癌和分化差的腺癌，淋巴转移率可高达 50%。

2. 涎腺癌的诊断

主要依靠病理组织学的证实。超声检查可了解肿块部位的大小、形态及区分病变囊性或实质性、良性或恶性很有帮助。CT 和 MRI 检查更能清晰地显示肿瘤的大小、形态及与周围组织的关系。

四、分期

采用 2010 年 AJCC 大涎腺癌分期方案。

1. 原发肿瘤（T）

T_x：原发肿瘤无法评估；

T_0：无原发肿瘤证据；

T_1：肿瘤最大径≤2 cm，无肿瘤实质外侵；

T_2：肿瘤最大径>2 cm，但≤4 cm，无肿瘤实质外侵；

T_3：肿瘤最大径>4 cm，和/或肿瘤有实质外侵；

T_{4a}：肿瘤侵犯皮肤、下颌骨、耳道和/或面神经；

T_{4b}：肿瘤侵犯颅底和/或翼板和/或包绕颈动脉。

2. 区域淋巴结（N）

N_x：区域淋巴结无法评估；

N_0：区域淋巴结转移；

N_1：同侧单个淋巴结转移，最大径≤3 cm；

N_2：同侧单个淋巴结转移，最大径>3 cm，但≤6 cm；或同侧多个淋巴结转移，最大径为≤6 cm 或双侧或对侧淋巴结转移，最大径均≤6 cm；

N_{2a}：同侧单个淋巴结转移，最大径>3 cm，但≤6 cm；

N_{2b}：同侧多个淋巴结转移，最大径均≤6 cm；

N_{2c}：双侧或对侧淋巴结转移，最大径均≤6 cm；

N_3：转移淋巴结最大径>6 cm。

3. 远处转移（M）

M_x：远处转移无法评估；

M_0：无远处转移；

M_1：有远处转移。

4. 分期

Ⅰ期：$T_1N_0M_0$；

Ⅱ期：$T_2N_0M_0$；

Ⅲ期：$T_3N_0M_0$，$T_1N_0M_0$，$T_2N_0M_0$，$T_3N_0M_0$；

Ⅳ$_A$ 期：$T_{4a}N_0M_0$，$T_{4a}N_1M_0$，$T_1N_2M_0$，$T_2N_2M_0$，$T_3N_2M_0$，$T_{4a}N_2M_0$；

Ⅳ$_B$ 期：T_{4b}，任何 N，M_0；任何 T，N_3，M_0。

Ⅳ$_C$ 期：任何 T，任何 N，M_1。

五、治疗原则

涎腺癌的治疗首选手术，一般不做术前放疗及单纯放疗。但单纯手术复发率高，影响了其治愈率。因此，涎腺恶性肿瘤合理的治疗方针是手术和放射的综合治疗。多数学者认为涎腺恶性肿瘤术后应予放疗（除早期以外），术后放疗可明显降低局部复发率和减少远处转移率。

六、放射治疗适应证

1）肿瘤组织恶性程度高或侵袭性强的病理类型，如分化差的黏液表皮样癌、鳞癌、腺癌、涎腺导管癌、未分化癌和腺样囊性癌。

2）治疗前已发生神经麻痹（面神经、舌神经、舌下神经麻痹），需行术后放疗。

3）有术后残留、镜下切缘阳性，或术中肿瘤切破者，放射对亚临床灶或小的残存病灶效果比大块肿瘤为好。

4）病变超出涎腺，肿瘤侵犯神经、肌肉、骨、软骨或有广泛的颈淋巴结转移。

5）二次手术以上或根据病理特点，估计有高度复发危险者。

6）病期较晚或复发不宜手术者，可行姑息性单纯放疗。

7）有内外科禁忌证或拒绝手术者，可行单纯放疗。

七、放疗技术

涎腺恶性肿瘤的放射治疗主要用外照射，可采用普通照射或三维适形调强放疗。所有涎腺肿瘤的照射靶区应包括瘤床、术床、手术瘢痕外 1.5～2 cm 的范围，对于高度恶性和局部晚期的涎腺肿瘤还应包括相应的颈部淋巴结引流区。普通照射可用 4～6 MV X 射线加 12～16 MeV 电子线混合单野照射（图 3.27），或用楔形板技术 2 野交角照射。术后放疗的时间应在手术伤口愈合后立即进行。

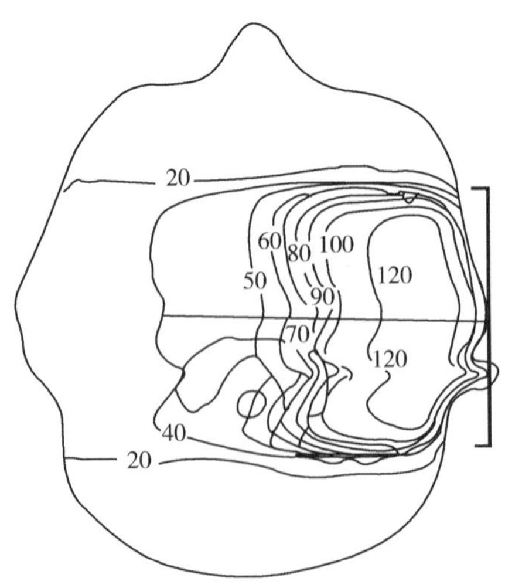

图 3.27 腮腺癌侧野混合射线剂量分布

（14 MeV 电子线；6 MV X 射线=1∶1；d=5 cm）

1. 设野方法

1）腮腺癌可采用单野垂直照射（图 3.28）。上界在颧弓上缘或更高，下界达下颌骨水平下 1～1.5 cm，前界至少到咬肌的前缘（约外耳孔前 6 cm），后界在乳突后缘。分化好的肿瘤包括乳突尖。当有耳道、颞骨或颅底侵犯时，野应向上扩大。

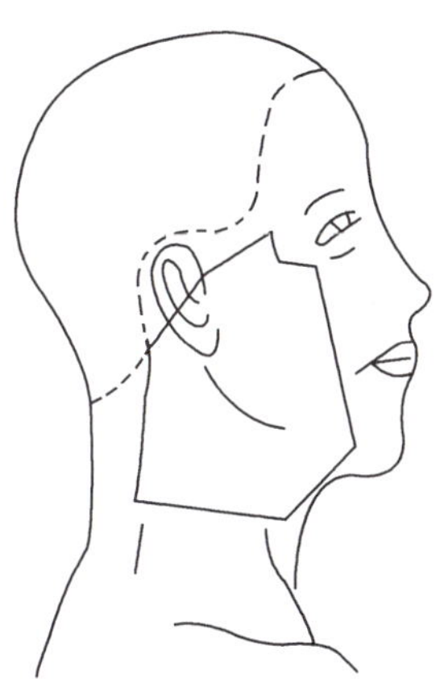

图 3.28 腮腺癌单野照射

也可用 45°的楔形滤板＋两斜野夹角照射，利用 CT/MRI 片做 TPS 计划。采用调强适形放疗可以得到理想的靶区剂量，同时能最大限度地保护周围的正常组织（图 3.29）。

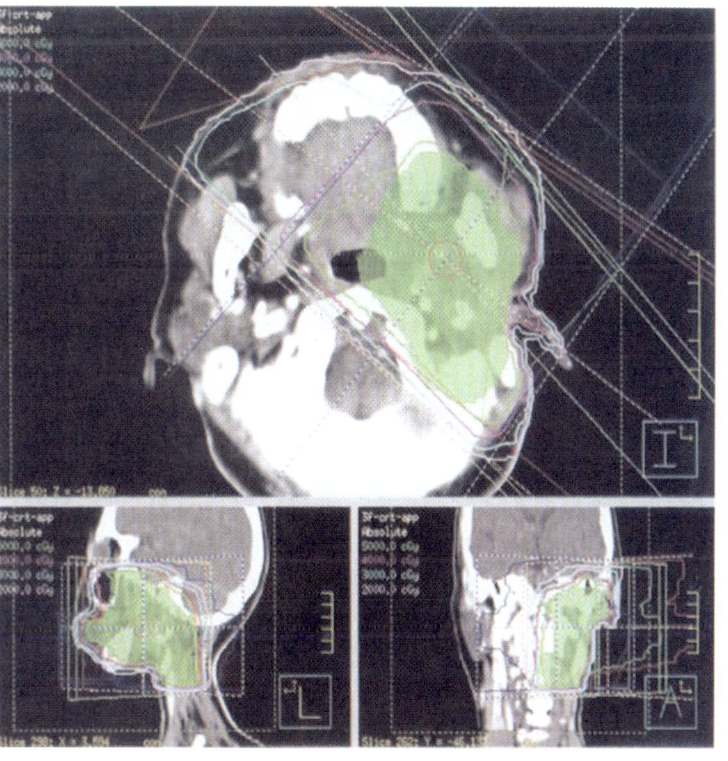

图 3.29 腮腺癌调强适形靶区及治疗计划剂量分布图

2）颌下腺癌分化好的肿瘤及病变较局限，可设一前一侧两野夹角照射，分化差或病变广泛者，设两平行相对野照射，包括颌下区及上颈部。侧野的上界：对于易沿神经浸润的病理类型或已有神经侵犯的患者应包括颅底（颅神经出颅至病灶的途径），下界至甲状软骨切迹水平，前界开放，后界包括Ⅱ区淋巴引流区。前野内界：根据肿瘤范围应过中线 0.5～1 cm，适时避脊髓。外界开放，上下界与侧野一致。在不丢失靶区的前提下，使鼻腔和口腔黏膜少受照射。

3）舌下腺癌主要采用两侧平行相对野，设野方法同颌下腺肿瘤。

4）小涎腺恶性肿瘤照射野的设计根据肿瘤的部位和侵及的范围而定。

2. 照射剂量

术后放射治疗剂量一般给予 60 Gy/6 周，如有肿瘤残存或面神经受累时，D_T（65～70）Gy/（6.5～7）周，单纯放疗 D_T（70～75）Gy/（7～7.5）周或超分割照射。术前放疗D_T（50～60）Gy/（5～6）周。注意保护脊髓。

八、预后

涎腺恶性肿瘤的 5 a 生存率为 50%～80%。预后主要与下列因素有关。

1. 治疗方法

手术是涎腺肿瘤的主要治疗方法，手术与放疗不但可降低局部复发率，而且可提高生存率，综合治疗效果明显优于单一治疗方法。

2. 病理类型和分化程度

组织学类型和分化程度与预后密切相关，组织学分化差、侵袭性强的涎腺肿瘤预后差。

3. 临床分期

肿瘤体积、神经受侵、骨受侵及淋巴结转移等均影响预后，预后随临床分期依次递减。对于Ⅲ、Ⅳ期和病理类型属于分化差的肿瘤病人，需加用化疗。

第八节　甲状腺癌

一、应用解剖

甲状腺癌是头颈部常见的恶性肿瘤，占全部恶性肿瘤的 2.3%，好发于青壮年，女性多于男性。甲状腺分为左、右两个侧叶，中间以峡部相连，形如“H”状，两叶贴附在甲状软骨和颈段食管的前面两侧，上界在甲状软骨的中部，下界在第六气管软骨环水平，侧叶的两面贴近气管、食管及喉返神经，后方邻近颈动脉鞘。甲状腺的淋巴引流随着甲状腺上下血管而走行，可向上方、下方和侧方引流。甲状腺癌发生区域性淋巴转移较为常见，转移的第一站为喉旁、气管旁和喉前淋巴结，第二站为中、下颈淋巴结，上纵隔淋巴结、颌下淋巴结、颏下淋巴结和咽后淋巴结也可受侵，但并不常见。

二、病理分类

甲状腺癌可以起源于滤泡上皮细胞、滤泡旁的C细胞和间质细胞。

1. 分化型甲状腺癌

包括乳头状癌乳头-滤泡混合型癌和滤泡状癌，均起源于滤泡细胞。

2. 甲状腺髓样癌

来源于滤泡周围的C细胞。

3. 未分化癌

起源于滤泡细胞。

三、TNM分类及分期

根据AJCC 2010国际TNM分类及分期如下：

（一）分类

（1）T（原发癌）

T_x：无法对原发肿瘤作出估计；

T_0：未发现原发肿瘤；

T_1：肿瘤限于甲状腺，最大直径≤2 cm；

T_{1a}：肿瘤限于甲状腺，最大直径≤1 cm；

T_{1b}：肿瘤限于甲状腺，1 cm＜最大直径≤2 cm；

T_2：肿瘤限于甲状腺，最大直径＞2 cm，≤4 cm；

T_3：肿瘤限于甲状腺，最大直径＞4 cm，或肿瘤不论大小，超过甲状腺包膜，如侵犯胸骨甲状肌或甲状腺周软组织；

T_{4a}：肿瘤不论大小，超过甲状腺包膜侵犯皮下软组织、喉、气管、食管或喉返神经；

T_{4b}：肿瘤侵犯椎前筋膜或包绕颈动脉或纵隔血管。

注：以上各项可再分为：①孤立性肿瘤；②多灶性肿瘤（最大者决定分类）。所有的未分化癌分为T_4，T_{4a}：甲状腺内未分化癌，T_{4b}：未分化癌甲状腺外侵犯。

（2）N（区域淋巴结转移）

N_x：未确定有无淋巴结转移；

N_0：未发现区域淋巴结转移；

N_1：区域淋巴结转移；

N_{1a}：转移至VI区（气管前，气管旁，和喉前/Delphian淋巴结）；

N_{1b}：转移至单侧、双侧或对侧颈（Ⅰ，Ⅱ，Ⅲ，Ⅳ或Ⅴ区）或咽后或上纵隔淋巴结（Ⅶ区）。

（3）M（远地转移）

M_x：未确定有无远处转移；

M_0：无远处转移；

M_1：有远处转移。

（二）分期

根据该分类法，分期需按病理类型而分，乳头状癌或滤泡癌还需按年龄分组分期。

1. 乳头状癌或滤泡癌

	45 岁以下	45 岁或 45 岁以上
Ⅰ期：	任何 T，任何 N，M_0	T_1 N_0 M_0
Ⅱ期：	任何 T，任何 N，M_1	T_2 N_0 M_0
Ⅲ期：	T_3，N_0，M_0	$T_{1\sim3}$，N_{1a} M_0
Ⅳ$_A$ 期：	T_{4a}，$N_{0\sim1a}$，M_0	$T_{1\sim4a}$ N_{1b}，M_0
Ⅳ$_B$ 期：	T_{4b}，任何 N，M_0	
Ⅳ$_C$ 期：	任何 T，任何 N，M_1	

2. 髓样癌

Ⅰ期：T_1 N_0 M_0；

Ⅱ期：T_2 N_0 M_0；T_3：N_0 M_0；

Ⅲ期：$T_{1\sim3}$，N_{1a} M_0；

Ⅳ$_A$ 期：T_{4a}，$N_{0\sim1a}$，M_0，$T_{1\sim4a}N_{1b}M_0$；

Ⅳ$_B$ 期：T_{4b}，任何 N，M_0；

Ⅳ$_C$ 期：任何 T，任何 N，M_1。

3. 未分化癌（所有病例均属于Ⅳ期）

Ⅳ$_A$ 期：T_{4a}，任何 N，M_0；

Ⅳ$_B$ 期：T_{4b}，任何 N，M_0；

Ⅳ$_C$ 期：任何 T，任何 N，M_1。

四、治疗原则

甲状腺癌（thyroid carcinoma）的治疗以手术为主，且主张做全甲状腺切除术。但具体治疗原则应根据病理类型、病变范围、手术切除情况等因素而定。

（一）未分化癌或分化差癌

恶性度高，发展快，易侵犯周围的器官组织，且常有颈淋巴结转移，手术不易切净或不能手术。放疗较为敏感，放疗需行较大范围的根治性照射，先用大野照射 40 Gy 后缩野，针对局部病灶增至 65 Gy 左右/（6～7）周，注意脊髓量勿超过耐受量。一般需与化疗综合治疗。

设野范围应包括全部甲状腺体及区域淋巴引流区，上界至下颌骨下缘上 1 cm，下界至气管分叉水平以包括上纵隔淋巴结。常用的照射技术可采用：

1）两前斜野交角楔形照射技术；

2）电子线单前野照射；

3）X 射线与电子线的混合照射技术（图 3.30）；

4）小斗篷照射技术。

在实际应用过程中，应根据病人的具体情况而采用合理的照射野，在同一治疗过程中可以分别采用不同的照射技术来完成放疗总量。

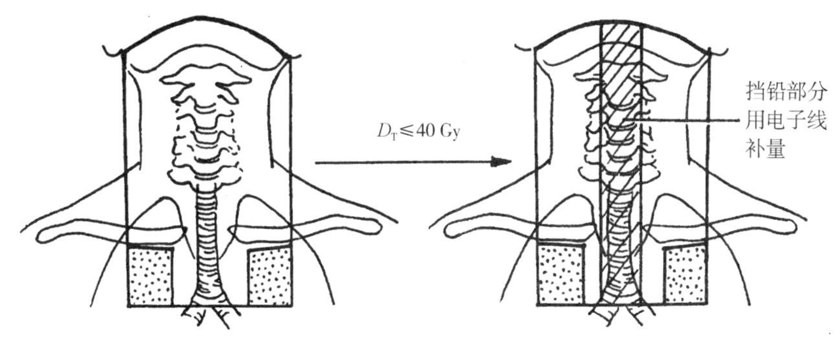

图 3.30　甲状腺癌高能 X 射线与电子线混合照射技术

（二）分化好的乳头状癌或滤泡细胞癌

生长缓慢，恶性度低，即使手术后复发，可再次手术和颈清扫，仍能达到根治或长期的姑息作用。本类肿瘤对放射线不很敏感，需用较高剂量，若进行大面积照射后，一旦复发会给再次手术带来困难，故治疗方针应首选手术。术后微小残存可用^{131}I 治疗。下述情况为放疗适应证：①如肿瘤扩散广泛，手术切缘不净或残留者，尤其是不摄取^{131}I 的甲状腺癌；②外科医生认为局部区域复发高危患者；③术后病灶残留较大，虽然吸收^{131}I，但不足以达到治疗剂量者；④手术无法切除或^{131}I 治疗后复发的患者；⑤广泛淋巴结转移，尤其是包膜受侵者。

照射野的设计一般只需用小野照射，针对残留病灶即可，但对未进行颈清扫者，应包括淋巴引流区。照射剂量为 65 Gy 左右，每日照射 1 次，每次 2.0 Gy，每周 5 次。

（三）髓样癌

发展慢，病程长。本病有家族倾向，有家族史者常为双侧性。临床症状主要表现如类癌综合征（顽固性腹泻伴阵发性面部潮红等），淋巴结转移率高，本病对放射线有一定的敏感性，设野范围及方法同未分化癌。

五、辅助治疗

甲状腺癌手术、放疗后，予以甲状腺素长期服用，有助于抑制残留甲状腺的增生，对防止癌灶的复发有一定的作用。对未分化和分化差癌应予以化疗。常用的药物为阿霉素及铂类。Gottlieb 用单药阿霉素治疗 53 例各种类型甲状腺癌，大多伴有远地转移，用药后有 1/3 患者肿瘤部分缩小，以肺转移疗效最好。

六、预后

甲状腺癌的预后与病理类型、肿瘤的大小、是否累及包膜、性别和年龄等因素有关。乳头状癌预后最好，5 a 生存率为 73%～93%；滤泡癌次之，5 a 生存率为 57%～85%；髓样癌为 50%；未分化癌最差，5 a 生存率仅为 18.9%；原发肿瘤越大，预后越差，病变限于甲状腺包膜内比超出甲状腺外者存活率高。乳头状癌、滤泡癌和髓样癌的预后与年龄有密切的关系，40 岁以下者 10 a 生存率为 92.6%，40 岁以上者为 70.1%。

第九节 眼部肿瘤

一、眼睑癌

眼睑癌（carcinoma of the eyelids）是指发生在眼眶区域内，原发于皮肤内的恶性肿瘤，在眼部恶性肿瘤中占首位，多见于老年人。最常发生于下眼睑和内眦。常户外工作的人群及免疫力低下者发病率增高。

（一）病理类型

1. 基底细胞癌

为眼睑最多见的恶性肿瘤，占 90%，好发于下睑内眦部，病程较长，病变发展缓慢。一般仅在局部浸润性生长，极少发生转移。

2. 鳞状细胞癌

发病率次于基底细胞癌，占 10%。眼睑皮肤或黏膜均可发生，以下睑的眼睑缘为好发部位。病程短，发展快。早期的小结节可似乳头状瘤，进一步发展往往形成菜花样肿块或溃疡，晚期可破坏眼睑及眼眶组织，治疗后易复发。区域淋巴结转移率为 24%。较大的肿瘤、复发肿瘤、神经侵犯者淋巴结累及更常见，多转移至同侧耳前、颌下或颈深上组淋巴结。因此对皮肤癌患者应该评价淋巴结的转移情况，检查腮腺、面部和颈部淋巴引流区。出现疼痛或感觉异常的症状可能提示神经侵犯，颅底 MRI 检查可能发现受累神经的增大增粗。复发或有神经侵犯的病灶向周围扩散的范围可能比临床所见的范围更广，因而需要更大的照射野。

3. 睑板腺癌

本病发生率仅次于基底细胞癌。多从眼睑的睑板腺起源，上睑发生率高于下睑。病理组织学可分为分化型、鳞状细胞型、基底细胞型、腺型及梭形细胞型。

（二）临床分期

AJCC（2002）TNM 分期如下：

T_1：肿瘤任何大小，但未侵及睑板；或在眼睑边缘，最大径≤5 mm；

T_2：肿瘤侵犯睑板；或在眼睑缘，最大径>5 mm，但≤10 mm；

T_3：肿瘤侵及眼睑全层；或在睑缘，最大径＞10 mm；

T_4：肿瘤侵犯邻近组织结构，如球结膜、巩膜、眼球、眶周软组织、视神经周围间隙、眶骨及骨膜、鼻腔和鼻窦和中枢神经系统；

N_0：无区域淋巴结转移；

N_1：区域淋巴结转移；

M_0：无远处转移；

M_1：远处转移。

（三）治疗原则

眼睑癌在治疗方法选择上应考虑到既能根治肿瘤，又能保持眼睑的功能及美容。本病的治疗方法有手术、放疗、冷冻等。但放射治疗可作为首选的治疗方法，其优点为：

1）肿瘤控制率高，基底细胞癌和鳞癌的 5 a 局控率分别可达 95％和 93％；

2）能保持眼睑功能，美容效果好；

3）并发症低；

4）如有复发可再程放疗或手术治疗。

对晚期病人，如肿瘤已侵犯眼眶或眼球，以采用手术与放射综合治疗为宜。鳞癌患者如有淋巴结转移，可做手术清除。

（四）放射治疗

可采用低能电子线或近距离治疗。照射野根据肿瘤的大小和形状而定，距肿瘤边缘外放出 0.5（基底细胞癌）～1.0 cm（鳞状细胞癌），照射时在眼睑及眼球之间放置屏蔽物，一般为铅制杯状物，表面包以塑料，凹面敷于眼球表面，屏蔽物必须挡住角膜和晶体。照射时注意摆位的精确。总剂量单纯放疗为（55～60）Gy/（6～7）周，术前放疗为 D_T50 Gy，术后放疗为 60 Gy。睑板腺癌手术后有残留者，照射剂量需达（65～70）Gy/（7～8）周。分割方式可采用常规分割或快速分割照射，快速分割照射为 D_T（30～40）Gy/（4～5）次/（5～10）d。

（五）预后

眼睑癌的疗效较好，5 a 生存率为 76％～95％。晚期或复发的病例，放疗或（和）手术也可取得 70％～80％的 5 a 控制率。病灶越小，预后越好。一般认为病期晚者，原发灶不易控制，转移和复发的机会增加。基底细胞癌预后略优于鳞状细胞癌。

二、眼眶肿瘤

眼眶系指除眼睑及眼球以外的全部眼眶内组织。眼眶恶性肿瘤有泪腺肿瘤、泪囊肿瘤、横纹肌肉瘤（儿童）及淋巴瘤（老年人）。良性疾病有炎性假瘤等。

（一）泪腺肿瘤

泪腺肿瘤较为罕见，但在眼眶原发性肿瘤中占第一位。男女比例大致相同，患者年龄范围为10～73岁（平均46岁）。绝大多数病变为恶性，以腺样囊性癌和黏液表皮样癌为最多发的病理类型，其次为腺癌。良性的混合瘤也可发生。坏死、出血、神经侵犯和核分裂计数升高等征象可能提示预后不良。

1. 临床特点

1）多数患者表现为眼眶的肿物和疼痛，可表现为眼球突出。

2）眼眶外上缘可扪及肿块。

3）影像学检查如MRI、CT有助于了解病变的范围。可显示眶内外上方有软组织肿块影，增强扫描病变有强化，重者可伴有虫蚀状骨质破坏，病程较长者眼眶腔扩大。

4）易发生远处转移，以肺转移最为常见，其次为骨、肝和脑。偶尔发生区域淋巴结转移。

2. 治疗

首选手术治疗，但手术往往难以切净肿瘤，故多联合外科切除和辅助外照射（当手术近切缘，神经侵犯，或病理为腺样囊性癌时）。即使采用较强的治疗手段，腺样囊性癌手术＋外照射后的局部复发率仍然较高。

术后预防性放疗可采用加速器或^{60}Co外照射，D_T（50～60）Gy/（5～6）周。对晚期病例可做姑息性单纯放疗，常规外照射D_T（60～70）Gy/（6～7）周。设野以局部为主，一般不做区域淋巴引流区预防性照射。照射野应包括整个眼眶，设前野或加侧野照射，并根据眼眶及肿瘤的深度选择电子线的能量，要注意保护角膜和晶体。可采用立体定向放疗或调强放疗。文献报道小于3 cm泪腺腺样囊性癌用快中子或光子治疗，均能达100%控制率，而对复发或晚期（尤其是3～6 cm的肿瘤），采用快中子优于光子照射。化疗对泪腺腺样囊性癌有一定的疗效，常与手术或放疗联合使用，常用药物有CTX、VCR、ADM等。

3. 预后

5 a生存率为45%。常因局部复发或远处转移而死亡。有40%～50%发生远处转移。

（二）泪囊癌

泪囊癌较为少见，在临床上常被误诊为泪道阻塞或慢性炎症而延误治疗。其病理类型大多为鳞状细胞癌，其次为移行细胞癌，少数为腺癌。泪囊肿瘤可分为两类：一类是原发性，另一类是继发性泪囊肿瘤，多来源于泪囊邻近器官或组织，如眼睑、结膜、副鼻窦，特别是筛窦等处的肿瘤直接扩展。肿瘤可经淋巴道转移至耳前、颌下淋巴结，通过血行转移至颅内、肝脏、肺等器官。

1. 临床表现

主要为溢泪，内眦部肿块，伴有局部炎症，颇似慢性泪囊炎，有时可有少量血性分泌物和疼痛等。晚期可破坏眼眶造成眼球突出、移位或侵入颅内。行泪囊造影可见囊壁软组织影凸出，CT或MRI检查有助于了解肿瘤对周围组织的浸润破坏情况。唯一可靠的确诊方法是活组织病理检查。

2. 治疗

泪囊癌的治疗以手术切除为主。较大的肿瘤宜行术前放疗，对于肿瘤较大者或扩展到上颌窦、筛窦、眼眶和鼻部的病人，术后应给予放疗，可以明显地降低复发率。设野应根据 CT 图像所显示的病变范围来确定靶区。采用常规外照射，1.8～2.0 Gy/d/F，总剂量 55～60 Gy 为宜。

3. 预后

本病常因处理不当而复发，预后与组织类型有关，占大多数的上皮性肿瘤预后尚好。

眼球肿瘤见“儿童期肿瘤”章节。

（何　侠）

复习思考题

1. 早期舌癌放射治疗的优点有哪些？
2. 扁桃体癌的治疗原则有哪些？照射靶区应包括哪些范围？
3. 喉癌的治疗原则是什么？
4. 简述喉癌中声门癌、声门上癌、声门下癌的临床特点。
5. 上颌窦癌的治疗原则和放射治疗方法有哪些？
6. 影响上颌窦癌疗效的因素有哪些？
7. 涎腺恶性肿瘤治疗原则及放射治疗适应证有哪些？

参考文献

[1] 殷蔚伯，谷铣之．肿瘤放射治疗学．第 4 版．北京：中国协和医科大学出版社，2008.

[2] Gunderson Tepper. Clinical radiation oncology. 3rd ed. Philadelphia：Elsevier，2012.

[3] 许昌韶．肿瘤放射治疗学．第 2 版．苏州：苏州大学出版社，2005.

[4] 李树玲．新编头颈肿瘤学．北京：科学技术文献出版社，2002.

[5] 屠规益，徐国镇．头颈部恶性肿瘤的规范性治疗．北京：人民卫生出版社，2003.

[6] 王中和．口腔颌面-头颈肿瘤放射治疗学．上海：世界图书出版公司，2013.

[7] 布洁，高黎，徐国镇，等．160 例扁桃体癌的放射治疗及预后．中华放射肿瘤学杂志，2001，10（2）：104-107.

[8] 肖光莉，高黎，徐国镇．下咽癌的治疗．中华放射肿瘤学杂志，2002，11（1）：1-4.

[9] 金晶，高黎，黄晓东，等．早期声门型喉癌放射治疗的预后因素分析．中华放射肿瘤学杂志，2002，11（2）：77-82.

[10] 袁伟，陈庆芳，何少琴，等．鼻腔癌治疗效果分析．中华放射肿瘤学杂志，2000，9（2）：80-83.

[11] 高莉，徐国镇，胡郁华．上皮源性鼻腔筛窦癌．中华放射肿瘤学杂志，1999，8（1）：5-8.

[12] 俞志英，许昌韶，姚德元，等．中耳和外耳道癌放射治疗疗效分析．中华耳鼻咽喉科杂志，1992，

27 (5): 159-161.

[13] 俞志英，许昌韶，姚德元，等. 105 例大涎腺恶性肿瘤疗效分析. 中华放射肿瘤学杂志，1992，1 (3): 159-161.

[14] 金晶，徐国镇，殷蔚伯，等. 快中子治疗头颈部复发的涎腺腺样囊腺癌的近期疗效. 中华放射医学与防护杂志，2001，21 (2): 126-128.

[15] 邱杏仙，王建国，何少琴，等. 甲状腺癌手术后残留和复发病灶的放射治疗. 中华放射肿瘤学杂志，1996，5 (1): 32-35.

[16] 吴根娣，姚伟强，何少琴，等. 眼睑癌放射治疗 62 分析. 中国放射肿瘤学杂志，1993，2 (2): 98-99.

[17] 肖利华. 眼眶肿瘤治疗进展. 中华眼科杂志，2003，39 (9): 574-576.

[18] Leung TW, Wong VY, Wong CM, et al. High dose rate brachy therapy for carcinoma of the oral tongue. Int J Radiat Oncol Biol Phys, 1997, 39 (5): 1113-1120.

[19] Wendt CD, Peters LJ, Delclos Ls, et al. Primary radiotherapy in the treatment of stage Ⅰ and Ⅱ oral tongue cancer: importance of the proportion of therapy delivered with interstitial therapy. Int Radiat Oncol Biol Phys, 1990, 18 (6): 1287-1292.

[20] Hoffman HT, Karnell LH, Shah JP, et al. Hypopharyngeal cancer patient care evaluation. Laryngoscope, 1997, 107: 1005-1017.

[21] Godballe C, Jorgensen K, Hansen O, et al. Hypopharyngeal cancer: results of treatment based on radiation therapy and salvage surgery. Laryngoscope, 2002, 112: 834-838.

[22] Wang CC. Radiation Therapy for Head and Neoplasma. 3rd ed. Boston: Massachussetts publish, 1996: 205-220.

[23] Mendenhall WM, Werning JW, Hinerman RW, et al. Management of T_1-T_2 glottic carcinomas. Cancer, 2004, 100 (9): 1786-1792.

[24] Sarada PR, Najeeb M, Silvio M, et al. Effect of tumor bulk on local control and survival of patients with T_1 glottic cancer. Radiother Oncol, 1997, 47: 161-166.

[25] Jones AS, Fish B, Fenton JE, et al. The treatment of early laryngeal cancers (T_1-T_2N_0): surgery or irradiation? Head neck, 2004: 127-135.

[26] Krzysztof S, Rafal T, Boguslaw M, et al. Clinical radiobiology of glottic T_1 squamous cell carcinoma. Int J Radiat Oncol Biol Phys, 1999, 43: 101-106.

[27] Yiotakis J, Stavroulaki P, Nikolopoulos T, et al. Partial laryngectomy after irradiation failure. Otolaryngol Head and Neck Surgery, 2003, 128 (2): 200-209.

[28] Jorsensen K, GodballeC, Hansen O, et al. Cancer of the larynx: treatment results after primary radiotherapy with salvage surgery in a series of 1 005 patients. Acta Oncol, 2002, 41: 69-76.

[29] Ampil FL, Mills GM, Caldito G, et al. Induction chemotherapy followed by concomitant chemoradiation-induced regression of advanced cerwical lymphadenopathy in head and neck cancer as a predictor of outcome. Otolaryngol Head Neck Surg, 2002, 126 (6): 602-606.

[30] Galati LT, Myers EN, Johnson JT. Primary surgery as treatment for early squamous cell carcinoma of the tonsil. Head Neck, 2000, 22: 294-296.

[31] Fein DA, Lee WR, Amos WR, et al. Orapharyngeal carcinoma treated with radiothearapy: a 30-year experience. Int J Radiat Oncol Biol Phys, 1996, 34: 289-296.

[32] Paulino AC, Fisher SG, Marks JE. Is prophylactic neck irradiation indicated in patients with squamous cell carcinoma of the maxillary sinus? Int J Radiat Oncol Biol Phys, 1997, 39: 283-289.

[33] Korzeniowski S, Pszonj, et al. The results of radiotherapy of cancer of the middle ear. Int J. Radiat Oncol Biol Phys, 1990, 18 (3): 631-633.

[34] Garden AS, Weber RS, Morrison WH, et al. The influence of positive margins and nerve invasive in adenoid cystic carcinoma of the head and neck treated with surgery and radiation. Int J Radiat Oncol Biol Phys, 1995, 32 (3): 619-626.

[35] Fordice J, Kershaw C, EL-Naggar A, et al. Adenoid cystic carcinoma of the head and neck: Predicators of morbidity and mortality. Arch Otolaryngol Head Neck Surg, 1999, 125 (2): 149-152.

[36] Paryani SB, Chobe RG, Scott W, et al . Management of Thyroid Carcinoma with Radioactive I. Int J Rad Biol Phys, 1996, 36: 83-86.

[37] AR Shaha, JP Shah, TR Loree. Patterns of failure in differentiated carcinoma of the thyroid based on risk groups. head and Neck, 1998, 20 (1): 26-30.

[38] Tse DT, Neff AG, Onofrey CB. Recent development in the evaluation and treatment of lacrimal gland tumors. Ophthalmol Clin North Am, 2000, 13: 663.

第四章

中枢神经系统肿瘤

中枢神经系统肿瘤是指发生在颅内和椎管内的肿瘤，分原发和继发两大类。原发性颅内肿瘤指发生于脑组织、脑膜、脑神经（颅内段）、垂体、血管以及胚胎残余组织等的肿瘤。原发性椎管内肿瘤指发生于椎管内各种组织如神经根、硬脊膜、血管、脊髓及脂肪组织的肿瘤。继发性颅内、椎管内肿瘤则是指身体其他部位的恶性肿瘤如肺癌、乳腺癌、肾癌等转移或侵入形成的肿瘤。本章主要讲述原发性中枢神经系统肿瘤的放射治疗。

第一节　中枢神经系统肿瘤放疗总论

一、发病率和流行病学

最近的统计资料显示，2008 年世界范围内中枢神经系统肿瘤新发病人数约为 23.8 万，占所有新发肿瘤病人的 1.9%；死亡人数约为 17.4 万，占所有死亡肿瘤病人的 2.3%。

中枢神经系统肿瘤可发生于任何年龄，以 20～50 岁为多见；和其他肿瘤比较，儿童发病率相对较高，约占所有病例的 20%，在儿童中的发病率仅次于白血病和淋巴瘤，高居第二位；发病率在性别上的差异不明显，男性稍多于女性。

二、病理分类

中枢神经系统肿瘤与其他部位肿瘤的生长方式不同，组织学上低级别或良性的肿瘤长在特殊的部位可以严重影响病人的功能和生活质量，有时候比恶性肿瘤的预后还要差；脑和脊髓没有淋巴管道，恶性肿瘤除了局部浸润周围正常的神经组织，很少会扩散到中枢轴以外的地方，但有些肿瘤可以随着脑脊液在整个中枢神经系统内播散和种植，因此，无法按照其他肿瘤的标准来区分良恶性，目前还尚未成功建立起一个基于 TMN 的中枢神经系统的分级分期系统。

影响中枢神经系统肿瘤预后的最主要因素是肿瘤组织学，在很多情况下决定其治疗方式。

按 WHO 国际疾病分类法将中枢神经系统肿瘤分为下列七大类。

1）神经上皮性肿瘤

①星形细胞瘤；

②少突胶质肿瘤；

③室管膜肿瘤；

④混合性胶质瘤；

⑤脉络丛肿瘤；

⑥起源不定的胶质肿瘤；

⑦神经元和混合神经元-胶质瘤；

⑧松果体实质肿瘤；

⑨神经母细胞肿瘤；

⑩胚胎性肿瘤。

2）外周神经肿瘤

①神经鞘瘤；

②神经束膜瘤；

③恶性外周神经鞘瘤（MPNST）。

3）脑膜肿瘤

①脑膜细胞肿瘤；

②间叶性非脑膜上皮细胞肿瘤；

③原发性黑色素病变；

④组织起源不定的肿瘤。

4）生殖细胞肿瘤

5）鞍区肿瘤

6）淋巴和造血系统肿瘤

7）转移性肿瘤

起源于神经上皮组织的肿瘤又有多种组织类型，同时还有恶性程度的分级（表4.1）。

表 4.1 主要神经上皮组织肿瘤的 WHO 分类与恶性程度分级

肿瘤组织	肿瘤类型	级 别
星形细胞瘤	室管膜下巨细胞型	Ⅰ级
	毛细胞型	Ⅰ级
	低级别	Ⅱ级
	多形性黄色瘤性星形细胞瘤	Ⅱ、Ⅲ级
	间变性	Ⅲ级
	胶质母细胞瘤	Ⅳ级
少枝胶质瘤	低级别	Ⅱ级
	间变性	Ⅲ级
少枝-星形细胞瘤	低级别	Ⅱ级
	间变性	Ⅲ级

续表

肿瘤组织	肿瘤类型	级　别
室管膜肿瘤	室管膜下室管膜瘤	Ⅰ级
	黏液乳头状	Ⅰ级
	低级别	Ⅱ级
	间变性	Ⅲ级
脉络丛肿瘤	乳头状瘤、癌	Ⅰ、Ⅱ、Ⅲ级
神经元/胶质肿瘤	节细胞瘤	Ⅰ级
	节细胞胶质瘤	Ⅰ、Ⅱ级
	婴儿多纤维性节细胞胶质瘤	Ⅰ级
	胚胎发育不良性神经上皮瘤	Ⅰ级
松果体肿瘤	松果体细胞瘤	Ⅱ级
	松果体母细胞瘤	Ⅲ级
胚胎性肿瘤	髓母细胞瘤	Ⅳ级
	其他 PNET	Ⅳ级
	髓上皮瘤	Ⅳ级
	神经母细胞瘤	Ⅳ级
	室管膜母细胞瘤	Ⅳ级

在全部脑肿瘤中胶质瘤占40%以上，其次为垂体瘤、脑膜瘤、转移瘤（各占10%左右），少数为颅咽管瘤、肉瘤、血管母细胞瘤、淋巴瘤等。

影响中枢神经系统肿瘤预后的重要因素还有肿瘤所在的部位，发生于前颅窝、中颅窝、大脑半球、鞍区、侧脑室及第3脑室的肿瘤称为幕上肿瘤。发生于小脑幕以下的小脑半球、小脑蚓部、第4脑室内、脑桥小脑脚及脑桥延髓处的肿瘤称为幕下肿瘤。成人及1岁以下的婴儿好发幕上肿瘤，1～12岁儿童以幕下肿瘤较多见。

三、应用解剖

中枢神经系统由脑和脊髓构成，枕骨大孔处作为脑和脊髓的分界点。脑由大脑、间脑、脑干（分中脑、脑桥、延髓）和小脑组成。小脑幕分隔为幕上和幕下两个区域，幕上有大脑、鞍区、松果体区；幕下有中脑、脑桥、延髓、小脑（图4.1）。

大脑由大脑镰分为左、右大脑半球，由胼胝体相连。中央沟、外侧裂和顶枕裂将半球分为额、顶、颞、枕四叶，岛叶位于外侧裂里面。额叶位于中央沟前方，中央沟和中央前沟之间的区域称中央前回，支配对侧半身的随意运动，上部支配下肢运动，中部支配上肢运动，下部支配颜面、舌、咽喉肌运动，额上、下沟把额叶分为额上、中、下回。额中回后部称为同向凝视中枢，被破坏向同侧凝视，受刺激则向对侧凝视。优势半球的额下回后部为运动性语言中枢；顶叶在中央沟后方，接受对侧半身的感觉冲动；颞叶为视觉、听觉、嗅觉中枢，单侧损害不引起症状，优势半球颞上回后部损伤，引起感觉性失语；枕叶位于半球后端，是视觉中枢（图 4.2）。

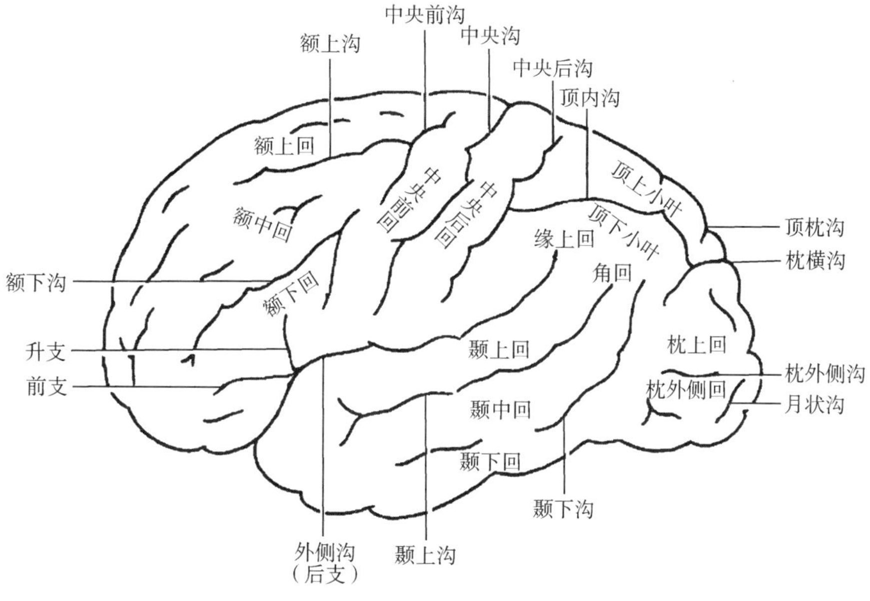

图 4.1　大脑矢状位剖面观

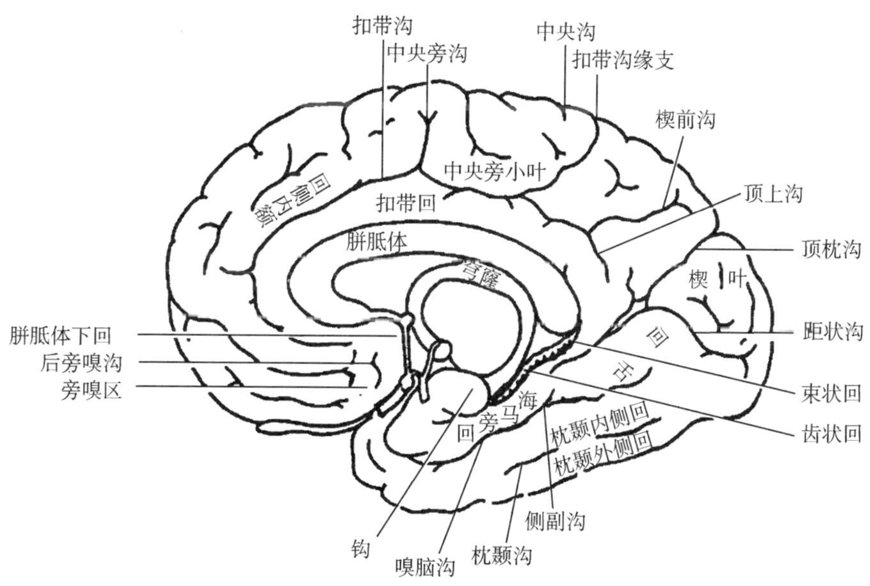

图 4.2　大脑沟回示意图

内囊是大量感觉、运动、视觉纤维集中通过的部位，此处损害引起偏瘫、偏盲及偏侧感觉障碍。小脑位于后颅窝，两侧为半球，中间为蚓部。半球的主要作用是协调躯体的随意运动，蚓部的作用是维持身体的平衡。脑干包括间脑、中脑、桥脑和延髓。中脑背侧有网状结构，功能为维持意识及醒觉状态；桥脑被盖部内含网状纤维和三叉神经、外展神经和听神经核，其纤维由桥脑腹侧穿出，基底部膨大，内含锥体束纤维；延髓内含呼吸、心跳及呕吐中枢。

脊髓上端在枕骨大孔处与延髓相连，下端呈圆锥形，称脊髓圆锥。

颅脑X射线解剖对于模拟机下设野和对位非常重要，应当掌握：

(1) 颅底线（又称听眦线、基准线）：眼外眦与外耳孔上缘的连线（图4.3）；

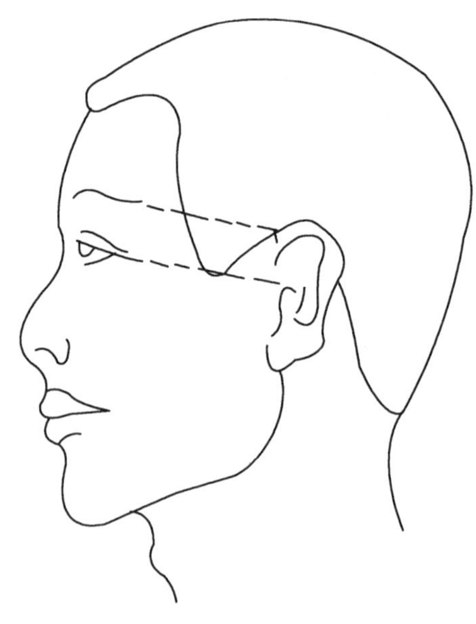

图4.3 颅底线标志图

(2) 垂体一般位于颅底线外中后1/3交点垂直向上1.5 cm；

(3) 松果体一般位于外耳孔后1 cm、上3 cm的交点处；

(4) 位于前颅窝最下端的筛板是确定全脑照射野下界的重要参考点；

(5) 两侧前颅窝、两侧中颅窝底的前部和下颌角也是常被使用的参考点。

四、临床表现

中枢神经系统肿瘤的临床表现主要有颅高压症状与体征、神经系统定位症状和体征。

（一）一般症状

1. 颅内压增高症状

颅高压三联征，即头痛、恶心呕吐、视力障碍。90%以上患者均可出现颅压增高的症状，一般呈进行性加重。颅高压出现的早晚主要取决于：①肿瘤生长的部位；②肿瘤生长的速度；③合并脑水肿的程度。头痛是由于颅压增高使脑膜血管和神经受刺激及牵拉所致；呕吐是迷走神经和脑干呕吐中枢受刺激所致，呕吐多为喷射状，常见于颅后窝肿瘤和儿童患者；视神经盘水肿与视力减退是颅压增高的体征。早期颅压增高还可引起精神、意识障碍及胃肠道症状。

2. 脑疝

脑疝是脑肿瘤或脑损伤引起颅压不断增高的结果，严重危及患者生命，包括：小脑幕切迹疝、小脑幕上切迹疝、枕骨大孔疝、大脑镰疝、脑中心疝等，以前三种为最常见，也最具临床意义。

（二）局部症状

局部症状是指神经系统的定位症状和体征，是由肿瘤的压迫、浸润和破坏作用引起的。定位症状的临床表现根据肿瘤的发生部位而不同。如额叶肿瘤主要表现为个性改变，顶叶肿瘤以感觉障碍为主，小脑蚓部肿瘤可导致患者出现步态蹒跚，行走时两足分离过远，站立时向后倾斜等。疾病的早期定位症状有助于诊断，发展到晚期，由于肿瘤的压迫及颅高压所致，可能引起远隔部位的症状，故失去对肿瘤的定位性意义。

五、辅助检查

中枢神经系统肿瘤的辅助检查手段很多，重点介绍具有定位、定性、疗效评价、监测复发等常用的检查方法。

1. CT 检查

CT 检查具有较高的密度分辨率，能直接显示肿瘤的部位、大小、内部结构、周围组织及结构的改变以及病灶与周围结构的相对位置关系，是目前中枢神经系统肿瘤诊断和放射治疗计划前定位的最常用方法。

直接征象：直接显示肿瘤的征象，平扫时肿瘤可呈高密度或低密度影，高密度肿瘤多为实性，低密度肿瘤可为实性或囊性，不规则低密度区代表肿瘤内部坏死、液化，CT 值在 40 Hu 以上时提示肿瘤含钙化成分。增强扫描时因肿瘤处血脑屏障受损，肿瘤新生血管及其通透性增加等原因可导致肿瘤有明显的增强效应，提高了肿瘤与周围脑组织的密度差别，更有利于观察肿瘤的形态，还可以区分术后改变与肿瘤残存。

间接征象：主要是肿瘤的占位效应引起的继发征象。脑水肿表现为肿瘤周围组织的密度减低区，无清晰边界。转移瘤常有明显的脑水肿，良性肿瘤则较少有脑水肿。肿瘤增大压迫邻近组织时可表现为脑池和脑沟的移位、变形、缺损、闭塞以及中线结构的移位。脑室系统阻塞时表现为脑室增大。

2. MRI 检查

在显示正常脑解剖方面，MRI 优于以前的任何技术，尤其是应用对比造影剂之后，可用于精确描绘后颅窝、软脑膜和脊髓的病变，使用 gadolinium 强化扫描已经成为 MRI 诊断脑肿瘤的首选手段。与正常脑组织相比，肿瘤信号可分为高信号、低信号、等信号和混合信号四种，反映肿瘤本身以及继发的坏死、囊变、出血和钙化等。星形胶质细胞瘤边界不清；生长较快的肿瘤如恶性胶质瘤、转移瘤等中心常出现坏死、囊变；黑色素瘤、绒癌转移瘤易出血；颅咽管瘤、少突胶质细胞瘤易钙化。在 MRI 图像上，T1 加权像观察解剖结构清晰，T2 加权像显示水肿范围，质子密度影像同时观察肿瘤及水肿情况。

3. PET/CT 检查

脑肿瘤对^{18}F-FDG 的摄取量依肿瘤的恶性程度不同而呈现出较大差异，总的表现为高于或低于正常脑灰质两类。前者提示脑瘤摄取^{18}F-FDG 明显增加，多见于高度恶性肿瘤；后者提示脑肿瘤摄取^{18}F-FDG 明显减少或不摄取，可见于低度恶性脑肿瘤或脑瘤术后疤痕形成。

PET/CT ^{18}F-FDG 显像在中枢神经系统肿瘤定位诊断中的价值远不及增强 CT 和 MRI，但在肿瘤的良恶性鉴别、疗效评价、检测复发还是放疗后坏死，以及预后判断等方面有其独特的优势，可与 CT、MRI 形成优势互补。

六、治疗

1. 手术治疗

手术的目的在于在保存神经功能的前提下尽可能地切除肿瘤、明确病理诊断、改善症状、减轻肿瘤负荷和清除坏死及缺氧组织，为其他辅助治疗创造条件。随着显微神经外科手术的进展，许多以前认为不能手术切除的肿瘤（如髓内肿瘤）现也能成功切除，治疗效果有了明显的提高。恶性度低的神经胶质瘤（Ⅰ级）、脑膜瘤、小脑星形细胞瘤、血管母细胞瘤等完整切除可达到根治目的。对于位于大脑功能区或脑深部的肿瘤仅做部分切除或减压术，脑干和丘脑等生命中枢的肿瘤尽可能非手术治疗。

2. 放射治疗

放射治疗是大多数原发中枢神经系统肿瘤最常用的安全、有效的治疗方法。胶质瘤多呈浸润性生长（如星形细胞瘤、多形性胶质母细胞瘤、髓母细胞瘤、室管膜瘤），难以手术全切；垂体瘤、颅咽管瘤虽为良性，但单纯手术易复发，故多数肿瘤需行术后放疗；有些肿瘤位于重要功能区（如丘脑、脑干、松果体区肿瘤）难以手术，必须以放疗为主；另外，不能手术切除或复发的脑膜瘤、血管母细胞瘤、淋巴瘤、转移瘤等均可进行放疗。可见，放疗在脑肿瘤的治疗中具有重要的地位。近年来，随着立体定向放射治疗和三维适形调强放射治疗的普遍开展，更进一步拓展和提升了放射治疗在中枢神经系统肿瘤治疗中的作用。

放射治疗在中枢神经系统肿瘤中的应用有其有利条件和不利条件。有利条件为：①除个别情况外，CNS 肿瘤不向颅外或椎管外转移，也无淋巴转移；②某些肿瘤对放射线特别敏感（如髓母细胞瘤、松果体生殖细胞瘤等）；③头颈部组织对放射的耐受性相对较高。不利条件为：①恶性神经胶质瘤呈弥漫浸润性生长，定位难以准确；②胶质瘤在形态上很不一致，病理取材不能反映全貌，对预后及敏感性估计不能全面；③多数神经胶质瘤对放射并不敏感，治疗比（TR）小，其所要求的肿瘤杀灭剂量往往接近正常脑组织出现放射性损害的剂量。因辐射剂量只能限制在正常脑脊髓组织可以接受的范围之内，故而影响疗效。

3. 化学治疗

由于大部分化疗药物难以通过血脑屏障，脑部肿瘤的化疗效果不佳。应用放疗开放血脑屏障有独特的优势，放疗不仅可以杀死肿瘤细胞，而且可以开放血脑屏障，促进化疗药物进入脑肿瘤，提高化疗效果。从放疗开始后1周到放疗后1个月是化疗药物进入肿瘤的最佳时期。常用的化疗药物有司汀类药物CCNU、BCNU、Me-CCNU等，长春新碱（VCR）、甲基苄肼（PCZ）、威萌（VM-26）、顺铂（DDP）、甲氨蝶呤（MTX）等。替莫唑胺（TMZ）是治疗脑胶质瘤效果较好的新药，1999年美国食品药品管理局（FDA）批准用于恶性胶质瘤的化疗。现有的临床研究表明放疗与替莫唑胺联合治疗能得到生存获益而毒性反应较小。

七、放射治疗方法

（一）放射源的选择

可选用X射线、^{60}Co、高能X射线、高能电子线、快中子及放射性核素（^{192}Ir、^{198}Au、^{125}I、^{32}P等）。脑部放疗选择^{60}Co γ射线或4～6 MV高能X射线为宜，可以提供全脑均匀的剂量分布；脊髓照射可以采用^{60}Co γ射线或4～6 MV高能X射线，也可采用合适能量的电子线如14 MeV以上的电子线，或采用X射线与电子线的混合照射。

（二）常规放射治疗技术

1. 局部野照射

（1）适应证

其适应证有：

1）垂体瘤术后放疗；

2）手术切除不彻底的颅咽管瘤；

3）胶质瘤术后。

（2）体位

具体体位及头枕角度的选择应根据肿瘤所在的部位、大小，需要避开的重要器官如眼球、脑干等因素而定，常采用的体位有仰卧位、俯卧位、侧卧位等。但侧卧位病人易动、易疲劳，不利于体位的固定，而且每次照射位置的重复性较差，所以一般尽量不要采用侧卧位。在没有面网固定装置的单位，则可以采用侧卧位照射。

（3）照射野的设定

照射野大小是根据X射线检查、CT、MRI及手术所见来决定的，胶质母细胞瘤的照射野应大一些，包括周围水肿区；垂体瘤、颅咽管瘤的相对较小；脑表面脑膜瘤尽量用切线照射或用电子线照射。

1）位于双侧或大脑半球中央部位的肿瘤和松果体区病变，可采用两侧平行对穿野照射。

2）肿瘤明显局限于一侧大脑半球或小脑半球，可采用同侧2～3野垂直照射，或采用同侧二野交叉照射（选用合适的楔形滤过板）；高能电子束可设单野照射，选用两种能量的X射线（6 MV和15 MV）可得到更好的剂量分布，肿瘤受到高剂量的照射，但同时减少了正常未受累组织的受量（图4.4）。

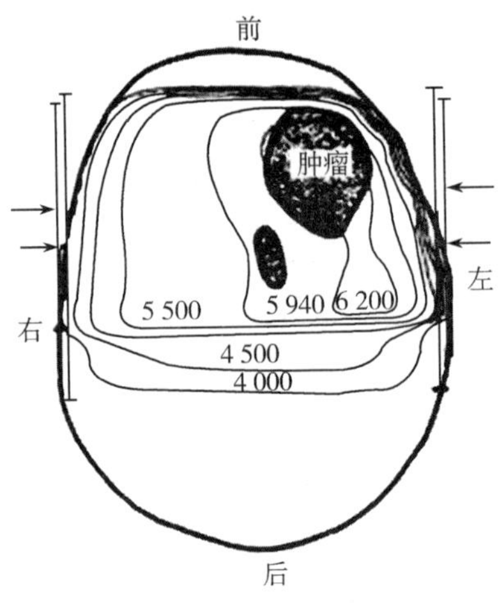

图4.4 左侧6 MV、右侧18 MV射线照射时的剂量分布图

3）位于额叶前部的肿瘤可用正侧相交直角的等中心两野照射，一野或两野均用楔形板可优化剂量分布（图4.5）。

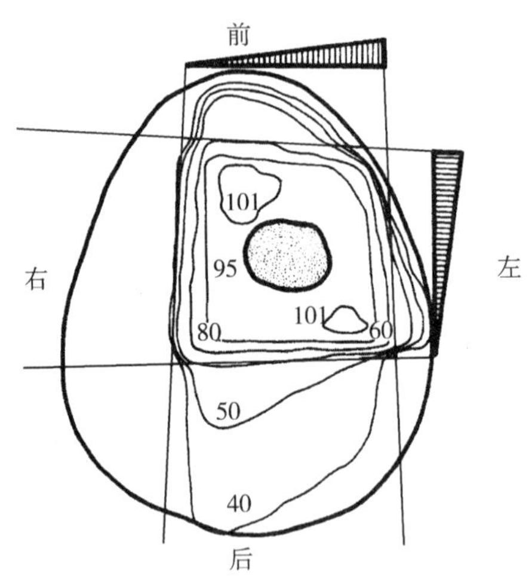

图4.5 前、侧野加楔形板剂量分布图

4）位于大脑中部的肿瘤（额叶后部或顶前叶），最好采用等中心前后平行对穿野及侧野加或不加楔形板的治疗计划（图4.6）。

5）脑干部位的肿瘤可通过两平行侧野对穿加后正中野照射，并确定眼晶状体不在后野范围之外。

6）后颅窝中线部位肿瘤，采用后枕部两个野交叉照射（选用合适的楔形过滤板），或用两侧局部小野对穿垂直照射。

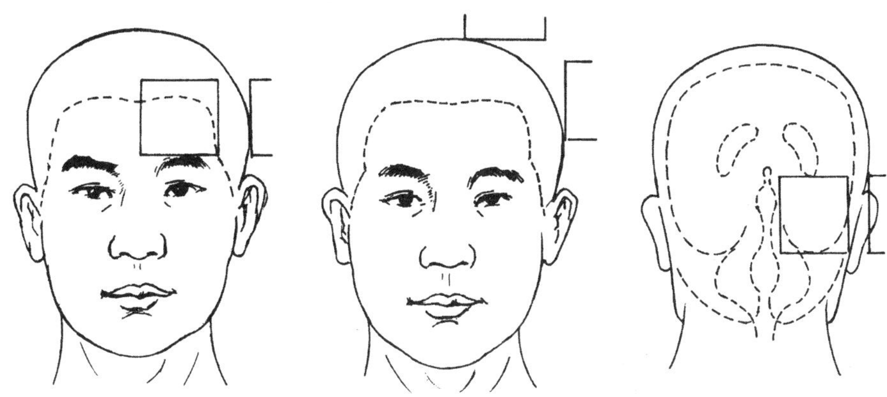

图 4.6　大脑中部肿瘤的射野

(4) 定位技术（以垂体瘤三野等中心为例）

1）体位：病人仰卧位，头部摆位应使头体主轴线与治疗床的纵轴线相互平行，并与射野的中心线束相垂直，防止头部的旋转与纵轴的偏移。斜架头枕，使颏部尽量内收，以眉弓结节与外耳孔连线垂直于床面为基准，一方面保证垂体瘤三野等中心照射时前野尽量不伤及眼球，另一方面可以将脑干的受量尽可能降低（图 4.7)。

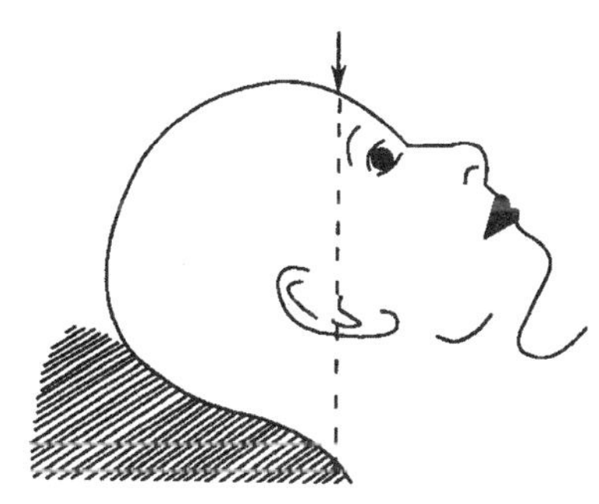

图 4.7　垂体瘤常规放疗时的标准体位

2）设野流程：常规热塑面膜固定头部位置。把灯光指示野野中心放在体中线与眉弓水平线偏上一些的交叉点上，对好源皮距为 100 cm，一般放射野在 4 cm×4 cm～6 cm×6 cm，通过透视调整中心位置使照射野避开眼眶。把大机架转到＋90°或－90°，适当升床，通过透视，把野的中心放在垂体窝，射野中心轴应与颅底线平行，可适当转小机头和纵向移床使射野达到要求，记录小机头角度和肿瘤深度，肿瘤深度＝100 cm－源皮距。再转大机架 180°到对侧，定位方法同对侧。转大机架及小机头回到 0°，通过透视再检查照射野是否避开眼眶，如果射野满意，在面膜上画出中心，读出源皮距，计算出升床高度，升床高度＝100 cm－现源皮距，即为前额野肿瘤深度（图 4.8)。

3）三野等中心改良照射野：也就是把顶前野改为头顶野，侧野不变，即转床 90°，转机架 15°～30°，准确的机架角度应在定位时避开眉毛及计划中避开眼球为准，这样做的优点除了避开眼球免受照射损伤外，还有一点就是能避免眉毛受到照射脱落而影响患者

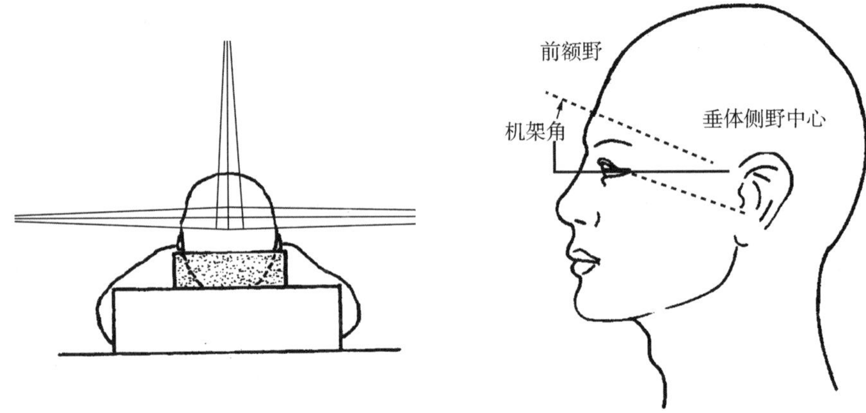

图 4.8 垂体瘤三野交叉定位示意图

的美容（图 4.9）。

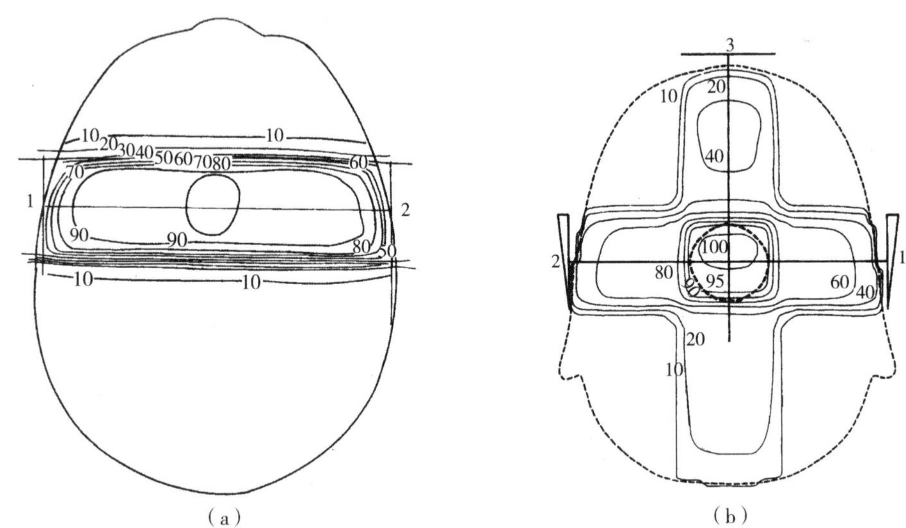

(a) (b)

图 4.9 两野和三野的等剂量曲线

(a) 两野照射剂量分布图；(b) 一个额顶野、两个 15°楔形板侧野的剂量分布图

2. 全脑照射

(1) 适应证

其适应证可见：

1) 颅内原发或继发恶性淋巴瘤；

2) 单发或多发脑转移瘤；

3) 大脑胶质瘤病；

4) 多灶性恶性胶质瘤。

(2) 体位

仰卧位，平架，头垫合适角度的头枕，热塑面膜固定。

（3）照射野的设定

应包括颅腔内的全部组织，即大脑、小脑、脑干、脑膜和脑池。采用等中心照射技术，多用左右两侧野放射。

常用照射野：射野的前、上、后野均以头皮为界，下界应包括全颅底，但前颅凹较高，为眶上缘到鞍背的连线，从鞍背向下连线与枕骨大孔下缘的水平线相交，即为颅中凹和颅后凹的前界和下界（图 4.10）。

田中良明法：也采用左右两野，依据颅底形状设野呈斜方向放置，其他界大体同常用射野。

斋藤泰博法：充分包括前、中颅凹，特别是下界到第二颈椎，此时也包括了小脑延髓池，其下界可直接与脊髓放射野相接。

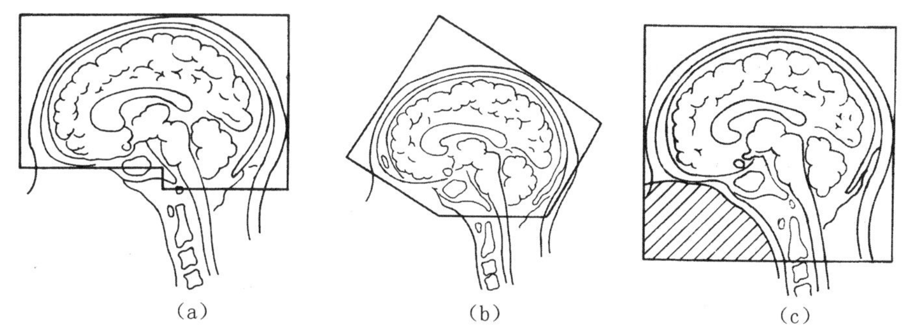

(a)　(b)　(c)

图 4.10　全脑放射的常用设野

(a) 常规射野；(b) 田中射野；(c) 斋藤射野

3. 全脑全脊髓照射

（1）适应证

其适应证有：

1）松果体生殖细胞瘤；

2）恶性室管膜瘤；

3）髓母细胞瘤；

4）脉络丛乳头状癌；

5）中枢神经系统白血病。

（2）体位

病人取俯卧位，头面部垫“船形枕”根据每个病人的具体情况调整头部及颏部的角度，一方面保证病人体位的舒适，另一方面尽可能将颈髓拉直，使头、颈尽量成一直线并固定，不允许任何方向的转动。体部垫 10 cm 厚的塑料平板，在激光线指导下摆位使体中线与床长轴一致（图 4.11）。

（3）定位技术

1）模拟机下透视，观察、调整体位符合治疗要求，然后头颈部用热塑面膜固定头部和颈部。

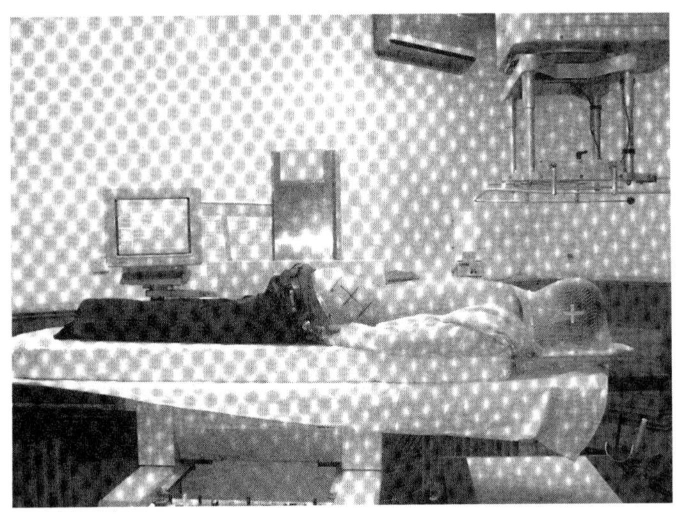

图 4.11 常规全脑全脊髓照射的标准体位

2）全脑照射采用两侧水平野等中心照射技术，包括全脑及 C_4 椎体以上的颈髓（图 4.12），然后拍摄定位片，在定位片上勾画出需要用铅遮挡的正常组织和器官，同时将照射野中心的"+"字线标记在面罩上，再转大机架 180°到对侧，定位方法同对侧。最后转大机架回 0°，将正中"+"字也标记在面罩上，治疗时 3 个"+"字线应和三维激光线完全重合，方可进行治疗。

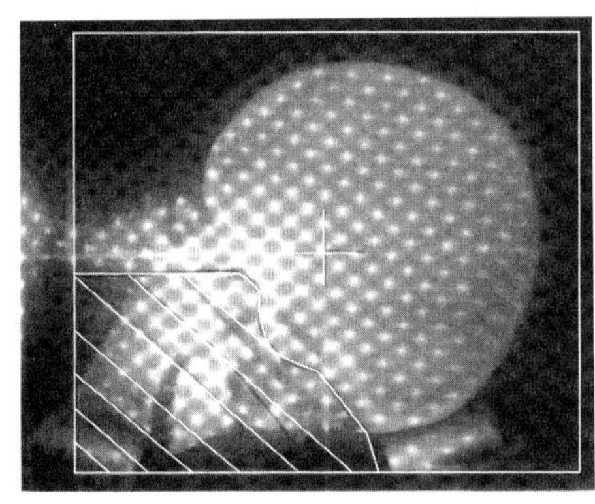

图 4.12 全脑与 C_4 水平以上连接为一个照射野

3）全脊髓照射野：采用源皮距单后野垂直照射技术。由于脊髓在椎管内各处的深度不一，脊髓野一般分为三个照射野：胸髓、腰髓、骶孔。脊髓野两侧界应至少包括两侧椎弓根及向外 1 cm 的范围，上界与全脑照射野相衔接，下界与骶孔野衔接，上野线束的位置是固定的，每予 10 Gy 后上界随全脑野下界的收缩而上移 1 cm；脊髓下野的两侧界在骶骨水平应包括左右骶孔，下界必须固定在骶 3 下缘水平，上界则随上野下界的移动而移动衔接（图 4.13）。对于要保护卵巢的女性患者来说，骶孔照射野应改为等中心两侧水平照射（图 4.14）。

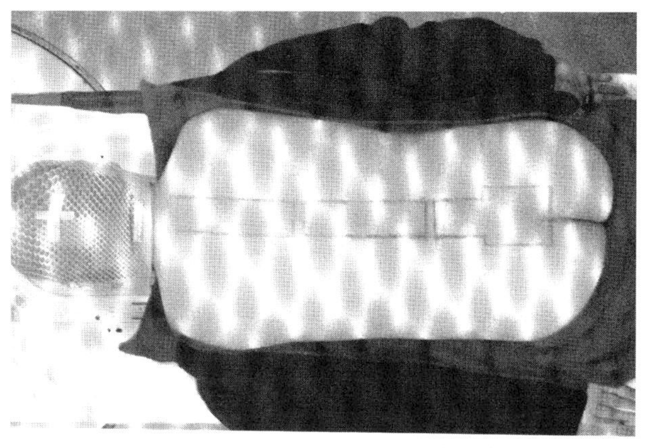

图 4.13　脊髓照射野的体表标记

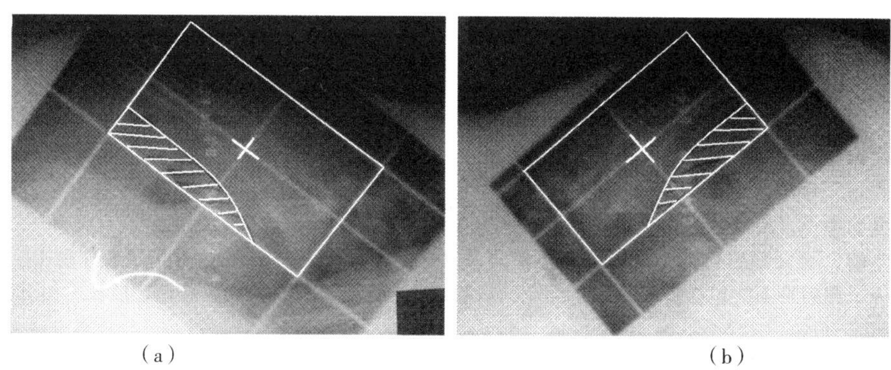

(a)　(b)

图 4.14　两侧水平照射骶孔野

(4) 剂量

全脑分次剂量不低于 1.8～2 Gy，脊髓分次剂量 1.6～1.8 Gy。全中枢照射总剂量 24～30 Gy，根据年龄应适当调整剂量，＜6 岁者给予 18～24 Gy，放疗结束后针对原发病灶采用局部野加量照射。

(三) 精确放疗放射治疗技术

γ 刀或 X 刀适用于中枢神经系统直径 3～4 cm 以下的良、恶性肿瘤，根据病变组织(早发反应性或晚发反应性) 行一次性或分次大剂量立体定向照射，恶性肿瘤直径≥3～4 cm 应选择 3D-CRT 或 IMRT 更符合细胞增殖的生物学规律。

(1) 体位固定

一般取仰卧位，头前屈或平伸依肿瘤及其周围关键结构的位置和病人对体位要求的合作性而定。病变位于后颅窝者，可取俯卧位。3D-CRT 或 IMRT 头部固定采用热解塑料面罩及个体化枕头。SRS 需要固定效果更好的头部固定装置。

(2) CT 模拟定位

扫描范围从头顶连续扫描至第 2 颈椎下缘，层距 3 mm。所有患者均应做造影剂增强扫描。

（3）放疗计划的选择原则

三维适形放射治疗：按 PTV 进行非共面设野，一般设置 3～6 个野，根据剂量分布要求加适当角度的楔形板，并酌情使用缩野技术。

调强放射治疗：对凹形或其他不规则形状靶区，在保护靶区周围敏感器官方面，IMRT 较 3D-CRT 有明显优势。

立体定向放射治疗：SRT 适合于治疗边界清楚的小体积实性肿瘤，可作为常规分次放疗后的补充或推量治疗手段，原则上不作为首选的放疗手段。

（4）靶区勾画定义

GTV：定义为大体可见肿瘤。在 MRI 图像上，GTV 一般表现为 T1W 强化异常信号或 T1 FLAIR 高信号病灶。若术后无残留肿瘤，瘤腔可定义为 GTV。

CTV_1：定义为 GTV 及其周围潜在的浸润组织或亚临床病灶。在 MRI 图像上，CTV_1 应完全包括肿瘤周围的水肿区（T2 或 FLAIR 异常高信号），通常在 GTV 外加 1～2 cm（对 LGG）或 2～3 cm（对 HGG）边缘。

CTV_2：当 CTV_1 体积较大或包含敏感器官时，可于 45～50 Gy 后另设 CTV_2 予以缩野照射，CTV_2 定义为 GTV＋1 cm。

PTV：定义为 CTV_1/CTV_2 加上考虑摆位误差和 GTV/CTV 生理性变化所增加的外放边界。一般设 PTV_1 为 CTV_1＋0.5 cm，PTV_2 为 CTV_2＋0.3～0.5 cm。

（四）辐射剂量

对不同肿瘤应给予不同的照射量，下面将分别介绍。儿童酌减 20％左右并适当延长疗程。也可用超分割放疗方法。每天照射 2 次，每次 1.2 Gy，6 周内共照射 72 Gy，相当于常规分割照射 60 Gy/6 周。鉴于恶性胶质瘤的放射反应类似早发反应性组织（α/β 约为 10），而正常脑脊髓组织属晚发反应性组织（α/β 约为 2），这样超分割放疗对肿瘤提高了约 12％的生物当量剂量，而对正常脑组织却降低了 5％的当量剂量，提高了肿瘤控制的可能性，又保护了正常脑组织。但每天照射 3 次，每次 1.9～2.0 Gy 的加速放疗，放射性毒性反应明显增加，放射性脑坏死的发生率高达 10％。使用 IMRT 技术，可考虑适当提高分次剂量和减少分割次数。

立体定向放疗的剂量：①恶性脑转移瘤、原发脑瘤术后残留或各种原因不能手术者，经全脑或局部放疗 D_T35～40 Gy 后，若残存肿瘤小于 3 cm，可采用 SRS 追加剂量 8～15 Gy；残存肿瘤 3 cm 以上，可行 SRT 治疗，剂量为 15～20 Gy，也可以直接行 SRT 治疗 35～50 Gy。②分化好的胶质瘤、脑膜瘤、垂体瘤等，根据手术情况或未行手术治疗者可直接行 SRT 治疗，剂量为 40～60 Gy。

（五）疗效评估和随访

放疗结束时可行头颅 MRI 平扫＋增强扫描，了解肿瘤对放疗的反应，以后定期随访。低分级胶质瘤可于放疗后每 3～6 月或出现神经系统症状时复查 MRI，共 5 a，以后每年至少一次。而高分级胶质瘤肿瘤由于恶性程度高，进展迅速，复查间期可适当缩短，约为2～3个月一次。如MRI无法鉴别肿瘤复发或放射性脑坏死时，可进一步行MRS或[11]C-MET-PET/CT检查，以助鉴别。

第二节　胶　质　瘤

胶质瘤（glioma）是最常见的原发性神经系统肿瘤，占颅内肿瘤的30%～60%，其源自胶质细胞，而胶质细胞是中枢神经系统中的支持性组织。其发病原因至今尚不明确，可能与环境和遗传因素有关。胶质瘤的基因缺失通常发生在染色体的1p、9q、10q、17q、19q和22q。基因的异常表达与胶质瘤的恶性转化相关，如EGFR、PDGFR和MDM2过度表达、p53突变以及p16缺失。

胶质瘤的病理分类为：

1）星形细胞瘤（astrocytoma）：是最常见的胶质瘤，占胶质瘤的40%，可生长在脑或脊髓内的任何地方。成人的星形细胞瘤多发于大脑，而儿童的星形细胞瘤则多发于小脑及脑干。就肿瘤的恶性度而言，可分为四级：第一级——毛状星形细胞瘤（pilocytic astrocytoma）；第二级——星形细胞瘤（astrocytoma）属低度恶性肿瘤；第三级——间变性星形细胞瘤（anaplastic astrocytoma，AA）；第四级——多形性胶质母细胞瘤（glioblastoma Multiform，GBM）属恶性肿瘤。

2）少突胶质细胞瘤（oligodendroglioma）。

3）室管膜瘤（ependymoma）。

4）髓母细胞瘤（medulloblastoma）。

所有的胶质瘤患者均需于放射治疗前行头颅MRI T1、T2加权成像及造影增强扫描，了解肿瘤的切除范围及残留情况。必要时可行头颅核磁波谱成像（MRI spectroscopy）、核磁灌注成像（MRI perfusion）或[11]C-蛋氨酸-PET/CT（[11]C-MET-PET/CT）检查，了解肿瘤代谢及局部血流情况，可有助于肿瘤的准确定位以及鉴别肿瘤复发或放射性脑坏死。

胶质瘤的治疗首选手术，手术治疗的原则为“最大程度地切除肿瘤，并最大程度地保全神经功能”。由于脑胶质瘤的浸润性以及生长部位的特殊性，手术常难以完全切除。术后辅助放疗为重要的治疗手段之一。对于低级别的胶质瘤（LGG，WHO Ⅰ～Ⅱ）患者，如果手术完全切除，无预后不良因素者可观察；存在预后不良因素者可观察或放疗或选择化疗。如手术不能完全切除，症状未控或进展者，可放疗或化疗；对于症状稳定者，可观察或放疗或选择化疗。而对于高分级的胶质瘤（HGG，WHO Ⅲ～Ⅳ）患者，无论手术情况均需行术后辅助放疗。胶质母细胞瘤（WHO Ⅳ），可同期放化疗＋辅助化疗，而间变性星形细胞瘤或间变性少突胶质瘤（WHO Ⅲ）必要时也可考虑化疗。

一、低级别胶质瘤

低级别胶质瘤（low-grade glioma，LGG）可分为纤维状细胞型和非纤维状细胞型，发病率较低，生长缓慢，其发病率的增加与多发性神经纤维瘤Ⅰ型和结节性脑硬化症有关。

1. 治疗

纤维状型低级别胶质瘤治疗首选外科手术，单纯手术切除肿瘤后10 a生存率约为80%或更高。非纤维状型低级别胶质瘤如果能够被全部切除，一般来说首选手术，而术后放疗可以暂缓。针对成人Ⅱ级胶质瘤的临床研究显示，单纯手术复发以后再放疗和手术后即给予54 Gy放疗的疗效，发现后者有更长的无进展生存期（3.4 a vs. 5.3 a），而两组的总生存期相似（7.2 a vs. 7.4 a）。对独立预后因素影响的分析显示：放疗似乎只对年龄在40岁以上的患者有效，因此对于小于40岁的患者，如果仅有癫痫表现而无其他神经系统异常，则可采取观望（wait-and-see）策略，这一原则也适用于是否需要手术的问题，只要患者没有急性发作的症状和体征，就可以通过CT或MRI随诊。因此，年龄在40岁以上的患者，无论有无症状，均建议手术＋放疗。如果患者有癫痫以外的其他神经症状，不论年纪多大，均建议采用手术合并放疗。值得注意的是，40岁以上患者出现的颅内非强化病变大约50%为高度恶性胶质瘤。

术后放射治疗照射范围参照术前CT和MRI图像及术后瘤床定靶区，靶区GTV包括MRI上可见肿瘤异常信号，CTV在GTV边缘外放2 cm，PTV根据各单位摆位误差来定，照射剂量为45～54 Gy，1.8 Gy/次，1次/d，5 d/周，尽可能采用三维适形或调强放疗技术来进行治疗，以满足靶区内剂量的均匀分布，尽可能减少正常组织的受照体积和剂量，同时，非共面的计划比共面的计划剂量分布更好。LGG放疗后出现靶区以外复发的非常少见，除非靶区未充分包括病灶。同时，LGG靶区勾画时应考虑到肿瘤一般不会扩散超过硬脑膜和骨质，如一侧大脑半球胶质瘤极少会累及小脑或另一侧半脑，除非胼胝体受累。EORTC22844临床研究结果显示：LGG随机分组，局部照射放疗剂量45 Gy/5周与59.4 Gy/6.6周，5 a无进展生存率两组间无明显差异（47% vs. 50%），生存率也无差异。另一项北美的研究中放疗剂量分别为50.4 Gy/5.6周和64.8 Gy/7.2周，结果与EORTC的结果类似，而且高剂量组患者的远期3～4级毒性反应明显高于低剂量组。因此，目前没有数据支持高于45～50.4 Gy，1.8 Gy/次的剂量用于LGG的常规放疗计划。

化疗在LGG治疗中的作用不大，但对于少突胶质细胞瘤，由于其染色体异常是1p和19q的等位缺失，对化疗药物敏感，常联合化疗，常用的敏感药物有甲基苄肼、CC-NU、VCR、替莫唑胺等。化疗建议在放疗结束后进行以降低毒性反应。

2. 预后

欧洲EORTC2002年提出有效的低级别胶质瘤的预后因素的评分系统，复发的危险因素包括：年龄≥40岁；组织学为星形细胞瘤；最大肿瘤直径≥6 cm；肿瘤越过中线；术前具有神经功能缺陷的临床表现者。每一个因素为1分，累计0～2分的为低危型低度恶性胶质瘤，3～5分为高危型低度恶性胶质瘤，表4.2为得分与预计生存期的数据。

表 4.2 EORTC LGG 生存预后与 LGG 风险因素分值的关系

得 分	预测生存期（年，95%CI）
0	9.1 (9.1-NA)
1	8.6 (7.4-NA)
2	6.3 (5.3～7.8)
3	4.4 (3.0～6.4)
4	3.0 (1.9-NA)
5	2.4 (0.7-NA)
低风险组（0～2）	7.8 (6.8～8.9)
高风险组（3～5）	3.7 (2.9～4.7)

二、高级别胶质瘤

也称为高度恶性胶质细胞瘤（high grade glioma，HGG），包括间变性星形细胞瘤和多形性胶质母细胞瘤（GBM）。间变性星形细胞瘤占恶性脑胶质瘤的 10%～15%，超过 85%的恶性胶质瘤是胶质母细胞瘤。采用标准治疗后，间变性星形细胞瘤的中位生存期为 18 个月，GBM 约为 9～11 个月。

首先是应在保存正常神经功能的前提下，最大范围手术切除肿瘤病灶，不能安全全切肿瘤者，可酌情采用肿瘤部分切除术、开颅活检术或立体定向（或导航下）穿刺活检术，以明确肿瘤的组织病理学诊断，指导非手术治疗方案的确定。一些Ⅲ期临床研究提供的数据提示手术全切可给 HGG 病人带来生存获益。因此，争取手术全切有利于提高 HGG 病人的治疗效果。

放射治疗是 HGG 术后最好的辅助治疗方式，多项临床研究显示术后接受放疗可以使病人得到大于 2 倍的生存获益。由于 HGG 具有广泛浸润的特征，用全脑照射一度曾被作为常规，Hochberg 等用 CT 研究胶质母细胞瘤，发现多中心表现的仅占 4%，且复发者中 90%为肿瘤区或其周围 2 cm 内的局部复发。一系列研究结果表明，局部照射和全脑照射的治疗结果无显著差异，HGG 仅需要局部野照射，目前多根据 CT 和 MRI 精确定位，一般以 MRI T2 加权相所显示的肿瘤范围勾画 GTV，外放 2 cm 形成 CTV，CTV 可根据肿瘤生长至解剖屏障如小脑幕或颅骨处进行修正，根据本单位摆位误差情况勾画 PTV，PTV 给予 46～50 Gy 的剂量，缩野后局部追加 10 Gy，总剂量达 60 Gy/6 周。胶质母细胞瘤对放射有明显的剂量-效应关系；不管其他参数，当辐射剂量从 50 Gy 增至 60 Gy 时，中位存活时间从 28 周延长到 42 周。由于恶性胶质瘤对放射不敏感（尸体解剖表明，60～80 Gy 尚不足以杀死肿瘤细胞），故临床上一直在尝试研究新的治疗方案来提高肿瘤的控制率和 HGG 病人的生存率，先进的放疗技术使 HGG 剂量提升成为可能，但是无论立体定向放射联合化疗的方案和近距离放疗的方案都没能提高生存率，放射增敏剂的使用也收效甚微。

近年来，国内外研究较多并取得较好效果的是术后放疗加化疗。GMB 的同期化疗和辅助化疗建议使用替莫唑胺（temozolomide），推荐方案为：75 mg/m^2，qd（放疗开始每天用，直到放疗结束）；150～200 mg/m^2，1～5 d，28 d 1 疗程，共 6 疗程（放疗后第 5 周开始）。EORTC 和 NCIC 联合报道的大样本 HGG Ⅲ期临床随机对照试验研究结果提示替莫唑胺联合放疗的方案取得显著的疗效，并证实 MGMT 的甲基化状态使 HGG 病人更能从替莫唑胺的治疗方案中获益。毫无疑问，更多的对常规治疗方案抗拒的相关分子机制的研究和与 HGG 相关的潜在基因、生化改变方面的研究将有助于区分哪些病人更适合某种治疗策略。对于间变性少突胶质细胞瘤和间变性少突星形细胞瘤，似乎对化疗更敏感，一些关于复发 OA 的Ⅱ期临床研究显示，化疗有效率达 60%～70%，多数患者的缓解期长达 1 a 或更长，而一些研究显示在治疗初期就联合使用化疗并不能延长生存时间，但可以提高无进展生存期。和单纯放疗相比，联合使用甲基苄肼、CCNU 或长春新碱可增加治疗毒性，因此替莫唑胺的安全性和较低的毒性使之有逐渐取代其他化疗方案的趋势。

三、室管膜瘤

1. 发病率

室管膜瘤（ependymoma）属于少见的胶质瘤，占成人中枢神经系统肿瘤的 1%～3%，但相对多见于 3 岁以下的小儿，年龄越小预后越差。髓内室管膜瘤是成人最常见的脊髓肿瘤，占所有脊髓肿瘤的 60%。相对于儿童，成人的室管膜瘤多发于幕上，可侵犯脑实质，但很少原发于第三脑室。幕下的室管膜瘤常源于第四脑室和小脑脑桥角附近的后颅窝。

2. 病理

室管膜瘤可发生在脊髓及脑室系统衬里的任何部位，组织学上，室管膜瘤以围绕主要的血管形成血管周围的假菊形团为特征。根据 2007 WHO 分类，室管膜肿瘤分为室管膜瘤（WHO Ⅱ级）、间变性（恶性）室管膜瘤（WHO Ⅲ级）、黏液乳头状室管膜瘤（WHO Ⅰ级）与室管膜下室管膜瘤（WHO Ⅰ级）4 个类型 。

3. 治疗

手术是首选治疗方法，手术切除程度是明确的预后因素，完全切除的预后明显优于次全切除和其他治疗方式。因此，在保证不出现神经系统症状的情况下应尽可能多地切除肿瘤，打通脑脊液通路。放疗是术后辅助治疗的最重要手段，对于复发或年幼不宜行放疗的患者，化疗可作为辅助治疗，但是其生存益处尚不清楚。

目前推荐的放射治疗标准是：成人颅内室管膜瘤通常采用局部放疗。使用术前和术后影像来确定局部靶区，通常使用 MRI 的 T1 增强像或 T2/FLAIR 像，GTV：术前肿瘤侵犯的解剖区域和术后 MRI 信号异常区域，CTV：GTV 外扩 1～2 cm，再外放 0.5 cm 为 PTV。全脊髓照射用于细胞学检查阳性和/或 MRI 显示有脊髓转移的病人，颅内肿瘤局部剂量 54～59.4 Gy，全脑全脊髓剂量 30～36 Gy，脊髓肿瘤局部剂量 45 Gy，分次剂量均为 1.8～2 Gy。

四、髓母细胞瘤

髓母细胞瘤（medulloblastoma）是颅内恶性程度最高的肿瘤之一，发病的中位年龄为 5～7 岁，占儿童肿瘤的 15%～20%。来源于胚胎残留的细胞，多发于小脑蚓部，可向前发展突入第四脑室及小脑延髓池，有的甚至可经枕骨大孔进入上段颈椎，有 30%～50%经蛛网膜下腔播散到到整个 CNS，有约 5%发生肺、骨或淋巴结等颅外转移。

标准治疗模式为以手术为主、加术后放疗的综合治疗，辅以化疗能提高疗效。髓母细胞瘤对放射高度敏感，可行单纯放疗。放射治疗前要对患者进行风险程度分级：年龄≤3 岁；术后 72 h 增强 MRI 检查见残存肿瘤最大层面＞1.5 cm^2；脑脊液检查（CSF）阳性或肿瘤超出后颅窝。以上有一项即为高风险组，三者同时不具备者为一般风险组。术后必须全中枢放射治疗。全脑全脊髓照射（CS）＋后颅凹加量照射（PF），脊髓照射野下界应达第 2 骶椎下缘，照射分割剂量 1.8 Gy/次。通常 一般风险组：CS 36 Gy，PF 加量至 54～56 Gy；或 CS 23.4 Gy，PF 加量至 54～56 Gy，联合化疗。高风险组：CS 36 Gy，PF 加量至 54～56 Gy，联合化疗。尽可能应用三维适形或调强放射治疗技术照射。3 岁以下幼儿，化疗占重要地位。

髓母细胞瘤预后较好，年龄、肿瘤分期及手术切除程度是预后因素，低风险组 5 a 生存率 80%左右，高风险组 5 a 生存率 50%左右。

第三节 松果体瘤

一、概述

生长在第三脑室后部松果体区的肿瘤统称为松果体瘤（pincal tumors），包括来自松果体细胞的肿瘤及源于生殖细胞的肿瘤，占颅内肿瘤的 0.4%～2%。儿童的发病率高于成人，80%发生于 21 岁以下，男性多见。

二、病理

以往的组织学分类和命名比较混乱，近年来对该区的分类，比较明确，可归纳为四类：

1）生殖细胞源性肿瘤，包括生殖细胞瘤、畸胎瘤、胚胎细胞癌、绒毛膜癌等；

2）松果体细胞源性肿瘤，包括松果体细胞瘤和松果体母细胞瘤；

3）其他细胞源性肿瘤，包括胶质瘤，节细胞胶质瘤、脑膜瘤；

4）囊肿，包括单纯囊肿和表皮样囊肿等。生殖细胞源性肿瘤占松果体区肿瘤的 50%以上。生殖细胞瘤主要位于中线部位，大约 55%肿瘤位于松果体区内，32%位于鞍上池（75%的女性肿瘤位于此处），两处均有肿瘤者占 7%，罕见肿瘤起源于第三脑室（3%）

或基底节和丘脑（3%）。生殖细胞瘤和松果体母细胞瘤对放射线敏感，但具有较强的侵袭性，常发生脑室壁和脑膜的种植性转移，脊髓腔也可转移（占10%～15%）。

三、临床表现

松果体肿瘤病人由于中脑导水管堵塞导致阻塞性脑积水并由此继发颅内压增高，并可伴有中脑背侧受压体征：瞳孔缩小、向上凝视麻痹和眼睑下垂（即parinaud综合征）。松果体生殖细胞瘤影像学上常表现为肿瘤包绕的、钙化的松果体，而松果体实质细胞瘤的钙化表现为分散在肿瘤组织中小的钙化灶。脑脊液细胞学检查可呈阳性。有些病人可在血或脑脊液中发现生殖细胞瘤的组化标记物：内胚窦瘤产生α-甲胎蛋白；绒毛膜癌产生人绒毛膜促性腺激素β-HCG；胚胎癌则可产生上述两种组化标记物。畸胎瘤和胚组织瘤病人标记物测定阴性，仅在罕见情况下胚组织瘤病人的HCG可轻度升高。

四、治疗

松果体区位于第三脑室的肿瘤位置深在，手术难度很大、风险高，绝大部分患者都无法完全切除，仅取得病理诊断。对脑室梗阻的病例应行脑室减压分流术，有利于放疗的实施。松果体区生殖细胞瘤对放疗、化疗有高度敏感性，因此，即使没有病理的情况下，也可采用诊断性放疗的方法来诊断和治疗。放射治疗原则为全脑、全脊髓照射加局部加量的方法，全脑全脊髓照射30～35 Gy，局部追加照射15～20 Gy。只限于局部生长的肿瘤，对放射线中等敏感或不敏感的松果体肿瘤则采用局部野照射，剂量为55～60 Gy。对于病理诊断不明确的松果体瘤，可先采用局部野照射20 Gy后观察其敏感性，做CT/MRI复查，如肿瘤有明显消退的为生殖细胞瘤或松果体母细胞瘤，即扩大到全脑全脊髓照射，若不消退则局部加量达55～60 Gy。

第四节　脑　膜　瘤

一、概述

脑膜瘤（meningioma）约占颅内肿瘤的15%～30%，仅次于胶质瘤，居颅内肿瘤的第二位。脑膜瘤可见于任何年龄，恶性脑膜瘤多见于30岁左右，儿童发病率较低，男女比例为1∶2。已明确电离辐射是主要的致病因素。

二、病理

脑膜瘤来源于软脑膜、硬脑膜及蛛网膜，发生于幕上较幕下多见，好发部位有大脑凸面、矢状窦旁、大脑镰旁、颅底等部位。病理可分为良性及恶性脑膜瘤两种，良性的占90%，发展缓慢；恶性的占10%，局部侵袭性生长者复发转移的可能性较大。镜下可分为6型：纤维型、内皮型、血管型、沙粒型、骨软骨型和脑膜肉瘤。病理分型与预后有一定的关系，其中以良性血管母细胞型预后最好，恶性脑膜瘤的预后较差，5 a 生存率仅为 33%。

三、临床表现

除了常见的脑肿瘤的一般颅内占位性病变的症状和体征外，脑膜瘤还具有以下特点：生长缓慢，病程较长，一般为 2～4 a，少数生长迅速，病程短，术后易复发，特别见于儿童。肿瘤因为生长缓慢，因此即使肿瘤很大症状却很轻微，如已出现视盘水肿，但头痛却不剧烈，直到神经系统失代偿时才迅速恶化。

脑膜瘤 MRI 特点有：

1）增强扫描显示肿瘤均一强化，其程度高于 CT，可提高可辨性。

2）硬膜尾征：脑膜瘤广基于硬膜，在形成团块肿瘤周围的脑膜呈线状增厚，从而成为影像学的硬膜尾征，60%的脑膜瘤具有此特征。

3）皮质扣压征：生长在脑皮质外的脑膜瘤向内挤压脑皮质而使其弓形移位。

4）假包膜形成：在瘤体周围 T1 加权像上可见一狭窄的低信号，多系脑脊液缝隙，也可由扣压的硬脑膜、移位的动脉分支或包绕的血管流空效应而形成。

5）在瘤体外发现血管的无信号影或瘤体内低信号的血管床是 MRI 诊断脑膜瘤的主要特征。

6）半数以上病例可见瘤周水肿，15%～20%可见颅骨改变，包括骨质破坏和骨质增生。MRI 不能区别脑膜瘤的良恶性，在显示钙化方面 CT 优于 MRI。

四、治疗

肿瘤所在的部位是治疗选择的关键因素。治疗以手术为主，良性脑膜瘤经手术全切后大多可治愈，放疗主要针对恶性脑膜瘤和间变性脑膜瘤，以及未完全切除的患者，可改善临床症状和体征，降低术后复发率，提高生存率，对肿瘤不全切除及复发性脑膜瘤不宜再手术者，或不愿手术者可行根治性放疗，照射靶区包括瘤周蛛网膜间隙、周边血管、硬膜尾征、骨质增生及破坏区。良性脑膜瘤靶区应在 GTV 外放 1 cm，恶性的则外放 2～3 cm。位于脑表面的尽量用切线照射，位于中线部位的建议采用适形调强放疗或 γ 刀、X 刀技术，要注意保证高剂量区与视神经和脑干之间有充分的安全距离，保护正常脑组织，避免对穿照射。辐射剂量为良性脑膜瘤 D_T54 Gy，恶性脑膜瘤 D_T59.4～63 Gy。立体定向放疗剂量可采用 5～10 Gy/次，2～3 次/周的治疗模式，总剂量可达 60～70 Gy。

第五节　颅咽管瘤

一、概述

颅咽管瘤（craniopharyngioma）起源于胚胎时期颅咽管的残余上皮细胞，是鞍区常见的良性肿瘤，占颅内肿瘤的3%～9%。发病有两个高峰，一个在儿童，一个在大于50岁的中老年。

二、病理

颅咽管瘤是良性的神经上皮肿瘤，起源于垂体管或Rathke囊，通常呈现部分实性，部分囊性。

三、临床表现

症状取决于病人的年龄和肿瘤所在的部位，一般包括头痛、视力及内分泌功能障碍、由于脑脊液循环通路梗阻所致的颅内压增高以及局灶性神经症状。儿童常表现为生长发育障碍或颅内压增高症状，成人则常表现为性功能障碍，视力障碍在两者都是常见的表现。影像学方面的异常包括蝶鞍增大及颅内钙斑。钙斑常见于儿童，但在一半的成人中也可看到。CT检查平扫可见鞍上有点状或蛋壳状钙化，此为颅咽管瘤的典型特征。MRI则对勾画肿瘤的轮廓，了解肿瘤向下丘脑延伸的程度非常必要。内分泌检查可测定血清中泌乳素、生长激素、甲状腺素、促卵泡素等激素的异常。

四、治疗

微创手术、腔内照射、放射治疗可应用于本病的治疗。颅咽管瘤虽为良性且多为囊性肿瘤，但经常累及垂体柄、下丘脑和血管，因此难以手术全切，单纯手术的手术死亡率、致残率及术后复发率均较高，单纯手术的10 a无病生存率为30%～40%，手术加术后放疗的则为55%～90%，故多数学者主张进行保守性手术（部分切除或活检）加根治性放疗。

常规放疗多以两颞侧相对的局部小野（4 cm×5 cm～6 cm×8 cm）照射为主，也可加一前额正中野，采用前额野照射技术时肿瘤直径必须在3～3.5 cm范围内。颅咽管瘤对放射有明显的剂量-效应关系，提高剂量能提高生存率。颅咽管瘤常规分割照射，剂量应达54 Gy。目前还没有三维适形放疗和调强放疗的结论性资料可提供，靶区根据手术所见及CT、MRI精确定位，初步报道5 a和10 a的局部控制率分别为85%～90%。立体定向放疗的剂量有两种：一种为常规放射治疗 D_T30～40 Gy以后改用立体定向放疗追加剂量达到 D_T54 Gy；另一种直接进行立体定向放疗，总剂量和分割剂量尚不统一，以接近常规放疗剂量为宜，局部控制率约为85%～90%。立体定向 ^{90}Y 或 ^{32}P 间质内放疗治疗囊性颅咽管瘤，囊壁所受的剂量可达200～250 Gy，有较好的临床效果。

第六节　原发性中枢神经系统淋巴瘤

一、概述

原发性中枢神经系统淋巴瘤（primary central nervous system lymphoma，PCNSL）

是起源于脑内、软脑膜、脊髓或眼球的结外非霍奇金淋巴瘤（NHL），约占所有 NHL 的 2%。PCNSL 的发病率过去认为很低，但现在认为比原来高得多，新增加的病人包括器官移植接受者、艾滋病患者以及先天免疫缺损的病人。

二、病理

病变好发于基底节、胼胝体及脑室周围之白质、丘脑、脑干。小脑的侵犯率为 15%～30%，偶尔累及脊髓，但极少同时并有 CNS 以外的累及。在病理学上大多数肿瘤为 B 细胞淋巴瘤（90%），T 细胞性或低级别的组织学类型较罕见。从身体其他部位转移来的淋巴瘤常位于硬脑膜外。

三、临床表现和诊断

患者主要有局部神经症状、体征和颅压增高的症状、体征，病灶约 60%呈单发性，40%为多发性，25%～40%可直接累及脑膜。本病易在 CNS 内播散，常侵犯到脑室，累及软脑膜和眼而且复发时常远离原发肿瘤部位从而出现相应部位的神经损害症状。CT 和 MRI 可提示诊断，但最终还需要病理证实。其他检查包括 HIV 血清学检查、血清 LDH、扩瞳后眼的裂隙灯检查等等。

四、治疗

PCNSL 对激素、放疗和化疗较敏感，在很长一段时间里，放射治疗是 PCNSL 的标准治疗，然而，放疗很容易复发，中位生存期仅 14 个月，5 a 生存率仅 15%～24%，尽管加用化疗后疗效有所增加，但预后仍不容乐观。目前推荐的治疗方案：对无免疫抑制的病人，确诊后，首先行全脑放射 40～50 Gy，再对病灶及周围水肿区追加剂量达 60～65 Gy，以后再用高剂量 MTX 单药或 CHOP、PCV 方案全身化疗和（或）MTX 鞘内化疗。如果 CSF 中有肿瘤细胞或肿瘤侵及脑室壁，应行全脑脊髓轴照射。对有免疫抑制的 PCNSL 病人，放射剂量和治疗方案应趋于保守：对预后较好的病人（非艾滋病性免疫抑制、艾滋病毒携带者但未发病、CD4+>200）可接受标准的治疗方案，而对预后差者（KPS 评分低者、CD4+<200、进展型 AIDS）可缩短疗程，剂量用 30～40 Gy。对预后的有利因素为：①年龄<60 岁；②治疗前体质状况卡氏评分≥70；③症状持续时间不超过 4 周；④放疗剂量≥55 Gy；⑤CSF 中无恶性细胞。本病应与恶性淋巴瘤中枢神经系统累及相鉴别，后者应以全身化疗为主，也可辅以 CNS 放疗。

第七节　垂体腺瘤

一、概述

垂体腺瘤（pituitary adenoma）起源于垂体前叶，表现为特殊激素产生控制失调，正常垂体被破坏所致的垂体功能低下或周围结构受压破坏所致的神经功能紊乱。发病率占所有颅内肿瘤的10%，根据大小可分为巨腺瘤（直径>1 cm）和微腺瘤（直径<1 cm）。

二、病理

垂体腺瘤分为：

1. 分泌性腺瘤（约占2/3）

1）营养激素腺瘤：①泌乳素（PRL）腺瘤；②生长激素（GH）腺瘤。

2）促激素性激素腺瘤：①促肾上腺皮质激素（ACTH）腺瘤；②促甲状腺激素（TSH）腺瘤；③促性腺激素（GNH）腺瘤。

2. 非分泌性腺瘤（约占1/3）

三、临床表现

分泌激素功能不活跃的垂体瘤常常以压迫症状为主，主要表现为头痛、视力减退、复视、视野缺损和眼底改变，当肿瘤进一步向上发展侵入下丘脑可引起下丘脑综合征（嗜睡、精神异常、尿崩症及高热），向两侧发展侵犯海绵窦可产生海绵窦综合征（Ⅲ、Ⅳ、Ⅵ脑神经及三叉神经第一支麻痹），向下发展破坏鞍底产生脑脊液鼻漏。

分泌激素功能活跃的垂体瘤以激素分泌异常（主要有泌乳素、生长激素、促肾上腺皮质激素和甲状腺激素分泌增多）为其主要表现。

垂体瘤影像学检查特点：中等或巨大肿瘤在普通的颅骨X射线片出现改变，表现为蝶鞍扩大，鞍底倾斜，鞍背或鞍底骨质侵蚀或变薄和前床突下缘凹入。对小腺瘤则需薄层断层摄影。CT及MRI可比较直观地显示肿瘤的大小、位置及是否有囊性变、出血等。术后放疗前有必要复查MRI增强扫描，明确术前肿瘤范围及术后肿瘤残存情况。对于经蝶窦入路显微手术，术后蝶窦内肿瘤残存和充填的脂肪或明胶可经术后观察3个月左右得以区别，充填物可在一定时间内吸收并从影像上消失。

四、治疗

治疗的目的主要是切除肿瘤、控制内分泌异常、恢复垂体功能，同时尽量减轻对周围正常组织的损伤。治疗方式主要包括手术、药物治疗，放射治疗包括立体定向放射治疗。根据肿瘤的大小、病理类型、症状和病人的年龄选择单一或综合治疗方案：对没有明显压迫症状，较小的垂体瘤可行单纯放疗；压迫症状明显，如蝶鞍明显增大破坏，视神经功能障碍顽固性头痛等，应先行手术治疗，尽快解除压迫，术后行放疗。对已有囊性变的病例，无论肿瘤大小，均应先手术，而后放疗。

随着显微神经外科的进展，目前通常采用经蝶窦或经额入颅进行肿瘤切除术，部分病例可在手术后进行放射治疗或药物治疗。药物治疗用于分泌性肿瘤的保守治疗。当手术切除不干净、手术和药物治疗后激素分泌仍较高、复发或不能手术的病人，都可以选择放射治疗。因肿瘤对视神经和视交叉的长期压迫所导致的损害及术后的视神经水肿在术后需有一段恢复期，故术后不宜立即放疗，应间隔一个月以上。放射治疗可分为常规放疗和立体定向放射治疗（SRS）。常规放疗剂量为45～54 Gy，1.8 Gy/次。采用调强放疗或影像引导放疗可减少急性和晚期损伤。SRS可以较快恢复病人的内分泌水平，但患者肿瘤边缘须距视通路5 mm，肿瘤边缘剂量为15～25 Gy。

目前对脑垂体腺瘤治疗的疗效评价更为谨慎，其治愈标准为：①血浆内分泌激素的基础值恢复正常；②垂体分泌动力学恢复正常；③临床症状缓解；④垂体瘤的生长停止或萎缩、消退。但血浆内分泌激素水平下降缓慢，有时需待半年后逐渐降至正常（约半数患者需2～4 a）。

第八节 椎管内肿瘤

一、概述

原发于椎管内肿瘤的年发病率为（0.8～2.5）/10万，发生于椎管内肿瘤以胸段最多，其次是腰骶段及颈段。根据肿瘤与椎管内结构的关系，椎管内肿瘤分为髓内肿瘤、髓外硬脊膜内肿瘤及髓外硬脊膜外肿瘤三大类。

二、病理

常见椎管内肿瘤的病理类型依次为神经纤维瘤、脊膜瘤、神经胶质细胞瘤、胚胎残余肿瘤等，椎管内肿瘤多发生于髓外。髓内肿瘤（intramedullary neoplasm）多数为室管膜瘤、星形细胞瘤，少数为神经胶质母细胞瘤、少枝胶质细胞瘤、脊索瘤、畸胎瘤、脂肪瘤和血管瘤等。

髓外硬脊膜内肿瘤占椎管内肿瘤的一半以上，且大多数为良性，手术治疗效果好，主要的病理类型为神经纤维瘤和脊膜瘤。

髓外硬脊膜外肿瘤约占椎管内肿瘤的1/4，分为原发和继发性两种类型，以恶性肿瘤为最多。继发性肿瘤是恶性肿瘤转移至椎管内。

三、临床表现

椎管内肿瘤的主要临床症状是感觉异常和运动障碍。早期即可出现因刺激硬脊膜所致的背痛，以后则有感觉不良或感觉错乱。运动障碍表现为肢体无力，发生肌肉萎缩和肌纤维震颤，最后发展为瘫痪。一般从脊髓受压至发生完全性截瘫的过程越长，持续的时间越短，在解除压迫后脊髓功能的恢复也越快且完全。

四、治疗

椎管内肿瘤的治疗以手术为主，尽快解除脊髓压迫，以利于脊髓功能的恢复。如为良性肿瘤手术能完整切除，则预后良好。如为恶性肿瘤术后绝大多数复发，应给予放疗，术后放疗可提高局控率和生存率。

髓内肿瘤多呈浸润性生长，一般不能用手术全切除，手术切除肿瘤常易损伤脊髓组织，导致术后症状加重，严重者造成永久性致残甚至死亡，尤其是颈段髓内肿瘤直接切除往往会导致手术中呼吸停止，结果得不偿失，故常采用保守的手术加术后放疗。显微外科手术使髓内肿瘤的切除率提升到 60%左右，全切术后预后良好，也可不做放疗。

髓内肿瘤多为高分化肿瘤，照射野一般仅针对肿瘤区，用背部窄条状单野照射。野宽 4～6 cm，野长超出肿瘤边缘 2～3 cm 或延长 1～2 个椎体。对低分化的肿瘤及脑脊液细胞学阳性者可行全脊髓照射。目前尚无统一的剂量标准，过去用 30～50 Gy，近年增至 45～55 Gy。辐射剂量与预后有一定的关系，＜45 Gy 肿瘤复发、死亡率高达 90%，＞45 Gy降至 25%～30%。以往认为 45 Gy/（4.5～5）周是脊髓的放射耐受量，现认为 50 Gy/25 次/5 周是安全的。常规分割照射时，放射性脊髓病的发生率极少，Linstadt 等用 45～54.7 Gy 治疗 42 例，其中仅 1 例发生放射性脊髓病。因此，脊髓肿瘤的辐射剂量不应低于 50 Gy。

（徐晓婷）

复习思考题

1. 全脑放疗的适应证包括哪些？
2. 哪些肿瘤需要行全脑全脊髓放疗？
3. 高级别胶质瘤的治疗原则有哪些？
4. 垂体瘤治愈的标准有哪些？
5. 髓母细胞瘤预后不良因素有哪些？

参考文献

[1] Stupp R, Mason WP, van den Bent MJ, et al. Radiotherapy plus Concomitant and Adjuvant Temozolomide for Glioblastoma. N Engl J Med, 2005, 352: 987-996.

[2] Cao Y, Tsien CI, Shen Z, et al. Use of magnetic resonance imaging to assess biood-brain/blood-glioma barrier opening during conformal radiotherapy. J Clin Oncol, 2005, 23 (18): 4127-4136.

[3] Van den Bent MJ, Afra D, de Witte O, et al. Long-term efficacy of early versus delayed radiotherapy for low-grade astrocytoma and oligodendroglioma in adults: the EORTC 22 845 randomised trial. Lancet, 2005, 366: 985-990.

[4] Pignatti F, van den Bent M, Curran D, et al. Prognostic Factors for Survival in Adult Patients With Cerebral Low-Grade Glioma. J Clin Oncol, 2002, 20: 2076-2084.

[5] Hoang-Xuan K, Capelle L, Kujas M, et al. Temozolomide as Initial Treatment for Adults with Low-

Grade Oligodendrogliomas or Oligoastrocytomas and Correlation with Chromosome 1p Deletions. J Clin Oncol, 2004, 22: 3133-3138.

[6] Stummer W, Pichlmeier U, Meinel T, et al. Fluorescence-guided surgery with 5-aminolevulinic acid for resection of malignant glioma: a randomised controlled multicentre phase III trial. The Lancet Oncology, 2006, 5: 392-401.

[7] Stummer W, Reulen HJ, Meinel T, et al. Extent of Resection and Survival in Glioblastoma Multiforme: Identification of and Adjustment for Bias. Neurosurgery, 2008, 62: 564-576.

[8] Stupp R, Hegi ME, Mason WP, et al. Effects of radiotherapy with concomitant and adjuvant temozolomide versus radiotherapy alone on survival in glioblastoma in a randomised phase III study: 5-year analysis of the EORTC-NCIC trial. The Lancet Oncology, 2009, 5: 459-466.

[9] Narayana A, Yamada J, Berry S, et al. Intensity-modulated radiotherapy in high-grade gliomas: clinical and dosimetric Results. Int. J. Radiation Oncology Biol. Phys. ,2006, 64 (3): 892-897.

[10] Grosu AL, Weber WA, Riedel E, et al. L- (methyl-^{11}C) Methionnine positron emission tomography for target delineation in resected high—grade gliomas before radiotherapy. Int. J. Radiation Oncology Biol. Phys. ,2005, 63 (1): 64-74.

[11] Roger S, Mason WP, Martin J, et al. Radiotherapy plus concomitant and adjuvant temozolomode for glioblastoma. N Engl J Med, 2005, 352 (10): 987-996.

[12] Shaffer R, Nichol AM, Vollans E, et al. Comparison of Volumetric Modulated Arc Therapy and Conventional Intensity-ModulatedRadiotherapy for Frontal and Temporal High-Grade Gliomas. Int. J. Radiation Oncology Biol. Phys, 2010, 76 (4): 1177-1184.

[13] Rogers L, Pueschel J, Spetzler R, et al. Is gross-total resection sufficient treatment for posterior fossa ependymomas? J of Neurosurgery, 2005, 102 (4): 629-636.

[14] Ferreri A, Reni M. Primary central nervous system lymphoma. Oncology Hematology, 2007, 63 (3): 257 268.

[15] Mackley HB, Reddy CA, Lee SY, et al. Intensity-modulated radiotherapy for pituitary adenomas: the preliminary report of the Cleveland Clinic experience. Int. J of Radiation Oncology Biol Phys, 2007, 67 (1): 232-239.

[16] Stupp R, Hegi ME, Mason WP, et al. Effects of radiotherapy with concomitant and adjuvant temozolomide versus radiotherapy alone on survival in glioblastoma in a randomized phase Ⅲ study: 5-year analysis of the EORTC-NCIC trial. Lancet Oncol, 2009, 10: 458-466.

[17] Dixit S, Hingorani M, Achawal S, et al. The sequential use of carmustine wafers (Gliadel®) and post-operative radiotherapy with concomitant temozolomide followed by adjuvant temozolomide: a clinical review. Br J Neurosurg, 2011, 25: 459-469.

第五章

胸部肿瘤

胸部肿瘤包括肺癌、食管癌、纵隔肿瘤等，本章节仅介绍肺癌、食管癌和胸腺肿瘤。

第一节 肺 癌

肺癌是指原发于支气管黏膜和肺泡的癌，亦称原发性支气管肺癌，不包括转移性肺癌和气管癌。肺癌是世界范围内最为常见的恶性肿瘤之一，国内肺癌的发病率和死亡率占城市恶性肿瘤之首位。非小细胞肺癌占全部肺癌病例的80%，但手术病例仅占全部肺癌病例的20%～30%，30%～40%的患者在确诊时为局部晚期，40%的患者确诊时发现有远处转移，肺癌的治疗需要采用综合治疗的手段，放射治疗是肺癌治疗的重要手段之一，不仅能用于局部病变的治疗（早期和局部晚期病例），对于晚期病例，合理地选择放射治疗，将能够获得满意的姑息治疗效果。

一、解剖、局部侵犯、淋巴引流及血行转移

（一）解剖

肺位于左右胸腔内。两肺借助肺根及肺韧带固定于纵隔两侧。右肺分为上、中、下三叶；左肺分为上下两叶，上下叶之间的裂隙称为叶间裂。气管从胸腔上缘进入纵隔，在第五胸椎水平分成左、右支气管。肺门由支气管、肺动静脉、支气管动静脉以及肺交感神经分支等组成。

（二）局部侵犯

肺癌可直接侵犯邻近组织及器官产生相应的症状和体征，如侵犯至胸膜可产生胸腔积液，侵犯至胸壁可破坏肋骨并局部产生软组织肿块，侵犯心包产生心包积液，侵犯喉返神经或膈神经造成声带麻痹或横膈麻痹，侵犯气管或食管引起呼吸或吞咽困难。

（三）淋巴引流

肺的淋巴引流非常丰富，分为浅、深两部分。浅层与脏层胸膜并行，汇至肺门。当肿瘤侵犯胸膜时，也可以与胸壁淋巴管网沟通，引流至腋下淋巴结群。深部淋巴系统在肺内与支气管和肺血管并行，在肺门与浅层汇合。肿瘤可沿此淋巴道依次转移至同侧肺门淋巴结、隆突下淋巴结、纵隔淋巴结、锁骨上淋巴结，然后进入血循环。双侧纵隔通过隆突下可交叉引流（图5.1）。

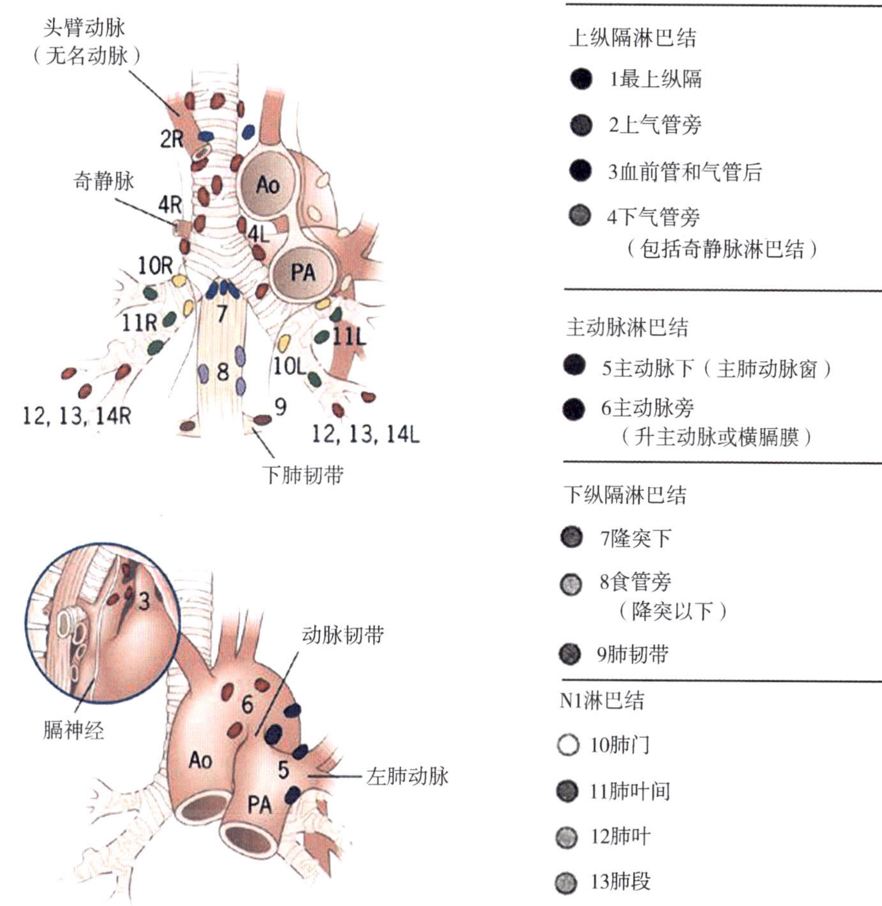

图 5.1　肺和纵隔的淋巴引流及淋巴结分布

（四）血行转移

肺癌常发生血行转移，常转移至肝、肾上腺、骨、脑等部位，并产生相应症状。不同病理类型的肺癌扩散途径有很大差别，如小细胞癌淋巴转移和血行转移率高于其他类型，腺癌则以血行转移为多，鳞癌以淋巴转移为主。

二、病理分型

肺癌根据发病部位，通常分为两型。

1）中心型：肿瘤发生于段支气管及段支气管以上；

2）周围型：肿瘤发生于段支气管以下。

病理组织类型有鳞状细胞癌、腺癌、小细胞癌、大细胞癌、腺鳞癌和类癌等。其中鳞状细胞癌和腺癌各占 40％左右，小细胞肺癌占 15％左右。临床上小细胞肺癌表现为高度恶性，早期即可发生广泛转移，因此目前将肺癌分为小细胞肺癌和非小细胞肺癌两大类。

三、临床表现、诊断及分期

（一）临床表现

肺癌的常见局部症状为：①咳嗽：是肺癌常见的首发症状，中心型肺癌尤为明显；②胸痛：胸痛也是常见的症状，由于病变位于肺脏边缘或肿瘤侵犯胸膜和胸壁而致；③血痰和咯血：此症状对肺癌诊断较为重要，表现为间断性反复少量咳痰带血，色泽新鲜，侵蚀大血管时，可引起大咯血。④胸闷、气急：中心型肺癌肿瘤阻塞支气管引起狭窄、晚期肿瘤广泛侵犯或转移到纵隔内压迫大支气管或隆突、或发生心包积液、上腔静脉阻塞等，均可导致胸闷、气急；⑤全身表现：肺癌出现阻塞性肺炎或肿瘤坏死时，可导致发热；另外可出现乏力、食欲不振及体重下降。⑥远处转移引起的症状：如脑转移可出现头痛、呕吐、肢体活动障碍等症状体征；骨转移可出现局部剧烈疼痛；浅表淋巴结转移可出现包块或结节等。⑦肺外表现：又称副瘤综合征，由于肿瘤产生某些激素、抗原等而致。常见有杵状指、关节肥大、库欣综合征、神经肌肉综合征等。

早期肺癌体征不明显，中晚期可出现呼吸音减低。

（二）诊断

根据病史、临床表现可疑为肺癌者，为明确诊断，应进行以下辅助检查：

1. 影像学检查

X射线检查是诊断肺癌最常用的手段，胸部正侧位片可以明确肺内肿块的形状、轮廓、有无支气管阻塞引起的肺部改变和转移所致的胸内改变。CT及MRI检查能发现肿大淋巴结、确定肿瘤侵犯胸壁和大血管的情况，显示胸片难以显示的病变，如肺尖癌、脊柱旁等部位肿块。B超检查主要用于有无肝、脾、肾上腺及腹膜后淋巴结转移，胸腔积液定位及定量等。PET的出现为肿瘤的诊断提供了新的功能性诊断手段，提高了肺癌分期的敏感性和特异性。PET对放疗科医生最大的帮助是（与CT比较）能够较好地区分肿瘤与肺不张、阻塞性炎症，以及直径小于1 cm的淋巴结。

2. 痰脱落细胞检查

痰脱落细胞检查是一种简便、有效而无痛苦的方法。中心型肺癌痰脱落细胞检查阳性率为75％～86％，假阳性率为1％～3％。周围型肺癌阳性率为20％。其阳性率与标本的选择有关。痰脱落细胞检查用于普查时，可以先于X射线检查而确诊。

3. 纤维支气管镜检查

纤维支气管镜能直视下观察气管、支气管、段支气管的情况，可以观察肿瘤的部位和范围，明确肿瘤与气管、支气管及隆突的关系，可进行刷取脱落细胞或组织活检，以明确诊断，其活检阳性率可达60％～70％，假阳性率为0.8％。此检查主要用于中心型肺癌。

4. 淋巴结活检

对纤维支气管镜检查有困难，有锁骨上、颈部、腋下等浅表淋巴结肿大可疑转移的病例，行淋巴结切除或针吸活检。

5. 其他检查

如经皮或CT导向下针吸活检、纵隔镜检查、胸腔镜检查等。

临床上肺癌诊断应尽量明确原发癌的部位、大小、范围、有无纵隔侵犯或转移、有无远处转移、病理组织学或细胞学类型及分化程度，以便确定临床分期和治疗方案。

非小细胞肺癌的临床分期通常采用AJCC TNM分期（2009）。

四、非小细胞肺癌的放射治疗

（一）治疗原则

1）早期（Ⅰ、Ⅱ期）以手术治疗为主。对于有严重的内科并发症、高龄、拒绝手术的患者可采用根治性放射治疗。

2）局部晚期$Ⅲ_A$（$T_3N_1M_0$，$T_{1\sim3}N_2M_0$）和肿瘤$Ⅲ_B$（$T_xN_3M_0$，$T_4N_xM_0$）为放、化疗的综合治疗。同期放化疗是当前治疗模式。根据患者情况亦可序贯放化疗。

3）肺癌术后放射治疗。术后放疗目前主要适用于术后切缘残留、术后病检提示有同侧纵隔淋巴结（N_2）受累，特别是有多组纵隔淋巴结转移或肿瘤已穿透淋巴结包膜者。

（二）放射治疗技术

1. 常规放射治疗

1）体位及固定：通常仰卧位，颈部可垫头枕，真空气垫或体罩固定体位。

2）放射野的设计：通过模拟机透视，根据肿瘤生长的位置及照射范围设定野的位置及大小。放射治疗范围包括原发病灶及相应的转移淋巴结区，也即累及野照射，双锁骨上区不需常规做预防照射。值得注意的是：①肿瘤会随着呼吸运动而运动，应在模拟机下观察平静呼吸下肿瘤的运动范围，对照射野作适当调整，确保肿瘤在照射范围之内；②如有肺不张等情况时，应每周透视一次，了解肿块退缩及肺复张情况，及时更改放射野；③如同时行锁骨上区照射，注意两射野之间的间隙，避免脊髓超量。

3）放疗剂量：分次剂量为D_T1.8～2.0 Gy，每周5次。总量D_T60～70 Gy。部分患者一开始就可行二维计划，使总量达D_T60 Gy或更高。但大多数患者一般可先给予前后对穿照射，注意脊髓受量控制在40 Gy以下，然后改斜野避开脊髓等中心治疗，加量D_T20 Gy，总量达D_T60 Gy。

2. 三维适形及调强放射治疗

三维适形及调强放疗可提高靶区的精确性与均匀性，并减少周围正常组织的剂量，该技术成为肺癌的标准治疗技术。其流程见IMRT章节。以下几个方面需注意：

1）体位及固定：治疗体位一般采用仰卧位，选择适当的头枕，上叶癌或肺上沟癌用头颈肩，其余用真空气垫或体罩固定体位。

2）参考标记：标记应置于胸部呼吸运动幅度较小的部位。

3）CT扫描：选定扫描层厚及扫描间距（扫描层厚在肿瘤部位为3～5 mm，肿瘤上下层面可增加至6～8 mm，扫描范围自下颌至肾上极，连续扫描。尽可能采用CT增强扫描。由于呼吸运动可明显增加靶区体积，因此应设法减小呼吸的影响。在CT扫描过程中有条件的单位加入呼吸门控技术，以便控制呼吸运动，使扫描过程在病人同一呼吸状态下进行，得到准的靶区显示。在无上述设备的单位，CT扫描前应训练病人浅呼吸或深呼吸屏气。如能进行PET/CT检查，则对肺部炎症、肺不张等能作出更好的鉴别。

4）勾画正常组织和照射靶区：肺内病变在肺窗上勾画（窗宽1 600，窗位－600），纵隔病变在纵隔窗上勾画（窗宽400，窗位20）。GTV要包括病变毛刺以及转移淋巴结区。勾画正常组织，包括全肺、肝脏、双肾、脊髓、心脏、食管等重要组织器官，最好结合MRI、PET/CT等检查勾画靶区。

3. Ⅰ期（$T_{1\sim2}N_0M_0$）、Ⅱ期（$T_{1\sim2}N_1M_0$，$T_3N_0M_0$）单纯根治性放疗

（1）剂量

D_T66 Gy/33 F，2 Gy/F。对T_1N_0、T_2N_0周围型病变，直径小于5 cm的病例，建议进行剂量分割的研究，可采用大分割治疗，包括5 Gy×12 F、6 Gy×10 F或12 Gy×4 F，应用IGRT技术，BED应≥90～100 Gy。进行大剂量分割的临床研究，要求具备良好的质量控制。

（2）靶区

1）GTV：应基于CT之所见勾画GTV的范围，PET检查所见仅可用于分期及参考，而不适于用来勾画靶区边界。具体勾画方法见上。

2）CTV：对组织学类型为鳞癌者GTV外放6 mm，腺癌外放8 mm。除非确有外侵存在，CTV不应超出解剖学边界。不进行淋巴引流区选择性预防照射。

3）PTV：为CTV加上肿瘤的运动范围，再加上摆位误差。

运动范围确定方法：模拟机下测量肿瘤的活动范围，作为确定ITV的依据或依据四维CT。

PTV＝CTV＋ITV＋外放4 mm摆位误差（IGRT治疗）。

PTV＝CTV＋ITV＋外放6 mm摆位误差（无IGRT加速器摆位治疗）。

各单位应根据自己单位实际测量的情况，确定摆位误差。

4）勾画正常组织：包括脊髓、全肺、心脏、肝脏、双肾、食管及可评价的正常器官在所有层面勾画。

4. 局部晚期Ⅲ$_A$（$T_3N_1M_0$，$T_{1\sim3}N_2M_0$）和Ⅲ$_B$（$T_xN_3M_0$）

（1）无法手术者的根治性治疗的放疗技术规范

1）放疗剂量：单纯放疗模式：（60～70）Gy/（30～35）F，每日1次照射；同步放化疗、诱导化疗＋同步放化疗、诱导化疗＋单纯放疗模式：60～66 Gy，1.8～2 Gy/F。

2）靶体积：

GTV：①影像学（包括CT、PET/CT、MRI等）显示的原发肿瘤＋转移淋巴结区域。GTV应在CT影像上勾画，PET作为参考。②如有阻塞性肺不张，应考虑将不张的

部分置于 GTV 以外。CT、PET 及 MRI 均可作为排除不张的依据。经过 2～3 周的治疗，不张的肺可能已经张开，这时候应该重新进行模拟定位并进行 CT 融合，重做治疗计划。③纵隔淋巴结阳性的标准：最短径大于 1 cm，或虽然最短径不足 1 cm，但同一部位肿大淋巴结多于 3 个。④化疗后放疗的患者，GTV 应以化疗后的肺内病变范围为准，加上化疗前的受侵淋巴结区域，如果纵隔或者隆突下淋巴结受侵则还应包括同侧肺门。如果化疗后 CR，则应将化疗前的纵隔淋巴结受侵区及肺内病变的范围勾画为 CTV，最少给予 50 Gy。如果化疗期间病变进展，GTV 则应包括进展的病变范围。

CTV：①GTV 外放方法同上 3. 内容；②影像学无受侵证据时的预防性淋巴结照射：如果隆突下淋巴结或者纵隔淋巴结受侵，同侧肺门应包入 CTV；对于右中下叶或者左舌叶，左下叶病变，如果纵隔淋巴结受侵，隆突下淋巴结应包入 CTV。对于左上叶病变，如果纵隔淋巴结包括隆突下淋巴结受侵，5 区的淋巴结应包入 CTV。

PTV：同上 3. 内容。

（2）术后放疗规范

1）适应证：见前述治疗原则部分。

2）剂量：①完全切除且切缘阴性者 50 Gy/25 F，2 Gy/F，qd；②镜下切缘阳性：60 Gy/30 F，2 Gy/F，qd；③大体肿瘤残留：66 Gy/33 F，2 Gy/F，qd 或 63 Gy/35 F，1.8 Gy/F，qd＋同步化疗。

3）靶体积：①GTV：多数时候术后放疗没有 GTV 的概念。切缘阳性，CT、PET、手术纪录以及病理报告可见到的大体残留情况下，GTV 定义同根治性放疗。②CTV：GTV 外放 8 mm。手术残端的镜下切缘阳性或者切缘不够、外科医师认为有高度危险的区域列入 CTV。没有进行足够纵隔淋巴结探查，同侧肺门以及同侧纵隔淋巴结应包入 CTV。如果隆突下淋巴结或者纵隔淋巴结受侵，同侧肺门也应包入 CTV。③PTV：同上。

正常组织限制剂量如表 5.1 表示。

表 5.1　正常组织限制剂量

单纯放疗	同步放化疗	术后放疗
45 Gy	45 Gy	45 Gy
$V_{20}\leqslant30\%$	$V_{20}\leqslant28\%$	肺叶切除 $V_{20}<20\%$
		全肺切除 $V_{20}<10\%$
$V_{30}\leqslant40\%$	$V_{30}<40\%$	$V_{30}<40\%$
$V_{40}<30\%$	$V_{40}<30\%$	$V_{40}<30\%$
$V_{50}<50\%$	$V_{50}<50\%$	$V_{50}<50\%$
$V_{30}<30\%$	未知	
$V_{20}<40\%$	未知	

五、小细胞肺癌的治疗

小细胞肺癌（SCLC）约占肺癌的20％，与非小细胞肺癌相比，两者在临床表现、病理学特征、生物学特征等方面均有较大差异。小细胞肺癌分为局限期和广泛期，大多数小细胞肺癌诊断时已为广泛期，局限期最多占1/3。临床特点为：肿瘤细胞倍增时间短，进展快，早期即发生血行转移且对放化疗敏感，故小细胞肺癌的治疗应以全身化疗为主，联合放疗和手术为主要治疗手段。综合治疗系治疗小细胞肺癌成功的关键。

（一）小细胞肺癌的病理特征及临床分期

癌细胞较小，WHO将其又分为三个亚型：①燕麦细胞型，占15％；②中间细胞型，占70％；③混合细胞型，占15％。

在分期上局限期和广泛期的分法更适合于临床工作，局限期（LD）指病变仅限于一侧胸腔，有/无同侧肺门、同侧纵隔、同侧锁骨上淋巴结转移，可合并少量胸腔积液，轻度上腔静脉压迫综合征。凡是病变超出局限期者，均列入广泛期（ED）。

（二）治疗原则

1. 局限期

（1）手术治疗

根据美国2008年NCCN中提出的小细胞肺癌的治疗指南，对手术的适应证限制较为严格。仅对临床分期$T_{1\sim2}N_0$的病变，对纵隔进行分期检查阴性的（纵隔镜或PET/CT）病例选择肺叶切除和纵隔淋巴结清扫或取样手术，根据术后病理分期选择术后化疗或化放疗。具体如图5.2所示。

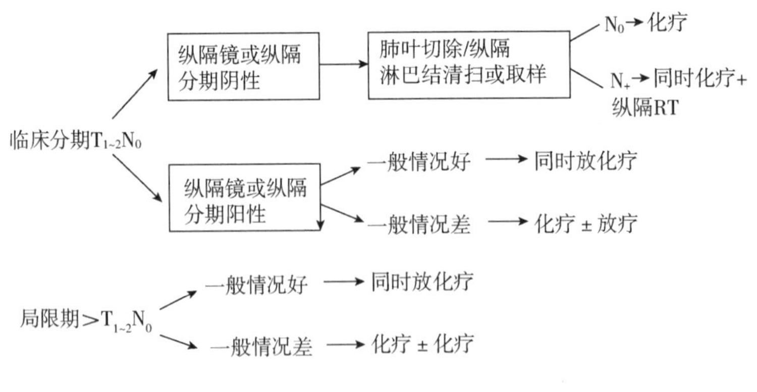

图5.2 小细胞肺癌治疗选择流程图

（2）综合治疗

全身化疗/胸部放疗的综合治疗是局限期小细胞肺癌的基本治疗模式。化疗方案推荐4～6个疗程的顺铂＋VP-16方案。同时化放疗在国外已被广泛接受，采用序贯化放疗，以诱导化疗2个周期为宜，延迟放疗开始时间有可能降低治疗疗效。

2. 广泛期

广泛期患者应以化疗为主，根据患者的一般情况病变累及的范围以及对全身化疗的反应，选择性地给予胸部放疗或转移部位的姑息放疗，如脑转移、骨转移、上腔静脉压迫综合征等。

（三）小细胞肺癌的放射治疗

可行常规放疗和三维适形放疗治疗流程及三维适形放疗流程同非小细胞肺癌。

1）靶区范围：原发灶以化疗后的肿瘤体积为靶区，CTV＝GTV＋8 mm，PTV＝CTV＋ITV＋6 mm（摆位误差），淋巴结以化疗前的受侵区域范围来定位（将肿瘤和受累的淋巴结作为放疗靶区给予较高的剂量进行累及野照射）。

2）治疗剂量：D_T（54～60）Gy/2 Gy/F/（5～6）周，如果化疗达 CR 的患者，治疗剂量 50 Gy/25 F，2 Gy/F 即可。

3）小细胞肺癌放射治疗时机：建议早放疗。

4）局限期小细胞肺癌化放疗达 CR 者，建议行预防性全脑放疗（prophylactic cranial irradiation，PCI），推荐剂量 D_T36 Gy/18 F 或 D_T25 Gy/10 F。广泛期患者化疗有效者，建议行 PCI。

5）广泛期患者经 4～6 个疗程化疗后，局部及转移病变缩小或稳定可考虑胸部放疗，必要时行转移灶放疗如（脑、骨等）。

（四）预防性全脑放疗

脑是小细胞肺癌常见的转移部位，脑转移的发生率高达 50%。多药联合化疗和放射治疗的应用，长期生存率提高，脑转移发生也随之增加。文献报道，治疗后 5 a 以上的病例中枢神经系统转移率超过 80%。选择性 PCI 能降低脑转移的发生率在临床已被证实，荟萃分析显示：采用 PCI 在 3 a 生存率上有 5.4%的获益，在获得完全缓解的局限期患者中获益最佳。对于广泛期小细胞肺癌，所有经根治性化疗或联合放化疗后达部分或完全缓解的患者，宜接受预防性全脑放射治疗。PCI 给予时间对脑转移发生率有影响，PCI 给予早，脑转移率有下降趋势。

六、放疗并发症

1. 食管炎

急性放射性食管炎在 D_T（20～30）Gy/（10～15）次/（2～3）周，即可发生。主要表现为吞咽痛和梗阻感，可以对症治疗，放射治疗可继续进行，症状多持续（1～2）周或放疗结束后自行消失。合并应用化疗时，食管炎可能提前发生且加重。晚期食管反应很少见，如狭窄、溃疡、穿孔等。

2. 放射性肺损伤

急性放射性肺炎是放射治疗肺癌较多见而且危害较大的并发症。急性放射性肺炎一般发生在放射治疗结束以后不久，少数病例可发生于放疗中。治疗应给予足量肾上腺皮质激素和抗生素，激素应连续使用数周，激素不能预防放射性肺炎的发生。

3. 心脏损伤

心肌损伤较少，心包受照射 D_T45 Gy 后约 6.6％病例发生心包炎，一般在疗后 6 个月至 8 年间发病。治疗用肾上腺皮质激素。某些化疗药物会加重心脏损伤。

4. 放射性脊髓损伤

潜伏期约 1～7 a，根治性病例治疗时应保证长度 10 cm 脊髓受量低于 D_T45 Gy/4 周。

第二节 食 管 癌

食管癌是发生在食管上皮组织的恶性肿瘤，其发病率和死亡率有明显的地域性和性别差异，我国是食管癌高发区，也是世界上食管癌死亡率最高的国家之一，男性死亡率为 31.66/10 万，女性为 15.93/10 万。食管癌的病因被认为是多因素协同作用所致，相关因素有：亚硝胺、真菌、营养不足、维生素、微量元素缺乏、饮酒、吸烟等 。

一、解剖、局部侵犯、血行转移及淋巴引流

1. 食管的解剖

食管是连接咽与胃的通道，在第 6 颈椎水平起于环状软骨下缘，沿气管后缘经上纵隔，后纵隔通过横膈的食管裂孔，在第 11 胸椎水平止于胃的贲门，成人的食管长度为 25～30 cm。食管壁具有消化管的典型结构，由黏膜、黏膜下层、肌层和外膜组成，无浆膜层。食管正常有三个生理狭窄：①位于食管入口处，即由环咽肌和环状软骨所围成；②位于主动脉弓处，由主动脉弓从其左壁越过和左支气管从食管前方越过而形成；③位于膈肌入口处，即食管穿经膈的食管裂孔。食管分段标准与食管镜检测距门齿距离如图 5.3 所示，自食管入口至胸骨柄上缘为颈段，其下的胸段食管又分上、中、下 3 段，自胸骨柄上缘平面至气管分叉（隆突）平面为胸上段，气管分叉至贲门口（食管贲门交界处）全长中点的上 1/2 为胸中段，以下为下段，病变跨段时以病变中点在何段为准。

2. 局部侵犯

肿瘤直接侵犯到邻近组织器官占 32％～36％，最常见为气管及支气管，其次为主动脉和心包。

3. 淋巴引流

食管的淋巴结构是黏膜内淋巴网、黏膜下的淋巴管及肌肉的淋巴管汇集成淋巴输出管，穿出食管壁。一部分沿食管移行注入食管旁各淋巴结，另一部分绕过淋巴结进入胸导管，食管及其周围相关淋巴结的解剖示意图如图 5.4 所示（AJCC 食管癌淋巴结分组）。为实现食管癌淋巴结分期的标化，美国 RTOG 在广泛应用的肺癌区域淋巴引流图的基础上，简单地增加了几站淋巴结，增加的淋巴结包括：横膈淋巴结（15 站，位于横膈的后方）、贲门旁淋巴结（16 站，毗邻胃食道结合部）、胃左淋巴结（17 站，沿胃左动脉分

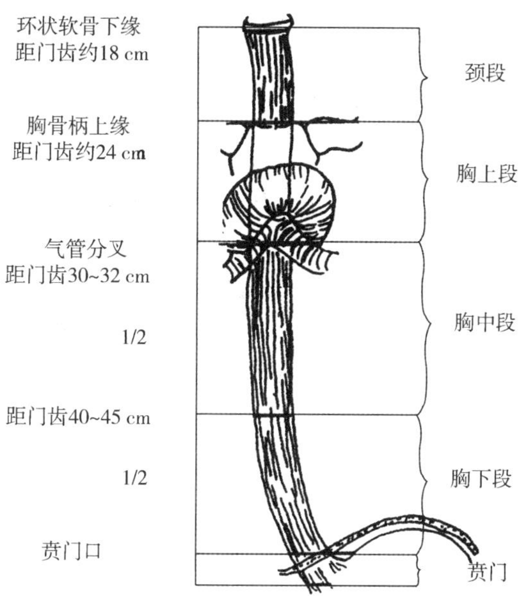

图 5.3　食管国际分段标准图

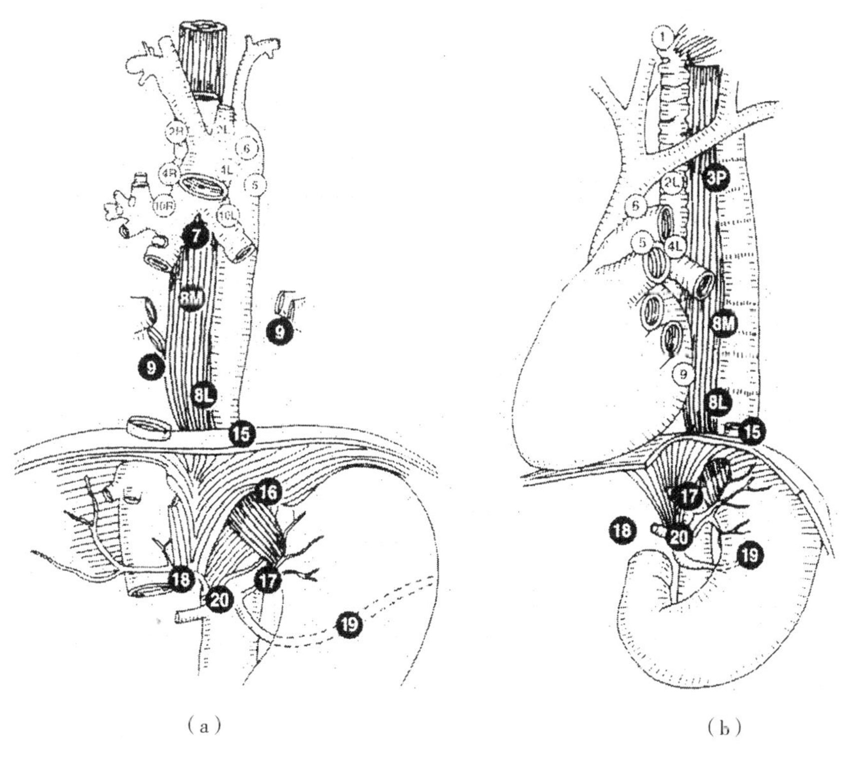

图 5.4　AJCC 食管癌淋巴结分组

布)、肝总动脉（18 站，沿肝总动脉分布)、脾动脉淋巴结（19 站，沿脾动脉分布）和腹腔淋巴结（20 站，腹腔动脉根部淋巴结)。气管分叉以上的食管旁淋巴结归于 3P，以下的归于 8 组淋巴结，后者可再分为 8M（位于气管分叉与肺下静脉下缘之间）和 8L（位于肺下静脉与胃食道结合部之间）；膈食道韧带下缘是分隔下食管旁淋巴结（8L）与贲门旁淋巴结的解剖标志（BABA 1997，CASSON 1994，KORST1998）。病变所在位置与转移淋巴结的部位有明显关系，食管癌淋巴结的转移率如图 5.5 所示。一般来说，颈段食管淋巴进入气管旁淋巴结、颈深淋巴结及锁骨上淋巴结。胸上段淋巴大部分进入颈段食管淋巴管所达的淋巴结中，一小部分向下进入食管中 1/3 的引流淋巴结。食管中段引流到隆突下、支气管旁及心包纵隔淋巴结，同时可向上、下两方向引流。食管下段的淋巴引流大部分向下，进入贲门旁及胃左动脉旁淋巴结。上、中、下三组最终均可汇入到锁骨上组。可见淋巴结跳跃转移是食管癌常见的现象。

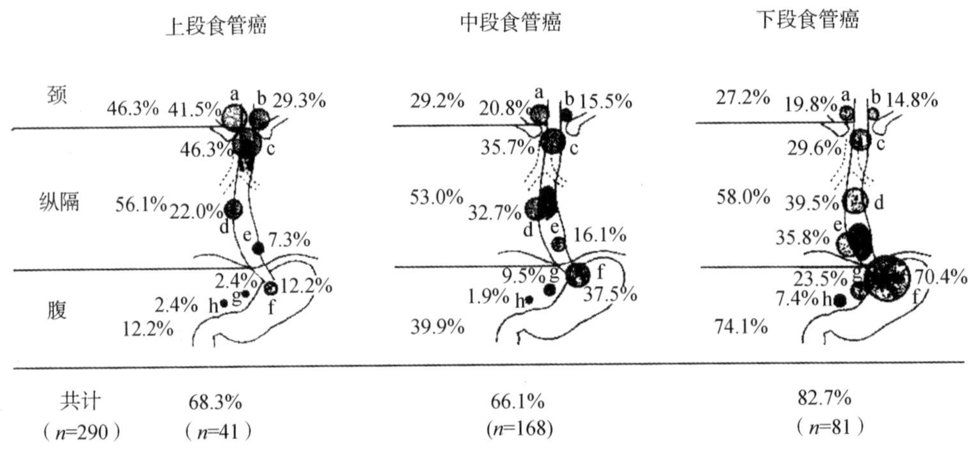

图 5.5　不同部位肿瘤淋巴结转移的分布与发生率

(a. b) 左、右颈淋巴结；(c) 上纵隔淋巴结；(d) 中纵隔淋巴结；(e) 下纵隔淋巴结；(f) 胃上淋巴结；(g) 腹腔干淋巴结；(h) 肝总动脉淋巴结

4. 血行转移

尸检发现内脏转移率为 39%～57%。最常见的部位为肝（23%～57%），肺（18%～52%）。

二、病理类型

食管癌大体病理上分为 5 型：髓质型、蕈伞型、溃疡型、缩窄型和腔内型。组织学病理类型有鳞状细胞癌、腺癌、黏液表皮癌、癌肉瘤等，其中以鳞状细胞癌最常见，占 90%以上。

三、食管癌的诊断

食管癌的诊断方法目前包括：①症状；②食管造影检查；③食管 CT 和 MRI 扫描；④细胞学诊断；⑤食管腔内超声；⑥食管镜检查及病理诊断。

（一）症状

早期食管癌常见的症状为吞咽食物梗咽感，多出现于大口吞咽干硬食物时。有的表现为胸骨后不适、食管内的异物感、咽喉部干燥及紧缩感等。中晚期食管癌最常见的典型症状为进行性吞咽困难，也是大多数患者的首发症状。由于肿瘤直接侵犯和转移淋巴结浸润和压迫周围不同的邻近组织器官可出现不同的伴随症状如侵犯椎前筋膜可伴有胸背痛或后背发沉不适、肿瘤或转移淋巴结侵犯或压迫喉返神经可导致声带麻痹，造成声音嘶哑等。晚期食管癌可发生穿孔，穿孔前的表现主要有：①白细胞特别是中性粒细胞数增高；②发热；③胸背疼痛或胸部不适。

（二）相关检查

1. 影像学检查

1）X射线钡餐检查：食管X射线钡餐检查是诊断食管癌特别是中晚期食管癌既简便又实用且容易被病人所接受的一种常规检查方法，且诊断率高，能观察食管的整体形态和运动状态，对医师定位定性有较大的帮助。主要表现为黏膜皱壁增粗、迂回或中断，局限性管壁僵硬，管腔的充盈缺损狭窄、龛影、钡剂通过障碍、软组织肿块、扭曲成角等。

2）CT检查：能显示胸部横断面，可观察食管壁的厚度、病变外侵程度、邻近气管的受侵情况、淋巴转移等。主要表现为食管壁局部增厚、周围间隙消失、肿瘤侵入或包绕气管、淋巴结肿大等。

3）食管腔内超声：能获得肿瘤病理诊断并定性，较为准确确定病变长度，能判断侵犯管壁的程度（T分期较为准确，尤其早期），能对食管周围淋巴结进行定性（透壁穿刺活检）。

4）B超检查：有助于检查腹腔及颈部淋巴结、肝脏等有无转移。亦可行PET/CT检查。

2. 食管镜检查

是食管癌诊断常用的检查手段，能观察肿瘤局部形状并能进行病理活检。

3. 食管脱落细胞检查

是采用食管拉网方法做脱落细胞检查，主要用于早期食管癌诊断和普查，有操作简便、准确率高、并发症少等优点。

4. 淋巴结活检

锁骨上有肿大淋巴结者，可进行切除做病理学检查，以确定有无转移。

（三）食管癌的国际TNM分期标准（2009第7版）

1. 原发肿瘤（T）分期标准

T_x：原发肿瘤不能确定；

T_0：无原发肿瘤证据；

T_{is}：原位癌或高度不典型增生；

T_1：肿瘤侵及黏膜固有层及黏膜下层；

T_{1a}：肿瘤侵及黏膜固有层或黏膜肌层；

T_{1b}：肿瘤侵及黏膜下层；

T_2：肿瘤侵及固有肌层；

T_3：肿瘤侵及纤维膜；

T_4：肿瘤侵及邻近结构；

T_{4a}：肿瘤侵及胸膜、心包、膈肌、邻近腹膜；

T_{4b}：肿瘤侵及其他邻近器官，如：主动脉、椎体、气管。

2. 淋巴结转移（N）分期标准

N_x：区域淋巴结无法确定；

N_0：无区域淋巴结转移；

N_1：1～2 个区域淋巴结转移；

N_2：3～6 个区域淋巴结转移；

N_3：＞6 个区域淋巴结转移。

3. 远处转移（M）分期

M_x：远处转移无法确定；

M_0：无远处转移；

M_1：有远处转移。

锁骨上淋巴结和腹腔动脉干淋巴结不属于区域淋巴结，而为远处转移。

四、治疗原则

食管癌治疗根据病变部位、病期及病人情况等，选择手术、放射治疗或综合治疗等不同方案，但手术治疗仍为首选方法。不能手术和局部晚期患者，放射治疗为标准治疗，目前多主张放化同步治疗。

五、放射治疗

食管癌手术治疗有明确的适应证，如肿瘤有明显的外侵或已有明显的淋巴结转移，或有并发症，如较严重心脏病等不适合手术。因此，能根治性手术治疗的病人仅占全部病人的 1/4。放射治疗是目前食管癌主要的、有效的、安全的手段之一，其适应证较宽。放射治疗有根治性放射治疗、术前放射治疗、术后放射治疗和姑息性放射治疗等，放射治疗方式有体外照射和腔内照射，目前以体外照射为主，如未加特别说明，一般指体外放疗。本章节仅介绍体位照射。

（一）单一外照射的适应证和禁忌证

1. 根治性放射治疗

（1）目的

希望局部肿瘤得到控制，获得较好的效果。放射治疗后不能因放射所致的并发症而影响生存治疗。

（2）适应证

一般情况好，病变比较短，食管病变处狭窄不明显（能进半流），无明显的外侵（症状：无明显的胸背疼痛，CT 示未侵及主动脉或气管支气管等邻近的组织和器官），无锁骨上和腹腔淋巴结转移，无严重的并发症。

（3）禁忌证

食管穿孔（食管气管瘘或可能发生食管主动脉瘘），恶病质，已有明显症状且多处远处转移者。

2. 姑息放射治疗

（1）目的

减轻痛苦（如骨转移的止痛放疗，转移淋巴结压迫症状等），缓解进食困难，延长寿命。

（2）禁忌证

已有食管穿孔，恶病质。

（二）放射治疗技术

放射治疗方法可分为：单一放射治疗和综合治疗（包括术前、术后放射治疗和放射治疗＋化疗）。

1. 单一放射治疗

（1）常规照射

1）体位、固定及定位方法：通常采用仰卧位，双手伸直放于胸两侧，最好应用真空袋或体罩固定体位，钡餐，常规模拟机定位。

2）照射野设计：长度为肿瘤上下各放 3～5 cm。胸中、下段食管癌：肿瘤横径＜5 cm，最常用的是胸前垂直野加背部两斜野的三野等中心照射法（图 5.6），以食管腔为中心，经典的照射野大小前野宽 6.0 cm，后斜野 5.0 cm。没有淋巴结转移的颈段和胸廓入口处的上段食管癌一般采用胸前两斜野加楔形板照射（图 5.7），野宽 4.5～5 cm，机架角 50°～60°，楔形板 30°～45°；原发肿瘤较大和/或有肿大的淋巴结，上述的照射野不能包全肿瘤时，应采用纵隔＋锁骨上联合野照射，前后对穿照射到 D_T36～40 Gy 后，再行病变区域 CT 扫描，根据肿瘤缩小情况采用分野的照射技术。

文献报道：82％以上的食管癌患者，肿瘤呈偏心生长，食管癌照射野的宽度多数情况下是 5～6 cm。由于食管钡餐造影无法显示食管腔外肿瘤的大小及最大浸润深度，如以食管钡餐显示的管腔为设野中心，将有部分病人的部分肿瘤漏照或处于低剂量区。

（2）三维适形放射治疗

1）食管癌放射治疗靶区定义：GTV 的定义为所有通过影像学检查（食管钡餐、CT、食管纤维内镜、食管腔内 B 超、PET/CT 等）发现的已知的大体肿瘤，包括原发肿瘤（GTV_T）和肿大淋巴结（GTV_{nd}）。正常食管壁的厚度≤3 mm，＞5 mm 为异常。

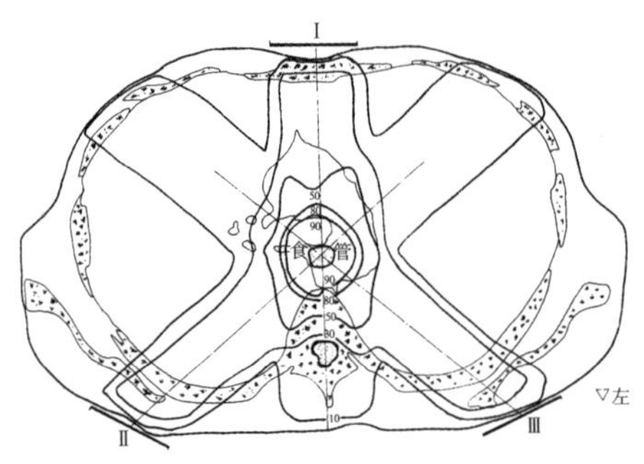

图 5.6　中、下段食管癌照射野（前正中加背部两斜野横断面）示意图

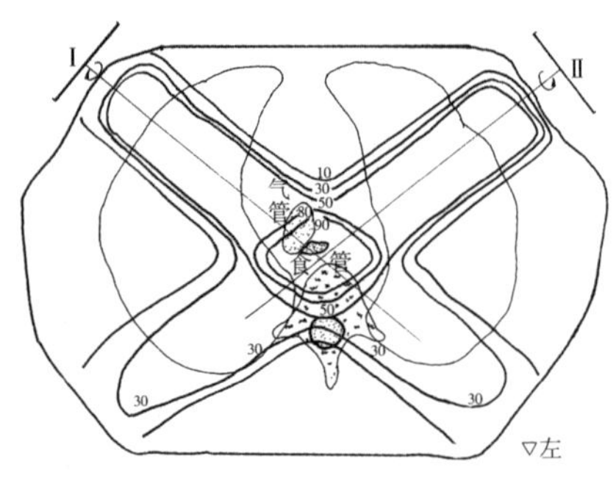

图 5.7　颈段食管癌照射野（两前斜野加楔形板）横断面示意图

淋巴结转移评价标准：①纵隔/腹部-短径大于 1 cm，锁骨上-短径大于 0.5 cm；②淋巴结融合成簇；③PET 扫描证明有高代谢吸收。GTV 确定时可参考 PET/CT。目前对 CTV 的界定尚无统一意见，多数学者推荐在 GTV 左右及前后均外放 0.5～0.8 cm，外放后将解剖屏障包括在内时需做调整。GTV_T 纵向（上下）各外放为 3～4 cm，GTV_{nd}上下各 0.5～0.8 cm。

CTV 中需同时包括淋巴结转移率较高的相应淋巴引流区域（淋巴引流分区见图 5.1）：

颈段胸上段：锁骨上、食管旁、2 区、4 区、5 区、7 区；

胸中段：食管旁、2 区、4 区、5 区、7 区；

下段：食管旁、4 区、5 区、7 区和胃左、贲门周围的淋巴引流区。

CTV 外扩 0.5～1 cm 作为 PTV。

正常组织包括皮肤、肺、心脏、脊髓和肝脏。

单一放疗剂量：95% PTV（60～64）Gy/（30～32）次（2 Gy/次）。

靶体积内的剂量均匀度在 95%～105%的等剂量线范围内，PTV：93%～107%。

正常组织剂量：①肺平均剂量≤13 Gy，两肺 V_{20}≤30%，两肺 V_{30}≤20%；②脊髓剂量：平均剂量 9～21 Gy 和 0 体积剂量≥45 Gy/6 周；③心脏：V_{40}≤ 40%～50%。

2. 术前放射治疗

适应证：经外科、放疗科医生会诊判断手术切除有困难的食管癌患者。目前推荐同步放化疗。

勾画靶区的标准：放疗范围都为病变上下各放 3～5 cm，GTV 见三维适形放射治疗靶区定义。

处方剂量：95%PTV：D_T 40 Gy/2 Gy/20 F。

3. 术后放射治疗

食管癌根治术后的预防性放射治疗的价值尚有争议，多数研究认为术后放射治疗可明显降低局部区域复发率提高生存率，认为食管癌术后放射治疗可杀灭手术切除后残留于纵隔中的微小病灶以及淋巴引流区内不能观察到的淋巴结。

（1）适应证

1）术后有淋巴结转移者（$Ⅱ_B$、Ⅲ、$Ⅳ_{A/B}$期）。

2）术后没有淋巴结转移：①pT_4 期者；②病变长度大于 5 cm，pT_2 期/pT_3 期者；③淋巴结清扫不彻底者（没有颈部清扫或淋巴结清扫个数小于 15 枚）；④术前肿瘤与气管或气管膜部或胸主动脉关系密切，估计难以完整切除者。

3）有肿瘤残留者。

（2）照射范围

确定术后放疗范围的根据：

1）术前 CT 所示肿瘤可能残存部位；

2）外科医师放置的金属标记；

3）转移比例较高的淋巴引流区。

食管癌术后淋巴结转移最常见是在锁骨上区和上纵隔，对于手术切除彻底的患者放疗靶区以双侧锁上区、中上纵隔及吻合口为主。一般不包括下纵隔及胃周腹腔淋巴结区域，原因：该区域手术易于清扫，术后解剖位置已经明显变化，再予术后放疗意义不大，临床研究证实术后放疗不能降低该区域淋巴结复发。

（3）放疗时机

通常手术后 3～4 周开始放疗。

（4）放疗剂量

处方剂量：PTV 50 Gy/25 次/5 周 ，如有肿瘤残留可增至 60 Gy。

六、放疗效果与影响预后的因素

食管癌放疗后效果的好坏主要受以下因素的影响：

1. 病期的早晚（原发肿瘤的浸润深度和淋巴结转移状况）

由于非手术科室的医生很难明确掌握 T 浸润情况，目前常规判断方法仍是：①病变长度；②X 射线钡餐显示为病变的早晚；③有一定的扩张度，表明肿瘤浸润不深或非全周性浸润；④食管腔内超声检查。对于早期食管癌单纯放疗与手术的生存率比较，差异不明显。普查中发现的食管癌，无论是手术还是放疗其生存率均较有症状至医院治疗者好。对早期能手术而因种种原因未手术的患者，放疗也有较好的效果，应积极治疗。中晚期食管癌放疗生存率较低。

2. 食管癌的放射敏感性

目前判断的方法是：①疗前X射线分型：腔内型，蕈伞型较其他类型敏感；②疗后X射线改善情况的判断为基本正常、明显改善、不变或恶化；或采用万钧1989年提出的食管癌放射治疗后近期疗效评价标准为：完全缓解（CR）：肿瘤完全消失，食管片边缘光滑，钡剂通过顺利，但管壁可稍显强直，管腔无狭窄或稍显狭窄，黏膜基本恢复正常或增粗；部分缓解（PR）：病变大部分消失，无明显的扭曲或成角，无向腔外溃疡，钡剂通过尚顺利，但边缘欠光滑，有小的充盈缺损及/或小龛影，或边缘虽光滑，但管腔有明显狭窄；无缓解（NR）：放疗结束时，病变有残留或看不出有明显好转，仍有明显的充盈缺损及龛影或狭窄加重。

3. 淋巴结转移情况

治疗前是否有淋巴结转移和转移部位不同，和淋巴结转移多少与生存率有一定的相关性。

放射治疗后失败的原因：尸检资料表明，放射治疗后失败的主要原因为原发部位肿瘤的残存，占75%～96%。放射治疗后局部无癌率为6.3%～32%，临床常常被忽略的是纵隔淋巴结和内脏的转移。尸检资料表明，纵隔淋巴结转移率为49%～74.5%，内脏转移为25%～57%，其中以肺肝转移率最高占47%～52%。因此要提高生存率应根据不同的病期，采取有效的综合治疗，取长补短。临床资料表明：单一放射治疗后远地转移率为4.5%～4.7%，说明临床上仍以局部未控复发表现出的吞咽困难更为突出，而远地转移在较小时并未造成病人的主要表现或未常规全面检查而被忽略或被遗漏。

七、近距离腔内放射治疗

临床上正是利用近距离治疗剂量的特点（即随肿瘤深度的增加，剂量迅速下降），以提高食管局部剂量，降低局部复发率，达到提高生存率的目的。近距离治疗主要用于外照射辅助治疗或姑息性治疗，因为肿瘤很大时（最大浸润深度＞2.0 cm），近距离治疗剂量达不到理想的剂量分布。目前^{192}Ir是后装腔内照射的主要放射源。腔内放疗通常在外照射之后，参考点为0.8～1.0 cm，参考点剂量为500～600 cGy较好，以减少食管黏膜的受量，降低吞咽疼痛的发生率。

八、常见放射治疗反应

1. 放射性食管炎

多数患者表现为吞咽疼痛，进食困难的症状加重，或术后放疗患者出现吞咽梗阻的症状。发生时间多数为D_T20～40 Gy，主要原因为食管黏膜的充血，水肿，渗出以及糜烂。处理：轻者观察，重者则给予输液。适当应用激素和抗生素治疗，可以获得较好的效果。

2. 放射性气管炎

多数表现为刺激性干咳或痰不易咳出。症状轻患者无需处理症状较重者可对症治疗，如氯化铵等，雾化治疗（可加用糜蛋白酶和少量激素行雾化吸入治疗），可以帮助排痰。

3. 晚期并发症

少数患者出现局部肺纤维化；放射性肺炎；食管狭窄；吻合口狭窄等。

4. 放射性脊髓炎

它是食管癌放射治疗的严重并发症，发病率为1%～4%。多数是照射野设计不合理造成脊髓剂量过高，超过了脊髓的耐受量。少数情况是病人脊髓对放射线很敏感造成的。但是，技术员摆位不正确，使本来不应该被照射的脊髓，落入照射野内，也会促使放射性脊髓炎的发生。一旦发生放射性脊髓炎，目前尚没有很好的治疗办法。故医师和技术员应该通力合作避免产生这种严重的放射后遗症。

5. 全身反应

个别病人可出现乏力、食欲不振、白细胞下降等，可适当给予对症处理，严重者需暂停放疗。

第三节　胸　腺　瘤

胸腺瘤是成人前纵隔最常见的肿瘤，约占整个纵隔肿瘤的20%。大多数胸腺瘤病人为成人，男女发病率基本相同，通常在50～60岁最常见，儿童发生率低，但如果发生多为恶性。

一、解剖学

胸腺位于前上纵隔，是一个不规则的分叶状的器官，上至颈部甲状腺下缘，下达第四肋软骨水平，有时可达第六肋软骨水平，前方紧贴胸骨，后方从上至下贴附于气管、无名静脉、主动脉弓和心包。胸腺分颈、胸两部分，颈部包括甲状腺韧带和胸骨体，胸部位于胸骨柄和胸骨体后方。

二、病理

按组织学结构，胸腺瘤可分为三种类型：

1）淋巴细胞为主型：肿瘤主要由淋巴细胞构成，上皮样细胞不多，肿瘤细胞呈弥漫性或结节状排列，有时可见生发中心，罕见胸腺小体。

2）上皮细胞为主型：最常见，是以上皮样细胞为主，淋巴细胞部多。有时上皮样细胞成巢状排列，伴核分裂等恶性表现时，诊断为胸腺癌。

3）混合型细胞型或称淋巴上皮型：两种细胞成分均匀地增生，其间有较多结缔组织间质，偶见胸腺小体。

4）梭形细胞型：梭形上皮细胞以束状或螺旋状排列，是上皮细胞为主型的亚型。

1999年WHO公布了新的分型方案如表5.2所示。

表5.2 1999年WHO胸腺瘤新的分型方案

A型（梭形细胞，髓质性）	大量梭形或椭圆形胸腺上皮细胞组成，缺乏核的不典型性，几乎无非肿瘤性淋巴细胞
AB型（混合）	有A型的组织学特征，富有混合淋巴细胞
B_1型：（富于淋巴细胞性，皮质优势性，器官样）	似正常胸腺的组织形态，肿瘤内出现与正常胸腺皮质有难于鉴别的扩大区，伴有胸腺髓质分化
B_2型：（皮质型）	由肿瘤性胸腺上皮细胞组成，肿瘤细胞呈弥漫性分布于富有淋巴细胞的组织内，胞质丰富，胞核空泡状，核仁明显
B_3型：（上皮性、非典型性、鳞样、高分化胸腺癌）	由胸腺上皮细胞为主组成，细胞呈圆形或多边形，无或中度不典型性，成片的肿瘤上皮细胞内有少量淋巴细胞
C型：胸腺癌	典型表现是细胞质透明，具有不典型性，无胸腺瘤各型细胞排列的特征，类似其他器官的癌，缺乏不成熟淋巴细胞，有浆细胞

三、临床表现

胸腺瘤一般生长相对缓慢，30％～40％病例无症状。它的症状及体征一般由于肿瘤压迫、侵犯、转移或伴随疾病而造成的。严重的病例有胸骨后疼痛，呼吸困难，胸膜渗出，心包积液，上腔静脉阻塞综合征等，一般提示为浸润型胸腺瘤。扩散方式即使是浸润型胸腺瘤，也以胸内进展为主，它们可向颈部延伸侵犯甲状腺。侵及胸膜及心包时，出现胸腔积液、心包积液，并可直接侵犯周围组织及气管。淋巴结转移少见，血行转移更少见。

伴随疾病有重症肌无力、单纯红细胞再生障碍性贫血、获得性丙种球蛋白缺乏症，也可合并库欣综合征、系统性红斑狼疮或硬皮病等。

四、诊断

对于胸腺瘤的诊断CT是最有价值的，它能够显示肿瘤的大小、形状、轮廓、组织密度及与周围组织器官的关系等，并有助于肿瘤的分期，帮助设计照射野。MRI与CT价值相似，但MRI具有显示血管结构的优势。大部分胸腺瘤需外科手术切除，如果无法手术，组织学诊断通常采用胸腔镜、纵隔镜活检术，或在CT、B超引导下经皮穿刺活检术及细针穿刺细胞学检查。

五、分期

胸腺瘤被广泛采用的分类有两种：浸润型和非浸润型。胸腺瘤的分期通常根据浸润的程度，最常采用的分期系统是Masaoka的病理分期系统。

Ⅰ期：肿瘤包膜完整，镜下无包膜浸润；

Ⅱ期：1）镜下见肿瘤侵犯周围脂肪组织或纵隔胸膜；

2）镜下侵犯被膜。

Ⅲ期：肉眼见肿瘤侵犯周围器官。

Ⅳ期：1）胸膜或心包播散；

2）淋巴结或血行播散。

六、治疗原则

1）外科手术是胸腺瘤治疗的首选方法，尽可能地完整切除或尽可能多地切除肿瘤。

2）对浸润型胸腺瘤，术后一律给予根治性放疗。

3）对Ⅰ期非浸润型胸腺瘤，不需常规术后放疗，术后定期复查，一旦发现复发，争取二次手术后再行根治性放疗。

4）对晚期胸腺瘤（Ⅲ、Ⅳ期），只要病人情况允许，不要轻易放弃治疗，应积极给予放疗或/和化疗，仍有获得长期生存的可能。

七、放射治疗

（一）放疗适应证

浸润性生长的胸腺瘤外科术后；胸腺瘤未能完全切除的患者、仅行活检的患者及晚期患者；部分胸腺瘤的术前放疗；复发性胸腺瘤的治疗。

（二）放疗技术

可采用常规放疗或三维适形（调强）放疗。

1. 常规放疗

（1）放射源

^{60}Co 或高能 X 射线或电子线。

（2）放疗范围

局部瘤床边缘外放 1 cm（包括胸腺瘤和可能被浸润的组织或器官）；对已有明确心包种植转移或心包积液者，应先给予全纵隔、全心包放疗，给予肿瘤量 D_T（30～35）Gy/（3～3.5）周后，局部瘤床加量。如已有胸膜或肺转移结节者，可行全胸膜照射。双锁骨上区不需做预防性照射。

（3）放疗剂量

单纯放疗包括胸腺瘤未能完全切除的患者、仅行活检的患者和晚期的患者，给予 D_T（50～60）Gy/（5～6)周；对手术完整切除的浸润型胸腺瘤，术后放疗剂量为 D_T（50～60）Gy/（5～6）周。

（4）放疗野设计

对肿瘤巨大或/和病情偏晚的病例及部分浸润型胸腺瘤术后病例，可以采用高能 X 射线和电子线综合使用，一般可先给予前后对穿治疗，采用前后野不同剂量比，注意脊髓受量控制在肿瘤吸收剂量 D_T40 Gy 以下，前后野比例一般 2∶1 或 3∶1，然后改两前斜野加楔形板等中心治疗（图 5.8）。这样可以提高肿瘤靶区剂量，同时减少肺受量。如肿瘤巨大，位置较深时，可采用两前斜野加楔形板和一正中后野等中心照射，剂量分配为正中后野为两前斜野的 1/4 或 1/3（图 5.9）。双锁骨上区不需常规做预防照射。

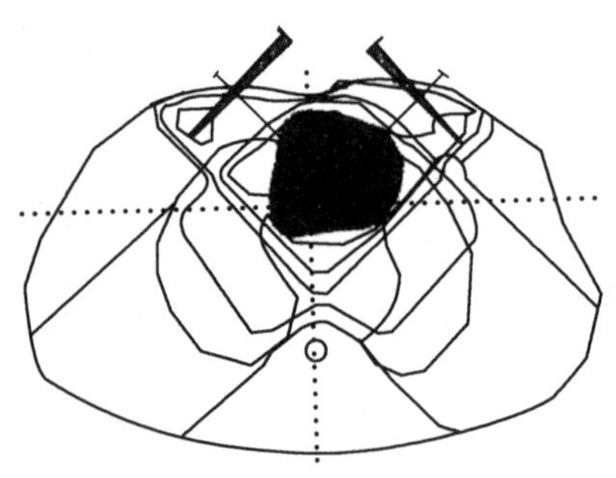

图 5.8 两前斜野加楔形板照射技术

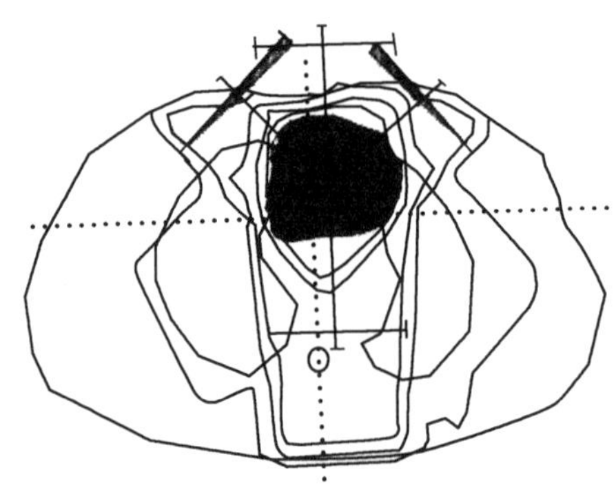

图 5.9 两前斜野加楔形板和正中后野等中心照射

2. 三维适形（调强）放疗

如图 5.10 所示，其流程与其他肿瘤类似。

（1）靶区的定义

GTV：胸腺肿瘤或术后残留病变为 GTV；

CTV：GTV 边界外放 1 cm；

PTV：CTV 外放 0.5 cm，在 CTV 基础上外放形成 PTV 时，各个方向上均匀外放；

（2）危及器官体积及限量

重要危及器官有肺、脊髓、心脏和食管，双肺 $V_{30}\leqslant 30\%$，脊髓≤45 Gy，心脏 $V_{40}\leqslant 30\%$，$V_{30}\leqslant 40\%$，食管 $V_{50}\leqslant 50\%$ 等。

（三）注意事项

1）胸腺瘤合并重症肌无力时，放疗应慎重，放疗前应先用抗胆碱酯酶药物控制肌无

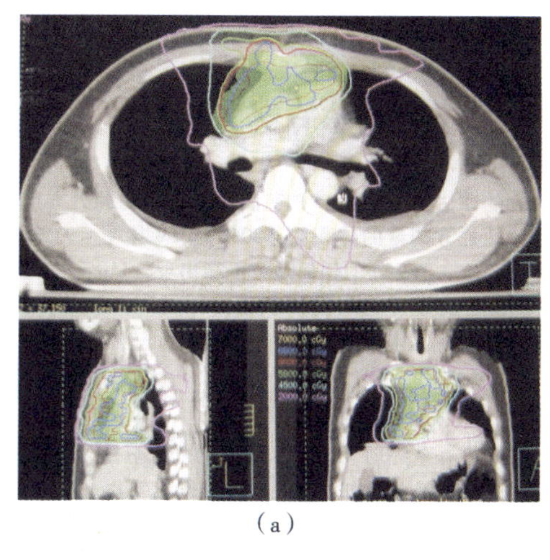

(a)

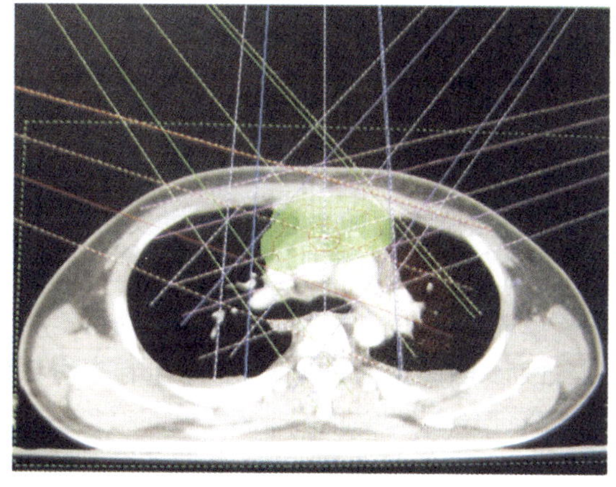

(b)

图 5.10　适形调强放疗的靶区及剂量分布

(a) 3D-CRT 在横断面、冠状面和矢状面的剂量分布图；(b) 横断面射野方向图

力，放射开始剂量要小，可以从 1 Gy 起，缓慢增加剂量至 2 Gy，治疗中或治疗后要密切观察肌无力的病情变化，一旦出现肌无力加重，应及时处理；

2）对不伴重症肌无力的胸腺瘤放疗时，一般分次量为 D_T2 Gy，每周 5 次，至少一周透视一次，了解肿块退缩情况，对肿块退缩明显者，应在剂量达 30～40 Gy 后及时缩野，避免放射性肺炎的发生；

3）脊髓剂量不超过其耐受量；

4）注意射野及分割剂量，减少心包炎等并发症。

八、胸腺癌

（一）组织病理学及临床表现

胸腺癌来源于胸腺上皮的恶性肿瘤，细胞学形态呈现严重的原始化和细胞排列很不规范的恶性特点，包括鳞状细胞癌、梭形细胞癌、淋巴上皮样癌、黏液表皮样癌、透明细胞癌和腺鳞癌等。1999 年 WHO 提出的胸腺肿瘤国际组织学分类中将胸腺癌归为 C 型胸腺瘤。一些学者建议将胸腺癌分为低分级组恶性肿瘤（包括鳞状细胞癌、黏液表皮样癌）和高分级组恶性肿瘤（淋巴上皮样癌、未分化癌、小细胞癌及透明细胞癌等）。通常病理为高分级组的恶性肿瘤其侵袭性、局部复发率及远地转移率明显高于低分级组恶性肿瘤。

多数胸腺癌（thymic carcinoma，TC）初始症状表现为咳嗽、胸痛、上腔静脉压迫征或膈神经麻痹等，进一步检查常可显示纵隔肿块。与胸腺瘤相似，TC 也常发生在前上纵隔。胸腺癌一般病程短，进展快，除表现为胸内快速进展和侵犯，如胸膜、心包和肺的直接侵犯或种植转移外，胸外淋巴结转移及血行转移多见，约占半数以上，其预后比胸腺瘤明显差。由于胸腺癌的外侵和死亡率较高，通常需要多种形式的治疗。

（二）治疗

以多学科的综合治疗力主。首选手术，争取尽可能多的切除肿瘤，如估计肿瘤巨大或与邻近结构关系密切而切除困难时，可先做术前放疗 D_T40 Gy/4 周，以利提高切除率，术后一律做根治性放疗，部分病人行化疗。

1. 手术治疗

手术治疗仍是胸腺癌的主要的治疗手段。由于胸腺癌外侵明显，常常侵及重要血管[上腔静脉（SVC）、主动脉、肺血管、无名静脉]及纵隔重要组织，但是如果能将原发肿瘤连同受侵组织完整切除，还是能够获得较高的 5 a 生存率。目前，比较一致的看法认为，进行广泛手术完整切除肿瘤是获得长期 5 a 生存的决定性因素。广泛手术就是把原发肿瘤连同受侵组织包括受侵肺组织、重要血管和受累的心包切除，进行重要的血管置换及心包修补术等。但是在：①上腔静脉综合征；②声音嘶哑；③隔神经麻痹、胸腔积液；④心包积液、包绕大血管（肺血管、主动脉、无名动脉）4 种情况下应尽量避免手术。另外，有明确的远处转移或明显的 SVC 综合征，也不建议切除和重建 SVC。多数胸腺癌（50%～95%）治疗时肿瘤为进展期（Ⅲ或Ⅳ期），获得完整切除的机会并不多，文献报道，对于胸腺癌，减瘤术和不能手术的 5 a 生存率没有统计学差异。

2. 放射治疗

因胸腺癌就诊时病期晚，局部侵犯广泛，多数病人难以获得完整切除，并且胸膜和心包直接侵犯或种植转移率高，锁骨上淋巴结转移率高。根据局部胸腺瘤的治疗经验，认为即使完整切除术后也应进行常规放疗，所以多数病人需行术后放疗。放疗范围应包括相应纵隔和部分或全心包，如包括全心包的照射剂量为 D_T（30～35）Gy/（3～3.5）周。然后缩野包括瘤床加量至 D_T（60～70）Gy/（6～7）周，双锁骨上区预防照射 D_T（40～50）Gy/（4～5）周。多数文献报道，放疗范围多为瘤床外放 1～2 cm。目前三维适形放射治疗及调强适形放射治疗已应用于胸腺癌的治疗中，可以更好地保护正常组织，减少放射毒副作用，提高肿瘤局部剂量。术后放疗应该成为常规治疗，辅助放疗可以提高生存率，增加局部控制率。术后放疗剂量多为 50～60 Gy，对于不能手术的或仅做单纯活检的放疗剂量要达到 60 Gy 以上。局部复发多在照射野外、纵隔及胸膜等。

3. 化疗

因为其发病率低。化疗方案和综合治疗的组成不同，且缺乏大规模临床试验，到目前为止尚没有统一关于胸腺癌的化疗标准。有报道给予顺铂为主，包含长春花碱、阿霉素和环磷酰胺的联合化疗方案对胸腺癌有一定效果。

（三）预后因素

手术切除程度、Masaoka 分期、组织学分级及组织学分类、治疗模式等为主要的预后因素。KPS、年龄，性别、肿瘤大小不影响切除率和生存率。

复习思考题

1. 目前非小细胞肺癌的治疗原则是什么？

2. 肺癌三维适形放疗时如何勾画肺内病变及纵隔病变？需要勾画的正常组织包括哪些？

3. 简述食管癌的治疗原则。

4. 食管癌三维适形放射治疗靶区是如何定义的？

5. 食管癌术后放射治疗适应证有哪些？

6. 简述胸腺瘤的治疗原则。

（周菊英）

参考文献

[1] 许昌韶，肿瘤放射治疗学．第2版．苏州：苏州大学出版社，2005.

[2] Arno J. Mundt，John C. Roeske. 临床调强放射治疗学．姜炜，崔世民主译．北京：人民卫生出版社，2011.

[3] 殷蔚伯，李晔雄，王绿化，等．肿瘤放射治疗手册．北京：中国协和医科大学出版社，2009.

[4] 钱浩，吴开良．实用胸部肿瘤放射治疗学．上海：复旦大学出版社，2006.

[5] 牛道立，胡惠玲，任春丽，等．三维适形放射治疗食管癌临床疗效分析．中华放射肿瘤学杂志，2004，13（3）：193-195.

[6] 吴德华，耿伟，陈永清，等．颈段胸上段食管癌三维适形放射治疗疗效观察．中华放射肿瘤学杂志，2004，13（4）：270-272.

[7] 王军，祝淑钗，韩春，等．1 162例食管癌病理标本亚临床病灶范围的研究．中华放射肿瘤学杂志，2007，16（1）：6-9.

第六章

腹部消化系统肿瘤

本章节主要介绍胃、肝脏、胰腺、直肠肿瘤的放射治疗。

第一节 胃 癌

胃癌（gastric carcinoma）是危害人类健康最常见的恶性肿瘤之一，尤其是亚洲国家。胃癌常见于老年、男性和较低经济收入的人群。幽门螺杆菌（Hp）感染（我国Hp的感染率较高，范围在42%～64%）、吸烟和高盐饮食是胃癌发生的危险因素。小部分胃癌与遗传性胃癌易感综合征有关。

一、应用解剖与肿瘤的特点

胃由贲门接于食管，下由幽门止于十二指肠。胃的上缘短而凹陷，称为胃小弯；下缘长而外凸，称为胃大弯。解剖学上通常以贲门口、角切迹和幽门口为标记把胃分成4部分：贲门部、胃底、胃体和幽门部。胃壁分4层，由内至外依次为黏膜层、黏膜下层、肌层和浆膜层。胃的血液供应以及与邻近器官关系如图6.1所示。

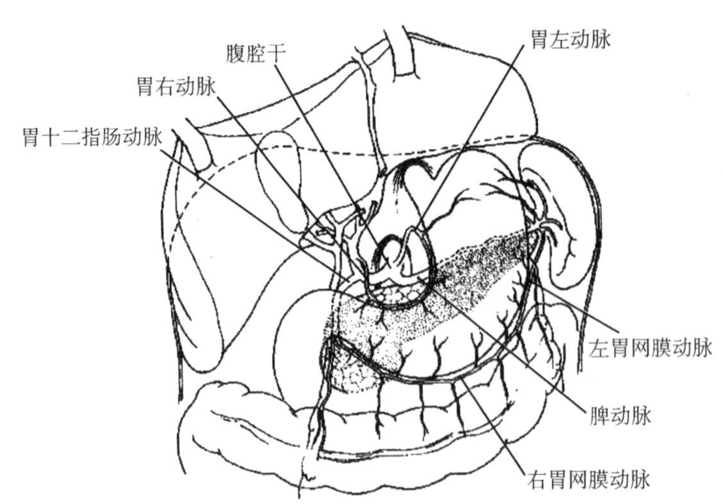

图6.1 胃的血液供应以及与邻近器官关系

胃的淋巴引流大多伴随着动脉走行，淋巴液首先汇入沿胃大小弯分布的淋巴结（胃和胃网膜淋巴结），继而回流至腹腔轴（肝门、脾淋巴结、胰上淋巴结和胰十二指肠淋巴结），以及邻近的腹主动脉旁和远端食管旁淋巴结，大部分最终汇入腹腔淋巴结。日本胃癌研究会根据原发肿瘤的不同部位，把胃淋巴结分成 16 组，又将这 16 组淋巴结分为 4 站，分别以 N_1、N_2、N_3、N_4 来表示（表 6.1 和图 6.2）。

表 6.1　胃癌淋巴结的分组

胃癌各组淋巴结的划分	
胃周淋巴结组	胃周以外的淋巴结组
第 1 组：右贲门旁	第 7 组：胃左动脉
第 2 组：左贲门旁	第 8 组：肝总动脉
第 3 组：胃小弯	第 9 组：腹腔动脉周围
第 4 组：胃大弯	第 10 组：脾门淋巴结
第 5 组：幽门上	第 11 组：脾动脉
第 6 组：幽门下	第 12 组：胃十二指肠韧带
	第 13 组：胰十二指肠后
	第 14 组：肠系膜根部
	第 15 组：结肠中动脉
	第 16 组：腹主动脉旁

部别/肿瘤部位	胃窦部	胃体部	贲门部	全　胃
第一部（N_1）	3、4、5、6	1、3～6	1～4	1～6
第一部（N_2）	1、7、8、9	2、7～11	5～11	7～11
第一部（N_3）	2、10～14	12、13、14	12、13、14	12、13、14
第一部（N_4）	15、16	15、16	15、16	15、16

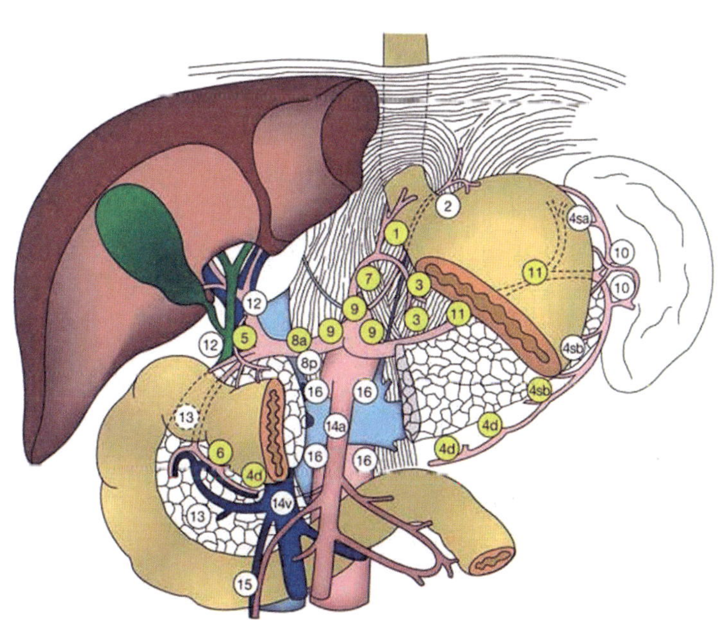

图 6.2　胃癌淋巴结的分组

胃癌的生长方式表现为原发肿瘤直接侵犯邻近器官（网膜、胰腺、横膈、横结肠、结肠系膜和十二指肠等）、腹腔种植转移、淋巴结转移和血行转移。60%～90%进展期胃癌可侵透浆膜或侵犯邻近脏器，并且50%左右伴随淋巴结转移。肿瘤位于不同部位，相应的区域淋巴结转移率不同，但无论原发肿瘤位于何处，胃左动脉区淋巴结转移率均较高。

二、临床特征与诊断

胃癌的常见临床表现有：食欲减退、上腹不适、体重减轻、虚弱（大多由贫血所致）、恶心、呕吐、大便隐血甚至黑便等。胃癌的确诊主要通过上消化道X射线钡透和内窥镜检查来完成的，其准确率约达70%和90%。双重对比X射线造影可揭示局限性的微小黏膜病变，内窥镜可直接进行观察，并进行细胞学和病理组织学检查。腹部CT的应用有助于了解肿瘤在腹腔内的侵犯范围，超声内镜检查是术前评估肿瘤侵犯和淋巴结转移范围较精确的方法，诊断性腹腔镜检查更有益于治疗前掌握临床分期。

肿瘤的大体分型有：早期病变分隆起型、平坦型和溃疡型；中晚期有息肉型、溃疡型、溃疡浸润型、弥漫浸润型。组织学分类包括：腺癌最多见（占90%～95%），它包括低分化腺癌、黏液腺癌，其他胃部恶性肿瘤包括胃鳞癌、类癌、平滑肌肉瘤、胃间质细胞肉瘤、淋巴瘤等。术后病理报告应包括大体类型、组织学类型、分化程度、侵犯深度、血管侵犯、肿瘤边缘情况等。最好进行HER2的检测。

胃癌的合理分期对综合治疗方案的选择、疗效及预后判断均具有重要意义，美国癌症联合委员会（AJCC）及国际抗癌联盟（UICC）共同颁布的胃癌第7版TNM分期标准如下：

2010 胃癌 AJCC UICC TNM 分期（第7版）

（1）原发肿瘤（T）

T_x：原发肿瘤无法评价；

T_0：切除标本中未发现肿瘤；

T_{is}：原位癌，肿瘤位于上皮内，未侵犯黏膜固有层；

T_{1a}：肿瘤侵犯黏膜固有层或黏膜肌层；

T_{1b}：肿瘤侵犯黏膜下层；

T_2：肿瘤侵犯固有肌层；

T_3：肿瘤穿透浆膜下层结缔组织，未侵犯脏层腹膜或邻近结构；

T_{4a}：肿瘤侵犯浆膜（脏层腹膜）；

T_{4b}：肿瘤侵犯邻近组织结构。

（2）区域淋巴结（N）

N_x：区域淋巴结无法评价；

N_0：区域淋巴结无转移；

N_1：1～2 个区域淋巴结有转移；

N_2：3～6 个区域淋巴结有转移；

N_3：7 个及 7 个以上区域淋巴结转移；

N_{3a}：7～15 个区域淋巴结有转移；

N_{3b}：16 个（含）以上区域淋巴结有转移。

（3）远处转移（M）

M_0：无远处转移；

M_1：存在远处转移。

0 期：$T_{is}N_0M_0$；

Ⅰ$_A$ 期：$T_1N_0M_0$；

Ⅰ$_B$ 期：$T_1N_1M_0$、$T_2N_0M_0$；

Ⅱ$_A$ 期：$T_1N_2M_0$、$T_2N_1M_0$、$T_3N_0M_0$；

Ⅱ$_B$ 期：$T_1N_3M_0$、$T_2N_2M_0$、$T_3N_1M_0$、$T_{4a}N_0M_0$；

Ⅲ$_A$ 期：$T_2N_3M_0$、$T_3N_2M_0$、$T_{4a}N_1M_0$；

Ⅲ$_B$ 期：$T_3N_3M_0$、$T_{4a}N_2M_0$、$T_{4b}N_0M_0$、$T_{4b}N_1M_0$；

Ⅲ$_C$ 期：$T_{4a}N_3M_0$、$T_{4b}N_2M_0$、$T_{4b}N_3M_0$；

Ⅳ期：任何 T，任何 N，M_1。

三、治疗原则

胃癌患者的诊治需要多学科专家（肿瘤放疗科、肿瘤外科、肿瘤内科、营养科、内窥镜）的共同参与。内镜下黏膜切除术（EMR）是身体状况差的早期（T_{is}、T_{1a}）胃癌患者的治疗选择，手术是身体状况良好的可切除局限期胃癌（T_{1b}）的主要治疗方法，对于更多晚期肿瘤患者（T_2 或以上分期）则需进行综合治疗。化疗药物可选用奥沙利铂、卡培他滨、替吉奥、紫杉类等。HER2 阳性［免疫组化（＋＋＋）判定为阳性，（＋＋）需要加做 FISH，才最终确定 HER2 的表达情况］的患者，加用曲妥珠单抗效果更好。

手术治疗应首先明确“D 分级”和“R 分级”的概念。D 分级是指胃癌手术中，胃周淋巴结的清扫范围和程度，第 1 站淋巴结未完全清除为 D_0，完全清除为 D_1，第 2 站淋巴结完全清除为 D_2，第 3 站或第 4 站淋巴结完全清除为 D_3 或 D_4。也就是说随着 D 的递增，淋巴结清扫范围越大。R 分级是指胃癌术后残存肿瘤的多少。R_0 是指术后肿瘤无肉眼和镜下残存，R_1 指肿瘤有镜下残存，R_2 指肿瘤肉眼残存。与 D 相反，R 分级越低，说明手术的根治程度越大，R 分级越高，术后肿瘤残存越多。

四、放射治疗

放射治疗（术前、术后或姑息放疗）是胃癌治疗中的一部分。但胃癌的放疗存在以下困难：① 胃不但与肝、胰、肾、小肠、脊髓等重要脏器密切相邻，而且它本身活动度较大，定位较为困难；② 胃癌的淋巴转移与局部侵犯途径较广，靶区难以准确确定；③ 胃癌多为腺癌，对放射线的敏感性低。因此放疗一般不单独应用，对于以根治为目的的辅助性放疗病人，治疗计划设计时要十分小心。

（一）放射治疗适应证

1）术后放疗指证：①$T_{3\sim4}$期患者；②N＋患者；③T_2N_0 有高危因素：低分化、淋巴管浸润、神经浸润、小于 50 岁；④切缘阳性；⑤胃食管结合部腺癌。具有上述任何因素之患者均应行术后放疗。

2）不能手术或有手术禁忌患者可行放射治疗。

（二）放射治疗靶区

1）胃癌术后放射治疗范围：瘤床、吻合口和区域淋巴结为胃癌术后复发的最常见部位。一般而言，胃癌术后的照射区域包括瘤床、部分残余的胃、区域淋巴结。不同位置的原发肿瘤，淋巴转移的区域不同，应根据肿瘤部位来确定相应应照射的淋巴结引流区。

2）无法手术胃癌的放射治疗范围为原发肿瘤区（GTV）和潜在浸润区（CTV），通常 CTV 为 GTV 边界外扩 5 cm。

（三）放疗定位

定位前 3 h 空腹；仰卧位，双手上举抱肘，体膜固定；建议 CT 模拟定位，增强扫描，扫描范围：T_5 下缘至 L_4 下缘，层厚 3～5 mm。

1. 常规放疗靶区定义

参考表 6.2 及图 6.3。

上界：T_8 或 T_9 下缘；

下界：L_2 或 L_3 下缘；

左侧：2/3 或 3/4 左侧膈肌；

右侧：椎体右侧旁开 3～4 cm；

前界：腹壁内侧壁；

后界：椎体一半或后 2/3。

尽管前后野照射技术可以通过调整前野的权重而使脊髓的受量在可以接受的范围，但 4 野照射技术（前后和侧野）可以在保护脊髓的同时，提高剂量分布的均匀性。当患者的胃的位置主要偏前时，靶区边缘给予 1.5～2 cm 的外放边界，可以通过多野照射技术在保护脊髓的同时，更好地治疗靶区和淋巴引流区。在治疗计划时同时应该考虑到由于胃的充盈状况和呼吸运动的影响，而产生的照射靶区的治疗不确定性。

表 6.2　胃癌放疗布野参考

不同位置的原发肿瘤，需要照射淋巴结区域
中段胃癌（胃体癌）
贲门旁淋巴结（第 1、2 组）、小弯和大弯侧淋巴结（第 3～6 组）、胃左动脉（第 7 组）、脾动脉/脾门区（第 10、11 组）、胰十二指肠后（13 组）、肝十二指肠韧带（第 12 组）
贲门癌或上 1/3 胃癌
食管旁淋巴结、贲门旁淋巴结（第 1、2 组）、小弯和大弯侧淋巴结（第 3、4 组）、胃左动脉（第 7 组）、脾动脉/脾门区（第 10、11 组）。可不必包括幽门上下组（第 5、6 组），除非胃周伴广泛淋巴结转移时
胃窦部/下 1/3 胃
小弯和大弯侧淋巴结（第 3～6 组）、胃左动脉（第 7 组）、肝总动脉（第 8 组）、腹腔动脉（第 9 组）、胰十二指肠后（第 13 组）和肝十二指肠韧带（第 12 组）。不必包括脾动脉/脾门区（第 10、11 组）和贲门左右（第 1、2 组）
具体定位标记
前后位的射野标记（AP/PA）
上界：T_8 或 T_9 椎体下缘，包括胃左动脉淋巴结、贲门区、胃底（如果是贲门癌，则上界则需包括食管下 5 cm）
下界：L_3 椎体下缘，包括胃十二指肠淋巴结和胃窦（贲门癌可在 L_2 椎体下缘）
左侧界：2/3 或 3/4 左侧膈肌，包括胃底、胰上淋巴结和脾门淋巴结区
右侧界：椎体右侧旁开 3～4 cm，包括肝固有动脉淋巴结区和胃十二指肠淋巴结侧野和射野标记
上下界：同前后位射野的上下界
前界：腹壁内侧壁
后界：椎体一半或后 2/3

注：摘自殷蔚伯等主编的《肿瘤放射治疗学》，第 4 版。

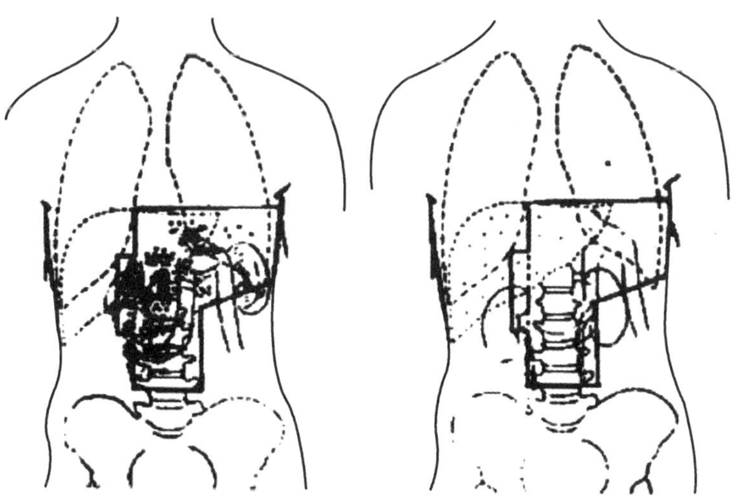

图 6.3　根据胃癌术后局部区域复发规律设计前后对穿照射野

（摘自殷蔚伯等主编的《肿瘤放射治疗学》，第 4 版）

2. 胃癌术后三维适形/调强放疗

有条件的单位，强烈建议行三维适形/调强放疗。

胃癌进行 CT 模拟定位时，需进行胃肠道的定位前准备，原则上要求患者在胃排空的基础上进行定位和治疗，具体步骤见表 6.3。胃癌根治术后放疗者，临床靶区（CTV）所包括的范围与常规放疗范围相同（表 6.2），在 CT 图像上逐层予以勾画（图 6.4）。具体如下：

（1）瘤床

肿瘤的瘤床是指疗前肿瘤所在范围，可根据术前上消化道造影、CT、超声内镜等影像学资料或根据术中放置的银夹来确定。①对于 $T_{3\sim4}$ 原发肿瘤，瘤床不但应包括原发肿瘤，还应包括外侵的周围组织和器官，一般放射野的外界需包括左侧横隔的 2/3 或 3/4 才能包括原发肿瘤的瘤床；② $T_{1\sim2}$ 的胃癌，CTV 不需包括瘤床；③前腹壁：只有根据术前影响检查或根据术中外科医生的描述，伴有前腹壁侵犯或两者之间没有明确分界的 $T_{3\sim4}$ 的胃癌，术后放疗应该包括前腹壁

（2）吻合口

①对于远 1/3 胃癌，十二指肠残端需要给予放疗；②对于近 1/3 胃癌或胃食管结合部肿瘤，食管空场吻合口需要给予放疗；③对于胃食管结合部肿瘤，CTV 应该向上包括 4 cm 的食管残端（以包括食管旁淋巴结）。

（3）淋巴引流区

不同部位肿瘤需照射不同淋巴结区，参见表 6.2。

在勾画 PTV 时应考虑膈肌的呼吸运动，可在 CTV 基础上，上下、腹背扩大 1.0～2.0 cm、左右扩大 0.5～1.5 cm。正常组织和器官的勾画包括全胃或残胃、双肾、肝脏、脊髓、照射范围内的小肠、心脏（尤其是贲门癌术后患者）。

表 6.3　胃癌术后 3D-CRT/IMRT 定位步骤

定位前空腹 4 h
定位前 10 min 口服 20%泛影葡胺＋水 200 ml，以显影残胃
仰卧位，双手抱肘置于额头，激光灯摆位，用或不用体膜固定器
CT 模拟定位，可用造影剂增强扫描
扫描范围从膈上 5 cm 左右至脐水平（如为贲门癌，扫描上界最好在胸骨角水平），层间距为 5 mm 用高能 X 射线（≥6 MV）
采用多野技术
用剂量-体积直方图（DVH）评价靶区适形度和正常组织器官受量
95%PTV 最小剂量 D_T45 Gy/5 周
脊髓≤40 Gy
60%肝脏接受的最大剂量≤30 Gy
一侧肾脏（多为右侧）33%体积接受的最大剂量≤22.5 Gy，另侧肾脏的 1/3 体积接受的剂量≤45 Gy

注：摘自殷蔚伯等主编的《肿瘤放射治疗学》，第 4 版。

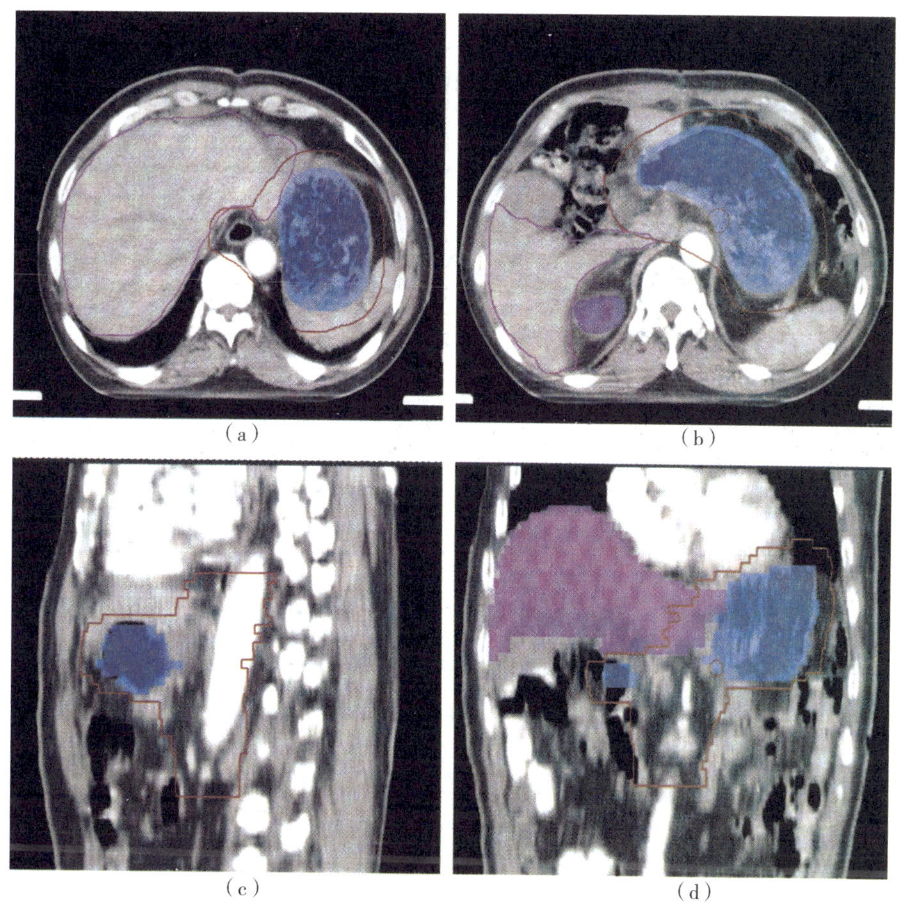

图 6.4　胃癌术后 3D-CRT 治疗靶区定义

（摘自殷蔚伯等主编的《肿瘤放射治疗学》，第 4 版）

(a)(b) 横断面；(c) 矢状面；(d) 冠状面。红色实线：CTV，蓝色区域：残胃；粉红色区域：肝脏；紫色区域：右肾。

（四）放疗剂量

常规放疗：靶区照射剂量 D_T45 Gy，1.8～2.0 Gy，5 F/周；脊髓剂量≤40 Gy；左肾应予遮挡 1/3 或一半，右肾照射体积<1/3；肝脏的剂量必须小于 20 Gy。

三维适形/调强放疗：靶区的处方定义为 95%PTV 最小剂量 D_T45 Gy/5 周，脊髓≤40 Gy，60%肝脏接受的最大剂量≤30 Gy，一侧肾脏（多为右侧）33%体积接受的最大剂量≤22.5 Gy，另一侧肾脏的 1/3≤45 Gy。

胃癌根治术后 3D-CRT 计划如图 6.5 所示。与 3D-CRT 相比，IMRT 可以更好地保护靶区周围的重要器官。

胃比邻肝脏、肾脏、脊髓和小肠，上述器官为胃照射的剂量限制性器官。为了保证肿瘤区域得到足够剂量照射，同时尽量减少对周围重要器官的损伤，应充分完善定位前的准备和充分考虑放射技术。

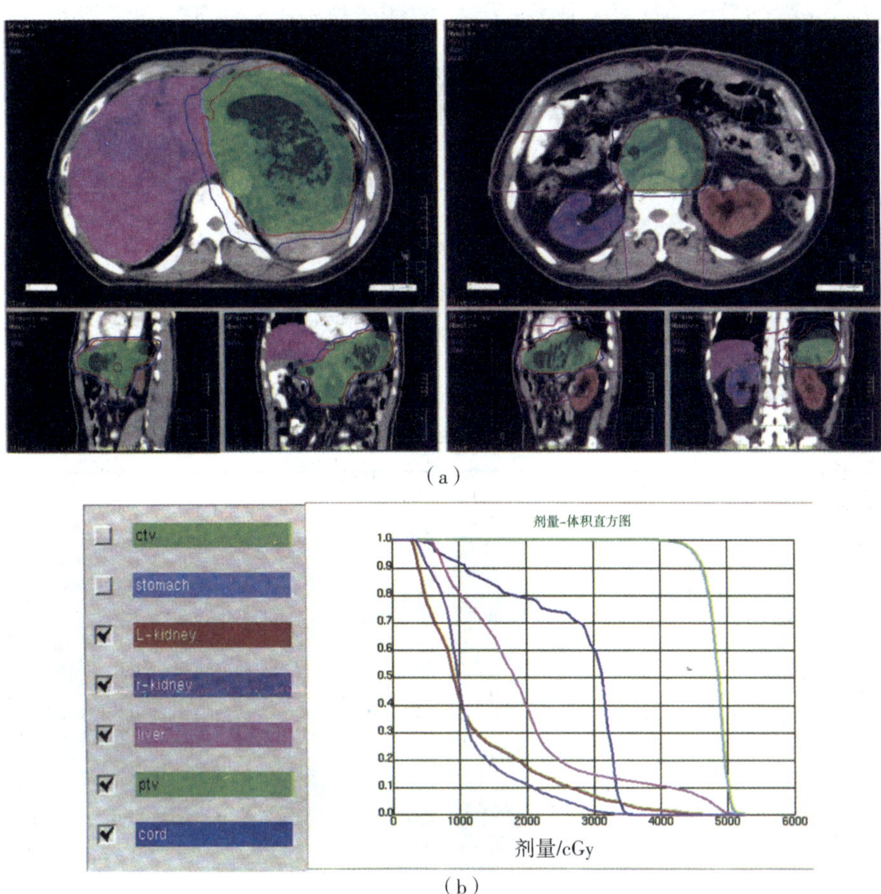

（a）

（b）

图 6.5　胃癌根治术后 3D-CRT 计划

（摘自殷蔚伯等主编的《肿瘤放射治疗学》，第 4 版）

（五）放疗毒副反应

胃属于放射相对较敏感组织，15～30 Gy 照射后可出现胃酸和胃蛋白酶分泌的抑制，并可持续直到 1 a 方恢复。当剂量达到 50～55 Gy 时晚发毒副反应的发生率会超过 5%，60 Gy 时发生率为 10%～15%。急性反应的症状主要有厌食、恶心、呕吐及体重下降，严重者可出现胃出血、穿孔。后期并发症有消化不良、胃炎、慢性溃疡等。一般的急性反应不需特别处理，必要时降低分次剂量。对于后期反应一般主张应用抗溃疡药物及可黏附于溃疡面的胶体复合物。一旦穿孔、严重出血及幽门梗阻等出现主张采用外科治疗。

（六）预后

预后因素有 T 分期、N 分期、D_2 手术、淋巴结转移率，病理分级，脉管瘤栓，手术切缘情况等。5 a 生存率为：I_{A} 期：70%～95%，I_{B} 期：56%～95%，Ⅱ期：37%～69%，Ⅲ期：11%～48%，Ⅳ期：55%～16%。

第二节 原发性肝癌

原发性肝癌（primary carcinoma of the live）是指由肝细胞或肝内胆管上皮细胞发生的恶性肿瘤，简称肝癌，发病率有明显的地域性差别，我国及东南亚国家的发病率是美国等西方国家的10多倍，它是我国是最常见的恶性肿瘤之一，我国的病人数占全世界的40%左右。现有的研究表明，肝炎病毒（尤其是乙型肝炎病毒）感染、黄曲霉毒素污染食物和饮水、酗酒等导致的肝硬化是发病的相关因素。

一、解剖及淋巴引流

肝大部分位于右季肋区和腹上区，小部分位于左季肋区，上界与膈肌穹隆一致，相当于第10上缘水平，由于受到呼吸运动的影响，有时可以相差一个椎体。其下界沿肋弓向右下方行走，最下极相当于第2腰椎水平。肝下界与肝前缘一致，右侧与右肋弓一致，中部超出剑突下约3 cm，左侧被肋弓掩盖。肝上方为膈，膈上有右侧胸膜腔、右肺及心。肝右叶下面，前部与结肠右曲邻接，中部近肝门邻接十二指肠上曲，后部邻接右肾上腺和右肾。肝左叶下面与胃前壁相邻，后上方邻接食管腹部。

肝按外形可分为左叶、右叶、方叶和尾状叶，这种分叶法，基本上可以满足肝脏放疗对肿瘤位置的描述。进出肝脏的血管或淋巴管、胆管的部位，称为肝门。有人认为肝脏有3个肝门，但比较公认的是第一肝门和第二肝门。第一肝门包括：肝脏的横沟和肝蒂。肝固有动脉、门静脉、肝管、神经和淋巴组织共同包于肝十二指肠韧带的右侧，构成肝蒂。第二肝门位于肝脏的膈面顶部，是肝左、中、右静脉汇入下腔静脉处，多被肝组织覆盖。第三肝门主要汇集尾状叶和右后叶的静脉血流。

淋巴引流分深浅两层。浅淋巴管位于肝被膜的深面，形成淋巴管网，与深淋巴管相通。浅淋巴引流：①肝左叶淋巴引流经贲门淋巴结注入胃上和胃胰淋巴结或直接注入腹腔淋巴结；②肝右叶、方叶和尾状叶淋巴引流至肝门区后入腹腔淋巴结；③肝左右叶膈面即镰状韧带附近及冠状韧带、三角韧带内的淋巴引流致膈淋巴结后汇入胸骨和纵隔前后淋巴结；④肝左右叶外侧部淋巴引流致腰淋巴结。深淋巴引流：一部分沿肝静脉致膈淋巴结；一部分沿门静脉至肝门部淋巴结。

二、病理与扩散途径

原发性肝癌的大体类型可分三型：结节型、巨块型和弥漫型，其中以结节型为最常见，且多伴有肝硬化。病理组织上可分为三类：肝细胞型、胆管细胞型和两者同时出现的混合型。我国绝大多数原发性肝癌是肝细胞癌（hepatocellular carcinoma HCC），占90%以上。

原发性肝癌极易侵犯门静脉分支，癌栓经门静脉系统形成肝内播散，甚至阻塞门静脉主干引起门静脉高压的临床表现；淋巴转移至肝门淋巴结最多，其次为胰周、腹膜后、主动脉旁及锁骨上淋巴结。此外，向横膈及附近脏器直接蔓延和腹腔种植性转移也不少见。肝外血行转移最多见于肺，其次为骨、脑等。

三、临床表现与诊断

HCC起病隐匿，早期缺乏典型症状，一旦出现临床症状，病情大多已进入中、晚期。本病常以肝硬化为背景，常见症状有：①肝区疼痛：多为持续性钝痛、刺痛或胀痛；②全身和消化道症状：主要表现为乏力、消瘦、食欲减退、腹胀等；③肝肿大：为中、晚期肝癌最常见的主要体征，约占95%。此外，如发生肺、骨、脑等处转移，可产生相应症状。少数病人还可有低血糖症、红细胞增多症等特殊表现。

原发性肝癌的诊断有病理诊断与临床诊断。病理诊断则通过肝穿刺获得组织学标本或外科手术切除的大体标本，经病理组织学和/或细胞学检查诊断为HCC，此为金标准。

临床诊断标准：在所有的实体瘤中，唯有HCC可采用临床诊断标准，一般认为主要取决于三大因素，即慢性肝病背景，影像学检查结果以及血清AFP水平。要求在同时满足以下条件中的1）+2）中的①两项或者1）+2）中的②+3）三项时，可以确立HCC的临床诊断：

1）具有肝硬化以及HBV和/或HCV感染（HBV和/或HCV抗原阳性）的证据。

2）典型的HCC影像学特征：同期多排CT扫描和/或动态对比增强MRI检查显示肝脏占位在动脉期快速不均质血管强化（arterial hypervascularity），而静脉期或延迟期快速洗脱（venous or delayed phase washout）。①如果肝脏占位直径≥2 cm，CT和MRI两项影像学检查中有一项显示肝脏占位具有上述肝癌的特征，即可诊断HCC；②如果肝脏占位直径为1～2 cm，则需要CT和MRI两项影像学检查都显示肝脏占位具有上述肝癌的特征，方可诊断HCC，以加强诊断的特异性。

3）血清AFP≥400 μg/L持续1个月或≥200 μg/L持续2个月，并能排除其他原因引起的AFP升高，包括妊娠、生殖系胚胎源性肿瘤、活动性肝病及继发性肝癌等。

原发性肝癌诊断后，还需对肝脏功能进行分级。我国原发性肝癌患者多有肝炎及肝硬化病史，肝硬化的严重程度是影响原发性肝癌患者治疗及预后的重要因素。目前，临床上普遍采用Child-Pugh分级来评估肝硬化的严重程度，并以此作为选择治疗方式和评估预后的重要指标。

四、治疗

肝癌的治疗有多种方法，包括外科治疗、介入治疗、消融治疗（射频、微波和高强度聚焦超声治疗）、放射治疗、生物治疗和分子靶向治疗、中医药治疗等。外科手术是肝癌的首选治疗方法，但是，80%的肝癌患者在确诊时，或因肿瘤大，或癌栓，或远处转移，或肝功能及其他内科疾病，失去了手术切除的机会。非手术治疗，最常见的是经肝动脉栓塞化疗（TACE），分子靶向药物治疗HCC是新的研究热点，已受到高度的关注和重视。放射治疗在肝癌治疗中的应用已历经半个世纪，经历了全肝大野照射、局部照射、全肝移动条野照射、局部超分割照射和立体定向放射治疗的演变，但临床效果均不满意，因此多年来世界各地放弃使用。随着放射生物学研究的深入，以及影像技术、放疗设备飞速发展，放射治疗已由二维向三维转变，三维适形给予肝癌更高的剂量，而正常肝组织得到了更好的保护，放疗在原发性肝癌的治疗中有了一席之地，对局部晚期、孤立的肿瘤，取得 3 a 生存率 25%～30%，对发生转移的病人有姑息治疗的疗效。

五、原发性肝癌的放射治疗

（一）肝细胞的放射敏感性

正常肝脏是放射敏感器官，放射敏感性仅次于骨髓、淋巴组织和肾。肝细胞有较强的修复能力，α/β 值 1～2 Gy，是典型的晚期放射反应组织。肝脏放射耐受性依据照射体积的不同而不同。常规分割照射时，正常肝脏：全肝 30 Gy，2/3 肝受照射 45 Gy，1/3 肝受照射 55 Gy；硬化肝脏：Child-Pugh A：平均剂量≤23 Gy；Chlid-Pugh B：6 Gy 照射就有可能产生严重的肝损害。

原发性肝癌属放射敏感肿瘤，其 α/β 比值＞11 Gy，相当于低分化鳞状细胞癌，肝癌细胞的放射致死剂量与分化差的上皮细胞癌相近，为 60 Gy/6 周。

（二）原发性肝癌的放疗指征与禁忌证

其适应证为：①一般情况好，如 KPS≥70 分；②肝脏功能 Child-Pugh A 级，单个病灶；③手术后有残留病灶者；④需要肝脏局部肿瘤处理，否则会产生严重的并发症，如肝门的梗阻，门静脉和肝静脉的瘤栓；⑤远处转移灶的治疗，如淋巴结转移，肾上腺转移，骨转移，放疗可减轻病人的症状，改善生命质量。

有下列情况应属放疗禁忌：①肝癌伴严重肝硬化者，Child-Pugh B、C；②弥漫性肝癌或巨大肿块型肝癌；③炎症型肝癌，病情危险；④继往有肝脏放疗史；⑤合并严重的内科疾病；⑥骨髓和肾功能严重损坏。

（三）放疗前 TACE 的应用

文献报告，在 3D-CRT/IMRT 放疗前使用 TACE 的联合治疗的疗效好于单用放疗。在放疗前进行 TACE 有可能有以下三个优点：①部分肝癌在 CT 图像上的边界不甚清楚，使用 TACE 后，由于碘油的沉积，使肿瘤边界明确显示，有利于大体肿瘤（GTV）的勾画，也有助于放疗计划的验证；②用 TACE 后，可显示 CT 平扫（或增强 CT）不能发现的肝内小播散病灶，如果肝内播散灶太多，则放弃放疗，由此避免不必要的放疗；③TACE 可能消灭或抑制肝内业已存在的播散灶，减少肿瘤负荷，在同样的放疗剂量，提高肿瘤的控制率，有利于病人生存期的延长。

（四）放疗技术

1. 减少呼吸运动造成的靶区运动

1）呼吸的训练：训练病人平静呼吸，呼吸的幅度尽量小，建议使用腹带来限制病人的呼吸幅度。

2）有条件的单位，使用呼吸门控技术（RGS）或主动呼吸控制技术（ABC）。

2. 定位 CT 扫描

口服 2%泛影葡胺 300 ml 胃肠造影剂后用模拟机定位 CT 扫描（使用增强扫描，肝癌动脉期影像，可以更为准确地反映肿瘤的实际大小。因此肝癌患者进行 CT 定位时应该选用动脉期的影像）。扫描范围自膈顶上 3～4 cm 至右肾下极，层厚层距均为 5 mm。扫描的 CT 图像经网络传输到 TPS 系统。四维 CT 扫描的技术目前已经开始运用于肝癌的放疗，以确定运动中的放射靶区（ITV）。

3. 放疗计划的设计

（1）肝癌的靶区定位

肝癌在平扫 CT 的边界并不很清楚，因此在确定 GTV 时，应综合增强 CT，MRI 和碘油沉积（TACE 治疗后）的图像，可以采用 CT 和 MRI 图像融合的技术来确定 GTV。肿瘤外扩至少 5 mm 为临床靶区体积（CTV）。从 CTV 扩大到计划照射靶区（PTV）外加的距离，是根据摆位的误差来确定。在使用呼吸控制技术，如 ABC 的条件下，PTV 由 CTV 在三维上的外扩 6 mm 形成。平静呼吸下的 PTV 边界确定依据透视下膈上下运动幅度，为 15～35 mm。关键脏器包括肝脏、双侧肾脏、脊髓、胃和十二指肠。

（2）TPS 计划设计

放射野的设计以共面放射野为主，或加非共面野，共设置 2～6 个放射野，要求 95%的处方剂量包绕至少 99%的 PTV，100%的处方剂量包绕至少 95%的 PTV。

放射野设计的原则是：①保护部分正常肝脏不受任何剂量或较低剂量（图 6.6），期望在放射损伤后，这些没有受到放射的肝脏有增殖的机会，以代偿和维持放射损伤丢失的肝功能。生是肝癌与其他肿瘤放疗最大的区别；②避免大体积的正常肝脏低剂量照射，以共面放射野为主，或加非共面野，通常放射野 3～5 个，射线通过肝脏的路径要短(图 6.6)；③保证正常肝剂量在安全范围内，宁可牺牲肿瘤剂量包括的完整性和均匀度（图 6.7）。

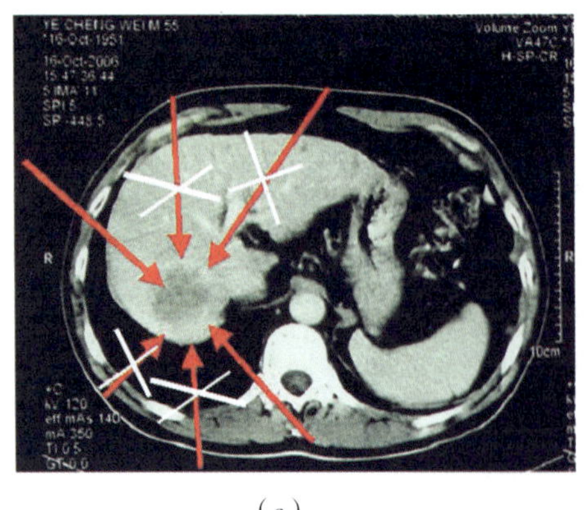

（a）

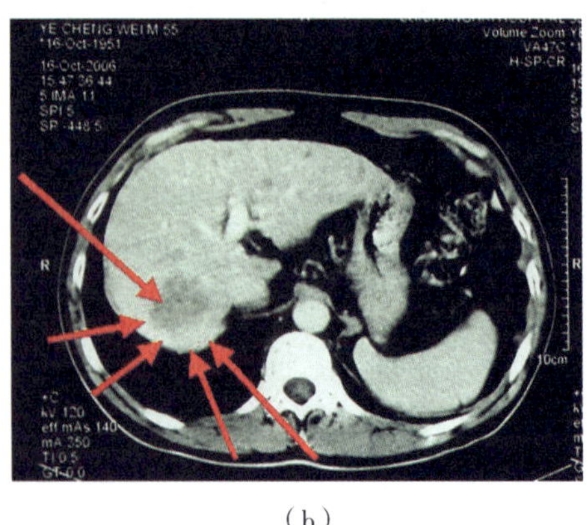

（b）

图 6.6　放射野路径的选择与正常肝组织的保护

（a）×表示该射野路径不适宜；（b）紫色部分表示保护的区域

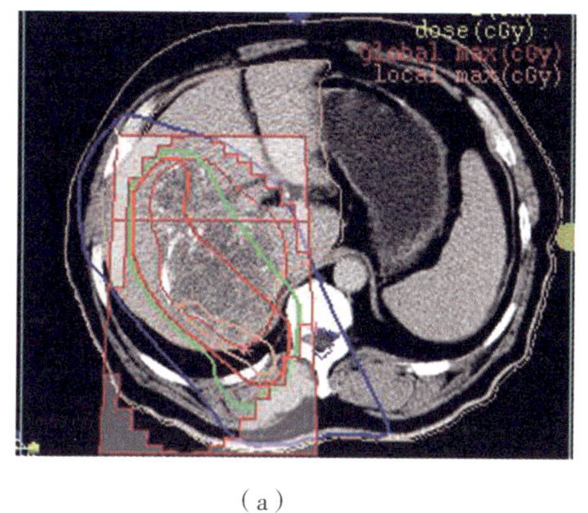

(a)

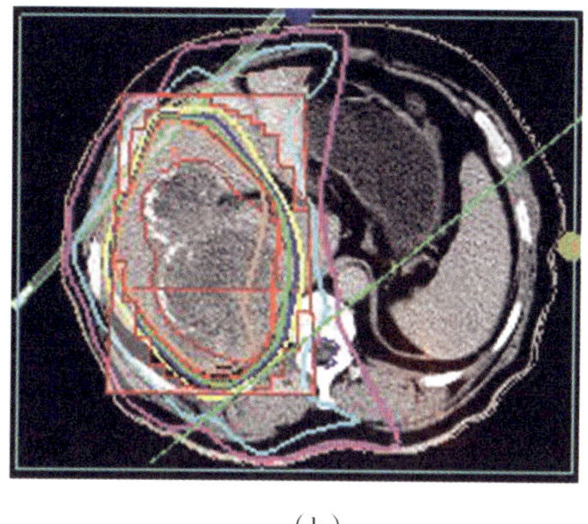

(b)

图 6.7　放疗计划的设计与正常肝组织的保护

(a) 肿瘤剂量包括的完整性和均匀度均较 (b) 差，但受高剂量照射的正常肝体积明显较 (b) 少，部分正常肝组织得以保护

关键器官剂量限制为：①肝脏：对肝功能分级为 Child-Pugh A 的病人，正常肝脏（总肝脏体积减去 PTV）的剂量：全肝平均剂量（MDTNL）≤23 Gy，并且正常肝脏的剂量-体积直方图（DVH）的要求是：$V_5<86\%$、$V_{10}<68\%$、$V_{15}<59\%$、$V_{20}<49\%$、$V_{25}<35\%$、$V_{30}<28\%$、$V_{35}<25\%$、$V_{40}<20\%$；②脊髓的最大的点剂量<45 Gy；③双侧肾脏>20 Gy 的部分小于双侧肾脏体积和的 50%（$V_{20}<50\%$），或者至少一侧肾脏 2/3 的体积接受的剂量要<20 Gy（$V_{20}<66\%$）；④胃和十二指肠>50 Gy 的体积小于 10%（$V_{50}<10\%$）；⑤升结肠 >45 Gy 的体积小于 10%（$V_{45}<10\%$）。

（3）放疗分割方法和照射总剂量

放射剂量越大，肝癌的抑制效果越强，大于 50 Gy 的肿瘤剂量能够显著提高肿瘤缓解率。目前在我国有两种放疗的分割方法应用于肝癌放疗：大分割放疗和常规分割放疗。

大分割放疗对肿瘤的杀灭效应强，但对正常肝脏的放射损伤也大，会发生更多的急性放射性肝脏损伤和 RILD。肿瘤体积小（肿瘤 $\Phi\leqslant5$ cm，没有淋巴结远处转移），肝脏功能好，症状严重需要迅速缓解者，可采用大分割放疗，4～5 Gy/次，每周 3 次（隔天 1 次），总剂量 50 Gy。

常规分割放疗对肝癌的抑止效应相对较差，但是放射的肝脏损伤也小。肿瘤体积大，肝脏功能不够好者可选用。根据复旦大学附属肿瘤医院的剂量递增试验结果，对肿瘤直径小于 10 cm 的肝癌，能耐受的放射剂量为 62 Gy。对肿瘤直径大于 10 cm 的肝癌，能耐受的放射剂量为 52 Gy。

六、肝癌放疗的副作用和放射性肝脏损伤

放射的并发症包括急性期（放疗期间）及放疗后期（4 个月内）的损伤。

1. 急性毒副作用

放疗期间主要的毒副作用包括：①厌食、恶心、呕吐，较严重的有上消化道出血，

特别是放射野累及较大体积的十二指肠、空肠和胃的病人；②急性肝功能损害：表现为肝红素上升，血清 ALT 上升；③骨髓抑制，特别是在大体积的肝脏受照的病人，或伴脾功能亢进的病人。

2. 放射的后期损伤

放射肝脏的主要后期放射损伤是放射性肝病（RILD）。

（1）临床表现、诊断和治疗

临床表现和诊断标准：①已接受过肝脏高剂量的放疗。②在放疗结束后发生。③临床表现有 2 种：典型的 RILD：发病快，病人在短期内迅速出现大量腹水和肝脏肿大，伴 ALP 升高到＞正常值的 2 倍，或 ALT 上升至＞正常值的 5 倍；非典型 RILD：仅有肝脏功能的损伤：ALP＞正常值 2 倍，或 ALT 上升至＞正常值的 5 倍。没有肝脏的肿大和腹水。④能排除肝肿瘤发展造成的临床症状和肝功能损害。

对 RILD 的治疗没有有效的治疗方法和药物，能使用的方法是对症治疗，包括使用肾上腺皮质激素和利尿剂，同时给予积极的保护肝脏的药物和支持疗法。RILD 是一种严重的放射并发症，一旦发生，70％以上的病人在短期内死于肝脏功能的衰竭。

（2）发生 RILD 的危险因子

根据国内肝脏放射的经验，以下是发生 RILD 的危险因子：病人原有的肝脏功能差，如肝脏功能为 Child-Pugh B 和 Child-Pugh C；正常肝脏的受照体积大，剂量高，超过了肝脏的耐受剂量；病人同时伴发脉管的癌栓，如门静脉和下腔静脉的癌栓；如果同时使用 TACE，则 TACE 和肝脏放疗的间隔时间短于 1 个月。另外，在放疗期间出现急性肝脏功能损坏的病人，如≥RTOG II 级肝损伤，如果对这些病人继续放疗，则以后发生 RILD 的概率很大，可高达 60％。因此对这类病人应该停止放疗，以避免 RILD 的发生。

至今对 RILD 还没有有效的治疗方法，对付 RILD 的手段就是预防，即在设计肝癌放疗计划时要避免对正常肝脏的放射剂量超过它的耐受剂量。国外资料表明正常肝的耐受剂量是全肝 30 Gy，或 2/3 肝受照射 45 Gy，1/3 肝受照射 55 Gy。我国肝癌发生的原因主要是乙型肝炎和黄曲霉毒素 B_1 的毒害，大约 90％都伴发乙型肝炎后的肝脏硬化。由于硬化肝脏修复放射性损伤的能力受到明显影响，同时在放射损伤后肝脏增殖的能力也受到损坏，因此放射的耐受剂量可能低于正常没有肝硬化的肝脏。

第三节　胰　腺　癌

胰腺肿瘤包括胰腺癌和起源于胰岛细胞或神经内分泌细胞的肿瘤两大类，本文只讨论胰腺癌（pancreatic cancer）部分。胰腺癌是一种高度恶性的消化道肿瘤，多发生在 40 岁以上，早期症状不典型，不易发现，发现时多为疾病晚期，预后很差。胰腺癌的发病率在世界范围内都呈现明显增加的趋势，近 20 年增加了 3 倍。

一、解剖学、局部侵犯、淋巴引流及血运转移

胰腺横卧于上腹部腹膜后间隙，相当于第一、二腰椎水平，它与其他上腹部脏器如：胃、十二指肠、空肠、肝、肾、脾和腹腔大血管密切相邻（图 6.8）。它是腹膜外器官，可分为头、颈、体、尾 4 部分。胰头是胰腺右端最宽大的部分，其上、右、下三面均被十二指肠包绕。前面为横结肠系膜根部、幽门、十二指肠上部和空肠，后方有胰十二指肠上后动脉及胆总管，并与下腔静脉及右肾静脉相邻。连接胰头与胰体的狭窄扁薄部分是胰颈，胰体较长，部分位于脊柱前方，胰尾是胰腺左端狭细部分，与脾动脉、静脉一起伸入脾肾韧带，各面均有腹膜遮盖，有一定移动性。胰管位于胰腺内，与胰的长轴平行。它起自胰尾部，向右行过程中收集胰小叶的导管，最后胰管离开胰头与胆总管合并，共同开口于十二指肠大乳头。

胰腺各部位与周围器官关系密切，在早期即有局部外侵。肿瘤可直接侵犯周围纤维组织、神经组织、淋巴组织、血管。胰的淋巴引流主要至胰十二指肠淋巴结、胰上淋巴结、肝门、脾门和腹腔动脉与肠系膜上动脉淋巴结，血行转移以肝转移最常见。

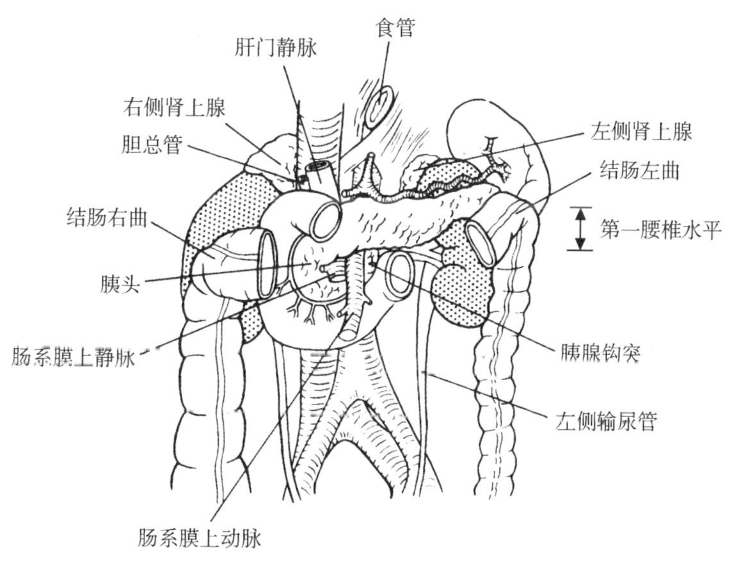

图 6.8　胰腺解剖示意图

二、临床特征

早期病人多无明显症状，最常见临床症状有上腹不适、隐痛、食欲减退和体重减轻等，80%左右的患者就诊时为局部晚期或已有转移。胰头部肿瘤较多见（占 75%左右），常常会侵袭或者包围胆总管，导致患者出现黄疸以及胆管和胆囊的扩张。胰体、尾部癌较胰头癌则更易发生肝脏与腹膜等部位的侵犯、转移。

三、治疗

手术是唯一有望根治的治疗手段，能否完整切除肿瘤是影响胰腺癌预后最重要的因素之一，但因其起病隐蔽，发病时多为中晚期，往往失去了根治切除的机会，诊断时仅10％～20％的胰腺癌患者可以完整切除，即使手术完整切除，单纯手术的局部复发及远处转移率亦较高，因此多采用多学科综合治疗，对局限期胰腺癌，在手术治疗的基础上，采用现代放疗技术加化疗能改善肿瘤局控和生存；对局部晚期胰腺癌，化疗放疗同步进行是治疗的一种选择，比单纯化疗的疗效改善。

四、放射治疗

胰腺癌的放射治疗有外照射、术中放疗、后装组织间插植近距离放疗、粒子植入放疗，后三种放疗技术在胰腺癌的放射治疗中应用较少，本章节不作介绍。

（一）放射治疗适应证

1. 不可切除的局部晚期胰腺癌

绝大多数胰腺癌就诊时不能手术切除，其中局部晚期胰腺癌、无远处转移的患者是放射治疗的主要适应证，放射治疗可提高患者的生存率，并改善症状和生存质量。

2. 可切除的局限期胰腺癌或临界可切除的局限期胰腺癌

1）术前放化疗（新辅助放化疗）：可提高胰腺癌的局部控制率；

2）根治术后同期放化疗：可提高局部控制率，但长期生存能否改善目前未有肯定的临床证据。

（二）放射治疗技术

1. 常规体外照射技术

（1）照射前准备和照射体位

进行模拟定位前应嘱咐患者喝一定量水，以充盈胃部。以后在每次治疗前，应喝相同量水，使胃的充盈度每次相似。模拟定位和每次治疗体位均为仰卧位，双手上举抱肘置于额头。

（2）照射范围和照射剂量

胰腺癌术后放疗时，应要求外科医师术中在怀疑未切净的部位、或未切除的肿瘤附近放置金属标志物，便于确定术后放射治疗的范围。如果未进行手术或未放置金属标志，应根据治疗前的CT、钡餐造影和术中所见来确定照射范围。

1）无法手术切除的胰头癌的照射范围：可以仅照射胰头癌以及周围外放的区域，如果进行区域淋巴结预防照射，照射野还应包括胰十二指肠淋巴结、肝门区淋巴结、腹腔淋巴结和胰上淋巴结区。因为胰头与十二指肠内侧壁关系极为紧密或有时甚至胰头癌已经侵犯了十二指肠内侧壁，所以十二指肠内侧壁应包括在胰头癌照射的高剂量区内。胰头癌＋区域淋巴结照射的范围包括：前后野的上界为胸 11 椎体的上缘或中 1/2 椎体，下界为第 2 或 3 腰椎椎体下缘；外侧界应包括十二指肠降段（C 环），或肿瘤外侧缘向右放 2～3 cm，内侧界在肿瘤内界向内外（左侧方向）2～3 cm。右肾的 50%可能在照射范围内，为了保证不损伤肾脏的功能，需保证左肾的 2/3 在照射范围外［图 6.9（a）］。侧野的边界：上、下界与前后野的上下界相同，侧野的前界应在肿瘤前界前 2～3 cm，后界应在椎体后 1/3 左右以避免照射脊髓［图 6.9（b）］。由于侧野的照射范围内包括了大部分肝脏和部分双侧肾脏的体积，所以侧野的照射权重应限制在 D_T15～18 Gy 以下。

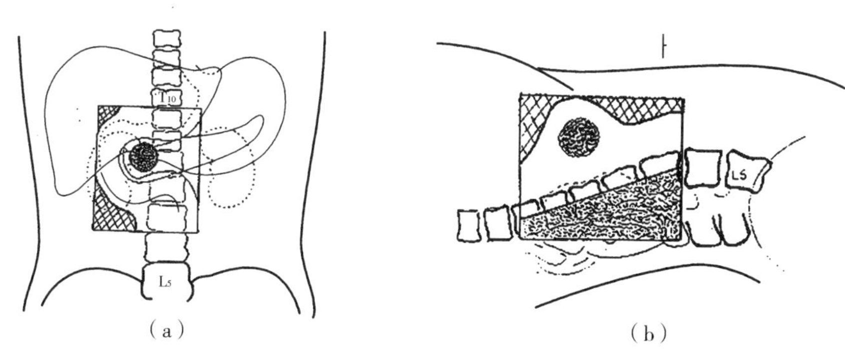

图 6.9　胰头癌原发灶＋区域淋巴结照射的范围

（a）前后野；（b）侧野照射

2）胰体、尾癌的照射范围　胰体肿瘤有时可能位置略高于胰头肿瘤，所以上界按 CT 所示应高于胸椎 11 上缘以完全包括肿瘤，下界与胰头肿瘤设野相同。内、外侧界均距肿瘤边缘 2～3 cm，这样内侧界不必包括胰头/十二指肠降部（C 环），就至少避免照射右肾的 2/3，但左肾的一半在照射野内［图 6.10（a）］。侧野的照射野设计原则与胰头癌相同，最重要的是要使双侧肾脏照射剂量在 D_T20 Gy 以下［图 6.10（b）］。

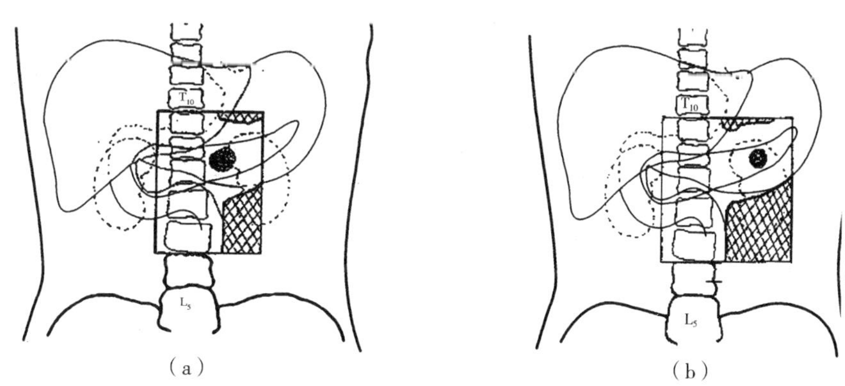

图 6.10　胰体（a）、胰尾（b）癌的照射野

放射源以高能 X 射线为好（≥6 MV）。每次照射剂量为 180～200 cGy，每周 5 次，总量可达 45～50 Gy。

2. 胰腺癌的三维适形放疗/适形调强放疗（3D-CRT/IMRT）（建议应用）

（1）治疗前准备和 CT 模拟定位

为了显示胃和小肠的位置，在定位前 1 h 口服 2%泛影葡胺溶液 300 ml，在扫描前 15 min 时再口服相同浓度的泛影葡胺溶液 300 ml，让小肠和胃腔得到造影剂的充盈。患者仰卧位，双手抱肘置于头上，真空垫或体膜固定。CT 扫描层距为 3～5 mm，上界从膈肌顶部上缘上 2 cm，下界达髂嵴水平以下，确保肿瘤范围、淋巴引流区和感兴趣的正常组织器官（一般指全部肝脏、双侧肾脏、胃和部分小肠）包括在扫描的范围内。将 CT 扫描资料通过网络传送到 CT 模拟定位软件系统工作平台，在该工作平台勾画正常组织器官和肿瘤靶区。

（2）靶区勾画及定义处方剂量（图 6.11）

1）GTV：根据 CT 图像或术中置放的金属标志勾画 GTV（包括原发肿瘤和转移的淋巴结）。

2）CTV：①术后放疗：根据术前 CT 或术中所见或术中置放的金属标记确定术后放疗的区域，原则上应包括原发肿瘤所在区域和区域淋巴结；②不可切除胰腺癌：GTV 外放 1～1.5 cm，不做区域淋巴结预防照射；不做全胰腺放疗。

3）PTV：在 CTV 的基础上外放 1～1.5 cm。

4）正常组织和器官的勾画：包括肝脏、双侧肾脏、十二指肠、胃和小肠、扫描范围内的脊髓。

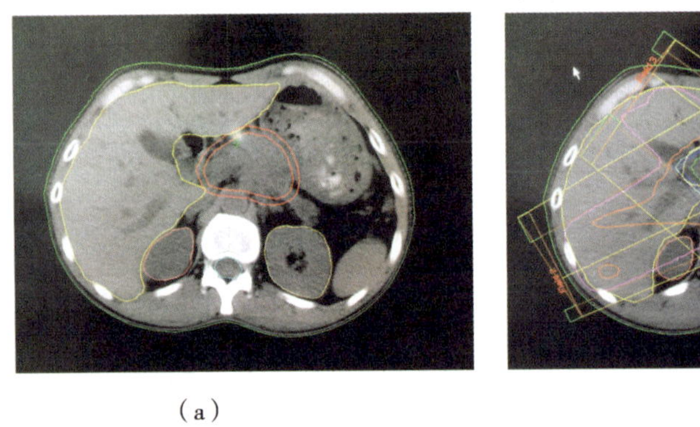

(a) (b)

图 6.11 3D-CRT/IMRT 计划中勾画的靶区及危及器官（a）以及等剂量曲线（b）

（3）处方剂量

95% PTV D_T（45～50）Gy/（1.8～2.0）Gy/F（术后放疗）或 D_T（50～60）Gy/（1.8～2.0）Gy/F（不可手术切除胰腺癌）或大分割照射 D_T30 Gy/10 F/2 周。最高剂量<110%～115%处方剂量，最低剂量>93%处方剂量。危及器官的限量为：脊髓≤40 Gy；60%肝脏体积接受的照射剂量≤30 Gy，30%双侧肾脏的体积接受的照射剂量≤20 Gy；十二指肠：D_{max}≤45～50 Gy；小肠：$D_{50\%}$<20～30 Gy，D_{max}≤45～50 Gy。

五、常见放疗反应

放疗反应严重程度与放射治疗的总剂量及所用的化疗方案不同有关。以单独放疗轻，放疗和化疗综合者为重，但一般都能耐受。以下为较常见的不良反应。

1. 恶心、呕吐

由于胃壁受到照射，或十二指肠受照后黏膜水肿引起。症状较轻者可予止吐药物对症处理，也可用 2.5 mg 地塞米松加入 20%的甘露醇静脉滴注，症状重者除对症处理外，应予静脉营养防止电解质紊乱。也有一部分患者因精神因素在每次治疗后呕吐，可予止吐药并加以心理安慰。

2. 消化道溃疡、出血、穿孔、胆管炎等

由于肿瘤与十二指肠关系密切，勾画靶区时不能区分，或缩野时未能保护十二指肠，导致局部肠段受照过量，出现黏膜糜烂溃疡，若溃烂至黏膜下血管即出现消化道出血，溃疡穿透浆膜层则出现消化道穿孔。轻度溃疡给予止酸、黏膜保护药物，并更改治疗计划。重度溃疡或出血、穿孔应停止放疗，内科治疗无效时应予手术治疗。

3. 急性胰腺炎

大多发生于单次大剂量放疗或大剂量低分割（单次剂量 5 Gy）照射时，患者出现上腹部束带样感觉，血、尿淀粉酶增高，可予暂停放疗，针对胰腺炎的治疗可缓解。

第四节　直　肠　癌

直肠癌是指直肠齿状线以上至乙状结肠起始部之间的癌肿，是常见的恶性肿瘤之一。随着我国经济的发展、人们生活方式及膳食结构的变化，其发病率逐年增高，已上升到第四位。

一、直肠的应用解剖及淋巴引流

直肠位于盆腔内，长为 10～15 cm，与乙状结肠相接，起于第 3 骶椎水平，向下延续，终止于盆膈，以齿状线为界而与肛管相连。通常直肠被人为分为 3 段：齿状线上 5 cm 为直肠下段，5～10 cm 为中段，10～15 cm 为上段，肿瘤位于不同区段可采取不同手术术式。

直肠的血供主要来自直肠上动脉和直肠下动脉。直肠上动脉是由肠系膜下动脉延伸向下，在直肠上端后方分为二支，沿直肠两侧向下形成的，主要供应齿状线以上的直肠血运。直肠下动脉起自髂内动脉或阴部内动脉，沿直肠两侧韧带进入直肠，主要供应直肠下段血运。

直肠的淋巴引流通常沿同名血管走行。以齿状线为界，直肠的淋巴引流分为上下两组：齿状线以上的直肠淋巴为上组，以下为下组。上组的淋巴引流分为 3 个方向：①向上沿直肠上动脉引流至肠系膜下动脉和腹主动脉旁淋巴结；②向两侧经直肠下动脉延伸至骶前淋巴结；③向下可至肛提肌上淋巴结或穿过肛提肌至坐骨直肠窝淋巴结，然后沿肛内血管至髂内淋巴结。齿状线以下的下组淋巴经会阴引流至双腹股沟淋巴结（图 6.12）。由于上下两组淋巴引流网存在广泛吻合，所以少数直肠癌也可以通过淋巴道转移到腹股沟淋巴结。

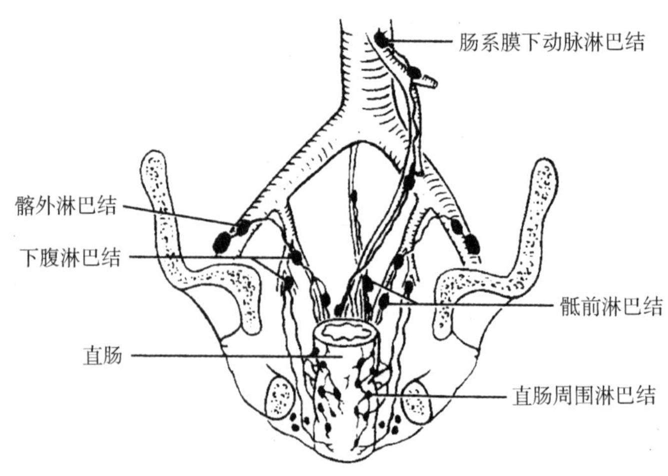

图 6.12 直肠癌的解剖和淋巴引流

二、直肠癌的转移播散途径

1. 直接蔓延

包括在黏膜或黏膜下层向周围扩大与向深部浸润肠壁各层。癌肿蔓延环绕肠管的倾向较大，因而容易形成肠腔狭窄，但向上下蔓延的距离不大，很少超过肿瘤边缘以外 2～3 cm。当肿瘤穿透直肠壁后可侵犯邻近器官，如前列腺、膀胱、精囊腺、子宫、阴道、输尿管、盆壁以及骶尾部血管和神经丛。如果肿瘤浸润粘连紧密，常导致不能完整切除肿瘤，甚至使医生放弃手术切除。

2. 淋巴转移

肠壁浸润的深度与淋巴结转移的危险性有关，淋巴结转移率随肿瘤恶性度增高而显著增加，肿瘤分化差的淋巴结阳性率高达 50%。淋巴转移是直肠癌主要的扩散途径，是影响直肠癌预后的重要因素。

3. 种植转移

直肠癌浸润生长侵透浆膜层后，部分肿瘤细胞可以从浆膜表面脱落种植于腹腔壁层腹膜或盆壁。直肠癌的发生以低位直肠癌为主，肿瘤表面无腹膜覆盖，发生腹膜种植转移比较少见。

4. 血行转移

血行转移是直肠癌最常见的转移方式。直肠癌组织侵入静脉后，癌细胞栓子可以通过直肠上静脉，肠系膜下静脉，门静脉转移至肝内；也可由髂静脉转移至肺、骨和脑等。

肿瘤位于直肠的位置越高，发生肝转移的概率也越大，这是因为直肠的上端静脉汇入肠系膜下静脉，最后入门静脉至肝脏。

三、临床特征与诊断

直肠癌最常见的表现是排便习惯改变，如排便次数增多、便秘，以及粪便形状的改变，如粪便不成形、稀便、排便困难或粪便带血、肛门下坠等。局部晚期直肠癌伴有直肠全周受侵时，通常表现为排便困难，排不尽感或里急后重感；如果有排尿困难或会阴区疼痛，通常提示肿瘤已有明显外侵。

本病的诊断过程包括对患者病史的详细询问、体格检查、内窥镜、影像学检查及实验室检查，直肠指检简单实用，但常被忽视而延误诊断。钡剂灌肠与纤维肠镜、胸片、CT 或 MRI（盆腔、腹部）、超声、肿瘤标记物检查都是必需的，直肠内超声检查有助于了解病变是否局限于肠壁和是否存在淋巴结受累情况，癌胚抗原（CEA）虽然是非特异性的，但应作为治疗前、治疗中评价疗效、治疗后随访的定期测量的指标。PET 检查有助于治疗计划的制订。

四、直肠癌的病理类型和分期

直肠来源于肠末端的泄殖腔后份，上皮起源于内胚层，为单层柱状上皮，因此直肠癌多为腺癌，组织病理学分为：黏液腺癌，印戒细胞癌，腺鳞癌，髓样癌，未分化癌以及其他亚型。

直肠癌根据肿瘤浸润的深度、局部/区域淋巴结的转移情况和有无远地转移进行分期。目前，TNM 分期成为最常用的分期方法。AJCC/UICC 结直肠癌 TNM 分期系统（2010 年第 7 版）如下：

（1）原发肿瘤（T）

T_x：原发肿瘤无法评价；

T_0：无原发肿瘤证据；

T_{is}：原位癌：局限于上皮内或侵犯黏膜固有层；

T_1：肿瘤侵犯黏膜下层；

T_2：肿瘤侵犯固有肌层；

T_3：肿瘤穿透固有肌层到达浆膜下层，或侵犯无腹膜覆盖的结直肠旁组织；

T_{4a}：肿瘤穿透腹膜脏层；

T_{4b}：肿瘤直接侵犯或粘连于其他器官或结构。

（2）区域淋巴结（N）

N_x：区域淋巴结无法评价；

N_0：无区域淋巴结转移；

N_1：有 1～3 枚区域淋巴结转移；

N_{1a}：有 1 枚区域淋巴结转移；

N_{1b}：有 2～3 枚区域淋巴结转移；

N_{1c}：浆膜下、肠系膜、无腹膜覆盖结肠/直肠周围组织内有肿瘤种植（tumor deposit，TD），无区域淋巴结转移；

N_2：有 4 枚以上区域淋巴结转移；

N_{2a}：4～6 枚区域淋巴结转移；

N_{2b}：7 枚及更多区域淋巴结转移。

（3）远处转移（M）

M_0：无远处转移；

M_1：有远处转移；

M_{1a}：远处转移局限于单个器官或部位（如肝，肺，卵巢，非区域淋巴结）；

M_{1b}：远处转移分布于一个以上的器官/部位或腹膜转移；

0：$T_{is}N_0M_0$；

Ⅰ：$T_{1\sim2}N_0M_0$；

Ⅱ$_A$：$T_3N_0M_0$

Ⅱ$_B$：$T_4N_0M_0$；

Ⅲ$_A$：$T_{1\sim2}N_1M_0$；

Ⅲ$_B$：$T_{3\sim4}N_1M_0$；

Ⅲ$_C$：任何 TN_2M_0；任何 TN_2M_0；

Ⅳ：任何 T；任何 N，M_1。

注：1. cTNM 是临床分期，pTNM 是病理分期；前缀 y 用于接受新辅助（术前）治疗后的肿瘤分期（如 ypTNM），病理学完全缓解的患者分期为 $ypT_0N_0cM_0$，可能类似于 0 期或Ⅰ期。前缀 r 用于经治疗获得一段无瘤间期后复发的患者（rTNM）。

五、直肠癌的治疗

直肠癌的治疗主要依据临床分期，是多学科的综合治疗。手术是直肠癌根治性的治疗手段。对于Ⅰ期直肠癌，单纯根治性手术即可获得较满意的长期生存率，术后无需其他治疗；如果Ⅰ期直肠肿瘤距离肛门缘较近，可行肿瘤局部切除手术±术后放射治疗，在保留肛门的同时，可以获得与根治性手术相同的疗效。对于Ⅱ～Ⅲ期可进行手术切除的直肠癌（$T_{3\sim4}$、N+），术前放疗、术前同步放化疗、术后同步放化疗与手术相比，降低了Ⅱ/Ⅲ期直肠癌的局部区域复发率，并显著提高了长期生存率，成为Ⅱ/Ⅲ期直肠癌的标准治疗手段。术前同步放化疗与术后同步放化疗相比，取得了与术后同步放化疗相似的长期生存，并在此基础上进一步降低了局部复发率，同时不良反应发生率更低并且可能提高保肛率。因此，越来越多的研究单位选择术前同步放化疗作为Ⅱ～Ⅲ期可进行手术切除的直肠癌的标准方法。对于局部晚期不可切除的直肠癌，术前同步放化疗是推荐的首选治疗手段。通过同步放化疗，可以使部分患者得到手术的机会；而对放疗后无法切除的患者，同步放化疗也可以缓解症状，达到姑息治疗的目的。可见放射治疗是直肠癌的重要辅助手段。

六、直肠癌的放射治疗

（一）直肠癌放射治疗适应证

直肠癌放疗或放化疗的主要目的为辅助治疗和姑息治疗。辅助治疗的适应证主要针对Ⅱ～Ⅲ期直肠癌；姑息治疗的适应证为肿瘤局部区域复发和/或远处转移。对于某些不能耐受手术或者有强烈保肛意愿的患者，可以试行根治性放疗或放化疗。

1）Ⅰ期直肠癌不推荐放疗，但局部切除术后，有以下因素之一，建议放疗。①术后病理分期为 T_2；②肿瘤最大径大于 4 cm；③肿瘤占肠周大于 1/3 者；④低分化腺癌；⑤神经侵犯或脉管瘤栓；⑥切缘阳性或肿瘤距切缘＜3 mm。如拒绝或无法手术者，建议根治性放疗。

2）临床诊断为Ⅱ/Ⅲ期直肠癌，推荐行术前放疗或术前同步放化疗。

3）根治术后病理诊断为Ⅱ/Ⅲ期直肠癌，如果未行术前放化疗者，必须行术后同步放化疗。

4）局部晚期不可手术切除的直肠癌（T_4），必须行术前同步放化疗，放化疗后重新评估，争取根治性手术。

5）局部区域复发的直肠癌，首选手术；如无手术可能，推荐放化疗。

6）Ⅳ期直肠癌：对于初治Ⅳ期直肠癌，建议化疗±原发病灶放疗，治疗后重新评估可切除性；转移灶必要时行姑息减症放疗。

7）复发转移直肠癌：可切除的局部复发患者，建议先行手术切除，然后再考虑是否行术后放疗。不可切除局部复发患者，推荐行术前同步放化疗，并争取手术切除。

（二）Ⅱ～Ⅲ期直肠癌的辅助放疗

术前同步放化疗是Ⅱ～Ⅲ期可手术切除直肠癌的标准方法。术前放疗优点为：①生物学上，新辅助放疗术前杀伤肿瘤细胞，可以降低手术种植的发生。由于血液供应未受手术影响，肿瘤细胞相对氧合好，对放疗敏感。②在解剖上，由于小肠未受手术影响（手术可造成小肠固定于盆腔），小肠放射损伤小。③在功能上，术前放疗能够降低肿瘤分期，使一部分本应采取 Miles 术的病例变为可行保留肛门的手术。④对不可手术的局部晚期病例，术前放疗可以提高切除率。

在术前新辅助放疗技术上，曾出现 4 种术前新辅助放疗方法：①术前低剂量放疗；②术前中等剂量放疗：D_T：34.5 Gy/15 次，每次 2.3 Gy；③术前短疗程高强度放疗：一周内放疗 5 次，5 Gy/次，放疗结束后一周内手术；④大剂量常规分割放疗：每次 1.8～2.0 Gy，每周 5 次，共 5～6 周，D_T：45 Gy 左右，可以同步化疗，放疗结束后 4～6 周手术。术前低剂量放疗与单纯手术相比，局部控制和生存期均无提高。术前中等剂量放疗局部复发率降低，但生存期与单纯手术相比没有延长。因此术前中低剂量的放疗已不再采用。术前短疗程高强度的放疗，与单纯手术相比提高了局部控制率，但降低分期作用有限。常规方法的大剂量新辅助放疗是目前推荐使用的放疗方法。

术前放疗后，盆腔处于充血、水肿状态，立即手术可能会增加手术的并发症。如果拖延过久，也可能造成放射区域的纤维化，增加手术难度。最佳手术时机是放射治疗医师和外科医生共同关注的问题。对于肿瘤距离肛门＞6 cm，行保留肛门括约肌手术的可能性较大，或肿瘤距离肛门很近，很可能不能保留肛门，在这两种情况，术前放疗与手术的间隔不必考虑很长，一般 4 周左右。如果外科医生术前对能否实施保留肛门括约肌的手术把握性不大，期望通过术前放疗可以使肿瘤缩小，并增加保留肛门括约肌手术的可能性，建议延长放射治疗后的休息时间。一般推荐放疗和手术的间隔时间为 4～6 周，以使肿瘤充分缩小，而正常组织得以恢复。

术前放疗也有不足之处。对于早期直肠癌如 $T_{1\sim2}N_0M_0$ 的患者如进行术前放疗，将导致过度治疗，因为早期直肠癌仅通过局部切除就可获得良好的预后。随着影像诊断技术的不断发展（如直肠内 B 超、盆腔 MRI、PET/CT），术前分期诊断越来越明确，也许能够弥补这个不足。

术后放疗适应证为Ⅱ～Ⅲ期可手术切除直肠癌。术后放疗的优点在于有准确的病理分期，避免了 $T_{1\sim2}N_0M_0$ 病人的不必要照射，但不利点在于：第一由于术后腹盆腔解剖结构的改变导致更多的小肠受到照射；第二瘤床血管破坏，术后瘢痕的出现使瘤床在术后潜在乏氧；第三对具有保留肛门潜在可能的病人，不能保留肛门；第四腹会阴联合切除术时需包括会阴手术瘢痕，照射野大，毒副作用较多。

（三）放射治疗范围

必须进行原发肿瘤高危复发区域和区域淋巴引流区照射。

1）原发肿瘤高危复发区域包括肿瘤/瘤床、直肠系膜区和骶前区，中低位直肠癌靶区应包括坐骨直肠窝。

2）区域淋巴引流区包括真骨盆内髂总血管淋巴引流区、直肠系膜区、髂内血管淋巴引流区和闭孔淋巴结区。

3）有肿瘤和/或残留者，全盆腔照射后局部缩野加量照射。

4）盆腔复发病灶的放疗：①既往无放疗病史，建议行原发肿瘤高危复发区域、区域淋巴结引流区（真骨盆区）照射和肿瘤局部加量放疗；②既往有放疗史，根据情况决定是否放疗。

（四）放射治疗技术

1. 常规放射治疗

（1）体位

俯卧位，最好使用有孔腹部定位装置（图 6.13）。有孔腹部定位装置是在一个平板上在相当于腹部的地方留置一个 30 cm×30 cm 或 40 cm×40 cm 的孔，定位时让患者俯卧在平板上，腹部置于孔的位置，这样由于重力的作用，更多的小肠可以落入孔中（图 6.14）。有孔腹部定位装置在 20 世纪 90 年代广泛应用于直肠癌放射治疗，已经成为直肠癌的标准定位装置。有孔腹部定位装置和充盈膀胱两种方法可以有效地降低小肠受照射体积，如果两种方法同时使用，小肠受照体积将最小。

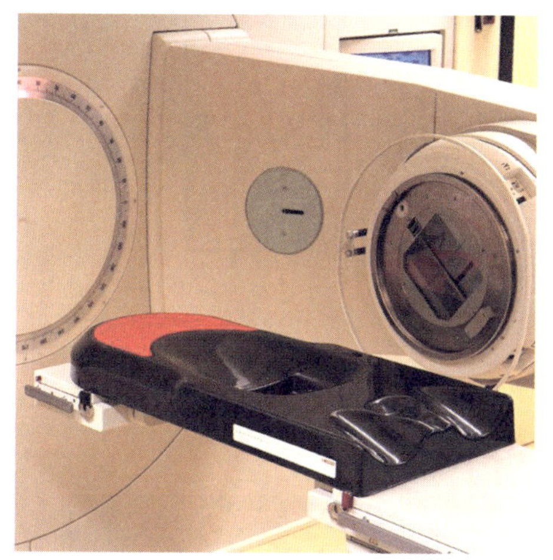
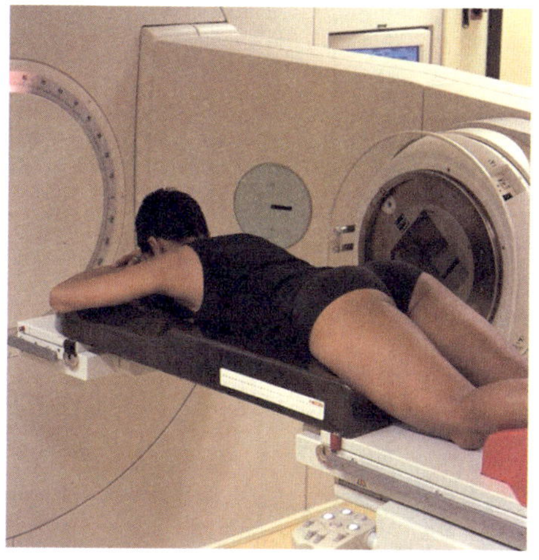

图 6.13　用于腹、盆腔肿瘤定位的腹部定位板

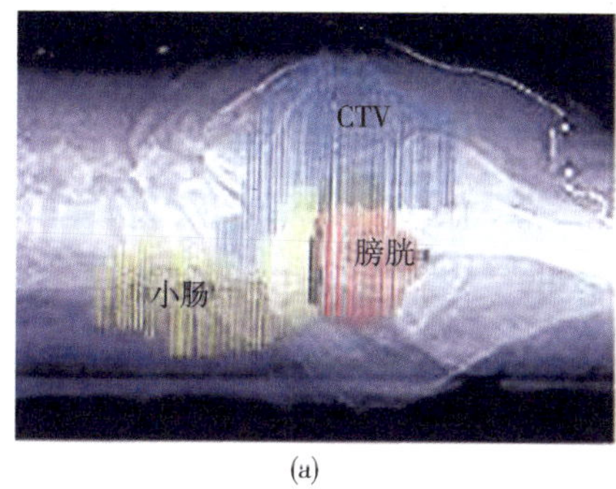

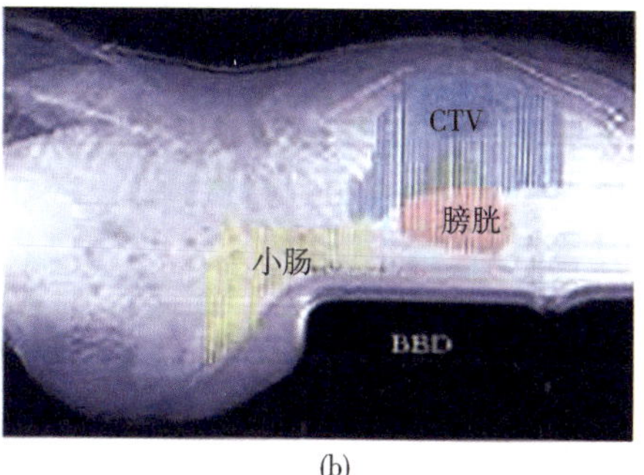

(a)　(b)

图 6.14　用与不用有孔腹部定位装置小肠与 CTV 的关系

(a) 未用有孔腹部定位装置；(b) 使用有孔腹部定位装置

(2) 定位前准备

患者 1 h 前排空膀胱，间断饮水 800～1 000 ml，充盈膀胱。定位前经肛门注入20～50 ml 钡剂（术前放射治疗和 Dixon 手术后患者），在肛门处或会阴瘢痕处放置金属标记（Mile's 手术患者）。

(3) 定后野及两侧野

①定后野：机架 0°，上界 L_5 下缘，下界为肿瘤下缘下 3 cm（术前放射治疗）或闭孔下缘（Dixon 手术）或会阴瘢痕放置金属标记处下 2 cm 左右（Mile's 手术），两侧界为真骨盆外 1～1.5 cm。②定侧野：机架±90°，上下界同后野，后界包括骶骨外侧皮质，前界在造影剂显示直肠前壁前 2～3 cm（术前放射治疗和 Dixon 手术后），或根据术后盆腔 CT 片，包括膀胱后 1/3 处（Mile's 手术，见图 6.15）。

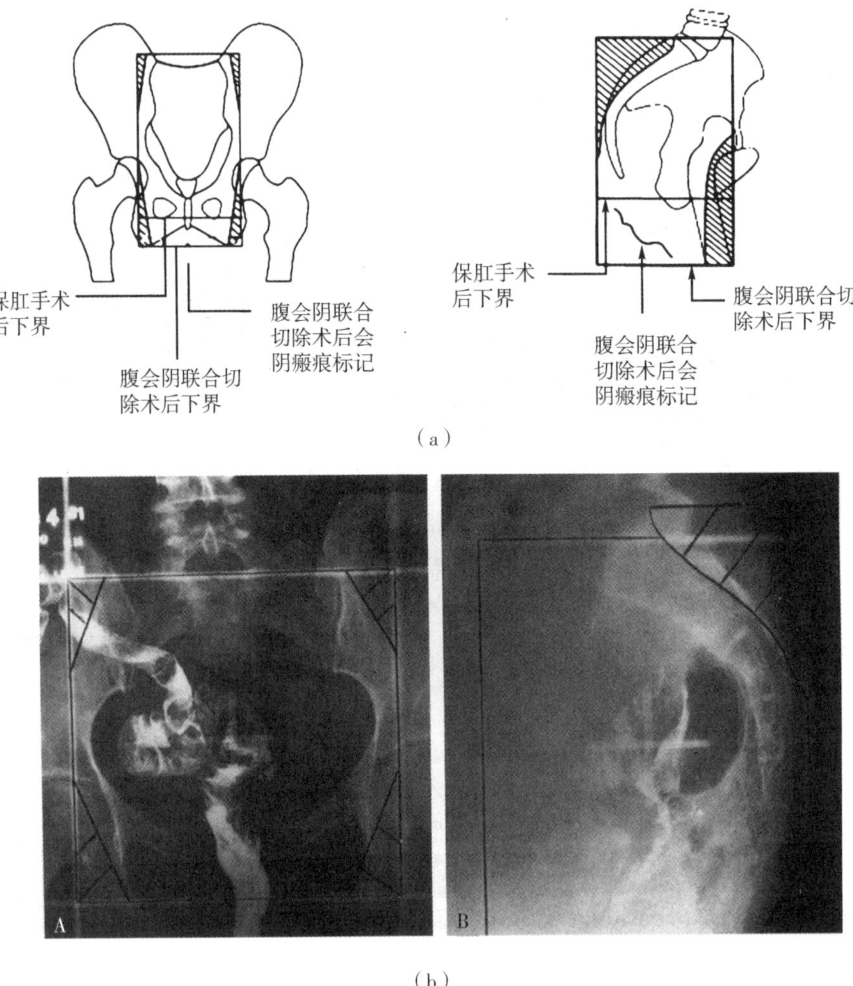

图 6.15 直肠癌常规三野放射治疗盆腔野正侧位治疗野（a）和定位图（b）

（4）照射野的范围设计

根据上述治疗范围设计照射野，在患者皮肤上标记各射野中心、深度及相应机架角度，在腹部有孔定位板，孔的上下界位置标记于患者身体两侧。通常选择≥6 MV X 射线，采用一后野及两侧野照射，剂量比为 2∶1∶1，侧野用 30°楔形板（或者根据治疗计划决定剂量比和楔形板的度数）。D_T45 Gy 左右，常规分割。术后放疗患者如有残留，病灶处可加量 15 Gy 左右。

2. 三维适形（调强）放疗

其流程见调强放疗章节。

（1）体位及定位前准备

同常规放疗。尽可能使用有孔腹板上，热塑膜或真空垫固定体位。

（2）CT 扫描范围

L_5上 3～4 个椎体，至坐骨结节下 10～15 cm。层厚 5 mm。

（3）靶区勾画与定义（图 6.16）。

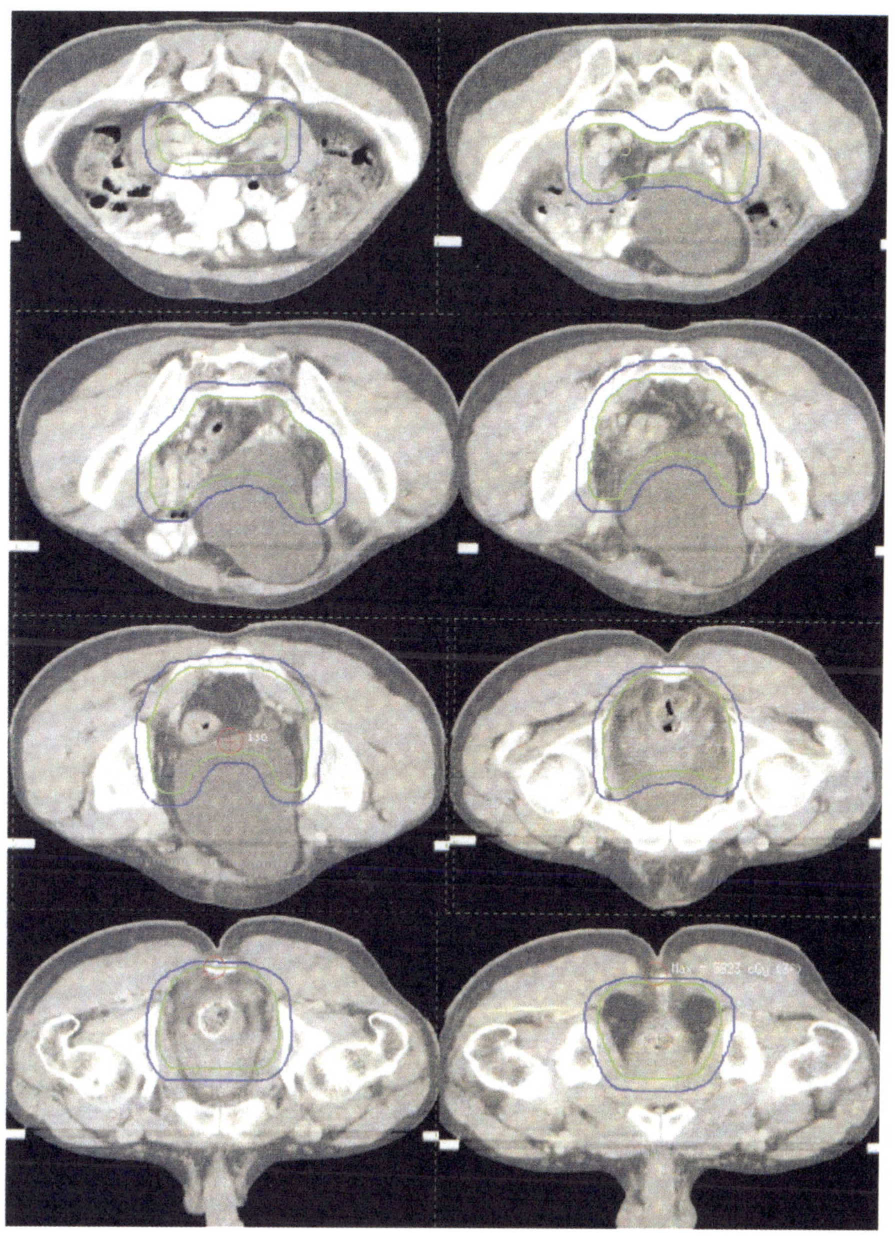

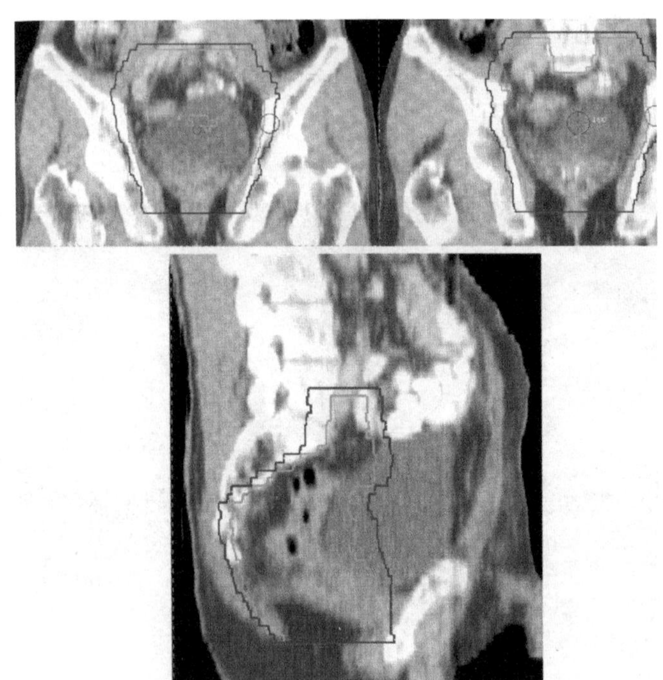

图 6.16 CT 模拟定位下的靶区勾画

1）GTV：影像图像上确认的大体肿瘤范围，包括原发病灶和转移的淋巴结。

2）CTV：包括直肠周围系膜区、骶前区、吻合口、骶 3 上缘以上的髂外血管和部分髂总血管、全部髂内血管淋巴引流区、会阴手术瘢痕（Mile's 手术）和坐骨直肠窝（直肠中下段肿瘤）。

3）PTV：在 CTV 的基础上，头脚方向扩大 10 mm，左右扩大 5～10 mm，腹背扩大 5～10 mm。

4）正常组织和器官的勾画：包括双侧股骨头、膀胱、照射范围内的小肠（需勾画到 PTV 最上层的上两层）和睾丸（男性）。

（4）处方剂量

95%PTV D_T50 Gy/25 F/5 周（术前或术后放疗）。

1）最高剂量<110%～115%处方剂量，高剂量区不能落在小肠或残段直肠上。

2）最低剂量>93%处方剂量。

3）正常组织限量。①膀胱：D_T50%≤50 Gy；②小肠：D_T50%≤20～30 Gy，D_{max}≤45～50 Gy；③股骨头：D_T5%≤50 Gy；④睾丸：评价最高剂量和平均剂量。

（五）放疗并发症

直肠癌放疗过程中常见的并发症有：①恶心、呕吐、食欲下降等胃肠道症状；②放射性肠炎，可以发生在放疗期间，急性放射性肠炎在开始放疗后的 2 周左右，表现为大便次数增多、稀便和里急后重。放疗结束后若干个月，仍存在腹泻症状，这种慢性放射性肠炎还可以出现肠出血、穿孔、坏死和梗阻；③放射性膀胱炎，常发生在放疗过程中，很少发生在放疗后的几个月里，因为膀胱对射线的耐受性较高；④骨髓抑制，放、化疗同步者较容易出现外周血白细胞减低；⑤放射性皮肤损伤，常发生在肛门周围的皮肤，严重者出现皮肤溃破，影响放疗进行。放疗过程中患者饮食应以易消化、低纤维素为主，放疗期间不进食奶类食品，因为腹泻时对乳糖的消化能力下降。患者应保持外阴清洁，避免泌尿系统感染的发生。

（周菊英）

复习思考题

1. 胃癌术后辅助性放疗的靶区应包括哪些区域？

2. 肝癌病人放疗时为什么最好要采用呼吸门控？肝癌放疗常用什么能量射线？总剂量需多少？

3. 胰腺癌的放射治疗适应证有哪些？

4. 直肠癌放射治疗的适应证有哪些？照射范围包括哪些？

5. 直肠癌术前放疗的优点有哪些？

参考文献

[1] 许昌韶．肿瘤放射治疗学．第2版．苏州：苏州大学出版社，2005.

[2] 殷蔚伯，余子豪，徐国镇，等．肿瘤放射治疗学．第4版．北京：中国协和医科大学出版社，2008.

[3] 殷蔚伯，李晔雄，王绿化，等．肿瘤放射治疗手册．北京：中国协和医科大学出版社，2010.

[4] 赵建东，徐志勇，胡伟刚，等．主动呼吸控制技术用于原发性肝癌放疗的可行性及剂量学研究．癌症进展杂志，2006，(4) 3：319-326.

[5] Park HC, Seong J , Han KH, et al. Dose-response relationship in local radio therapy for hepatocellular carcinoma. Int J Radiat Oncol Biol Phys. , 2002, 54 (1) : 150-155.

[6] 梁世雄，蒋国梁，周振华，等．肝癌介入治疗和三维适形放疗的临床Ⅰ/Ⅱ期试验．中国癌症杂志，2004，14 (1)：48-51.

[7] 周振华，刘鲁明，成文武，等．立体适形放射治疗联合肝动脉化疗栓塞治疗肝细胞性肝癌的临床研究．中华肿瘤杂志，2006，28 (3)：222.

[8] Cheng JC, Wu J, Huang C, et al. Radiation-induced liver disease after three dimensional conformal radiotherapy for patients with hepatocellular carcinoma: dosimetric analysis and implication. Int J Radiat Oncol Biol Phys. , 2002 , 54 (1) : 156-162.

[9] Wilkowski R, Thoma M, Duhmke E, et a1. Concurrent chemoradiotherapy with gemcitabine and cisplatin after incomplete (RI) resection of locally advanced pancreatic carcinoma. Int J Radiat Oncol Biol Phys. , 2004, 58 (3): 768-772.

[10] Francoise Mornex, Nicolas Girard, Jean-Yves Scoazec, et al. Feasibility of Preoperative Combined Radiation Therapy and Chemotherapy with 5-Fluorouracil and Cisplatin In Potentially Resectable Pancreatic Adenocarcinoma: The French Sfro-Ffcd 97-04 Phase Trial. Int. J. Radiation Oncology Biol. Phys., 2006, 65 (5): 1471-1478.

[11] Iroyuki Kawakami, Takashi Uno, Kouichi Isobe, et al. Toxicities and effects of involved-field irradiation with concurrent cisplatin for unresectable carcinoma of the pancreas. Int. J. Radiation Oncology Biol. Phys., 2005, 62 (5): 1357-1362.

[12] 吴铮，向作林，曾昭冲，等．三维适形放疗同步国产健择化疗治疗局部晚期胰腺癌．中国癌症杂志，2006，16 (1)：52-54.

[13] 钱立庭，宋永文，刘新帆，等．Ⅱ和Ⅲ期直肠癌根治术后放射治疗的疗效观察．中华放射肿瘤学杂志，2003，12 (2)：101-105.

[14] 钱立庭，金大伟，刘新帆，等．直肠癌术后辅助性放疗不同照射技术的剂量学研究．中华放射肿瘤学杂志，2005，14 (6)：483-486.

[15] 章真．直肠癌的辅助放疗和临床研究的进展．中国癌症杂志，2006，16 (6)：417-420.

■第七章■

血液系统肿瘤

血液系统肿瘤包括恶性淋巴瘤（HL 和 NHL）、白血病、浆细胞肿瘤等。放射治疗对这些疾病有着极其重要的辅助治疗作用，本章节主要介绍恶性淋巴瘤，对其他肿瘤只做简单介绍。

第一节　恶性淋巴瘤概述

恶性淋巴瘤是原发于淋巴系统的一组疾病，来源于 B 淋巴细胞、T 淋巴细胞或自然杀伤（natural killer，NK）细胞，包括霍奇金淋巴瘤（Hodgkin's lymphoma，HL）和非霍奇金淋巴瘤（Non Hodgkin's lymphoma，NHL）。在过去的 10 多年中，恶性淋巴瘤的研究取得了很大的进展，改进了淋巴瘤的治疗原则，从而提高了患者的疗效，改善了生存质量。

一、病理分类

目前广泛采用的病理分类是根 REAL（revised European-American classification of lymphoid neoplasms）和 WHO 淋巴瘤分类方案，REAL 和 WHO 先将恶性淋巴瘤分成 HL 和 NHL 两大类，HL 分为结节性淋巴细胞为主型和经典型 HL 两类。NHL 根据细胞来源分为 B 淋巴细胞淋巴瘤和 T/NK 细胞淋巴瘤两大类，在此基础上再进行细分。需要强调的是：其中每一种病理类型即为一种疾病，均有各自不同的正常组织来源、病理形态学、免疫表型、遗传学特征、临床表现和预后等特点，不同病理类型的治疗方法也不同。

二、临床表现、诊断与分期

（一）临床表现

恶性淋巴瘤由于发病部位和范围不同，其症状也不一致，霍奇金淋巴瘤和非霍奇金淋巴瘤的表现也有很大差别。主要临床表现有：①淋巴结肿大：多数患者表现为无痛性进行性浅表淋巴结肿大，淋巴结中等硬度、质地均匀、与皮肤不粘连，晚期可融合成大块或侵犯皮肤。深部淋巴结肿大常见于纵隔和腹腔淋巴结，可出现相应部位的压迫症状。②鼻咽淋巴环及淋巴结外表现：非霍奇金淋巴瘤常以鼻咽淋巴环、消化道、肝、脾及肺等组织器官为首发或受侵部位，可出现咽痛、鼻出血、咽部肿物、腹痛、腹部包块、肝脾大等表现。③全身表现：主要为原因不明的持续性或间歇性发热，多呈低热，可伴有消瘦、盗汗等症状，有的可出现全身皮肤瘙痒或皮疹。

（二）诊断

恶性淋巴瘤的诊断主要依据询问病史、体格检查、X射线检查及病理检查等。①询问病史：要详细了解首发部位、时间及发展速度，了解有无发热及其他伴随症状。②体格检查：全面仔细检查全身浅表淋巴结、鼻咽淋巴环、腹部有无包块及肝脾大等。③影像学检查：胸部X射线检查、胸腹部CT、MRI以及PET/CT检查，有助于了解纵隔、肺、腹部脏器及淋巴结的受侵状况。B超检查也能发现腹部脏器和淋巴结有无受侵。④病理检查：恶性淋巴瘤的确诊需切除或切取肿大淋巴结进行病理检查。浅表淋巴结肿大者多采用切除活检，一般不做针吸活检，因后者取材少较难作出明确诊断。⑤其他检查：血常规、碱性磷酸酶、肝肾功能等检查全身情况；骨髓检查可发现骨髓有无受累。必要时可行剖腹探查术，以便确诊和精确分期。

（三）分期

Ann Arbor分期和Cotswolds分期是应用最广泛的淋巴瘤分期原则，适用于HL和NHL（表7.1）。Ann Arbor分期主要根据淋巴受侵区域的部位和个数、横膈上下以及有无远处结外器官受侵作为临床分期原则。

表7.1 Ann Arbor分期

分期	描述
Ⅰ期	病变局限于一个淋巴区（Ⅰ）或淋巴以外的单一器官或部位（$Ⅰ_E$）。
Ⅱ期	病变侵犯2个以上淋巴区，但均在横膈的一侧（Ⅱ），或淋巴以外的单一器官或部位受侵加一个以上淋巴区累及，但仍在横膈一侧（$Ⅱ_E$）。受累及的淋巴区可用数字注明，如Ⅱ（3）。
Ⅲ期	病变跨横膈两侧淋巴区，也可同时侵犯淋巴以外的局限的器官或部位（$Ⅲ_E$）或侵犯脾脏（$Ⅲ_S$）或两者均受侵（$Ⅲ_{SE}$）。
Ⅳ期	一个或一个以上的淋巴以外器官或部位的弥漫性受侵，可伴有或不伴有淋巴结肿大

淋巴区域定义为：①韦氏环；②耳前、枕后、颈部和锁骨上淋巴结；③锁骨下淋巴结；④纵隔淋巴结；⑤肺门淋巴结；⑥腋窝和胸部淋巴结；⑦滑车上淋巴结；⑧脾；⑨腹主动脉旁淋巴结；⑩肠系膜淋巴结；⑪盆腔淋巴结；⑫腹股沟和股三角淋巴结；⑬腘窝淋巴结。淋巴结区域划分见图7.1。

Cotswolds分期（1989）对其作了补充，要点有：①肝脾受侵定义：肝脾肋下可触及或两种影像诊断证明肝脏或脾脏有局灶缺损，即可诊断为临床肝、脾受侵，但肝功能可以正常；②对Ⅱ期病人标出受侵淋巴结区域数；③Ⅲ期病人分为$Ⅲ_1$期和$Ⅲ_2$期。

大肿块定义为肿瘤最大直径＞10 cm，用下标X表示；大纵隔肿块有两种定义：①肿瘤最大横径和$T_{5\sim6}$间胸廓横径之比＞1/3；②立位胸正位片上肿瘤最大横径和胸廓最大横径之比＞1/3。

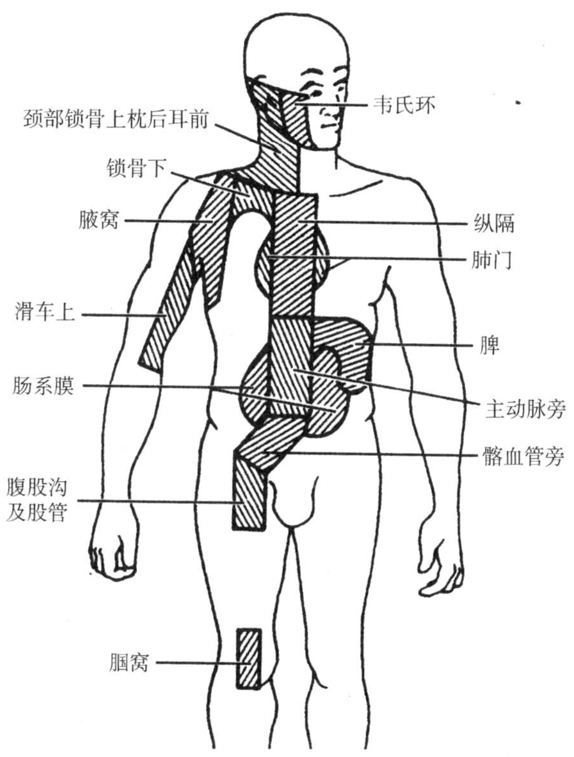

图 7.1　淋巴结区域的定义

根据临床症状，各期均可分为 A、B 两组：

A 组：无症状。

B 组：有以下症状之一或几种症状并有，病史中应注明。①最近半年来，体重减轻超过原来的 10%；②体温高于 38 ℃而无其他原因；③夜间盗汗。

三、治疗

恶性淋巴瘤的治疗手段包括化疗、放疗、免疫治疗、放射免疫治疗、抗感染治疗等。恶性淋巴瘤多数需要化疗和放疗的综合治疗，也正是由于综合治疗的广泛采用才使得恶性淋巴瘤的疗效不断提高。当然不同病理类型的治疗方法有所不同。放射治疗为主要手段的恶性淋巴瘤包括：Ⅰ～Ⅱ期Ⅰ～Ⅱ级滤泡淋巴瘤、Ⅰ～Ⅱ期小细胞淋巴细胞淋巴瘤、Ⅰ～Ⅱ期结外黏膜相关淋巴瘤和Ⅰ～Ⅱ期结节性淋巴细胞为主型 HL；对于某些特殊类型的侵袭性 NHL，如鼻腔 NK/T 细胞淋巴瘤，由于肿瘤对化疗欠敏感，Ⅰ～Ⅱ期以放疗为主的治疗取得了良好的效果。

四、淋巴瘤放射治疗范围的名词解释

(1) 局部照射

照射肿块局部。

(2) 受累野 (ⅠF) 照射

射野包括整个受侵淋巴结区域。

(3) 全淋巴结照射 (total nodal irradiation, TNI)

包括所谓的"斗篷野"、倒Y形野和锄形野 (图7.2)。

1) 斗篷 (mantle) 野

包括全颈、锁骨下、腋、纵隔及肺门淋巴区。小斗篷 (mini-mantle) 则不照射纵隔及肺门。

2) 倒Y形野和锄形野：包括腹主动脉旁、髂总和髂内外动脉旁及腹股沟淋巴区 。腹主动脉旁照射野部分地向左延伸包括脾脏或脾蒂 (脾切后) 者称锄形野。

(4) 次全淋巴结照射 (subtotal nodal irradiation, STNI)

包括斗篷野、倒Y形野和锄形野 (或主动脉旁区)，不照射盆腔淋巴区。

(5) 全淋巴样照射 (total lymphoid irradiation, TLI)

包括斗篷野、全腹部和腹股沟淋巴区。TNI、STNI、TLI均可称为大面积不规则野照射。

(6) 全身照射 (total body irradiation, TBI)

全身各部位都受到均匀的照射，详见本章第六节。

(7) 次全身照射 (subtotal body irradiation, STBI)

全身照射时，遮蔽头部和四肢。

(8) 半身照射 (half body irradiation, HBI)

在化疗和放疗综合治疗的提前下，目前恶性淋巴瘤放疗多采用受累野照射。

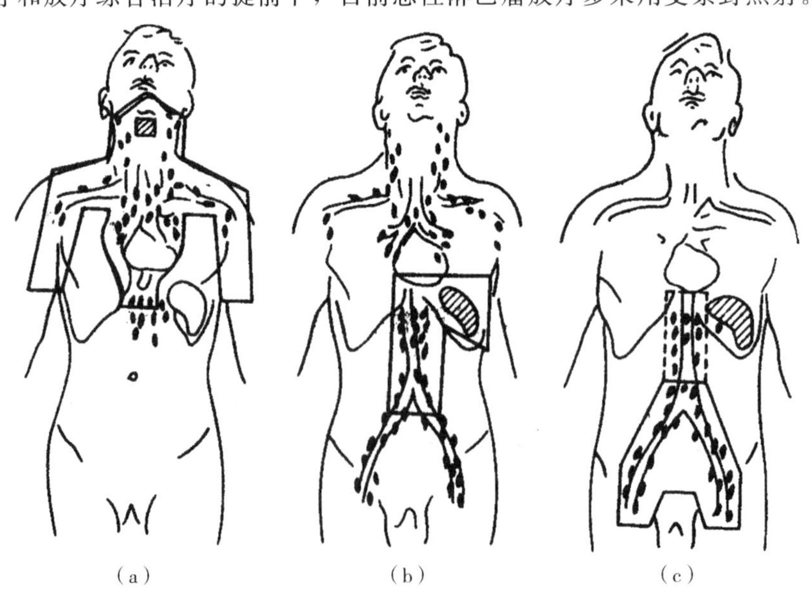

图7.2 TNI照射野

(a) "斗篷野"；(b) 锄形野；(c) 倒Y形野

第二节　霍奇金淋巴瘤

霍奇金淋巴瘤（Hodgkin's lymphoma，HL）原名霍奇金病（Hodgkin's disease，HD），定义为在非肿瘤细胞性反应细胞的背景上具有特征性的镜形肿瘤细胞（RS）及其变异型 RS 细胞的恶性淋巴瘤，根据 RS 肿瘤细胞形态和免疫表型以及反应细胞组成的背景进行进一步病理分类。

一、病理分型

HD 病理分类最早由 Jackson 和 Parker 提出，此后在 1966 年 Rye 会议上提出了 HD 的 4 种病理分类。根据基因免疫表型和遗传特点，REAL 和 WHO 将 HL 分为结节性淋巴细胞为主型和经典型 HL 两类，后者包括结节硬化型、混合细胞型、淋巴细胞富有经典 HL 和淋巴细胞消减型（表 7.2）。

表 7.2　霍奇金病（HD）的病理分类

Jackson	Lukes & Butler	Rye	REAL	WHO
副肉芽肿型	结节性淋巴细胞或组织细胞型	淋巴细胞为主型	结节性淋巴细胞为主型	结节性淋巴细胞为主型
	弥漫性淋巴细胞或组织细胞型	—	淋巴细胞富有经典 HD	淋巴细胞富有经典 HD
肉芽肿型	结节硬化型	结节硬化型	结节硬化型	结节硬化型
	混合细胞型	混合细胞型	混合细胞型	混合细胞型
肉瘤	弥漫性纤维化	淋巴细胞削减型	淋巴细胞削减型	淋巴细胞削减型
	网状细胞	—		未分类

二、临床特点与分期

HL 绝大多数首发于淋巴结内，且沿淋巴管、淋巴结顺序扩展，呈向心性发展。随着肿瘤细胞恶性程度的增加，晚期 HL 可出现结外侵犯，甚至出现骨髓侵犯。Arbor 分期和 Cotswolds 分期被广泛应用于 HL 的临床分期（CS）中，详见总论表 7.1。

三、Ⅰ～Ⅱ期（早期）HL 的预后因素及其治疗分组

传统上，早期 HL 治疗以放疗为主。近年来，早期 HL 的治疗方针正朝着降低治疗毒性，进一步提高疗效的方向演变。早期（Ⅰ～Ⅱ期）HL 的预后因素能够预测治疗后肿瘤复发的危险性和生存率，预后不良因素包括：高龄、男性、混合细胞型、B 组症状，大纵隔或大肿块、淋巴结受侵区域多、血沉增快、贫血和低蛋白血症。至今虽尚无统一的预后因素，但表 7.3 列出了一些主要研究所采用的预后因素。一般认为将 HL 患者分为预后好的早期 HL、预后不良早期 HL 和晚期 HL 较为恰当。这些预后因素决定首程治疗方

案和临床研究计划。各期治疗原则如表 7.3 所示。

表 7.3 早期 HL 根据预后因素进行分组的定义及治疗原则

预后分组	GHSG 危险因素*	EORTC/GELA 危险因素**
	A 大纵隔	A'大纵隔
	B 结外侵犯	B'年龄≥50 岁
	C 无 B 症状但 ESR>50 或 ESR>30 伴 B 组症状	C'无 B 症状但 ESR>50 或 ESR>30 伴 B 组症状
	D≥3 个部位受侵	D'≥4 个部位受侵
预后极好早期 HD	淋巴细胞为主型（LPHD），IA 期，无预后不良因素	单纯放疗
预后好早期 HD	临床Ⅰ～Ⅱ期，无预后不良因素	2 周期化疗 ＋ IF 20 Gy 或根治性放疗（化疗不能耐受或抗拒）或化疗??
预后不良早期 HD	临床Ⅰ～Ⅱ期，有预后不良因素	4 周期化疗 ＋ IF 30 Gy
晚期 HD	临床Ⅲ～Ⅳ期	6～8 周期化疗 ± 放疗（大肿块或残存肿瘤时做放疗）

注：* GHSG：德国霍奇金淋巴瘤研究组；

** EORTC/GELA：欧洲癌症治疗与研究协作组/成人淋巴瘤协作组；

ESR：血沉；

IF：受累野照射。

四、HL 的放疗适应证

HL 具有连续性淋巴结转移的特性，极少远处转移，这为放射治疗带来了有利条件。传统上，Ⅰ、Ⅱ期 HD 治疗以放疗为主，通常采用扩大野照射，即次全淋巴结照射或全淋巴结照射，治疗后 10 a 无病生存率（DFS）和总生存率（OS）在 80%以上，单纯放疗可治愈>80%的早期 HD。但放疗后病人 15 a 死亡率比普通人群增加 31%，究其原因，有一部分患者因大范围放疗及较高剂量照射所致并发症死亡（第二原发肿瘤、急性心肌梗死等）。因此 HL 通常采用综合治疗，缩小放疗范围、降低放疗剂量、探索疗效好毒性低化疗方案、最佳化疗周期数是早期 HD 治疗趋势。HD 的近代放疗技术为化疗后受累野照射，而不是扩大野照射；放疗剂量降低（由传统的 45～54 Gy 降至≤30 Gy），从而降低长期毒副作用，提高患者的生存质量和生存率。

HL 的放疗适应证为：①$Ⅰ_A$ 期淋巴瘤细胞为主型 HL；②预后好或不良Ⅰ～Ⅱ期 HL 化疗后 IF（不论是否达到 CR）；③Ⅰ～Ⅱ期不能耐受化疗或化疗失败/抗拒者；④Ⅲ～Ⅳ期化疗前大肿块或化疗后 PR、化疗失败或复发者。

综合治疗年代根治性放疗只在下列情况下进行：①早期 HL（淋巴细胞为主型，$Ⅰ_A$ 期患者）；②对化疗抗拒的病人；③对化疗不能耐受的病人。

五、受累野照射

（一）受累野设计的原则

1）照射一个淋巴区，不是个别的淋巴结。

2）累及野包括化疗前受累的所有淋巴区及部位。

3）锁骨上淋巴结是颈淋巴结的一部分。单独受侵或伴有颈淋巴结受累，照射单侧全颈。如锁骨上淋巴结受累是纵隔病变扩展，颈部其他区域无受侵时同侧上颈部可不照射。

4）照射野的边界应以骨性标志为准，用模拟机进行定位。

5）纵隔及腹主动脉旁淋巴结区域需有CT资料，按化疗后病变的大小来设计照射野。

6）设计照射野时应有化疗前、后受侵淋巴结部位及大小的资料。

（二）受累野照射定义

1. 单颈野

肿瘤侵犯范围：一侧颈部和/或锁骨上淋巴结，但无耳前淋巴结受侵。

靶区定义：一侧颈部和同侧锁骨上下淋巴结，未包括耳前区（图7.3）。

上界：下颌骨体中线和乳突尖或耳垂连线。

下界：锁骨下缘下2 cm。

外界：肱骨头内缘，包括锁骨内2/3。

内界：如果锁骨上淋巴结未受侵，位于同侧横突［图7.3（a）］，如果肿瘤位于中线，或锁骨上淋巴结受侵，则包括对侧横突［图7.3（b）］。如果为临床Ⅰ期、无中线部位淋巴结受侵，可挡喉及喉以上椎体。

注意儿童HL颈淋巴结受侵时，受累野应同时照射双侧颈部，而不是行单颈照射。

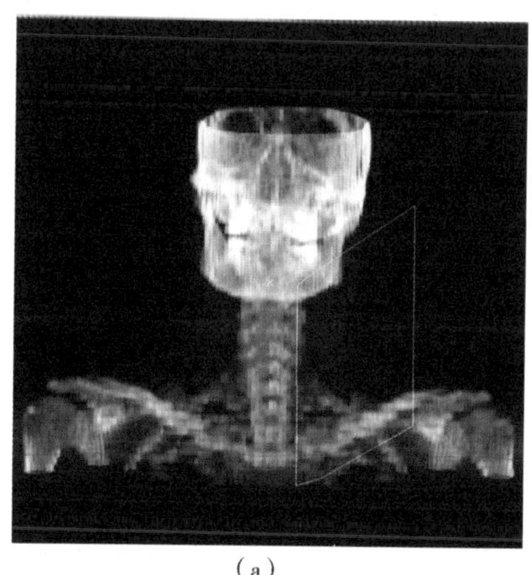

（a）

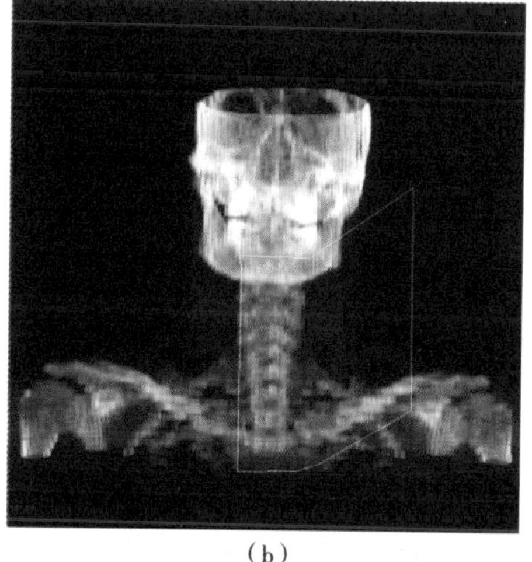

（b）

图7.3　单颈野图示和DRR图像

（a）单颈野内界平同侧横突；（b）内界包括对侧横突

2. 双颈野

肿瘤侵犯范围：双侧颈部±锁骨上淋巴结，但无耳前淋巴结受侵。

靶区定义：双侧颈部和同侧锁骨上下区，未包括耳前区（图 7.4）。

上界：下颌骨体中线和乳突尖或耳垂连线。

下界：锁骨下缘下 2 cm。

外界：肱骨头内缘，包括锁骨内 2/3。

挡铅：脊髓剂量超过 40 Gy 时，再考虑后野挡脊髓。如果肿瘤未侵犯喉周围组织，应常规挡喉，3 cm×3 cm 挡铅。

3. 纵隔野

肿瘤侵犯范围：纵隔和/或肺门淋巴结。

靶区定义：纵隔、双侧肺门、锁骨上区和下颈部。虽然无双锁骨上淋巴结受侵，但锁骨上淋巴引流区应常规包括在照射野内（图 7.5）。

上界：颈 6 上缘；

下界：隆突下 5 cm 或 T_8 下缘，或化疗前肿瘤下缘下 2 cm；

外界：体中线左右各旁开 4～5 cm，双锁骨上外界为肱骨头内缘；

肺门：包括 1 cm 边缘，如果肺门受侵，则包括 1.5 cm 边缘。

HL 主要表现为前上纵隔受侵，小纵隔时，为减少心脏照射，下界至 T_8 下缘，大纵隔时，下界可移至 T_{10} 下缘。

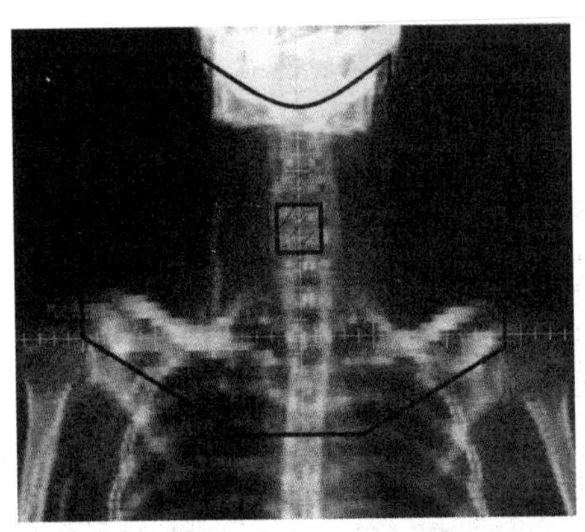

图 7.4 双颈野图示和 DRR 图像（前野挡喉）

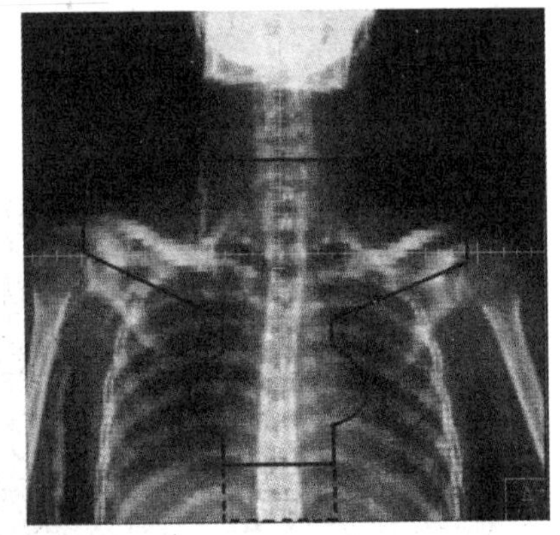

图 7.5 纵隔野图示和 DRR 图像

实线为 T_8 下缘，虚线为 T_{10} 下缘

4. 纵隔双颈野（小斗篷野）

肿瘤侵犯范围：纵隔淋巴结和双颈淋巴结±肺门淋巴结；

靶区定义：纵隔、双侧肺门和双侧颈部，未包括耳前区。射野为未包括双侧腋窝的小斗篷野（图 7.6）。

上界：下颌骨体中线和乳突尖或耳垂连线；

下界：隆突下 5 cm 或 T_8 下缘，或化疗前肿瘤下缘下 2 cm；

外界：体中线左右各旁开 4～5 cm，双锁骨上外界为肱骨头内缘；

肺门：包括 1 cm 边缘，如果肺门受侵，则包括 1.5 cm 边缘。

5. 单颈纵隔野

肿瘤侵犯范围：纵隔淋巴结±肺门淋巴结和和一侧颈部淋巴结；

靶区定义：纵隔、双侧肺门和一侧颈部区域，未包括耳前区（图 7.7）。

上界：同侧上界为下颌骨体中线和乳突尖或耳垂连线，对侧上界位于颈 6 上缘；

下界：隆突下 5 cm 或 T_8 下缘，或化疗前肿瘤下缘下 2 cm；

内界：颈部为体中线，保护未受侵一侧的上颈部；

外界：体中线左右各旁开 4～5 cm，双锁骨上外界为肱骨头内缘；

肺门：包括 1 cm 边缘，如果肺门受侵，则包括 1.5 cm 边缘。

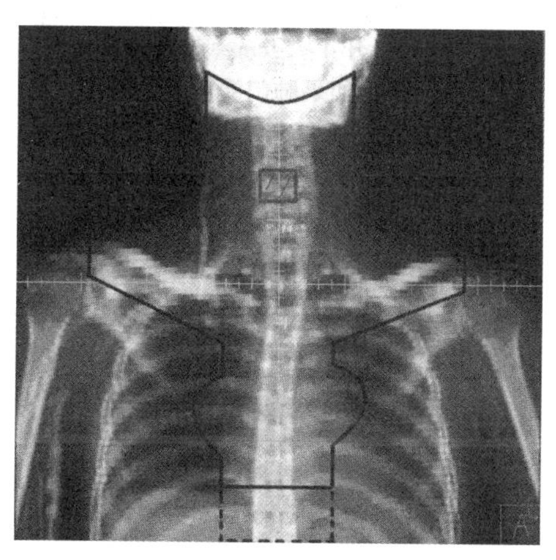

图 7.6　小斗篷野示意图

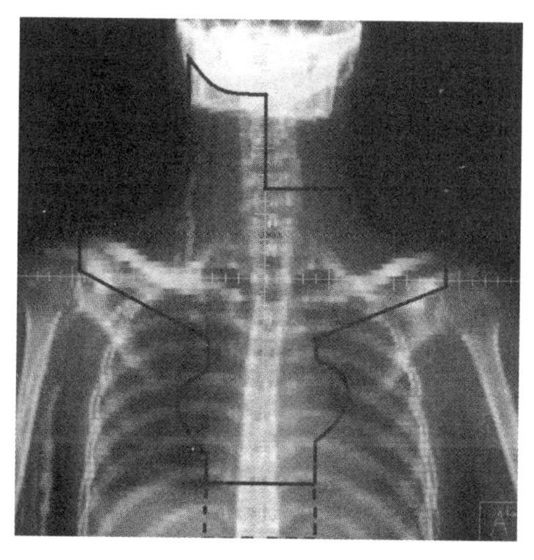

图 7.7　单颈纵隔野示意图

6. 腋窝野

肿瘤侵犯范围；一侧腋窝淋巴结。

靶区定义：同侧腋窝和同侧锁骨上、下区（图 7.8）。

上界：颈 6 上缘；

下界：T_8 下缘或最低的腋窝淋巴结下缘下 2 cm；

内界：颈部位于体中线同侧 1 cm，向下达锁骨下缘下 2 cm，然后沿胸壁包括约 1 cm 肺组织；

外界：肱骨头内缘，沿肱骨内缘向下。

7. 腹主动脉旁野

肿瘤侵犯范围：腹主动脉旁淋巴结。

靶区定义：腹主动脉旁淋巴引流区（图 7.9）。

上界：胸 11 椎体上缘；

下界：L_4 下缘；

侧界：体中线左右各旁开 4～5 cm 或化疗前体积外至少 2 cm。

肝门区受侵时，用 CT 确定肝门区照射。

挡肾时，勾画肾脏。

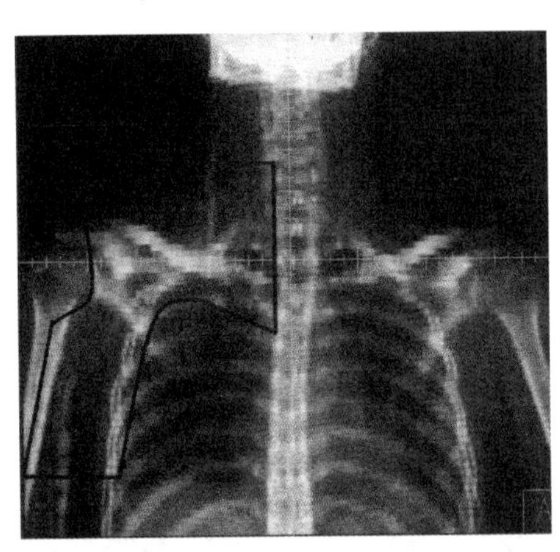

图 7.8 腋窝野示意图

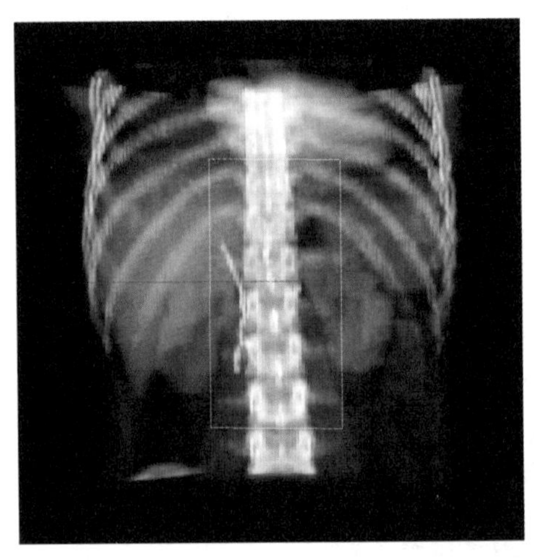

图 7.9 腹主动脉旁野示意图

8. 单侧盆腔野

肿瘤侵犯范围：一侧腹股沟/股三角/髂外淋巴结，任何一组或多组淋巴结受侵时，均采用同一照射野。

靶区定义：一侧腹股沟、股三角和髂外淋巴结（图 7.10）。

上界：骶髂关节中部，髂总淋巴结受侵时，射野上界为 L_4～L_5 间隙和受侵淋巴结上 2 cm；

下界：股骨小转子下 5 cm；

外界：股骨大转子垂直向下或受侵淋巴结外 2 cm；

内界：闭孔内缘，耻骨联合上 2 cm，直至体中线。

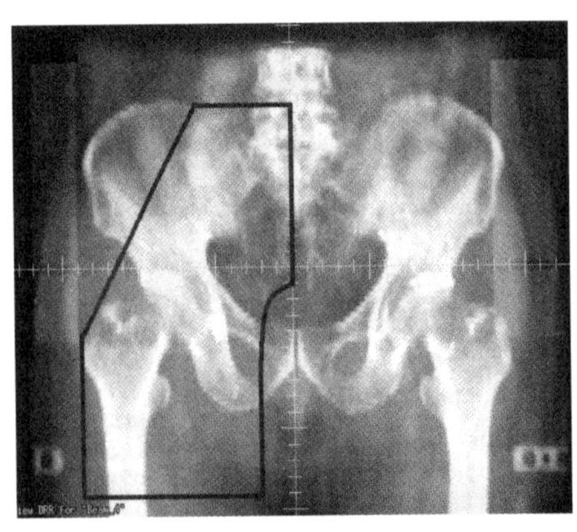

图 7.10 单侧盆腔野示意图

综上所述，受累野照射目前主要应用于早期HL综合治疗和晚期HL化疗前大肿块或化疗后肿瘤残存的病人，明确受累野的定义和照射范围，为临床规范化治疗提供了依据。但是某些受累野定义的合理性需进一步临床研究。需要特别考虑的是，儿童时期对骨骼、肌肉和软组织的照射会影响儿童的生长发育，产生不良的影响。一侧颈部高剂量照射可导致单侧软组织和骨骼发育不良，导致儿童颈部不对称性生长、畸形。因此，儿童HL颈淋巴结受侵时，受累野应同时照射双侧颈部，而不是行单侧颈部照射。

（三）受累野照射剂量

HL根治性受累野照射剂量一般为D_T40 Gy，预防照射剂量为20～30 Gy；弥漫大B细胞淋巴瘤，化疗后达到CR的患者，受累野照射剂量为30～40 Gy，化疗后未达CR的患者，局部照射剂量可以增加到45～50 Gy；Ⅰ～Ⅱ期惰性淋巴瘤和黏膜相关淋巴瘤受累野照射剂量一般为30～35 Gy。

（四）三维适形或调强适形放疗

淋巴瘤患者也可以采用三维适形或调强适形放疗，部分患者常规照射野不能很好地包括靶区，靶区剂量分布不均匀；病变广泛时，也难以很好地保护正常组织。应用三维适形放疗或调强放疗能更好地包括肿瘤靶区，使靶区剂量分布均匀，并更好地保护肿瘤周围的正常组织。放疗医生必须在化疗前、后详细检查病人，靶区范围的定义和常规放疗相同，具体射野随肿瘤具体情况的不同而有所不同。具体照射范围如下：

（1）化疗后达CR或CRu（在完全缓解/不确定的检查应用方面）（CRu）者

CTV为化疗前淋巴结病变的体积。疗前受挤压或推移的正常组织及邻近血管不包括在内。

PTV＝CTV＋1 cm周围组织

（2）纵隔病变化疗后达CR者

CTV的侧界不要超出纵隔边界，CRu者应把残存病灶包括在内。CTV的长度为化疗前病变长度，宽度则为化疗后病变的宽度。

PTV＝CTV＋1 cm周围组织

（3）淋巴结病变化疗后达PR者

GTV＝残存病灶

CTV＝化疗前病灶的体积

PTV＝CTV＋1 cm

两个淋巴结病变间距＞5 cm时，应分别做计划治疗。

六、放疗反应

放疗反应因照射部位的不同而不同。

1. 急性反应

受照区毛发脱落，咽喉痛、味觉改变，口干、放射性食管炎引起的吞咽痛、干咳、恶心、呕吐，偶可腹泻，多数经对症处理可缓解。

2. 晚期并发症

放射治疗的晚期并发症包括肺、心脏毒性、甲状腺功能低下、第二原发肿瘤和 Lhemitte 综合征。在现代放射技术条件下，不应发生截断性脊髓炎和缩窄性心包炎。盆腔照射时，对于女性生殖系统会产生毒副作用，引起绝经和闭经。化疗所致的长期毒副作用主要是对生殖能力的损害和第二原发肿瘤。

第三节 非霍奇金淋巴瘤（NHL）

NHL 是恶性淋巴瘤的一大类型，在中国恶性淋巴瘤中 NHL 所占的比例远高于 HL。很多国家 NHL 的发病率有一定增高趋向。病理上 NHL 为一组不均质疾病，其病理分类远比 HL 复杂，NHL 不仅侵犯淋巴结，也常侵犯结外组织和器官，肿瘤常有跳跃播散现象，易有骨髓侵犯，较早出现血行播散，且呈离心性发展。在我国 NHL 以中高度恶性 NHL 和结外原发 NHL 多见，最常见的病理类型为弥漫性大 B 细胞淋巴瘤，而滤泡中心性淋巴瘤比欧美国家少见，结外原发 NHL 以鼻腔多见。肿瘤多为跳跃性转移，除儿童 NHL 和原发纵隔大 B 细胞淋巴瘤外，纵隔受侵少见。

一、NHL 病理分类

随着免疫学和分子生物学的发展，NHL 的分类经历了从单纯形态学分类到结合免疫学表型、细胞遗传学和分子遗传学特征、临床表现的几个阶段。1994 年国际淋巴瘤研究组基于大量相关的研究进展，提出了修订的欧美淋巴瘤分类（revised Europear-American lymphoma classmcation），简称 REAL 分类。这一分类方法认为，每一种病理类型的 NHL 均具有独特的组织形态学、免疫表型、基因特征、临床表现及预后，因此是一个独立的疾病单位，这将有助于制订个体化的治疗方案和判断预后。REAL 分类囊括了整个淋巴造血系统的恶性肿瘤，包括 HL、NHL 和淋巴细胞白血病，并将 NHL 分为 T/NK 细胞来源和 B 细胞来源。在 REAL 分类的基础上，2001 年 WHO 提出了新的淋巴系统恶性肿瘤的分类方案（简称 WHO 分类），如表 7.4 所示），得到了广泛的应用和认可。

表 7.4 WHO 淋巴系肿瘤 NHL 分类方案

B 细胞肿瘤	T 细胞和 NK 细胞肿瘤
前体 B 细胞肿瘤	前体 T 细胞肿瘤
前体 B 淋巴母细胞白血病/淋巴瘤	前体 T 淋巴母细胞淋巴瘤/白血病
（前体 B 细胞急性淋巴细胞白血病）	（前体 T 细胞急性淋巴细胞白血病）
成熟（外周）B 细胞肿瘤	成熟（外周）T 细胞肿瘤
B 细胞慢性淋巴细胞白血病/	T 细胞幼淋巴细胞白血病
小淋巴细胞淋巴瘤	T 细胞颗粒淋巴细胞白血病

续表

B细胞肿瘤	T细胞和NK细胞肿瘤
B细胞幼淋巴细胞白血病	侵袭性NK细胞白血病
淋巴浆细胞淋巴瘤	成人T细胞淋巴瘤/白血病（HTLV1+）
脾边缘区B细胞淋巴瘤（+/−绒毛淋巴细胞）	结外NK/T细胞淋巴瘤，鼻型
毛细胞白血病	肠病型T细胞淋巴瘤
浆细胞骨髓瘤/浆细胞瘤	肝脾型T细胞淋巴瘤
结外边缘区B细胞淋巴瘤，MALT型	皮下脂膜炎样T细胞淋巴瘤
结外边缘区B细胞淋巴瘤	蕈样霉菌病/Sezary综合征
（+/− 单核细胞样B细胞）	间变性大细胞淋巴瘤　T/裸细胞，原发皮肤型
滤泡型淋巴瘤	外周T细胞淋巴瘤，无其他特征
套细胞淋巴瘤	血管免疫母细胞性T细胞淋巴瘤
弥漫性大B细胞淋巴瘤	间变性大细胞淋巴瘤　T/裸细胞，原发系统型
中心母细胞型	
免疫母细胞型	
间变型大B细胞型	
纵隔大B细胞淋巴瘤	
Burkitt淋巴瘤/Burkitt白血病	

二、非霍奇金淋巴瘤临床分期及国际预后指数

分期仍然依据Ann Arbor临床分期。国际NHL预后因素指数（international prognostic index，IPI）是Shipp等1993年提出针对预测进展期NHL具有重要意义的统计方法，具有预后意义的5个因素是年龄、行为状态评分、LDH 、临床分期和结外器官受侵，IPI（表7.5）对NHL的预后和制订治疗方案具有指导意义。

表7.5　NHL国际预后指数（IPI）

指　标	0分	1分
年龄	≤60岁	>60岁
行为状态（RTOG标准）	0或1级	2，3，4级
Ann Arbor分期	Ⅰ或Ⅱ期	Ⅲ或Ⅳ期
LDH	正常	升高
结外病变，部位数	≤1个部位	>1个部位

每个不良预后因素计1分，其积分即为IPI：0～1分为低危 ，2分为中低危，3分为中高危，4～5分为高危。另外还有按年龄矫正的IPI ：年龄分为≤60岁和 >60岁两组，这种IPI仅有分期，LDH和功能状态3项指标。IPI主要用于侵袭性NHL（指导治疗，判断预后），但也适用于隐袭性NHL。

三、NHL 治疗

NHL 治疗原则需根据病理分类、病变部位、临床特征和 IPI 判定。早期低度恶性淋巴瘤以放疗为主或者化疗，早期中高度恶性淋巴瘤应综合治疗，化疗 3～4 周期后再行受累野照射。儿童和晚期 NHL 应以化疗为主。根据 REAL 分类，不同亚型 NHL 有不同的治疗原则。对我国常见的几种 NHL 分述如下。

（一）滤泡中心淋巴瘤

来源于生发中心 B 细胞。

1. Ⅰ、Ⅱ期

≤2 个部位受侵，局部放疗，D_T 35 Gy。>2 个部位受侵，局部照射，D_T 35～40 Gy，化疗 CHOP 3～4 周期。

2. Ⅰ、Ⅱ期巨块型和Ⅲ、Ⅳ期

CHOP 方案化疗 6 周期后对巨块型或残存病变局部放疗，在化疗同时应用干扰素治疗可提高疗效，抗 CD20 单克隆抗体治疗应用于 B 细胞淋巴瘤的治疗。

（二）弥漫性大 B 细胞淋巴瘤（DLBCL）

DLBCL 在成人淋巴瘤中最常见，约占 40％ 。

1. Ⅱ期

①非巨块型：预后很好。CHOP 化疗 3～4 周期，如获 CR，继以受累野（IF）照射 40 Gy，如仅获 PR，行扩大野（EX）照射，剂量≥40 Gy；②巨块型：6～8 周期 CHOP 化疗，继以 IF 照射。

2. Ⅲ、Ⅳ期

治疗随年龄矫正的 IPI 积分有明显不同，对低危或低中危组（LDH 正常，功能状态 0 或 1）可行 6～8 周期 CHOP 化疗。但如可行，也推荐行较强烈的临床研究方案。高中危和高危组（LDH 升高，功能状态 2，3，4）做标准治疗的治愈率小于 50％。故应进行恰当的临床研究化疗方案，首选高剂量化疗，伴用或不伴用干细胞支持。对不适合者可全程用含蒽环类方案化疗，如 CHOP 化疗 6～8 周期。

（三）黏膜相关组织 NHL（MALT 淋巴瘤）

在结外 NHL 占相当大的比例，MALT 淋巴瘤由 Isaacson 等于 1983 年首先提出，现已是结外 NHL 研究的热点。该淋巴瘤可发生于胃肠、唾液腺、泪腺、结膜、眼眶、韦氏环、甲状腺、胸腺、肺、支气管等部位。正常情况下，除扁桃体与回肠末端 Peyer's 结外，这些部位没有淋巴组织。经反复感染，如幽门螺旋杆菌（HP）感染，人体自动免疫而形成获得性淋巴组织，在抗原反复刺激下，获得性淋巴组织的基因发生突变，形成 MALT 淋巴瘤。以前所谓的唾液腺、甲状腺、肺、眼眶等部位的炎性假瘤，其实多数是低度恶性 MALT 淋巴瘤，少数为淋巴组织反应性增生。MALT 淋巴瘤常呈局限性，可长期不转移。其可能原因是肿瘤细胞具有“回归”（从淋巴管经胸导管进入血液循环，以回到黏膜等特性）。该淋巴瘤很少浸润骨髓，因而可以局部治疗为主，放疗效果好。但它有在别的黏膜相关组织（MALT）复发的危险，如甲状腺 MALT 淋巴瘤可在胃肠道复发。

1. 胃 MALT 淋巴瘤

病变局限于胃，如幽门螺杆菌（HP）（＋），先做抗 HP 治疗（阿莫西林，洛赛克，甲硝唑），3 个月后行胃镜查 HP 和病理，评价疗效，（近 2/3 达 CR）。有 6 种情况：①HP（－），NHL 有效者予观察；②HP（－），NHL 进展者予全胃放疗，剂量为 30 Gy/4 周（胃镜证实 CR＞90%）；③HP（＋），NHL 退缩或稳定予二线抗 HP 治疗；④HP（＋），NHL 进展予放疗加二线抗生素治疗；⑤对抗 HP 治疗抗拒或复发者予放疗；⑥对放疗无效者做单药或联合化疗。一般手术仅用于对上述治疗无效者。因胃 MALT 淋巴瘤常有多个病灶，如手术则需做全胃切除，这将影响病人的生活质量。

非局限性病变：可观察等待，直至有出血、饱胀等症状或病人要求时才予治疗，治疗包括单药或联合化疗或局部放疗（按滤泡性淋巴瘤治疗方针）。

2. 非胃 MALT 淋巴瘤

可原发于腮腺、眼眶、结膜、甲状腺、皮肤、乳房、肺和肠道等。下列三病放疗起决定作用：①腮腺：患侧腮腺及引流淋巴区照射 30～40 Gy；②结膜和眼眶：对结膜病变患侧全部结膜照射 24～30 Gy，最好用电子束，注意保护晶体。对眼眶病变，照射患侧眼眶，照射剂量 30～36 Gy，用楔板；③甲状腺：如手术不彻底，常需行放疗，放疗前需做胸腔 CT 以确定有无纵隔或胸骨后扩展。

（四）结外原发 NHL

1. 韦氏环 NHL

韦氏环 NHL 定义为原发于咽淋巴环的淋巴瘤，包括鼻咽、扁桃体、舌根和口咽。韦氏环 NHL 在我国常见，占全部 NHL 的 23.5%左右，也是最常见的头颈部 NHL，是最好发的结外部位。韦氏环 NHL 病理类型以弥漫性大 B 细胞淋巴瘤为主，原发部位以扁桃体最常见，约为 60%，其次是鼻咽腔，舌根和口咽。

韦氏环 NHL 的治疗原则主要依据病理类型和临床分期，早期弥漫性大 B 细胞淋巴瘤以 3～4 周期 CHOP 化疗加受累野照射（韦氏环及区域淋巴结照射）为主要治疗手段，Ⅲ～Ⅳ期以化疗为主。早期低度恶性 NHL 建议放疗，晚期以化疗为主。

照射技术：韦氏环 NHL 照射采用面颈联合野和下颈切线野。面颈联合野包括鼻咽（颅底）、口咽、扁桃体、舌根和中上颈淋巴引流区。下颈切线野照射，包括下颈和锁骨下淋巴结。面颈联合野在 D_T30～35 Gy 分野，后颈采用 6～8 MeV 电子线补量照射。根治性照射剂量为 D_T50 Gy。非大肿块、化疗后达 CR 的病人照射剂量为 D_T40 Gy，单次照射剂量 1.8～2.0 Gy。下颈切线野上界必须挡脊髓，以避免面颈联合野和下颈切线野照射剂量重叠（图 7.11），肿瘤侵及后鼻孔时可加鼻前野，原发于鼻咽腔并伴有颅神经症状者还须包括颅底线上 2 cm 或根据病情设野。照射时必须使整个靶区剂量均匀，尤其是颈部皮肤也得接受根治剂量（50 Gy 左右），而颈髓需限量于 35 Gy 以下。

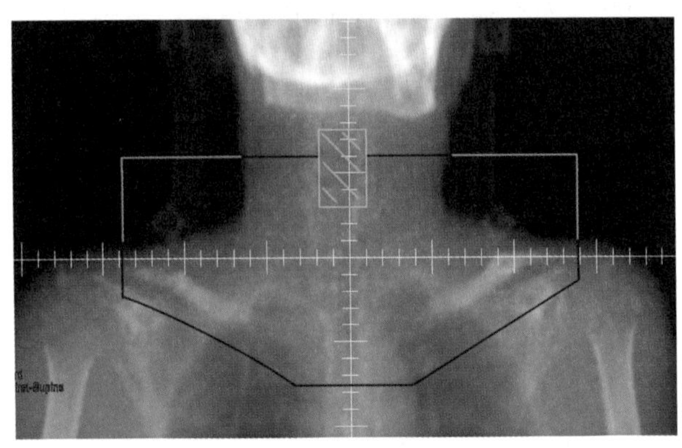

图 7.11　下颈切线野

影响韦氏环 NHL 预后的主要因素包括临床分期、部位、国际预后指标和病理类型等，Ann Arbor 分期是影响预后的重要因素。近年来本病有较多报道，对 Ⅰ 期的五年生存率由 38%（Hoppe，1978）上升到 93%（国内，1993），均系化疗和放射治疗综合治疗。单纯放射治疗的疗效在仅侵及鼻咽腔或扁桃体者的 5 年生存率为 43.5%，侵及整个韦氏环者为 24.5%，双侧扁桃体切除再放疗者为 50%，颈部无受侵者为 50%，同侧颈部受侵为 53%，双侧颈部受侵为 23%。

2. 鼻腔 NK/T 细胞淋巴瘤

原发鼻腔 NHL 是亚洲、拉丁美洲和南美洲较常见的恶性淋巴瘤。在中国鼻腔 NHL 是韦氏环以外最常见的结外 NHL，占全部恶性淋巴瘤的 2%～10%，欧美鼻腔 NHL 极少见，其发生与 EB 病毒感染有关。鼻腔 NK/T 细胞淋巴瘤指原发于结外 NHL，具有广泛的病理形态学表现，以血管中心性病变、血管破坏和坏死为主。肿瘤细胞侵犯小血管壁或血管周围组织，可引起组织缺血和广泛坏死，故以往常诊断为坏死性肉芽肿或中线恶网。大部分病人表现为 NK 细胞来源，极少表现为 T 细胞来源，故命名为 NK/T 细胞淋巴瘤，在 REAL 淋巴瘤分类中，来源于 NK/T 细胞的原发鼻腔 NHL 是一种独立的病理类型，被命名为血管中心性淋巴瘤，WHO 分类中命名为鼻腔、鼻型淋巴细胞 NK/T 细胞淋巴瘤。鼻腔 NK/T 细胞淋巴瘤专指原发于鼻腔的病例，其他结外原发、具有鼻腔 NK/T 细胞淋巴瘤临床病理特征的淋巴瘤称为鼻型 NK/T 细胞淋巴瘤。鼻腔外鼻型 NK/T 细胞淋巴瘤最常见的原发部位包括韦氏环、皮肤、胃肠道、睾丸、肾和上呼吸道，国内以韦氏环最常见。

鼻腔 NK/T 细胞淋巴瘤最常见的症状为鼻塞，局部广泛受侵时，出现眼球突出、面部肿胀、硬腭穿孔、脑神经麻痹、恶臭和发热等症状和体征。B 组症状常见，约 30%。肿瘤常局限于鼻腔及邻近结构，邻近器官或结构受侵以同侧上颌窦和筛窦最常见，其他依次为鼻咽、局部皮肤、硬腭、软腭、眼球和口咽等。42%的病人有多部位直接侵犯。患者就诊时，颈部淋巴结受侵和远处结外器官转移少见，颈淋巴结受侵以颌下淋巴结最常见，其次为中上颈，这和鼻腔淋巴引流途径相符合。远处转移以皮肤最常见，和T淋巴细胞归巢现象有关。

由于Ann Arbor分期不能正确地反映结外NHL原发肿瘤的侵犯程度，中国医学科学院肿瘤医院使用修正后的Ann Arbor分期原则，将Ann Arbor分期中的$\mathrm{I_E}$期鼻腔NHL划分为局限$\mathrm{I_E}$期和广泛$\mathrm{I_E}$期（即超腔$\mathrm{I_E}$期），Ⅱ～Ⅳ期仍采用Ann Arbor分期原则。局限$\mathrm{I_E}$期指肿瘤局限于鼻腔，未侵及周围邻近器官；广泛$\mathrm{I_E}$期指肿瘤超出原发结外部位直接侵犯周围器官，但均未合并淋巴结或远程转移。

（1）治疗

根据鼻腔、鼻型淋巴细胞NK/T细胞淋巴瘤临床研究证据，其治疗策略如下：局限$\mathrm{I_E}$期鼻腔NK/T细胞淋巴瘤建议单纯放射治疗，超腔$\mathrm{I_E}$期和$\mathrm{II_E}$期建议放射治疗后巩固性化疗，Ⅲ～Ⅳ期应以化疗以主。

（2）照射方法

肿瘤局限于一侧鼻腔，未侵犯邻近器官或组织结构（局限$\mathrm{I_E}$期），射野靶区应包括双侧鼻腔、双侧前组筛窦和同侧上颌窦。肿瘤超出鼻腔时（广泛$\mathrm{I_E}$期），靶区应扩大至受累的邻近器官或结构，如果前组筛窦受侵，应包括同侧后组筛窦。如果原发肿瘤邻近后鼻孔或侵犯鼻咽，照射野应包括鼻咽。$\mathrm{II_E}$期在原发病灶和受侵器官或结构照射时，需同时做双颈照射。Ⅲ～Ⅳ期化疗后放射治疗，照射野包括原发灶和区域淋巴引流区。肿瘤照射剂量D_T 50 Gy，预防照射剂量40～45 Gy。鼻腔NHL的主要治疗失败原因为远处结外器官转移，颈淋巴结复发极少见，因此，局限$\mathrm{I_E}$期和广泛$\mathrm{I_E}$期不考虑做颈淋巴结预防照射。

常用照射野：

1）L形野：肿瘤侵犯一侧鼻腔，位于鼻腔中前部，未侵犯后鼻孔及鼻咽（图7.12），靶区包括双侧鼻腔、同侧上颌窦和同侧前组筛窦，如果前组筛窦受侵，则包括后组筛窦。6 MV X射线照射和15～21 MeV电子线混合照射；

2）“凸”形野：肿瘤侵犯双侧鼻腔或侵犯鼻中隔，位于鼻腔中前部（图7.13），靶区包括双侧鼻腔、双侧上颌窦和双侧前组筛窦，如果前组筛窦受侵，则包括后组筛窦。6 MV X射线照射；

3）耳前野加筛窦野：肿瘤侵达鼻腔后1/3或鼻腔肿瘤直接侵犯鼻咽、口咽（图7.14），射野靶区包括双鼻腔、上颌窦、筛窦和鼻咽或口咽；

4）面颈联合野和下颈切线野：原发肿瘤伴颈淋巴结受侵时，多采用面颈联合野和下颈切线野照射。

常规照射野不能很好地包括靶区，靶区剂量分布不均匀。病变广泛时，难以很好地保护正常组织。应用三维适形放疗或调强适形放疗能更好地包括肿瘤，使靶区剂量分布均匀，并更好地保护正常组织，如腮腺、脑干、晶体等重要器官（图7.15）。建议有条件的单位尽量应用适形放疗或适形调强放疗。

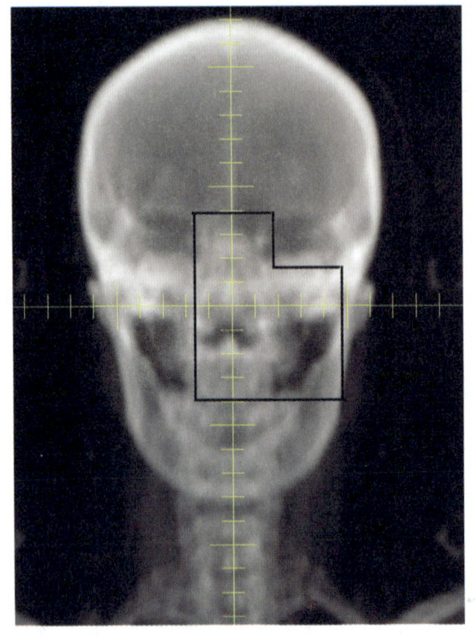

图 7.12 L 形野

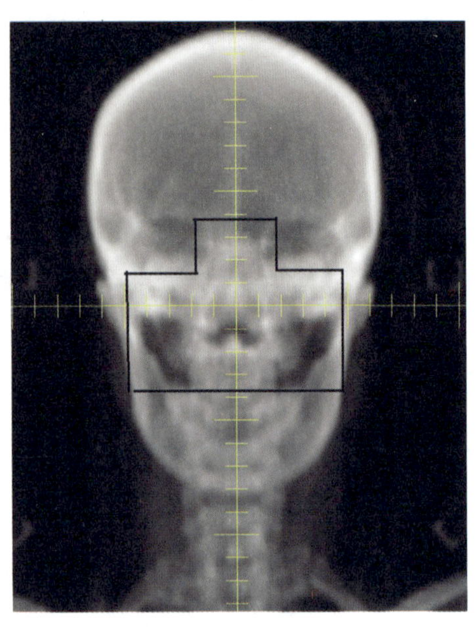

图 7.13 凸形野

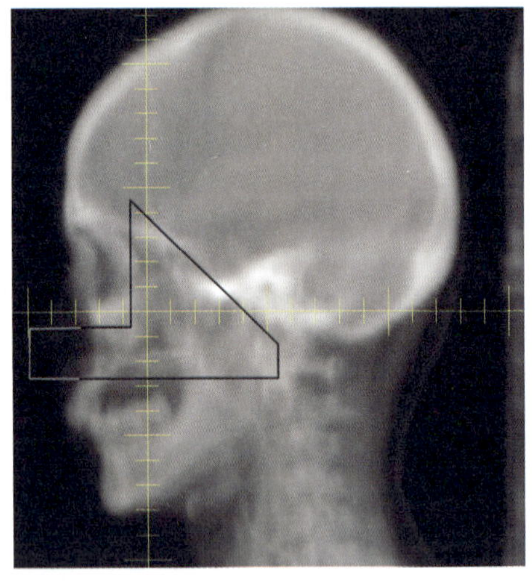

图 7.14 扩大的耳前野

3. 蕈样霉菌病

皮肤淋巴瘤中约 50%为蕈样霉菌病（MF），MF 和赛塞利（Sezary）综合征（SS）是皮肤 T 细胞淋巴瘤的两种主要类型。SS 是 MF 的变种，出现广泛的红皮病，且外周血中有异形细胞（C>7%）。MF 具有明显的嗜表皮性，属低度恶性淋巴瘤，自然病程长，发展缓慢，可分为三个阶段：①红斑期：平均 5～10 a；②斑块期：此期进展迅速；③肿瘤期：此期可转为高度恶性。MF 患者除皮肤病变外，一般无别的病变，但 10%～20%最终出现皮肤外侵犯。首先侵犯引流区淋巴结，以后才侵犯内脏。淋巴结受侵者中位生存

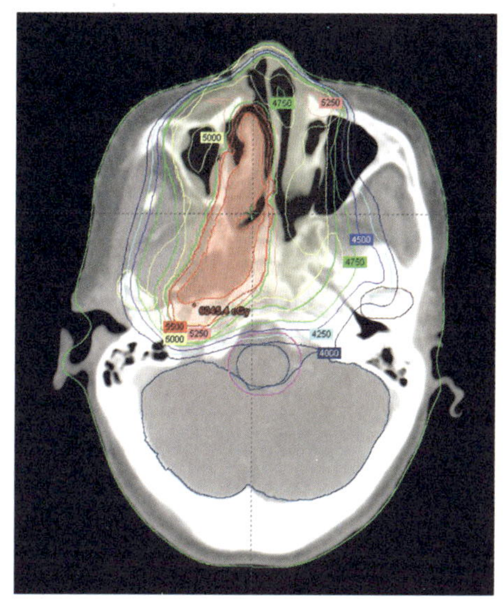

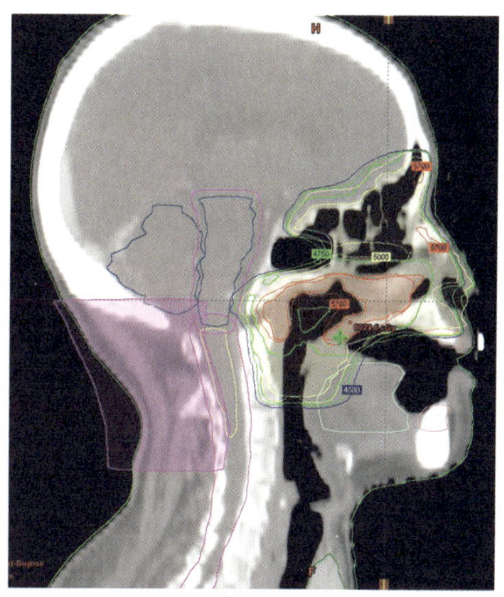

图 7.15 鼻腔 NK/T 的三维适形调强放疗剂量分布图

期<2 a，内脏受侵者<1 a。MF 有专用的 TNM 分期。

MF 的治疗目前有以下几种。

（1）表面化疗

用氮芥液或 BCNU 溶液涂抹，疗效较好，局限性 MF 可首先用表面化疗，但病变厚者应做放疗。

（2）光化学治疗（PUVA）

服补骨脂素，然后照射紫外线，CR 率约 60%，CR 后需维持治疗，否则很快复发，PUVA 对较厚的病变无效。

（3）局部放疗

对局限性病变可先用局部放疗，最好用电子束照射 20～30 Gy，疗效好，这种剂量不影响以后做全身皮肤电子束照射。

（4）全身皮肤电子束照射（TSEBT）

它是治疗 MF 最有效的方法。采用 4～6 MeV 电子束，目前一般用六野照射（前后野，一对前斜野，一对后斜野）。应用 20°双机架角，每 2 a 为一周期。全皮肤照射 2 Gy/2d，每周照射 4 次，总量为 32 Gy/8 周。足底、会阴、腋下、腹股沟、乳房下及头顶皮肤另需照射 4 MeV β 线，20 Gy/10 个治疗日。T_1、T_2 期 CR 率为 71%～98%。5 a 生存率和无瘤生存率分别为 80%～90%和 55%～65%。

（5）全身化疗

单药 CR 率仅 30%，联合化疗为 35%～50%。高剂量化疗加干细胞移植支持尚在研究中，但初步结果令人失望。因化疗效果差。目前除对晚期患者外，不主张做全身化疗。

4. 原发性中枢神经系统淋巴瘤

原发性中枢神经系统淋巴瘤（primary center never system lymphoma，PCNSL）指发生于脑和脊髓的结外 NHL，是少见的恶性肿瘤，分别占中枢神经系统恶性肿瘤和恶性淋巴瘤的 5%和 1%。临床上 PCNSL 可发生于免疫功能正常的人群或有先天性或获得性免疫缺陷综合征（AIDS）的病人，后者 HIV 感染是最主要的危险因素。

大部分 PCNSL 病理为高度恶性 B 细胞淋巴瘤，免疫功能正常的以弥漫性大 B 细胞淋巴瘤最常见，高度恶性 NHL 少见，AIDS 病人多为高度恶性 NHL，免疫母细胞型或小无裂细胞型占 60%（详见本书中枢神经系统肿瘤章节）。

5. 原发睾丸淋巴瘤

原发睾丸 NHL 定义为以睾丸肿块为首发症状或主要症状、无明显其他结外器官受侵。原发睾丸 NHL 极少见，仅占所有 NHL 的 1%～2%，睾丸肿瘤的 5%。发病年龄多为 60 岁以上老人，常见双侧睾丸受侵，它是一种高度侵袭性疾病，容易向其他结外器官转移，预后差。

由于该病罕见，至今也未有规范的治疗模式，目前已达成共识的是先经腹股沟精索高位结扎睾丸切除术，Ⅲ～Ⅳ_E 期病人可待全身化疗达完全缓解后再行睾丸切除。由于血睾屏障的存在，化疗药物难于进入睾丸组织，使睾丸成为恶性肿瘤细胞的“庇护所”，所以睾丸切除既可以取得病理诊断，又可以消除这个“庇护所”。早期病人术后多考虑放疗和化疗综合治疗，放疗可降低局部复发，常进行对侧睾丸的预防照射。

睾丸 NHL 与睾丸生殖细胞肿瘤一样，经相同的淋巴引流路径首先到达腹膜后淋巴结，放疗部位应包括腹主动脉旁、腔静脉旁及盆腔淋巴结，采用倒“Y”野或“狗腿野”，放疗剂量 30～45 Gy。放疗后主要失败部位为结外器官，约 70%在放疗后复发，但放疗后极少出现腹膜后复发。因此，睾丸 NHL 的治疗均应以化疗为主要治疗手段，即使是早期病人也应采用积极的全身化疗。

第四节　白　血　病

一、急性白血病

由于急性白血病化疗缓解率和缓解期不断改善，中枢神经系统白血病（简称脑白，central nervous system leukemia，CNSL）的发生率相对上升。经临床不断验证，放疗作为急性白血病的有效辅助治疗手段，已被肯定。放疗对脑白的预防作用颇有成效。但对已发生脑白或睾丸白血病患者虽可缓解症状，但总的预后较差。

1. CNS 预防性照射

（1）照射时机

在化疗诱导缓解后，即应及早进行放疗，一般在诱导缓解出现后一周开始。

（2）照射范围和方法

全脑照射用两个平行对穿野，脊髓照射用脊后野，野宽 6 cm 以包括脊神经根，上接头颅侧野，下达脑脊膜盲囊（第 2 骶椎水平）并包括骶孔。应注意相邻野衔接区的剂量分布均匀性，防止出现剂量“热点”或低剂量区。为减轻对骨髓的抑制作用，当今的标准治疗方法已改为全脑照射加 MTX 鞘内化疗，而不再照射脊髓。方法为颅脑照射 24 Gy/（14～15）F/（17～18）d，放疗第 2 d 或第 3 d 起予以鞘内化疗，12 mg/m^2，每周 2 次，共 5～6 次。

（3）放射剂量

传统的预防性脑脊髓放射剂量为 24 Gy，2 岁以下儿童 20 Gy，1 岁以下 15 Gy。D'Angio等对 18 个月～18 岁的 656 例急性白血病患者进行了临床随机试验，分成 6 组：①脑脊髓照射 24 Gy＋腹部及性腺 12 Gy；②脑脊髓照射 24 Gy；③头颅 24 Gy＋鞘内 MTX 注射（12 mg/m^2，2 次/周×3 周）；④单纯鞘内 MTX 化疗；⑤脑脊髓照射 18 Gy；⑥头颅 18 Gy ＋ 鞘内 MTX 化疗。

结果为 5 个放疗组间的 5 a 无瘤生存率和总生存率、脑白发生率和骨髓复发率均无显著的统计学差异，但单纯鞘内 MTX 化疗组的脑白发生率最高。在高危组里，第 3 组和第 6 组的 5 a 生存率最好，骨髓复发率最低。结论是头颅照射 18 Gy ＋ 鞘内 MTX 化疗可提供有效的预防中枢神经系统白血病作用，且放疗反应不重。

2. CNS 治疗性照射

对于首次确诊为 CNSL 的患者，常用的治疗方法为鞘内注射＋全颅、全脊髓放射治疗。先每周或隔周行鞘内化疗以消除脑脊液中的白血细胞，然后行全脑脊髓轴的放疗。第Ⅵ支颅神经受侵时，应包括其周围支，并应注意需包括眶后区及筛板。D_T24～30 Gy，单用颅脑放疗效果显著变差。对已出现的脑白症状，4.5 Gy 即可有 75％的病人达到症状缓解。应用这种方法能使 CNSL 的再次发生率降至 15％。

3. CNS 照射的放疗反应

（1）脑脊髓的早期反应

放疗初期可发生一时性的脑脊髓组织充血水肿，引起或加重颅（椎管）内高压，严重时可引起脑疝致死或截瘫。故放疗初期应加强病情观察，必要时应用皮质激素及利尿剂，治疗初期 3～4 d 用小剂量照射。

（2）脑脊髓早发延迟反应

放疗结束后 1.5～2 个月，约 10％的病人可发生嗜睡综合征，伴有低热、眩晕、脑脊液中蛋白和淋巴细胞稍升高，持续 7～14 d 后可自行缓解，用皮质激素可加快恢复，不要误为发生脑白而急于行鞘内化疗。

（3）骨髓象

全脑脊髓照射后 1～2 个月，骨髓象显示普遍性增生活跃，可达 1：200～300，约经 1～2个月后恢复正常。

(4) 出现厌食、恶心、血象下降等情况时可对症处理，严重时暂停放疗。脱发在3～5个月后再生。

4. 睾丸白血病的放疗

急性淋巴细胞白血病患儿睾丸白血病发生率约16%，局部放疗有效，根据睾丸大小照射11～24 Gy。单侧睾丸照射后常发生对侧复发，故应同时照射双侧睾丸，睾丸复发常致全身复发，应同时予以化疗。

5. 其他部位浸润

不影响全身化疗前提下，对有症状的局部浸润，可用短时间小剂量照射，姑息疗效显著，照射剂量依症状或肿块消退为度，可用于骨关节疼痛、皮肤黏膜出血或结节、呼吸道或消化道肿块压迫及眶内绿色瘤。

二、慢性白血病

1. 脾脏照射

慢性粒细胞白血病、慢性淋巴细胞白血病照射巨脾可使脾脏迅速缩小，周围血和骨髓中的粒细胞系列总数下降，而分类显示成熟的中性粒细胞增加达到白血病缓解。脾脏照射引起远隔骨髓的间接变化比周围血更好，故缩脾不是脾脏照射的主要目的，而是为了争取长期缓解。照射范围不一定包括全脾，且应随脾脏缩小而缩野，每次剂量25～100 cGy（野越大，每次量应越小），总量一般不超过1 000 cGy。周围血中白细胞总数急剧下降者，应在降至 40×10^9/L 时停止照射，缓慢下降者可在 15×10^9/L～20×10^9/L 时停止。骨髓被白血细胞“挤满”时，脾照射对纠正贫血有益，而对脾亢和自身免疫性溶血引起的贫血无效。

2. 局部照射

在化疗期或缓解期中，在某个部位出现肿块时，可行局部照射，剂量以肿块消退为度。对表浅淋巴结，不超过10 Gy即已足够。

第五节　其他血液肿瘤

一、浆细胞肿瘤

浆细胞肿瘤分髓内（即骨髓瘤）和髓外两种。对多发性骨髓瘤，只是对有症状的和可能发生病理性骨折的负重骨病灶进行放疗，对表现为单发者应予以根治性放疗。骨髓瘤瘤细胞的放射敏感性属中等偏高，一般剂量用（30～40）Gy/（3～4）周。有人主张对多发性骨髓瘤止痛用15～20 Gy，而对单发性骨髓瘤用到50～65 Gy。

髓外浆细胞瘤好发于上呼吸道和眼结膜，局部放疗常可迅即奏效而免却手术痛苦。

二、郎罕组织细胞增多症

郎罕组织细胞增多症（Langerhans cell histiocytosis，LCH），以往称为组织细胞增生症 X，是一组病因不明的疾病，过去分为勒-雪病、韩-薛-柯病和骨嗜酸性细胞肉芽肿三种。

勒-雪病多发生在婴幼儿，发病凶险，一般不用放疗。韩-薛-柯病（儿童常见）和骨嗜酸性细胞肉芽肿（可见于各个年龄组）对放疗高度敏感，局部照射 10 Gy 即有明显疗效，几乎不存在放疗不良反应，又可避免手术，一般照射 20 Gy 左右。我院用 17.5～45.0 Gy（中位数 20 Gy），无一例复发。放疗后 X 射线片随访可见骨结构的完全恢复，但韩-薛-柯病的尿崩症状不一定消失。

第六节　全身照射（TBI）

自 20 世纪 20 年代全身照射技术（total body irradiation，TBI）用于临床并逐渐延伸到治疗血液系统疾病和实体肿瘤，TBI 有 X（γ）射线全身照射及电子线全身照射，本章节仅介绍 X（γ）射线全身照射。TBI 一直在骨髓移植预处理过程中发挥作用。

一、TBI 目的

TBI 目的主要有：①消灭机体内残存的恶性肿瘤干细胞。特别对经强烈化疗，体内恶性肿瘤细胞已大量减少时，消灭残存的活动病灶的作用最强；②免疫抑制，可达到最大程度地抑制机体的免疫反应，使移植物能被受体接受，减少单独化疗的移植失败率和排斥率；③杀灭骨髓细胞，使骨髓腔空虚，以利于骨髓移植的存活。

二、TBI 技术要求

辐射设备需提供一个能够包括人体全身范围大小的辐射场，包括病变组织、器官及皮肤在内的全身被视为一个整体，使全身各部位都受到均匀的照射。一般选用直线加速器或 ^{60}Co 治疗机作为辐射源，目前各地的大医院都拥有这类设备。在照射野的设计方面，单野照射方式是目前较为常用的方式，它是利用设备提供的一个足够大的射野来实现的。其特点是方法简便、直观，单野的剂量学容易掌握，一般单位均可开展。但常规放疗设备仅适用日常局部放射治疗，其射野一般小于 40 cm×40 cm，在常规情况下不能满足 TBI 条件的需要。需延长源皮距，以达到扩大照射野的目的。

TBI 治疗方案分为单次 TBI（single-dose TBI，STBI）和分次 TBI（fractional TBI，FTBI）方式，TBI 开展早期以 STBI 为主，在同等剂量时，单次 TBI 要比分次 TBI 的临床症状及并发症的发生率高。大剂量 TBI 后必须进行 BMT 或干细胞移植。在 TBI 时最需考虑的是肺的损伤，剂量率和照射总剂量的要求均以肺的耐受量为基准。TBI 技术照射按照剂量率可分为低剂量率及高剂量率两种方案，目前倾向于 0.04～0.06 Gy/min 低剂量率方案。该方案的特点为：间质性肺炎（interstitial pneumonia，IP）的发生率和白血病复发率较低，病人临床反应较缓和。有证据表明当剂量率＜0.05 Gy/min 时，IP 发生率为 6%，剂量率为 0.06～0.03 Gy/min 时，则 IP 发生率高达 30%，因此 0.05 Gy/

min 的剂量率定为间质性肺炎的阈值。国外也有较高剂量率方案的报告，但一般控制在 0.1 Gy/min 以下。高剂量率方案即剂量率超过 0.2 Gy/min，照射后病人反应剧烈，因此使用高剂量率方案时，IP 发生的阈值势必降低，国内不大采用。

1982 年 Kersey JH 报告，骨髓成功植活的最低剂量为 7.5 Gy。1999 年广州中山医科大学肿瘤防治中心管迅行等报告大鼠在 7.5～10 Gy 剂量范围内，采用单次或分次 TBI 照射方式，TBI 后第 7 d 外周血白细胞总数和血小板均可下降至接近最低值，认为采用最低剂量 7.5 Gy 单次 TBI 可作为骨髓移植预处理的处方剂量参考。目前 STBI 总剂量一般不超过 12 Gy，国内控制在 10 Gy 以下。在同等剂量时，STBI 要比 FTBI 的临床症状及并发症的发生率高，发生间质性肺炎尤为明显。有关研究认为放射性肺炎的产生与照射总剂量相关，如采用单次 TBI 剂量为 10 Gy，其间质性肺炎的发病率高达 58%～100%，但如采用分次 TBI 对正常组织细胞的损伤则较小，尤其是对肺有明显的保护效应。

从 TBI 技术发展来看，治疗方案朝着总剂量逐步提高，分割次数增多的方向发展。FTBI 方案的特点是：分次照射较单次照射有相对高的治疗增益，可适当提高总照射剂量；每次照射时间较短，患者易保持体位，剂量误差小，许多单位可作为常规治疗；病人临床反应轻，并发症少，患者易接受。关于其治疗方案国内外有很多报告，其中以 12 Gy 分 3 d 分次照射的方案较多，也有其他不同方案的报告。

大剂量 TBI 的急性反应有胃肠道反应、腮腺炎、肝静脉阻塞综合征等。后期反应主要有间质性肺炎、白内障、肾功能减退、性腺功能损伤等。

（王利利）

复习思考题

1. 早期淋巴瘤的预后不良因素有哪些？
2. 简述淋巴瘤的放疗适应证。
3. 淋巴瘤受累野照射的定义包括哪些？
4. 国际 NHL 预后因素指数及意义包括哪些？
5. 简述 TBI 的目的。

参考文献

[1] 殷蔚伯，余子豪，徐国镇，等．肿瘤放射治疗学．第 4 版．北京：中国协和医科大学出版社，2008：1164-1188.

[2] 许昌韶．肿瘤放射治疗学．第 2 版．苏州：苏州大学出版社，2005.

[3] 徐燮渊，俞受程，曾逖闻，等．现代放射治疗学．北京：人民军医出版社，2000.

[4] 申文江，王绿化，夏廷毅．放射治疗学新技术进展．北京：科学技术出版社，2003：277-284.

［5］张红志，邱学军，史荣．肿瘤放射物理学进展．北京：北京医科大学出版社，2002：209-221.

［6］周菊英，涂彧．放射治疗技术学．北京：原子能出版社，2010.

［7］李晔雄．结外黏膜相关淋巴瘤的病理、临床和治疗．中国临床肿瘤学教育专辑，2007，7：469-474.

［8］李晔雄，姚波．鼻腔 NK/T 细胞淋巴瘤的临床病理特点及治疗．中华放射肿瘤学杂志，2004，13（3）：172-176.

［9］Lin J P，Chu TC，Liu MT，et al. Dose compensation of the total body irradiation therapy. Appl Radiat-Isot.，2001，55（5）：623-630.

［10］Szekely J，Fabry，Forgais G，et al. Total body irradiation before bone marrow transplantation. Technique and acute toxicity. Strahlenther Onkol.，1999，175（12）：606-610.

［11］Mangili P，Fiorino C，Rosso A，et al. In-vivo dosimetry by diode semiconductors in combination with portal films during TBI：reporting a 5-year clinical experience. Radiother Oncol.，1999，52（3）：269-276.

［12］Sagus Sampath，Timothy E. Schultheiss and Jeffrey Wong Dose response and factors related to interstitial pneumonitis after bone marrow transplant. Int. J. Radiation Oncology Biol. Phys.，2005，63（3）：876-884.

第八章

泌尿系统肿瘤

第一节　肾　肿　瘤

肾肿瘤（tumors of the kidney）大多为恶性，约占全部恶性肿瘤的1%～2%，男女发病比例约为2∶1，城市地区高于农村地区。发病高峰年龄为50～70岁。在过去的65年中，肾肿瘤的发病率以每年2%的速度增长。吸烟与肥胖是肾肿瘤发生的危险因素。

一、病理类型

肾肿瘤病理类型复杂，临床表现特异。1951年Foot等将肾肿瘤分为肾实质细胞瘤、肾移行细胞瘤、肾胚胎癌、肾间质瘤和继发性肾肿瘤五类。具体病理分型有以下几种。

1. 腺癌

约占肾原发性恶性肿瘤的85%，占全身恶性肿瘤的1%～2%。主要生长在肾髓质部，很少向肾盂穿透，可向肾包膜浸润，镜下又可将腺癌分为四类：①乳头状腺癌：对放射较敏感；②颗粒细胞腺癌：对放射敏感；③透明细胞腺癌：为肾细胞癌中最常见的一种类型，约占75%，放射敏感性比以上两型为差；④未分化癌：由前三种类型演变而来，为肾癌中恶性度最高的一种，对放射较敏感。

2. 移行细胞癌

主要发生在肾盂。肾盂的移行细胞癌常可沿尿路扩展。恶性度高，对放射不太敏感。

3. 鳞癌

极为少见，发病多与肾盂肾炎、结石病有关。

4. 肾母细胞瘤

肾胚胎组织起源，对放射敏感。

二、扩散途径

1. 直接扩散

肾的被膜由外向内分三层，肾周围筋膜，肾脂肪囊和肾包膜。肾包膜为一层包围肾表面的纤维结缔组织，肿瘤一旦突破肾包膜，预示肾癌分期下降。侵犯包膜后可达肾周围组织。肾盂癌可通过尿路蔓延到输尿管和膀胱。

2. 血行播散

肾癌侵犯血管后，使瘤细胞进入静脉引起血行播散，有时在术中可见肾静脉甚或腔静脉内充满瘤栓。转移部位常见为肺、骨、脑、肝及肾上腺等。在肾癌通过椎后静脉丛（Batson 静脉丛）转移的情况较为特殊。椎后静脉丛的侧支循环丰富，与奇静脉、腰静脉、支气管静脉、肋间静脉等体循环相通，因此肾癌可发生多种罕见的转移部位，如耳、鼻、副鼻窦、眼、舌、心脏房室结、脐、外生殖器、口角皮肤等处。

3. 淋巴转移

肾的淋巴管分为深浅两部，深部分布在肾小管及肾间质的血管周围，浅部分布在被膜下。深浅淋巴互相交通，首先引流至肾蒂淋巴结，然后至腹主动脉旁淋巴结，并可转移至纵隔气管旁淋巴结，通过乳糜池、胸导管可达锁骨上淋巴结。

三、诊断及临床分期

早期症状常不明显。肉眼血尿是最常见的临床表现，其次是腰痛和腹部肿块。这三大典型症状出现时，均已为晚期。只要有其中一种症状，就应高度重视。通过腹部平片、静脉性或逆行性肾盂造影、腹部 B 超、肾动脉造影等诊断手段，肾癌的诊断在手术前多数能够得到明确的结论。

UICC 肾癌 TNM 分期如下：

T_0：无原发肿瘤；

T_1：肿瘤最大径≤7 cm，局限于肾脏；

T_2：肿瘤最大径>7 cm，仍局限在肾脏；

T_3：肿瘤扩散至大静脉或侵犯肾上腺或肾周组织，但未超出筋膜；

T_{3a}：肿瘤侵及肾、肾上腺或肾周组织，但未超出筋膜；

T_{3b}：肉眼见肿瘤侵犯肾静脉或膈以下腔静脉；

T_{3c}：肉眼见肿瘤扩散到膈以上腔静脉；

T_4：肿瘤外侵超出筋膜；

N_x：淋巴结转移不肯定；

N_0：无区域淋巴结转移；

N_1：单个淋巴结受侵；

N_2：多个淋巴结受侵；

M_x：远处转移不肯定；

M_0：无远处转移证据；

M_1：远处转移。

Ⅰ期：$T_1N_0M_0$；

Ⅱ期：$T_2N_0M_0$；

Ⅲ期：$T_{1\sim2}N_1M_0$；

$T_3N_{0\sim1}M_0$；

Ⅳ期：T_4任何NM_0，任何TN_2M_0，任何T任何NM_1。

四、治疗原则

肾癌的主要治疗是手术切除。手术的选择包括根治性肾切除术和保留肾单位手术。经典根治性肾切除术的范围包括肾脏、肾周筋膜、肾周脂肪、区域淋巴结及同侧肾上腺。保留肾单位手术适用于那些根治性肾切除术会导致功能性无肾、必须透析的患者。近年来，保留肾单位手术在T_1期患者、对侧肾功能正常患者中的应用日益增大，且治疗效果与根治术相似。手术切除后，20%～30%的局限性肿瘤患者将复发。Ⅰ期术后一般不需放化疗，Ⅱ、Ⅲ期术后行辅助性放疗和化疗。Ⅳ期主要采用放疗、化疗、免疫、内分泌、激素等综合治疗。肾癌患者若有单个转移灶，应争取患肾和转移灶的切除或采取精确放射治疗。对多发性转移者，在条件许可的情况下，亦应切除原发灶后行综合治疗。对无法手术切除或术后残留者可行放射治疗。分子靶向药物中的索拉非尼、舒尼替尼已被列入复发和不能切除的肾细胞癌的一线治疗；对于透明细胞癌，白细胞介素2（IL-2）也被列入一线治疗。

五、放疗

1．术前放疗

术前照射的主要目的是使肾周围怒张的静脉减压和使肿块缩小，便于手术切除，使原先不能手术的病例变为可手术。Rickes报道16例，其中11例是原先不可手术者，经放疗成为可手术，有些病例获得15～20 a的长期生存。术前放疗还可以使肾癌细胞的活力降低，可能可以降低远处转移和局部种植的发生率。但Juusela等报道术前放疗对5 a总生存率无影响，没有对局部控制率进行分析。

2．术后放疗

根治术后辅助放疗在肾癌治疗中无明显意义。术后放疗的目的主要是为了减少局部复发的可能性而提高根治机会。其适应证是：①切缘阳性；②有引流区淋巴结转移。

3．术前-手术-术后放疗

有报道，对较大肿瘤或病期较晚者，先术前放疗以便于手术，手术中发现局部复发的可能性大时，可再用术后放疗。一般先照射30 Gy/3周，休息2～4周后手术，术后再照射30 Gy/3周。

4．姑息性单纯放疗

（1）肾区照射

病期较晚，肿块较大或因有其他原因不宜手术者，进行局部肾区照射可缩小肿块，减轻痛苦，对减轻或制止血尿有一定疗效，但很难达到根治。

（2）转移区放疗

肾癌血行转移最好发的部位为骨、肺和脑。条件许可的情况下，可先进行切除孤立性的转移灶，辅以一定剂量的局部放疗。对于孤立性转移灶，单纯高剂量局部照射也有一定的效果。对多发性转移病例，可照射症状最严重的部位以减轻痛苦。

对于局部晚期不能手术的肾癌，单纯放疗的照射剂量要求较高，这样势必会加重邻近器官的放射反应。近年来，三维立体适形放疗的应用使这一难题得到较好的解决。适形放疗可以使靶区剂量分布更合理，靶区周围正常组织受量减少，从而提高靶区的照射剂量，减少周围正常组织的并发症。以往肾癌的放射治疗效果不理想，除肾脏对放射线不敏感外，与肾周围正常器官难以耐受高剂量照射有关。随着放射治疗设备和技术的进步，特别是三维适形放疗或调强适形放疗的应用，肾癌的放射治疗疗效将会有一定的提高。

5. *放疗方法*

不论术前或术后照射的靶区，均应包括患侧全肾区（或肾窝），同侧肾门肾静脉、双侧腹主动脉旁淋巴结。

照射方法可用前后野照射，也可加用侧野照射以更好保护正常组织。因解剖上的特点，左右肾照射应有区别。在解剖横截面图上可知：①下腔静脉位于中线右侧，在第 2 腰椎水平分出左右肾静脉。右肾静脉完全位于右侧，距体中线≥2 cm，而左肾静脉由位于体中线右侧的下腔静脉分出，越过体中线和腹主动脉进入左肾；② 双侧肾静脉均位于体厚的后 3/5 之内；③ 如照射左肾区及肾静脉，为避开脊髓，设在腹中线右侧的斜入照射野和体中线正好形成 30°夹角（图 8.1）。

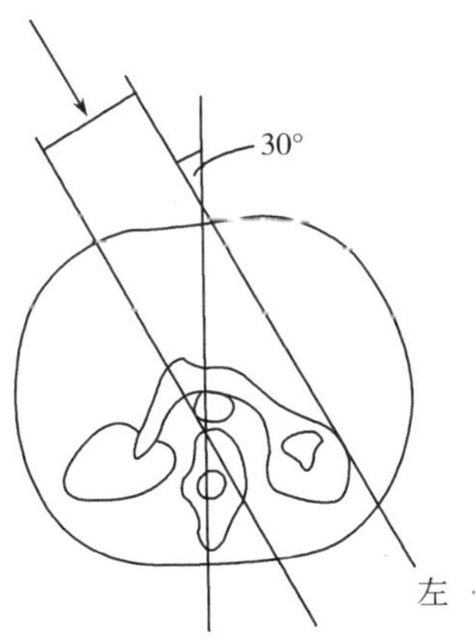

图 8.1　左肾区斜入射照射野

为给予靶区有效剂量照射的同时尽可能保护周围重要脏器，应尽量采用三维适形放疗或调强放疗，进行照射野设计时，应将 CT 得到的受照射部位的横截面图输入 TPS 进行设计。较好的治疗计划须通过选择治疗设备、射线的能量、射野的几何物理条件（如入射角、剂量比、组织补偿等）等逐步达到，使得最后射野的剂量分布满足下述要求：肿瘤剂量要求准确；治疗的肿瘤区域内，剂量分布要均匀，剂量变化梯度不能超过 10%，即达到 90%的等剂量分布；照射野设计应尽量提高治疗区域内剂量（80%以上），降低照射区正常组织受量（低于 50%）；保证肿瘤周围重要器官免受照射，至少不能超过耐受量范围。在进行肾脏放疗时要保护对侧正常肾脏（如在用侧野照射时），剂量最好控制在 20 Gy/（2～3）周，至少要使 1/3 的全肾体积得到保护，剂量＜15 Gy；脊髓剂量也应控制在常规分割下（40～45）Gy/4 周范围内；小肠的组织剂量控制在 50 Gy 以下。右侧病变，肝脏一部分包括在照射野内，但应尽可能减少肝的受量。使 30%的肝脏体积剂量控制在 36～40 Gy。行左侧肾癌术后放疗时，应考虑胃的受量，剂量应控制在 50 Gy/（4～5）周以下。

肾癌放疗常选用 ^{60}Co γ 射线或高能 X 射线，术前放疗 D_T（35～40）Gy/4 周左右，术后放疗一般用 D_T 45～50 Gy 左右，每次 1.8～2 Gy。对肉眼或镜下残留者，可局部加量 D_T 10～15 Gy。若用于转移灶的姑息止痛，常给予姑息性照射 D_m 30 Gy，可每周 2 次，每次 5 Gy，或每次 5 Gy，每天 1 次，或每次 3 Gy，每周 5 次。

六、预后

1）肾癌根治术后的 5 a 生存率：Ⅰ期为 51%～93%，Ⅱ期为 47%～80%，Ⅲ期为 12%～63%，Ⅳ期为 0%～20%。Rafla 报道 244 例肾细胞癌，其中 94 例进行术后放疗者的局部失败率为 7%，而单纯放疗的 96 例中为 25%。其分析结果表明，同时有肾盂、包膜侵犯者，术后放疗是有益的。冯炎等分析了 90 例肾癌患者术后放疗可显著降低局部复发率，从而提高疗效。

2）术前放疗可以缩小肿块，便于手术。Saksela 等报道，30～50 Gy 放疗后 3 周行肾切除，检查标本中癌细胞出现率在术前照射组为 3/17（18%），未做术前照射组为 15/21（71%）。但对局部控制率和生存率尚无确切的证据证明有益处。Messing 等报道的随机临床试验表明，989 例术前放疗和 85 例单纯手术者，两者的结果无明显差异。

3）姑息放疗：Halperin 等报告 35 例 60 个部位的转移灶（骨、脑、软组织），用30～45 Gy 剂量局部照射，使病变得到缓解。Manon 等报道，对肾癌的脑转移灶进行放射外科治疗，放疗后 3 个月有 74.2%的患者转移瘤得到了控制。

4）单因素分析的预后影响因素包括：原发灶分期（T）、淋巴结转移、远处扩散、组织细胞学类型、病理分级、手术切除程度、性别、年龄、KPS 评分等。多因素分析显示，独立的预后影响因素只有肾静脉侵犯和淋巴结转移。

第二节 膀 胱 癌

膀胱癌（bladder carcinoma）是常见泌尿系统恶性肿瘤，约占全部癌症的 1.23%～1.9%。男女发病比例为 4∶1，以 60～70 岁年龄组最好发。膀胱癌的发生与长期吸烟、长期接触芳香族类物质、慢性的局部刺激、长期大量地使用某些药物及遗传因素有关。以血尿和膀胱刺激症状为主要特征性症状。膀胱癌的预后与肿瘤的组织学类型与分化程度、期别、治疗方法等因素有关。

一、概述

膀胱是位于盆腔前部腹膜外的一个中空肌膜性囊性器官，其形状、大小和位置均随其充盈程度而变化。空虚时呈倒锥形，朝向前上方的尖端为膀胱顶，后下部为膀胱底，顶部和底部之间为膀胱体部。顶部和上部有腹膜覆盖，下外侧面与肛提肌、闭孔内肌和腹膜相连，前方与耻骨相连，后方上部男性借直肠膀胱凹陷与直肠相邻，女性与子宫及阴道前壁相邻。膀胱壁自内向外分为黏膜层、黏膜下层和浆膜层。膀胱内壁由两输尿管口和尿道内口形成的三角区是膀胱镜检查的重要标志，也是肿瘤、结石等的好发部位。

膀胱癌镜下病理分型有移行细胞癌（约占90%以上）、鳞癌和腺癌。移行细胞癌又可分为分化程度不能评估的移行细胞癌（G_x）、低度恶性的分化好的乳头状癌（G_1），分化较好的乳头状癌（G_2）和分化不良的移行细胞癌（G_3和G_4）。

浸润型膀胱癌可直接侵犯邻近器官，男性能侵犯前列腺和后尿道，女性则侵犯阴道和子宫。少数直接侵犯直肠，晚期可侵犯盆壁和腹壁。淋巴引流至膀胱周围淋巴结、髂内淋巴结、髂外淋巴结、腹主动脉旁淋巴结及腔静脉淋巴结，偶可向左锁骨上窝淋巴结转移。

二、诊断和分期

40岁以上的患者出现间歇性、无痛性肉眼全程血尿，或血尿伴有膀胱刺激症状时，要提高警惕。需行尿常规检查及尿液脱落细胞学检查进一步筛选，膀胱镜检查及病理检查是确诊膀胱癌的手段，不仅可以明确是否有肿瘤存在，还可以了解肿瘤的位置、形状、大小、侵犯范围、数目、瘤蒂的粗细、表面有无出血和溃疡、活动度以及肿瘤周围的黏膜改变及其与尿道口的关系等，并在直视下获取病理组织以明确病变性质、恶性程度和侵犯范围等，为临床提供明确的分期并为治疗方法的选择提供可靠的依据。影像学检查包括静脉肾盂造影、CT检查、MRI检查、超声检查及PET/CT检查，对于确定肿瘤的分期提供依据。

国际抗癌协会TNM分期（AJCC，2002）如下：

T_x：原发肿瘤无法评估；

T_0：无原发肿瘤；

T_a：非浸润性乳头状癌；

T_{is}：原位癌，“扁平癌”；

T_1：侵及黏膜下结缔组织；

T_2：肿瘤侵及肌层；

T_{2a}：侵及浅肌层（内1/2肌层）；

T_{2b}：侵及深肌层（外1/2肌层）；

T_3：肿瘤侵及膀胱周围组织；

T_{3a}：镜下侵犯；

T_{3b}：肉眼侵犯；

T_4：侵及邻近组织；

T_{4a}：侵犯前列腺、子宫、阴道；

T_{4b}：侵犯盆壁、腹壁；

N_x：无区域淋巴结转移灶；

N_0：单个淋巴结转移灶，≤2 cm；

N_1：单个淋巴结转移灶，2～5 cm或区域内多个淋巴结转移，但直径均不超过5 cm；

N_2：淋巴结转移灶＞5 cm；

M_0：无远处转移证据；

M_1：远处转移。

临床分期：

0_a：$T_aN_0M_0$；

0_{is}：$T_{is}N_0M_0$；

Ⅰ期：$T_1N_0M_0$；

Ⅱ期：$T_2N_0M_0$；

Ⅲ期：T_{3a}-$T_{4a}N_0M_0$；

Ⅳ期：$T_{4b}N_0M_0$，任何$TN_{1\sim3}M_0$，任何T任何NM_1。

临床上为方便实用，常归纳为三类：①表浅型膀胱癌：T_{is}、T_a、T_1；②浸润型膀胱癌：T_2、T_3、T_4；③远处播散型。

三、治疗

1. *治疗原则*

以往的治疗方法以外科手术为主，但近年来综合治疗在膀胱癌的治疗中占据了重要地位。特别是在浸润性膀胱癌患者，手术与放疗、化疗及热疗相联合的综合治疗在保留膀胱功能的同时提高了长期存活率。黏膜表浅型病变多以保存膀胱的保守治疗为主，包括经尿道膀胱肿瘤完整切除，卡介苗或化疗药物膀胱灌注，光动力学治疗等，5 a生存率为75%～90%，但保守治疗后复发率高达70%，有报道建议T_1、G_3患者可辅以术后放疗；根治性膀胱切除并尿道改道术是肌壁浸润型的标准治疗，近年来有报道建议可行经尿道膀胱肿瘤最大限度切除术后综合同步放化疗，也可取得与根治性膀胱切除相似的疗效，并使部分病例保存了膀胱功能和性功能，改善了患者的生活质量，而保守治疗失败后可选择根治性膀胱切除作为补救措施。远处播散型以放射治疗和化疗的综合治疗为主。

2. *放射治疗适应证*

1）根治性放疗：主要适用于有手术禁忌证的患者；拒绝手术的患者；术后局部复发的患者。全盆腔照射 D_T 40～50 Gy，然后对肿瘤补量至 D_T 64～66 Gy。5 a生存率为

20%～40%，局部控制率约为 40%，约 70%的病例可保存正常膀胱功能。

2）术前放射治疗：主要适用于 T_3膀胱癌。术前放疗一般为全盆腔照射，D_T 20 Gy/1 周～50 Gy/5 周不等。有研究表明，术前放疗 D_T 40～50 Gy，临床分期为 T_3 的肿瘤，50%～75%可以得到分期下降；切除的膀胱 30%～40%无肿瘤可见；盆腔淋巴结转移率比预期的减少 50%左右；盆腔复发率降低至 10%以下。大多数临床报道认为，术前放疗与单纯膀胱切除术相比，5 a 生存率可提高 15%～20%，生存率的改善主要见于术前放疗后分期有降级表现者。

3）术后放疗：适用于手术切缘阳性、局部病变较晚（T_{4b}）和仅行姑息手术的病例。膀胱内或骨盆、腹壁有残余肿瘤、腹壁有肿瘤种植者，先全盆腔照射 D_T（40～45）Gy/（4～5）周，如临床证实仍有残余肿瘤，用小野补量；进行全膀胱切除手术后，有盆腔淋巴结转移或盆腔内种植者，术后放疗照射野根据手术病理情况决定，可采用全盆腔或全膀胱，剂量 D_T（40～45）Gy/（4～5）周，然后针对残余肿瘤范围小野追加剂量。

4）术中放疗：手术中对黏膜表浅肿瘤或手术后可能残留的肿瘤区进行适当能量的电子束行一次性照射 15～20 Gy。

5）后装治疗：配合外照射的后装治疗疗效较好，但鉴于手术置管的损伤性操作和三维适形外照射技术的发展，后装治疗越来越多地被三维适形技术取代。

6）姑息放疗：放疗是晚期不可手术病例姑息减症治疗的重要手段，能有效改善血尿、尿频、尿急、尿痛和排尿困难等症状，提高患者生活质量并延长寿命。

7）膀胱鳞癌通过术后辅助放疗可提高局部控制率，膀胱小细胞癌通过术后同步放化疗可提高生存率。

3. 放射治疗设野

（1）定位

患者仰卧位，普通模拟机定位前膀胱插管留置导尿，定位时注入膀胱造影剂 350～400 ml，拍摄定位片；CT 定位前 1 h 排空膀胱，分布于定位前 1 h、0.5 h 口服 0.5%泛影葡胺各 500 ml，然后 CT 定位扫描。

（2）常规放射治疗

通常用 6～15 MV 高能 X 射线或^{60}Co γ 射线。照射范围包括全盆腔照射和全膀胱照射。前后左右对称四野盒式照射是最常用治疗技术。

1）全盆腔照射包括髂内、髂外动脉旁淋巴结和闭孔区。

前后野：①上界：L_5 与 S_1 椎体间隙；②下界：耻骨联合或闭孔下缘，如有膀胱颈部、前列腺、尿道受侵可延伸包括受侵部位下缘 1 cm，以膀胱为上下位置的中心点，缩野时中心位置不变；③两侧界：骨性骨盆外 1.5～2 cm，注意保护股骨头和部分髂骨。

双侧野：①上下界与前后野相同；②前界：造影或 CT 影像所见膀胱最前端外放 1.5～2 cm，前上方可保护位于髂外淋巴结前的小肠，前下方可保护耻骨联合外的软组织；③后界：造影或 CT 影像所见膀胱最后端外放 2～2.5 cm，后上方应包括全髂内外淋巴结，后下方可保护部分直肠后壁和肛管。

2）全膀胱照射野：包括膀胱周围 2 cm 范围或包全肿瘤并外放 2 cm 为宜。

（3）三维适形放射治疗或调强适形放射治疗

三维适形放射治疗或调强适形放射治疗能在各射野方向上保持射野形状与所需治疗靶区一致，调强适形放射治疗还能对射野内各处的剂量分布按照需要进行调整，另外三维适形放射治疗或调强适形放射治疗能对治疗靶区和周边重要器官的受量进行评估，因此给予治疗靶区以精确集中照射的同时能最大限度保护未受肿瘤侵犯的正常组织和器官。为了保证治疗时体位的重复性，在定位和治疗时建议采用膀胱排空状态，以减少器官移动和摆位误差，保证准确照射靶区。

1）治疗靶区的勾画原则：①GTV（肿瘤区）：包括临床影像检查可见的实体肿瘤。②CTV_1（预防照射范围）：包括膀胱、近端尿道（男性包括前列腺及其相应尿道）、区域淋巴结（髂内、髂外和闭孔淋巴结）。③CTV2（缩野加量范围）：包括膀胱或部分膀胱及周边 2 cm 范围。

2）危及器官限量：①直肠：70 Gy 受照体积小于 25%，65 Gy 受照体积小于 40%，50 Gy 受照体积小于 50%。②股骨头：60 Gy 受照体积小于 30%，45 Gy 受照体积小于 60%。③小肠：点剂量小于 50 Gy。

（4）腔内放疗

1）用放射性核素胶体溶液注入膀胱，常用^{24}Na、^{198}Au 等，适用于表浅肿瘤，但易发生放射性膀胱炎及膀胱挛缩、血尿等，复发率亦高，且防护要求高，故当今极少使用。

2）腔内中心放射源：用后装技术将小而强的放射源置入膀胱中心，距膀胱壁一定距离（约 2 cm），应注意放射源的位置固定。肿瘤直径一般小于 5 cm，常用的放射源是^{192}Ir。

3）组织间植入：先将肿瘤外突部分切除，再在其基部插针状放射源进行放疗，此方法现也很少使用。

4. 放射治疗并发症

（1）急性反应

主要有放射性膀胱炎、直肠炎、小肠炎及膀胱溃疡等。可出现尿频、尿急、大便次数增多、便血、里急后重、腹痛等。急性反应与下列因素有关：

1）放射治疗前 3 周内做过活检；

2）有尿路梗阻；

3）膀胱感染；

4）肿瘤有大溃疡或有坏死。

为了减轻膀胱放射治疗反应，凡做过膀胱手术者均应在术后 4～6 周开始放射治疗。有尿路梗阻者应先缓解梗阻，有感染、溃疡及坏死等情况者应予以抗感染治疗。治疗期间嘱患者尽量多饮水、多排尿，可起到膀胱冲洗的作用。

(2) 晚期并发症

1) 血尿：轻者对症处理后可停止，必要时可做电灼。反复发作大量出血者需做膀胱切除术。

2) 膀胱挛缩：由膀胱壁纤维化所致。

3) 阴道膀胱瘘或膀胱直肠瘘：与放射治疗技术不当，剂量过高有关，也与肿瘤的侵犯程度，放射治疗前反复做经尿道肿瘤切除等因素有关。

晚期并发症与放射治疗剂量密切相关，且为不可逆性，治疗以对症治疗为主。

(李 莉)

复习思考题

1. 肾癌的扩散途径有哪些?
2. 肾癌术后放疗的指征包含哪几项?
3. 膀胱癌的放疗适应证和放疗定位方法是哪些?

参考文献

[1] 谷铣之，殷蔚伯，刘泰福，等．肿瘤放射治疗学．第4版．北京：北京医科大学中国协和医科大学联合出版社，1993：617-626.

[2] 许昌韶．肿瘤放射治疗学．第2版．北京：原子能出版社，1995.

[3] 王涛，伍钢，周云锋，等.35例肾癌术后放疗的临床分析．中国癌症杂志，2000，10(5)：426-427.

[4] 李瑞乾，王承红，他同生，等.70例肾癌术后放疗临床分析．现代肿瘤医学，2010，18(01)：110-112.

[5] 冯炎，周卫兵，叶定伟.90例肾细胞癌的术后放疗临床分析．中华放射肿瘤学杂志，2005，14(3)：173-176.

[6] 王梅，黄杨青，单方方．肾癌术后放疗的价值．齐鲁医学杂志，2002，17：197.

[7] 王立峰，刘秀英．肾癌术后局部放疗的效果分析．福建医药杂志，2000，22(2)：29-30.

[8] Lee J，Hodgson D，Chow E，et al. A phase II trial of palliative radiotherapy for metastatic renal cell carcinoma. Cancer，2005，104(9)：1894-1900.

[9] Manon R，O'Neill A，Knisely J，et al. Phase Ⅱ trial of radio-surgery for one to three newly diagnosral brain metastases from renal cell carcinoma，melanoma，and sarcoma：an Eastern Cooperative Oncology Group study (E 6397). J Clin Oncol，2005，23(34)：8870-8876.

[10] Gerszten PC，Burton SA，Ozhasoglu C，et al. Stereotactic radiosurgery for spinal metastases from renal cell carcinoma. J. Neurosurg Spine. 2005，3(4)：288－295.

■第九章■

男性生殖系统肿瘤

本章节仅介绍睾丸肿瘤与前列腺肿瘤的治疗。

第一节　睾丸肿瘤

睾丸恶性肿瘤（testicular malignant tumors）包括组织形态学和临床表现不同的一大类恶性肿瘤，绝大部分发生于阴囊内睾丸，也可发生于异位睾丸，如盆腔隐睾或腹股沟隐睾。睾丸肿瘤相对少见，占男性恶性肿瘤的1%～2%，其发病有地区和种族差异，如北欧丹麦发病率较高，为3.2/10万，亚洲国家为1/10万，非洲黑种人很少发生睾丸肿瘤。绝大多数睾丸生殖细胞肿瘤发生于50岁以前。各类肿瘤发病年龄不同，取决于其病理类型。如胚胎癌和畸胎瘤多发于20～30岁，精原细胞瘤多发生于30～40岁。睾丸精原细胞瘤发生于隐睾者占15%～20%。隐睾导致恶变的原因与温度升高、血行障碍、内分泌失调或生殖腺发育不良有关。6岁以前行睾丸固定术是预防隐睾恶变的有效措施。在睾丸肿瘤病人中，常可追溯到外伤史，外伤不一定是引起肿瘤的主要因素，但已患肿瘤的患者很可能因外伤使病情加重而出现症状。

一、病理

根据世界卫生组织（WHO）的分类，把睾丸肿瘤分成生殖细胞瘤（germ cell tumor，GCT）和非生殖细胞瘤（nonseminomatous germ cell tumor，NSGCT）两大类。95%以上睾丸肿瘤为GCT。单纯为一种细胞类型者占60%，40%为混合性。其中精原细胞瘤占GCT的50%，可分为经典型、间变型和精母细胞型。非精原细胞瘤也约占50%，包括胚胎性癌、畸胎瘤、内胚窦癌、绒毛膜上皮癌。NSGCT主要发生于睾丸的间质细胞和支持细胞，且多发生于儿童时期，如恶性淋巴瘤、间质细胞瘤、性腺胚细胞癌和横纹肌肉瘤等。本章节睾丸肿瘤主要以生殖细胞瘤为主进行说明。

二、解剖和转移途径

正常睾丸大小约4 cm×3 cm×2.5 cm，胚胎发育过程中从腹膜后生殖脊位置通过腹股沟管下降至阴囊。睾丸被膜包括睾丸鞘膜、精索外膜和阴囊。睾丸被致密的白膜被覆，睾丸上极为附睾。致密的白膜对睾丸肿瘤的生长有一定的限制作用，肿瘤很少穿透白膜侵及阴囊皮肤。

睾丸淋巴网分深浅两层，深层淋巴网来自睾丸实质和附睾，先沿精索上行到达腹膜后，再沿腰大肌上行于第4腰椎水平，跨过输尿管再分支向上，向内进入腹主动脉旁淋巴结及下腔静脉淋巴结。两侧睾丸的淋巴引流均终止于下腔静脉外侧或前方及下腔静脉与腹主动脉之间（图9.1）。腹膜后淋巴结可借乳糜池及胸导管转移至纵隔和左锁骨上淋巴结，少数也可转移到右锁骨上淋巴结。浅层淋巴道转移如下：睾丸鞘膜和阴囊皮肤淋巴汇流于腹股沟淋巴结，经髂淋巴链上行。

睾丸肿瘤因睾丸鞘膜的限制，不易发生直接蔓延。淋巴转移是最主要最常见途径。睾丸为腹腔器官，在胎儿期从腹腔下降至阴囊，因此，睾丸肿瘤的第一站淋巴转移为腹主动脉旁淋巴结。腹股沟淋巴结转移只有在极少见的情况下出现，如肿瘤侵及阴囊皮肤，既往有腹股沟手术史如腹股沟疝手术和睾丸固定术，腹膜后淋巴结广泛转移引起梗阻可使癌细胞逆流至腹股沟。因此睾丸肿瘤绝对禁忌经阴囊活检和穿刺，因为经阴囊活检会给患者带来阴囊和皮肤种植及腹股沟淋巴结转移之可能，从而使病情及治疗复杂化。

晚期患者可经血行转移，特别是滋养层细胞癌易发生血行转移。胚胎性癌和畸胎瘤晚期可发生血行转移，主要到达肺、肝、骨等处。

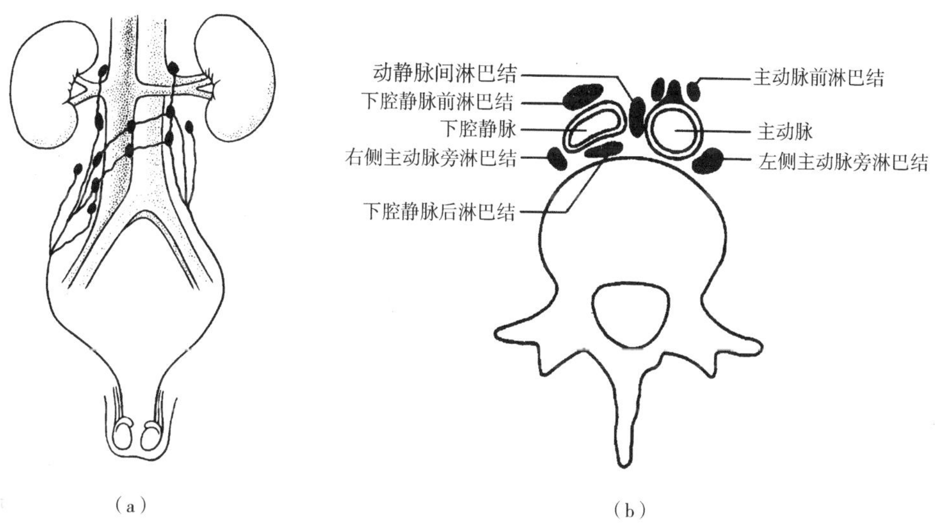

图9.1 睾丸的淋巴引流途径

三、临床表现

病人早期常无症状，睾丸肿大是早期表现，常为无痛性，有时可有睾丸酸胀感及阴囊、下腹部、尿路刺激症状及下肢水肿。隐睾患者表现为阴囊内无睾丸，肿块位于腹股沟或盆腔。有的患者可首先出现转移的症状，如腰背痛、腹内肿块及锁骨上淋巴结肿大等。睾丸肿瘤由于主要生在体表，一般较易诊断，但也常被误诊或延误。在诊断上除临床表现及体征外，胸片应列为常规检查，必要时行胸部CT检查，腹部、盆腔CT可显示淋巴结转移灶，还可了解转移灶侵犯邻近组织及脏器的程度，为准确分期和治疗方案确定提供可靠的依据。睾丸肿瘤标志物有两类：①与胚胎发育相关的癌性物质，甲胎蛋白(alpha-fetoprotein，AFP)、人绒毛膜促性腺激素（human chorionic gonadotropin，HCG)；②细胞酶类：乳酸脱氢酶（lactic acid dehydrogenase，LDH)。AFP、HCG、LDH 是最重要的肿瘤标记物，对睾丸肿瘤诊断、判断预后、疗后监测复发和转移有一定参考价值。绒毛膜上皮癌患者的 HCG 滴度增高，随治疗病情好转而下降或恢复正常。恶性畸胎瘤和胚胎癌患者的 AFP 增高，也随治疗病情而变化，而单纯的精原细胞瘤 AFP 为阴性。LDH 是睾丸生殖细胞瘤的重要预后因素。血清 LDH 浓度的增高反映了肿瘤负荷和细胞增殖能力。所有病人均应做 LDH 检查，在临床分期中，考虑了 LDH 增高对预后的影响。

(一) 分级与分期

睾丸肿瘤可根据血清肿瘤抗原分级（表 9.1)。睾丸恶性肿瘤的分期也可采用 UICC/AJCC 于 2002 年制定的 TNM 分期标准。如表 9.2 和表 9.3 所示。

表 9.1 血清肿瘤抗原分级

级　别	LDH	HCG/(mIU/ml)	AFP/(ng/ml)
S_1	＜1.5 倍正常值	＜5 000	＜1 000
S_2	1.5～10 倍正常值	500～50 000	1 000～10 000
S_3	＞10 倍正常值	＞50 000	＞10 000

表 9.2 睾丸恶性肿瘤 TNM 分期

分　期	肿瘤侵犯范围
T_x	原发肿瘤不能评价
T_0	无原发肿瘤证据
T_{is}	原位癌
T_1	肿瘤局限于睾丸和附睾，无血管和淋巴管侵润；肿瘤可侵及白膜，但未侵及睾丸鞘膜
T_2	肿瘤局限于睾丸和附睾，合并血管和淋巴管侵润；或肿瘤可侵及白膜并侵及睾丸鞘膜
T_3	肿瘤侵及精索，有或无血管和淋巴管侵润
T_4	肿瘤侵及阴囊，有或无血管和淋巴管侵润
N_x	淋巴结转移不能评价
N_0	无淋巴结转移
N_1	淋巴结转移最大直径≤2 cm；多个淋巴结转移，最大直径≤2 cm
N_2	淋巴结转移最大直径＞2 cm，但≤5 cm
N_3	淋巴结转移最大直径＞5 cm
M_x	远处转移不肯定
M_0	无远处转移证据
M_{1a}	区域外远处转移或肺转移
M_{1b}	肺以外其他部位远处转移

表 9.3 睾丸恶性肿瘤的临床分期标准

分期	定义
0 期	$pT_{is}N_0M_0S_0$
Ⅰ期	$T_{1\sim4}N_0M_0S_x$
Ⅰ$_A$期	$T_1N_0M_0S_0$
Ⅰ$_B$期	$T_{2\sim4}N_0M_0S_0$
Ⅰ$_C$期	$T_{0\sim4}N_0M_0S_{1\sim3}$
Ⅱ期	$T_{0\sim4}N_{1\sim3}M_0S_x$
Ⅱ$_A$期	$T_{0\sim4}N_1M_0S_{0\sim1}$
Ⅱ$_B$期	$T_{0\sim4}N_2M_0S_{0\sim1}$
Ⅱ$_C$期	$T_{0\sim4}N_3M_0S_{0\sim1}$
Ⅲ期	
Ⅲ$_A$期	$T_{0\sim4}N_{0\sim3}M_{1a}S_{0\sim1}$
	$T_{0\sim4}N_{1\sim3}M_0S_2$
Ⅲ$_B$期	
	$T_{0\sim4}N_{0\sim3}M_{1a}S_2$
	$T_{0\sim4}N_{1\sim3}M_0S_3$
Ⅲ$_C$期	
	$T_{0\sim4}N_{0\sim3}M_{1a}S_3$
	$T_{0\sim4}N_{0\sim3}M_{1b}S_{0\sim3}$

（二）治疗原则

目前对本病的治疗方案多以综合治疗为主。随着诊断水平提高，各种新的化疗药物的出现和放射治疗的进展，对睾丸恶性肿瘤的治疗有了相当大的进展。不论是那一种睾丸肿瘤，治疗均应做睾丸切除术，然后根据病理类型及临床分期决定进一步的治疗方法。手术过程中应首先结扎精索血管及输精管，高位切除睾丸，避免挤压睾丸以防肿瘤播散。

1. *精原细胞瘤的治疗*

精原细胞瘤或有精原细胞成分的睾丸肿瘤需做术后放疗。早期睾丸肿瘤（Ⅰ期和Ⅱ$_A$期），约 15%～20%出现复发，而且所需放疗剂量低，并发症很小，术后应给予腹主动脉旁和同侧髂血管淋巴结照射（即狗腿野），剂量 D_T20～30 Gy，不建议术后仅进行观察随诊，由于很少出现纵隔复发，所以无需给予纵隔预防照射。Ⅱ$_B$期亦应给予狗腿野照射，Ⅱ$_C$期适用大野或全腹照射。Ⅱ$_B$期及Ⅱ$_C$期患者可选择性地做纵隔及左锁骨上区预防性照射，而且放疗前后可行周期性化疗。Ⅲ期患者应以联合化疗为主，化疗后复查 CT，若无肿块残存可观察，若有残存建议行 PET/CT 检查，若 PET/CT 阳性可考虑手术或挽救化疗，对腹膜后转移肿块、纵隔、锁骨上区、肺内孤立转移灶及颅内转移者，放疗也可取得良好疗效。

2. *非精原细胞瘤的治疗*

绒毛膜上皮癌原则上除进行睾丸切除外，不做进一步手术或放疗，一般只做化疗；畸胎癌和胚胎癌Ⅰ期睾丸高位切除术后应行后腹膜后淋巴结清扫术，或观察。如清扫后有淋巴结转移者，应行术后化疗。Ⅱ$_A$期和Ⅱ$_B$期先行腹膜后淋巴结清扫术和术后化疗，然后进行腹主动脉旁淋巴区照射。虽然放疗敏感性不如精原细胞瘤，但仍为有效的治疗方法。Ⅱ$_C$期和Ⅲ期首选联合化疗，辅以放疗。对复发或转移灶行补救性放疗仍非常有效，5 a 生存率可达 50%以上。

3. 放疗设野

(1) 狗腿野（Dog-Leg 野）

靶区为腹主动脉旁及同侧髂血管淋巴引流区。在模拟机下定位，照射范围设计如下：上界在第 10 胸椎下缘，两侧各距中线 4～5 cm，亦即双侧肾门之内缘，患侧由上向下延伸至第 4 腰椎下缘，再与同侧髋臼外缘相连，由此处再向下延伸；健侧则由上向下延伸至第 5 腰椎下缘交点连线，最后在闭孔下缘与内外两条垂线相连，此野形状似狗腿，故称“狗腿野（Dog-Leg 野）”。

此照射野的优点完全依据腹主动脉旁和患侧盆腔淋巴引流的解剖而设计，同时照射野各距体中线 4～5 cm，两侧等宽，无左右侧病变不相等的区别（图 9.2）。

腹股沟淋巴结不是睾丸精原细胞瘤的照射靶区，未包括在狗腿野和腹主动脉旁照射野内。在既往有腹股沟手术史的病人，如果诊断时未见腹股沟淋巴结转移，仍然不需做淋巴结的预防性照射。因为阴囊和腹股沟复发少见，只有在阴囊皮肤明显受侵才考虑照射同侧阴囊。Ⅰ期睾丸精原细胞瘤不论肿瘤是否外侵或是否经腹股沟手术切除肿瘤，均不必照射腹股沟和阴囊。

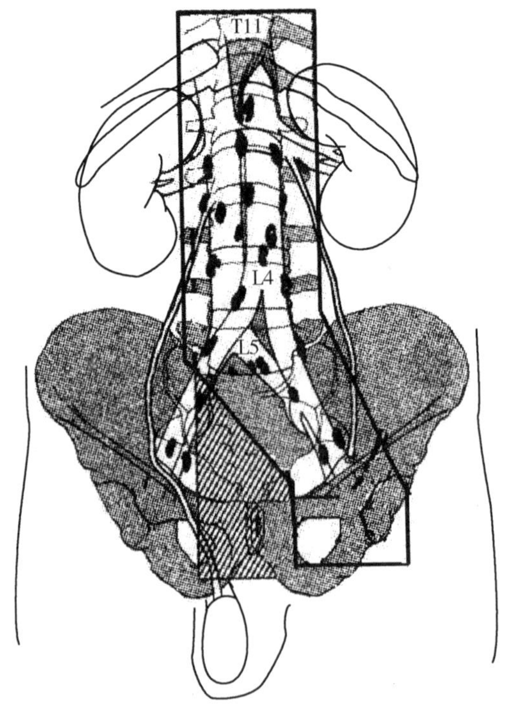

图 9.2 Ⅰ期、Ⅱ$_A$期、Ⅱ$_B$期睾丸精原细胞瘤放疗的“狗腿野”

（2）纵隔野-锁骨上野

对Ⅱ$_B$期以上患者可做预防性或治疗性照射。在有纵隔淋巴结转移时，需照射纵隔，包括全纵隔及肿瘤所在部位。上界在锁骨头水平即胸切迹水平，下达 T_{10} 椎体水平，侧界包括纵隔转移灶外放 1～2 cm（图 9.3）。

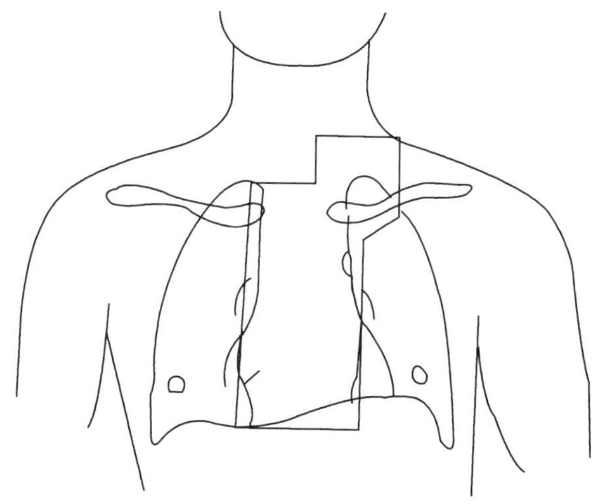

图 9.3　Ⅱ$_B$期以上睾丸精原细胞瘤放疗的纵隔-锁骨上野

（3）腹部大野或全腹照射

腹部大野或全腹照射依腹部淋巴结大小决定，但应及时缩野，以保护小肠和肾脏，切忌过量照射。

三维适形与调强放疗技术已在临床普遍应用，也可根据淋巴引流途径在定位 CT 上进行靶区勾画，进行三维适形或调强放疗，对正常组织的保护将更为有利。

4. 放射剂量

精原细胞瘤对放射高度敏感。一般说来，精原细胞瘤Ⅰ期以（25～30）Gy/（3～4）周为宜。Ⅱ$_A$期及Ⅱ$_B$期 35 Gy/（4～5）周。Ⅱ$_C$期全腹照射 20 Gy 后缩野，总量（35～40）Gy/(4～5)周。纵隔有转移时（35～40）Gy/（4～5）周。锁骨上淋巴结转移则 40 Gy/4 周。纵隔和锁骨上预防性照射，用 25 Gy/3 周为宜；睾丸胚胎癌和畸胎癌需达（45～50）Gy/（4～5）周，如有转移时，则缩野增至（50～60）Gy/（5～6）周。术前放疗肿瘤量应限于 10 Gy/1.5 周，以免造成术后病理诊断的困难，但一般不做常规术前放疗。

5. 放疗反应

胃肠道反应较为普遍，主要为恶心、呕吐、胃纳差和大便次数增多。白细胞及血小板下降也较常见，故照射速度宜慢，并给予支持疗法和对症处理。睾丸精原细胞瘤经放疗后尚无明确后遗症发生。但非精原细胞瘤的生殖细胞肿瘤如照射剂量偏高，不及时缩野和保护脏器，则有可能发生下肢水肿，放射性肠炎、放射性肾炎，治疗时应谨慎。

6. 化疗

睾丸精原细胞瘤术后需做放射治疗已被公认，一般可不做化疗，而对Ⅱ$_B$、腹腔大肿块Ⅱ$_C$期和Ⅲ期的睾丸精原细胞瘤和Ⅱ期及Ⅱ期以上的睾丸非精原细胞瘤手术后可采用化疗，尤其是绒毛膜上皮癌，化疗更为重要。如患者合并“马蹄肾”则不予放射治疗，改用全身化学治疗。目前主张以顺铂为主的联合，化疗后的长期生存率在80%以上。化疗方案以PEB方案（DDP、VP-16、BLM）和EP方案（VP-16、DDP）方案为标准化疗方案。此方案完全缓解率分别可达58.5%～81.8%。化学治疗后复查CT，若无肿块残存可观察，若有残存建议PET/CT检查，若PET/CT阳性可考虑手术、挽救化学治疗或放射治疗。若无条件行PET/CT，CT残存肿块>3 cm者可选择手术、放射治疗或观察，若≤3 cm，可观察；若复查CT进展，可行挽救治疗。

四、预后

（一）临床分期

病期越早预后越好，一旦出现转移则生存率明显下降。1期5 a生存率为95%～100%，Ⅱ期为50%～90%，Ⅲ期为0%～56%。

（二）病理类型

就疗效来说，单纯精原细胞瘤最好，胚胎癌和畸胎癌较差，绒毛膜上皮癌更差。

（三）治疗方法

合理的综合治疗（手术＋放疗和/或化疗）优于单一治疗。单纯手术治疗效果较差，配合放疗或化疗可明显提高生存率和降低复发率及远处转移率。如对精原细胞瘤行睾丸切除后，不做腹膜后淋巴区照射的5 a生存率仅为50%左右，进行术后放疗者可达80%～100%。

（四）复发和转移的病人

应采取积极治疗，仍有可能获得根治。我院有2例在手术加膈下淋巴区放疗后出现肺转移，进行放疗后又已分别健康生存7 a和8 a。其中一例睾丸精原细胞瘤合并胚胎癌及畸胎瘤患者，放疗后9个月出现右肺巨大转移灶（10 cm×10.5 cm），经局部和纵隔照射40 Gy后，肿块仅稍有缩小，观察9个月后肿块完全消失，健在8 a余，并能参加正常工作。

第二节　前列腺癌

一、概述

前列腺癌（prostatic carcinoma）是男性生殖系统常见的恶性肿瘤，病因尚未完全明确，相关危险因素包括年龄、种族、地理因素、家族史、饮食高饱和脂肪酸、类固醇激素及接触金属镉等。前列腺癌在欧美各国发病率高，占男性癌症发病率的第一位、癌症死亡率的第二位，在亚非各国发病率较低。我国前列腺癌的发病率为欧美国家的1/30～1/20，国外和我国的发病率均有上升的趋势。前列腺癌的发病率和病死率与年龄呈正相关。尸检发现前列腺癌50岁为10%，80岁为70%，每10年发病率增加2倍。在已明确诊断的前列腺癌患者中，95%年龄在45～89岁，中位年龄是72岁，但目前的临床资料显示前列腺癌正趋向年轻化。前列腺癌的发生可能与遗传、激素水平和雄激素受体有关。

二、局部解剖和肿瘤扩展

前列腺为一纤维肌肉腺体器官，形状类似一个倒立栗子状，位于耻骨联合的后方，分为底部、体部和颈部，底部朝上，与膀胱颈和精囊紧密相连，颈部向下，止于泌尿生殖膈，体部在底部和颈部之间，前借耻骨前列腺韧带与耻骨相连，后借Denoviller筋膜紧贴直肠前壁（图9.4）。肿瘤可直接向这些部位蔓延。体部后面中央有一纵行浅沟称为前列腺中央沟，将前列腺分为左右两叶。直肠指检时可扪及前列腺中央沟。淋巴引流主要到闭孔、骶前、髂内及髂外淋巴结。由此再到髂总动脉及腹主动脉旁淋巴结。除淋巴系统转移外，常可发生血行转移至全身骨骼，多见于骨盆、腰椎、股骨及肋骨。也可转移到肺、肝和肾等。

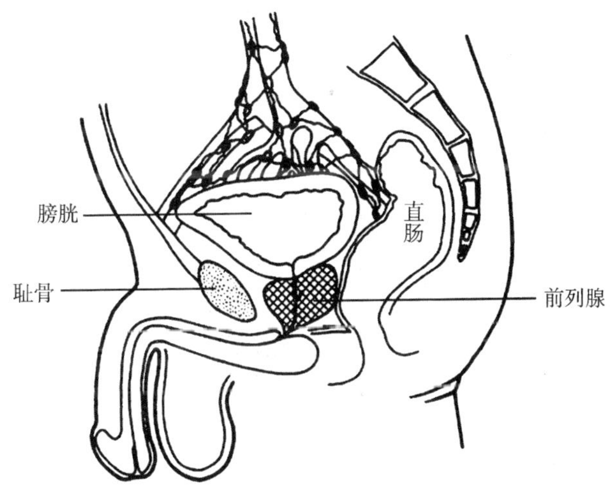

图9.4　前列腺的解剖和淋巴引流

三、临床表现

前列腺癌的病情发展较缓慢，早期可无症状，当肿瘤增大压迫到邻近的组织和器官以后可有相应的症状，最多见类似前列腺肥大症状如尿频、排尿困难、尿流变细等，并且进行性加重，一旦出现上述症状，则病变多属晚期。局部浸润者有疼痛，常为腰痛或背痛。有转移者根据转移的组织器官特点产生相对应的症状。前列腺侵及直肠时可有直肠刺激症状或排便困难，盆腔或腹膜后淋巴结转移压迫可影响下肢静脉及淋巴回流致下肢肿胀，骨转移可引起骨痛，甚至发生病理性骨折。

四、病理及病理分级

病理以腺癌最多，约占 95%，其中 60%～80%为雄激素依赖型，对内分泌治疗有良好反应。少数为鳞癌和移行细胞癌。前列腺癌有多种组织病理学分级标准，Gleason 分级（表 9.4）考虑到前列腺癌的组织结构异质性，并与预后密切相关，被公认为最佳的分级方法。根据主要类型和次要类型（每一类型为 1～5 分）的计分总和进行评价。评分越高，肿瘤恶性度越高，预后越差。Gleason 评分为 7～10 分时，肿瘤为非激素依赖性的比率较大。Gleason 绘制模式图表示腺体结构类型和分级（图 9.5）。

表 9.4 前列腺癌 Gleason 分级

Gleason 分级	Gleason 评分	肿瘤的异型性
G_x		分级不能评估
G_1	2～4 分	高分化肿瘤（轻度间变）
G_2	5～6 分	中分化肿瘤（中度间变）
$G_{3\sim4}$	7～10 分	低分化或未分化肿瘤（重度间变）

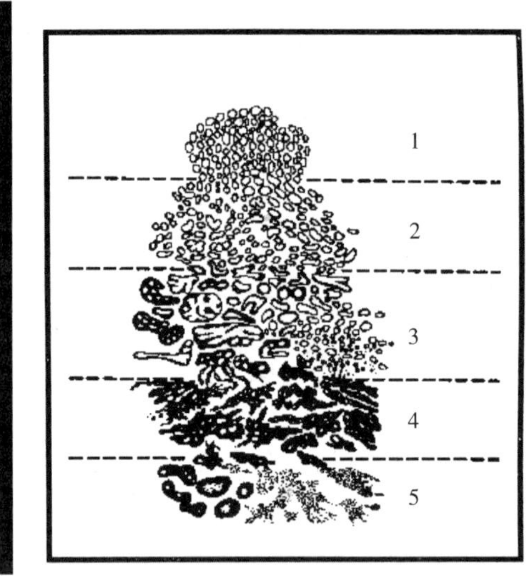

图 9.5 前列腺癌 Gleason 腺结构类型和分级

五、诊断及临床分期

直肠指诊是诊断前列腺癌的首要步骤。检查时要注意前列腺的大小、形状、硬度、有无不规则结节、边界和扩展范围及精囊情况。

病理是最可靠的诊断依据。活体组织检查方法：①从会阴部做针吸活检；②通过直肠做针吸活检；③经会阴做切取活检；④浅表淋巴结活检。

实验室检查包括酸性磷酸酶及碱性磷酸酶的测定及前列腺特异性抗原（PSA）检测。实验室检查可作为病理分类、早期诊断及临床观察疗效的指标。

经直肠B超检查可作为筛选诊断。CT及MRI检查有助于前列腺癌的分期，放射性核素骨扫描及X射线检查有助于骨转移的诊断。此外，具有临床意义的还有尿液细胞学检查、前列腺液细胞学检查及膀胱镜检等。

前列腺癌最常用的分期为国际抗癌协会（UICC）的TNM分期（表9.5、表9.6）和whitmore-Jewett分期（表9.7）。

表9.5　前列腺癌TNM分期（AJCC，2002）

分　期	肿瘤侵犯范围
T_x	原发肿瘤不能评价
T_0	无原发肿瘤证据
T_1	临床临床隐匿性肿瘤（触诊和影像等均不能发现），而病理检查有癌
T_{1a}	组织病理学检查发现的癌体积≤5%切除组织
T_{1b}	组织病理学检查发现的癌体积>5%切除组织
T_{1c}	穿刺活检发现的肿瘤（如由于PSA升高）
T_2	肿瘤局限于前列腺内
T_{2a}	肿瘤限于单叶的1/2（≤1/2）
T_{2b}	肿瘤超过单叶的1/2，但限于该单叶（1/2～1）
T_{2c}	肿瘤侵犯两叶
T_3	肿瘤突破前列腺包膜
T_{3a}	肿瘤突破前列腺包膜（单侧或双侧）
T_{3b}	肿瘤侵犯精囊
T_4	肿瘤固定或侵犯精囊外的其他邻近结构，如膀胱颈、尿道外括约肌、直肠、肛提肌和（或）盆壁
N_x	区域淋巴结不能评价
N_0	无区域淋巴结转移
N_1	区域淋巴结转移
M_x	远处转移不肯定
M_0	无远处转移证据
M_1	有远地转移
M_{1a}	区域淋巴结以外的淋巴结转移
M_{1b}	骨转移
M_{1b}	其他器官组织转移

表9.6　前列腺癌的临床分期标准

分　期	定　义
Ⅰ期	$T_{1a}N_0M_0G_1$
Ⅱ期	$T_{1a}N_0M_0G_{2\sim4}$　$T_{1b}N_0M_0$任何G　$T_{1c}N_0M_0$任何G　$T_2N_0M_0$任何G
Ⅲ期	$T_3N_0M_0$任何G
Ⅳ期	$T_4N_0M_0$任何G　任何TN_1M_0任何G　任何T任何NM_1任何G

表 9.7 前列腺癌美国改良 Whitmore-Jewett 分期

分 期	肿瘤侵犯范围
A 期（Ⅰ期）	临床未发现的肿瘤
	A_1肿瘤局限（累及≤5%的手术切除标本，Gleason 分级≤4）
	A_2肿瘤弥散（累及>75%的手术切除标本，Gleason 分级>4）
B 期（Ⅱ期）	肿瘤被触及，局限于前列腺包膜内
	B_1肿瘤侵犯≤一个叶，肿瘤直径≤1.5 cm
	B_2肿瘤侵犯>一个叶，肿瘤直径>1.5 cm
C 期（Ⅲ期）	肿瘤侵及前列腺包膜，但无远处转移
	C_1手术切缘阴性
	C_2手术切缘阳性
	C_3肿瘤侵犯精囊
D 期（Ⅳ期）	肿瘤有盆腔淋巴结或远处转移
	D_1有盆腔淋巴结转移
	D_2病变超出盆腔

六、治疗方案及原则

前列腺癌治疗前根据肿瘤分期、血清 PSA 浓度、Gleason 分级进行危险度分析，判断肿瘤的预后，以确定治疗方案。

（一）前列腺癌复发风险分组

低危组 T_1-T_{2a}，PSA<10 ng/L，Glesson 2～6

中危组 T_{2b}-T_{2c}，PSA 10～20 ng/L，Glesson 7

高危组 T_{3a}，PSA>20 ng/L，Glesson 8～10

局部晚期组（极高危） T_{3b}-T_4，任意 T、N_1

晚期（转移性） 任意 T、N、M_1

（二）治疗原则

淋巴结转移的危险性，可用下述公式预测：盆腔淋巴结的阳性率（%）＝（2/3）PSA＋［（Gleason 6）* 10］。

1. 低危组

预期生存<10 a：观望或放疗（3D-CRT 、IMRT 或近距离放疗）；

预期生存>10 a：观望或放疗（3D-CRT、IMRT 或近距离放疗）或根治性前列腺切除术±盆腔淋巴结清扫（淋巴结转移概率≥7%）。

2. 中危组

预期生存<10 a：观望或放疗（3D-CRT、IMRT±近距离放疗）±盆腔淋巴结（淋巴结转移概率≥7%）或根治性前列腺切除术＋盆腔淋巴结清扫（淋巴结转移概率≥7%）

预期生存≥10 a：根治性前列腺切除术＋盆腔淋巴结清扫（淋巴结转移概率≥7%）或放疗（3D-CRT±近距离放疗）±盆腔淋巴结（淋巴结转移概率≥7%）。

3. 高危组

内分泌治疗（至少 2 a）＋放疗 3D-CRT（Ⅰ类）或放疗（3D-CRT±同期短期内分泌治疗）（选择具有单一高危因素的病人）或根治性前列腺切除术（小体积，非固定＋盆腔淋巴结清扫）。

4. 局部晚期组（极高危）

T_{3b}-T_4，任意 T：放疗（3D-CRT、IMRT＋ADT）（Ⅰ类）或 ADT（雄激素剥夺治疗）；

任意 T，N_1：ADT 或放疗（3D-CRT、IMRT＋ADT）。

5. 晚期（转移性）

任意 T，N，M_1：ADT。

七、前列腺癌外放射治疗（EBRT）

（一）概述

前列腺癌患者的放射治疗具有疗效好、适应证广、并发症少等优点，适用于各期患者。早期患者（$T_{1\sim2}N_0M_0$）行根治性放射治疗，其局部控制率和 10 a 无病生存率与前列腺癌根治术相似。局部晚期前列腺癌（$T_{3\sim4}N_0M_0$）治疗原则以辅助性放疗和内分泌治疗为主。转移性癌可行姑息性放疗，以减轻症状、改善生活质量。近年三维适形放疗（3D-CRT）和调强放疗（IMRT）等技术逐渐应用于前列腺癌治疗并成为放疗的主流技术。根据 TNM 分期、Gleason 评分、PSA 水平、年龄、放疗方式、照射野大小及剂量不同，其副作用、疗效等也各不相同。

（二）前列腺癌常规外放射治疗

仰卧或俯卧位，体模固定。

根治性放疗照射范围应包括前列腺和肿瘤所侵及的区域，盆腔淋巴结、髂内外淋巴结及骶前淋巴结，即照射盆腔淋巴结区，包括前列腺区。若精囊、周边组织受侵及淋巴结转移需全骨盆照射。腹主动脉旁淋巴结有转移或可疑转移时，应包括在内，即腹主动脉周围淋巴结区。盆腔前、后野上界为 L_5 与 S_1 之间，下界为坐骨结节下缘，侧缘为小骨盆外 1.5～2 cm。两侧野的上下界与 AP-PA 相同，前界在耻骨联合后外，后界在股骨头后 1～2 cm，包括直肠前壁。腹主动脉周围淋巴结区可在盆腔野之上另设一照射野，如加速器照射野足够大，盆腔野与腹主动脉周围淋巴结区可联为一野，上界在 T_{12} 与 L_1 之间。常规分割照射每周 5 次，每次剂量为 1.8～2.0 Gy，总量为 45 Gy。超分割照射每天照射 2 次，每次剂量 1.15～1.3 Gy。

盆腔照射完成后缩野照射前列腺补量。前列腺癌定位应在模拟机下进行。在膀胱和直肠内放入 Foley 管，气囊内注入 5 ml 泛影葡胺，以显示膀胱及直肠。前列腺区照射依前列腺大小而定，一般为 8 cm×10 cm～10 cm×10 cm，射野上界位于 Foley 球囊上 2 cm，包括约 30%的膀胱，下界均为坐骨结节下缘。侧野前界包括直肠前壁后 6～10 mm，但需避开直肠后壁。可利用合金铅板保护直肠、肛门括约肌、小肠、膀胱、尿道。前列腺癌局部照射剂量分别为<55 Gy、55～60 Gy、60～65 Gy、60～70 Gy 和>70 Gy，其复发率依次为 48%、36%、21%、11%和 10%。随着照射剂量的递增，局部复发率明显降低，常规照射时，总量不超过 70 Gy。

（三）3D-CRT 及 IMRT

1. 治疗体位

可采用仰卧位或俯卧位。研究表明，仰卧位时内部器官的运动显著小于俯卧位，不大于 5 mm，能显著改善小肠、直肠、膀胱的受照剂量，因此前列腺癌病人的治疗体位宜选择仰卧位。真空袋固定体位：CT 扫描范围由中腹部至膝关节上层面。

2. CT 模拟扫描的准备工作

扫描前 1 h 嘱患者排空膀胱，以清晰显示前列腺及精囊腺邻近的直肠。

3. 靶区定义

靶区勾画最好采用 MRI 和 CT 融合技术，单用 CT 图像由于软组织辨别能力的不足将会导致前列腺的勾画体积偏大约 30%～40%。

1）GTV：肿瘤的临床病灶，包括转移的淋巴结及其他的转移病灶。

2）CTV：定义为前列腺及精囊腺±盆腔淋巴结。①低、中危：CTV 为整个前列腺；②高危组：CTV 为前列腺及精囊；③盆腔淋巴结：对于淋巴结转移可能性> 15%，或者 T_{2c}～T_4 期并且 Gleason 评分≥6 的局限期前列腺癌病人 CTV 包括盆腔淋巴结。

3）PTV：前列腺的 CTV 外扩 10 mm，除外邻近直肠的后方外扩 5～6 mm。包括精囊腺的 CTV 其 PTV 应在 CTV 外扩 15 mm。

正常组织的勾画：

1）直肠：坐骨结节至其上方 11 cm 或至空虚状态下的乙状结肠弯曲，包括直肠壁及直肠容积。

2）膀胱：CT 扫描所见膀胱范围，包括膀胱壁及膀胱容积。

3）股骨头：CT 扫描所见股骨头范围。

4）盆腔小肠：扫描范围内靶区水平及靶区以上 5 层小肠体积，包括小肠壁及小肠容积

4. 分割方式、照射剂量

放疗总剂量是影响前列腺癌放疗疗效的重要因素。

按照 ICRU 的相关规定，剂量参照点应选择 PTV 的中心，或在照射野的中心轴上，至少 95%的 PTV 接接受到处方剂量。前列腺癌的 IMRT 剂量取决于患者的危险系数。低危者前列腺接受 D_T73～79 Gy 的照射，中危者和高危者前列腺和精囊需接受 D_T76～80 Gy的照射，高危者盆腔淋巴结还需 D_T54～56 Gy 的照射。

正常组织的耐受剂量如下：膀胱限量：50%体积<60 Gy、25%体积<70 Gy；直肠限量：50%体积<60 Gy、25%体积<70 Gy；股骨头限量：10%体积<50 Gy；阴茎球部：平均剂量≤52.5 Gy。

加大单次分割剂量，未明显增加正常组织的急性反应，无疾病进展生存率与常规放疗相似，但可缩短总疗程。

（四）不同分期前列腺癌外放射治疗的疗效

1. 局限性前列腺癌的放射治疗

对于低危（T_{1a}～T_{2a}、Gleason 评分≤6 和 PSA <10 ng/ml）前列腺癌的疗效与根治性前列腺切除术相似；中危（T_{2b}或 Gleason 评分=7 或 PSA 10～20 ng/ml）患者提高照射剂量可提高无生化复发生存率。高危（T_{2c}或 Gleason 评分>7 分或 PSA >20 ng/ml）患者提高照射剂量的同时应用辅助性内分泌治疗可提高疗效。

2. 局部晚期前列腺癌的放疗（$T_{3\sim4}N_0M_0$，$T_{1\sim4}N_1M_0$，$pT_3N_0M_0$）

局部晚期前列腺癌放疗常与内分泌治疗联合应用，多采用新辅助内分泌治疗或辅助内分泌治疗。外照射联合内分泌治疗能明显提高肿瘤控制率和生存率。根治性术后切缘阳性者辅助体外放疗，局部肿瘤控制率可达到90%～100%。

3. 姑息性放疗

1）骨转移放疗：前列腺癌骨转移行放射治疗，对缓解疼痛十分有效。放疗可采用不同的分割方式，如 30 Gy/10 次/2 周，（40～50）Gy/（20～25）次/（4～5）周，15 Gy/3 次/1 周等。骨转移放疗后，80%～90%的患者可获得较持久的止痛效果，70%的患者缓解期达 3 个月以上，而且保持满意的生存质量。当骨转移广泛时，如发生在肋骨、肩胛骨、颈胸椎及头颅时，可采取前、后野上半身放疗，一般为单次 6～8 Gy 治疗。当骨转移累及腰椎、骨盆及下肢时，可行下半身放疗，剂量与上半身放疗相同。半身放疗可以产生与局部放疗同样的效果，70%的患者可获得部分疼痛缓解，30%的患者可获得完全缓解。

2）前列腺癌盆腔扩散或淋巴结转移可导致盆腔疼痛、便秘、下肢肿胀、输尿管堵塞或肾积水等。转移性肿块放射治疗可以减轻压迫症状，提高生存质量，争取延长生命。

3）对于年龄较大、梗阻症状明显而不适合做前列腺切除者，为缓解症状，可做前列腺局部放疗。照射野只包括前列腺及肿瘤侵及区域，四野或前、后野两野照射，剂量为 45 Gy。

（五）前列腺癌外放疗并发症及预防

1）泌尿系统和肠道系统副作用及性功能障碍，包括：尿道狭窄、膀胱瘘、出血性膀胱炎、血尿、尿失禁等。

2）胃肠副作用包括：暂时性肠炎、直肠炎引起的腹泻、腹部绞痛、直肠不适和直肠出血、小肠梗阻等，需要手术治疗的严重乙状结肠和小肠损伤、会阴部脓肿、肛门狭窄或慢性直肠出血的发生率低于1%。

3）放射性急性皮肤副作用为红斑、皮肤干燥和脱屑，主要发生于会阴和臀部的皮肤皱褶处。

4）其他副作用包括：耻骨和软组织坏死，下肢、阴囊或阴茎水肿等，发生率均低于1%。放疗后性功能障碍发生率低于根治性手术患者。

5）放疗引起的副反应因单次剂量和总剂量、放疗方案和照射体积的不同而异。

八、前列腺癌近距离治疗

近距离治疗（brachytherapy）包括腔内照射、组织间照射等，是将放射源密封后直接放入被治疗的组织内或放入人体的天然腔内进行照射。前列腺癌近距离治疗包括短暂插植治疗和永久粒子种植治疗。后者也即放射性粒子的组织间种植治疗，较常用，其目的在于通过三维治疗计划系统的准确定位，将放射性粒子植入到前列腺内，提高前列腺的局部剂量，而减少直肠和膀胱的放射剂量。

永久粒子种植治疗常用碘-125（^{125}I）和钯-103（^{103}Pd），半衰期分别为60 d和17 d。短暂插植治疗常用铱-192（^{192}Ir），半衰期为74 d。

具体内容详见近距离放疗章节。

九、肿瘤组织放射效应及预后

自觉症状多在放疗第2周开始减轻，第3周明显好转。大部分肿块在2～18个月内消退，平均为6.5个月。Ra报道在治疗6个月后90%有缩小，也有不少病人在放疗结束时即有缩小。放疗后针吸活检宜在一年后进行（此时转阴率高）。

肿瘤分期、血清PSA水平和肿瘤组织学分级是前列腺癌最重要的预后因素。单纯放疗后T_1期肿瘤的5 a、10 a和15 a生存率分别为90%、70%和65%；T_2期肿瘤的5 a、10 a和15 a生存率均分别为87%、65%和50%；T_3期肿瘤的5 a、10 a生存率为55%和32%。$T_{1\sim2}$期肿瘤治疗前血清PSA水平≤4 mg/L、4～10 mg/L、>10～20 mg/L和>20 mg/L患者的5 a复发率分别为9.2%、38%、42%和75%，常规放疗前PSA>10 mg/L的患者生化复发率将达50%以上。Zelefsy等对432例接受放疗的$T_{1\sim3}$期前列腺癌患者进行分析，发现$T_{1\sim2}$/ T_3、PSA≤（20 mg/L）和>20 mg/L、Gleason分级≤6和≥7为独立预后因素，预后良好组、预后一般组和预后不良组的4 a无生化复发率分别为87%、48%和23%；实际解剖复发率则分别为1%、10%和26%。另外，内分泌治疗抗拒的肿瘤患者的平均生存期只有6～10个月。

（李　莉）

复习思考题

1. 简述睾丸的淋巴引流规律。
2. 睾丸肿瘤的治疗原则有哪些？

3. 睾丸精原细胞瘤术后放疗的设野方法和辐射剂量有哪些?

4. 前列腺癌的治疗原则包括哪些?

5. 简述前列腺癌的3D-CRT及IMRT靶区定义及照射剂量设定。

参考文献

[1] 孙燕，周际昌．临床肿瘤内科手册．第3版．北京：人民卫生出版社，1996.

[2] 许昌韶．肿瘤放射治疗学．第2版．北京：原子能出版社，1995.

[3] Oesterling J，Fuks Z VI，Let CT，et al. Cancer of the prostate//Cancer，Principles and Practice of Oncology. DE Vita. Philadephia：Lippincott-Raven Publishers，1997.

[4] 于金明，殷蔚伯，李金生，等．肿瘤精确放射治疗．济南：山东科学技术出版社，2004.

[5] 李长岭．恶性肿瘤规范化、标准化诊治丛书．膀胱癌与前列腺癌分册．北京：人民卫生出版社，2011.

[6] 徐向英．肿瘤放射治疗学．第2版．北京：人民卫生出版社，2010.

[7] Shipley WU，Thames HD，Sandler HM，et al. Radiation therapy for clinically Localized prostate cancer：a multi-institutional pooled analysis. JAMA，1999，28：1598.

[8] Zelefsy MJ，Wallner KE，Ling CC，et al. Comparison of the 5-year outcome and morbidity of three-dimensional conformal radiotherapy versus transperineal permanent iodine-125 implantation for early-stage prostatic cancer. J clin Oncol，1999，17：517.

[9] 殷蔚伯，李晔雄，王绿化，等．肿瘤放射治疗手册．北京：中国协和医科大学出版社，2010.

[10] 隋军，黄云超．临床肿瘤放射治疗学．昆明：云南科技出版社，2007.

第十章

女性生殖系统肿瘤

女性生殖系统肿瘤是妇女的常见病，在我国占女性恶性肿瘤的首位，其中以子宫颈癌最为多见，子宫体癌和卵巢肿瘤次之。

第一节　外　阴　癌

一、概论

外阴癌（vulvar cancer）发病率较低，约占女性生殖系统恶性肿瘤的4%，占所有女性恶性肿瘤的0.6%。尽管外阴位置浅表，但很多病人就诊时原发病变已扩散至阴道、尿道、肛门，局部腹股沟淋巴结转移也不少见。

外阴癌的病因至今未明，可能与下列因素有关：①人乳头状瘤病毒（human papillomavirus，HPV）感染，尤其是高危型，如HPV-16、18型；②外阴的慢性炎症，如外阴慢性炎症、慢性溃疡、外阴瘙痒症等；③外阴上皮内非瘤样病变（vulvar intra-epithelial neoplasia，VIN）如外阴硬化性苔藓和鳞状上皮非典型性增生；④单纯疱疹病毒（herpes simplex virus，HSV）Ⅱ型感染；⑤艾滋病病毒（human immunodeficiency virus，HIV）感染或有免疫抑制剂治疗史；⑥既往有宫颈或阴道癌病史；⑦糖尿病；⑧吸烟；⑨高血压；⑩肥胖；⑪慢性肉芽肿性病或梅毒感染。

二、解剖结构

女性外阴部位于两股内侧，前面是阴阜，后面为肛门，在此范围内有大阴唇、小阴唇、阴蒂、前庭、尿道口、处女膜、前庭大腺及尿道旁腺。会阴是指盆膈以下封闭骨盆下口的全部软组织，呈菱形，境界与骨盆下口一致，通过两侧坐骨结节的连线，可将会阴分为前方的泌尿生殖区和后方的肛区。

三、病理

1. 组织学分类

鳞状细胞癌是最常见的类型，占外阴恶性肿瘤的80%以上，其次是恶性黑色素瘤，再次为外阴Paget's病和基底细胞癌。原发巴氏腺腺体的癌变很少见，组织学为腺癌。巴氏腺腺管也可发生癌变，既可能是鳞癌也可以是罕见的移行细胞癌。

2. 转移途径

直接浸润、淋巴转移较常见，血行转移多发生在晚期。

1）直接浸润：癌灶常原发于阴唇、阴蒂及阴蒂系带、会阴，并直接沿皮肤、黏膜向内侵及阴道和尿道，晚期可累及肛门、直肠和膀胱。

2）淋巴转移：外阴淋巴管丰富，两侧交通形成淋巴网，因此外阴癌的转移以淋巴转移为主，癌灶多向同侧淋巴结转移，一般是首先转移到腹股沟浅淋巴结，再经 Cloquet 淋巴结（所有外阴淋巴引流均要通过的深腹股沟淋巴结近心端一较大的淋巴结）到盆腔淋巴结，如闭孔、髂内、髂外、髂总淋巴结等，最后转移至腹主动脉旁淋巴结，且由于外阴的淋巴引流丰富，有大量的吻合支，对侧淋巴转移也很常见（图 10.1）。累及阴蒂和会阴的病灶可以向两侧侵犯并可绕过腹股沟浅淋巴结直接至股深淋巴结。若病灶直接侵犯尿道、阴道、直肠、膀胱，可直接进入盆腔淋巴结。

3）血行转移：晚期可经血行播散，常见的转移部位为肺和骨。

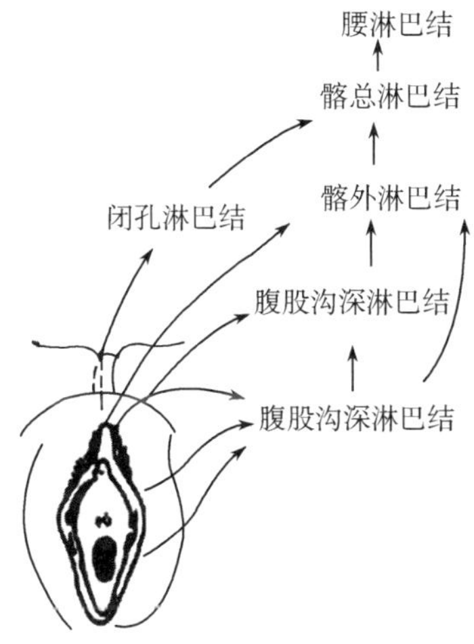

图 10.1　外阴癌淋巴引流示意图

四、临床特点

1. 症状

主要有不易治愈的外阴瘙痒、刺痛；外阴不同形态的肿物，如外生型、结节型、溃疡型，大多位于外阴上半部的阴唇和侧位组织，会阴和阴蒂处肿瘤虽少见，但原发灶易于识别；原发病灶向邻近的组织和器官直接浸润扩展经常被侵犯的器官是尿道口、肛门和阴道，晚期排尿及排便受影响，并可出现阴道不规则流血及血性排液。

2. 体征

癌灶早期局部表现为丘疹、结节或小溃疡，逐渐可呈不规则肿块，可呈红色、粉色或白色伴或不伴破溃的疣状肿瘤，表面不平。若肿瘤已转移到腹股沟淋巴结，则可扪及一侧或双侧腹股沟淋巴结增大，质地硬且固定。

五、诊断和分期

诊断应包括：病史、症状和体征、活组织病理检查、子宫颈涂片检查、阴道镜检查阴道和宫颈、盆腔和腹股沟 CT、常规的血液学、生化和胸部 X 射线检查，必要时可行膀胱镜或直肠镜检查。

外阴癌的分期目前大多采用的是 2009 年制定的 FIGO 分期，FIGO 分期和 TNM 分期比较如表 10.1 所示。

表 10.1 外阴癌 FIGO 分期和 TNM 分期比较

FIGO 分期	肿瘤侵犯范围	TNM 分期
0 期	原位癌	T_{is}
Ⅰ期	肿瘤局限于外阴。淋巴结未转移	T_1
$Ⅰ_A$	肿瘤局限于外阴或者会阴，直径≤2 cm，间质浸润≤1.0 mm	T_{1a}
$Ⅰ_B$	肿瘤最大直径>2 cm。或局部仅限于外阴或会阴。间质浸润>1.0 mm	T_{1b}
Ⅱ期	肿瘤侵犯下列任何部位：下 1/3 尿道，下 1/3 阴道，肛门。淋巴结未转移	T_2
Ⅲ期	肿瘤有（或）无侵犯下列任何部位：下 1/3 尿道，下 1/3 阴道，肛门。有腹股沟-股淋巴结转移	T_3
$Ⅲ_A$	1 个淋巴结转移（≥5 mm）或 1～2 个淋巴结转移（<5 mm）	
$Ⅲ_B$	≥2 个淋巴结转移（≥5 mm）或≥3 个淋巴结转移（<5 mm）	
$Ⅲ_C$	阳性淋巴结伴囊外扩散	
Ⅳ期	肿瘤侵犯其他区域（上 2/3 尿道，上 2/3 阴道）或远处转移	T_4
$Ⅳ_A$	肿瘤侵犯下列任何部位：上尿道和（或）阴道黏膜、膀胱黏膜、直肠黏膜或固定在骨盆壁，或腹股沟-股淋巴结出现固定或溃疡形成	
$Ⅳ_B$	任何部位（包括盆腔淋巴结）的远处转移	

注：浸润深度是指肿瘤从接近最表皮乳头上皮-间质连接处至最深浸润点的距离。

六、治疗

1. 综合治疗原则

外阴癌的治疗是以手术治疗为主的综合治疗。

对于较早期的病变，包括原位癌、Paget's 病或仅有微转移的病例，可进行局部化疗、冷冻手术或手术局部切除等治疗手段。对于Ⅰ期和Ⅱ期的病例标准的治疗方式是根治性外阴切除＋腹股沟淋巴结切除术。局部晚期病变侵犯至中线结构如阴蒂、肛门括约肌、尿道口等部位，术前放疗可提高手术切除的可能性，同时可缩小根治手术的范围以减轻术后并发症。目前，根据肿瘤的大小、部位、浸润深度、病理类型、患者年龄、一般状况和是否有淋巴管间隙受侵，外阴癌的手术方式趋于个体化，且强调尽可能保留器官，因此，放疗在外阴癌的治疗中越来越受到重视，并常常同期使用可增敏放疗的化疗药物。

术后放疗适用于：①临床和病理均提示有阳性淋巴结；②淋巴结外侵犯；③手术切缘与肿瘤组织距离<8 mm；④毛细淋巴管受侵。术后盆腔和腹股沟区的放疗对于那些已经发生腹股沟转移的病人可明显提高无病生存期。放射治疗通常在术后2周左右，手术切口愈合后即可开始。

2. 体外放射治疗技术

放射治疗的靶区为外阴原发病灶和局部淋巴引流区，淋巴引流区包括双侧腹股沟淋巴引流区和盆腔淋巴引流区。

（1）外阴原发病灶

体位：病人通常取仰卧，蛙式腿，双膝分离，双脚相触的体位，以使腹股沟折叠处伸展平坦，并在定位和治疗时使用真空垫容易保持体位良好的一致性（图10.2）。

射线选择：采用6～8 MV高能X射线或6～12 MeV电子线，根据肿瘤大小和浸润深度选择射线能量。

照射野：垂直照射原发灶，照射范围以能包括外阴肿瘤及周围1～2 cm正常组织，尽量避开肛门，或从耻骨联合向外阴切线照射（图10.3）。

会阴照射野方法：转动治疗床至90°，与治疗机机架中线垂直。按医嘱向臀部方向转动机架角，升降治疗床对准源皮距，调整灯光野与体表标记重叠。

剂量：根据治疗目的确定放疗剂量，术前放疗先用高能X射线照射D_T40～45 Gy/4周，休息2～3周后手术治疗，若为根治性放疗则改用电子线局部加量至D_T60～70 Gy；术后放疗剂量视术前有无放射治疗及已给予的放疗剂量而定，因残存肿瘤多较表浅，依肿瘤大小和深度可采用不同能量电子线。

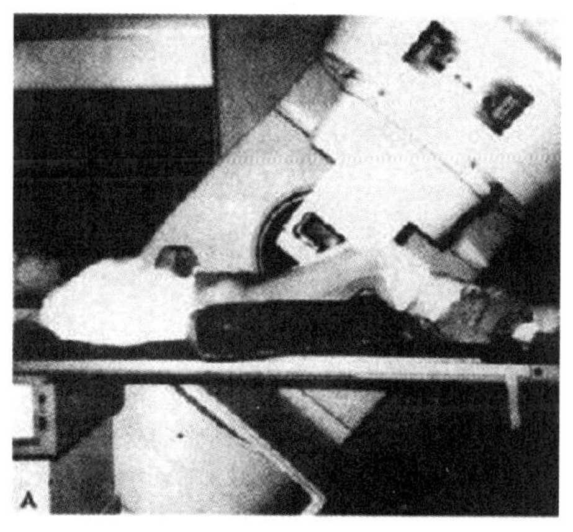

图10.2　外阴癌照射体位图

（2）腹股沟淋巴引流区域

照射野以腹股沟韧带为中轴，上下界平行该韧带，内界为耻骨结节，两野间隔1 cm，外侧界应包括髂前上棘，照射野亦应包括全部的手术疤痕。可根据CT扫描图像来确定腹股沟区肿瘤深度，从而指导射线能量的选择和处方剂量的制定。射线选择以^{60}Co γ射线最

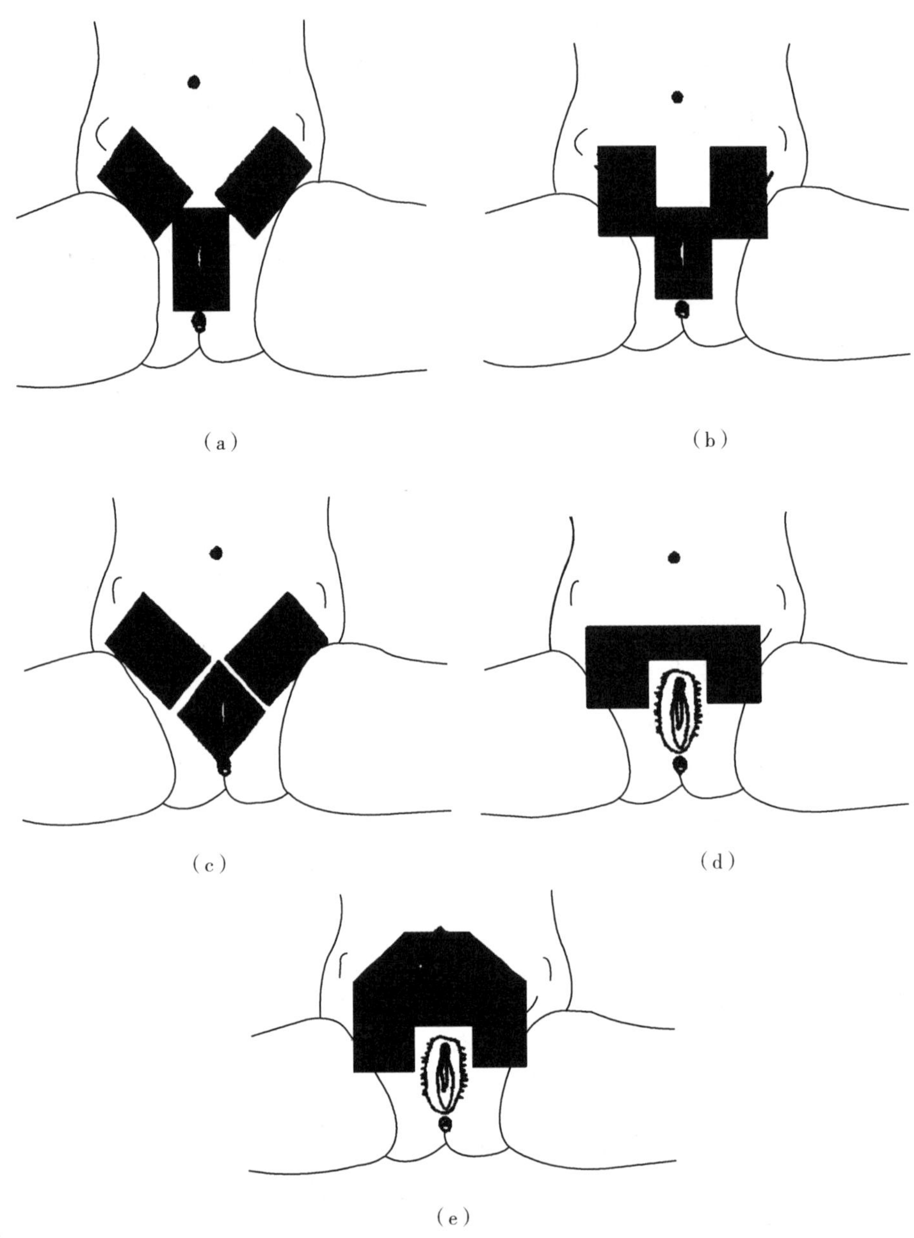

图 10.3 外阴癌常用照射野

为合适，或 6～8 MV 高能 X 射线和 6～12 MeV 电子线的混合射线为宜，使腹股沟表面和深部的淋巴结都能达到足够的剂量，D_T（60～70）Gy/（6～7）周（X 射线和电子线剂量比为 1∶1）。淋巴清扫术后尽量不再采用放射治疗，否则下肢脉管回流障碍严重，必要时针对局部，缩小照射野，剂量不超过 D_T（40～45）Gy/（4～5）周［图 10.4（a）］。

（3）盆腔淋巴引流区域

盆腔淋巴结阴性，外照射野上界须包括髂外淋巴结；盆腔淋巴结阳性，则须包括所有髂淋巴结引流区，甚至下段腹主动脉旁淋巴结。盆腔野两侧界应包括真骨盆外 2 cm 的距离。

盆腔总剂量 D_T（40～45）Gy/（4～5）周，局部转移灶剂量应加至 60 Gy［图 10.4（b）］。

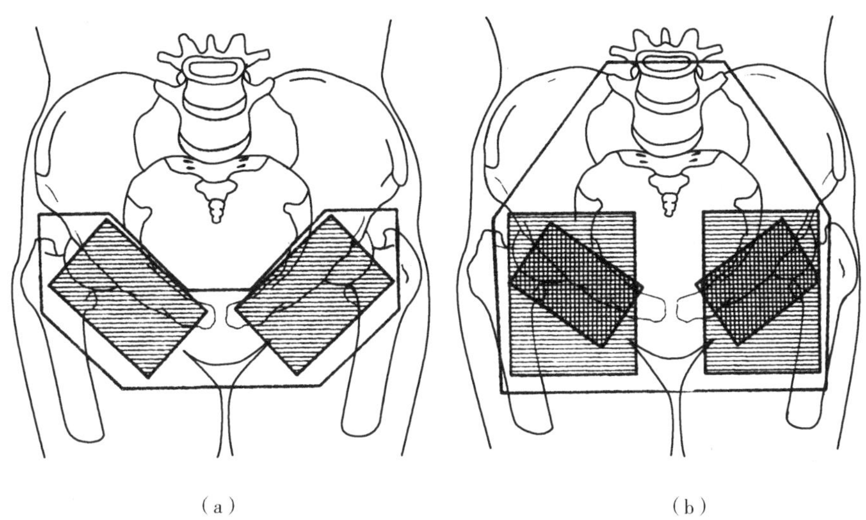

（a）　（b）

图 10.4　腹股沟及盆腔淋巴引流区照射示意图

3. 随访

放疗后 2～3 周就可进行定期随访，一般 2～3 a 内须密切随访，每 3～4 个月随访一次，以后每半年随访一次直至治疗后 5 a。5 a 后就可每年随访一次。

随访检查的内容包括相关的病史和体格检查、阴道残端或穹窿涂片的细胞学检查、盆腹腔 CT，以及胸部 CT 检查等。

4. 并发症

急性反应包括放疗区域皮肤黏膜的放射性炎症，晚期并发症包括腹股沟软组织坏死和股骨头/颈坏死或骨折，后者的发生率与骨吸收剂量超过 50 Gy 有关。具体治疗方法详见第 5 章。

第二节　阴　道　癌

一、概述

原发性阴道癌（vaginal cancer）较少见，仅占女性生殖系统肿瘤的 1%～3%。阴道癌的病因不明，致病因素有：①HPV 病毒感染；②年龄，2/3 病人为 60 岁以上的老年人；③盆腔放射治疗史；④长期刺激或损伤；⑤吸烟。

二、解剖结构

阴道是连接外阴和宫颈的肌性管道，穿过泌尿生殖膈、盆膈以及肛提肌的下缘。由于宫颈延伸至阴道上段前壁，因此阴道前壁短于后壁，阴道上段与宫颈相连处形成阴道穹窿。阴道仅后上部覆盖有腹膜，邻近盆腔、小肠、直肠和会阴体；前方紧邻尿道和膀胱；两侧有输尿管、肛提肌和尿道括约肌相邻。

三、病理

85％～90％以上为鳞癌，5％～10％为腺癌，其余还有黑色素瘤和肉瘤等。

阴道癌多发生于阴道后壁的上2/3，肿瘤的部位决定了淋巴结转移的位置：阴道上部的淋巴管主要经过宫颈淋巴管引流至盆腔淋巴结，阴道下部的淋巴管主要引流至腹股沟淋巴结，阴道前壁通常引流到盆腔深部淋巴结包括髂内和子宫旁淋巴结。

四、临床表现

1. 症状

50％～75％阴道癌患者表现为无痛性阴道出血或阴道排液，出血常是绝经后出血或性交后出血。尿道邻近阴道，晚期阴道前壁肿瘤可引起尿频和膀胱不适症状，后壁的肿瘤压迫直肠可出现里急后重或便秘。

2. 体征

妇科检查可发现阴道壁肿物，肿块呈菜花状，可伴有感染出血，或可见病变阴道壁变硬，呈结节、糜烂、溃疡和出血，累及盆腔时局部有压痛。

五、诊断和分期

根据病史、症状、体征及对阴道壁肿物进行活组织病理检查可确诊。其他检查包括胸部X射线片、腹盆腔CT或MRI、全血细胞和生化检查，必要时可行膀胱镜和直肠镜检查，明确肿瘤转移的范围。

外阴癌的分期目前大多采用的是2009年制定的FIGO分期，阴道癌FIGO分期和TNM分期比较如表10.2所示。

表10.2 阴道癌FIGO分期和TNM分期比较表

FIGO分期	肿瘤侵犯范围	TNM分期
0期	原位癌，上皮内癌	T_{is}
Ⅰ期	肿瘤局限于阴道壁	T_1
Ⅱ期	肿瘤侵及阴道旁组织，未达盆壁	T_2
$Ⅱ_A$	阴道旁浸润，未达盆壁	
$Ⅱ_B$	宫旁浸润，未达盆壁	
Ⅲ期	肿瘤扩展达盆壁	T_3 或 N_1
Ⅳ期	肿瘤超出真骨盆或侵犯膀胱或直肠黏膜。但膀胱黏膜泡样水肿不属于该期	T_4
$Ⅳ_A$	肿瘤扩散至邻近器官或转移蔓延至真骨盆以外	
$Ⅳ_B$	肿瘤扩散至远处器官	M_1

六、治疗

1. 综合治疗原则

常采用放射治疗和手术治疗，应根据分期、病灶大小、部位及与周围正常器官的关系制定个体化治疗方案。阴道上段病变可参考宫颈癌治疗原则，阴道下段病变可参考外阴癌治疗原则。由于根治性手术治疗往往须进行尿路改道术以保证足够的安全边界，同时阴道癌病人大多为年龄较大的妇女，大多无法耐受根治性手术，因此，目前仅高度选择性的Ⅰ期、原发肿块位于阴道上段阴道癌病人可单纯使用手术治疗。放射治疗不仅能够最大可能地控制阴道肿瘤，还能保存器官的完整，提高病人的生活质量，因此是阴道癌最常用的治疗手段。外照射和近距离治疗是阴道癌放射治疗计划的主要组成部分。

2. 放射治疗

阴道上段病变参考宫颈癌，阴道下段病变参考外阴癌。

第三节 宫 颈 癌

一、概述

据2007年数据统计，在世界范围内，宫颈癌有大约493 000新发病例，成为女性恶性肿瘤中第二大常见肿瘤，也高居女性癌症死因的第三位。在发展中国家则更为常见，而且往往发现时已属晚期。

侵袭性宫颈癌目前被认为是性传播疾病，HPV病毒是主要的致病因素，其中HPV-16和HPV-18两种亚型的感染与70%的宫颈癌有关（HPV-16与50%的宫颈癌相关），目前针对这两型病毒的疫苗已经在临床试验中显示出良好的防治病毒持续感染和细胞学异常的作用。其他与发病相关的危险因素有：吸烟、性行为活跃、早育多产和免疫抑制等，HIV相关的免疫抑制与HPV感染风险升高相关，但HIV与宫颈癌的进展的相关关系并不明确。

放疗是宫颈癌有效的局部治疗手段，放射治疗包括腔内放疗和体外照射两部分，两者的合理配合是宫颈癌放疗成功的关键。近年来，由于外照射和近距离治疗技术的进步，以及放疗和化疗的联合治疗使宫颈癌的疗效有了进一步的提高。

二、解剖结构

子宫是肌性的空腔器官，外观呈梨形，上部较宽为子宫体，下部狭窄呈圆柱状称子宫颈，部分伸入阴道内。宫颈外口柱状上皮与鳞状上皮交界处是宫颈癌的好发部位。子宫位于骨盆腔中央，前方为膀胱，宫颈和阴道前壁与膀胱底部相邻。直肠位于子宫后方，宫颈和阴道后壁与直肠紧贴。阴道上端包绕宫颈，下端止于阴道口，环绕宫颈周围部分成阴道穹窿。

三、病理

宫颈上皮内瘤变（cervical intraepithelial neoplasia，CIN）是与宫颈浸润癌密切相关的一组癌前病变，它反映了宫颈癌发生发展中的连续过程。CIN 分为 3 级：Ⅰ级即轻度不典型增生；Ⅱ级即中度不典型增生；Ⅲ级即重度不典型增生和原位癌。3 级发展到宫颈癌的概率分别为 15％、30％和 45％。

1. 大体分型

镜下早期浸润癌及极早期宫颈浸润癌肉眼观察常无明显异常，或类似宫颈糜烂，随着病情进展可分为以下四种类型：

1）外生型：最常见，癌灶向外生长呈乳头状或菜花状，组织脆，触之易出血。癌瘤体积较大，常累及阴道。

2）内生型：癌灶向宫颈深部组织浸润，宫颈表面光滑或仅有轻度糜烂，宫颈扩张、肥大、变硬成桶状，常累及宫旁组织。

3）溃疡型：上述两种癌组织继续发展合并感染坏死，脱落后形成溃疡或空洞，似火山口状。

4）颈管型：指癌灶发生于宫颈管内，常侵入宫颈及子宫下段供血层或转移至盆腔淋巴结。

2. 组织学类型

1）鳞状细胞癌：占 80％，包括疣状鳞癌、乳头状鳞癌、淋巴上皮瘤样癌等。

2）腺癌：占 15％左右，包括乳头状腺癌、宫颈子宫内膜样腺癌、透明细胞癌和浆液性乳头状腺癌等。

3）腺鳞癌：占 5％，癌组织中含有腺癌和鳞癌两种成分。一般来说，腺鳞癌和腺癌的治疗方式基本同鳞癌，也有报道认为腺癌尤其是分化较低的腺癌有更高的复发率和死亡率。

4）其他：还有不到 1％的宫颈癌由其他组织学亚型构成，包括小细胞/神经内分泌肿瘤、淋巴瘤、肉瘤和黑色素瘤等等。小细胞/神经内分泌肿瘤即使被早期诊断也容易发生远地转移，预后很差。

3. 转移途径

直接浸润、淋巴转移较常见，血行转移较少见，多发生在晚期。

1）直接侵犯：宫颈癌可向邻近组织和器官直接蔓延，侵犯阴道、两侧宫旁组织、韧带和盆腔，累及宫腔甚至穿透宫壁向腹腔扩散，或向前侵犯膀胱，向后侵犯直肠。

2）淋巴转移：子宫体及底部淋巴引流沿韧带入腹股沟淋巴结及腹主动脉淋巴结，子宫颈与阴道上段淋巴引流基本相同，大部分汇入闭孔淋巴结和髂内淋巴结，部分汇入髂外淋巴结或骶前淋巴结。淋巴转移是宫颈癌最重要和最多见的转移途径，早期即可在淋巴管内扩散：一级组包括子宫颈宫旁淋巴结、宫颈旁或输尿管旁淋巴结、闭孔淋巴结、髂内及髂外区淋巴结；二级组包括髂总区淋巴结、腹股沟浅、深淋巴结、腹主动脉旁淋巴结；晚期甚至可以转移到锁骨上及全身其他淋巴结（图 10.5）。

3）血行转移：常见的转移部位为肺、骨和肝脏。

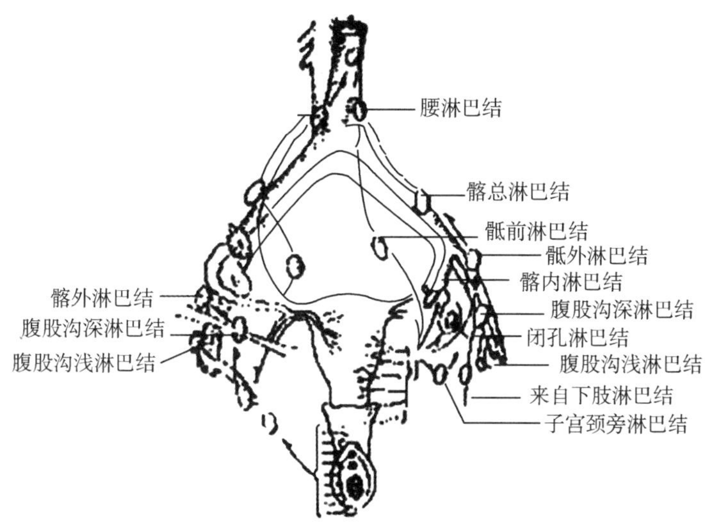

图 10.5　宫颈淋巴引流示意图

四、临床表现

早期的宫颈癌多无明显的症状和体征，或仅有类似宫颈炎的表现，颈管型因宫颈外观正常易被漏诊或误诊。最常见的临床症状为阴道出血、阴道分泌物增多和疼痛。

1. 阴道出血

肿瘤侵及间质内的血管时出现出血，早期多为接触性出血，晚期为不规则阴道出血。年轻患者可表现为经期延长、经量增多；老年患者则为绝经后阴道不规则出血，一般外生型肿瘤出血较早，量多，内生型则出血较晚。

2. 阴道分泌物增多

初期由于肿瘤刺激宫颈腺体分泌功能亢进，产生黏液性或者浆液性白带，随着病情的进展，肿瘤组织坏死脱落及继发感染，白带变浑浊，呈米汤样或血性，如分泌物伴有恶臭则提示有肿瘤坏死。

3. 压迫症状

疼痛是最常见的压迫症状，产生疼痛主要是由于盆腔神经受到肿瘤浸润或压迫所致，如肿瘤压迫或侵犯输尿管引起肾盂积水，可有腰酸腰痛。肿瘤压迫盆腔血管和淋巴管造成循环障碍，引起下肢和外阴水肿。肿瘤向前压迫或侵犯膀胱，引起尿频、血尿、排尿困难。肿瘤向后压迫或侵犯直肠，出现里急后重、便血或排便困难等症状。

4. 转移症状

盆腔以外的淋巴结转移以腹主动脉旁及锁骨上淋巴结最常见。肺转移可出现咳嗽、胸痛等症状，骨转移可出现骨痛症状，其他部位的转移会出现相应的症状。

5. 全身症状

早期可无明显的全身症状，晚期可出现贫血、恶液质等全身衰竭症状。

五、诊断与分期

根据病史、症状、体征和宫颈活组织检查可以确诊，确诊后根据具体情况选择胸部X射线片/CT、腹盆腔CT/MRI、静脉肾盂造影、膀胱镜检查、直肠镜检查，必要时还要做膀胱、直肠活检和PET/CT等明确肿瘤侵犯的情况，以明确分期。

其他相关的检查包括：鳞状细胞癌抗原（SCC），癌胚抗原（CEA）等检测可作为宫颈癌预测预后及治疗后随诊的检测指标。

宫颈癌的分期主要采用国际妇产科联盟（International Federation of Gynecology and Obstetrics，FIGO）2009年的临床分期标准（表10.3），主要反映的是肿瘤局部扩展的情况，指导手术的可行性和类型。FIGO分期的不足之处在于未包含淋巴结转移的情况，CT、MRI、PET等影像学检查的情况未纳入FIGO分期系统中，而淋巴结转移的情况是影响宫颈癌生存率的重要预后因素，因此在医疗条件允许的情况下，应尽可能完善上述检查以在治疗前明确肿瘤的转移情况，指导治疗方案的确定。

表10.3 宫颈癌FIGO分期

FIGO分期	肿瘤侵犯范围
0期	原位癌或上皮内癌（0期病例不能列入浸润癌治疗效果中）
Ⅰ期	癌局限于宫颈（肿瘤扩展到宫体不影响分期）
$Ⅰ_A$期	肉眼未见癌灶，仅在显微镜下可见浸润癌，所有肉眼可见病灶均为$Ⅰ_B$
$Ⅰ_{A1}$期	间质浸润深度＜3 mm，宽度≤7 mm
$Ⅰ_{A2}$期	间质浸润深度3～5 mm，宽度≤7 mm
$Ⅰ_B$期	肉眼可见癌灶局限于宫颈，或者镜下病灶＞Ia_2期
$Ⅰ_{B1}$期	临床癌灶体积直径≤4 cm
$Ⅰ_{B2}$期	临床癌灶体积直径＞4 cm
Ⅱ期	癌灶超越宫颈，但未达盆壁。癌累及阴道，但未达阴道下1/3
$Ⅱ_A$期	无宫旁浸润
$Ⅱ_B$期	有宫旁浸润
Ⅲ期	癌灶超越宫颈，阴道浸润已达下1/3，宫旁浸润已达盆壁。有肾盂积水或肾无功能者（非癌所致的肾盂积水及肾无功能者除外）
$Ⅲ_A$期	癌累及阴道为主，已达阴道下1/3，没有扩展到骨盆壁
$Ⅲ_B$期	癌浸润宫旁为主，已达盆壁，或有肾盂积水或肾无功能者
Ⅳ期	癌播散超出真骨盆或癌浸润膀胱黏膜或/和直肠黏膜

续表

FIGO 分期	肿瘤侵犯范围
Ⅳ$_A$ 期	癌浸润膀胱或/和直肠黏膜，和/或超出真骨盆
Ⅳ$_B$ 期	远处转移

注：1）0 期是指宫颈上皮全层均有不典型细胞，但无间质浸润者。

2）Ⅰ$_A$ 期应包括最小的镜下间质浸润和可测量的微小癌。Ⅰ$_A$ 期再分为Ⅰ$_{A1}$及Ⅰ$_{A2}$期，目的是要进一步了解这些病变的临床行为。Ⅰ$_{A1}$及Ⅰ$_{A2}$期的诊断必须根据切除组织的显微镜检查结果才能确定。

3）临床检查难以确定宫旁组织增厚是炎症或癌症，所以规定肿瘤固定于盆壁，宫旁组织增厚为非结节状者，定为Ⅱ$_B$ 期。只有当宫旁组织增厚呈结节状直接蔓延到盆壁时，才定为Ⅲ期。

4）凡因癌性输尿管狭窄产生肾盂积水或肾无功能时，即使局部检查属Ⅰ期或Ⅱ期，均应列为Ⅲ期。

5）有膀胱泡样水肿者不能列为Ⅳ期，膀胱镜检查见到隆起及沟裂时，并同时通过阴道或直肠触诊证实该隆起与沟裂与肿瘤固定时，应视为膀胱黏膜下受侵，膀胱冲洗液找到恶性细胞时，应做膀胱镜取活体组织病理检查证实。

6）一旦分期不能改变，除了胸片和肾盂造影可作为分期的依据，其他的影像学检查以及手术结果均不作为分期依据。

7）分期有争议，以早一些的期别作为分期。

8）复发患者不再分期。

六、治疗

（一）综合治疗总原则

Ⅰ$_A$期：首选手术治疗；

Ⅰ$_{B1}$～Ⅱ$_A$ 期：可选择手术或放射治疗，是否辅以化疗应参照化疗指征；

Ⅱ$_B$ 期以上：应给予放疗为主的综合治疗。

（二）放射治疗

1. 放射治疗原则

（1）禁忌证

①骨髓抑制：外周血白细胞总数<3.0×10^9/L，血小板<70×10^9/L 者；②急性或亚急性盆腔炎症未控者；③肿瘤广泛、恶液质或有尿毒症者；④急性肝炎、精神病发作期间、严重心血管疾病未获控制者。

（2）根治性放疗

0 期～Ⅲ$_B$ 期患者及部分盆腔器官浸润少的Ⅳ$_A$ 期宫颈癌患者，均可接受根治性放疗，但主要应用于Ⅱ$_B$ 期以上中晚期患者及早期但不能耐受手术者。0 期及Ⅰ$_{A1}$患者，腔内放疗即可。Ⅰ$_{A2}$期～Ⅳ$_A$ 期患者必须腔内放疗配合盆腔体外照射。宫颈癌根治性放疗的常用方案：外照射盆腔大野照射，1 次/d，1.8～2.0 Gy/次，剂量达到 30 Gy 后改为盆腔四野照射，1.8～2.0 Gy/次，每周 4 次，总量 D_T45～50 Gy，盆腔四野照射的同时，每周加腔内放疗一次，腔内放疗当天不行体外照射，外照射剂量结束后，每周进行 2 次腔内照射，整个疗程应在 6～8 周内完成。

(3) 术前放疗

用于I_{B2}～II_A期肿瘤较大的患者，主要采用近距离放疗，根据肿瘤情况选择使用腔内照射或组织间照射。术前放疗的适应证有：①宫颈外生型肿瘤，体积较大者；②宫颈癌浸润阴道上段较明显者；③宫颈内生型肿瘤，宫颈管明显增粗者。

(4) 术后放疗

用于补充手术之不足。①术后病理报告阴道残端见癌细胞者或阴道切除长度不足者；②术后病理证实盆腔淋巴结或腹主动脉旁淋巴结有癌转移者，应给予盆腔淋巴结区域或腹主动脉旁淋巴结区域外照射；③手术时因各种原因未行盆腔淋巴结清扫者，术后应给予盆腔淋巴结区域外照射；④有高危因素者（病理分化差、肿瘤浸润深肌层、宫旁组织见癌浸润及血管、淋巴管有癌栓），术后应行盆腔外照射。

(5) 姑息性放疗

对于晚期宫颈癌患者，可行腔内放疗或体外照射，达到缩小肿瘤、止血、止痛、延长生存期的目的。

2. 体外放疗

体外照射主要针对盆腔转移区，其照射有效范围包括宫旁组织（子宫旁、宫颈旁及阴道旁组织）、盆腔淋巴结区域、盆壁组织以及有转移的腹主动脉旁淋巴结。

(1) 照射体位及固定

患者取俯卧位或仰卧位，双手高举过头，使用体部固定架或真空袋固定，可将臀部垫高30°使小肠照射量减少。

(2) 放射源

采用直线加速器产生的高能X射线或^{60}Co机进行治疗，浅表部位可采用电子线照射。

(3) 照射野设置

1) 常规全盆腔前后照射野：上界为$L_{4\sim5}$水平，下界闭孔下缘，两侧外界在真骨盆（弓状缘）外2 cm，并辅以低熔点铅或多叶光栅遮挡（图10.6）。

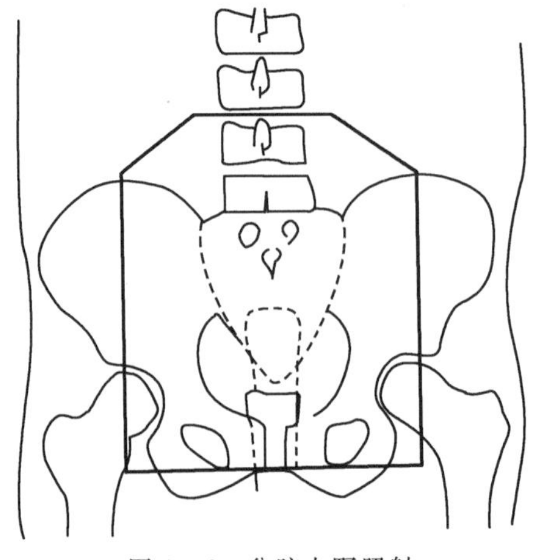

图10.6　盆腔大野照射

2）常规全盆腔侧面照射野：上界为 $L_{4\sim5}$ 水平，下界闭孔下缘，前界耻骨联合前缘，后界尾骨尖前 1.5 cm，并辅以低熔点铅或多叶光栅遮挡（图 10.7）。

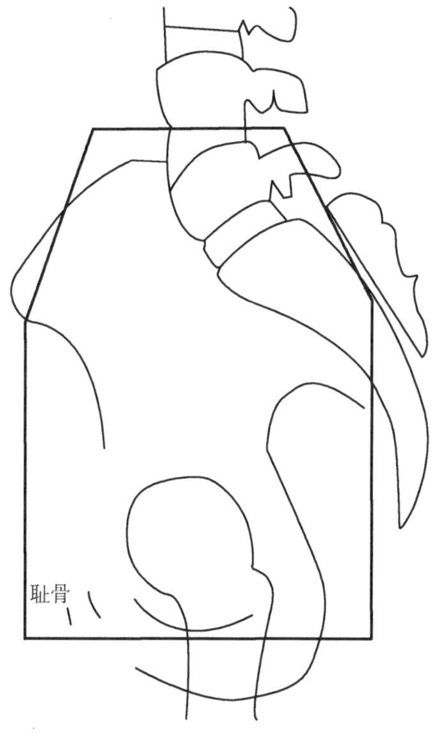

图 10.7　盆腔侧位野

3）盆腔四野照射：设腹部和臀部各两个长方形垂直照射野，也称宫旁野。通常与腔内照射相配合同时进行，使宫旁组织得到充分剂量，而保护膀胱、直肠区免受放射损伤，一般每周腔内照射的当天不进行四野照射。按我国妇女的骨盆宽度，一般采用 15 cm×8 cm大小的照射野，野中心在“*B*”点（图 10.8），上下界同上述，目前常加上骶前照射，以包括骶前淋巴引流区（图 10.9）。

4）腹主动脉旁野：上缘 T_{12} 下缘，下界 L_4 下缘，野宽 8～9 cm，以椎体前缘为中心层面，并辅以低熔点铅或多叶光栅遮挡。

5）包腹股沟盆腔野：上界为 $L_{4\sim5}$ 水平，下界坐骨结节下缘下 1.5 cm，外界髋臼外缘外 1.5 cm，并辅以低熔点铅或多叶光栅遮挡；侧野：前界为耻骨联合前缘前 1.5 cm，后界尾骨尖前 1.5 cm。

（4）三维适形调强放疗

是目前先进的精确放射治疗技术，宫颈癌的调强放疗正在应用和发展中。

1）CT 模拟定位：患者采用仰卧或俯卧位，真空袋或体模固定，定位时膀胱适当充盈，并用阴道内标记。扫描层厚 3～5 mm，扫描范围从 L_3 到耻骨联合下 5 cm。

2）靶区定义（ICRU50-62）：

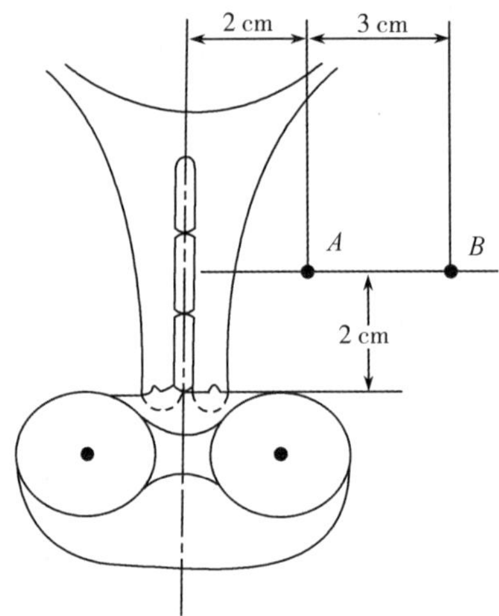

图 10.8 A、B 点位置

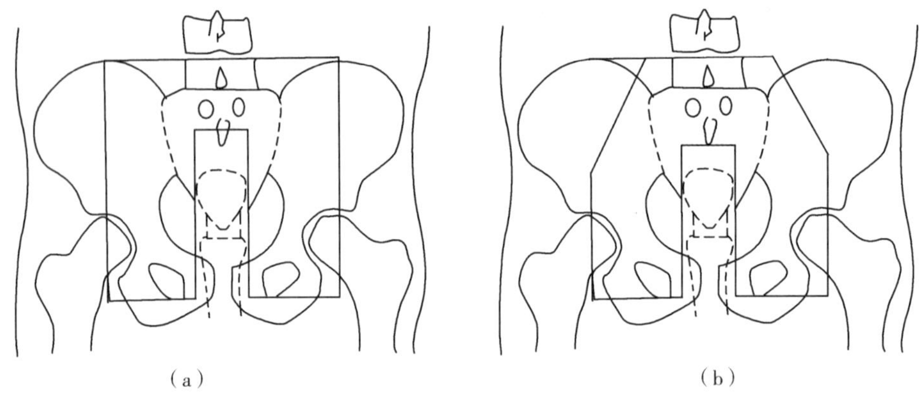

图 10.9 盆腔四野改良照射野

(a) 四野照射加骶前照射；(b) 减少两角照射加骶前照射

GTV：肉眼或影像学所见肿瘤范围。GTV_{cx}：宫颈肿物；GTV_{nd}：盆腔淋巴结。

CTV：GTV＋亚临床病灶，一般包括上 1/2 阴道、宫颈、子宫、宫旁、骶前区域和盆腔淋巴引流区。CTV_{cx}：宫颈区域；CTV_{nd}：盆腔淋巴结。

ITV：CTV＋器官移动。ITV_{cx}：宫颈区域；ITV_{nd}：盆腔淋巴结。

PTV：CTV＋误差。ITV＝CTV＋0.5 cm，PTV＝ITV＋1.0～1.5 cm。

同时须勾画小肠、膀胱、直肠、股骨头、脊髓等正常组织。

(5) 剂量及分割方式

“*B*”点剂量 1.8～2 Gy/F，每周 5 次，单纯盆腔大野照射时总剂量达 D_T (45～50) Gy/5 周，如果配合近距离照射，其剂量应根据计划安排，一般盆腔大野照射 (25～30) Gy/3 周后，改盆腔四野照射，挡去子宫和阴道，膀胱和直肠，“*B*”点剂量加至 45～50 Gy。术后放疗手术切缘阳性或根治性放疗盆腔转移淋巴结较大，可盆腔照射后局部加量至 55～60 Gy，加量的方式最好使用三维适形或调强放疗。全程体外调强放疗仍需与腔内放疗相结合，使 A 点剂量达到 70～75 Gy。

3. 近距离放射治疗

（1）重要的参考点

A 点指宫颈外口上方 2 cm，中轴旁开 2 cm，称宫旁三角区，是宫颈癌向宫旁组织浸润的必经之途；B 点位于 A 点外侧 3 cm，相当于闭孔淋巴结所在部位，是宫颈癌淋巴转移的第一站（图 10.8）。

（2）近距离放疗照射的范围

一般针对 A 点以内的范围治疗，包括宫颈、宫体、宫旁三角区和阴道上段。

（3）放射源

自 1903 年起，镭作为宫颈癌腔内放射治疗的放射源达半个多世纪，现已被^{60}Co、^{192}Ir、^{137}Cs 等新型放射源所取代，目前临床应用最多的是^{192}Ir 高剂量率后装的放射源。

（4）施源器

包括宫腔施源器、阴道施源器、针状施源器。施源器的理想放置、放射源的合理排列从而形成临床所需要的各种放射剂量分布，是影响治疗疗效的关键。

后装治疗机配套的宫腔施源器一般是 4.5～7 mm 直径的金属管，有直管和弯管两种，以适应宫腔的位置（图 10.10）。宫腔放射源可成线性或非线性步进或摆动，形成正梨形、倒梨形、柱形和梭形等不同形状及大小的各种剂量分布曲线。阴道施源器也称作穹窿施源器，放射源在施源器内自动直立 90°，形成剂量分布较均匀的椭圆形剂量曲线，宫腔施源器和阴道施源器联合使用，可组成宫颈癌放疗需要的较理想的多种扁梨形剂量曲线。针状施源器为直径 2 mm 的薄壁、中空金属管，管头成针尖状，用于组织间插植。

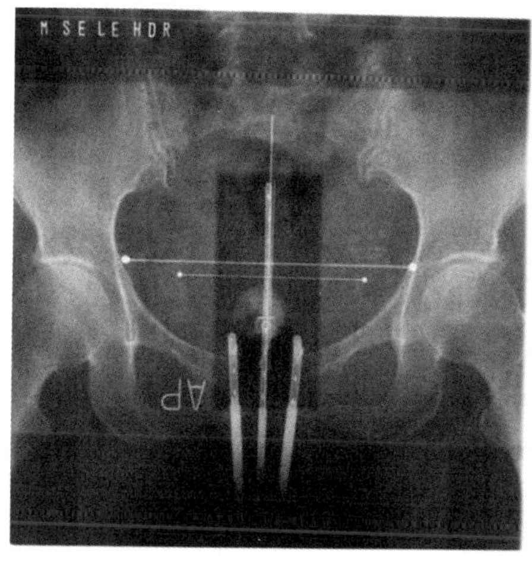

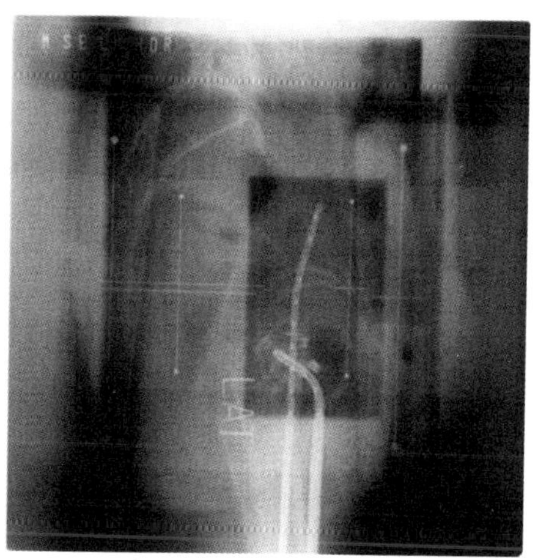

图 10.10　宫颈癌后装治疗施源器放置后正侧

（5）后装放疗技术

后装腔内放射治疗技术发展历史较短，至今还没有像传统的腔内放疗那样形成斯德哥尔摩、巴黎系统等被人们所公认的宫颈癌腔内治疗方法。目前比较统一的治疗方法如下。

1）腔内放疗：高剂量率后装治疗方法为每周 1～2 次，宫腔和阴道可同时或分别进行，阴道和宫腔剂量比为 1～1.5，每次 *A* 点剂量为 5～7 Gy，*A* 点每周剂量一般均在 10 Gy以内。整个腔内照射 *A* 点的总量因外照射方法和剂量的不同而异，*A* 点总量 D_t70 Gy左右，中剂量率腔内治疗时应增加剂量低剂量率腔内放疗 *A* 点剂量为 85～90 Gy。术前放疗：行阴道、宫腔内置管放疗或宫颈组织间插植放疗，总量 20～30 Gy。术后放疗：① 阴道切除长度不足 2 cm，补充阴道腔内放疗，参考剂量 *A* 线（源外 2 cm）为 30 Gy/5 次。② 宫颈癌根治术后，病理报告残端见癌者，补充阴道腔内放疗，*A* 线（35～45）Gy/（6～7）次。

具体操作如下：①患者取截石位，外阴备皮，常规消毒、铺巾；②根据肿瘤情况分别于宫腔和穹窿内置入相应的施源器并固定；③置管结束后拍摄 X 射线/CT 定位片；④根据 X 射线/CT 定位片制定放射治疗计划，按照腔内放射治疗剂量学的要求，处方剂量必须通过 *A* 点，或在 CT 上勾画肿瘤靶区，剂量分布覆盖整个肿瘤靶区范围；⑤将施源器与主机相连，按计划进行治疗。

2）组织间照射：由针状施源器直接插入组织或肿瘤间进行放射治疗，操作须在麻醉下进行，适用于病灶清楚、插植部位无感染、不影响重要器官的肿瘤。对于宫颈大菜花状肿瘤，可于术前或常规放疗前予以宫颈肿瘤插植放疗，以缩小肿瘤体积，利于手术和放疗的顺利进行。靶区范围应尽可能包括肿瘤四周边缘，如肿瘤体积过大，可分次、分割照射，治疗深度由肿瘤表面至宫颈外口。剂量（8～10）Gy/（次・周），一般（1～3）次/例。

3）图像引导的三维近距离治疗：目前，以三维影像（CT、MRI）为基础设计治疗计划的宫颈癌腔内放射治疗开始应用于临床。在施源器置入后进行断层影像扫描，在三维影像上勾画肿瘤靶区和危及器官，以三维影像为基础设计治疗计划，可进行靶体积和 OAR 的剂量优化，从根本上改变了过去妇科近距离后装治疗的剂量学观念，不再以点剂量为参考和分析指标（图 10.11）。

靶区勾画　肿瘤靶区 GTV：分为诊断 GTV 和治疗 GTV。诊断 GTV 指治疗前诊断时由临床检查和影像学资料所见到的肿瘤范围；治疗 GTV 是指每次近距离治疗前检查所见到的 GTV。高危 CTV（high risk CTV，HR-CTV）：即高肿瘤负荷区，包括全部宫颈和近距离治疗前认定的肿瘤扩展区。中危 CTV（intermediate risk CTV，IR-CTV）：在每次近距离治疗时描述，表示明显的显微镜下肿瘤区，是包绕 HR-CTV 的 5～10 mm 的安全边缘区。低危 CTV（low risk CTV，LR-CTV）：指可能的显微镜下肿瘤播散区，可用手术或外照射处理，在近距离治疗时不作具体描述。

剂量计算　按 2 Gy 生物等效剂量（EQD2）来分别计算外照射和近距离治疗时 HR-CTV 的剂量，然后相加得出总剂量，D_{90} HR-CTV 与局部控制率相关，建议总剂量≥

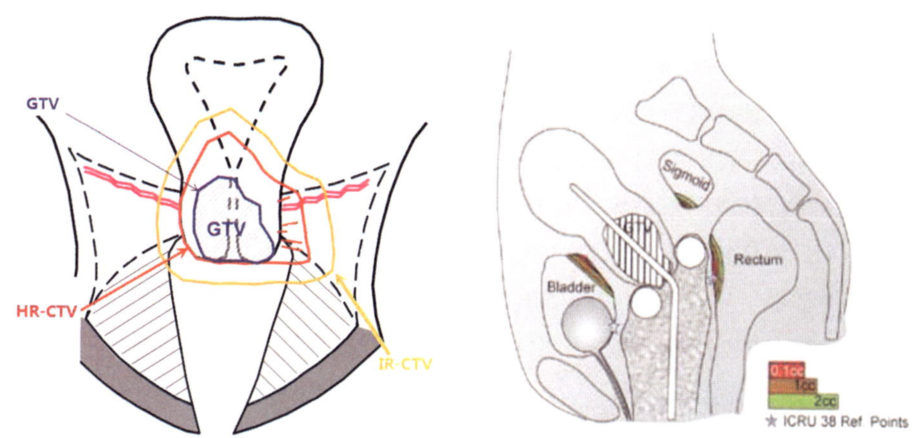

图 10.11 宫颈癌三维后装治疗靶区定义及危及器官剂量参考点示意图

87 Gy。放射性直肠炎和膀胱炎是宫颈癌放疗最常见的并发症，直肠 D_{2cc}＞75 Gy_{EQD2} 时，1～2级放射性直肠炎的发生率将明显增加；膀胱 D_{2cc}＞100 Gy_{EQD2} 时，1～2 级放射性膀胱炎的发生率将明显增加（均以 $\alpha/\beta=3$ 来计算）。

（三）化疗方式和疗程

化疗主要适用于：①Ⅱ$_B$～Ⅲ$_B$ 期宫颈癌，肿瘤巨大；②伴有宫旁团块浸润或病理Ⅲ级以上者；③Ⅳ期宫颈癌有远处转移者；④放疗或手术后的复发或转移者。常用的一线化疗药物有顺铂、卡铂、5-Fu、紫杉醇、拓扑替康等，多药联合化疗可提高疗效。可根据患者具体情况进行选择。

1. 同期放化疗

尽量选择同期放化疗，盆腔外照射期间给予 DDP 30～40 mg/m^2，每周一次（不超过 6 次）。

2. 与放疗序贯进行

放疗前化疗 2～3 疗程（期间可同时行腔内放疗），然后全量放疗，放疗结束后化疗 2 疗程。

3. 辅助化疗

在根治性手术、淋巴结阴性的病人中做不做辅助化疗并不影响局部复发率，但如果淋巴结阳性，手术切缘阳性和宫旁浸润的病人，放疗同期和放疗后行化疗可明显提高生存率。

七、随访

1. 随访间隔

第 1 a，每 1～2 月一次；第 2～3 a，每 3 月一次；第 3 a 后，每 6 月一次；第 5 a 后，每年一次。

2. 内容

了解症状、进行体检、肿瘤标记物检测、影像学检查及阴道细胞学检查。

1）每次询问症状、进行体检。

2）每 3～6 个月检测肿瘤标记物。

3）每 6 月行宫颈或阴道细胞学检查。

4）每 6～12 个月复查胸片、腹部 B 超一次。

5）有条件者每年复查盆腹 CT、MRI 一次，直至 5 a。

6）可选择行 HPV 检查，每年一次。

八、放射治疗的并发症

宫颈癌放射治疗引起的并发症以直肠、膀胱并发症最为多见，其发生与阴道狭小、腔内放射源位置不当、子宫前倾或后倾、放射剂量过高等因素有关。

1. 早期的不良反应

常发生在放疗期间或放射治疗结束后 3 个月内。

（1）盆腔感染

宫颈癌病灶部位常合并感染，在放疗期间免疫力下降可加重，也有因腔内治疗无菌操作不严格引起感染。应积极控制炎症，减少因炎症引起的放射治疗疗效的降低。

（2）阴道炎与外阴炎

照射野范围内的外阴和阴道容易发生放射性炎症，表现为局部皮肤黏膜的充血、水肿、疼痛，甚至溃疡形成。应加强阴道冲洗，保持局部清洁干燥、保护创面、促进愈合。

（3）肠道反应

由内外照射引起的小肠、结肠和直肠反应发病率较高，占 50％～70％，主要表现为里急后重、大便次数增多、排黏液血便等。直肠镜检查可见肠黏膜充血水肿。应减少对肠道的刺激，吃含渣量少的食物及清洁饮食，避免便秘，预防肠道感染。

（4）全身反应

主要表现为食欲不振、恶心、呕吐及血象下降等，主要以对症支持治疗为主。

2. 晚期并发症

多在治疗后 3 个月至 2 a 内发生，少数在 2 a 后发生。

（1）肠道的改变

小肠的放射损伤使肠管纤维化，可引起肠粘连、溃疡、狭窄甚至梗阻；乙状结肠及直肠损伤主要表现为里急后重、肛门坠痛、黏液便甚至血便；直肠镜检可见肠黏膜充血、水肿、溃疡甚至形成瘘。肠道的放射损伤很难治疗，主要为对症处理，重在预防。

（2）泌尿系统的改变

膀胱的放射耐受量较高，因此放射损伤的发生率较低，一般表现为尿频、尿急、血尿甚至排尿困难。膀胱镜检可见膀胱黏膜充血、水肿、弹性减弱或消失，有时可形成溃瘍。治疗主要是预防感染、止血、膀胱冲洗等对症处理，出血严重的需要膀胱镜下电灼止血。输尿管也可出现纤维化导致不同程度的梗阻，进而出现不同程度的肾盂积水和输尿管积水。

（3）生殖器官的改变

主要表现为阴道壁弹性消失、阴道变窄、宫颈宫体萎缩变小。宫颈管引流不畅时可引起宫腔积液，合并感染则可造成宫腔积脓。卵巢受照射后功能丧失病人可出现绝经期症状，病情稳定后根据病人情况可进行激素替代治疗。

第四节 子宫内膜癌

一、概述

子宫内膜癌（endometrial carcinoma）占全部子宫体癌的 90%，居妇科恶性肿瘤的第二位，占女性生殖系统恶性肿瘤的 20%～30%。子宫内膜癌在绝经后妇女中发病显著，发病高峰年龄约为 60 岁。激素和生殖因素在病因中至关重要，雌激素对子宫内膜的延时性刺激是子宫内膜癌发生的主要机制，长期服用雌激素替代治疗的绝经后妇女以及长期使用他莫昔芬的妇女发病风险明显升高。其他增加发病风险的因素有肥胖、糖尿病、高血压、早初潮和晚绝经、未产妇、乳腺癌和/或卵巢癌病史、有子宫内膜癌或结肠癌家族史等等。

二、病理

子宫内膜癌多发生于子宫底部及子宫两角处。腺癌为其最主要的病理类型，其中以子宫内膜样腺癌最为常见，占 75%～80%，其他还有乳头状浆液性癌、伴鳞状分化的棘腺癌和腺鳞癌、透明细胞癌等，占 10%左右，均为高侵袭性病理类型。

肿瘤可由子宫内膜扩展到子宫肌层和邻近区域，如子宫颈、阴道、输卵管、卵巢、膀胱、直肠等盆腔脏器及组织，并常见肿瘤种植所致的腹腔转移。

淋巴引流：子宫肌层淋巴网丰富，子宫底部的淋巴引流沿卵巢血管走行，可经阔韧带上部、输卵管、卵巢等转移至腹主动脉旁淋巴结；子宫角的肿瘤可经圆韧带转移至腹股沟淋巴结；子宫下段或宫颈的肿瘤淋巴转移途径同宫颈癌。

常见的远处转移部位为肺、肝、骨、脑等。

三、临床表现

症状：绝经后不规则的阴道出血是最常见的症状，占所有病例的 90%，其他症状有阴道排液、腹部肿块、下腹痛、体重下降等。

体征：早期患者妇科检查可无异常发现，晚期子宫明显增大，合并宫腔积脓时可有明显触痛，宫颈管内偶有癌组织脱出，触之易出血。癌灶出现周围浸润时，可扪及子宫固定或宫旁不规则结节状物。

四、诊断和分期

根据患者病史、症状和体征，妇科检查、宫腔镜活组织病理检查等可得出明确诊断。其他必要的检查包括超声检查、盆腔 CT/MRI 检查、血清学 CA125、CEA 及激素受体检查等，对治疗方案的制定和预后的判断，以及随诊和监测均有帮助。

2009 年国际妇产科联盟（FIGO）修订了子宫内膜的手术-病理分期（表 10.4）。根据分期决定具体治疗方案。

表 10.4 子宫内膜癌 FIGO 分期和 TNM 分期比较表

FIGO 分期	肿瘤侵犯范围	TNM 分期
0 期	原位癌，浸润前肿瘤	T_{is}
Ⅰ期	肿瘤局限于子宫体	T_1
Ⅰ A	肿瘤局限于子宫内膜	T_{1a}
Ⅰ B	肿瘤浸润不超过子宫肌层的 50%	T_{1b}
Ⅰ C	肿瘤浸润超过子宫肌层的 50%	T_{1c}
Ⅱ期	肿瘤侵犯子宫颈，但无宫体外蔓延	T_2
Ⅱ A	仅子宫颈管内膜腺体受侵	T_{2a}
Ⅱ B	子宫颈基质受侵	T_{2b}
Ⅲ期	局部和（或）区域扩散	T_3 和/或 N_1
Ⅲ A	肿瘤累及子宫浆膜层和（或）附件	T_{3a}
Ⅲ B	阴道累及（直接侵犯或转移）	T_{3b}
Ⅲ C	转移至盆腔和/或腹主动脉旁淋巴结	N_1
Ⅳ期	肿瘤侵犯膀胱和（或）直肠黏膜，和（或）远处转移	T_4
Ⅳ A	肿瘤侵及膀胱或直肠黏膜	
Ⅳ B	远处转移，包括腹腔内和（或）腹股沟淋巴结转移	M_1

五、治疗

（一）综合治疗原则

子宫内膜癌的治疗应根据患者肿瘤侵犯范围、组织学类型及全身情况制订适宜的治疗方案。早期病例以手术为主，按手术后病理分期的情况结合复发高危因素选择辅助治疗；晚期则采用手术、放疗和化疗的综合治疗。

非转移性子宫内膜癌的初始治疗为手术，并通常辅以术后放疗。子宫内膜癌术后病理分期的价值远大于原先的临床分期，手术-病理分期要求经过开腹探查术、盆腔冲洗脱落细胞检查、全子宫、双侧附件切除，以及盆腔和腹主动脉旁淋巴结的评估。建议估计肿瘤侵犯子宫肌层 50%以上、宫颈受侵、较高的病理分级、有肿大淋巴结、宫旁浸润的病人必须行腹主动脉旁淋巴结的活检。经过术后病理检查，可以确定肿瘤侵犯子宫肌层的程度、是否有子宫颈的累及、淋巴结转移情况，以及组织病理学的分级，从而指导后续治疗的选择。

对于早期的子宫内膜癌患者，如果患者合并以下一些复发高危因素的，建议行术后放疗：肿瘤侵犯子宫深肌层，组织学分级2～3级，证实有淋巴结阳性或血管内癌栓。术后放疗常采用盆腔外照射，但近年来有研究证明随着子宫切除术时淋巴清扫率的增多，建议术后病理证实淋巴结阴性且肿瘤侵犯范围较浅、病理组织学分级较低的患者，术后采用单纯近距离后装治疗的效果仍然能取得很好的效果。

对于晚期（Ⅲ、Ⅳ）的子宫内膜癌患者，术后如果没有辅助治疗，局部复发率很高，因此建议行术后辅助放化疗，常用的化疗药物有顺铂、卡铂、紫杉醇、阿霉素、环磷酰胺、氟尿嘧啶、丝裂霉素等等。

对于晚期或复发癌、早期要求保留生育功能的患者可考虑孕激素治疗，以高效、大剂量、长期使用为宜，至少使用12周以上。

（二）放射治疗

适应证：由于根治性放疗对子宫内膜癌的疗效并不如手术治疗，因此，子宫内膜癌选择根治性放疗应比宫颈癌慎重，只适用于伴有严重内科并发症、高龄等不宜手术的各期患者或无法手术切除的晚期患者。

放射治疗可与手术配合使用，术前放疗可缩小癌灶、创造手术全切的机会；术后放疗是手术最主要的辅助治疗手段，可降低局部复发率，提高生存率。放射治疗包括外照射和腔内照射两种。根据病情需要选择外照射、腔内照射或两者的结合，肿瘤原发灶的照射以腔内照射为主，盆腔转移灶的治疗以外照射为主。

1. 体外照射

主要针对子宫内膜癌蔓延及转移区的治疗，范围包括了宫旁、宫颈旁及阴道旁组织，盆壁组织，盆腔淋巴引流区及腹主动脉旁淋巴区。各种射野均可参照宫颈癌的设野方法，唯照射野下界可依阴道受侵范围上下而有所变动。

（1）盆腔大野照射

一般包括下腹及盆腔，前后各一野相对垂直照射，上缘在髂嵴水平，下界在耻骨联合下缘，两侧缘在髂前上棘附近（图10.12），B点剂量可达D_T50 Gy/5周。

（2）盆腔四野照射

射野同上，不同的是中间前后用4.5个半价层的铅块遮挡4 cm左右即成盆腔四野照射（图10.13），如有髂总淋巴结转移则应加上骶前照射（图10.14）。B点剂量一般给予D_T（40～45）Gy/（4～5）周。一般用于和腔内照射配合时使用。

（3）腹主动脉旁及盆腔照射

照射野是由盆腔大野上缘中央8 cm宽向上延至膈下，范围包括腹主动脉旁淋巴区、髂总淋巴区及盆腔淋巴区（图10.15）。腹主动脉旁淋巴区的照射剂量在D_T（40～50）Gy/（5～6）周。如行多野交叉照射，组织量可达D_T60～70 Gy。

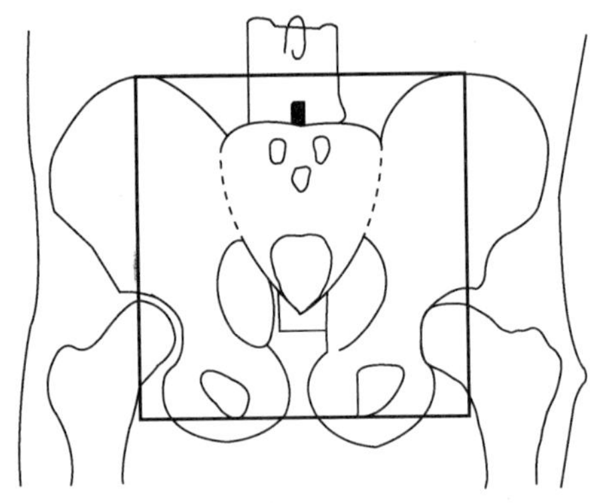
图 10.12　盆腔大野照射

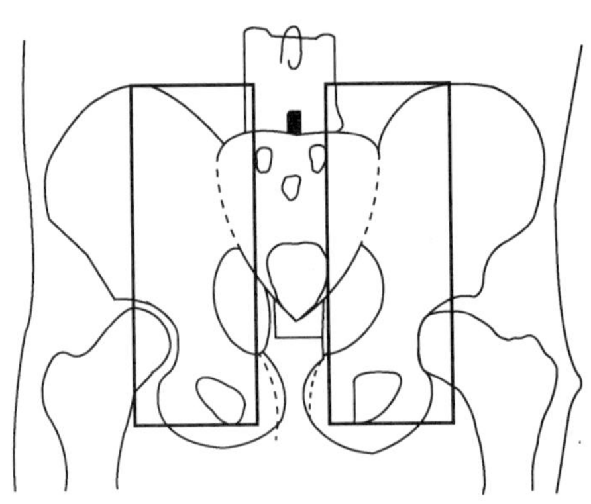
图 10.13　盆腔四野照射

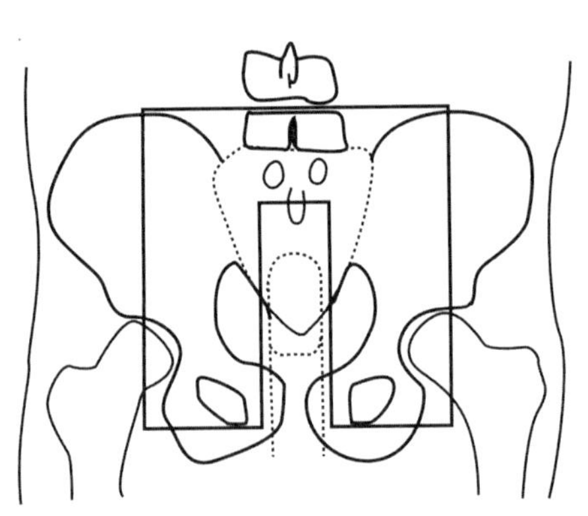
图 10.14　盆腔四野加骶前照射

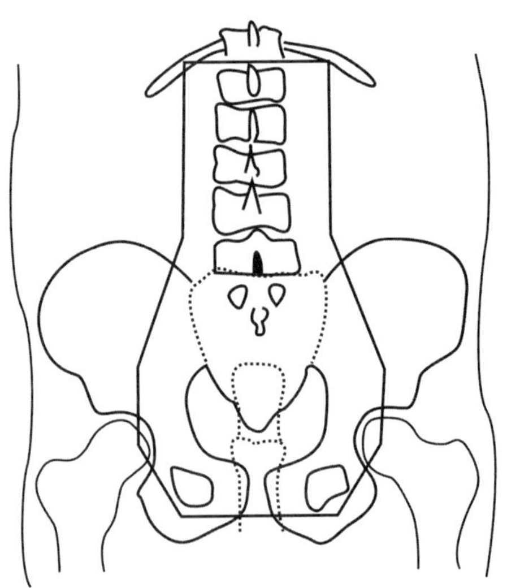
图 10.15　腹主动脉旁及盆腔照射

2. 近距离放疗

用于子宫内膜癌原发区的治疗，包括宫体、宫颈、阴道及宫旁三角区，重点在宫腔。

重要的参考点：F 点为宫腔中轴顶点旁开 2 cm；M_Y 点为宫腔中轴顶点向下 2 cm，旁开 2 cm。另可设膀胱、直肠参考点，以便控制其受量，减少并发症。

（1）后装宫腔单管照射

将宫腔容器置于宫腔内，根据宫腔深度及治疗需要宫腔放射源移动的长度、放射源在宫腔容器内根据计划在不同位置上停留不同的时间，形成治疗子宫内膜癌需要的与子宫形态相似的倒梨形剂量分布曲线（图 10.16）。剂量应达 F 点 D_T45～50 Gy，A 点 D_T35～42 Gy，每周一次，每次 F 点 6～8 Gy。

（2）后装黑曼式宫腔填塞技术

Rotle 设计了 Micro-slectron HDR 遥控后装源囊填充技术，^{192}Ir 源直径 1.1 mm，有效长 0.6 mm，源囊外径分别为 4、5、6 及 8 mm（图 10.17）。依据宫腔大小充填不同数目

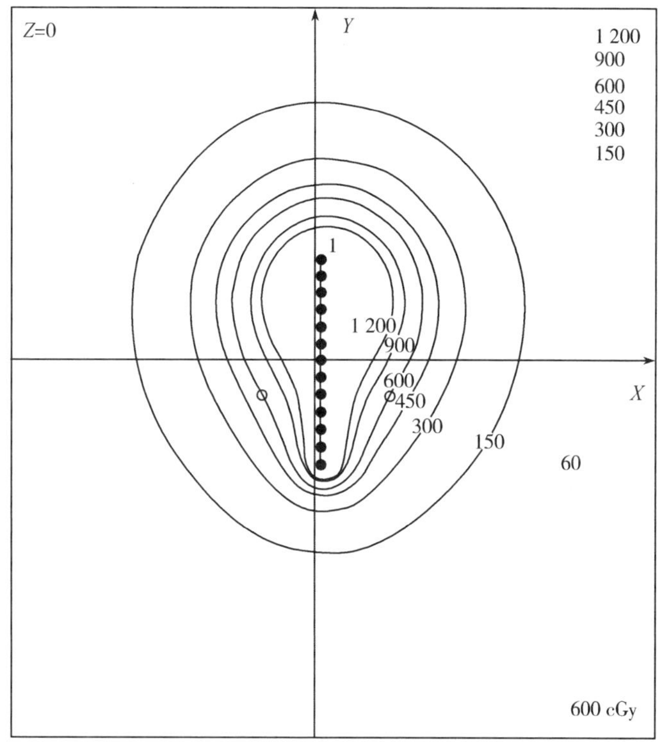

图 10.16 子宫内膜癌倒梨形剂量分布曲线

的源囊，一般可填 6～10 个，宫颈管置一个，以合理分布剂量。每次 M_Y 点剂量为10 Gy，间隔 10 d，共 6 次。直肠、膀胱剂量剂量控制在（3～5）Gy/次。

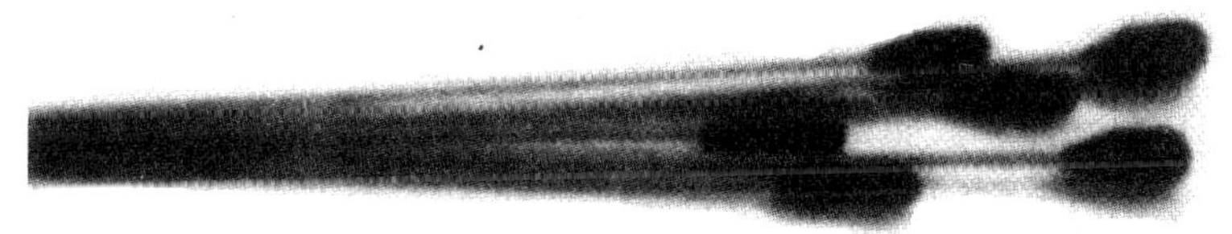

图 10.17 ^{192}Ir 源囊后装

六、随访

全部放疗完成后 4～6 周就可进行定期随访，一般最初的 2～3 a 内每 3～4 个月随访一次，以后每半年随访一次直至治疗后 5 a。5 a 后可以每年随访一次。

随访检查的内容包括相关的病史和体格检查、阴道残端或穹窿涂片的细胞学检查、盆腹腔 CT，以及胸部 CT 检查等。

七、并发症

盆腔的急性放射反应常于放疗开始不久的 1～2 周即可发生并可持续到放疗结束后几周，常见的急性反应为腹泻、膀胱炎和疲劳。晚期并发症发生率较低，不到 10%，包括小肠梗阻、难治性腹泻、慢性直肠炎和膀胱炎。阴道挛缩、狭窄和黏膜干燥也有一定的发生率，严重的甚至可以影响病人的生活质量，但这些并发症可通过放疗后定期的阴道扩张术和阴道雌激素软膏的局部使用来治疗和预防。

第五节 卵 巢 癌

一、概述

卵巢癌（ovarian cancer）是妇科常见的三大恶性肿瘤之一，占妇科恶性肿瘤的 20%，且是死亡率最高的女性生殖系统肿瘤，5 a 生存率在 30%～40%左右。卵巢癌的发病率随年龄的增大逐渐上升，主要的发病危险因素为：①年龄：多数发生于绝经后妇女；②肥胖；③生育史：初潮早、未产、不孕、初产迟于 30 岁、绝经晚；④有卵巢癌、乳腺癌、结直肠癌的家族史；⑤BRCA1 或 BRCA2 的家族史；⑥促排卵药物使用史；⑦个人有乳腺癌病史；⑧雌激素和内分泌药物替代治疗史；⑨滑石粉使用史。

二、解剖结构

卵巢位于子宫底的后外侧，与盆腔侧壁相接，借卵巢悬韧带和卵巢固有韧带与盆腔侧壁及子宫相连。卵巢属于腹膜内位器官，移动性较大，其位置多受大肠充盈程度的影响，一般位于卵巢窝内，外侧与盆腔侧壁的腹膜相接。卵巢窝在髂内、外动脉起始部的交角内，前界为脐动脉索，后界为输尿管和髂内动脉。卵巢窝底由闭孔内肌及覆盖其表面的盆筋膜和腹膜壁层组成。在卵巢窝底处的腹膜外组织内，有闭孔血管和神经通过。老年女性的卵巢位置更低。卵巢的位置可因子宫位置的不同而受影响。当子宫左倾时，左卵巢稍向下移位，子宫端稍转向内；右倾时，则相反。

三、病理

卵巢由生殖细胞、间质细胞和上皮细胞组成，卵巢的良性及恶性肿瘤可来源于其中任何一种细胞。卵巢癌主要由上皮癌、恶性生殖细胞肿瘤和性索间质肿瘤等组成，其中上皮癌占大多数，约为 85%～90%。治疗因细胞来源而异，本节主要介绍上皮来源的肿瘤。常见上皮癌的病理类型有浆液性癌、黏液性癌、子宫内膜样癌、未分化癌和透明细胞癌。上皮性癌具有按照腹腔液体循环的途径沿腹膜表面扩散的倾向，常见的转移部位是盆腔腹膜、盆腔脏器、腹腔腹膜、肠系膜、大网膜以及横膈表面，淋巴转移也较常见。

四、临床症状

1. 症状

常见的临床症状为下腹肿块、由腹水造成的腹胀、由于肿块转移或压迫直肠或膀胱引起的压迫症状、肿瘤扭转破裂或压迫邻近脏器引起的疼痛等等。

2. 体征

卵巢癌的体征主要是盆腔肿块，如在子宫直肠窝扪及不规则结节则提示有种植病灶。并发腹水可在腹部叩到移动性浊音。

3. 直接蔓延

肿瘤可直接蔓延生长至子宫、输卵管及盆腔其他组织。

4. 转移途径

1）种植转移是卵巢癌的主要转移途径，肿瘤可穿透包膜广泛种植在腹腔壁层腹膜及腹腔脏器浆膜。

2）淋巴转移主要为腹膜后淋巴区、腹股沟淋巴区、锁骨上淋巴区，甚至体表淋巴结转移。在锁骨上、腹股沟等浅表部位可扪及肿大淋巴结。

五、诊断和分期

（一）诊断

卵巢癌的诊断主要依据病史、症状、体征和血常规、生化检查，辅助检查包括：

1. 影像学检查

阴道超声和盆腔超声是盆腔肿瘤的首选检查方法，其诊断符合率＞90％，但不易发现直径＜1 cm 的实性肿瘤。CT、MRI、PET/CT 等能更准确地显示盆腔的解剖结构，了解肿瘤的位置、大小、和周围正常组织的关系，还可以显示胸、腹腔脏器及淋巴结有无转移，有利于准确分期。

2. 肿瘤标志物测定

CA125 是血清卵巢上皮癌相关抗原，80％卵巢上皮癌尤其是浆液性腺癌患者血清 CA125 升高。90％以上患者随病情的变化出现升高或降低，因此可作为判断疗效和预后的指标。

3. 细胞学检查

如合并有腹水，可抽取腹水或腹腔灌洗液行细胞学检查。

（二）卵巢癌的分期

采用的手术-病理分期如表 10.5 所示，经过仔细检查腹膜表面，灌洗腹腔、活检和/或切除可疑结节、盆腔和腹主动脉旁淋巴结选择性切除和黏液样癌阑尾切除术后，可明确分期。

表 10.5　卵巢癌 FIGO 分期和 TNM 分期比较表

FIGO 分期	肿瘤侵犯范围	TNM 分期
Ⅰ期	肿瘤局限于卵巢	T_1
$Ⅰ_A$	肿瘤局限于一侧卵巢，包膜完整，表面无肿瘤；腹水或腹腔冲洗液中未见恶性细胞	T_{1a}
$Ⅰ_B$	肿瘤局限于双侧卵巢，包膜完整，表面无肿瘤；腹水或腹腔冲洗液中未见恶性细胞	T_{1b}

续表

FIGO 分期	肿瘤侵犯范围	TNM 分期
Ⅰ$_C$	肿瘤局限于一侧或双侧卵巢，伴有以下任何一项：包膜破裂；卵巢表面有肿瘤；腹水或腹腔冲洗液中有恶性细胞	T_{1c}
Ⅱ期	肿瘤累及一侧或双侧卵巢，伴有盆腔内扩散	T_2
Ⅱ$_A$	肿瘤蔓延和（或）转移至子宫和（或）输卵管；腹水或腹腔冲洗液中未见恶性细胞	T_{2a}
Ⅱ$_B$	肿瘤蔓延至盆腔其他组织；腹水或腹腔冲洗液中未见恶性细胞	T_{2b}
Ⅱ$_C$	Ⅱ$_A$或Ⅱ$_B$期病变，伴有腹水或腹腔冲洗液中发现恶性细胞	T_{2c}
Ⅲ期	肿瘤累及一侧或双侧卵巢，且伴有显微镜证实的盆腔外腹膜种植和（或）区域淋巴结转移（肝表面转移为Ⅲ期）	T_3和/或 N_1
Ⅲ$_A$	组织学证实腹腔腹膜表面有镜下种植，淋巴结阴性	T_{3a}
Ⅲ$_B$	腹腔转移灶直径≤2 cm，淋巴结阴性	T_{3b}
Ⅲ$_C$	腹腔转移灶直径＞2 cm，和（或）区域淋巴结转移	T_{3c}和/或 N_1
Ⅳ期	肿瘤超出盆腔外的远处转移（腹水有癌细胞，肝实质转移）	M_1

六、治疗

卵巢癌的治疗原则是以手术为主，辅以化疗和放疗等综合治疗。具体治疗措施需根据病期早晚、分化程度、组织学类型等决定。

手术治疗是卵巢癌最重要的治疗手段，尤其为了明确分期尚属于Ⅰ期、Ⅱ期的病人。卵巢癌的减瘤手术能够最大限度地减少肿瘤负荷，并直接影响病人的生存率。在罹患卵巢癌的育龄期妇女，如果肿瘤仅限于一侧卵巢，通过手术有可能保留子宫、对侧卵巢和输卵管以保留今后生育的可能性。

目前，早期病人的治疗取决于病人是否具有高危因素，如处于Ⅰ$_A$或Ⅰ$_B$期的病人，如果肿瘤分化比较好，就不需要术后辅助治疗。高危因素包括：高分级肿瘤、Ⅰ$_C$和Ⅱ期的病人、组织类型为透明细胞癌。早期具有高危因素病人的术后辅助治疗主要为化疗，且越早开始越有利。推荐铂类与紫杉类药物为基础的化疗方案为标准方案，并应用于所有期别的卵巢癌病人。

卵巢癌的放射治疗在治疗中起辅助治疗作用，是卵巢癌术后治疗的主要方法，也适用于卵巢癌的术前放疗。通过照射后可使肿瘤缩小，粘连松解，提高手术的切除率。术后放疗可对受侵部位进行预防治疗，并消灭手术残余肿物以提高治疗效果。一般卵巢癌晚期不能手术的病人或复发病人可做姑息治疗。放疗后可使肿瘤缩小，症状缓解，放疗一般采取盆腔照射及全腹照射（whole abdominal radiation therapy，WART）。

1. 照射体位及固定

体架或真空袋固定，尽量采用仰卧体位。

2. 放射源

尽量采用高能射线进行治疗以保证剂量分布的均匀。照射深度小于 10 cm，使用^{60}Co

或直线加速器 10 MV 以下光子线，照射深度大于等于 10 cm 使用直线加速器 10 MV 以上光子线。

3. 照射野的设定

(1) 盆腔照射

范围包括下腹和盆腔，前后对穿垂直照射，上界为 $L_{4\sim5}$ 间隙，下界为闭孔下缘，两侧为骨盆外缘 2 cm，肿瘤量为 D_T（40～50）Gy/（6～8）周。

(2) 全腹加盆腔照射

卵巢癌无论病期早晚，均主张全腹加盆腔照射。上界为呼气时膈上 1～2 cm，下界为闭孔下缘，两侧界为双侧腹膜外 2 cm 或开放侧界以包括腹膜在内的盆腹腔（图 10.18）。照射技术现均采用全腹开放大野照射，并已逐渐取代以往常用的腹部移动条形野技术。剂量计算以腹平面中点计算，一般为 1.2～1.5 Gy/d，D_T30 Gy/20 F，前后垂直照射。为减少肝肾损伤，双肾后野挡铅 2 个半价层，使肾脏的受量不超过 18～20 Gy；肝脏无肿瘤累及者则肝脏前后野均挡铅 1 个半价层，然后盆腔野加量至 45～50 Gy。

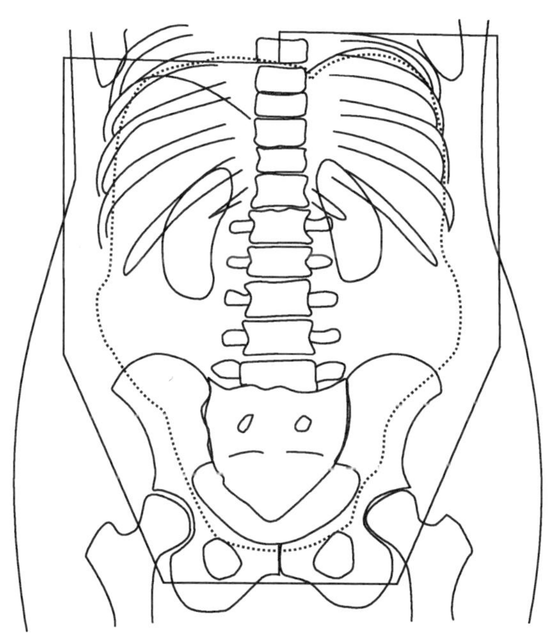

图 10.18 卵巢癌全腹加盆腔照射（虚线为腹膜线）

七、随访

全部放疗完成后 4～6 周就可进行定期随访，一般最初的 2～3 a 内每 3～4 个月随访一次，以后每半年随访一次直至治疗后 5 a。5 a 后可以每年随访一次。

随访检查的内容包括相关的病史和体格检查、盆腹腔 CT，血清学 CA125 监测等。

八、并发症

常见的急性反应为腹泻、恶心呕吐、疲劳，血液学毒性也会比较明显。晚期并发症主要是小肠的并发症，包括小肠梗阻。

（徐晓婷）

复习思考题

1. 何谓子宫颈癌的放疗为何要使用腔内照射和外照射相结合的照射方式？简述子宫颈癌腔内照射和外照射的靶区。

2. 何谓子宫颈癌术后放疗的指征？

3. 子宫颈癌常见的放疗并发症及其处理原则有哪些？

4. 子宫内膜癌术后放疗的指征有哪些？

5. 简述放疗在卵巢癌治疗中的作用。

参考文献

[1] 陈昆田．近距离放射治疗临床应用．广州：华南理工大学出版社，2000.

[2] 孙建衡．妇科恶性肿瘤放射治疗学．北京：中国协和医科大学出版社，2002.

[3] 苏建新，吴裕起，黄峻，等．真空袋体位固定技术临床应用价值的研究．中华放射肿瘤学杂志，2005，14（2）：125-126.

[4] 曹泽毅．妇科常见肿瘤诊治指南．第 2 版．北京：人民卫生出版社，2007.

[5] 于金明，殷蔚伯，李宝生．肿瘤精确放射治疗学．济南：山东科学技术出版社，2004.

[6] Nag S，Erickson B，Thomadsen B，et al. The American society recommendation for high-dose-rate brachytherapy for carcinoma of the cervix. Int J Radiat Oncol Biol Phys.，2000，48：201-211.

[7] Logsdon MD，Eifel P J. Figo $Ⅲ_B$ seguamous cell carcinoma of the cervix：an analysis of prognostic factors the balance between external beam and intracavitary radiation therapy. Int J Radiat Oncol Biol Phys.，1999，43：763-775.

[8] Toita T，Kadinohana Y，Ogawa K，et al. Comination external beam radiotherapy and high-dose-rate intracavitary brachytherapy for uterine cervical cancer：analysis of dose and fractionation schedule. Int J Radiat Oncol Biol Phys.，2003，56：1344-1353.

[9] Parkin DM，Bray F，Ferlay J，et al. Global cancer statistics，2002. CA Cancer J Clin，2005，55：74-108.

[10] Ahamad A，D'Souza W，Salehpour M，et al. Intensity-modulated radiation therapy after hysterectomy：comparison with conventional treatment and sensitivity of the normaltissue- sparing effect to margin size. Int J Radiat Oncol Biol Phys.，2005，62：1117-1124.

[11] Uno T，Ito H，Isobe K，et al. Postoperative pelvic radiotherapy for cervical cancer patients with pos-

itive parametrial invasion. Gynecol Oncol, 2005, 96: 335-340.

[12] Perez-Cardenas E, Contreras-Paredes A, Cantu D, et al. The effects of DNA methylation and histone deacetylase inhibitors on human papillomavirus early gene expression in cervical cancer, an in vitro and clinical study . Virol J, 2007, 26 (4): 18-19.

[13] Van de Bunt L, Van der Heide UA, Ketelaars M, et al. Conventional, conformal, and intensity-modulated radiation therapy treatment planning of external beam radiotherapy for cervical cancer: the impact of tumor regression. Int J Radiat Oncol Biol Phys. , 2006, 64 (1): 189-196.

[14] Selvaggi L, Loizzi V, DI-Gilio AR, et al. Neoadjuvant chemotherapy in cervical cancer: a 67 patients experience . Int J Gynecol Cancer, 2006, 16 (2): 631-637.

[15] Abu-Surrah AS, Kettunen M. Platinum group antitumor chemistry: design and development of ne-wanticancer drugs complementary to cisplatin . Curr Med Chem. , 2006, 13 (11): 1337-1357.

[16] Umanzor J, AguiluzM, Pineda C, et al. Concurrent cisplatin/gemcitabine chemotherapy along with radiotherapy in locally advanced cervical carcinoma: a phase Ⅱ trial . Gynecol Oncol, 2006, 100 (1): 70-75.

[17] Miglietta L, Franzone P, Centurioni MG, et al. A phase Ⅱ trial with cisplatin-paclitaxel cytotoxic treatment and concurrent external and endocavitary radiation therapy in locally advanced or recurrent cervical cancer . Oncology, 2006, 70 (1): 19-24.

[18] duPont NC, Monk BJ. Chemotherapy in the management of cervical carcinoma . Clin Adv Hematol Oncol, 2006, 4 (4): 279-286.

[19] Brave M, Dagher R, Farrell A, et al. Topotecan in combination with cisplatin for the treatment of stage IVB, recurrent, or persistent cervical cancer . Oncology, 2006, 20 (11): 1401-1404.

[20] Dimopoulos J, Langa S, Kirisits C, et al. Dose-Volume Histogram Parameters and Local Tumor Control in Magnetic Resonance Image-Guided Cervical Cancer Brachytherapy. Int J Radiat Oncol Biol Phys. , 2009, 75 (1): 56-63.

[21] Dimopoulos J, Pöttera R, Langa S, Kirisits C, et al. Dose-effect relationship for local control of cervical cancer by magnetic resonance image-guided brachytherapy. Radiotherapy and Oncology, 2009, 93 (2): 311-315.

[22] Georg P, Pötter R, Georg D, et al. Dose Effect Relationship for Late Side Effects of the Rectum and Urinary Bladder in Magnetic Resonance Image-Guided Adaptive Cervix Cancer Brachytherapy. Int J Radiat Oncol Biol Phys. , 2012, 82 (2): 653-657.

[23] Kato S, Ohno T, Thephamongkhol K, et al. Long-term Follow-up Results of a Multi-institutional Phase 2 Study of Concurrent Chemoradiation Therapy for Locally Advanced Cervical Cancer in East and Southeast Asia. Int J Radiat Oncol Biol Phys. , 2013, 87 (1): 100-105.

第十一章

乳 腺 癌

乳腺癌是严重威胁世界妇女健康的主要癌症。每年约有120万妇女发生乳腺癌，其中有50万妇女死于乳腺癌。在我国，乳腺癌发病率，每年以3%～4%的速度上升，以京津沪等大城市和沿海地区高发。乳腺癌死亡率呈同步上升趋势，根据2010中国卫生统计年鉴：1990—1992年女性乳腺癌死亡率为3.53/10万，2009年为9.89/10万，20年期间乳腺癌死亡率增加了2.8倍。

第一节 解剖和淋巴引流

一、乳房解剖

成年女性乳房位于胸前部，其大小、形状、位置和功能与女性的发育、妊娠及哺乳有关。乳腺内侧达到同侧的胸骨缘，外侧为同侧的腋中线，上缘达到第二肋骨水平，下缘到第六肋骨水平。临床上以乳头乳晕为中心按水平线和垂直线将乳腺分为外上、外下、内上、内下象限及乳头乳晕所在的中央区。乳腺外上象限处组织较其余部分丰富，是乳腺癌的好发部位。

二、淋巴引流

女性乳房的淋巴管网非常丰富，引流方向与淋巴结群的位置具有重要临床意义。乳腺的淋巴引流区在生理状态下主要包括两大部分，即腋窝淋巴结区和内乳淋巴结区，一般认为约75%的乳腺淋巴液流向腋淋巴结区，而约25%的乳腺淋巴液流向内乳淋巴结区。

1. 腋窝淋巴结

从乳腺癌的转移特征以及病理学角度出发的腋窝淋巴结分群是以胸小肌为标志，将腋窝淋巴结分为三组：

Ⅰ组（水平Ⅰ，腋下组）：分布在胸小肌下缘的淋巴结，主要收纳乳房外侧部、中央部与胸外侧壁的淋巴引流，注入腋窝中组淋巴结，少部分直接注入腋窝尖淋巴结。

Ⅱ组（水平Ⅱ，腋窝中组）：位于胸小肌上下缘之间的淋巴结，收纳腋下组与部分乳房上部的淋巴引流，注入腋窝尖淋巴结。

Ⅲ组（水平Ⅲ，腋窝上组）：分布在胸小肌上缘上方的淋巴结，包括锁骨下（即腋窝尖部，一般在锁骨中段下方1～1.5 cm处）、锁骨内淋巴结，收纳腋窝中组、部分乳房上部的淋巴引流与少部分腋下组的淋巴引流，然后注入锁骨上淋巴结，部分直接融合成锁骨下淋巴干注入胸导管（左侧）或右淋巴导管。

2. 内乳淋巴结

位于胸骨旁肋软骨后沿胸廓内动静脉排列的淋巴结，通常将淋巴结及其淋巴管合称胸骨旁淋巴链，可分布在第 1～6 肋间，接纳乳房内部、乳头乳晕区和胸前壁等的淋巴引流，注入锁骨上淋巴结和胸导管（左侧）或右淋巴导管（右侧），少数可直接注入颈静脉角。80％以上的乳房淋巴主要引流至 1～3 肋间淋巴结，且 1～3 肋间双侧的内乳淋巴结可有交通，部分与上纵隔淋巴结亦有广泛交通。

3. 前哨淋巴结

乳腺癌前哨淋巴结（sentinel lymph node，SLN）是指原发乳腺肿瘤区域淋巴引流的第一个淋巴结。通常采用专利蓝染色或放射性同位素注射示踪剂显像技术方法结合发现前哨淋巴结。前哨淋巴结活检能准确判断腋窝淋巴结转移状况。SLN 阳性者需要接受腋窝淋巴结清扫术，SLN 阴性的乳腺癌患者可以避免腋窝清扫术。

4. 锁骨上淋巴结

属于颈深淋巴结的最下群，位于锁骨内侧 1/3 的后份，沿锁骨下动脉及臂丛排列，收纳腋窝尖区淋巴结和内乳淋巴结的淋巴引流，注入胸导管（左侧）或右淋巴管（右侧），少数可直接注入颈静脉角。

第二节 病理分型

乳腺癌的病理检查是乳腺癌治疗决策与预后风险评估的最重要依据。内容要求包括：① 一般外观情况；② 大体病理改变；③ 镜下病理改变，包括肿块类型、大小、病变数目、侵犯范围、切缘情况及微小钙化点、广泛导管内成分等情况；④ 病变组织内微小淋巴管以及微小血管栓塞情况；⑤病理组织学分级（scarff bloom richardson，SBR 分级法）；⑥ 清扫淋巴结总数，转移淋巴结大小，阳性淋巴结数目，融合，包膜以及与相邻结构的关系；⑦ 雌激素受体（ER）、孕激素受体（PR）和 HER-2 状态检测报告。

一、WHO 乳腺恶性肿瘤组织学分类（2003）

1. 恶性上皮肿瘤

（1）非浸润性癌

指癌瘤最早阶段，病变局限于乳腺导管或腺泡内，未突破基底膜时称非浸润癌。

1）小叶原位癌：起源于小叶导管及末梢导管上皮的癌，约占乳腺癌的 1.5％。切面呈粉红色半透明稍硬颗粒状区，病变大多呈多灶性，癌细胞体积较大，形态一致，但排列紊乱，导管周围基底膜完整，常累及双侧，发展缓慢。

2）导管内癌：发生于中心导管的原位癌，病变可累及导管范围广或呈多中心，散在分布，切面呈颗粒状带灰白或淡黄色小点，犹如皮肤粉刺样物。

（2）早期浸润癌

从非浸润性癌到浸润性癌是逐渐发展的过程。其间经过早期浸润阶段，根据形态的不同，分为两类。

1）早期浸润小叶癌：小叶原位癌穿过基底膜，向小叶内间质浸润，但尚未浸润至小叶范围之外。

2）早期浸润导管癌：导管内癌少量癌细胞突破导管基底膜，向间质浸润，但浸润范围小。

（3）浸润性癌

癌组织向间质内广泛浸润，形成各种形态癌组织与间质相混杂的图像。浸润型癌又分为浸润性特殊型癌和浸润性非特殊型癌。浸润性非特殊型癌又根据癌组织和间质比例多寡分为：单纯癌、硬癌、髓样癌。

1）浸润性非特殊型癌：①单纯癌：较多见，约占乳腺癌一半以上。癌组织主质和间质成分接近，癌细胞常集聚成小巢，片状或粗索状。②硬癌：约占乳腺癌总数的10%左右，癌主质少，间质多为特点。体积小，质地硬，切面瓷白色，癌边缘呈蟹足状向周围浸润。③髓样癌：约占乳癌总数10%～20%，癌组织主质为多，间质少。瘤体可达巨大体积，切面灰白色，中心部常有坏死。根据间质中淋巴细胞浸润程度的不同，可分为两个亚型：淋巴细胞浸润少的为非典型髓样癌，浸润多者为典型髓样癌。后者预后好，常划入特殊型浸润癌内。

2）浸润性特殊型癌：①乳头状癌：大导管内癌，极少由大导管内乳头状瘤演变来。多见于50～60岁妇女，肿块单发或多发，部分有乳头溢液，大多血性，溢液涂片可找到癌细胞。切面呈棕红色结节，质脆，结节内有粉红色腐肉样或乳头状组织。此癌生长缓慢，转移也较晚。当癌实质一半以上表现为腺管样结构时，可诊断为腺癌。②黏液腺癌：又名胶样癌，较少见。发病年龄大，生长缓慢，境界清楚，切面半透明胶冻样物，癌组织中含有丰富黏液，恶性程度较低，腋下淋巴转移较少见。③湿疹样癌：又称乳腺派杰氏病（Paget's disease）。此癌形态上特征为：乳头、乳晕皮肤呈湿疹样改变和表皮内出现一种大而有特征性的派杰氏细胞。此癌多数合并导管内癌和小叶原位癌，部分为浸润性导管癌等。

2. 结缔组织和上皮肤性混合肿瘤

1）纤维腺瘤。

2）叶状囊肉瘤。

3）癌肉瘤。

3. 其他恶性肿瘤

1）软组织肉瘤。

2）皮肤恶性肿瘤。

3）恶性淋巴造血组织肿瘤。

二、SBR 病理分级

WHO 推荐的 SBR 分级方法简便易行（表 11.1）。乳腺癌针吸细胞学可以推测乳腺癌患者的预后，主要形态学标准有：①有无腺样排列；②细胞核大小；③细胞核的异形程度；④核仁的大小及数目；⑤浓染细胞核数目；⑥核分裂相。SBR 根据腺管排列、细胞核异型程度、有丝分裂相将癌细胞定为 9 分 3 级。

表 11.1　乳腺癌 scarff bloom richardson (SBR) 病理分级法

观察指标	评　分		
	1	2	3
腺管排列形成	腺管结构基本接近正常	部分失去正常腺管结构	完全失去腺管正常结构
细胞核异型程度	所有细胞核基本规则	中度异型性	绝大部分胞核失去正常形态
核有丝分裂相	每视野最多可见 1 个核分裂相	每视野最多可见 2 个核分裂相	每视野至少可见到 3 个有丝分裂相

注：Ⅰ级（高分化）：3～5 分，预后佳。Ⅱ级（中分化）：6～7 分，预后一般。Ⅲ级（低分化）：8～9 分，预后差。

第三节　临床表现、诊断与分期

一、临床表现

1. 肿块

绝大多数表现为乳腺无痛性肿块，常为无意中发现。不同部位的乳房肿块大约 38.5%发生在外上象限，14.2%内上象限，8.8%外下象限和 5%内下象限。

2. 皮肤改变

酒窝征：当肿瘤侵及乳腺悬韧带时，该韧带缩短导致局部皮肤内陷而呈“酒窝征”。橘皮样变：当皮下淋巴管被癌细胞阻塞时，因淋巴回流障碍导致皮肤水肿、毛囊内陷而呈“橘皮样变”。卫星结节和铠甲样癌：当进入皮下淋巴管内的癌细胞独自形成转移结节时，在原发灶周围可见分散的多个结节，临床称其“卫星征”；结节融合成片称“铠甲征癌”。皮肤受侵、溃烂：瘤肿侵犯皮肤时，可呈红色或暗红色样变。当肿瘤继续增大时，局部可缺血、溃烂呈翻花样改变，称为“菜花征”。炎症样改变：是一种炎性乳腺癌，发展急剧，短期扩展至整个乳腺组织、皮肤淋巴网和小血管，回流障碍致使乳房肿大、潮红、发热、白细胞升高，酷似炎症。此类型常见妊娠、哺乳期的乳腺癌。

3. 乳头改变

乳头回缩、偏斜：多为肿瘤侵犯乳头下方组织所致。

乳头溢液：多为血性溢液，少数为浆液性或水样的乳头溢液。常见于导管内癌。

湿疹样变：即派杰氏病。可见乳晕、乳头糜烂、结痂、渗液、脱屑，酷似湿疹。

4. 区域淋巴结肿大

同侧腋窝淋巴结转移：发生转移的概率与肿瘤大小呈正相关。

内乳区淋巴结转移：首诊时出现内乳淋巴结肿大者比较少见。肿瘤位于内侧，且腋窝淋巴结阳性时，内乳区淋巴结转移率可达45%～72%；若腋窝淋巴结阴性，其转移率为6%～14%。中央区肿瘤内乳淋巴链转移概率高达46%。

5. 远处转移

乳腺癌的播散的主要途径与部位：①区域淋巴引流系统；②局部皮肤直接侵犯；③远处器官的血行播散。

部分病人在初诊时伴有远处转移；淋巴结阴性患者中三分之一伴有远处转移；淋巴结阳性病人50%伴有远处转移。采用单克隆抗体标记检测病人骨髓中乳腺癌细胞，可以发现临床各期病人均存在微小骨髓转移；骨髓转移是预后不良的独立预后因素。

初始转移部位与发生频率：骨为30%～40%；肺为20%～30%；软组织为10%；肝为4%～9%，中枢神经系统转移为10%～15%；30%的病人为多发转移。

二、诊断与分期

（一）诊断

早期发现、早期诊断、早期治疗直接关系到乳腺癌患者的临床疗效与预后。双侧乳腺X射线摄片是乳腺癌最基本的影像检查手段。也是乳腺癌早期筛查、早期发现的最重要检查手段，超声波检查是一种与X线片形成互补的一种重要的影像检查。MRI可以用于高危人群早期筛查。

根据病史、症状、体征和双侧乳腺X射线摄片或超声波检查，乳腺组织活检病理检查可以确诊。确诊后根据具体情况选择胸部X射线片/CT、ECT全身骨扫描或PET/CT检查等明确肿瘤侵犯的范围，以明确分期。

其他相关的检查包括：雌激素受体（ER）、孕激素受体（PR）、HER-2状况等测定，对判断风险与预后、指导治疗具有十分重要意义。乳腺癌相关抗原（CA 15-3）、癌胚抗原（CEA）检测，有乳腺癌家族史的高危人群，建议接受遗传性乳腺癌相关的基因BRCA1和BRCA2突变基因检测，帮助乳腺癌的诊断、分类与分型、风险与预后判断以及治疗指导。

（二）分期

1. TNM分期

根据国际抗癌联盟（UICC）第7版，乳腺癌的TNM分期如下。

（1）原发肿瘤（T）分期

T_x：原发肿瘤大小无法测量；

T_0：没有原发肿瘤的证据；

T_{is}：原位癌（导管内癌，小叶原位癌，无肿块的乳头 Paget's 病）；

T_1：原发病灶最大径≤2 cm；

T_{1mic}：微小浸润性癌（肿瘤超过基底膜），最大径≤0.1 cm；

T_{1a}：肿瘤最大径<0.1 cm，但≤0.5 cm；

T_{1b}：肿瘤最大径>0.5 cm，但≤1.0 cm；

T_{1c}：肿瘤最大径>1.0 cm，但≤2.0 cm；

T_2：肿瘤最大径>2.0 cm，但≤5.0 cm；

T_3：肿瘤最大径>5 cm；

T_4：肿瘤大小不论，但直接侵犯胸壁或皮肤；

T_{4a}：肿瘤直接侵犯胸壁，包括肋骨、肋间肌、前锯肌、但不包括胸肌；

T_{4b}：肿瘤表面皮肤水肿（包括橘皮症），乳房皮肤溃疡或微型结节，限于同侧乳房；

T_{4c}：包括 T_{4a} 和 T_{4b}；

T_{4d}：炎性乳腺癌（皮肤广泛浸润，表面红肿，但不一定触摸到其下的肿块）。

注：除了 T_{4b} 和 T_{4c} 外，皮肤粘连、酒窝症、乳头回缩和其他皮肤改变可以出现在 $T_{1\sim3}$ 中，但不影响 T 分期。

（2）淋巴结转移（N）分期

N_x：淋巴结情况不确定（例如，已被手术切除）；

N_0：无区域淋巴结肿大；

N_1：同侧腋淋巴结肿大、转移，但能活动；

N_{2a}：同侧腋淋巴结肿大、转移，互相融合，或与其他附近组织粘连；

N_{2b}：肿瘤转移至同侧内乳淋巴结，但无同侧腋淋巴结肿大、转移；

N_{3a}：同侧锁骨下窝淋巴结肿大转移；

N_{3b}：同侧内乳淋巴结转移并伴有同侧腋淋巴结肿大转移；

N_{3c}：同侧锁骨上窝淋巴结肿大转移。

（3）远处转移（M）分期

M_x：无法评价有无远处转移；

M_0：无远处转移；

M_1：有远处转移。

2. TNM 临床分期

0 期：$T_{is}N_0M_0$；

Ⅰ期：$T_1N_0M_0$；

Ⅱ$_A$ 期：$T_0N_1M_0$，$T_1N_0M_0$，$T_2N_0M_0$；

Ⅱ$_B$ 期：$T_2N_1M_0$，$T_3N_0M_0$；

Ⅲ$_A$ 期：$T_0N_2M_0$，$T_1N_2M_0$，$T_2N_2M_0$，$T_3N_1M_0$，$T_3N_2M_0$；

Ⅲ$_B$ 期：$T_4N_0M_0$，$T_4N_1M_0$，$T_4N_2M_0$；

Ⅲ$_C$ 期：任何 TN_3M_0；

Ⅳ期：任何 T 任何 N M_1。

（三）分子分型与风险度分级

基于 DNA 微阵列技术和多基因 RT-PCR 定量检测的方法以及免疫组织化学病理检测 ER/PR、HER-2 状态，对乳腺癌进行的分子分型，把乳腺癌划分为 4 类：Luminal A 型（ER＋/PR＋，HER-2-）、Luminal B 型（ER＋/PR＋，HER-2＋）、HER-2＋ 型（ER-/PR-/HER-2＋）和 Basal-like 型（ER-/PR-/HER-2-）。用于预测乳腺癌的复发转移风险及对治疗的反应，不同分子亚型乳腺癌的临床治疗反应和生存期不同，为临床个体化治疗提供了科学依据。根据患者年龄、肿瘤大小、激素受体状态、肿瘤细胞分级、脉管瘤栓、HER-2 状态、淋巴结阳性数目与状态，St. Gallen 专家共识将乳腺癌分为低、中、高危复发风险人群，为临床医师选择合适的治疗方案提供了依据。

第四节　治疗原则

乳腺癌的治疗分局部治疗（手术和放疗）与全身治疗（化疗、激素治疗与分子靶向药物治疗）。随着人们对乳腺癌认识的不断加深，通过分子分型与风险评估，进一步推动了乳腺癌的治疗朝着多种治疗模式联合的保存乳房治疗，个体化治疗的趋势发展。以改善病人生活质量为目的的肿瘤整形外科（乳房成形与再造等）逐渐成为现代乳腺癌治疗中一个重要的组成部分。

（一）外科手术治疗原则

乳腺癌的手术治疗主要包括乳房原发病灶和区域淋巴结的处置，原发病灶可以通过改良根治术或局部肿瘤切除术处理，区域淋巴结需要通过腋窝淋巴结清扫或者前哨淋巴结节活检进行处理。

1. 乳房保守手术

部分乳腺组织切除术适用于早期乳腺癌以及有强烈保存乳房意愿乳腺癌患者。

1）原则：完全切除肿瘤病变和尽可能小的安全边缘组织（指超出一定范围的正常组织）保乳治疗需要满足以下三个条件：①可以获得与乳腺切除术相同的生存率；②较低的局部复发率；③满意的美容效果。

2）主要方式：肿瘤切除术（lumpectomy）和乳腺象限切除术（quadrantectomy），部分乳房切除术（partial mastectomy）。

3）适应证：①T_{0is}；②肿瘤＜3 cm 的 T_1 和 T_2 期；③不伴有炎性特征的乳腺癌。

2. 乳房改良根治术

保留胸肌的改良根治手术是目前乳腺癌外科治疗的基本手术方式。

3. 乳房重建术

是指乳房改良根治术后乳房假体植入或带蒂皮瓣移植乳房重建。放疗会影响重建乳房的美容效果，建议在重建手术前实施放疗，应当避免重建乳房术后照射（弥漫性乳腺导管内癌除外）。

4. 腋窝淋巴结清扫术

是保乳手术治疗的重要组成部分。对临床上有淋巴结转移的病人具有治疗作用；对临床上腋窝淋巴结无转移的病人，术后淋巴结的病理检查对辅助性放化疗的应用及预后判断提供重要依据。主张清扫的范围以包括一、二组淋巴结为宜。清扫手术前宜先行前哨淋巴结活检术，当前哨淋巴结阴性，可以免除腋窝清扫手术。

（二）化学药物与激素治疗以及分子靶向药物治疗

1. 化学药物治疗

化学治疗是乳腺癌的重要治疗手段之一，是绝大多数乳腺癌患者的基本治疗，除外原发肿瘤≤1 cm，腋窝淋巴结（－），ER/PR＋，SBR I 级，年龄 35 岁以上者。辅助化疗应在患者从手术中恢复后尽早开始。化疗方案多选用多药联合的方案，20 世纪 80 年代使用蒽环类药物（阿霉素 ADM 和表阿霉素 EPI）。20 世纪 90 年代使用紫杉醇类药物（泰素、泰素帝），使乳腺癌的预后有了明显改善。吉西他滨、卡培他滨等药物的临床应用使晚期乳腺癌病人有了有效的补救治疗措施。

2. 激素治疗

乳腺癌是一种激素依赖性的肿瘤，内分泌治疗通过改变乳腺癌生长所依赖的内分泌环境，使肿瘤生长受到抑制，从而达到临床缓解，是一种重要的全身治疗手段。方法主要有以下 3 种：①卵巢去势：包括手术切除卵巢、放射线照射卵巢、药物抑制卵巢功能，主要适用于绝经前和绝经期乳腺癌患者；②抗雌激素类：包括三苯氧胺、法乐通等，适用于各年龄层患者；③芳香化酶抑制剂：如主要适用于绝经后的患者，绝经前双侧卵巢去势的患者同样适用。

三苯氧胺对乳腺癌放疗的影响存在争议，实验研究中，三苯氧胺可以阻止肿瘤细胞 G_0/G_1 期转换，可能降低放疗的疗效，部分临床研究显示同时服用三苯氧胺会增加乳房纤维化的发生率。也有文献表明同期联合使用与否，结果没有统计学意义的差异，尽管相互矛盾的资料，临床医生在实际应用选择同时或先后使用均可以接受。

3. 分子生物靶向治疗

生物靶向药物治疗将治疗直接指向肿瘤的某些相关基因，利用生物免疫反应等原理，来阻断癌细胞赖以生长的生物机制。乳腺癌发生发展过程中，Her 激酶家族的异常表达在乳腺癌中十分常见。作为 Her-2 的单克隆抗体，赫赛汀（herceptin）是第一个直接针对细胞外 Her-2 受体的单克隆抗体，也是第一个应用于乳腺癌临床治疗并被证实有效的生物治疗药物。

第五节　放射治疗

一、放射治疗原则

1. 术前放疗

利用射线的杀灭作用，缩小肿瘤达到降低期别，提高手术切除率的目的。适用于局部晚期乳腺癌保守治疗。方法可以采用体外照射和近距离放疗乳房插植放疗技术实施。体外照射放疗 40 Gy/（4～4.5）周放疗，通过术前放疗联合综合治疗，85%的病人肿瘤缩小 50%以上，使 77%的病人可以接受保乳治疗。受限于放射源生产与防护等问题，低剂量率^{192}Ir 插植术放疗技术在我国极少使用。

2. 术中放疗

利用特殊设备装置，在术中直接给予乳房瘤床单次大剂量照射。主要适用于低危早期乳腺癌的辅助放疗方式或者作为术后辅助放疗的瘤床推量照射的一部分，配合术后放疗。

3. 术后放疗

为乳腺癌术后主要局部辅助放疗方式，宜在手术后尽早启动放疗，有化疗指征者在化疗后启动。早期乳腺癌高危人群术后辅助化疗与放疗的时机需引起高度重视，推迟术后放疗启动时间增加局部复发率风险。文献报道，术后放疗在 8 周以内启动者，局部复发率为 5.8%；术后放疗在 9～16 周开始者，局部复发率为 9.1%。

根据不同手术方式，术后放疗需要照射的靶体积各不相同，需要参照乳腺癌术后放疗适应证加以确认。可以选择二维、三维适形放疗或者三维适形调强放疗技术或者其他近距离特殊补量照射技术联合应用。

4. 姑息放疗

适用于各种转移部位的姑息、减症止痛或解除压迫等。主要采用体外照射技术，根据肿瘤转移部位和治疗目的不同给予放疗剂量（30～40）Gy/（10～20）次分割照射。

二、放射治疗靶体积与处方剂量

（1）照射野与靶体积

①乳腺肿瘤病灶或手术后残留病灶；②瘤床；③患侧乳房（保乳术后）；④胸壁组织（改良根治术后）；⑤区域淋巴引流区（腋窝，锁骨上下区以及内乳淋巴引流区）。

（2）剂量学

常规处方剂量：乳房及胸壁：50～54 Gy；瘤床补量：10～16 Gy；内乳和锁骨上淋巴引流区，腋窝淋巴引流区：45～50 Gy；分割方式与治疗时间：1.8～2.5 Gy/次，每周 4～5 次。

三、放射治疗技术

乳腺癌的放疗技术包括体内近距离放疗技术和体外照射技术。

近距离^{192}Ir插植放疗技术是利用低剂量率^{192}Ir线性放射源与Mammosite放疗技术是一种特殊专用球形施源器在乳房局部切除术中脂肪与瘤床，利用高剂量率^{192}Ir后装近距离治疗设备给予乳房瘤床实施的分割照射，剂量34 Gy，分10次照射，5 d完成。适用于早期低危局部复发风险的乳腺癌放疗。

术中电子线放疗技术是利用专用可移动放疗装置，选择4～12 MeV的电子线，在手术中直接对瘤床实施的单次大剂量照射。剂量10～20 Gy在2 min内快速实施的术中放疗，主要用于低危局部复发风险乳腺癌的部分乳腺方照射（20 Gy），或作为常规外照射的瘤床补量（10 Gy）。

术中低能X射线放疗技术是指利用50 kV低能软X射线设计的专用放疗设备装置和特殊专用球形施源器，在手术中直接对瘤床进行的单次大剂量照射。单次剂量照射20 Gy。适应证同术中电子线放疗。

由于近距离^{192}Ir插植放疗技术与Mammosite放疗技术和术中电子线放疗技术需要特殊设备与装置，在我国乳腺癌放疗的临床应用普及率较低，在此不做详述。

本文将重点介绍乳腺癌体外照射放疗技术。体外照射放疗技术主要有二维普通放疗、三维适形放疗和三维适形调强放疗。

1. 二维普通放疗（2DRT）

指根据临床标记，在普通X射线模拟定位机上实施定位，采用对穿野切线照射乳房或胸壁，垂直野照射淋巴引流区的两维普通放疗。

1）体位与固定：病人取仰卧位，乳腺托架固定，根据胸部形状和乳房大小选择角度15°～35°，尽可能将胸壁调整到接近水平面 。上臂上举放置于可调节托架上，外展90°。标记乳房的边界，同时标记需要照射的内乳区和锁骨上区边界（图11.1）。

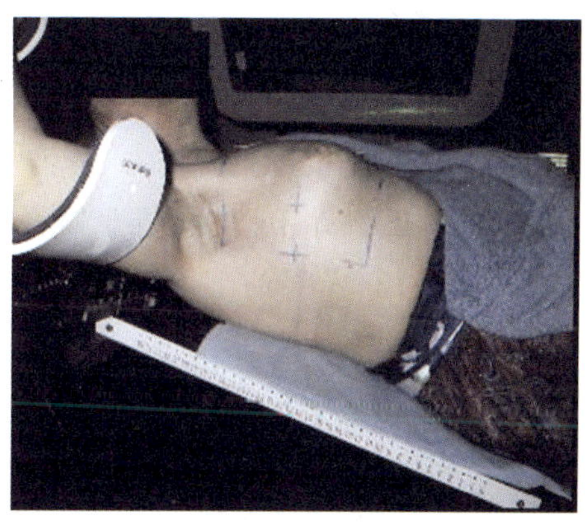

图11.1 乳腺托架固定及边界标定

2）布野：各靶体积照射野设计如下（图 11.2）：

腋窝-锁骨上下区联合野：上界：肩上缘下 1 cm，下界：第一肋间隙下缘，内界：中线旁开 1 cm，外界：完整包绕腋窝与下界形成 1 cm×1 cm 的漏空，机架倾斜 10°，以 3 cm 深度计算照射剂量，辅以腋窝后野补充照射。

腋窝后野：上界平锁骨，内界：胸廓内 1.5 cm，下界：胸小肌游离缘外 1 cm，外界：肱骨内缘。主要用于腋窝-锁骨上区联合野补量照射。

锁骨上下区野：腋窝-锁骨上区联合野基础上将内界退至锁骨 1/2 处。用于提高锁骨上区照射剂量。

内乳野：上界与切线野齐平，内界：中线旁开 1 cm，外界：中线外 4～5 cm，包括患侧 1、2、3 前肋间隙。

乳腺与胸壁切线野：上界：与腋窝-锁骨上区联合野下界间隔 3～5 mm，下界：乳腺根部下 1～2 cm，改良根治术后参照健侧乳腺根部水平，如果手术疤痕过长，给予电子线单野补量照射，内界：内乳根部旁开 1 cm，或与内乳野相交接，或者中线旁开 1～2 cm。

瘤床补量照射野：依据手术后银夹标记和病变部位采取小切线野或单野电子束补量照射野。

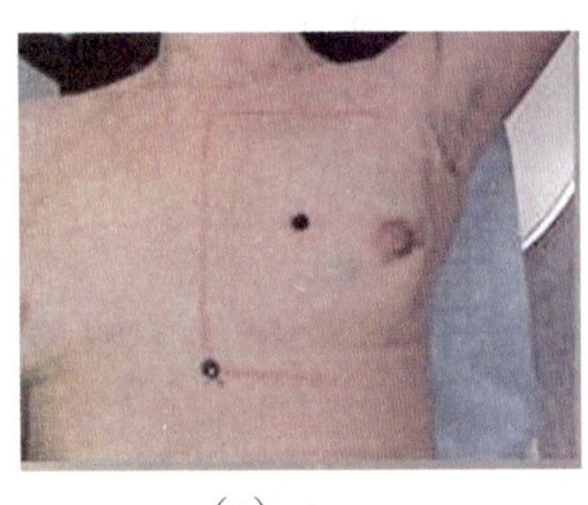
(a)

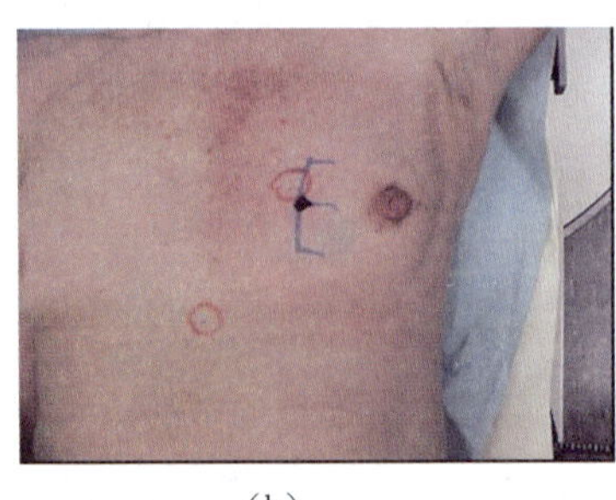
(b)

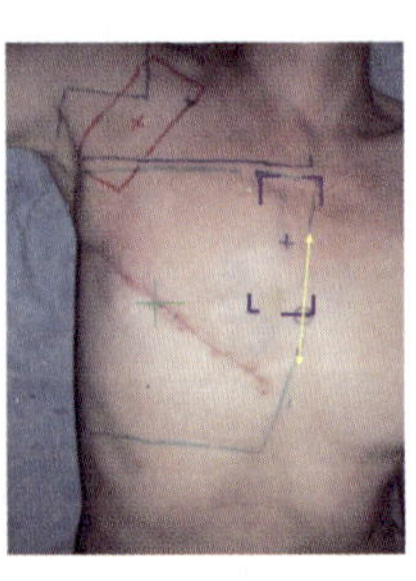
(c)

图 11.2 乳腺癌二维普通放疗技术射野

(a) 保乳术后乳房切线野；(b) 瘤床补量切线野；

(c) 改良术后腋窝锁骨上下野，腋窝后野，内乳野和胸壁切线野

3）治疗计划与剂量：选择 4～10 MV 能量的 X 射线，源皮距或等中心照射，乳腺与胸壁切线野鼓励使用非对称射野，最大限度降低肺与心包等正常组织受照范围与剂量。电子束单野照射方式常用于瘤床或淋巴引流区照射的推量照射，剂量（10～16）Gy/（5～8）次。内乳淋巴链照射时常用 9～12 MeV 的电子线联合 X 射线混合照射，剂量按照 20∶30 Gy比例给予。

选择切线野上界（交接野剂量评估）、射野中心平面和乳腺根部平面轮廓计算切线野照射剂量与评价剂量分布的均匀性。要特别注意照射野衔接处，避免出现明显的剂量热点。

局部晚期乳腺癌皮肤及皮下组织累及率较高，也给予剂量均匀性要求，需要采用楔形板和 0.5～1 cm 的等效组织补偿膜，以优化靶体积内剂量分布（图 11.3）。

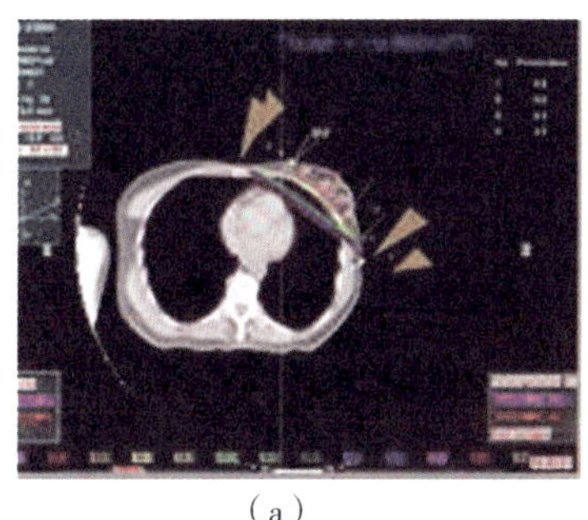

(a)

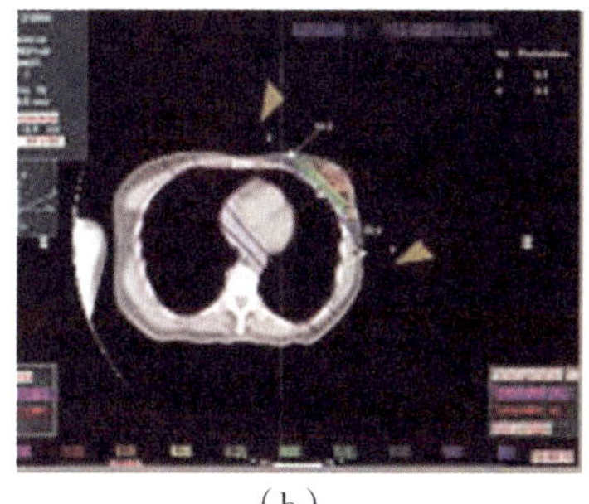

(b)

图 11.3 乳腺癌二维放疗剂量分布

(a) 乳房切线野剂量分布；(b) 瘤床切线野剂量分布

瘤床补量照射可以采用小切线野照射、电子线垂直野照射、乳房插植近距离放疗以及 Mammosite 后装等放疗技术实施（图 11.4）。也可以在术中采用低能 X 射线（50 kV）或电子线接触照射方式单次大剂量照射。

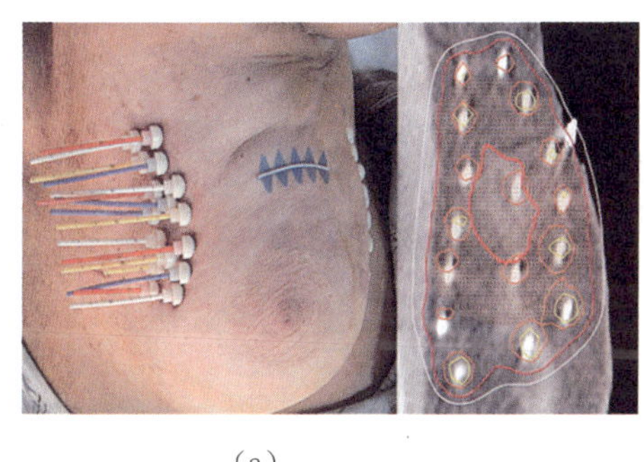

(a)

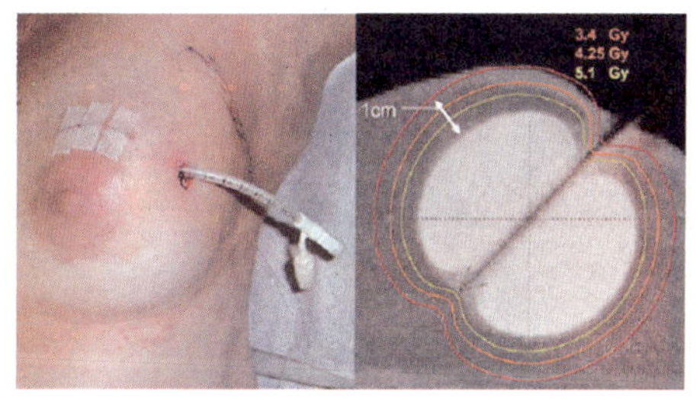

(b)

图 11.4 乳房瘤床补量剂量分布

(a) 近距离插植放疗剂量分布；(b) Mammosite 近距离放疗剂量分布

2. 三维适形放疗（3D-CRT）

乳腺癌推荐采用三维适形放疗技术。

1）体位与固定：病人取仰卧位，固定在特定角度的乳腺托架，双手上举，紧握手柄（图 11.5）。在 X 线模拟机下标记患者体表或固定装置上的定位标记，或直接在大孔径 CT 模拟定位机标记体表定位标志，扫描并重建图像。范围要求上界完整包绕锁骨上区上 2 cm，下至乳腺根部下 3 cm，右侧乳腺癌要求包括整个肝脏。5 mm 层厚平扫。瘤床残留病灶区域可以 3 mm 薄层扫描。并将图像传至勾画靶区的计算机上。

2）靶区勾画：①GTV：乳腺肿瘤病灶或手术后残留病灶；②CTV：瘤床，患侧乳房（保乳术后），胸壁组织（改良根治术后），区域淋巴引流区（腋窝，锁骨上下区以及内乳淋巴引流区）；③PTV：包括 CTV 本身，以及照射中器官运动和日常摆位、治疗中靶位置、靶体积变化以及资料传输中的误差等不确定因素引起的扩大照射的组织范围。

3）布野和剂量计算：根据照射靶区和危及器官的受量限制优化射野的权重和射野分

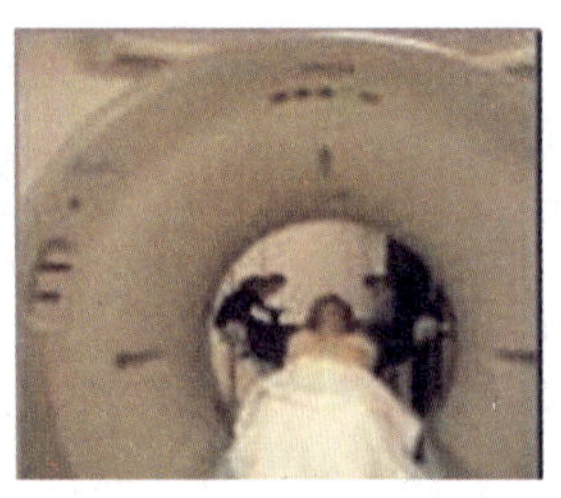
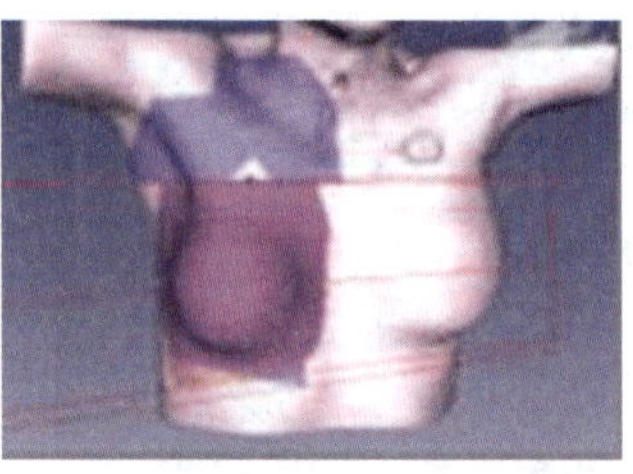

图 11.5 乳腺癌大孔径 CT 模拟定位

布。给出剂量分布图：用治疗计划系统（treatment planning system，TPS）计算并标出至少三个正交面上剂量分布情况计算剂量体积直方图（dose-volume-histogramme，DVH），如图 11.6 所示。

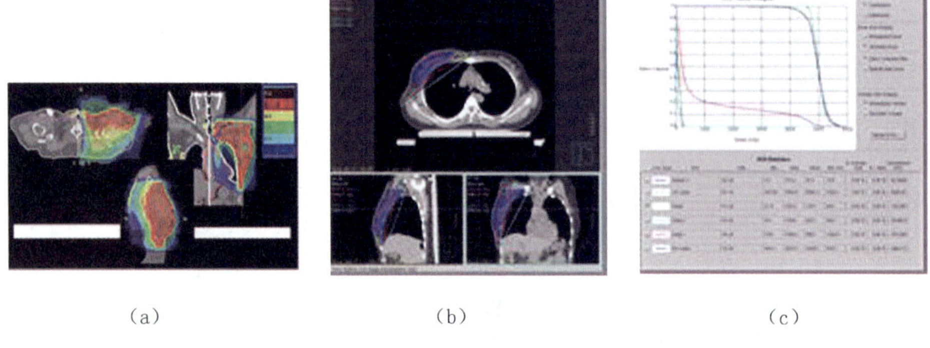

(a) (b) (c)

图 11.6 乳腺癌三维适形放疗各靶体积剂量分布
(a)、(b) 剂量分布图；(c) 剂量体积直方图 DVH

3. 适形调强放疗（IMRT）

以其优越的剂量分布有效地降低了正常组织受照的体积与剂量，与二维放疗技术比较，剂量分布更优越，放疗中以及放疗后毒副作用显著降低，乳房形态质地外观美容效果优于传统技术。放疗急性Ⅱ度皮肤放射性皮炎发生率显著降低 45% vs 85%；显著皮肤色素沉着发生率 5% vs 50%；远期毒副作用非常少见，色素沉着发生概率低，乳房纤维化或僵硬以及乳房水肿发生率 0～1%。这些优点已经得到许多临床研究证实，有可能成为未来乳腺癌的标准治疗模式。

1）病人体位与固定要求以及 CT 模拟定位要求同三维适形放疗；建议配合呼吸门控技术。

2）靶体积勾画：①GTV：乳腺肿瘤病灶或手术后残留病灶；②CTV：瘤床，患侧乳房（保乳术后），胸壁组织（改良根治术后），区域淋巴引流区（腋窝，锁骨上下区以及内乳淋巴引流区）；③PTV：包括 CTV 本身，以及照射中器官运动和日常摆位、治疗中位置、靶体积变化以及资料传输中的误差等不确定因素引起的扩大照射的组织范围。

3）处方剂量：GTV：66 Gy/33 次（CTV 1.8 Gy/33 次）。

4）治疗计划：野中野调强模式（图 11.7）以及剂量分布（图 11.8），与二维放疗技术剂量分布比较（图 11.9）。

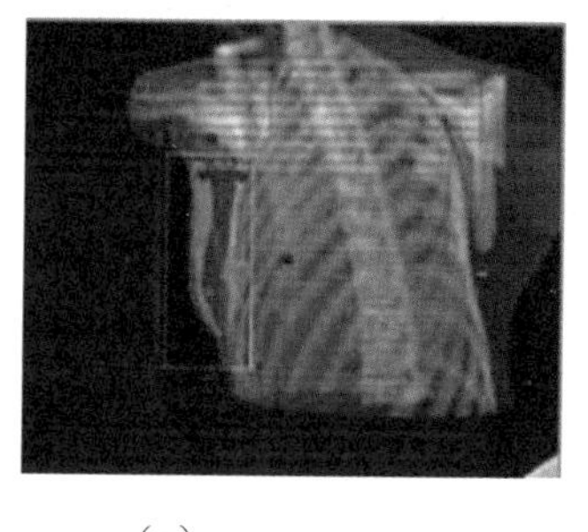

（a）

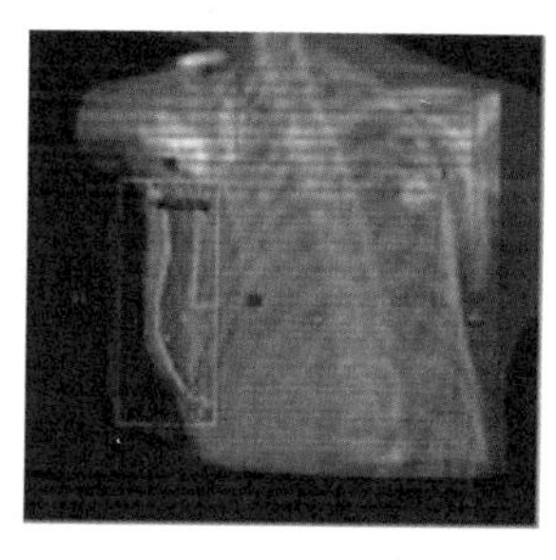

（b）

图 11.7 野中野调强放疗技术（a，b 子野）

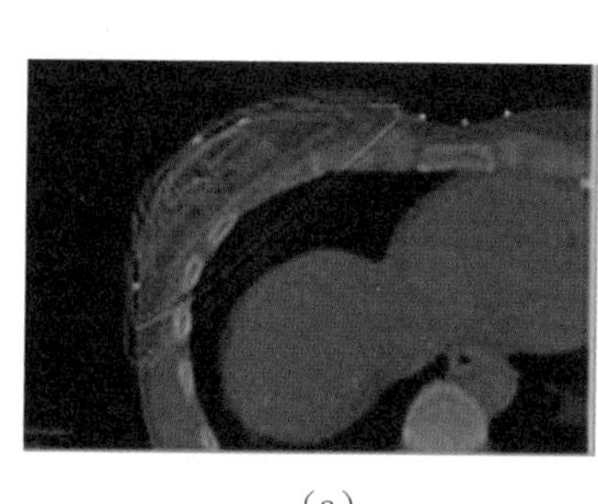

（a）

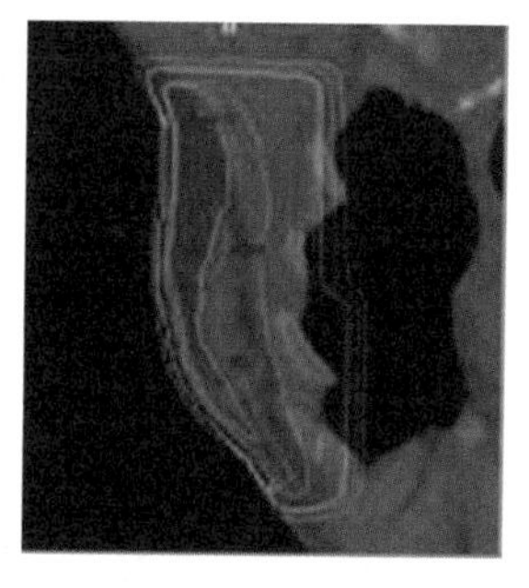

（b）

图 11.8 适形调强放疗剂量分布（a，b）

（a）横断面剂量分布图；（b）冠状面剂量分布图

5）危及器官及其限制剂量：

肺：同侧肺是紧要器官之一。接受 20 Gy 照射的体积不超过同侧肺体积的 15%：$V_{20}\leqslant 15\%$。接受 30 Gy 照射的体积不超过同侧肺体积的 10%：$V_{30}\leqslant 10\%$。

心脏：在照射左侧乳腺时心脏是紧要器官之一。全心脏的最大限制剂量为 35 Gy。

肝脏：右下肺侧乳腺时，肝脏应该考虑为紧要器官。接受 30 Gy 照射的体积不超过肝脏体积的 50%，即：$V_{30}\leqslant 50\%$。

脊髓：常规分割照射时最大耐受剂量为 45 Gy。

食管：接受 40 Gy 照射的食管长度不超过 15 cm。

臂丛神经：最大限制剂量为 55 Gy。

喉：需要进行保护。喉部特别是声门区的最大限制剂量为 20 Gy。

甲状腺：照射锁骨上区时甲状腺是紧要器官之一，需要进行保护。

四、乳腺癌放疗适应证

1. 早期乳腺癌的根治性放疗

（1）乳房及胸壁照射适应证

保守手术后，具有以下因素者：①导管内原位癌或早期浸润性导管癌乳房切除术后，

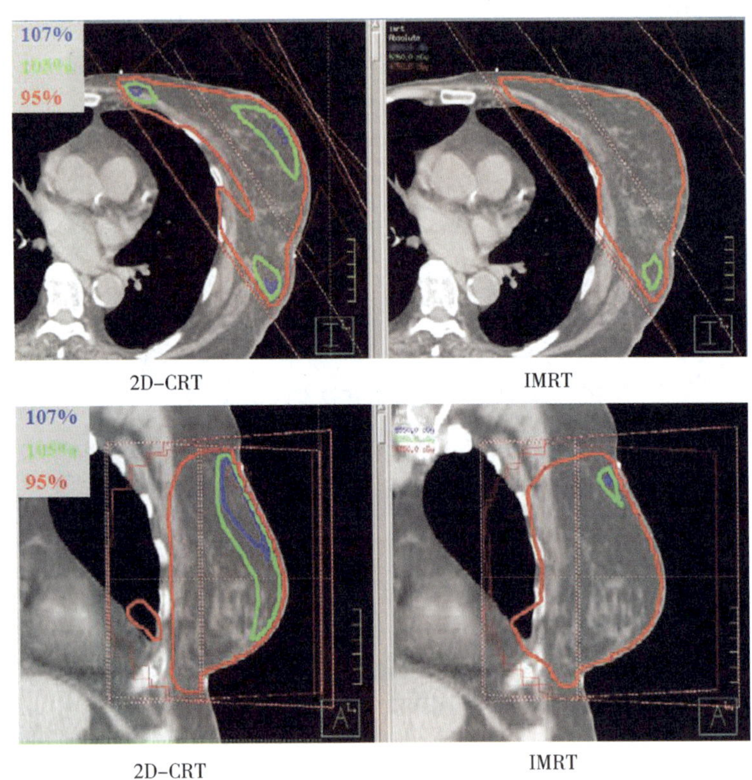

图 11.9 二维放疗技术与调强放疗技术剂量分布比较

切缘干净；②术后病理分级 SBRI～Ⅱ级；③未见微小淋巴管或血管内癌栓；④绝经后；⑤年龄大于 60 岁；⑥激素受体阳性，接受全乳房及胸壁照射 50 Gy/25 次 +/－16 Gy/8 次照射。

保守手术后，具有以下高危局部复发因素之一：①导管内原位癌或早期浸润性导管癌乳房切除术后，可疑不全切除或切缘距肿瘤间距离不足 2 mm；②术后病理分级 SBR Ⅲ级伴有微小淋巴管或血管癌栓者；③腋窝淋巴结阳性；④绝经前，年龄小于 60 岁，特别是年龄小于 35 岁的携带 BRCA1/2 突变的绝经前患者；⑤激素受体阴性。接受全乳房及胸壁照射 50 Gy/25 次，加或不加瘤床推量照射 10 Gy/5 次，局部残留病灶推量照射（16～20）Gy/（8～10）次。

（2）部分乳房照射适应证

非标准治疗方式，主要用于临床研究。对接受保守手术后肿瘤瘤床以及周围高危亚临床病灶区域实施的一种部分乳房照射。适用于低危局部复发风险患者：年龄＞60 岁，单一病灶 $T_1N_0M_0$，切缘阴性，ER 阳性，无 BRCA1/2 突变者。可以通过加速分割部分乳房照射（accelerated partial breast irradiation，APBI，每天 2 次，连续 5 d，共 10 次，总剂量 34 Gy 或 38.5 Gy)；或 ^{192}Ir 乳房插植近距离放疗（37 Gy）以及 Mammosite 后装（34 Gy）等放疗技术实施。也可以在术中采用低能 X 射线（50 kV）或电子束接触照射方式单次大剂量照射（10～20 Gy）。

（3）保守手术＋放疗禁忌证

有以下情况者不宜接受保守手术＋放疗治疗模式：①弥漫性或多灶性乳腺癌；②年龄<35 岁；③切缘阳性乳腺癌；④既往接受过乳腺放疗。

2. 局部晚期乳腺癌的根治性放疗

局部晚期乳腺癌是指乳腺肿瘤>3 cm 和区域淋巴结阳性，但尚无远处脏器转移的一组病变。包括皮肤溃疡、水肿、卫星结节，肿瘤与胸壁固定，腋窝淋巴结>2.5 cm，固定或锁骨上、下淋巴结或内乳淋巴结转移等。推荐新辅助化疗 3 个疗程或术前全乳房放疗剂量：40 Gy/（4～4.5）周后评估。有手术禁忌证或者拒绝手术者可以实行根治性放疗；全乳房包括胸壁放疗照射剂量 50 Gy/25 次，残留病灶推量照射（10～16）Gy/（5～8）次。局部晚期乳腺癌皮肤及皮下区域肿瘤侵犯的概率较大，放疗时应提高皮肤及皮下区域的照射量，需要添加等效组织材料补偿膜解决。

（1）胸壁照射适应证

改良根治术后伴有以下高危因素中两项以上者：①T_3～T_4 期乳腺癌；②术后病理显示多中心性；③SBR 分级Ⅱ～Ⅲ级；④微小脉管癌栓；⑤腋窝淋巴结阳性；⑥绝经前；⑦腋窝淋巴结阴性，年龄低于 40 岁者。需要接受胸壁预防性照射 50 Gy/25 次。

无需胸壁预防性照射：①改良根治术后切缘阴性；②腋窝淋巴结阴性；③低危复发人群。

（2）淋巴引流区域照射适应证

以下情况需要腋窝照射：①腋窝淋巴结阳性，清扫淋巴结总数目>7 个以上，阳性数目/淋巴结总数目>50%，腋窝淋巴结区需要接受预防照射；②局部晚期乳腺癌或炎性乳腺癌根治性放疗时。腋窝淋巴结阳性，接受术后预防性腋窝淋巴结照射 50 Gy/25次照射，单纯根治性放疗 50 Gy，对残留淋巴结推量照射（10～16）Gy/（5～10）次。

以下情况腋窝照射需要专家意见：腋窝清扫术后阳性淋巴结数目 1～3 个时，而且清扫淋巴结总数目少于 7 个，需要结合其他因素评估风险，由多学科专家会议讨论决定腋窝淋巴结区域是否需要照射。

以下情况不做腋窝照射：①前哨淋巴结阳性，肿瘤小于 2 cm，腋窝清扫术后淋巴结阴性；②前哨淋巴结阴性，或肿瘤大于 2 cm，腋窝清扫淋巴结阴性。

内乳淋巴链和锁骨上下区照射：前哨淋巴结阳性，术后腋窝淋巴结阳性；位于内侧象限或中央区乳腺癌，肿瘤大于 2 cm，年轻，绝经前，术后病理显示微小脉管癌栓等高危人群，需要接受内乳淋巴链和锁骨上下区预防性照射 50 Gy/25 次。

3. 炎性乳腺癌的治疗

治疗原则：根据初诊时的病理类型，激素受体情况，HER-2 状态，BRCA1/2 等因素风险评估后，先行全身治疗，后实施全乳房与胸壁以及各淋巴引流区域照射根治性放疗。

4. 局部复发乳腺癌放疗

治疗原则：综合治疗基础上给予局部根治性放疗或补救手术后局部辅助放疗（60～66）Gy/（30～33）次。

（1）保乳手术和放疗后乳房局部复发和区域淋巴结复发

应接受补救性手术治疗，需要行放疗时，不同患者应用的照射范围大小不一，从局部小野照射到包括胸壁和淋巴引流区在内的大范围照射。对以往未接受术后辅助性放疗的复发患者，要用大范围照射。大范围照射较局部野照射可降低第二次复发风险，延长生存期。

（2）根治术后局部复发

应该争取切除复发病灶。放疗范围与剂量：全胸壁照射 50 Gy，复发灶切除者对原病灶区加量到 60 Gy；有病变残留者，总量达 65～70 Gy 或更高。胸壁复发时应对锁骨上区做照射。腋窝及内乳区不做预防性照射。

5. 转移性乳腺癌的放疗

转移性乳腺癌接受综合治疗后约 2%～5%的病人可以获得临床完全缓解。单纯骨转移病人中位生存期在 18～24 个月之间；5 a 生存率 5%～10%，2%～5%的病人可以长期生存。

根据转移部位、转移病灶的数量以及对组织、器官功能的影响和病人自我感觉与主诉，不同情况应予以不同的治疗。主要是以综合治疗为基础的联合放疗，如全身化疗、激素治疗、分子生物靶向药物治疗与阻止骨破坏的双磷酸盐类药物治疗，联合姑息放疗减轻症状，改善生活质量。

脑转移的姑息性放疗：全脑放疗 30 Gy/10 次；或 40 Gy/20 次。孤立病灶可考虑局部提高剂量补量照射。

骨转移局部姑息放疗可以改善症状，减轻脊髓压迫和减少病理性骨折。剂量（40～60）Gy/（20～30）次。

第六节　放射治疗毒副作用

近年来随着放疗技术的发展和照射剂量的规范，乳腺癌的放射治疗症，明显减少。一旦发生不可逆转，将严重影响患者的生存质量和远期疗效。临床上以预防为主，改进放射治疗技术，合理应用综合治疗，避免毒性的叠加。

一、皮肤反应

皮肤的放射早期反应一般定义为放疗中和放疗的 2 个月内出现的皮肤反应，是最常见的放疗并发症。高能射线照射时放射性皮炎的发生率约为 20%；胸壁用电子线照射，20

Gy 即可出现干性皮炎，特别是胸壁复发用电子线大剂量照射时发生放射性皮炎的概率更大。而手术疤痕、腋窝皱褶和乳房下沟处是出现湿性皮炎的常见部位。皮肤放疗并发症也应以预防为主。远期主要表现纤维化改变。

二、放射性肺损伤

肺部并发症主要表现为无症状性放射性肺炎，放射性肺炎的发生率在1%～6%，症状性肺炎发生率0.6%。影响因素包括照射容积、总剂量、分次剂量和联合化疗。最佳预防的方法是应用三维适形调强放疗技术，降低肺的受照体积与照射剂量。有症状放射性肺炎，可以使用抗生素、激素配合支气管扩张剂等治疗。远期主要表现为局限性肺纤维化。

三、放射性咽喉炎和食管炎

放射性咽喉炎和食管炎均为乳腺癌放疗中常见急性毒副反应，与局部受照剂量相关。一般症状较轻微，无需特殊处理。

四、心血管并发症

放疗后心血管毒性作用是造成非乳腺癌死亡率增加的最主要的因素。心血管远期毒性与照射容积有关，左侧肿瘤与右侧肿瘤相比心脏疾病死亡风险为1.34；存在剂量-效应关系。蒽环类化疗药物联合放射治疗时，可以降低心脏对放疗的耐受性。应用放疗新技术，三维适形放疗与调强放疗可以降低乳腺放疗的心肺等组织与器官的受照剂量，大大减轻放疗的心血管毒副作用。

五、臂丛神经损伤

臂丛神经走向基本沿腋静脉上缘，与锁骨上、腋窝淋巴引流处紧邻，当锁骨上野和腋窝-锁骨上联合野及腋窝后野照射时，臂丛神经受到不同剂量的照射。放射性臂丛神经损伤的发生率为0.2%～5%，临床表现为同侧上臂和肩膀的疼痛、麻木和麻木刺痛感以及上肢无力，可在放疗结束后数月或数年才出现。放射性臂丛神经损伤的发生率与锁骨上和腋淋巴结照射野以及分割剂量有关。当剂量＞50 Gy，臂丛神经损伤发生率明显增高。

六、上肢淋巴水肿

上肢淋巴水肿多由腋窝淋巴管回流障碍所致。单纯手术或放疗的发生率为3%～4%，手术加放疗为20%～30%。

七、肋骨骨折

肋骨骨折的发生率为1%～5%，较多见于^{60}Co和4 MV X射线照射者，可能与皮下浅表部组织剂量增加有关，化疗亦是影响因素之一。多数情况下患者无自觉症状，是在复查骨扫描或X射线检查时发现；少部分患者可有胸壁或肋骨疼痛，一般可自行愈合，无需特殊治疗。

第七节　放射治疗结果与预后

欧美文献报道早期乳腺癌保守手术联合放疗与改良根治手术疗效相当。保守手术联合放疗组5 a局部复发率进一步降低。Peters（1939—1969年），217例乳腺癌 T_1N_0 或 T_2N_0 接受保乳手术加放疗，5、10、20 a生存率分别为75%、58%和48%，与乳房切除术后30年生存率无差别。法国1972—1980年179例早期乳腺癌 T_1/T_2，N_0/N_1，的研究证实保守手术联合放疗与根治性手术治疗两组在10 a生存率没有显著差异，95% vs 91%。美国NSABP研究组1976—1984年1219例早期乳腺癌的对照研究结果显示两组在8 a总生存率方面没有显著差异，接受放疗组76% vs 单纯根治术组71%；接受放疗组局部复发率明显降低：局部切除＋放疗组7.7% vs 单纯局部切除组27.9%；有淋巴结侵犯时，差异更加显著：2.1% vs 36.2%。基于该项研究结果，保守手术联合放疗成为美国早期乳腺癌的标准治疗，该研究20年数据更新结果显示接受术后放疗组局部复发率2.7%。成为保守手术＋放疗治疗模式的有力证据。

近年来，大量文献显示导管内原位癌保守手术后放疗可以降低同侧乳腺癌复发率50%，显著改善局部控制率。逐渐成为广泛应用于导管内原位癌的保存乳房治疗的重要措施。

中国自20世纪80年代末期开始了相应探索与研究。但是，保守手术治疗的比率徘徊在20%～30%之间，随着外科医生与患者观念转变，保守手术治疗的比率在不断上升。李健等报道了1990—1996年51例Ⅰ～Ⅱ期乳腺癌患者行保留乳房治疗的病例。所有接受局部肿瘤切除手术后放疗，高剂量率 ^{192}Ir 瘤床补量照射，5 a局部控制率为90%，生存率为87%；乳房保存与美容效果满意率为87.1%。

乳腺癌根治术或改良根治术后孤立的局部和区域淋巴结的复发率在3%～27%，其中半数病人胸壁为唯一的复发部位。乳腺内复发为局部失败的主要形式，75%～90%在原发病灶及其周围的乳腺组织内，乳腺其他部位的复发少见。Pierquin（1961—1974年）等报道245例 T_1 和 T_2 乳腺癌，接受保守手术加根治性放疗，总生存率86%（T_1），54%（T_2），局部复发的病人均顺利接受了乳房切除术，30%的病人接受了补救性外科手术，成活15年无疾病进展征象。部分乳腺癌的补救性手术、放疗、化疗、激素治疗以及分子靶向药物治疗可以获得良好的局部控制率和长期生存。

近年来，由于分子分型的进步，提高了人们对不同复发风险乳腺癌的认识，治疗策略更加个体化。同时，为了不断持续改进乳腺癌治疗疗效，进一步降低放射治疗毒副作用，部分乳房照射和适形调强放疗在乳腺癌治疗中的应用研究取得了进一步的循证医学证据，有望在未来的乳腺癌治疗中发挥重要作用。甚至有可能成为未来标准治疗模式。

（张秀萍）

复习思考题

1. 高危局部复发因素有哪些?
2. 何谓乳腺癌保守术后放疗适应证与禁忌证?
3. 乳腺癌放疗常用靶体积以及临床应用指征有哪些?
4. 常见乳腺癌放疗毒副作用有哪些?

参考文献

[1] 汤钊猷．现代肿瘤学．第2版．上海：复旦大学出版社，2003.

[2] 中华人民共和国卫生部编．2010中国卫生统计年鉴．北京：中国协和医科大学出版社，2010.

[3] 殷蔚伯，余子豪，徐国镇，等．肿瘤放射治疗学．第4版．北京：中国协和医科大学出版社，2008.

[4] 刘泰福．现代放射肿瘤学．上海：复旦大学、上海医科大学出版社，2001.

[5] Edward C. Halperin，MD，MA，FACR，et al，Perez and Brady's Principles and Practice of Radiation Oncology，4 ed.

[6] 尼尔马，沈坤炜，韩企夏，等．乳腺癌前哨淋巴结活检30例分析．中国癌症杂志，2000，10（61）：481-484.

[7] Mariani G，Morsco L，Viale G，et al. Radioguided sentinel lymph node biopsy in breast cancer surgery. J Nucl Med，2001，42：1198-1215.

[8] 刘国津，范志民，唐强，等．乳腺癌前哨淋巴结定位与活检．中国肿瘤临床，2000，27，（7）：485-487.

[9] Haagenson C. Disease of Breast. Philadelphia：W. B. Saunders，1986.

[10] Braunchy S，Vogl FD，Naume B，et al，A pooled analysis of bone marrow Micrometastasis in breast cancer．N Engl J Med，2005，353、793-802.

[11] FFeuihade，E Calitchi，JP Le Bourgeois. Cancer du sein，Montpellier；Sauramps medical，1992.

[12] Kopans DB，Meyer JE，Sadowsky N. Breast Imaging. N Engl J Med，1984，310：960-967.

[13] Slamon DJ，Romond EH，Perez EA. Advances in adjuvant therapy for breast cancer. Clin Adv HematolOncol 2006；4［Suppl1］：4-9；discussion Suppl. 10；quiz 12 p following Suppl. 10.

[14] TaylorI W，Musgrove EA，Friedlander ML，et al. The influence of age on the DNA ploidy levels of breast tumours. Eur J Cancer Clin Oncol，1983，19：623-628.

[15] Patek E，Johannisson E，Krauer F，et al. Microfluorometric grading of mammary tumors. A pilot study. Anal Quant Cytol Histol，1980，2：264-271.

[16] Sener SF，Winchester DJ，Martz CH，et al，Lymphedema after sentinel lymphadenectomy for breast

carcinoma. Cancer, 2001, 92: 748-752.

[17] 张秀萍，彭伟强，李健，等．早期乳腺癌前哨淋巴结活检与腋窝局部放疗决策．重庆医学，2006，35 (2): 117-119.

[18] Keynes G. The treatment of primary carcinoma of the breast with radium. Acta Radiol, 1929, 10: 393-402.

[19] Danforth DN Jr, Findlay PA, McDonald HD, et al. Complete axillary lymphnode dissection for stage I-II carcinoma of the breast. J Clin Oncol, 1986, 4: 655-662.

[20] Fisher B, Jeong JH, Anderson S, et al. Twenty-five-year follow-up of a randomized trial comparing radical mastectomy, total mastectomy, and total mastectomy followed by irradiation. N Engl J Med, 2002, 347: 567-575.

[21] Silverstein MJ, Gierson ED, Waisman JR, et al. Axillary lymphnode dissection for T1a breast carcinoma. Is it indicated? Cancer, 1994, 73: 664-667.

[22] Sarrazin D, Le Mg, Arriagada R. Ten year results of a randomized trial comparing a conservative treatment in early breast cancer. Radiother Oncol., 1989, 14: 177-183.

[23] Veronesi U, Banfi A, Salvadori B, et al. Breast conservation is the treatment of choice in small breast cancer: long-term results of a randomized trial. Eur J Cancer, 1990, 26 (6): 668-70.

[24] Fisher B, Redmond C, Poisson R, et al. Eight-year results of a randomized clinical trial comparing total mastectomy and lumpectomy with or without irradiation in the treatment of breast cancer. N Engl J Med. 1989 Mar 30; 320 (13): 822-8. Erratum in: N Engl J Med, 1994, 330 (20): 1467.

[25] Fisher B, Anderson S, Bryant J, et al. Twenty-year follow-up of a randomized trial comparing total mastectomy, lumpectomy, and lumpectomy plus irradiation for the treatment of invasive breast cancer. N Engl J Med., 2002, 347 (16): 1233-1241.

[26] 李健，黄赖机，张秀萍，等．乳腺癌保留乳房治疗的放射损伤与美容效果．中国肿瘤临床，2005，32 (13): 742-744.

[27] Handley RS. Carcinoma of Breast. Ann R college Surgery English, 1975, 57: 59-66

[28] Abertini JA, Lyman GH, Cox C, et al. Lymphatic maping and sentinel node biopsy in the patients with breast cancer. J JAMA, 1996, 276: 1818-1822.

[29] Bartsch R, Ziebermayr R, Zielinski CC, et al, Triple-negative breast cancer. Wien Med Wochenschr, 2010, 160 (7/8): 174-181.

第十二章

皮肤癌及恶性黑色素瘤

第一节 皮 肤 癌

一、病因与流行病学

皮肤癌（skin carcinoma）在我国发病率较低，在澳大利亚和新西兰约占恶性肿瘤的一半，美国德克萨斯州占全部肿瘤的35%，白种人是非白种人的45倍多。常见的皮肤癌有皮肤基底细胞癌（60%）、鳞状细胞癌（30%）。发病因素与紫外线照射、宿主因素、电离辐射、化学致癌物质（焦油、沥青等）以及某些皮肤癌前病变（如白癜风、着色性干皮病等）等有关。皮肤癌发展相当缓慢，恶性程度较低，转移较少。此病因位于体表，易于早期诊断和早期治疗，治愈率可达90%以上。

二、病理学与临床表现

（一）皮肤原位癌

1. 鲍温氏病（Bowen病）

即皮肤原位癌，是一种较少见的早期皮肤癌，好发于躯干和臀部，最常见暴露于日光的部位，病变多数单发，初起为淡红或暗红色丘疹，渐融合汇成边缘清楚、并稍隆起的不规则形斑片，表面覆以厚痂，强行剥去，则露出颗粒状或乳头状浸润面。病理变化主要发生在表皮层内。

2. 乳房外湿疹样癌（乳房外派杰氏病）

较少见，好发于大汗腺分布部位，如肛门周围、会阴、外生殖器和腋窝等。临床表现似乳腺湿疹样癌，边缘清楚并略呈堤状隆起，中央部分湿润或糜烂，上覆少量鳞屑或结痂，病变限于基底层或基底层上部。

3. 增殖性红斑

好发于阴茎龟头、包皮和女阴。病灶为边缘清楚、略高于表面的红斑，表面干燥，如绒毯状，上覆灰白色、微亮的鳞屑。病理改变类似鲍温氏病，但多核上皮巨细胞较少见。

（二）基底细胞癌（basal carcinoma）

本病多发生在40岁以上，男性较多见，具局部侵袭性，但极少转移，好发于颜面及颈部，且多发生在眶周及鼻部。也可见于手背、前臂及上背部等，结节溃疡型最常见。病程长，初起为细小的疣状结节，渐增大，中心部形成浅在溃破面，继续扩展，则形成边缘清楚或边缘卷曲不整齐、呈鼠咬状之溃疡，溃疡面较大时，则具有特殊的破坏力，可侵及深层组织，严重者破坏骨组织。色素型呈浅表的扁平肿瘤，由蜡状小结节聚集而成，粒状表面有色素沉着，上面常有痂。表浅型呈中心萎缩或有斑痕，上覆鳞屑或结痂的斑点，可见边缘呈细线状隆起，可糜烂。少数囊肿型、硬斑型可不形成溃疡，但放疗敏感性较差。多数表浅型的浸润性小，放疗效果最好。

（三）鳞状细胞癌（squamous cell carcinoma）

中年尤其老年人较多，多由紫外线照射引起，恶性度较高。本病主要为局部浸润性生长，也可外生性外长，与基底细胞癌相比发展较快，易转移至区域淋巴结，血行转移也较基底细胞癌常见。病灶多发生于头颈部，也可发生于躯干及四肢，早期临床表现与基底细胞癌相似，但发展快。肿瘤向深部发展，可侵犯肌肉和骨骼，形成较大溃疡并常引起继发感染。肿瘤向外发展，可形成乳头状或菜花状新生物，基底也可向深部扩展。表浅型、外突菜花型者深层侵犯较少，对放疗敏感；浸润型、溃疡型发展快，侵蚀性强，常有淋巴转移和骨破坏，对放疗敏感性稍差。

三、诊断与分期

经久不愈或有少量出血的皮肤溃疡，结节性隆起，经久不消的红色疤痕并出现表浅糜烂等，应警惕恶变的可能。仔细检查、准确记录肿瘤大小、直径、浸润深度和是否多发、淋巴结转移，应进行病理检查。

皮肤癌 TNM 分期系统见下述。

（1）原发肿瘤（T）

T_x：原发肿瘤无法评价；

T_0：无原发肿瘤证据；

T_{is}：原位癌；

T_1：肿瘤最大径直径<2 cm；

T_2：肿瘤最大径直径>2 cm，而<5 cm；

T_3：肿瘤最大径直径>5 cm；

T_4：肿瘤侵犯深部皮肤外组织，如软骨，骨和肌肉。

注：同时多个原发病灶，依据最高的肿瘤分期，并在括号中表明肿瘤数目，如 T_3（5）。

（2）区域淋巴结转移（N）

N_x：区域淋巴结无法评价；

N_0：无区域淋巴结转移；

N_1：有区域淋巴结转移；

（3）远处转移（M）

M_x：无远处转移无法评价；

M_0：无远处转移；

M_1：远处转移；

（4）TNM 分期

0 期：$T_{is}N_0M_0$；

Ⅰ期：$T_1N_0M_0$；

Ⅱ期：T_2N_0M，$T_3N_0M_0$；

Ⅲ期：$T_3N_0M_0$，任何 TN_1M_0；

Ⅳ期：任何 T，任何 NM_1。

四、治疗原则

皮肤癌的治疗方法较多，有药物、电灼、激光、冷冻、手术和放疗等。外科切除和放射治疗都有很高的治愈率，所选择的治疗方式应在能根治的前提下，尽可能保护外观和功能，影响治疗方式选择的因素有病灶大小、肿瘤生长部位、是否累及毗邻的骨和软骨、侵犯的深度、肿瘤病理类型及分级、既往治疗史和病人的一般状况等。手术治疗是皮肤癌治疗的主要手段。病变较大，尤其累及骨或软骨时宜手术，术后需要时再做修补。对放疗后残留或复发病变、瘢痕癌、放射区癌宜做手术，有淋巴结转移者做淋巴结清扫术。鲍温氏病、乳房外湿疹样癌及增殖性红斑等皮肤原位癌，应首选手术，疗效较好。

五、放射治疗

（一）适应证

基底细胞癌和鳞状细胞癌病变较小或局限者，手术切除与放疗效果相似，但手术切除常遗留疤痕，影响功能和美容，放疗则无这方面的缺陷。因此，当病灶位头颈部，尤其是嘴、眼、耳或鼻的早期病变或头皮肿瘤与颅骨固定时应首选放疗；其他部位的病灶，有手术禁忌或不愿手术治疗者，也可首选根治性放疗。对于病期较晚、有区域淋巴结转移或软骨骨侵犯者，可进行姑息放疗或与手术的综合治疗。术后放疗适用于切缘未净的鳞状细胞癌，对于这类病人，术后尽早放疗可以提高局部控制率和生存率。

（二）放疗技术

1）颌面部的病变，应给予疗前洁齿，防止发生放射性骨坏死。

2）皮肤癌的放疗常采用电子束治疗。可根据肿瘤大小、厚度和部位选择射线和射野，可选择深部 X 射线与低能 β 线（15 MeV 以下），β 线有很陡的剂量跌落，能保护正常组织，应用越来越多，要求 80％～90％的等剂量曲线完整包括肿瘤，表面加 0.5 cm 厚填充物。

3）照射范围与方法：①确定肿瘤界线，需用手摸，了解肿瘤范围，并注意下层组织是否浸润。②根据病变范围设计照射野，照射范围包括肿瘤及其边缘外 0.5～1.0 cm 正常组织，若肿瘤浸润性生长，手触边缘不清楚或肿瘤较大时可扩大至 3～4 cm。周围的红晕区也应包括在内。③一般采用垂直照射，对于病变较大的皮肤癌或巨大菜花状肿瘤或为了保护重要深部组织（如脑等），应尽可能采用切线加垂直照射或多野照射或电子束照射。④有区域淋巴转移者，可连同病灶一起照射，或另设野照射。区域淋巴结一般不做预防性照射。⑤邻近不同部位，特别是不在同一平面（如鼻尖和鼻旁）的多发性肿瘤，应分别设野照射。⑥根据照射野大小剪出各种相应形状的铅皮或铸铅模，以保护周围正常组织。眼睑皮肤癌要注意保护角膜和晶体。

4）照射剂量：小病灶应肿瘤外扩 1 cm，较大病灶应在肿瘤外扩 2～3 cm，当剂量在 30～40 Gy 时，调整射野和外扩 1 cm 和降低能量，总照射剂量（60～70）Gy/（6～7）周。

常规分割时，肿瘤区变为平坦柔软之肉芽面，但尚未形成放射性溃疡时即可停止照射。

5）放疗中的注意事项：放疗前冲洗换药，以控制感染；放疗中每天或隔天更换敷料，注意病情变化，防止继发感染；治疗结束后也需继续换药，直至愈合。

（三）放疗反应

主要放疗反应为急性皮肤反应及慢性放射性皮炎。急性皮肤反应分为三度。Ⅰ度反应：在常规放疗的情况下，先有红斑，接着是脱皮、色素沉着。可以用放射防护药膏减轻症状。Ⅱ度反应：湿性脱皮，真皮层暴露。可出现湿性脱皮、白膜反应等，局部皮肤可用 0.5%氢化可的松软膏，对眼球的反应可用 2.5%可的松混悬液滴眼；Ⅲ度反应：溃疡、坏死，溃疡区渗液增多。慢性放射性皮炎表现为放疗后皮肤萎缩或增厚、干燥、皲裂。较严重的是后期发生的毛细血管扩张和纤维化。眼周围皮肤癌放疗时易损伤角膜和晶体，应注意保护。放射性溃疡极少见，一旦发生，可用 α_2-巨球蛋白、维生素 B_{12} 或中药治疗，若经久不愈，则可用手术治疗。

（四）放疗疗效

皮肤癌单纯放疗有较好的效果，放射治疗病变完全消除者为 98.7%，5 年生存率为 90.73%，复发皮肤癌为 83.62%，疗后保持面容效果好或可接受占 92.62%。影响预后的主要因素是病理类型和肿瘤大小。基底细胞癌 5 a 生存率为 94.4%，鳞癌为 77.1%；肿瘤＜3 cm 者 5 a 生存率为 92.0%，3～5 cm 者为 77.3%，＞5 cm 者为 67%。

第二节　皮肤恶性黑色素瘤

一、概述

恶性黑色素瘤（melanoma）又称为黑色素瘤，是指来源于基底层（神经嵴）的黑色素细胞在免疫缺陷、遗传因素及多种理化因素等影响下恶变而形成的一种恶性肿瘤，发病呈明显上升的趋势，常见于浅色人种。长期紫外线照射，有发育不良痣或家族史者危险性高，慢性摩擦损伤可能为恶变的病因。男性多在躯干，女性多在四肢。恶性黑色素瘤的生物学行为高度恶性。早期即可发生区域淋巴结及血行转移。即使经根治性手术后亦可复发或转移；对晚期有转移的病人，放疗和化疗很少能明显延长存活。在几种常见恶性肿瘤中，恶性黑色素瘤的无病存活及带瘤存活的比率很低，位居倒数第三（倒数前两名分别是直肠癌和肺癌）。

二、诊断与分期

（一）诊断

当皮肤病变出现：①棕色及黑色加深或褪色；②病变快速增大；③原斑块病变出现表面隆起；④持续瘙痒、结痂或出血；⑤出现卫星病灶；⑥出现锯齿状变化。应完整切除并进行病理检查。

（二）分期

恶性黑色素瘤 AJCC 的（TNM 分期）（2002 年）见下述。

（1）T 分期

T_x：原发肿瘤无法评价（有过活检或肿瘤退变）；

T_{is}：原位癌；

T_1：肿瘤厚度≤1 mm；

T_{1a}：肿瘤无溃疡，Clark 分类Ⅱ和Ⅲ度；

T_{1b}：肿瘤有溃疡或 Clark 分类Ⅳ和Ⅵ度；

T_2：肿瘤厚度 1.01～2 mm；

T_{2a}：无溃疡；

T_{2b}：有溃疡；

T_3：肿瘤厚度 2.01～4 mm；

T_{3a}：无溃疡；

T_{3b}：有溃疡；

T_4：肿瘤厚度＞4 mm；

T_{4a}：无溃疡；

T_{4b}：有溃疡；

（2）N 分期

N_x：区域淋巴结无法评价；

N_1：1（个）淋巴结转移；

N_{1a}：镜下淋巴结转移；

N_{1b}：肉眼淋巴结转移；

N_2：2～3 个局部淋巴结转移或无局部转移但有淋巴结转移；

N_{2a}：镜下（临床隐形转移）；

N_{2b}：肉眼（临床显形转移）；

N_{2c}：有卫星灶、或有淋巴引流管转移；

N_3：4个以上淋巴结转移或融合淋巴结转移，淋巴结转移伴卫星灶，或伴有淋巴引流管转移。

（3）M分期

M_x：无远处转移无法评价；

M_1：任何部位远处转移；

M_{1a}：皮肤、软组织或病灶外结节转移；

M_{1b}：肺转移；

M_{1c}：其他内脏受累或同时伴血清LDH升高。

三、治疗

手术是治疗黑色素瘤的一种主要方法，需进行病灶广泛切除，保证切缘阴性。中晚期病变加区域淋巴结清扫。Ⅰ～Ⅱ期病变手术治愈率为90%。尽管全身化疗的缓解率很低，但对晚期恶性黑色素瘤仍是主要的治疗手法。氮烯咪胺是最有效的治疗转移性恶性黑色素瘤的化疗药物。以往认为黑色素瘤对放射抗拒，现认识到该瘤对大分割照射有较好的敏感性。放疗常可减轻转移性恶性黑色素瘤的症状，特别是对有中枢神经系统和骨骼转移的病人。放疗对Ⅲ期恶性黑色素瘤淋巴结切除术后及发生远处转移的恶性黑色素瘤有局部控制作用。

四、放疗目的与适应证

（一）根治性放疗

1）肿瘤位于头颈部、足跟等部位，为不影响功能和美容可首选根治性放疗。

2）有手术禁忌证及病人拒绝手术者也可进行根治性放疗。

（二）术前放疗

适应于身体各部位的黑色素瘤。术前放疗有助于防止肿瘤扩散，并能提高生存率。

（三）术后放疗

手术后对原发肿瘤区及区域淋巴区做预防性放疗，能降低局部复发率。

（四）姑息放疗

大分割照射对全身各部位的转移灶均有一定姑息作用，尤其是皮肤与软组织的转移灶有较好疗效。

五、低（大）分割放疗的原理

黑色素瘤对常规分割照射抗拒是因为黑色素瘤的细胞辐射存活曲线有一宽大的“肩

区”，D_q 值为 2.74～2.92 Gy。这是由于：①黑色素瘤含乏氧细胞多；②黑色素瘤细胞对放射敏感性有明显的异质性（个体差异和病灶差异），α/β 比值从小到大幅度很大（2.5～18 Gy），其中 α/β 比值≤5 Gy 者辐射存活曲线“肩区”宽大，辐射引起的亚致死损伤的修复能力很强；③在放疗过程中可迅速再增殖。采用低（大）分割照射（每周少于 5 次，每次＞2 Gy）的作用机制是降低黑色素瘤细胞对辐射损伤的修复能力，从而提高瘤细胞的辐射效应，而对乏氧细胞用大分割照射是不利。

六、放疗技术

用深部 X 射线或低能量 β 线进行照射，能量依病变厚度选择，肿瘤靶区剂量不能小于 90％，β 线治疗加约 0.5 cm 的填充物。黑色素瘤低（大）分割放疗多为每周照射 2 次、每次 4～6 Gy，总量 40 Gy 左右。或分次剂量为（2.5～3.5）Gy/F、每周 3～5 次、相当于总剂量（70～80）Gy/35 F。原位癌外放 1 cm，厚度小于 1 mm 者为 2 cm 边界，而 1～4 mm 或大于 4 mm 者为 3 cm。对于眶区、鼻部等部位的肿瘤，可行术后 CRT 或 IMRT，靶区应严格控制，一般原肿瘤位置外扩 5～10 mm 即可。黑色素瘤的放射效应与总剂量无明显关系，而与分次剂量密切相关，故总剂量一般不超过 40 Gy。另外，肿瘤被照射后有一段逐步消退的过程，一般要观察数月。但也有人认为低（大）分割照射效果与常规分割照射无差异，用常规分割照射时剂量应达 65～70 Gy 或以上。

七、预后因素

（一）病理学与预后因素

1）表浅扩散型占 70％，呈扁平放射性生长。5 a 生存率为 70％。

2）结节型占 15％～30％，可直接向真皮穿透，5 a 生存率为 45％。

3）雀斑型占 4％～10％，好发老年妇女的头颈部，5 a 生存率为 95％。

皮肤浸润深度和病变厚度对预后有明显的影响：原发肿瘤厚度＜0.76 mm，淋巴结转移率＜1％，5 a 生存率为 96％～99％；原发肿瘤厚度为 0.76～1.5 mm，淋巴结转移率为 10％～15％，5 a 生存率为 87％～94％；原发肿瘤厚度为 1.51～4.0 mm，淋巴结转移率为 20％～40％，5 a 生存率为 66％～77％；原发肿瘤厚度为＞4.0 mm，淋巴结转移率为 50％～65％，5 a 生存率为＜50％。

（二）分割照射方式与预后因素

低（大）分割照射的疗效明显好于常规照射者，Habermals 等用分次量≥6 Gy，每周 1～2 次，总剂量 30～40 Gy 的治疗皮肤转移 33 例，有效率为 88％，而分次量 2～2.5 Gy 治疗的 11 例无 1 例有效。Harwood 等报道头颈部黏膜黑色素瘤分次量＞4 Gy 的病灶完全消失率达 86％，而分次量＜4 Gy 仅 28％。Strauss 等用分次量 3～4 Gy，总剂量 21～33 Gy治疗颅内转移性黑色素瘤 12 例仅 3 例缓解，而用分次量 4～7 Gy 治疗的 6 例全部好转。也有人报道颅内黑色素瘤低、高分次量照射效果相似，但高分次量照射引起较严重的晚期并发症，故对颅内黑色素瘤的适宜分次照射方法值得进一步探讨，特别是对重要功能区要慎用大分割照射。虽然有报道对低（大）分割照射法提出质疑，但这可能与作用机制和不同瘤细胞的生物学特形有关：低（大）分割照射的主要机制为降低瘤细胞对放射的亚致死损伤修复能力，而用常规分割或超分割放疗则主要是针对乏氧细胞。另外，黑色素瘤有明显的放射敏感异质性，其 α/β 比值在 6～18 Gy 或 2.5～15 Gy，α/β 比值小者（≤5 Gy）表明存活曲线的肩部宽，细胞对放射损伤的修复能力强，也支持采用大分割治疗。国内首次报道一例用大分割照射治愈的病例。因此，对黑色素瘤的放疗方案应个体化处理（不同病例和不同病灶），建议对病灶附近无重要晚发反应性正常组织的患者可用低（大）分割放疗。

（张军宁）

复习思考题

1. 皮肤癌的治疗原则是什么？
2. 皮肤癌放射治疗的适应证有哪些？
3. 黑色素瘤对常规分割照射抗拒的原因有哪些？
4. 黑色素瘤采用低（大）分割照射（每周少于 5 次，每次＞2 Gy）的作用机制是什么？
5. 急性皮肤放射反应的分级及如何处理？

参考文献

[1] 汤钊猷．现代肿瘤学．上海：上海医科大学出版社，1996.

[2] 许昌韶．肿瘤放射治疗学．北京：原子能出版社，1995.

[3] 于金明，殷蔚伯，李金生，等．肿瘤精确放射治疗．济南：山东科学技术出版社，2004.

[4] Kavanagh D，Hill AD，Djikstra B，et al. Adjuvant therapies in the treatment of stage II and stage III malignant melanoma. Surgeon，2005，3：245-256.

[5] Schuchter LM，Haluska F，Fraker D，et al. Skin：Malignant melanoma. In：Abeloff MD，et al (eds)．Clinical oncology. 2th ed. Harcount Asia，Churchill Livingstone，2001：1317-1350.

[6] Blach CM，Reintgen DS，Kirkwood JM，et al. Cutaneous melanoma. In：Cancer principles & practices of oncology. 6th ed. Philadelphia：Lippincott-Raven，2000 (CD)．

[7] Morris KT，Marquez CM，Holland JM. Prevention of local recurrence after surgical debulking of nodal and subcutaneous melanoma deposits by hypofractionated radiation. Ann Surg Oncol，2000，7：680-684.

[8] Gokaslan ZL，Aladag MA，Ellerhosrt JA. Melanoma metastatic to the spine：a review of 133 cases.

Melanoma Res，2000，10：78.

[9] Fuhrmann D，Lippold A，Borrosch F，et al. Should adjuvant radiotherapy be recommended following resection of regional lymph node metastases of malignant melanomas? Br J Dermatol，2001，144：66-70.

[10] Wronski M，Arbit E. Surgical treatment of brain metastases from melanoma：a retrospective study of 91 patients. J Neurosurg，2000，93：9-18.

[11] 林木耀．皮肤恶性黑色素瘤//张天泽，徐光炜主编．肿瘤学．天津：天津科学技术出版社，2005.

第十三章

软组织肉瘤

第一节　发生于躯干及肢体的软组织肉瘤

一、概述

凡起源于黏液、纤维组织、神经纤维、脂肪、平滑肌、间皮、滑膜、血管、淋巴管等部位（内脏器官除外）的恶性肿瘤，统称为软组织肉瘤，如纤维肉瘤、脂肪肉瘤、平滑肌肉瘤、横纹肌肉瘤、滑膜肉瘤、血管源性肉瘤等。本病好发于青少年，可发生于人体的任何组织部位。其中约40%发生于下肢，15%发生于上肢，30%发生于躯干（后腹膜、纵隔、胸壁和腹壁），15%发生于头颈部。病理种类很多，名称繁杂，命名一般是组织类型名称加肉瘤。不同的组织学亚型与肿瘤的解剖部位有密切关系。如四肢肉瘤以恶性纤维组织细胞瘤（多形性未分化肉瘤）、脂肪肉瘤和滑膜肉瘤多见；而腹膜后肉瘤中，滑膜肉瘤和恶性纤维组织细胞瘤则相对少见；其他亚型的肉瘤，特别是平滑肌肉瘤和脂肪肉瘤占绝大多数。

病理学类型是影响放射疗效的最主要因素。亚临床病灶对放射治疗是敏感的、有效的。有些软组织肉瘤的放射敏感性难以预测，在同一病理类型，有时表现为对放射抗拒，但有时放疗却能取得惊人的疗效。近年来文献提出要区别看待软组织肉瘤的放射敏感性和放射反应性，放射敏感性是瘤细胞本身对放射线的反应，放射反应性则为放疗后肿瘤消退的快慢。软组织肉瘤即使给予相当高的剂量也常有较差的放射反应性，即消退缓慢，常误认为放射性抗拒。在常见的软组织肉瘤中，放疗较敏感的肿瘤有多发性出血性肉瘤、黏液肉瘤等。

二、临床分期

软组织肉瘤的AJCC/UICC临床分期系统如下：

（1）原发肿瘤（T）

T_x：原发肿瘤不能明确；

T_0：无原发肿瘤；

T_1：肿瘤最大径≤5 cm；

T_{1a}：表浅肿瘤；

T_{1b}：深在肿瘤；

T_2：肿瘤最大径＞5 cm；

T_{2a}：表浅肿瘤；

T_{2b}：深在肿瘤。

（2）区域淋巴结（N）

N_x：区域淋巴结不能评估；

N_0：无区域淋巴结转移；

N_1：区域淋巴结转移。

（3）远处转移（M）

M_x：远处转移不能评估；

M_0：无远处转移；

M_1：远处转移。

（4）组织学分级（G）

G_x：无法评估；

G_1：分化好；

G_2：中度分化；

G_3：分化差；

G_4：未分化。

Ⅰ$_A$期：（低分级、小、表浅或深部）；	$G_{1\sim2}$	$T_{1a\sim1b}$	N_0	M_0；
Ⅰ$_B$期：（低分级、大、表浅）；	$G_{1\sim2}$	T_{2a}	N_0	M_0；
Ⅱ$_A$期：（低分级、大、深部）；	$G_{1\sim2}$	T_{2b}	N_0	M_0；
Ⅱ$_B$期：（高分级、小、表浅或深部）；	$G_{3\sim4}$	$T_{1a\sim1b}$	N_0	M_0；
Ⅱ$_C$期：（高分级、小、表浅）；	$G_{3\sim4}$	T_{2a}	N_0	M_0；
Ⅲ期：（高分级、大、深部）；	$G_{3\sim4}$	T_{2b}	N_0	M_0；
Ⅳ期：（任何转移）；	任何 G	任何 T	N_1	M_0；
	任何 G	任何 T	N_0	M_1。

三、病理组织学分类

腺泡状软组织肉瘤

小圆细胞肿瘤

上皮样肉瘤

透明细胞肉瘤

骨外软骨肉瘤

骨外骨肉瘤

胃肠间质瘤

尤文氏肉瘤/原始神经外胚层瘤

纤维肉瘤

平滑肌肉瘤

脂肪肉瘤

恶性纤维组织细胞瘤

恶性血管周瘤

恶性周围神经鞘膜瘤

横纹肌肉瘤

滑膜肉瘤

未知起源肉瘤

四、临床诊断

临床表现与肿瘤部位有关。位于躯干、肢体者表现为新出现的逐步增大的肿块。肿瘤向周围扩展，引起相应症状。晚期伴有压迫症状。恶性纤维组织细胞瘤发生部位除了肢体和躯干，内脏器官也可发生；滑膜肉瘤大多发生在肢体的大关节附近，但很少累及关节腔内；脂肪肉瘤好发于臀部及股部。软组织肉瘤的体积与恶性程度没有必然的联系。四肢软组织肉瘤发生局部淋巴结转移较少见（＜15%），但是仍应常规检查区域淋巴结的情况。四肢软组织肉瘤的患者还应检查是否伴有神经损害的表现。晚期可发生远处转移，以肺转移为多见。

躯干及肢体软组织肉瘤治疗前，应由一个专业治疗组制订全程治疗计划，影像学检查包括B超、CT、MRI，尤其是5 cm以上肿瘤更应该行此项检查。一般认为CT适合腹、盆腔，MRI适合肢体肿瘤。常规检查胸部，X射线片以排除转移。

PET或PET/CT可根据情况采用，尤其是播散上皮样肿瘤。

细针穿刺细胞学检查可应用于某些转移灶的病例，原发肿瘤穿刺要慎重，小肿瘤Ⅰ期手术，不必穿刺，大的肿瘤要在治疗前24 h内穿刺，如证实为恶性，尽早实施手术或放、化疗，防止医源性扩散，术前活检也尽量与治疗衔接及时，并保证1 cm×1 cm×1 cm大小，以利于病理诊断。

一般有经验的医师可在术前根据一系列检查评估以下三项内容：肿瘤可切除；肿瘤无法切除但无远处转移；原发与转移灶同时存在。

五、治疗原则

多数软组织肉瘤对放射治疗不敏感，临床上有明显肿块时单独放疗的局部控制率仅29%～33%。以往本病的治疗以手术为主。由于这类肿瘤没有真正的包膜，在假包膜周围的正常组织中，甚至在远隔部位也可有显微瘤灶存在，做肿瘤切除术后局部复发率高达48%～77%，局部广泛切除术后的复发率仍达30%，即使截肢后残端复发率也达18%。保留肢体手术与放疗的综合治疗采用局部切除术消灭原发肿瘤的大病灶，用中等剂量的照射控制周围的显微病灶，既可避免因扩大手术范围而造成残疾，也可避免因高剂量照射引起的后期并发症，达到既控制局部肿瘤又能保留有良好肢体功能的目的。保守性手术与高剂量、大野照射相结合的方法有较好的疗效，其中 5 a 局部控制率和 5 a 生存率分别达 80％～94％和 60％～75％；另外，软组织肉瘤易发生血行转移。软组织肉瘤死亡的主要原因是远处转移，以肺转移为最多见（21％～38％），其次为骨转移（4％～7％），肝转移（2％～5％），淋巴转移则少见。因此，为了减少或防止远处转移，必须有计划地给予化疗等综合措施，以提高疗效。常用化疗药物有阿霉素、异环磷酰胺、氮烯咪胺等。现多采用阿霉素、IFO 与 DTIC 联合化疗。故目前软组织肉瘤的治疗仍倾向于手术、放疗和化疗等综合治疗。

六、放射治疗

（一）躯干和头颈部软组织肿瘤的放射治疗

一般地说，躯干和头颈部的软组织肿瘤比较表浅，像其他部位的肿瘤一样，外科医师在手术时在瘤床周围放置银夹是非常重要的，根据银夹可以很好地划出靶体积。胸腹壁和后背部的病变可以采用切线野的照射方法，用光子线照射 45 Gy 后，局部用垂直野电子线照射加量至 63 Gy，放疗中注意保护好重要的器官如肺小肠等。较高能量的电子线可以用来治疗面部和头皮的血管肉瘤，效果较好。对于头颈部、椎旁软组织肿瘤或位置较深的肉瘤的放射治疗建议应用三维适形放疗或调强放疗光子束照射，也可应用近距离治疗或质子束治疗。

（二）肢体软组织肿瘤的放射治疗

1. 放疗适应证

1）以保留肢体手术（局部切除术、广泛切除术）与放疗的综合治疗取代截肢术或半骨盆切除术，若肿瘤局部已有广泛侵犯，放疗时需对肢体全周做高剂量照射。肿瘤已侵犯至骨、动脉或神经者则不宜保留肢体，仍应做截肢术。此外，若肿瘤分化好，所在部位允许做广泛切除而不造成明显功能障碍者可做单独手术治疗。

2）肿瘤局部切除或广泛切除后仍有残留，或估计手术可能不彻底者，应进行术后放疗。

3）肿瘤较大、或界线不清者、恶性度高、估计手术不易切除者，应在切取活检后进行术前放疗。

4）有手术禁忌证和拒绝接受手术治疗者，或因解剖部位（如后腹膜肉瘤）不能手术者，或多次手术复发不能再手术者，可进行单纯放疗。

5）病变范围广，已有远处转移者，可进行姑息放疗。

2. 放疗方法

照射野应包括瘤床、所有的手术疤痕及怀疑受累的全部组织及肌群。肢体软组织肉瘤倾向于沿长轴方向扩展，照射的上、下缘必须远离肿瘤边缘。肿瘤直径＜5 cm 和恶性度低的肿瘤，照射野包括肿瘤外 5 cm；肿瘤直径>5 cm 和组织学分级 G_2 的肿瘤，超出肿瘤外 7 cm；肿瘤组织直径>10 cm 和组织学分级 G_3 肿瘤应超出肿瘤外 10～15 cm，照射一定剂量后用缩野技术。目前大多数作者认为，初始照射野包括瘤床、手术疤痕外 5～7 cm即可。软组织肉瘤区域淋巴结转移率较低，因此，不必常规行区域淋巴结预防性照射。当肿瘤接近淋巴区，照射范围应包括邻近的淋巴区。

术前照射剂量（常规分割）D_T50 Gy，休息 3～4 周手术；切缘不净，术后外照射再加 10～26 Gy 或术中放疗再加 10～16 Gy，或组织间插植 12～20 Gy。

术后放疗照射剂量（常规分割）D_T60～70 Gy，可先用大野照射 50 Gy，后缩野再加量，切缘阴性补量 10～16 Gy，镜下切缘阳性补量（16～20）Gy，大体残留补量 20～26 Gy；或按病理分级，分别给予不同的辐射剂量：G_1、G_2 和 G_3 的辐射剂量分别为 60、65 和70 Gy。术后放疗应选择在伤口愈合或拆线后 1～2 周内进行。

单纯放疗照射剂量（常规分割）D_T65～75 Gy，姑息放疗用 40～50 Gy。目前大多数作者主张用常规分割治疗方法，每次剂量以 1.8～2 Gy 为宜，原发病变区总量以 65 Gy 为宜。

3. 放疗中注意事项

1）肢体软组织肉瘤早期一般不沿横向扩散，肢体病变不要照射肢体的全周，至少应留出一定宽度的正常组织不受照射，以避免发生肢体全周的纤维化、功能受限、肢体水肿以及缺血性坏死、溃疡等。

2）承重骨至少保护横断面的一半。

3）病变侵犯关节或邻近关节，应减少关节的照射量或避免照射全关节腔，以免影响关节功能。

4）病变位于足跟等易摩擦、碰撞部位时，应减少照射量。

5）避免照射大肌腱。

6）选择合适的射线能量，软组织肉瘤易累及肢体浅表组织，不宜用很高能量的 X 射线照射。

7）多数软组织肉瘤放射后消退缓慢，有时需观察半年以上。在治疗时不要因肿瘤缩小不明显而无限增加剂量。

七、并发症

（一）早期

放射性皮炎，手术伤口愈合延迟，骨髓抑制。

（二）晚期

皮肤毛细血管扩张，皮肤溃疡，皮下组织、肌肉纤维化硬化，肢体水肿，关节活动障碍，骨折、骨坏死，外周神经病，第二实体肿瘤。

八、预后

（一）预后因素

1. 临床病理因素

肿瘤大小，肿瘤深度，病理分级，病理类型，肿瘤部位，手术切缘情况，初诊情况（首程，还是复发）。

2. 手术切缘分类和预后意义

UICC 切除（代表字母 R）分类系统要求在评价切除标本时，外科医生及病理医生都记录肿瘤的切缘情况。切缘＜1 cm 或术中发现可疑切缘阳性，应该对切缘进行仔细评价。R_0 切除表示显微镜下无肿瘤残留；R_1 切除表示显微镜下肿瘤残留；R_2 切除表示肉眼肿瘤残留。R_1 切除如果是低级别的软组织肉瘤术后需要放疗，复发率＜30％；R_2 切除在没有辅助治疗的情况下局部复发率可达 100％。

（二）总生存率

躯干软组织肉瘤 15 a 总生存率目前报告为 60％。肢体软组织肉瘤 15 a 总生存率为 60％。

第二节　腹膜后区软组织肉瘤

一、概述

腹膜后区是指界定于横膈与盆膈（肛提肌和尾骨肌筋膜所形成）之间，前方由壁层腹膜所覆盖的躯干前的一个区域。发生在这一区域的肿瘤包括一大类组织学异质且行为各异的软组织肿瘤。腹膜后区肉瘤约占机体发生全部恶性肿瘤的 0.1％，全部软组织肿瘤的 15％和全部腹膜后肿瘤的 45％～55％。

腹膜后肿瘤的胚胎学发生源于中胚层泌尿生殖嵴和神经嵴。成人患者来源于间充质组织的肿瘤为优势构成，临床报告脂肪瘤和脂肪肉瘤是最常见的组织学亚型，可占 25％～50％；儿童常见的腹膜后肉瘤则为横纹肌肉瘤、淋巴瘤和生殖细胞肿瘤。

局部的广泛浸润性侵犯和治疗后相当高的复发率是其临床恶性质的突出特征。对于肢体软组织肉瘤而言，肌间隔和筋膜组织尚可能形成阻抑的屏障，而腹膜后区域缺乏这种质韧而解剖清晰的分隔结构，肉瘤表现为弥漫性浸润生长，确诊时 60％～70％已有毗邻器官的侵犯。由于后腹膜的肌肉和筋膜较为坚实，横膈和盆膈的阻抑，肿瘤最常扩展和侵犯的方向是向前进入腹腔。在临床行为上良性软组织肿瘤和分化较好的肉瘤倾向于膨胀性扩展，而分化不良的肉瘤、淋巴瘤和生殖细胞肿瘤则更易于侵犯或包埋腹膜后的重要血管神经，神经细胞肿瘤和横纹肌肉瘤则常可能侵越椎间孔而于两侧形成哑铃状病灶。即使在完全的外科切除术后，其 2、5、10 a 的局部复发率仍高达 40％、70％和 90％。约 1/3 的腹膜后区肉瘤患者会发生远处转移，主要是肝和肺转移。

二、临床分期

美国 NCI 所使用的腹膜后软组织肉瘤的临床分期标准如下：

T_1：肿瘤最大径≤5 cm；

T_2：肿瘤最大径＞5 cm；

T_3：肿瘤侵犯大血管、神经和骨；

G_1：组织学分化良好；

G_2：组织学中度分化；

G_3：分化差或为未分化。

Ⅰ期：	G_1	T_1	N_0	M_0
Ⅱ期：	G_1	T_2	N_0	M_0
	G_2	$T_{1\sim2}$	N_0	M_0
Ⅲ期：	G_3	$T_{1\sim2}$	N_0	M_0
	$G_{1\sim3}$	$T_{1\sim2}$	N_1	M_0
Ⅳ期：	$G_{1\sim3}$	T_3	$N_{0\sim1}$	M_0
	$G_{1\sim3}$	$T_{1\sim3}$	$N_{0\sim1}$	M_1

三、治疗原则

腹膜后软组织肉瘤的标准治疗是手术完整切除。但由于肿瘤周围有重要的组织结构，使手术难以获得完全切除且术后易复发。这些特点决定了术前局部放疗具有优势，正在进行的Ⅲ期临床研究的初步结果证实了术前放疗可改善病人的生存，减少局部复发。术前化疗可能比术后化疗对患者更有益，但缺乏临床随机研究。完整切除的病人术后辅助放疗对降低局部复发率的作用尚不明确。如果肿瘤残存，可考虑术后放疗。应用三维适形放疗或调强放疗，提高靶区的照射剂量，或放疗同时给予同步化疗药物增敏是未来研究的方向。

四、放射治疗

由于腹膜后软组织肉瘤的特殊位置，周围有肾小肠肝胃脊髓等放射敏感组织，过去的放射治疗技术难以给到足够的剂量照射，所以这方面文献报道较少。临床报道多认为放疗显著降低了局部的复发，但辅助放疗是否改善患者的生存尚缺乏有力证据。Heslin 进行了 198 例腹膜后软组织肉瘤局部复发相关因素分析，放疗是唯一降低了局部复发危险性的有意义的相关因素；Tepper 则认为局控率的提高与剂量相关，照射剂量＜50 Gy，局部控制率仅 18％，而超过 60 Gy 则可提高到 83％。

腹膜后软组织肉瘤的放疗倾向于给予术前放疗，因为术前放疗可以通过影像检查清楚显示肿瘤范围；术前肿瘤的存在将正常组织挤压到照射野边缘，减少正常组织治疗并发症的发生；术前放疗有可能使肿瘤缩小，肿瘤及亚临床肿瘤细胞活性减低，有利于手术全切肿瘤并减少种植转移机会。对于界限清楚的靶区以及非靶组织，三维适形放疗比常规放疗更优越，并且有利于照射野的设置。有报道显示，在正常组织受照剂量最小，而提高靶体积高剂量分布方面，调强放疗旋转照射质子束治疗及术中放疗优于标准的三维适形放疗。术前放疗通常需要CT引导下行芯针活组织检查或小的手术操作以取得足够的组织行组织学检查。模拟定位前先进行增强CT扫描或MRI扫描，有时需要胃肠道双重对比造影，这样更有利于肿瘤和正常组织的边界的确定。应用^{18}F-FDG PET扫描可以区分肿瘤以及周围正常组织。多数腹膜后软组织肉瘤照射时需要照射对侧肾脏。因此照射计划实施之前需要行肾脏灌注检查，以明确双侧肾脏的功能状态。

传统的前后/后前对穿照射或小角度倾斜野，10～20 MV X射线，或三维适形或调强放疗的应用可以达到正常组织剂量低而靶体积剂量分布最佳。侧野照射将导致正常组织受照射（如肝脏和肾脏）剂量增加，应该尽量避免应用。

常规推荐的术前放疗剂量为45～50 Gy，1.8～2.0 Gy/次，1次/d。通常在放疗结束3～4周后行手术治疗。手术切除前需要根据影像学检查进行重新分期以评估远处转移及治疗反应。

术中放疗采用近距离照射或外照射的方式，对相关部位（如近切缘或阳性切缘）进行局部推量。采用术中放疗进行推量照射显示出比单纯切除和外照射治疗有较高的局部控制率，但需要注意推量放疗时避免包括重要的结构（如小肠输尿管神经等）。

外科医师在手术时应评估手术切除肿瘤的范围，如果切缘较小或怀疑切缘肿瘤残留，可以在邻近手术切缘或阳性的部位放置不透X射线的金属标记物（如夹子或金属粒子），这有利于术后照射范围的确定。如果切缘较小或切缘阳性，患者接受了术前放疗，术后一般追加10～15 Gy的照射剂量，或单次术中照射（电子束或近距离治疗），或每天一次的分次外照射（1.8～2.0 Gy）。也可以用高剂量率后装技术中追加剂量，应用^{192}Ir对瘤床进行照射，剂量为12～15 Gy。

五、并发症

腹膜后肿瘤照射后最常见的急性并发症为恶心、呕吐、腹泻，皮肤发红和乏力。照射野很大甚至包括邻近椎体时可以出现贫血粒细胞减少和血小板减少。术前放疗相关并发症还包括伤口出血、伤口愈合不良或裂开，感染。术后放疗最主要的后遗症是小肠炎症、狭窄、穿孔、瘘以及梗阻。照射剂量大于30 Gy时肾炎发生的可能性增加，结果导致高血压的发生。晚期并发症的发生与剖腹探查的次数、照射的剂量和体积相关。有报道显示当小肠在照射野外，受低剂量照射时，单纯外照射与外照射后应用术中推量相比肠炎的发生率低，术前放疗比术后放疗有较好的耐受性及较少的毒性。

六、预后

（一）预后因素

相当大的瘤体（>10 cm），组织学高分级，与腹膜后邻近结构相固定，血管、神经和骨的侵犯以及外科是否能完全切除肿瘤等。

(二) 总生存率

腹膜后区软组织肉瘤 15 a 总生存率目前报告为 50%。完全切除术后的 5 a 生存率在 55%～65%，而未完全切除者仅 10%～35%。造成死亡的主要原因是局部复发，即使已获得 5 a 无病生存的患者，依然以每年 5%的概率出现复发，累积 40%在第 2 个 5 a 复发。

(张军宁)

复习思考题

1. 简述躯干和四肢软组织肉瘤的治疗原则。
2. 躯干和四肢软组织肉瘤放疗的照射范围和照射剂量有哪些?
3. 简述腹膜后软组织肉瘤的治疗原则。
4. 腹膜后软组织肉瘤放疗的照射范围和照射剂量有哪些?

参考文献

[1] 刘复生，刘彤华．肿瘤病理学．北京：北京医科大学中国协和医科大学联合出版社，1997.

[2] 汤钊猷．现代肿瘤学．上海：上海医科大学出版社，1993.

[3] 谷铣之，殷蔚伯，刘泰福，等．肿瘤放射治疗学．北京：北京医科大学中国协和医科大学联合出版社，1993.

[4] 许昌韶．肿瘤放射治疗学．北京：原子能出版社，1995.

[5] 殷蔚伯，李晔雄，王绿化，等．肿瘤放射治疗手册．北京：中国协和医科大学出版社，2010.

[6] 周际昌．实用肿瘤内科学．第 2 版．北京：人民卫生出版社，2003.

[7] Perez CA，Brady LW. Principles and Practice of Radiation Oncology. 3rd ed. Philadelphia：JB. Lippincott company，1997.

[8] Grounchi A，Casali PG，Mariani L，et al. Status of surgical margins and prognosis in adult soft tissue sarcomas of the extremities：A series of patients treated at a single institution. J Clin Oncol，2005，23 (1)：96-104.

[9] Andrews SF，Anderson PR，Eisenberg BL，et al. Soft tissue sarcomas treated with postoperative extra beam radiotherapy with and without low dose rate brachytherapy. Int J Radiat Oncol Biol Phys.，2004，59 (2)：475-480.

[10] Pisters PWT，Patel SR，Prieto VG，et al. Phase I trial of preoperative doxorubicine-based concurrent chemoradiation and surgical resection for localized extremity and body wall soft tissue sarcomas. J Clin Oncol，2004，22 (16)：3375-3380.

[11] Cormier JN，Huang X，Xing Y，et al. Cohort analysis of patients with localized，high-risk，extremity soft tissue sarcoma treated at two cancer centers：Chemotherapy-associated oncome. J Clin Oncol，

2004 (22): 4567-4574.

[12] Hong L, Alektiar KM, Hunt M, et al. Intensity-modulated radiotherapy for soft tissue sarcoma of the thigh. Int J Radiat Oncol Biol Phys., 2004, 59 (3): 752-759.

[13] Meyer WH, Spunt SL. Soft tissue sarcomas of childhood. Cancer Treatment Reviews, 2004, 30: 269-280.

[14] Oliveira AM, Fletcher CDM. Molecular prognostication for soft tissue sarcomas. Are we ready yet? J Clin Oncol, 2004 (20): 4031-4034.

[15] Guillou L, Benhattar J, Bonichon F, et al. Histologic grade, but not SYT-SSX fusion type, is an important prognostic factor in patients with synovial sarcoma: A multicenter, retrospective analysis. J Clin Oncol, 2004, (20): 4040-4050.

[16] Zagarz GK, Ballo MT, Cormier JN, et al. Prognostic factors for patients with localized soft-tissue sarcomas treated with conservation surgery and radiation therapy: Analysis of 225 patients. Cancer, 2003, 97: 2530-2543.

[17] Strander H, Turesson I, Cavallin ST, et al. A systematic overview of radiation effects in soft tissue sarcomas. Acta Oncologica, 2003, 42 (5/6): 516-531.

[18] Eiber FC, Rosen G, Nelson SD, et al. High-grade extremity soft tissue sarcomas factors predictive of local recurrence and its effect on morbidity and mortality. Ann Surg, 2003, 237 (2): 218-226.

[19] Zagarz GK, Ballo MT. Sequencing radiotherapy for soft tissue sarcoma when re-resection is planed. Int J Radiat Oncol Biol Phys, 2003, 56 (1): 21-27.

[20] Weitz J, Antonescu CR, Brennan MF. Locallized extremity soft tissue sarcoma: improved knowledge with unchanged survival over time. J Clin Oncol, 2003, 21 (14): 2719-2725.

[21] O'Sullivan B, Davis AM, Turcotte R, et al. Preoperative versus postoperative radiotherapy in soft tissue sarcoma of limbs: A randomized trial. Lancet, 2002, 359: 2235-2241.

[22] Abeloft MD. Clinical oncolgy. 2nd ed. Beijing: Science Press and Harcourt Publishers Limited, 2001, 2273-2313.

[23] 胥少汀，葛宝丰，徐印坎．实用骨科学．北京：人民军医出版社，2005：1539-1585.

[24] Nielsen OS, Judson I, Van Hoesel Q, et al. Effect of high-dose ifosfamide in advanced soft tissue sarcomas: a multicentre phase Ⅱ study of the EORTC Soft Tissue and Bone Sarcoma Group. Eur J Cancer, 2000, 36 (1): 61-67.

[25] Bramwell VHC. Controversies in Surgical Oncology: Routine anthracycline based adjuvant chemotherapy for stage III extremity soft tissue sarcoma. Ann Surg Oncol, 2007, 14: 1254-1256.

[26] Frustaci S, De Paoli A, Bidoli E, et al. Ifosfamide in the adjuvant therapy of soft tissue sarcomas. Oncology, 2003, 65 (Suppl 2): 80-84.

[27] Grobmyer SR, Maki RG, Demetri GD, et al. Neo-adjuvant chemotherapy for primary high-grade extremity soft tissue sarcoma. Ann Oncol, 2004, 15 (11): 1667-1672.

第十四章

骨　肿　瘤

骨肿瘤可分为原发性与继发性两种。凡发生在骨骼系统各种组织，如骨、软骨、纤维、脂肪、造血等组织和神经组织及未分化网状内皮结构等所引起的肿瘤均属原发性骨肿瘤。通过直接浸润、血行或淋巴系统转移而在骨组织内形成的肿瘤为继发性骨肿瘤。原发于骨的肿瘤比较少见。骨肿瘤的诊断是一个很重要的问题，特别是恶性肿瘤，误诊常造成难以挽回的后果。常规的影像检查技术包括骨的X射线平片、CT扫描、血管造影、MRI及全身的放射性核素骨扫描。由于肺转移率高，必须给予胸部平片和CT扫描检查。最后确诊需要经穿刺活检或切开活检行病理检查。

对于良性骨肿瘤的治疗为避免复发，以彻底手术切除为主。恶性骨肿瘤以手术、放疗、化疗等综合治疗为宜。骨肿瘤及瘤样增生性病变对放疗的敏感性各有不同。骨嗜酸性肉芽肿、骨血管瘤，动脉瘤样骨囊肿等敏感度较高，D_T（25～35）Gy/（3～4）周，即有显著疗效，多发性骨髓瘤，尤文氏肉瘤、骨巨细胞瘤 D_T（45～55）Gy/（5～6）周有效；脊索瘤、骨肉瘤、软骨肉瘤、骨纤维肉瘤不敏感，一般都做术后补充放疗，D_T（60～65）Gy/(6～7)周。有些良性骨肿瘤，如巨细胞瘤、骨血管瘤、造釉细胞瘤等对放射也有较高敏感性。

下面分别介绍几种采用放射治疗有一定疗效的骨肿瘤。

第一节　骨血管瘤

一、临床表现

骨血管瘤（angiomas of the bone）实为血管畸形，脊柱为好发部位，其中以下胸椎至上腰椎骨为多，颅骨其次，长骨很少。多无症状，有些可有局部疼痛，患部肿胀或肿块，肿块为骨性硬度。若肿瘤穿破骨皮质，侵及椎管，可产生脊髓压迫症状，如感觉异常、神经根痛及瘫痪等。X射线表现为骨纹理增粗和蜂窝状疏松栅状改变，原发于椎体者栅状改变更为特异性，X射线的断层片与CT片更清楚地显示血管瘤的范围甚至于横突及小关节的病变及向椎管硬脑膜延伸的征象。血管造影更有临床价值。

二、治疗

本病因病变弥漫，手术中出血量多，手术切除不彻底易复发，临床诊断已确定者，应避免活检引起大出血。因对放射敏感，单纯放疗可达到相当好的效果。照射范围包括病灶及其周围 1.0～1.5 mm，D_T（30～35）Gy/（3.5～4）周。位于脊柱的血管瘤，常合并截瘫，可能的话先做椎板截除手术，解除脊髓压迫，手术后再给予放疗仍可获得较好的效果。设野包括病灶的椎体及上、下各一个正常椎体，D_T（30～40）Gy/（4～5）周，半年后摄片可见骨质硬化。

第二节　骨巨细胞瘤

骨巨细胞瘤（giant-cell tumor of the bone）亦称破骨细胞瘤，是常见的骨肿瘤。在原发骨肿瘤中约占 15%～20%。按组织学分化程度分为Ⅰ、Ⅱ级和Ⅲ级；按 X 射线变化亦可分为Ⅰ、Ⅱ级和Ⅲ级。骨巨细胞瘤Ⅰ、Ⅱ级为良性病变，但具有侵袭性临床表现，手术切除后局部复发率高，多数学者认为具有潜在恶性，Ⅲ级临床表现为恶性。恶性者生长迅速，且可远处转移。

一、临床表现

本病多见于 20～40 岁患者，很少在 20 岁以前发生。好发于四肢长骨的骨骺端，其中以股骨下端、胫骨上端和桡骨下端最多，约占全部病例的 60%～70%，尤多见于膝关节附近。局部疼痛是主要症状，伴有局部肿胀，且因骨质膨隆，扪诊时有捏乒乓球感。典型的 X 射线表现为肿瘤偏心性生长和蜂窝状、肥皂泡状的囊性阴影，肿瘤穿过骨皮质可形成软组织肿块。

二、治疗方法

（一）手术治疗

手术为骨巨细胞瘤的首选治疗方法，应尽量做局部广泛切除手术，对破坏范围小的Ⅰ、Ⅱ级病例，可考虑行刮除术。对少数破坏广泛且侵犯邻近重要神经、血管时的Ⅱ级、术后复发或Ⅲ级病例，可考虑做更大范围甚至截肢手术。但手术后易复发。Goldenberg 报告 218 例骨巨细胞瘤，手术后总复发率为 35%，单纯刮除者约为 77.8%，截肢者为 22.7%。但也有人报告本病手术后有 60%～100%可治愈。有作者认为整块切除是最佳手术方式。手术与放疗综合治疗可明显降低复发率和提高生存率。

（二）放射治疗

1. 放射适应证

1）对不能彻底截除者，如骶骨、颅骨、脊椎骨等处，在局部刮除手术后 2 周即应放疗；

2）刮除手术后有残留者；

3）对于破坏广泛的Ⅰ、Ⅱ级和全部Ⅲ级者，手术后宜补充放疗，防止复发；

4）不宜手术者或转移者，放疗有一定的作用，可控制发展，改善症状。

2. 放疗技术

放疗范围根据X射线与CT提示肿瘤大小与软组织肿块的范围来决定，应包括肿瘤全部，肿瘤外2 cm与邻近肿胀的软组织、皮肤及过去做过经皮闭合穿刺点。如病变在长骨，则需包括瘤外5～7 cm，注意保护关节腔、脊髓等组织。椎骨巨细胞瘤如有脊髓压迫症，先做椎板减压，同时活检，然后放疗。良性型D_T（40～50）Gy/（4～5）周，恶性型应给予D_T（60～70）Gy/（6～8）周。

有人认为本病放疗后可增加恶变率，但骨巨细胞瘤本身就有10%～15%发生恶变，所以不能认为全是放疗所致的恶变。应注意对放疗结束后近期内出现的骨质吸收及后期的纤维囊性X射线影像学改变，切不可误认为恶变或复发而进行不必要的截肢，对此应有正确的判断和仔细的随访观察。放疗后3个月复查X射线，一般可见肿瘤缩小，可出现骨小梁再钙化。如放疗后一度病变钙化后又出现骨吸收应考虑癌变。另外，对于良性骨巨细胞瘤治疗5 a后的复发者，应高度怀疑其发生了恶性转化，手术后恶变者比放疗后恶变者的组织学分级为低。

三、预后

5 a生存率为60%～100%。复发率可在40%～80%，且复发者病理可升级，恶变或转移率约6.8%～30%。病理分级越高，预后越差。

第三节 骨 肉 瘤

骨肉瘤（osteosarcoma）由肉瘤性成骨细胞及其产生的骨样组织和骨小梁构成，以往称为成骨肉瘤。骨肉瘤为最常见的、恶性程度最高的、最严重的一种骨恶性肿瘤，发展快，转移早，预后差。

一、临床表现

骨肉瘤好发于青少年，男性多于女性，10～25岁者占总病例的70%～80%。多见于长骨的干骺端，尤以股骨下端、胫骨上端最多见，少数可发生于腓骨、肱骨、髂骨等。

早期症状为局部疼痛，逐渐加重，尤以夜间为甚。继之可摸到肿块，软硬不定，可有轻度压痛。肿瘤体积大时，皮肤紧张发亮，呈紫铜色，表浅静脉曲张，个别病例可继发感染，导致局部溃破。由于消耗、中毒两方面的原因，患者可很快出现消瘦、贫血、发热、食欲减退、周身情况恶化等一系列症状及体征。实验室检查：贫血、血沉快、疑诊为骨肉瘤的病例，若碱性磷酸酶增高，在诊断及预后上具有很大的意义，经手术或放疗后常可下降，当肿瘤复发或转移时，又可再度增高。X射线表现为骨质增生，溶骨性破坏，骨膜反应。骨膜反应典型者呈放射针状、日光线样或出现袖口征（Codman三角）。活检以针吸为好，也可切开活检，切口应与进行根治性手术的切口一致，不打算给病人做根治性手术，则不应进行切开活检。

二、治疗

骨肉瘤以手术治疗为主，应尽量采取根治术，但截肢术后的 5 a 生存率仅 5%～20%，常在近期内发生血行转移。本病对放射敏感性差，目前公认对骨肉瘤应采用综合治疗。

1）早期病例可手术的一般做术前化疗或放疗，手术截肢或全骨切除加人工骨植入，术后再做联合化疗几个周期以巩固疗效，消灭可能残存的微小转移灶。

2）转移病例即不能手术的病例，一般先做化疗，以后视情况加以手术或放疗，术后再做巩固性化疗几个疗程。Steoin 介绍术前放疗可提高疗效，方法为手术前大剂量照射 80～100 Gy，放疗后观察半年，如无远处转移，再做截肢。辅助化疗和矫形外科技术的进步已明显改善了本病的预后，保存肢体不仅可能，而且肢体功能良好。采用综合治疗可明显改善生存率。

（一）放射治疗

采用高能射线治疗。照射范围包括整个受侵骨及肿胀之软组织。先大野照射 D_T（40～50）Gy/（5～6）周，然后缩野，但需包括肿瘤边缘外 5 cm，照射 D_T20 Gy/2 周，再缩野只包括肿瘤区，追加 20 Gy/2 周。对于 10 岁以下的儿童，剂量应适当减少。

（二）化学治疗

成骨肉瘤的一个重要问题是肺转移，死亡率很高。骨肉瘤对化疗不敏感，阿霉素对骨肉瘤有效率为 20%～30%，顺铂、异环磷酰胺对骨肉瘤较有效。据国内外报道，在原发肿瘤切除手术前后，加用大剂量氨甲喋呤（MTX）与甲酰四氢叶酸钙解救，（HD-MTX-CF-R），与阿霉素、长春新碱等合并化疗，可延迟肺转移，延长生存期。1.5 a 无瘤存活率高达 92%，而对照组仅 20%。对骨肉瘤的化疗，一般都主张采用 2 种以上毒性不同的药物联合使用。比较常用的有阿霉素、大剂量顺铂、大剂量异环磷酰胺与其他化疗药物组成的联合方案。另外，联合使用博莱霉素＋环磷酰胺＋放线菌素 D 方案也有效。

三、预后

单纯手术或放疗的疗效差，综合治疗可明显提高生存率。有作者应用氮芥 40～70 mg 体外循环 1 次性灌注肢体，2～3 周后再做截肢术，3 a 生存率为 63%。薛进等报告对 13 例膝关节部骨肉瘤采用非截肢综合治疗（化疗＋手术＋放疗＋化疗），2 a 无瘤生存率为 90%，3 a 为 56%。

第四节　骨转移性肿瘤

骨转移性肿瘤是原发于其他组织器官的恶性肿瘤，经血循环或其他途径转移到骨骼。由于恶性肿瘤一般好发于中老年，因此骨转移性肿瘤亦在中老年人群中常见，尤其 50～

60岁年龄组，男性发病多于女性。

骨转移性肿瘤多数发生于中轴骨，如脊椎骨和骨盆，约占骨转移的80%，其次是肋骨、股骨和肱骨近端。

一、诊断

临床上常遇到由于原发肿瘤很小、没有症状，而骨转移性肿瘤则是首发症状，故常会诊断为原因不明的骨转移性肿瘤。

（一）症状及体征

局部疼痛与压痛是首发症状，疼痛呈持续性，严重者需吗啡类药物止痛。有些患者可发生病理性骨折，位于脊柱骨转移性肿瘤常可压迫脊髓而出现相应节段的神经麻痹、压迫症状。

（二）X射线平片

骨转移性肿瘤的X射线表现为溶骨型、成骨型及混合型三种。临床上以溶骨型多见。溶骨型转移病灶多见于乳腺癌、肺癌、甲状腺癌和恶性黑色素瘤等，表现为骨破坏塌陷和骨折。成骨型转移病灶多见于前列腺癌，也可发生于乳腺癌、肺癌和腺样囊性癌等，表现为骨密度增高。

（三）CT和MRI

CT扫描可显示骨破坏和软组织肿块病灶，而MRI扫描在早期诊断骨转移方面比CT扫描、X射线平片和骨扫描更优越，特别是对脊髓压迫的诊断更确切。

（四）放射性核素骨扫描

全身骨扫描是目前探测早期骨转移最实用的检查手段。核素扫描具有早期诊断价值，可较一般X射线片提前几个月发现；且对于患者多处骨转移者可一次检查，同时发现多处转移病灶。由于骨扫描的阳性检出率与病灶内的破骨细胞活性有关，当病变为纯溶骨性破坏时可能出现假阴性，肿瘤生长非常慢者的病灶也有可能不易区别。骨扫描核素异常浓集并非骨转移的特异表现，凡供血丰富，骨样组织形成增加、成骨活跃的部位均可使该处核素浓集，故对单发的骨核素显像阳性（尤其是肋骨）者，均需结合临床和X射线片以除外骨外伤感染、慢性骨关节病及原发骨肿瘤等所致的核素骨浓集。

（五）生化检查

Ⅰ型胶原蛋白、血清碱性磷酸酶（ALP）、骨钙素（BGP）和血尿钙等将出现不同程度的增高，可作为骨转移癌的辅助诊断指标。

二、治疗

（一）放射治疗

1. 放射治疗原则

骨转移病变的放射治疗是姑息的，主要目的是消除或缓解症状，只有极少数病人可达到治愈。

2. 放射治疗方法

放射治疗的作用原理是抑制或杀死肿瘤细胞，胶原蛋白合成增加，继之血管纤维基质大量产生，成骨细胞活性增加形成新骨。溶骨病变产生再钙化，一般在照射后 3～6 周开始，高峰在 2～3 个月。放射治疗时疼痛的缓解率可达 80%～90%，大约一半病人的疼痛能完全消失。50%以上的疼痛，在放射治疗的 1～2 周内显示疗效。如果治疗后 6 周，疼痛仍无缓解时，表示疼痛缓解的机会非常小。

骨转移虽常为多发，但真正全身广泛骨转移无法进行放射治疗的病例并不多，多数病人可用 1～3 个部位的照射野包括已发现的全部骨转移灶，进行放射治疗。快速放疗对于行走不便、瘫痪的病人较为适宜，但症状改善止痛效果持续时间较短，缓解期一般 3 个月左右。如果结合化疗，应用常规放疗，局部病灶剂量 D_T（50～65）Gy/（5～7）周。放疗后继续 2～3 个周期化疗，往往疗效较好，姑息治疗缓解期长。

（二）放射性核素治疗

核素止痛作用的作用机制是抑制某种代谢物的产生或改变神经末梢的敏感性，达到减轻疼痛和抑制病灶增长。该治疗对骨髓抑制较轻，临床上应用也较广泛。全身多发小病灶骨转移所致的多部位骨痛是核素治疗的适应证。放射性核素 ^{89}Sr 和 ^{153}Sm 治疗骨转移临床应用较多，疼痛缓解率可达 80%左右。而甲状腺癌的骨转移用 ^{131}I 治疗，效果优于外照射，可减少正常组织的放射受量。

（三）其他治疗

1. 手术治疗

主要用于病理性骨折的固定和椎管的减压，以及脊柱的稳定，以改善生活质量及防止继续恶化。

2. 双磷酸盐类药物治疗

双磷酸盐类药物，具有选择性地吸附于骨组织，抑制破骨细胞活性，减少骨破坏的作用。也适用于全身多发性骨转移，起到姑息止痛效果，有效率在 70%左右，可与放射治疗联合应用。

3. 不同肿瘤骨转移的个体化治疗

对化疗药物治疗敏感的肿瘤，应给予正规系统的化疗。乳腺癌应根据受体 ER 和 PR 等的阳性情况，给予内分泌治疗或全身化疗。前列腺癌容易发生骨转移，80%的病人对激素有不同的敏感性，有外科去势和药物去势方法，以药物去势多用。

三、预后

对原发肿瘤得以控制的患者所发生的骨转移肿瘤，尤其是 X 射线表现为溶骨型、混合型者，放疗有着良好的姑息治疗效果，对于成骨型者放疗敏感性较差。在随访过程中，如病灶处摄片显示新骨形成、病变得以修复，预示着肿瘤被杀灭、被控制，这样的病人会产生较好疗效。

（张军宁）

复习思考题

1. 放疗对哪些良性骨肿瘤有效？
2. 骨血管瘤、骨髓瘤、郎罕组织细胞增生症X的辐射剂量要求有哪些？
3. 骨肉瘤综合治疗的原则是什么？
4. 如何诊断骨转移性肿瘤？
5. 骨转移性肿瘤放射治疗的作用原理是什么？
6. 何谓骨转移性肿瘤手术治疗的目的？

参考文献

[1] 张天泽，徐光炜．肿瘤学．天津：天津科学技术出版社，1996.

[2] 孙燕，周际昌．临床肿瘤内科手册．第3版．北京：人民卫生出版社，1996.

[3] 许昌韶．肿瘤放射治疗学．北京：原子能出版社，1995.

[4] Devita，Jr VT，Hellmann S，Rosenberg SA. Cancer：Principles & Practice of Oncology. Philadelphia：Lippincott Williams& Wilkins，2001.

[5] Lipton A. Management of bone metastases in breast cancer. Curr Treat Options Oncol，2005，6：161-171.

[6] Coleman RE，Rubens RD. Bone metastases. In：Abeloff MD，et al. Clinical oncology. 2th ed. Harcourt Asia，Churchill Livingstone. 2001，857-859.

[7] Piffanelli A，Dafermou A，Giganti M，et al. Radionuclide therapy for painful bone metastases. An Italian multicentre observational study. Q J Nucl Med，2001，45：100-107.

[8] Yvette M，Van der Linden，Herman M，et al. Simple radiographic parameter predicts fracturing in metastatic femoral bone lesions：Results from a randomized trial. Radiother Oncol，2003，69：21-31.

[9] Salazar OR，Sandhu T，Motta NW，et al. Fractionated halfbody irradiation（HBI）for the rapid palliation of widespread，symptomatic，metastatic disease：A randomized phase Ⅲ trial of the international atomic energy agency（IAEA）. Int J Radiat Oncol Biol Phys，2001，50：765-775.

第十五章

儿童期肿瘤

儿童期肿瘤指发生在出生至14周岁期间的肿瘤，儿童肿瘤有不同于成人的特点。良性者多见血管瘤、淋巴管瘤。恶性者多见血液系统、骨骼系统（包括软组织肉瘤）和中枢神经系统（CNS）（有关章节已有叙述）。其次为肾上腺、肾及眼的肿瘤。本章主要介绍肾母细胞瘤（Wilm's瘤）、神经母细胞瘤、视网膜母细胞瘤和嗅神经母细胞瘤。

第一节　儿童肿瘤的一般情况

在20世纪初期，儿童很少因肿瘤而死亡，那时造成儿童死亡的主要原因是感染、外伤和先天性畸形等。但到了20世纪后期，儿童肿瘤已成为儿童死亡的主要原因之一。

一、发病率和死亡率

在美国，肿瘤是造成儿童死亡的第二大原因。每年大约有6 000名新发生的儿童肿瘤病例，有2 000名儿童死于肿瘤，各年龄组的发病率和死亡率如表15.1所示，引起15岁以下儿童主要死因的4种肿瘤如表15.2所示。

表15.1　美国10万名儿童中各年龄组的肿瘤发病率和死亡率

年　龄/岁	发病率/%	死亡率/%
0～4	18.1	4.3
5～9	10.1	4.6
10～14	10.5	4.0

表15.2　1985年引起美国15岁以下儿童主要死亡的4种肿瘤

病　种	死亡数/例	所占比例/%
白血病	714	54.42
中枢神经系统（CNS）肿瘤	422	32.17
非霍奇金淋巴瘤（NHL）	102	7.77
骨肿瘤	74	5.64
合　计	1 312	100.00

在国内，儿童肿瘤的发病率虽比成人为低，但涉及的肿瘤种类很多，如北京儿童医

院在1956—1991年间的资料中儿童肿瘤有57种之多，遍及全身各个器官，表15.3是该院在此期间最常见的7种肿瘤的发病率及与年龄的关系。

表15.3 常见儿童恶性肿瘤发病率与年龄的关系（北京儿童医院）

年　龄	肝母细胞瘤	肝　癌	神经母细胞瘤	肾母细胞瘤	横纹肌肉瘤	NHL	HD	恶性畸胎瘤
<3月	3		11	3	3	1		10
3月～1岁	40	1	45	39	15	8		17
1～5岁	16	7	131	160	64	53	26	25
5～10岁	6	9	77	44	16	68	58	13
>10岁	3	1	13	3	3	48	14	3
合 计	68	18	277	249	101	178	98	68

虽然各国儿童肿瘤的发病人数在逐年上升，但其死亡率却在逐年下降。如我国自1973年至1988年间，儿童肿瘤死亡率下降了38％，其中急性淋巴细胞白血病、霍奇金病和软组织肉瘤分别下降了51％、55％和68％。美国在1967—1983年间常见儿童肿瘤的生存率也有明显的改善（表15.4）。这显然得益于医学常识的普及、科学技术的进步和医学诊疗水平的提高。

表15.4 美国儿童恶性肿瘤生存率改善情况

病　种	5 a生存率/％		
	1967—1973年	1974—1976年	1977—1983年
白血病	15	45	61
急性淋巴细胞白血病	18	53	68
急性粒细胞白血病	0	16	26
中枢神经系统（CNS）肿瘤	45	56	54
霍奇金病（HD）	78	80	88
非霍奇金淋巴瘤（NHL）	24	43	54
软组织肉瘤	44	57	67
横纹肌肉瘤	34	53	64
Wilm's瘤	65	74	80
骨肿瘤	28	52	45
骨肉瘤	26	55	38
Ewing瘤	23	38	46
视网膜母细胞瘤	82	89	92

二、儿童肿瘤的特点

1. 特定的好发部位

如白血病和中枢神经系统肿瘤约占全部儿童肿瘤的一半以上，其中白血病占儿童肿瘤死亡的第一位，其次为中枢神经系统肿瘤、非霍奇金淋巴瘤和骨肿瘤（表 15.5）。神经母细胞瘤好发于肾上腺和眼眶部，畸胎瘤多见于尾骶部、后腹膜和卵巢等部位。

表 15.5　每 100 万人群不同年龄组平均每年肿瘤发病人数

病　种	0～4 岁	5～9 岁	10～14 岁
白血病	63	32	22
中枢神经系统（CNS）肿瘤	30	26	22
肾和肾盂肿瘤	20	6	2
非霍奇金淋巴瘤（NHL）	7	9	8
霍奇金病（HD）	0	6	13
卵巢肿瘤	0	1	2

2. 年龄分布

儿童肿瘤多见于 5 岁以内，10 岁以后的儿童恶性肿瘤发病率逐渐减少，但恶性肿瘤的种类却增多。肾母细胞瘤好发于 2 岁以内，神经母细胞瘤多见于 2～5 岁，畸胎瘤好发于 2 岁以内，骨肿瘤多见于 10 岁以后（表 15.5）。

3. 易延误诊疗

由于儿童期肿瘤的年龄特征，不能主诉或主诉不清，经常延误诊断、延误治疗，就诊时多数已属晚期。

4. 疗效较好

一般来说，儿童与成人患同一种肿瘤时，经放疗后儿童的疗效要比成人为好。如中枢神经系统肿瘤、白血病、青少年鼻咽癌等。

第二节　儿童肿瘤放疗的注意事项

儿童肿瘤放疗时，因其年龄特点，一些特别的注意事项如下：

1）作出诊断时，由于缺乏正确的主诉，加之体检时的不合作，更应注重辅助检查。

2）由于儿童的骨骼尚未发育完全，特别是骨骺对放射线较为敏感，过量照射可使骨骼延迟发育，甚至不发育。Riseborough 等曾报道 81 例 Wilm's 瘤放疗后（早年照射野内界设在椎体中线，使同侧脊柱骨骺发育不良），平均照射 24.6 Gy 者未发生脊柱侧弯，31.6 Gy 发生＜25°侧弯，36 Gy 发生＞25°侧弯，X 射线征象改变至少在放疗后一年，脊柱侧弯一般发生在放疗后 5 a，照射时年龄越小，放射后发生的变化越大。因此，在恶性肿瘤放疗前要与家长讲清后果，说明放疗的必要性和影响骨骼发育的必然性。同时，在照射良性病变时（如皮肤黏膜血管瘤），应正确选择射线能量，并尽量避开骨骺。

3）丘脑下部－垂体轴（HPA）对放射极端敏感，引起的全身内分泌影响在小儿比成人更为严重，照射过量可引起：①生长激素缺乏（GHD），使生长期儿童生长速度与年龄不相称，身材矮小；②性腺激素缺乏，导致青春期发育障碍和原发性闭经或性早熟；③促甲状腺激素缺乏，发生体重增加、嗜睡，出现生长和青春期发育障碍；④ACTH 缺乏，引起嗜睡、低血糖和稀释性低血钠症；⑤泌乳素分泌过多，使青春期延迟或儿童生长抑制，女童出现溢乳。

4）性腺对放射高度敏感，应尽量避免性腺被照射，如卵巢受照射 1.5～2.0 Gy，月经就可受抑制，2.0～3.0 Gy 有可能发生不育；精原细胞对放射也极为敏感，睾丸照射 1.0 Gy 就有可能不育，特别在治疗一侧睾丸白血病时需照射双侧睾丸，可使男孩不再发育，须与家长交代清楚。

5）在定位和照射时，要保证良好的体位固定，可用负压气垫、热塑面（体）膜等。在照射时，原则上不允许家长陪伴在机房内。

6）对婴幼儿，必要时可用镇静剂，如用 3～6 ml 10%水合氯醛灌肠，待其熟睡后再给予治疗，一般不用全身麻醉法。但也有人曾使用全身麻醉法（吸入式或静脉注射），放疗时对麻醉的要求是：①保证治疗时患儿没有自主或不自主的活动；②起效迅速；③麻醉持续时间短；④放疗结束后苏醒快，醒后不影响日常活动；⑤可以重复给药，不易产生耐药性；⑥麻醉时应保证患儿在不同体位时呼吸道的通畅；⑦给药时无痛苦。

第三节　肾母细胞瘤（Wilm's 瘤）

肾母细胞瘤（Wilm's tumor）是肾脏高度恶性的胚胎源性肿瘤。一般认为它是由于抑癌基因功能缺失所致的间充质干细胞分化异常所引起。

早在 1828 年，Gairdner 最先描述了一例女童死于左肾巨大肿瘤（该瘤重达 5 kg），以后 Max Wilms（1867—1918 年）在他的一本有关混合肿瘤的专著中详细描述了几例此种肿瘤病例，遂以他的名字命名这种肿瘤。

一、流行病学

在美国，Wilm's 瘤每年的发生率为每百万人（1～14 岁）中 7.8 人。在儿童期肿瘤中仅次于神经母细胞瘤，占全部儿童肿瘤的 6%，实体瘤的 8%。统计国内 6 所儿科医院 2 133 例恶性实体瘤中，有 503 例（24%）Wilm's 瘤。该瘤 90%见于 8 岁以内，其中位发病年龄为 3～3.5 岁，75%发病时<5 岁，以 1～4 岁为最多，10 岁以上者少见，但 1 岁以内者与成人一样，均十分罕见。发病率没有性别和左、右侧的差异。诊断时平均年龄为 15 个月。

二、临床表现及诊断

临床主要表现为腹部肿块（83%）、发热（23%）、血尿（21%），其他有高血压（25%～63%）、消瘦、恶心呕吐及血行转移引起的症状等。肿瘤局部浸润、自发性内出血和瘤体破裂时可引起腹痛等急腹症表现（37%）。

X射线检查（平片及静脉肾盂造影）是诊断Wilm's瘤的重要手段，可见肠曲移位、肿瘤内钙化、肾盏变形移位或有部分破坏缺如、肾积水及肾功能不良等征象。B超可以了解肿瘤侵犯肾脏、肾静脉或下腔静脉的情况。腹部CT平扫可用于评价：①肿瘤体积大小、肾功能状况、肾盂输尿管积水及后腹膜淋巴结转移情况；②了解肿瘤边缘与肾脏及周围邻近组织的关系；③了解有否肝脏转移等。怀疑有其他部位转移时可做相应的检查。

化验室检查须做血、尿常规、血尿素氮及肌酐、肝脏酶的测定。

鉴别诊断主要与神经母细胞瘤鉴别（见本章第二节“神经母细胞瘤”）。

三、分期

Wilm's瘤的分期有两种，即TNM分类法（表15.6）和NWTS（表15.7）分级法。两种分类法各有特点，介绍如下。

表15.6　Wilm's瘤TNM分期

<table>
<tr><th></th><th>N_0</th><th>N_1</th><th>M_1</th><th>M_2</th></tr>
<tr><td>T_1</td><td>Ⅰ期</td><td></td><td rowspan="3">Ⅳ期</td><td rowspan="3">Ⅴ期</td></tr>
<tr><td>T_2</td><td colspan="2">Ⅱ期</td></tr>
<tr><td>T_3</td><td colspan="2">Ⅲ期</td></tr>
</table>

表15.7　Wilm's瘤NWTS分级

分　级	病变范围
Ⅰ	肿瘤局限于肾脏且完全被切除。肾包膜完整，手术过程中肿没有破裂。手术切缘阴性，没有残余
Ⅱ	肿瘤范围超出肾脏但被完全切除。肿瘤有局部扩散－穿透肾包膜侵及肾周软组织。肾外管腔结构浸润或存在瘤栓。肿瘤曾被穿刺活检或有腹腔肿瘤细胞的局部种植，手术范围内没有淋巴结累及。
Ⅲ	腹腔内非血行性肿瘤侵犯，满足以下一条或多条标准： A. 活检发现肾门处、主动脉旁或以下水平淋巴结累及； B. 手术前或手术中肿瘤细胞污染腹膜，或肿瘤浸润性生长累及腹膜； C. 发现腹膜表面种植性病灶； D. 手术切缘阳性； E. 无法完整切除肿瘤。
Ⅳ	血行转移，部位超过上述Ⅲ范围，即有肺、肝、骨、脑转移。
Ⅴ	双侧肾累及。

注：对于预后良好组及预后不良组，分期标准相同。

1. TNM分类法

由Cassady在1973年根据Garcia等的综述分析了各种预后因素而形成。

T_1：肿瘤容积＜550 ml，无包膜、收集系统及主要静脉的侵犯，手术完全切除；

T_2：肿瘤超出上述一项或更多项的范围，但切除显然完整；

T_3：肿瘤巨大，已侵蚀其他器官和（或）不能完全切除；

N_0：无淋巴结转移；

N_1：肾门或腹主动脉旁淋巴结累及；

M_0：无淋巴结以外的转移；

M_1：远处转移只限于肺；

M_2：双侧肾脏累及或有肝、中枢神经系统、骨或其他部位转移。

2. NWTS 分级（1979）

是目前使用最广泛的分期法，详细分级见表 15.7。目前认为，最主要的预后因素是肿瘤的组织结构、转移病灶和是否双侧肿瘤。NWTS（National Wilm's Tumor Study）的组织病理学研究提示了与预后相关的因素，在第一期的研究中，88%的病例被划分为预后良好组，其余为预后不良组。划分标准指的是预后良好组具有典型的 Wilm's 瘤病理表现而没有间变或肉瘤成分，如典型肾母细胞瘤、囊性部分分化肾母细胞瘤。NWTS 定义为预后不良的 Wilm's 瘤包括以下三种：①间变型 Wilm's 瘤；②透明细胞肉瘤；③恶性横纹肌样瘤。

四、治疗原则和治疗方法

对肾母细胞瘤的治疗，现公认的方法是手术、放疗和化疗的综合。单纯手术的生存率为 16%，手术加术后放疗者为 47.3%，手术、放疗和化疗（更生霉素、长春新碱 VCR）三者的综合治疗，治愈率达 60%～80%。

1. 治疗原则

（1）预后好的组织学类型

Ⅰ期：瘤肾切除术＋化疗，化疗用长春新碱和放线菌素，疗程 10 周或 6 个月，不加放疗；Ⅱ期：手术＋化疗，化疗为长春新碱、放线菌素和多柔比星（阿霉素）三药，疗程 15 个月，不加放疗或放疗 20 Gy；Ⅲ期：手术＋化疗＋放疗，手术＋化疗方案同Ⅱ期，疗程 15 个月；放疗 10 Gy 或 20 Gy；Ⅳ期：手术＋三药化疗＋放疗，手术。化疗同Ⅱ期或Ⅲ期，或加用环磷酰胺为四药化疗，疗程 15 个月；放疗 20 Gy。

（2）预后差的组织学类型

任何分期：瘤肾切除术＋三药或四药化疗＋放疗，疗程 15 个月；放疗剂量按年龄给予 12～40 Gy。

（3）双侧性肿瘤的治疗

根据病侧选择最佳方案，目的是保留更多有功能的肾组织，原则上将大的肿瘤侧做肾切除，另一侧做活检或部分切除，或双侧肾部分切除，术后用化疗和放疗。如肿瘤侵及两个肾的全部，那只能做姑息性放疗和化疗。当然，如果有条件的话可以行双侧肾切除，施行肾移植。

（4）转移肿瘤的治疗

目前认为化疗为第一线的治疗，外科手术为第二线治疗。如肺转移的治疗，肾切除后按Ⅲ期化疗方案实施。放疗易对肺功能产生不利影响。因此，现在方案是药物治疗失败者做肺转移瘤切除，不用放疗或慎用，必要时做多次剖胸手术。

2. 治疗方法

(1) 手术

手术应当经腹膜进行，而非腹膜外切除。手术医师应尽可能切除所有肿瘤，切除范围包括患侧肾脏、肾上腺、肾周围脂肪、肾蒂及腹膜后淋巴结。该瘤组织较软且脆性大，易于破溃，手术操作应轻柔，以免肿瘤破溃，因术中肿瘤破溃将使局部复发率增加一倍。同时探查和淋巴结取样，探查肝脏及对侧肾脏十分重要，可以及时发现对侧肾脏的情况，对今后的治疗有很大的帮助。

(2) 放疗

放疗的意义在于提高肿瘤的局部控制率，减少了局部复发。而对于已有局部复发者，治疗效果则相对较差。

术前放疗：对巨大瘤块，估计手术困难者可先进行术前放疗，剂量在 15～25 Gy。一旦肿瘤缩小到可手术时，即应停止照射而予以手术。

术后放疗：对Ⅰ期病人，特别对 2 岁以下者，术后放疗益处不大。但 2 岁以上者，若手术后不加放疗则复发率将增高。对Ⅱ期病人应予以术后放疗，Ⅲ期应予以全腹照射并加用化疗。对Ⅳ期者则应尽可能切除瘤块，继之放疗和化疗。放疗与手术的间隔时间不宜过长，一般要求在手术后 48 h 内开始照射。若手术后超过 10 d 再予以放疗，则腹部复发及对侧肾转移的发生率将大大增高，特别是组织学不良者，Tefft 分析 336 例，发现在组织学不良组中，手术后及时照射者，腹内复发率 7%，超过 10 d 者为 40%，而在组织学良好组中则差别不大（6%∶4%）。

照射范围：Ⅰ期、Ⅱ期和Ⅲ期无腹腔播散者应照射局部野，范围包括肾窝及引流淋巴结（肾动静脉及腹主动脉旁淋巴结）。野上界在横膈水平，下界根据 CT 而定，健侧一定要过中线，为避免放射后遗症的脊柱侧弯畸形，设野应包括椎体全宽度，但应注意保护对侧肾脏，患侧达腹壁边缘。术前、术后肿瘤破裂、弥漫性的腹腔播散及肿瘤巨大者应全腹照射，照射应注意保护髋臼和股骨头。D_T15～20 Gy，1.5 Gy/F，再缩野照射瘤床 5～15 Gy，保护对侧肾（<15 Gy），受照部位的肝受量不大于 30 Gy。有报道 3 例双侧肾母细胞瘤瘤的患者中，一侧肾切除加化疗，另一肾脏局部切除残存肿瘤（≤2 cm），术后置入施源器，用^{137}Cs 照射，剂量为 16～25 Gy。治疗后 28、48 及 68 个月生存良好，无严重的手术及术后并发症。

照射剂量：有分析发现，在 18～40 Gy 剂量范围之内与剂量不相关：18～20 Gy、20～24 Gy、24～40 Gy 的各组复发率相同。对于间变型 Wilm's 瘤，放疗与化疗药物 ADM、VCR、ADR、CTX 的联合使用显著降低了腹部复发率，在治疗性的放射剂量范围内此型肿瘤亦未显示出明确的剂量效应。但有人认为对此型肿瘤的治疗剂量倾向于依年龄递增：年龄在初生～12 个月用 12～18 Gy；13～18 个月用 18～24 Gy；19～30 个月，

24～30 Gy；31～40 个月，30～35 Gy；41 个月以上，35～40 Gy。

全肺预防性照射或肺转移者的全肺治疗性照射：鉴于肾母细胞瘤在临床上发生肺转移的概率非常高，有报道可达57%之多，且70%～80%的患儿为多发性肺转移。为了提高生存率，尤其减少Ⅰ～Ⅲ期病例的肺转移的可能性，有作者提出对肾母细胞瘤患儿做全肺的预防性术后放疗。对于这部分病例在做完局部手术后的2周内，尽快实行全肺的预防性放射治疗甚为重要，照射剂量应在10～15 Gy，7.5 Gy/周。中国医学科学院肿瘤医院总结了38例Ⅰ～Ⅲ期肾母细胞瘤的随机资料，做术后全肺预防性放疗的2、5a生存率分别为94%和88%，未做术后预防性放疗者2、5 a生存率分别为47%和45%，并且做术后放疗的无1例发生放射性肺炎，说明预防性的术后放疗既重要，又安全。

关于放射治疗晚期并发症，有人分析了42例生存并且随访5 a或以上的患者放疗采用半腹照射（36例）或全腹照射（6例）。放射剂量分别为10～12 Gy，12例；12～23 Gy，11例；24～40 Gy，19例。同时配合化疗，采用放线菌素、长春新碱及多柔比星。31%（13/42）无并发症。并发症中，肌萎缩为16.7%（7/42），肢体发育异常为11.9%（5/42），脊柱后凸为髂骨翼发育不良为31%（13/42）。脊柱侧弯为42.9%（18/42），其中位发生时间于治疗后102个月（16～146个月），5、10和15 a发生率为1.5%～8.1%、42.8%～60.8%和47.4%～66%。肠梗阻的5、10和15 a发生率为1.5%～8.1%、42.8%～60.8%和47.4%～66%。继发性恶性肿瘤，2/3发生于照射野内。多于2/3的患者会出现晚期并发症。低照射剂量组（<24 Gy）发生脊柱侧弯的机会多于高剂量照射组（>24 Gy）。

（3）化疗

化疗用更生霉素（放线菌素D，AMD），15 μg/kg/d，连用5 d为一疗程，手术后6周和3月后各一疗程，以后每隔3个月一疗程，共6疗程，生存率可达86%；也可用长春新碱（VCR），环磷酰胺（CTX）、多柔比星（ADR）等。据报道手术、放疗联合化疗治疗肾母细胞瘤的生存率可达70%，远高于手术加放疗的40%～50%。同时，以AMD为主的化疗可以减少瘤单个肺转移灶的发生率，提高总的生存率。关于双侧病变，NWTS-5报道双侧病变肾衰竭的机会增加，故建议避免肾切除而进行切除性活检，尔后用VCR和AMD进行化疗。然后在6个月内行剖腹探查切除所有肿瘤。如果肿瘤残存，应进一步放疗和化疗。超大剂量化疗及自体骨髓移植可能作为挽救复发性预后不好组织类型肾母细胞瘤的一种可行性治疗方法。

五、预后

Wilm's瘤的4 a生存率，在预后良好组Ⅰ期为97%、Ⅱ期为92%、Ⅲ期为76%、Ⅳ期为62%；对预后不良组，Ⅰ～Ⅲ期为68%、Ⅳ期为55%。

据Perez等分析，肾母细胞瘤临床预后与下列因素有关。

1）安全期：用Collin氏危险期来评估复发的可能性，超过Collin氏危险期则复发者极少。

Collin 公式：手术时年龄（月）＋ 9 个月＝术后安全期。例如 1 岁时手术，则手术后 21 个月（1 岁 9 个月）时未复发即可认为已治愈。

2）肾包膜受侵情况：包膜侵犯阳性者，3 a 生存率为 25％，阴性者为 68.3％。

3）组织学分化程度与分期：Wilm's 瘤的 4 a 生存率，在预后良好组Ⅰ期为 97％、Ⅱ期为 92％、Ⅲ期为 76％、Ⅳ期为 62％；对预后不良组，Ⅰ～Ⅲ期为 68％、Ⅳ期为 55％。

4）是否双侧病灶。

5）肺转移：初治前出现者，生存率为 30％，疗中或疗后不久出现者为 14.3％。

6）其他脏器受累与否：其他脏器受累者预后极差。

7）预后与年龄、性别、同期中的肿瘤大小及血管受累情况关系不大。

8）治疗方法：手术＋放疗＋化疗三者综合的疗效比单纯手术或手术加放疗者明显为好。

第四节 神经母细胞瘤

神经母细胞瘤（neuroblastoma，NB）又称成神经细胞瘤或恶性节细胞瘤。为起源于肾上腺髓质和交感神经链的原始神经外胚叶细胞的恶性肿瘤。最初由 Wright 在 1910 年进行了该瘤的病理形态描述。发病相对隐蔽，早期难以发现，治疗手段虽多，但多不敏感，因而疗效较差。随着科学技术的不断发展，近年来采取手术、化疗、放疗的综合治疗，疗效不断提高。

一、流行病学

NB 约占儿童期肿瘤的 7％～10％，占婴幼儿肿瘤的 50％左右。在北美＜15 岁儿童的发病率为 10.95/百万，0～4 岁组为 27.75/百万，每年的死亡率分别为 4.89/百万和 9.10/百万。儿童死亡率中约 15％为 NB。本病约 80％发生在 2.5 岁以下，95％发生在 6 岁以下。比 Wilm's 瘤恶性度更高，在初诊时已发生广泛播散的比率也明显为高，因此预后极差。最近研究发现，遗传学是该病主要发病因素，认为染色体-1 的短臂缺如或再排列为最多见。同时发现肿瘤抑制基因缺乏。另外发现胰岛素类生长因子-Ⅱ可能参与刺激神经母细胞节发展成为神经母细胞瘤。环境污染也被提到神经母细胞瘤的流行病学和生物学中，但尚缺乏足够的理由和证据。

二、病理

神经母细胞瘤（NB）是形态小的、蓝色的圆形细胞肿瘤之一，属该类肿瘤的还有非霍奇金淋巴瘤、尤文氏肉瘤、未分化软组织肉瘤（包括横纹肌肉瘤和原始神经外胚层瘤），典型的 NB 病理亚型可有以下 5 种类型。

1）神经母细胞瘤。

2）分化性神经母细胞瘤（节细胞性神经母细胞瘤）。

3）髓上皮瘤及神经上皮瘤（罕见）。

4）节细胞性神经瘤（良性）。

5）嗜铬细胞瘤（为一种功能性肿瘤，常为良性）。

三、临床表现和诊断

1. 临床表现

NB临床表现取决于原发肿瘤发生在交感神经的那个部位，以及它发生转移部位的临床症状。它可发生在任何部位，如上腹部、后纵隔、盆腔、颈部等处的交感神经，但最常见的是发生在肾上腺髓质。第二届国际神经母细胞肿瘤分期会议推荐诊断标准是：瘤组织经光学显微镜明确病理诊断；骨髓吸取或活检中含有明确的NB细胞；尿或血液中的儿茶酚胺升高。

（1）原发灶表现

早期体征多为可触及的肿块，巨大而硬。在腹部往往过中线；胃肠道压迫或膀胱功能障碍；单侧颈部肿物可引起综合征、脊髓压迫征、呼吸急促等临床表现。

（2）转移灶表现

由于肿瘤的扩散和转移，临床可出现一些相关的表现，经淋巴结转移者可出现肿瘤附近的淋巴结肿大以及肿大带来的表现，如经血液转移则表现可能是远离原发灶的一些看起来不相关的表现，如眼眶淤血造成眼球外凸，可能是颅骨有转移所致，皮肤转移时用手指压迫可观察到周围皮肤发白现象等。表15.8是诊断时病灶扩散的方式与年龄的关系。

表15.8 神经母细胞瘤病灶扩散方式与年龄的关系

肿瘤扩散方式	年龄		合计
	<1岁	>1岁	
局部扩散例数/%	93（39）	83（19）	176（26）
区域扩散例数/%	43（18）	54（13）	97（15）
广泛扩散例数/%	61（25）	290（68）	351（52）
Ⅳ期例数/%	44（18）	0（0）	44（7）
总计	241	427	668

（3）全身表现

发热、无力、嗜睡、面色苍白、体重减轻或正常发育生长缓慢、腹泻等，应警惕恶性肿瘤。

2. 诊断

根据年龄和临床表现，再结合其他检查，一般不难诊断。CT、MRI、B超以及普通平片、肾盂造影、放射性核素、血清学检查儿茶酚胺的代谢产物多巴胺、去甲肾上腺素等等可以确诊。免疫学、骨髓穿刺对于侵及部位广泛的病例有利于诊断。

3. 鉴别诊断

一般说神经母细胞瘤的鉴别诊断并不困难，原则上在哪个部位应注意与哪个部位的好发肿瘤鉴别。发生在肾上腺髓质者需与肾母细胞瘤鉴别（表 15.9）。

表 15.9 肾母细胞瘤与神经母细胞瘤鉴别表

	肾母细胞瘤	神经母细胞瘤
平均发病年龄	常见于 2～3 岁	儿童任何年龄（2.5 岁以下多见）
肿块大小	较大	较小
肿块形状	球形，边界清楚，光滑	高低不平，界限不清
血尿	少数可见	无
X 射线检查：		
肾盏变形、破坏	+	—（可移位）
肿瘤钙化	+	+
引流淋巴结肿大	±	+
肺转移	+	±
骨转移	±	±
高血压	+	—
手术	常可切除	切除困难
放射感敏性	敏感	高度敏感

四、分期

神经母细胞瘤分期按原发肿瘤所在部位分为 4 期（Ⅰ～Ⅳ）。另外增加$Ⅳ_s$期，该期的意义在于：虽肿瘤转移到肝、皮肤、骨髓（不是骨），但其预后仍然良好，2 a 生存率可达 94%，该期一般均为 1 岁以下的患儿。以下是 Evavs 和 D'Angio（ED）分期法。

Ⅰ期：肿瘤位于原发组织和器官。

Ⅱ期：扩展到原发组织和器官之外，但未超过中线。同侧淋巴结可受累及。

Ⅲ期：肿瘤越过中线，局部淋巴结双侧转移。

Ⅳ期：有骨与软组织的远处转移或远处淋巴结转移。

$Ⅳ_s$期：局部为Ⅰ或Ⅱ期，但有肝、皮肤、骨髓中 1 个或 1 个以上部位的转移。

如为多灶原发肿瘤（比如双侧肾上腺原发瘤）应根据最大病灶计算，根据上述分期并加 M（例如$Ⅲ_M$期）；中线则以脊椎中线为准。

五、治疗

1. 手术

手术不仅是一种治疗手段，还是重要的诊断手段，尤其是对那些通过脊髓穿刺、生化或一般活检不能确诊者，手术可以达到切除病灶、明确诊断、明确分期的目的。尽量做到肿瘤全切除，对Ⅰ期病变全切除者，2 a 生存率可达 90%。有肿瘤残留或分期较晚者，需加用放疗或（和）化疗。

2. 放疗

分单纯放疗、术前放疗和术后放疗三种。

（1）设野

设野的范围根据 CT 或 MRI 等临床检查和影像学资料进行判断，包括肿瘤或瘤床外至少 2 cm 边缘的正常组织，并且包括它的淋巴引流区，是否手术与设野无关。椎旁神经母细胞瘤可用单个后背野照射。大多数在腹部和盆腔部位的以前后野照射最常用，如有条件应利用二维或三维计划系统指导定位，采用多野照射或三维适形照射，尽量避开重要器官。

（2）剂量

一般认为，神经母细胞瘤对放射高度敏感，但确切的放射致死剂量至今尚不十分清楚。对婴儿，12 Gy 就可达到局部控制，但≥3 岁者用 45 Gy 尚有复发的。5 Gy 的单次剂量即可达到姑息效果，姑息放疗用 3 Gy×5 次可能更为合理。对嗅神经母细胞瘤主张用到 60 Gy 以上，但也偶尔有复发者。

建议单纯放疗剂量 2 岁以上用 30～40 Gy，2 岁以下用 8～12 Gy；术前放疗用 14～20 Gy，可提高手术切除率；术后放疗用 20～40 Gy。Perez 等分析了 27 例 NB 患儿的 2 a 生存率与放射剂量的关系，照射≤10 Gy 的 5 例中，仅一例生存满 2 a（20%），10～20 Gy 者 3/10 例（30%）生存满 2 a，而>20 Gy 的患儿 7/12 例（58%）生存满 2 a。

（3）并发症

长期生存的儿童可能会出现脊柱发育畸形，表现为脊柱侧凸或后凸，在 5 a 生存者中可高达 70%的发生率；另一些表现为受照射部位或邻近部位的一些损伤，如肾、肝等脏器的功能减退等。一般说成年人肾脏对放射线的耐受量为 20～25 Gy，已成为共识，而儿童肾脏比成人低得多。

3. 化疗

常用药物有 VCR、CTX、DDP、VP-16、更生霉素和阿霉素等。按 ED 分期为Ⅳ期的婴幼儿用多药化疗已获得了 75%的 5 a 生存率。

六、预后

分期、诊断时年龄、组织学类型以及肿瘤部位均是重要的预后因素。表 15.10 和表 15.11 说明治疗结果与这些因素的关系。

表 15.10 神经母细胞瘤与其他预后因素的关系

病人情况	生存例数/治疗例数	2 a 生存率/%
诊断时年龄（$P<0.002$）		
<1 岁	27/38	71.0
>1 岁	23/81	28.0
原发部位（$P<0.01$）		
非腹部	18/27	67.0
腹部	32/92	35.0
组织学类型（$P<0.002$）		
节神经性神经母细胞瘤	16/21	76.0
神经母细胞瘤	34/98	35.0

表 15.11 神经母细胞瘤各期的 2 a 无瘤生存率

期　别	生存例数/治疗例数	2 a 生存率/%
Ⅰ	7/7	100.0
Ⅱ	21/25	84.0
Ⅲ	6/11	55.0
Ⅳ	4/62	6.0
$Ⅳ_s$	2/4	86.0

第五节　视网膜母细胞瘤

视网膜母细胞瘤（retinoblastoma，RB）是小儿眼部（图 15.1）较为常见的恶性肿瘤，为视网膜神经层细胞分化不成熟引起。本病常为多中心起源，80%病人有多发肿瘤灶。在 RB 生长时，可以引起视网膜剥离，内生性的肿瘤可破坏视网膜的内层到达玻璃体，呈现散在的白色颗粒。肿瘤也可形成一个有蒂的肿块（外生型）。这两种生长方式可以出现在同一侧眼内，RB 经常发生玻璃体内的种植。

一、发病率及病因特点

视网膜母细胞瘤（RB）的发病率在活产婴儿为 1∶14 000 到 1∶34 000 之间。在发病上，没有性别、种族和左、右眼的区别。大约 65%～80%的病例为单眼性的，约 20%～35%可双眼同时发病。双侧性 RB 可能同时确诊，也可能先后确诊。确诊时的平均年龄为 2～4 个月，大部分患儿在 3 岁前确诊。单侧性 RB 确诊时的年龄通常要比双侧性者晚，双侧性 RB 确诊的中位年龄为 4.5 个月，而单侧性的为 22 个月。

视网膜母细胞瘤的发病原因仍不全明了，但有一点是比较肯定的，就是易感基因的突变、缺失、移位等是导致视网膜母细胞发育不良，继而形成肿瘤。迄今为止，人类对视网膜母细胞瘤的了解和认识已经比较深入，基本共识是患儿的染色体13q14存在视网膜母细胞瘤易感基因RB，可能是研究最多的抑癌基因。它的产物为一相对分子质量为110的核磷蛋白，它可以结合和抑制具有生长刺激活性的几种蛋白。分遗传型与非遗传型和染色体缺失型，大多数（约60%）的视网膜母细胞瘤属非遗传型。RB基因可能是从双亲那里遗传来的，也可能是由于自发的突变造成的。因此大部分的RB基因是散发的，而25%～40%是家族性的。也有一些常染色体显性遗传类型，它的外显率达80%～95%。遗传的RB病例多为双侧性或多发性，且发病年龄偏小；有阳性家族史的临床上几乎全是双侧性的；没有家族史的大部分为单侧性，仅20%～30%是双侧性的。

由于人体染色体的异常，可能为继发其他恶性肿瘤增加一定的潜在危险，并且这种危险随放射治疗而改变，即做过放疗的病例发生恶性肿瘤的危险更高，有人称之为放射致癌效应在视网膜母细胞瘤的特别表现。Abramson报道一组放疗过的病例，10 a发生恶性肿瘤为20%，20 a达50%，30 a达90%；未做放疗的10 a发生恶性肿瘤为10%，20 a达30%，30 a达69%，明显低于放疗过的病例，其原因不清楚。

视网膜母细胞瘤的另一个特点是自消性生长，在婴儿期患儿随着身体发育，肿瘤可自行消退，但这种病例极少，约占1%。

二、肿瘤的生长扩展和临床表现

1）眼球内生长：眼底血管丰富，生长迅速。临床表现为视力损害、瞳孔扩大和瞳孔内有淡黄色反光（“黑朦猫眼”）。肿瘤位于黄斑时，斜视出现较早。眼睛红痛时，不论有无伴发青光眼，都说明病变广泛。视力受损或视力丧失、突眼和颅内压增高是晚期病变表现。

2）穿破眼球：肿瘤的扩展使眼球外突、破溃、出血和坏死并侵犯眼眶。眼眶内因无淋巴管，故即使穿破眼球达眼眶内，早期也不发生淋巴转移。

3）沿视神经蔓延到蜘蛛膜下腔，侵入颅内。

4）早期即可有血行转移：常见的血行转移部位为头皮下软组织和耳前淋巴结。另一特点为对侧的眼外转移较常见。

三、诊断与分期

对于婴幼儿，应在麻醉条件下扩瞳做眼底检查，因为病变可以是多灶性的，必须检查整个视网膜。因为担心脉络膜的种植危险，通常不考虑对怀疑视网膜母细胞瘤的患儿进行活检或玻璃体吸取检查。头部CT可以评估原发瘤的颅内扩散情况及是否伴有松果体瘤的存在可能。摘除眼球做组织细胞学检查是有用的确诊方法。B超、MRI及头颈平片也是不可少的诊断手段，必要时做骨髓穿刺和腰穿，以提高确诊率和鉴别诊断。主要应与新生儿未成熟视网膜病变、原发性玻璃体增生症、严重的葡萄膜炎及Coat病作鉴别。

St. Jude儿童疾病研究医院分期法是较常用的RB分期法，其将与预后密切相关的脉络膜、视神经远端和巩膜外侵犯列入分期内容，具实用性。

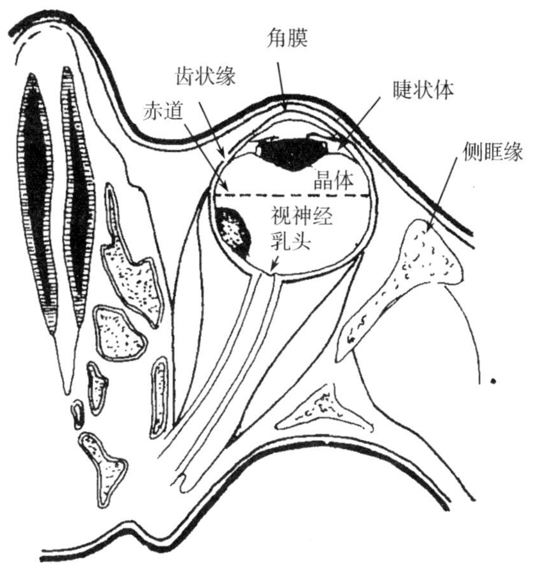

图 15.1　眼球横切面

Ⅰ期：肿瘤限于视网膜。

Ⅱ期：肿瘤限于眼球内（包括玻璃体种植，伸延到视神经乳头部或脉络膜、导静脉、锯齿缘、虹膜和前房）。

Ⅲ期：局限性眼眶外的扩散（包括通过巩膜的扩散）和超过视神经断面。

Ⅳ期：远处转移（脑、骨髓、软组织、血道）。

四、治疗原则和放疗适应证

美国国家癌症研究所（INC）的治疗方案如下：

1. 一侧肿瘤未出眼眶的

1）对限于眼内者进行眼球摘除，连接眼球的视神经必须切除 10 mm 以上是十分重要的。视神经切面未受肿瘤侵害者不做放疗。若受侵害则应立即进行放疗［D_T45 Gy/（4～5）周］。

2）若肿瘤已累及巩膜层外，则应做眶内容剜除术。不论视神经切面有否累及，均进行术后放疗［D_T（40～45）Gy/（4～5）周］。

2. 双侧病变而无转移

受肿瘤侵害重的眼按上述单眼病变的治疗原则处理。另一只眼睛则予以单纯放疗，如果眼的前半部没有肿瘤，则照射时应限于晶体后的眼球后半部。

3. 有转移者用姑息放疗或化疗

化疗用 TEM（三乙烯三聚氰胺，tretamine），0.06～0.08 mg/kg，进行颈内动脉灌注。对转移性病灶的有效药物为环磷酰胺、多柔比星、长春新碱，对局部进展性的或转移性 RB 的应采用联合化疗，可采用长春新碱、环磷酰胺和放线菌素，疗效比单药好。

4. 复发性视网膜母细胞瘤的治疗

对于做过手术或放疗的病例，可以首选光凝治疗、冷冻或放射性核素治疗，并有望获得成功。光凝对后部肿瘤治疗较为有利，而冷冻对前部肿瘤治疗较为有利。光凝亦可用于放疗后出现的新生血管，以防止出血的血液进入玻璃体。光凝或冷冻治疗不适于侵及黄斑处或视盘的患者。一般来说，局部控制率能达到 70％～80％。当然，必要时再手术或再放疗也是应该考虑的，具体手术和放疗方案应视具体情况和距第一次治疗的时间等来决定。

五、放疗方法

1. 设野

放射治疗的目的是控制肿瘤，并保护残存视力。用^{60}Coγ 射线或高能 X 射线，常用的射野为单一颞侧野即矩形或 L 形野。颞侧野照射，野大小为 4 cm×4 cm 或 4 cm×5 cm，设野时尽量避开晶状体、角膜、泪腺，其前界达眼眶骨前缘锯齿线，并向后稍打角度(1.5°～3°)以免对侧眼受放射损害。在行保留眼球的单纯放疗时，单用颞侧野肿瘤可能会在射野边缘复发，小的前部复发可用冷冻疗法。若用单个垂直前野，摆位方便、重复性好，但角膜、泪腺都在照射野内，白内障的发生更不可避免，因此不提倡使用。也可用前、侧两野照射，用楔形板可保证剂量均匀。立体三维适形和调强适形放疗新技术，可以在最大限度地保护患儿眼睛正常视力的情况下，提高病变处的有效放疗剂量，提高控制率和生存率以及生存质量，将是今后治疗儿童视网膜母细胞瘤的有利手段。

2. 辐射剂量

根据肿瘤侵蚀情况和切端有否残留，剂量可从 35～45 Gy 间调整。若肿瘤通过视神经累及颅内，可进行颅底或全脑照射，颅底剂量可稍偏高。

不论单眼或双眼肿瘤，若患儿家长拒绝进行眼球摘除术，可考虑进行单纯放疗，疗后短期内随诊。单纯放疗的治愈率可达 75％～80％，放疗加光凝或冷凝治疗的治愈率可达 90％。

六、放射并发症

用 35～45 Gy 剂量一般不会发生严重的放射并发症。但剂量过高，会出现某些放射并发症。

1. 失明

晶体防护不良可引起白内障［引起白内障的最低剂量为 4 Gy/（3 周～3 月）］。视网膜区剂量过高（耐受量 45～50 Gy），可导致视网膜血管损伤、出血性视网膜炎、视网膜剥离。也可发生玻璃体出血。

2. 放射致瘤

双侧性者发生第 2 个球外肿瘤的倾向，约占 15％～20％。虽然由于本病有家族倾向，仍认为球外肿瘤的发生是与肿瘤易感性有关。但多数人证明球外第 2 肿瘤的发生是放射所致：①第2瘤多发生在照射野内；②放疗后经一段潜伏期后发生第2瘤；③发生于高剂量照射后；④双眼肿瘤者照射侧第2瘤的发生率明显高于未照射侧。对于长期存活的患者可能会发生白内障和第二个非眼部的恶性肿瘤，但发生率很低。白内障可以通过手术摘除达到恢复视力，但有引起视网膜母细胞瘤扩散的危险，因此在治疗白内障时应注意肿瘤是否处于非控制期，如是则应行抗肿瘤治疗。第二原发癌多见于软组织肉瘤和骨肉瘤等，如发生此类肿瘤可给予手术切除。

七、预后

1. 分期

Schipper等报告凡含有用放疗的各种治疗方案的病人，Ⅰ～Ⅴ期的治愈率分别为100%（14/14）、100%（9/9）、83%（10/12）、79%（11/14）和0%（0/5）。而对双眼病变者，Ⅰ～Ⅴ期的5 a治愈率分别为95%、83%、76%、71%和32%。

2. 治疗方法

沙永慧报道100例，全组5 a生存率为42%，10 a生存率为36%。单纯手术组为15%，手术合并放疗组为36%。

3. 复发和死亡

通常发生在治疗后半年内（55%），下半年死亡率下降，2 a后复发少见，即治疗后24个月无复发，可认为已获控制。

第六节　嗅神经母细胞瘤

嗅神经母细胞瘤是起源于接近筛板的上鼻腔嗅神经上皮的神经嵴，是少见的肿瘤。嗅神经母细胞瘤不像上述的3种肿瘤，基本上都是儿童患病，成人偶见，而嗅神经母细胞瘤则大部分为成人（青春期有个小高峰，大高峰在壮年期）。但发生在儿童的嗅神经母细胞瘤有自己的一些特点，且根据WHO 2000神经肿瘤的病理分类法，将嗅神经母细胞瘤与神经母细胞瘤归入同一类肿瘤，故特在本章作一简单的介绍。

一、病理

本瘤曾分为嗅神经上皮瘤（低度恶性）和嗅神经母细胞瘤（高度恶性）两种。

1）嗅神经上皮瘤：生长缓慢，病程较长，恶性潜能较低，故浸润、转移和复发较晚。临床上容易误诊。

2）嗅神经母细胞瘤：生长速度快，病程短，也易发生远处转移，属高度恶性的肿瘤。

目前，则根据WHO 2000神经肿瘤的病理分类法，神经上皮肿瘤中包含10类肿瘤，其中第8类为神经母细胞瘤。该类肿瘤又分为：嗅神经母细胞瘤、嗅神经上皮瘤、肾上腺和交感神经系统神经母细胞瘤。根据嗅神经母细胞瘤分化程度，又可分为Ⅰ～Ⅳ级。

二、临床特点

嗅神经母细胞瘤可发生在单侧鼻腔、鼻咽和鼻旁软组织，常可侵犯筛窦和上颌窦，骨质破坏常见。颈淋巴结转移率在10%～50%之间。儿童病情进展快，颈淋巴结转移率约为20%。

三、临床分组

分A、B、C三组。

A组：肿瘤局限于鼻腔。

B组：肿瘤侵犯鼻腔和副鼻窦。

C组：肿瘤扩散超过鼻腔和副鼻窦。

四、治疗

1. 手术

A组可能可以通过单纯手术切除，但一般来说嗅神经母细胞瘤是很难达到完全切除的，术后复发率高达45%～50%。多数学者认为不论A组、B组和C组均应予以手术和放疗的综合治疗。

2. 放疗

与手术联合治疗时，在常规分割条件下，总量需达50～60 Gy。放疗计划根据CT、MRI为基础，常用一个前野和两个加楔形滤板的侧野，前颅凹和筛板必须包揽在照射野内。设野时一定要保护垂体、视神经交叉和眼球。有条件的医院，用3D-CRT和IMRT则更好。嗅神经母细胞瘤在成人患者，不一定进行颈淋巴区预防性照射，而儿童患者则应予以颈预防性照射。术前放疗抑或术后放疗各有优缺点，但尚无更多的资料能证明那一种方法更好。

3. 化疗

在术前、术后或放疗前后用VCR＋CTX、DDP＋5-Fu及其他方案，一些回顾性研究证明可改善生存率，但因发病率低，尚无前瞻性随机研究的结果报道。

五、预后

成人和儿童一起，A组的生存率为90%～96%，B组为80%，C组为50%～80%。

（周菊英）

复习思考题

1. 儿童期肿瘤的特点有哪些？
2. 简述肾母细胞瘤（Wilm's 瘤）的治疗原则。术后放疗的照射范围。
3. 肾上腺神经母细胞瘤和肾母细胞瘤的鉴别要点有哪些？
4. 简述视网膜母细胞瘤的治疗原则和放疗适应证？
5. 肾母细胞瘤、神经母细胞瘤和视网膜母细胞瘤放疗的剂量要求多少？

参考文献

[1] 谷铣之，殷蔚伯，刘泰福，等．肿瘤放射治疗学．第 4 版．北京：北京医科大学中国协和医科大学联合出版社，1993：617-626.

[2] 许昌韶．肿瘤放射治疗学．第 2 版．北京：原子能出版社，1995.

[3] 王国民．儿童肿瘤放射治疗学．上海：上海医科大学出版社，2000.

[4] Perez CA，Brady LW. Principles and Practice of Radiation Oncology. 3rd ed. Philadephia，1997.

[5] 申文江．儿童肿瘤的放射治疗．中华放射肿瘤学杂志，1997，6（2）：125-127.

[6] 邵少慰，林华欢．嗅神经母细胞瘤全身广泛性转移一例并文献复习．中国神经肿瘤杂志，2004，2（2）：142-143.

[7] 王中和．肿瘤放射治疗临床手册．上海：上海世界图书出版社，2007.

[8] 徐向英．肿瘤放射治疗学．第 2 版．北京：人民卫生出版社，2010.

[9] 陈武科．临床诊疗丛书．肿瘤科手册．北京：科学出版社，2008.

■ 第十六章 ■

非肿瘤性疾患的放射治疗

第一节 非肿瘤性疾患放射治疗总论

放射治疗应用于非肿瘤性疾患（良性病）的历史悠久。1895 年伦琴发现 X 射线，1897 年德国外科医生 Freund 即首先用于治疗毛痣，随后广泛应用于临床良性病的治疗，积累了许多宝贵的经验，解除了很多患者的痛苦，但也有一些经验教训值得反思。真性良性肿瘤如垂体腺瘤、骨巨细胞瘤、造釉细胞瘤、乳头状瘤等均不在本章讨论范围之内。

一、对非肿瘤性疾患放射治疗的调查报告

良性病放射治疗缺乏循证医学依据。多数是经验回顾性分析总结，或Ⅲ期研究，主、客观认识不统一，罕见病例组织协作。

1. Seegenschmiedt 等的调查研究

1996 年德国 Seegenschmiedt 等向德国 134 个医疗单位发出 3 年（1994－1996 年）调查表，内容包括治疗良性病的各种设备、适应证、病例数及治疗方案。结果是每年平均治疗患者 20 082 例，其中炎症疾患 456 例，占 2.27%（内含汗腺炎 221 例，甲沟炎 78 例，腮腺炎 23 例，诊断不明 134 例）、退行性病变 12 600 例，占 63%（其中肩关节周围炎 2 711 例，肱骨外上髁炎 1 555 例，跟骨骨刺 1 382 例，退行性骨关节周围炎 2 434 例，无明确诊断 4 518 例）、肥大增生性病变 927 例，占 5%（含杜普伊伦挛缩即掌挛缩病 146 例，疤痕瘤 382 例，阴茎海绵体硬结症 155 例，无明确诊断 244 例）、功能紊乱性病变 1 210例，占 6%（内含格雷夫斯眼病即 Graves 病 853 例，未明确诊断 357 例）、其他疾患 4 889 例，占 24%（内含预防异位骨化形成 3 680 例）。

2. Leer 等的调查研究

Leer 等就良性病的放疗作了世界范围的调查。他们于 1996 年向 1 348 个研究机构发送了调查表，询问其对 28 种良性疾病是否为放疗的适应证的看法，以及治疗频度和治疗方案。这 28 种良性疾病为牙釉质瘤、动脉瘤样骨囊肿、鼻咽纤维血管瘤、血管瘤、强直性脊柱炎、动静脉畸形、关节炎、关节病、滑囊炎、滑膜炎、腱炎、淋巴管瘤、纤维侵袭性纤维瘤病、杜普伊伦挛缩即掌挛缩病、疖病、真菌感染、脓性肉芽肿、格雷夫斯眼病即 Graves 病、海绵状血管瘤、汗腺炎、异位骨形成、组织细胞增生症、疤痕瘤、重症

肌无力、翼状胬肉、阴茎海绵体硬结症、类肉瘤病及疣。前10位频度适应证的排列次序为：疤痕瘤、格雷夫斯眼病、异位骨形成、纤维侵袭性纤维瘤病、翼状胬肉、动静脉畸形、组织细胞增生症、关节病、鼻咽纤维血管瘤和腱鞘炎。对它们的认可率在32%～78%之间。感染性疾病的认可率最低，对退行性病变的治疗有争议。世界各地对适应证的看法有明显的差异，但对预防疤痕瘤、预防异位骨形成、纤维侵袭性纤维瘤病、翼状胬肉等是被普遍接受的适应证。

3. 美国Order和Donaldson的调查研究

美国Order和Donaldson于1990年编写了《放射治疗良性病》一书。调查研究美国1950—1980年间76种良性病的放射治疗，其中除了上述世界调查的28种良性病外，还提出中枢神经系统良性肿瘤，如垂体瘤、脑膜瘤、松果体瘤等；自身免疫性疾病和器官移植，如狼疮性肾炎、多发性硬化症、肾移植、心脏移植、骨髓移植等；口腔良性疾患如腮瘘、腮腺炎；耳鼻咽喉科疾患如中耳炎、扁桃体炎；眼科疾患如米库利奇综合征、浆细胞瘤；消化系统疾患如胰瘘、脾功能亢进；皮肤疾患如毛囊炎、足底纤维瘤病；化学感受器组织病、副神经瘤等。

4. 中国的调查研究

中国开展放射治疗良性病已有60多年历史，每年都有放疗文章发表。近10年来报道的有关疾病有眶内炎性假瘤、Graves眼病、鼻硬结病、内翻性乳头状瘤、颈静脉球体瘤、前列腺增生症、原发性血小板减少性紫癜、巨大血管瘤所致血小板减少性紫癜、脑动静脉血管畸形、脑膜瘤、听神经瘤、脉络丛乳头状瘤、胆瘘、色素沉着、绒毛结节性滑膜炎等。

二、非肿瘤性疾患（良性病）的放疗原则和放疗技术

对非肿瘤性疾患（良性病）是否予以放疗，一度争议较大。目前倾向于能不用放疗的尽量不用，但当其他治疗方法缺乏或疗效不佳时不妨一试，而在某些情况下还应积极开展并加强研究。

1）在治疗前应对放疗的质量、总剂量、全部时间、发生危险的基本因素及保护因素有充分的考虑。

2）选择适应证“宁右勿左”：即能用其他方法治疗的尽量不要用放疗。

3）选择射线的质“宁浅勿深”：良性疾患的放疗适应证多为皮肤病，选用射线的质宜按照病理学所见的病灶深度选择放射线的穿透深度。一般体表的良性病病灶，可用低电压短距离的X射线（接触治疗，30～60 kV），或浅层X射线（70～100 kV或100～140 kV），此时皮肤剂量应为 D_m ＋ 皮肤散射量，超过100%。或用低能电子线（≤9 MeV），皮肤剂量可能最大剂量为90%，此时为增加皮肤剂量，需用1～1.5 cm的湿性填充物或密封水囊。能用切线照射的不要用垂直照射。放射性核素 ^{32}P、^{90}Sr/^{90}Y、^{198}Re等，也常用于皮肤表面贴敷治疗良性病。对深部病变用直线加速器光子，等中心对

穿野或单野。颅内病灶用 γ 刀或 X 射线 SRS，单次或分次照射。

4）照射野“宁小勿大”：只要紧扣病变边缘，注意正常组织的遮蔽和防护。

5）照射剂量“宁低勿高”：小量能奏效的，绝不要增加剂量。特别不要因病变反复发作而反复治疗。

6）对婴幼儿及儿童，应谨慎评价治疗的危险及利益，除非必要，不应行放射治疗。

7）直接照射的皮肤范围，要特别注意它下面的器官可能发生晚期反应，如甲状腺、生殖器、骨骼、乳腺等，尽可能不照射这些器官。

8）所有病例均应适当使用放射防护技术或填充物，矫正剂量分布。

保护皮肤或皮下正常组织，广泛使用铅挡块，使用铅的厚度必须能吸收 95%的放射线（表 16.1）。对低能 X 射线，包括常压 X 射线，需用 1～3 mm 厚的薄铅板，或 1～3 mm的含 38%铅的油灰，这些保护材料可直接放在皮肤上。用电子线对局部皮肤进行放射治疗时，必须注意铅的厚度。防护用的铅选择厚度不当，反会增加局部剂量，原因是射线通过铅引起二次射线增加所致。

表 16.1 防护 95%以上放射性的铅厚度

放射性能量	铅厚度
120 kV 以下的 X 射线	1 mm 或 1/32 in*
200～300 kV X 射线	
半价层 1～2 mm Cu 的 X 射线	1.5 mm 或 1/16 in
半价层 1～2 mm Cu 的 X 射线	2.5 mm 或 1/8 in
^{60}Co 或 2 MV X 射线	5.0 cm 或 2 in
4 MV X 射线	6.0 cm

注：* 1 in=2.54 cm。

9）分次剂量应当考虑病灶病理性质及周围正常组织耐受程度。

10）注意观察毒副作用。

三、非肿瘤性疾患（良性病）的疗效

根据上述各方面的调查结果，用放射治疗良性疾患的适应证很宽，特别是对一些术后容易复发的病变、术后棘手的并发症（如腮瘘、胰瘘）有着独到的、不可替代的作用。以下是部分良性病放射治疗的结果（表 16.2）。

表 16.2 部分良性病放射治疗的结果

疾病分类（报道年份）	例数	治疗方式	治疗效果/%
疤痕瘤（1990）	373	术后放疗	97.6
血管瘤（1990）	20 012	放疗	72.0
硬纤维瘤（1989）	138	放疗	92.0
翼状胬肉（1994）	825	术后放疗	98.0

续表

疾病分类（报道年份）	例 数	治疗方式	治疗效果/%
脑动静脉畸形（1996）	600	放疗	80.0
预防异位骨化形成（1997）	131	术后放疗	89.0
阴茎海绵体硬结症（1995）	136	放疗	87.0

第二节 常见非肿瘤性疾患的放射治疗

我们将非肿瘤性疾患（良性病）放疗的作用机制和适应证主要分为八类，每类各举几种疾病作为例子，临床使用时可举一反三，参照应用。

一、脱毛作用

1. 作用机制

毛囊受照射后，生长功能受抑制，生长中的毛发和毛囊的连接变松而易于脱落。适量照射，毛发脱落后可再生。

2. 照射方法

1）头癣：一次 4～5 野照射，(3～5) Gy/野（或分 2 d），剂量需均匀。照射后第 10 d 起脱发，一周内脱完，头发脱完后用抗真菌软膏涂拭治疗。注意避免重复感染。此病在经济发达地区已少见，并被口服药物治疗代替。

2）须疮：需照射两侧颜面、颈部和唇周的全部胡须，以 4 野照射为合适。每次 0.75 Gy，每周 2 次，约 4～6 次，总量最多达 4.5～6 Gy，脱须后用药。

3）多毛症理论上可用放射脱毛，但实际上少用。

二、抑制外分泌作用

1. 作用机制

射线对皮脂腺、汗腺、外分泌腺体等的抑制、破坏作用，使分泌功能受抑制乃至腺体完全萎缩。可治疗面部痤疮、腋臭、色汗症、手足多汗症、鼻瘘、腮瘘、胰瘘、胆瘘及男性乳腺女性化等。

2. 照射方法

1）痤疮：6～8 Gy（每周一次，每次 1.5～2 Gy），照射时保护毛发、眼等。

2）多汗症、汗疱疹、腋臭：总量（6～9）Gy/（2～3）周，每周 2 次，每次 1.5 Gy。腋臭必要时 3 月后可再照射一程。

3）腮瘘：腮腺手术后的腮瘘表现为进食时手术伤口流出清亮唾液。一般用 ^{60}Co 或 9～12 MeV 电子线照射腮腺区，可每次照射 1～1.5 Gy，每天一次，总量 6～8 Gy。笔者曾用 3～5 Gy 单次剂量照射几例患者，瘘口次日即愈合。如治疗过晚，瘘口已上皮化，放疗是无效的。

4）胰瘘：照射胰腺，用<10 Gy 的放射剂量可使胰腺外分泌功能暂时受抑制，并能使已分泌的胰酶活性降低，抑制作用可在照射后 6～12 h 出现，抑制持续时间为 7～10 d，从而使手术后的胰瘘有机会愈合，对顽固性胰瘘和胰性腹水病人有效。

5）男性乳腺女性化：男性乳腺女性化出现在用雌激素或用氟他胺治疗前列腺癌或前列腺增生的 90%患者，而睾丸切除术的患者只有 8%。使用雌激素类药物前行乳房放射治疗有预防作用；使用雌激素后再放射治疗乳腺无效。临床表现为乳腺增大，伴有疼痛及压痛，乳头过敏。Alfthan 观察 78 例男性患者，放射治疗左乳，右乳不放射治疗作为对照，14 d 后用雌激素，结果对照的右乳 90%出现女性化，而放射治疗的左乳只有 17%发生女性化。另一组报道 70 例男性患者，放射治疗后仅 2 例出现男性乳腺女性化。放射治疗男乳用常压 X 射线或 9～12 MeV 电子线，放疗区域直径 6～8 cm，或用^{60}Co 4 MV 光子线切线野照射。9 Gy 一次照射或 15 Gy/（3～5）次，放疗结束后 2～3 d 内分泌治疗可能更安全。对有疼痛的男乳女性化，可放疗 20 Gy/5 次，10/11 的患者在 2 周到 14 个月（平均 3.6 个月）后疼痛完全缓解。

三、止痒、止痛作用

1. 作用机制

抑制神经末梢的感觉过敏。止痒用于神经性皮炎、湿疹、外阴搔痒症等。止痛用于强直性脊柱炎、手足的甲下血管球瘤、关节和肌腱疾病（变性骨关节炎、肌腱炎、滑膜炎、关节周围炎及跟腱痛）等。

2. 照射方法

1）湿疹、神经性皮炎：每次 1.0～1.5 Gy，每周 1～2 次，总量 8.0～12 Gy。止痒效果佳，但不根治病因，应特别注意的是切忌反复照射。

2）强直性脊柱炎：作为对症处理性止痛照射（病源治疗见后“免疫抑制”节）。（15～20）Gy/（3～4）周。每周 2 次，每次 2.5～3.0 Gy。必要时 3 个月后可重复一疗程。

3）手足甲下血管球瘤：（6～8）Gy/3 周，每周 2 次，每次 1.0～1.5 Gy。

4）关节和肌腱疾病：急性炎症，每天一次，单次量 0.5～3 Gy，总量 6 Gy；慢性炎症，每周 2～3 次，每次 0.5～1 Gy，总量 6 Gy，如未改善或改进不满意，6 周后重复一程。

四、抑制组织增生作用

1. 淋巴组织增生

淋巴组织对放射敏感。适应证为不宜手术的淋巴组织增生，如鼻咽及咽的腺样体肥大、耳咽管周围淋巴组织增生、航空性中耳炎、不适于手术的扁桃体肿大等。每周 2～3 次，每次 1.5 Gy，总量 8～10 Gy。

2. 疤痕瘤（keloid）

纤维母细胞和胶原过度增生，超过生理需要及生理平衡，形成增生性瘢痕（hypertrophic scarring）和疤痕瘤（keloid）。两者区别见表16.3。对新鲜疤痕的幼稚纤维母细胞较敏感，可直接照射。对陈旧性疤痕不敏感，需先手术切除，手术后24 h之内开始，错过时机，在手术切口上可长出比手术前还要大的疤痕瘤。照射野应包括手术缝线的针孔周边外放3～5 mm，如有大片植皮，则只需照射植皮的周边缝线区。照射野应避免照射乳腺、甲状腺及眼周围皮肤，应注意放疗后伤口愈合变慢，拆线应推迟6～8 d以后。根据病变厚度选择4～6 MeV电子线，每周2～3次，每次2 Gy，总量（12～20）Gy/(4～6)周。也可（8～10）Gy/程，用2～3疗程，每程间隔不少于4周。放疗不增加感染率。有效率80%～100%。

表16.3　增生性疤痕和疤痕瘤的区别

	增生性瘢痕	瘢痕瘤
范围	在最初创伤区域	在原始伤口之外生长
发生	常在术后几周出现	可能在操作后几个月出现
萎缩	有	无
消退	常在1～2 a内部分	罕有
红斑	有	有
瘢痕范围	与开始组织损伤的深度有关	能超出开始组织操作的范围很远
对手术的反应	很好，特别是用辅助治疗	不好，经常恶化
结缔组织	增加	增加
胶原结构	或多或少束状分离，细纤维	较大的纤维，紧密堆积的原纤维
纤维方向	波状，与上皮平行	与上皮任何方向
成纤维细胞	有	无
α-平滑肌蛋白	有	无
血管密度	增加	增加
细胞数量	增加	增加

3. 阴茎海绵体硬结症（Peyronie病）

本病发病部位位于阴茎海绵体的白膜与阴茎筋膜之间的疏松结缔组织中，故病变多位于阴茎背侧。有的可在几个月到几年自发缓解。治疗上阴茎局部注射皮质激素有一定疗效，放疗也有效，X射线摄片若有钙化者则需先手术再放疗。选择的电压要较高，用140～180 kV或电子线。每周2次，每次2 Gy，总量10～15 Gy。数月后可再给予10 Gy，总剂量不要超过30 Gy，大多数病人9～12 Gy时，75%症状得到改善。放疗时需要注意保护睾丸和龟头。1～2 a内，2/3症状改善，75%疼痛缓解；但阴茎弯曲（25%～30%）和功能障碍（30%～50%）改善较少。

4. 角质增生

对成熟的角化组织，放射不敏感，但在增殖期则很敏感。照射后，角质病变可自增生较快的根部脱落。适应证有鸡眼、寻常疣、甲下疣等。对大面积胼胝疗效差，因剂量过大有后遗症，而剂量过小则无效。总量 15～25 Gy（每周一次，每次剂量根据面积大小用 2～5 Gy）。鸡眼、甲下疣可一次给予 8～10 Gy，隔一周后再给一次。一般 1 个月后病变可脱落。有效率 87%。在放疗前先用热水浸泡，软化后将角质层用刀片仔细削除后再行放疗，则效果更佳。

5. 色素沉着性绒毛结节性滑膜炎（pigmented villonodular synovitis，PVNS）

是发生于关节、腱鞘和关节囊的滑膜增生性病变，虽是良性病变，但它有较强的侵袭性，能够破坏骨并扩散到周围组织。最常发生在膝关节腔内。发病年龄多在 20～40 岁，男性多见，主要表现为疼痛、关节肿胀及运动受限。首选手术治疗，但罕有完全切除，复发在 45%以上，术后放疗可防止复发。放射源为 4～8 MV X 射线或 ^{60}Co γ 射线，一般术后 2 周～2 个月内开始放射治疗。设野包括关节及手术切口上下缘外各 2 cm，每周照射 2 次，每次 2 Gy，总量 30～50 Gy。

6. 翼状胬肉

翼状胬肉是眼科的常见病和多发病。它是发生在结膜并可侵及角膜的一种血管纤维增生性病变，可单眼或双眼受侵犯。单纯手术复发率高达 20%～68%，而手术加术后放疗的复发率为 20%～35%。

用 β 射线（^{90}Sr 施用器）或 5～20 kV 接触 X 射线，一般情况下是于术后 24 h 之内给予第一次放疗，剂量为 10 Gy，术后第 7 d 再给 10 Gy。或于术后当天、第 7 d、第 14 d 分别给予照射 8 Gy 或 10 Gy，总量 24～30 Gy。

7. 异位骨化

最常见于髋关节和膝关节成形术后，也可发生在创伤后。异位骨化发生后会使全部或部分关节强直、变形、疼痛和活动受限。在髋及周围软组织中存在有多能间质细胞，在特殊的外伤情况下，这些多能间质细胞可以分化转变为成骨细胞，造成异位骨化。这种分化始于创伤后 16 h，在 36 h 达到反应的高峰。因此，若预防异位骨化的发生，在术前 4～6 h、甚至 1 h 予以一次性照射 7～8 Gy，而术后放疗则应在术后 1～2 d 内开始，最迟不得超过 4 d，术后放疗的剂量一般给予 20 Gy/10 次/2 周，后认为 10 Gy/5 次/（5～7）d 的效果一样。因考虑到术后不久，患者搬动不便，有不少学者采用一次性 7～8 Gy 照射，效果与分次照射相同，但副作用更小，放疗应在术后第一天。术后放疗设野包括全部髋关节和周围软组织，但须保护强化成形术时用的多孔膜。术前放射治疗与术后放射治疗相比，单次与分次放射治疗相比，效果无明显差别。

8. 血管内介入放疗

近 20 年来，经皮冠状动脉成形术（PTCA）和经皮血管成形术（PTA）已成为治疗冠心病和外周血管疾病的有效手段之一。但在 PTCA 后的 6 个月内，约有 30%～60%患者的病灶血管发生再狭窄。当今对 PTCA/ PTA 后血管再狭窄的机制从病理生理到分子生物学、从实验研究到临床研究都做了大量深入的工作。血管再狭窄的主要原因是血管中膜平滑肌细胞（VSMCs）的增殖所致，血管内介入放疗即是利用放射线能抑制组织增生作用的原理。关于这方面的内容可详见本书上篇第九章“近距离放射治疗”。

9. 纤维瘤病

纤维瘤病具有浸润性生长和手术后容易复发的特征，但从不发生转移。浅表纤维瘤病生长缓慢，深部纤维瘤病生长迅速，体积较大，侵袭性高，主要累及躯干和四肢的深部结构。手术为首选疗法，但术后复发率是 10%～100%，强化手术切除的复发率为 31%～38%。术后辅以外照射或组织间照射可减少复发。推荐放射治疗射野为手术野边缘外放 5～10 cm，放射治疗剂量 D_T（50～60）Gy/（5～6）周。在一项多中心研究中，Baumert 证实术后放疗较单纯手术能有效提高患者的无进展生存率（PFS）。在 Guadangolo 的报道中：单纯放疗与手术＋放疗在局部控制率上无显著差异；放疗剂量超过 56 Gy 对局部控制率无显著提高却明显提高了放疗相关并发症的风险；放疗相关并发症的平均出现时间为 33 个月，包括软组织坏死，骨折，水肿，纤维化，血管病变（导致截肢）以及神经病变。

10. 嗜酸性淋巴肉芽肿

嗜酸性淋巴肉芽肿是发生于皮下组织和淋巴结的肉芽肿性病变，病程长，病因不明。病变部位以腮腺区最多见（60.5%），其次为颊部及颌下区。临床症状除包块外，常伴有皮肤瘙痒、皮肤粗糙和色素沉着，外周血中嗜酸细胞绝对计数增高。对巨大病变、无边界、与皮肤紧密粘连，特别是发生于面部者及手术难以彻底者，术后放射治疗为首选。使用剂量不宜过高，建议 D_T（30～40）Gy/（3～4）周为宜，应根据病情，肿物大小适当选择放射治疗条件和适当的剂量。外周血嗜酸粒细胞计数可作为疗后有无复发和多发的参考指标。

11. 角化棘皮瘤

好发于中老年人。最常见发生在面部等多光照的部位，很少发生在躯干和四肢。角化棘皮瘤有自行消退的可能，从组织学上与鳞状细胞癌鉴别较困难。角化棘皮瘤生长迅速、局部受累，手术必须有充分的切缘。手术切除后很容易复发。Goldschmidt 报道 16 例行手术根治的患者，术后 14 例（87.5% ）复发。手术常引起容貌破坏，因此目前已放弃使用手术治疗。

Finney 在 1954 年报道用放射治疗可以使角化棘皮瘤肿瘤消退并达到局部控制。欧洲文献均认为放射治疗对治疗角化棘皮瘤有价值。

放射治疗角化棘皮瘤的技术并不复杂，因为角化棘皮瘤有较强的侵袭性，穿透较深，因此放射治疗时要求有相应能量，可以选用 160～180 kV X 射线或 6 MeV 电子线。用常压 X 射线时，HVL 是 1～3 mmAl，相应的 50%剂量在 12～20 mm 深。对较小的病灶剂量为 20～30 Gy，对有侵袭性较大的病灶剂量为 40～60 Gy，每周治疗 3～5 次，每次剂量

3.5～5 Gy。用每次低剂量（2～3 Gy），延长总的治疗时间，可能有改善长期美容效果的作用，特别是治疗面部的肿瘤。照射野应根据肿瘤向外侵犯的范围而定。一般是向外扩大 0.5～2.5 cm，平均为 1 cm。治疗后一个月左右肿瘤会完全退化，疗效满意。

五、消炎作用

1. 作用机制

可能的机制为放射治疗促使免疫系统的单个核细胞（淋巴细胞、巨噬细胞、单核细胞）粘着并通过毛细血管进入炎症组织，传递炎症前细胞因子（IL-1，IL-6）及坏死因子（肿瘤坏死因子），补充连锁反应和炎症反应的酶。也有研究认为是放射治疗增进了局部的血液循环，改变了局部区域的内环境，直接破坏白细胞和淋巴细胞后原地释放抗体以及放射破坏了炎症细胞释放的酶和内毒素。但肯定不是放射直接的杀菌作用。一般急、慢性炎症均可放疗，但现因抗生素的广泛使用，已极少用放射治疗。

适用于急性炎症的有尚未化脓的疖、慢性丹毒急性发作、气性坏疽、乳腺炎、外耳道疖、甲沟炎、带状疱疹（病毒感染）等；慢性炎症如指（趾）骨髓炎、血栓性静脉炎、慢性腮腺炎、颈淋巴结核、结核性窦道、慢性腱鞘炎、鼻硬结病（鼻硬结杆菌感染）等。

2. 照射方法

急性炎症宜用小量，总量 2～4 Gy，每次 0.75～1.5 Gy。可每天或隔天一次，也可上下午各 1 次，常可有立竿见影的效果。疖和乳腺炎初期每次 1.5 Gy，连续 3 d。

对浆液性耳廓软骨膜炎，每周 2 次，每次 2.0 Gy，总量 10～12 Gy。

对于眼眶内的假性淋巴瘤（pseudo lymphoma）（包括假瘤和增生）、非典型淋巴样增生均以淋巴细胞广泛浸润产生炎症性症状为特征，局部切除后常复发，激素治疗仅 50% 有反应。放射治疗适用于复发，不能手术，药物难治性病例，4～6 MV X 射线，前-侧野＝1∶3，前野用 6～9 MeV 电子线及挡晶体铅块（1 cm 直径），用 20 MeV 电子线治疗深部病灶。照射 20 Gy/10 次/2 周，局部控制率 75%左右，疗后应密切随访，因有 29%的病人可发展为全身淋巴瘤。

慢性炎症的总量 8～10 Gy（腮腺炎、淋巴结核等）。指骨骨髓炎、血栓性静脉炎，用中层 X 射线（140～180 kV），0.75 Gy/次，每周 2 次，总量 4.5 Gy，常在照射 3.0 Gy 后即可治愈，指骨骨髓炎疗前应排除死骨，保持引流畅通。鼻硬结病的放射剂量须达 30～40 Gy。

六、致血管闭塞

1. 作用机制

良性病放疗的基础改变是血管内皮，放疗诱导产生 ICAM-1，调节白细胞－内皮细胞，并使单个核细胞渗透到组织间隙，促使内皮细胞释放前列腺素，调节细胞膜的功能。大的单次剂量或总剂量引起血管内皮细胞损伤，使之发生栓塞性动脉内膜炎、弥漫性硬化及血管周围纤维化而致血管闭塞，从而治愈血管瘤。年龄越小、发展越快的血管瘤，因内皮细胞不成熟，故疗效甚好。

2. 放疗方法

（1）皮肤黏膜血管瘤

放疗主要用于其他治疗无效而影响到功能和生命的病变。婴幼儿皮肤血管瘤放射治疗前必须考虑到晚期可能出现的不良反应。部分婴幼儿的血管瘤可能自然消退，在治疗时一定要认真选择适应证。血管瘤中草莓型对放射线最敏感，其次是海绵型。酒斑及血管痣对放射线不够敏感。草莓型血管瘤对放疗最敏感，但自然消退率也高。有些婴幼儿照射1～2次，血管瘤即有缩小，颜色变暗，即使停止治疗，也能完全消退。面部小的浅表病灶可选用接触放射治疗（6～140 kV，HVL 0.2～2.5 mmAl），皮肤剂量（5～10）Gy/（5～10）次，较深的病灶可选用4～6 MV X射线或电子线，每周1～2次，每次1.0～1.5 Gy，总量8～12 Gy，隔4周后可给第2疗程，或是每周5次，每次1.2～2.0 Gy，总量10～30 Gy。Holborow、BeK等用总剂量4.5～18 Gy，治疗声门下的血管瘤，从每次0.4～1 Gy开始，逐渐加量以减轻喉水肿。下肢进展期血管瘤剂量18～30 Gy。

疗效与临床类型有关，其中草莓型疗效最好，治愈后可不留痕迹；海绵型和混合型疗效也较好；红色母斑由成熟的血管内皮细胞组成，对放疗不敏感，有钙化或伴有淋巴管瘤的疗效均差。血管瘤与淋巴管瘤共生时，在放疗后血管瘤消失而淋巴管瘤依旧。Furst报道一组血管瘤的放射治疗，99%的病例在2岁以下，全部病灶均有改善，72%有极好美容效果。

（2）肝血管瘤

血管瘤是肝内最常见的良性肿瘤，如果很小或没有症状，可用“等待与观察”的方法，如果有明显症状，包括发热、贫血或肝肿大，可以用手术和介入治疗和放疗。对有症状的不能手术的多发、弥漫或巨大的肝血管瘤，可用常规分割外照射治疗，剂量（10～40）Gy/（1～4）周。放射治疗肝血管瘤时，用前后后前平行相对两野和（或）斜野，照射野面积为40～360 cm^2。ICRU推荐剂量儿童≤10 Gy/1周，成人（20～30）Gy/（3～4）周。如果4～6个月后未见效果，可另加（10～15）Gy/（1～2）周。

（3）骨血管瘤

部位以脊椎多见，椎体血管瘤的尸解发病率为11%，典型的放射影像改变为受累椎体骨质破坏、畸形或膨大、骨小梁增粗呈纵向走行的栅栏状排列，大多数无明显症状，有时发展到骨外呈梭形的软组织影，甚至压迫脊髓，产生不同程度的局部疼痛、触痛、出血、神经症状或截瘫，此时可以手术减压，但手术难以处理止血。术后放射治疗对此病是首选，使用4～6 MV X射线或^{60}Co γ射线，一般（20～30）Gy/2周的剂量已足够，有时症状有改善但脊椎X射线片上可无变化。如单纯放疗，病变区椎体上下放大照射（30～40）Gy/（3～4）周，可以获得较好疗效。一般建议半年后复查X射线平片，可见到骨化。疼痛缓解82%。

（4）鼻咽纤维血管瘤

主要发生在青春期男性。发生在蝶骨、筛骨缝、从鼻腔播散到蝶骨、腭孔、进入翼腭窝、或到鼻窦、眼窝、颞内及中颅窝。颅内播散15％，青春期后可自行缓解。手术与血管栓塞联合，Ⅰ～Ⅲ期局控率为100％。术前放疗可减少出血。放疗适用于颅内播散、术后肿瘤残存或复发或不能手术的病例，照射野与鼻咽癌耳前野设野相仿，但不照射颈淋巴区，当累及鼻腔时，则设野同副鼻窦癌。推荐剂量30～55 Gy，单次量1.8～2 Gy，局部控制率80％～100％，JNA消退缓慢。

（5）中枢神经系统血管瘤

脑动静脉畸形（AVM）是较常见的颅内血管瘤。80％AVMs在幕上，诊断年龄20～40岁，每年2％～5％发展成动脉瘤或破裂，痉挛性头痛，出血，突然死亡。每年出血危险2％～4％，破裂后2％～18％。深动脉大AVM位于基底节及丘脑，出血危险增加。第一次出血致死为30％，生存者10％～20％有神经缺损。

一般治疗方法有手术治疗、介入治疗和放射治疗。手术治疗适用于表浅及小的AVM，创伤大，现已很少使用。介入治疗如血管栓塞术很少能治愈，但可做为术前或放疗前处理。目前认为放射治疗可获得较好的疗效，立体定向放射外科是常用的放射治疗方法，单次大剂量照射，可使畸形血管硬化，阻止出血。AVM的放射治疗效果与病灶的体积有关，小于2 cm的病灶立体定向放射外科效果好，一般靶区边缘剂量（50％剂量）为D_T15～30 Gy，绝大多数（71％～89％）病灶在2 a内逐渐消失。常规放射治疗也可以用于AVM的治疗，治疗效果较立体定向放射外科差，1.8～3.5 Gy/次，D_T40～55 Gy，完全缓解率是20％（11/48）。放疗也可用于可切除病灶的术前放疗，照射D_T30～40 Gy。

AVM的预后与总剂量及脑放疗＞10 Gy的治疗体积有关。总剂量低于25 Gy，治疗体积＜35.5 cm^3，没有严重的并发症，治疗效果安全有效。

中颅窝、脑外海绵状血管瘤，术前放疗30 Gy，可提高切除率，降低术中出血。

（6）眼眶血管瘤

儿童眼眶血管瘤最常见，在前眼和眼睑，常有出血和视力减退。外照射12.5～20 Gy，每次1.5～2 Gy。注意保护眼角膜及晶状体。

（7）血管球瘤/化学感受组织瘤，非嗜铬性副神经节瘤：好发于颈动脉血管球分叉、颈动脉球、鼓室、喉、主动脉、肺动脉、眶内。大多数接近颅底，颈动脉窝。高峰年龄45岁，无性别差异，10％～20％双侧或多发。5％～10％有内分泌活性，或恶变侵入周围组织症状，如头痛、CNⅤ-Ⅻ障碍，吞咽困难，耳鸣、眩晕、听力减退，颈部搏动性肿物。可采用栓塞术后肿瘤切除，但颅底、鼓室的手术风险大，不能手术及术后复发的病例可选择放射治疗，总剂量45～55 Gy，局部控制率为88％～93％，≤40 Gy的复发率为22％，＞40 Gy的复发率为1.4％ 。

七、抑制和调节内分泌

1. 卵巢去势

用于药物不能控制的子宫功能性大出血，绝经前乳腺癌患者，用放疗进行卵巢去势仍是有争议的问题。盆腔放射治疗可使卵巢去势。Leung 报道 40 岁以上 100％可用放射治疗去势，剂量为 14 Gy/4 次。而 40 岁以下同样剂量放射治疗则为 68％的去势率。Meakin 报道 20 Gy/5 次，去势率为 97％，但年轻患者去势率低。卵巢去势在绝经前或绝经 1 a 以内的患者疗效较好，绝经 1 a 以上或年龄小于 35 岁者疗效较差；对软组织、骨、淋巴结及肺转移的疗效较好，而对肝及脑转移常无效。目前预防性去除卵巢主要用于绝经前（40～50 岁）及淋巴结转移多的高危复发病例，且激素受体测定阳性者。

卵巢 24～48 h 内接受放射量 3～6 Gy 即能达到放疗去势目的。但卵巢照射剂量也因人而异，有报道照射 36 Gy 仍有恢复卵巢功能的。年龄方面，40 岁以上女性，剂量 14 Gy/4次，100％可放疗去势；而 40 岁以下同样放射治疗，则只有 68％的去势率。推荐的去势剂量 20 Gy/（5～10）次，用高能光子，前后平行对放射治疗野，用中线剂量计算。照射野上界在骶髂关节下缘。下界在闭孔中线，侧界在盆壁侧界 1 cm 内。也可采用 CT、B 超检查定位，以小野对卵巢进行照射，可减轻放疗副作用。对年轻女性放疗去势率低，剂量高，应尽可能用手术去势。

2. 垂体腺瘤

见“中枢神经系统肿瘤”章。

3. 调节垂体功能

用于治疗前列腺肥大、高血压等，主要机制是用微量 γ 射线照射垂体和下丘脑，使某些衰退和失调了的细胞内分泌功能兴奋起来，使之恢复正常，纠正过高或过低的激素分泌，进而调节各靶腺组织的功能。照射方法为：（1.2～1.3）Gy/次，每周 2 次，总量（4.8～5.2）Gy/4 次/（7～14）d。

八、免疫抑制

1. 器官移植

在进行器官移植以及治疗白血病、淋巴瘤等病时为配合骨髓移植，可进行全淋巴或全身放疗（TLI 或 TBI）以抑制免疫功能，从而防止或治疗机体对移植物的排斥作用。笔者曾报告 6 例共 11 个疗程，用^{60}Co 对移植肾的局部放射法治疗排斥反应。放疗后病人的主观症状和客观指标（血尿素氮、肌酐）均有明显改善，机制是放射杀灭了浸润到移植肾的致敏淋巴细胞。方法：对移植肾局部照射，每次 1.5 Gy，隔天一次，总剂量不超过 15 Gy，一般照射 3 次左右即可见效。也可用 TNI 照射 20 Gy，每周 2～3 次，每次 1.0 Gy，达到全身免疫抑制作用。苏州医学院唐忠义等用经 25 Gy 照射后的猪皮（猪皮细胞辐照灭活）代替异体人皮，照射后的猪皮既灭菌，又有较长时间（约 20 d）的抗排斥作用，用以覆盖大面积灼伤病人的创面（作敷料用），既抢救了伤病员，又节省了异体人皮。

2. 类风湿关节炎

与自身免疫有关的类风湿关节炎也可采用 TNI 照射。

3. 格雷夫斯眼病（Graves ophthalmopathy，GO，Graves 眼病）

Graves 眼病（GO）又称甲状腺眼病或突眼性甲状腺肿，以眼球后及眶周软组织的浸润性病变为特征的自身免疫性内分泌疾病。发病机制尚不清楚，目前认为，此病的发病机制是由于病人抑制性 T 淋巴细胞的免疫监视和调节功能有遗传性缺陷，当机体发生对精神刺激、感染等应激反应时，体内免疫稳定性被破坏，“禁株”细胞失去控制，导致甲状腺刺激性免疫球蛋白（TSI）的 B 淋巴细胞增生，在辅助性 T 淋巴细胞的辅助下分泌大量自身抗体 TSI 而致病。该病在眼眶疾病中占首位，临床表现呈多样性，治疗比较困难。治疗方法包括肾上腺皮质激素治疗、免疫治疗、免疫抑制剂、手术减压和放射治疗。

对该病的放疗始于 20 世纪 40 年代，以往照射球后及垂体，1973 年以来临床研究表明，单纯球后照射与照射球后加垂体者效果无显著差异。近年来，接受放疗的多为带有明显水肿征象的病例，对于活动性突眼可获得较好的疗效。Graves 眼病球后照射主要是杀伤眼外肌组织中的淋巴细胞。用 4 cm×4 cm 或 4.5 cm×4.5 cm 射野，照射野限于球后部，避开晶体、泪腺及蝶鞍，射线向后约成 5°角，以避开对侧晶体。照射剂量为 20 Gy/10 次/2 周。放射治疗对 Graves 眼病活动期（2～4 周内）的炎性症状如畏光、流泪、眼痛症状有明显效果，但若炎性浸润被纤维组织所代替，则疗效甚差。但放疗对该病所致的突眼、眼肌运动障碍以及病变累及到角膜和视神经也均有较好的疗效。

4. 多发性硬化症

对慢性多发性硬化症，用 TNI 照射，先予斗篷野照射 20 Gy，后行倒 Y 野照射 20 Gy（包括脾脏），每次 1.8 Gy，治疗后辅助 T 淋巴细胞的百分比下降，辅助/抑制 T 细胞比降低。

5. 脾脏照射

（1）脾脏照射机制

去除了产生抗体和免疫反应的场所（类同脾切除）。

（2）适应证

1）成人慢性特发性血小板减少性紫癜（CITP）；

2）骨髓纤维化并发巨脾；

3）脾亢。

（3）脾脏照射方法

每次放射治疗前需核对放射治疗照射野，只照射脾脏。以脾门为中心设 10 cm×10 cm照射野，用前野或左侧腹壁野，垂直或水平照射，皮下 6 cm 为剂量参考点，2 Gy/次，隔日一次，8～10 次为一疗程。根据脾脏缩小情况调整射野大小，隔 2 周重复一疗程。或是（0.5～1.5）Gy/次，隔日 1 次，总剂量 15 Gy。

（4）治疗结果

CITP（42 例）：治疗前血小板 30×10^9/L，2 疗程后，总有效率 83.3%，平均 19 d 血小板达最高值。

第三节 非肿瘤性疾患放疗后的潜在危害性

用放射治疗非肿瘤性疾患应严格遵循良性病放疗四大原则。能用其他治疗方法者尽量不要用放射治疗，并以小范围、小剂量为基本原则，特别切忌反复照射。已有大量证据证明，由于以往对放射线引起的后果认识不足，即使良性病放疗后也可造成较为严重的后果，主要有以下几种情况。

1）良性皮肤病经不适当的放疗后，可发生照射区皮肤萎缩、变薄、色素减退、毛细血管扩张，这不仅影响美容，而且还可发生破溃、放射性溃疡和癌变。曾有骨科医师长期在 X 射线机荧光屏下进行骨折复位而致手指皮肤癌，也有著名放射学专家早年对放射线认识不足，使用 X 射线反复照射足部真菌感染以止痒，造成双足放射性疼痛，最后不得不行双足截肢术。

2）婴幼儿处于生长发育阶段，细胞分裂旺盛，对放射线特别敏感。儿童骨骺照射剂量超过 4～4.5 Gy，就会造成该处骨的生长发育受阻，导致骨的畸形。婴幼儿常发生骨关节附近的血管瘤，照射时应引起高度重视。

3）遗传影响：性腺接受较低剂量照射，可增加后代先天异常及癌的发生率。

4）内分泌功能影响：如甲状腺受照射后，可能造成甲状腺功能低下，甲状腺素分泌不足，又可反馈性地引起丘脑下部-垂体轴过量分泌促甲状腺激素，反复刺激甲状腺而致癌。

5）放射致癌：对受照射组织，如剂量掌握不当，特别是反复照射者，有发生癌变的可能。全身放疗后，计算生存时间内致癌风险，男性为 9.5%，女性为 11.5%。表 16.4 是日本原子弹核爆后幸存者在全身低剂量照射后，各种组织和器官发生致死性癌症和遗传疾病的概率；表 16.5 是强直性脊柱炎放射治疗后患者中的死亡观察值和死亡预期值的比较。

表 16.4 各种组织和器官低剂量照射后不良反应概率（ICRP 报告）

组织或器官	致死性癌症概率*	遗传疾病概率*	权重因子（WT）	标准化概率*
性腺		1.00	0.20	
红骨髓	0.50		0.12	0.75
结肠	0.85		0.12	0.75
肺	0.85		0.12	0.75
胃	1.10		0.12	0.75

续表

组织或器官	致死性癌症概率*	遗传疾病概率*	权重因子（WT）	标准化概率*
膀胱	0.30		0.05	0.31
乳腺	0.20		0.05	0.31
肝	0.15		0.05	0.31
食管	0.30		0.05	0.31
甲状腺	0.08		0.05	0.31
皮肤	0.02		0.01	0.07
骨表面	0.05		0.01	0.07
其他	0.50		0.05	0.31
总和	5.00	1.00	1.00	5.00

注：* 概率（10^{-2}/Sv）。

表 16.5 用 X 射线治疗 14 111 例强直性脊柱炎放射治疗后患者中的死亡观察值（*O*）和死亡预期值（*E*）

	男			女			合　计		
全部病例	*O*	*E*	*O/E*	*O*	*E*	*O/E*	*O*	*E*	*O/E*
	1 048	900	1.7	261	161	1.6	1 759 (131)	1 062 (81)	1.9 (1.6)*
白血病	28	5	5.1	3	1	3.0	31	6	4.8
结肠癌	23	13	1.8	5	4	1.2	28	17	1.6
受重度照射部位的其他癌肿	234	150	1.6	25	18	1.4	259	168	1.6
受轻度照射部位的其他癌肿	54	46	1.2	25	20	1.2	79	68	1.2
恶性肿瘤合计	339	214	1.6	58	43	1.4	397 (18)	257 (19)	1.6 (0.9)*
其他病因分析	1 159	686	1.7	203	119	1.7	1 362 (113)	805 (62)	1.7 (1.8)*

注：* 括号中为一组强直性脊柱炎未受照患者的数据。

（李　莉）

复习思考题

1. 简述良性疾患的放射治疗原则和放疗技术。
2. 放射线对良性疾患的作用机制有哪些？各举一例说明。

3. 疤痕瘤放疗的时机和照射剂量有哪些?

4. 简述各种临床类型皮肤血管瘤的放疗效果。

参考文献

[1] 曾逖闻，刘明远，周觉初，等．现代良性病放射治疗学．北京：人民军医出版社，2003.

[2] 惠周光摘译．关于良性疾病放射治疗的适应证和方案的调查．中华放射肿瘤学杂志，2000，9(2)：94.

[3] 许昌韶．肿瘤放射治疗学．第2版．北京：原子能出版社，1995.

[4] 周道安．新编放射治疗学．上海：复旦大学出版社，2005.

[5] 武科．临床诊疗丛书．肿瘤科手册．北京：科学出版社，2008.

[6] 翟忠舟，丁力，杨永岩，等．色素沉着绒毛结节性滑膜炎手术后放治疗的意义．中华放射肿瘤学杂志，1999，8(3)：188.

[7] 陈娜，刘秀英，林培成．鼻硬结病一例．中华放射肿瘤学杂志，2001，10(3)：165.

[8] 陆全意，张鹏，牛小清，等．脾脏照射在血液病治疗中的作用．中华放射肿瘤学杂志，2002，11(2)：140.

[9] Leer JWH，vanHoutte P，Davelaar J. Indications and treatment schedules for irradiation of benign diseases：a survey. Radiother Oncol，1998，48：24.

[10] Seegenschmiedt MH，Katalinic A，Makoski HB，et al. Radiation therapy of benign diseases：pattems of care study in Germany. Strahlenther Onkol，1999，175：541.